国家卫生健康委员会"十四五"规划教材

全国高等学校器官-系统整合教材

Organ-system-based Curriculum

供临床医学及相关专业用

U0292488

OSBC

器官-系统
整合教材
OSBC

呼吸系统与疾病

Respiratory System and Disorders

第2版

主　审　钟南山

主　编　李为民　陈　霞

副主编　郭述良　艾　静　秦茵茵　陈明伟

编　者　(以姓氏笔画为序)

王　玮(中国医科大学附属第一医院)　　　　　周　玮(宁夏医科大学总医院)

王　敏(上海交通大学医学院)　　　　　　　　周新文(华中科技大学同济医学院)

王可铮(哈尔滨医科大学附属肿瘤医院)　　　　郑中华(吉林医药学院)

王昌惠(同济大学附属第十人民医院)　　　　　孟海伟(山东大学基础医学院)

艾　静(哈尔滨医科大学)　　　　　　　　　　胡　坚(浙江大学医学院附属第一医院)

石　卓(吉林大学基础医学院)　　　　　　　　胡　雯(四川大学华西医院)

卢晓梅(中国医科大学)　　　　　　　　　　　秦　颖(同济大学医学院)

刘　丹(四川大学华西医院)　　　　　　　　　秦茵茵(广州医科大学附属第一医院)

李　华(四川大学华西基础医学与法医学院)　　袁修学(武汉科技大学医学院)

李　敏(中南大学湘雅医院)　　　　　　　　　袁雅冬(河北医科大学第二医院)

李　雯(浙江大学医学院附属第二医院)　　　　徐　涛(青岛大学附属医院)

李为民(四川大学华西医院)　　　　　　　　　郭　琪(上海健康医学院康复学院)

李海潮(北京大学第一医院)　　　　　　　　　郭述良(重庆医科大学附属第一医院)

吴　宁(清华大学医学院)　　　　　　　　　　黄　慧(北京协和医院)

何建行(广州医科大学附属第一医院)　　　　　彭莉君(四川大学华西第四医院)

张　伟(海军军医大学第一附属医院)　　　　　蒋雄斌(南京医科大学第一附属医院)

陈　罡(广西医科大学第一附属医院)　　　　　童　瑾(重庆医科大学附属第二医院)

陈　霞(吉林大学白求恩医学部)　　　　　　　赖国祥(中国人民解放军联勤保障部队

陈明伟(西安交通大学第一附属医院)　　　　　　　　　第九〇〇医院)

罗　壮(昆明医科大学第一附属医院)　　　　　蔡绍曦(南方医科大学南方医院)

罗自强(中南大学基础医学院)　　　　　　　　翟振国(中日友好医院)

金晨望(西安交通大学第一附属医院)

编写秘书　刘　丹(兼)

谢燕清(广州医科大学附属第一医院)　　　　　罗汶鑫(四川大学华西医院)

人民卫生出版社

·北京·

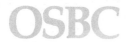
图书在版编目（CIP）数据

呼吸系统与疾病 / 李为民，陈霞主编 . —2 版 . —
北京：人民卫生出版社，2022.2（2025.1 重印）
全国高等学校临床医学专业第二轮器官 – 系统整合规
划教材
ISBN 978–7–117–31830–3

I.①呼… II.①李…②陈… III.①呼吸系统疾病
—诊疗 —医学院校 —教材 IV.①R56

中国版本图书馆 CIP 数据核字（2021）第 144719 号

人卫智网 www.ipmph.com 医学教育、学术、考试、健康，
购书智慧智能综合服务平台
人卫官网 www.pmph.com 人卫官方资讯发布平台

呼吸系统与疾病
Huxi Xitong yu Jibing
第 2 版

主　　编：李为民　　陈　霞
出版发行：人民卫生出版社（中继线 010-59780011）
地　　址：北京市朝阳区潘家园南里 19 号
邮　　编：100021
E - mail：pmph @ pmph.com
购书热线：010-59787592　　010-59787584　　010-65264830
印　　刷：北京盛通印刷股份有限公司
经　　销：新华书店
开　　本：850×1168　　1/16　　印张：50
字　　数：1479 千字
版　　次：2015 年 11 月第 1 版　　2022 年 2 月第 2 版
印　　次：2025 年 1 月第 4 次印刷
标准书号：ISBN 978-7-117-31830-3
定　　价：168.00 元

打击盗版举报电话：010-59787491　　E-mail：WQ @ pmph.com
质量问题联系电话：010-59787234　　E-mail：zhiliang @ pmph.com

20 世纪 50 年代,美国凯斯西储大学(Case Western Reserve University)率先开展以器官 - 系统为基础的多学科综合性课程(organ-system-based curriculum,OSBC)改革,继而遍及世界许多国家和地区,如加拿大、澳大利亚和日本等国的医学院校。1969 年,加拿大麦克马斯特大学(McMaster University)首次将以问题为导向的教学方法(problem-based learning,PBL)应用于医学课程教学实践,且取得了巨大的成功。随后的医学教育改革不断将 OSBC 与 PBL 紧密结合,出现了不同形式的整合课程与 PBL 结合的典范,如 1985 年哈佛大学建立的"New Pathway Curriculum"课程计划,2003 年约翰斯·霍普金斯大学医学院开始的"Gene to Society Curriculum"新课程体系等。

20 世纪 50 年代起,西安医学院(现西安交通大学医学部)等部分医药院校即开始 OSBC 教学实践。20 世纪 80 年代,西安医科大学(现西安交通大学医学部)和上海第二医科大学(现上海交通大学医学院)开始 PBL 教学。20 世纪 90 年代,我国整合课程教学与 PBL 教学模式得到了快速的发展,北京医科大学(现北京大学医学部)、上海医科大学(现复旦大学上海医学院)、浙江医科大学(现浙江大学医学院)、华西医科大学(现四川大学华西医学中心)、中国医科大学、哈尔滨医科大学、汕头大学医学院以及锦州医学院(现锦州医科大学)等一大批医药院校开始尝试不同模式的 OSBC 和 PBL 教学。

2015 年 10 月,全国高等学校临床医学及相关专业首轮器官 - 系统整合规划教材出版。全国 62 所院校参与编写。教材旨在适应现代医学教育改革模式,加强学生自主学习能力,服务医疗卫生改革,培养创新卓越医生。教材编写仍然遵循"三基""五性""三特定"的教材编写特点,同时坚持"淡化学科,注重整合"的原则,不仅注重学科间知识内容的整合,同时也注重了基础医学与临床医学的整合,以及临床医学与人文社会科学、预防医学的整合。首轮教材分为三类共 28 种,分别是导论与技能类 5 种,基础医学与临床医学整合教材类 21 种,PBL 案例教材类 2 种。主要适应基础与临床"双循环"器官 - 系统整合教学,同时兼顾基础与临床打通的"单循环"器官 - 系统整合教学。

2015 年 10 月,西安交通大学、人民卫生出版社、国家医学考试中心以及全国 62 所高等院校共同成立了"中国医学整合课程联盟"(下称联盟)。联盟对全国整合医学教学及首轮教材的使用情况进行了多次调研。调研结果显示,首轮教材的出版为我国器官 - 系统整合教学奠定了基础;器官 - 系统整合教学已成为我国医学教育改革的重要方向;以器官 - 系统为中心的整合教材与传统的以学科为中心的"干细胞"教材共同构建了我国临床医学专业教材体系。

经过 4 年的院校使用及多次调研论证,人民卫生出版社于 2019 年 4 月正式启动国家卫生健康委员会"十四五"规划临床医学专业第二轮器官 - 系统整合教材修订工作。第二轮教材指导思想是,贯彻《关于深化医教协同进一步推进医学教育改革与发展的意见》(国办发〔2017〕63 号)文件精神,进一步落实教育部、国家卫生健康委员会、国家中医药管理局《关于加强医教协同实施卓越医生教育培养计划 2.0 的意见》,适应以岗位胜任力为导向的医学整合课程教学改革发展需要,深入推进以学生自主学习为导向的教学方式方法改革,开展基于器官 - 系统的整合教学和基于问题导向的小组讨论式教学。

第二轮教材的主要特点是：

1. 以立德树人为根本任务，落实"以本为本"和"四个回归"，即回归常识、回归本分、回归初心和回归梦想，以"新医科"建设为抓手，以学生为中心，打造我国精品OSBC教材，以高质量教材建设促进医学教育高质量发展。

2. 坚持"纵向到底，横向到边"的整合思想。基础、临床全面彻底整合打通，学科间全面彻底融合衔接。加强基础医学与临床医学的整合，做到前后期全面打通，整而不乱、合而不重、融而创新；弥合临床医学与公共卫生的裂痕，加强疾病治疗与预防的全程整合；加强医学人文和临床医学的整合，将人文思政教育贯穿医学教育的全过程；强调医科和其他学科门类的结合，促进"医学＋X"的快速发展。

3. 遵循"四个符合""四个参照""五个不断"教材编写原则。"四个符合"即符合对疾病的认识规律、符合医学教育规律、符合医学人才成长规律、符合对医学人才培养岗位胜任力的要求；"四个参照"即参照中国本科医学教育标准(临床医学专业)、执业医师资格考试大纲、全国高等学校五年制本科临床医学专业规划教材内容的深度广度以及首轮器官-系统整合规划教材；"五个不断"即课程思政不断、医学人文不断、临床贯穿不断、临床实践和技能不断、临床案例不断。

4. 纸数融合，加强数字化，精炼纸质教材内容，拓展数字平台内容，增强现实(AR)技术在本轮教材中首次大范围、全面铺开，成为新型立体化医学教材的精品。

5. 规范PBL案例教学，建设与整合课程配套的在线医学教育PBL案例库，为各院校实践PBL案例教学提供充足的教学资源，并逐年更新补充。

6. 适应国内器官-系统整合教育"单循环"教学导向，同时兼顾"双循环"教学实际需要。

7. 教材适用对象为临床医学及相关专业五年制、"5+3"一体化本科阶段，兼顾临床医学八年制。

第二轮教材根据以上编写指导思想与原则规划为"20+1"模式，即20种器官-系统整合教材，1种在线数字化PBL案例库。20种教材采用"单循环"器官-系统整合模式，实现基础与临床的一轮打通。导论和概论部分重新整合为《医学导论》(第2版)、《人体分子与细胞》(第2版)、《人体形态学》(第2版)和《人体功能学》(第2版)等7种。将第一轮教材各系统基础与临床两种教材整合为一种，包括《心血管系统与疾病》(第2版)等教材13种，其中新增《皮肤与感官系统疾病》。1种PBL综合在线案例库，即中国医学教育PBL案例库，案例范围全面覆盖教材相应内容。

第二轮教材有全国94所院校参与编写。编写过程中正值新冠肺炎疫情肆虐之际，参编专家多为临床一线工作者，更有很多专家身处援鄂抗疫一线奋战。主编、副主编、编委一手抓抗疫，一手抓教材编写，并通过线上召开审稿会和定稿会，确保了教材的质量与出版进度。百年未遇之大疫情必然推动百年未有之大变局，新冠肺炎疫情给我们带来了对医学教育深层次的反思，带来了对医学教材建设、人才队伍培养的深刻反思。这些反思和器官-系统整合教材的培养目标不谋而合，也印证了我们教材建设的前瞻性。

第二轮教材包括20种纸数融合教材和在线数字化中国医学教育PBL案例库，均为**国家卫生健康委员会"十四五"规划教材**。全套教材于2021年出版发行，数字内容也将同步上线。希望广大院校在使用过程中能够多提宝贵意见，反馈使用信息，以逐步修改和完善教材内容，提高教材质量，为第三轮教材的修订工作建言献策。

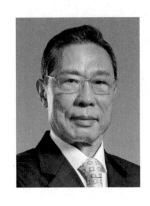

钟南山

男，1936 年 10 月出生于江苏南京。中国工程院院士、广州医科大学呼吸内科教授、博士生导师，"共和国勋章"获得者。现任广州国家实验室主任、国家呼吸医学中心名誉主任、国家呼吸系统疾病临床医学研究中心主任。

从事呼吸内科的医疗、教学、科研工作至今超过 60 年，是我国呼吸系统疾病防治的领军人物。其先后主持 WHO/GOLD 委员会全球协作课题、国家 973、863、科技攻关、国家自然科学基金重大项目等重大课题，在国际权威学术期刊上发表 SCI 论文 540 余篇，总引用次数 1.08 万次，是国内在 *NEJM*、*Lancet*、*Lancet* 子刊、*JAMA* 等国际 SCI 刊物上学术贡献最突出的科学家之一；出版各类专著 20 余部；获得发明专利近 60 余项，实用新型专利 30 余项。先后获得国家科学技术进步奖二等奖、教育部科学技术进步奖一等奖等国家级和省部级科技奖励 20 余项；全国白求恩奖章、南粤功勋奖、吴阶平医学奖、中国工程院光华科技成就奖、黄大年式国家级教学团队奖、改革先锋、新中国最美奋斗者、何梁何利基金"科学与技术成就奖"等荣誉奖励数十项。

OSBC 主编简介

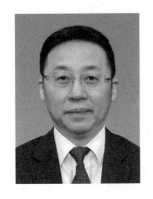

李为民

男，1964年2月生于四川省。教育部长江学者，教授、博士生导师。现任四川大学华西临床医学院/华西医院院长、中华医学会理事会副会长、中华医学会呼吸病学分会副主任委员、中国医师协会副会长、四川省医学会呼吸专业委员会主任委员等。一直致力于呼吸系统疾病的临床、教学及科研工作，尤其在肺癌及肺部感染的基础与临床研究方面进行了持续而深入的创新研究，创新性创立了"确立高危、规范筛查、系统评估、精准诊断"的肺癌早诊系列技术，使手术可治愈的早期肺癌（ⅠA1期）诊断率提高10倍至11.82%（全球仅1.1%）。

从事教学工作至今近30年，主持各级科研课题30余项，包括国家自然科学基金重点项目/面上项目、国家科技部重大专项等。发表论文240余篇，其中SCI收录100余篇，包括 *Cell*、*Chest*、*Cancer Research*、*Clin Cancer Res* 等杂志。研究成果以第一完成人获国家科学技术进步奖二等奖、四川省科学技术进步奖一等奖、全国创新争先奖、吴阶平-保罗·杨森医学药学奖。

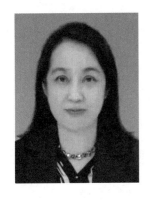

陈　霞

女，1964年6月生于吉林省。教授、博士生导师。现任吉林大学白求恩医学部副学部长、吉林大学健康研究院副院长、吉林大学威海仿生研究院副院长。兼任吉林省药理学会常务副理事长、吉林省药学会药理专业委员会常务理事、中国教育国际交流协会国际医学教育分会基础学科专家组副组长等。

从事一线教学工作34年，主要致力于医学教学与教学管理工作，获评"吉林省高等学校本科教学名师""吉林省有突出贡献中青年专家"。主要从事心脑血管疾病的发病机制、干预策略及新药的研发工作。聚焦临床与基础医学的前沿科学问题，创新性开展基础与应用研究，揭示组蛋白修饰参与疾病发生与发展的机制，阐释调节免疫反应干预疾病的策略，阐明药物干预心脑血管缺血及缺血再灌注性损伤的机制。主持国家自然科学基金和省部级课题10余项，获省级教学成果奖3项，主编《呼吸系统》等教材3部，参编教材10余部。培养硕士和博士研究生40余名。获吉林大学"三育人标兵"和"白求恩名师"等称号。

OSBC 副主编简介

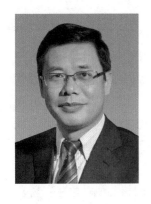

郭述良

男，1967年9月生于四川省。二级教授，博士生导师。享受国务院政府特殊津贴专家。现任中华医学会结核病学分会副主任委员、中国医师协会呼吸医师分会常务委员、世界内镜医师协会呼吸内镜协会副会长、中国医师协会呼吸医师分会呼吸病血管介入组组长等20余项学术任职；担任国家科技部重大专项、国家卫生健康委重大项目、教育部"长江学者奖励计划"等评审专家，国家教育部学位中心评议专家。

从事教学工作近30年。主编、副主编、参编国家高等医学院校统编教材共7部，主持国家重大科技专项、国家自然科学基金面上项目等4项。获中国医师奖、中国优秀呼吸医师奖、全国抗击新冠肺炎疫情先进个人、全国五一劳动奖章、首批重庆英才·名家名师等多项荣誉。

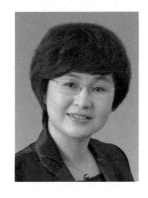

艾　静

女，1968年7月生于黑龙江省。教授、博士生导师。享受国务院政府特殊津贴专家，龙江学者特聘教授，黑龙江省有突出贡献中青年专家。黑龙江省第八届优秀青年科技奖、黑龙江省杰出青年基金获得者。先后获得黑龙江省新长征突击手、黑龙江省教育系统师德建设十佳标兵和黑龙江省五一劳动奖章等荣誉。现任中国药理学会神经精神、抗衰老与老年痴呆、生化与分子药理学和表观遗传等药理专业委员会常务委员。

从事教学工作29年。主编规划教材1部，副主编2部，参编4部，获省级以上教学成果奖3项。从事衰老相关心脑血管疾病发生机制和药物开发研究。发表SCI文章60篇。获省部级科技进步奖6项。主持各类课题20余项。

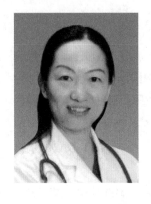

秦茵茵

女，1973年12月生于广东省。教授、博士生导师。现任国家临床医学研究中心 - 中国呼吸肿瘤协作组青年委员会常委、广东省胸部疾病学会呼吸肿瘤全程管理专业委员会主任委员、广东省精准医学应用学会肺癌分会常务委员等近20项学术任职。目前承担一项国家自然科学基金面上项目，并主持广东省本科教学质量与教学改革类建设项目、广东省教育科学"十三五"规划研究项目等省级教学课题多项。

从事教学工作25年，是全国首届黄大年式教师团队的核心成员之一。曾获广东省科学技术奖二等奖、广东省杰出青年医学人才、广东省抗击传染性非典型肺炎三等功、南粤优秀教师等奖项。

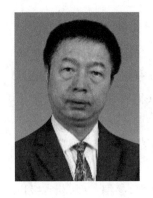

陈明伟

男，1964年9月生于陕西省。二级教授，陕西呼吸病工程研究中心主任、省呼吸病重点科技创新团队带头人。中华预防医学会呼吸病预防与控制专业委员会委员、陕西省预防医学会呼吸病预防专业委员会主任委员、陕西省医学会呼吸结核分会副主任委员。曾任中国医师协会老年医学医师分会常务委员、中华医学会呼吸病学分会青年委员、中华医学会医学科学研究管理学分会委员、中华预防医学会老年病预防专业委员会委员。国家自然科学基金、科技部、教育部、国家卫生健康委评审专家，执业医师考试命题委员。

从事教学35年，获新医疗技术奖3项，主持国家自然科学基金5项、重大专项等省部项目6项，获省部奖4项。副主编、参编《内科学》《诊断学》等多部国家级教材，获省部教学奖3项。

OSBC 序 言

健康是人生的第一财富,医学是保护人类健康的科学。呼吸病学涵盖人体呼吸系统的各类疾病,不仅是临床医学的基础学科,同时也是临床医学的重点学科。2020年初席卷全球的新冠肺炎,主要是危害呼吸系统为主的疾病,更说明呼吸系统对人类疾病和健康的重要性。对于准备献身医学事业的医学生或从事呼吸系统相关工作的医生,"呼吸系统与疾病"是做好未来职业准备的基础核心课程之一。

作为医学本科生的必读教材,随着社会、医学科学、呼吸病学的发展进步,《呼吸系统与疾病》必须紧跟学科的前沿发展,与时俱进,第1版教材深受医学院校师生的欢迎和好评,为培养我国的医学人才作出了重要贡献。在此基础上,在全国高等学校临床医学及相关专业器官-系统整合第二轮规划教材评审委员会和人民卫生出版社的指导与组织下,全体编委秉承"夯实基础,临床导向,有机融合,拓展前沿"的原则,以"提升教材质量,提高人才培养"为目标,精心编纂和修改,完成了第2版教材的修订与编写工作。

本版《呼吸系统与疾病》教材的特点与亮点如下:

1. 突出"从以治疗为中心转为以健康为中心"的新理念和"早发现、早诊断、早治疗"的三级预防理念,同时将近年新的医学进展、突发呼吸系统疾病如新型冠状病毒肺炎等最新治疗观念融入教材编写,使教材内容更加新颖。

2. 注重基础与临床的有机融合,使"基础机制+临床应用"贯穿巧妙、合理,让学生在早期学习阶段就接受基础知识和临床应用相结合的训练。此外,本版教材加强学生人文医学、医学健康理念的教育,让医学生树立人文医学的理念,加深对学科的理解。

3. 教材汇集了国内众多资深医学专家的集体智慧,在第1版的基础上,根据国内外最新指南和循证医学依据,对各章节常见疾病的诊疗作了相应的更新,体现了与时俱进的新面貌。

4. 本版教材为纸数融合教材,增加病案情景演示,插入更多的图片、动画等资料,以便于学生更好地利用富媒体学习和拓展知识。数字内容围绕国家执业医师资格考试要求,增加专门的技能视频,并提供相关考试模拟习题集。

《呼吸系统与疾病》第2版由全国呼吸相关的多学科专家共同编写,全体主编、副主编、编委以及工作人员始终坚持严谨求实的精神和对教学高度负责的态度,为编写好本教材倾注了大量的心血,在此向参与本教材编写的全体专家致以最诚挚的感谢。

中国工程院院士
广州医科大学内科学教授
国家呼吸系统疾病临床医学研究中心主任
2021年1月

OSBC 前 言

过去几十年里，我国的医学教材体系经历了从无到有、积少成多的不断丰富和完善的过程，目前已经形成了课程门类系统化、学科种类齐全、层次衔接恰当的格局。而近年以来，随着医学技术的日新月异，疾病的诊疗逐步细化，临床上的专业性学科分科也成为大势所趋。为进一步促进医学教学的发展、提高临床医疗质量，医学课程模式的改革已如箭在弦上。目前，"以器官-系统为基础"的整合课程模式正逐渐为越来越多的医学院校所接受，这对医学教材体系提出了新的要求。本套教材基于器官-系统整合的课程规划，学科分类清晰，顺应了精准诊疗的要求。本套教材由人民卫生出版社牵头组织编写，以学术传播为纽带，兼顾温度和情怀，向世界展示了中国医学科学家在理论和实践各领域的傲人成果，并以此为引，开启了我国医学学科未来波澜壮阔的发展之路。本册《呼吸系统与疾病》就为其中之一。本书集诸位专家编委的学术思想和临床经验为一体，内容翔实，论述清晰，对呼吸学科的发展具有重要支撑作用，对呼吸系统疾病的诊疗具有重大的指导意义，也期望成为培养医学生的经典教材。

《呼吸系统与疾病》以呼吸系统为中心，叙述从宏观系统到微观局部，从结构基础到功能特点、从正常生理到异常病理，层层递进，不仅有经典诊疗手段的整理和总结，更有学术理论的创新和升华。全书共设四篇三十四章，先详述了呼吸系统的解剖及组织结构、生理功能、病理生理学、病理学等知识，为进一步深入学习临床知识奠定了基础；接着介绍了各种呼吸系统疾病的常规诊疗手段，包括超声支气管镜检查、电磁导航活检、肺移植术及各种新型药物等技术上的突出发展；最后，从病因、临床表现、发病机制、诊断、治疗原则系统介绍了呼吸系统的常见疾病，对于一些相对少见的难治性疾病的介绍也不吝笔墨，进行了着重叙述，力求满足实际临床需求。本书合理衔接了基础与临床，广泛涵盖各亚专业相关疾病，知识渗透深入，并与胸外科、影像科、药理学等学科形成有机联系，实现器官-系统层面上的横向整合，有利于读者对疾病的系统化认知与学习，是临床医生在呼吸领域成长道路上的指路明灯。

正值医学教育模式逐步向"生物-心理-社会-环境医学模式"转变的关键时期，本教材将切实提高临床医生的岗位胜任力，在呼吸临床领域发挥举足轻重的影响力。本书立足于呼吸系统相关知识和经验的传递，但我们的期待不止于此。我们注重与临床执业医师考试大纲的呼应与衔接，但并不囿于考试，在详尽讲述学科知识的同时，也介绍了学科的发展历程和前沿发展方向，旨在启发学生的思考。我们从自己的实际经验出发，阐述了基础联系临床的重要性，坚持临床导向，贯彻"单循环"的临床医学教育理念，打破了我国医学教育模式中基础课程与临床课程分开编写的"双循环"教学格局。在竭力完整展现呼吸系统知识的同时，我们也尽可能简洁清楚地做好与其他器官、系统相关知识的衔接。书中正文部分并不刻板说教，而是注重引导和启发，以便于学生自主学习，能够在书本之外积极探索，培养创新意识和革新能力。大医精诚，更有拳拳之心，唯愿春风化雨，启迪后来人。

本教材编委来自国内各大高校和医院，均为正在医疗、科研、教学一线工作的资深专家，有着丰富的临床和教学经验，以及高度的敬业精神和责任感。在编写过程中，全体编委都表现出了高昂的工作热情，呕心沥血，一笔不苟。每一章节均由相关学科领域的专家撰写初稿，经同行审阅和修订之后，由主编进行统稿和完善，由钟南山院士主审。每一环节都精益求精，努力做到科学、准确。这一本教材，凝聚了我国诸多名家从基础医学到临床实践、从传统知识到前沿发展各方面的智慧结晶，荟萃了我国呼吸疾病领域数十年来深耕思想、理念、实践所得到的宝贵成果，展示出了编者们薪火相传的责任担当和不忘初心的人文情怀。书中系统梳理了中国呼吸系统疾病的概况，形成了一幅壮阔的全景图，具有权威、系统、实用、创新的特色，兼具卓越的理论水平和极高的实践应用性，是学习呼吸系统疾病不可多得的系统化、专门化的教材。在呼吸学科的发展日臻完善的今时,《呼吸系统与疾病》必将在学科理论与实践中犹如中流砥柱,掌舵前沿方向。

　　新一版教材的修订编写,是全体编写人员严谨求实、反复推敲之后的劳动成果,历经多次修改,最终付梓。但由于我们才学有限,加之成稿仓促,书中难免有疏漏不足之处,希望广大读者能够积极建言献策,以期进一步完善教材内容,我们将不胜感激。

2021 年 1 月

OSBC 目 录

第二篇　呼吸系统疾病诊断与评估

第三篇　呼吸系统疾病治疗学

第四篇　呼吸系统疾病与临床

数字资源 AR 互动 ｜ AR图 1-15

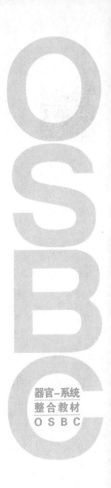

第一篇
呼吸系统基础理论

第一章

呼吸系统的解剖学基础

呼吸系统（respiratory system）的解剖学基础包括呼吸系统的器官和呼吸运动装置两部分。呼吸器官（respiratory organ）由呼吸道和肺组成，主司肺通气和肺换气功能。呼吸运动装置包括骨性胸廓和呼吸肌，是呼吸运动的结构基础和肺通气的动力来源。在神经系统的支配下，呼吸肌有节律地收缩、舒张，使胸廓连同肺一起交替发生扩大和缩小，完成吸气和呼气过程，实现肺通气和换气。本章主要介绍呼吸系统各部分的解剖形态结构、血液供应、淋巴回流和神经支配，为进一步学习呼吸系统的组织结构、生理功能、病理变化以及相关疾病的临床诊断和治疗奠定基础。

第一节　呼　吸　器　官

呼吸器官中鼻、咽、喉、气管、主支气管和肺内各级支气管共同构成呼吸道，或称气道，临床上通常称鼻、咽、喉为上呼吸道，把气管和各级支气管称为下呼吸道。肺由肺实质（肺内支气管和肺泡）和肺间质（结缔组织、血管、神经、淋巴管和淋巴结等）构成，表面被覆胸膜。呼吸道是外界环境与肺泡之间气体流动（即肺通气）的通道，肺实质中的肺泡以及具有气体交换功能的呼吸性细支气管、肺泡管和肺泡囊则是肺换气的场所（图1-1）。

一、鼻

鼻（nose）是呼吸道的起始部分，同时也是嗅觉器官，并辅助发音。分为外鼻、鼻腔和鼻旁窦三部分。

（一）外鼻

1. **位置和形态结构**　外鼻（external nose）是鼻的直接可见部分，位于面部中央，向前下突出。它以鼻骨和软骨为支架，外覆皮肤和少量皮下组织，分为软骨部（前下 2/3）和骨部（后上 1/3）。软骨部皮肤较厚，富含皮脂腺和汗腺，是痤疮、疖肿和酒渣鼻的好发部位。外鼻向上与额相连的狭窄部称为鼻根，鼻根向前下延续为鼻背，末端称为鼻尖。鼻尖两侧呈弧状的隆凸部分称为鼻翼（nasal ala），呼吸困难的患者可出现鼻翼扇动。从鼻翼向外下至口角的浅沟称为鼻唇沟（nasolabial sulcus）。

2. **血管**　外鼻的动脉来自颈内动脉及颈外动脉的分支，血供丰富。来自颈内动脉的有眼动脉（ophthalmic artery）的终支鼻背动脉和筛前动脉的外支。来自颈外动脉的有面动脉（facial artery）发出的上唇动脉鼻翼支、内眦动脉（angular artery）的分支以及由上颌动脉发出的眶下动脉的外鼻支。

外鼻的静脉与动脉伴行，向上可经内眦静脉（angular vein）至眼静脉（ophthalmic vein）回流入海绵窦；向外可经面深静脉入翼静脉丛亦可回流入海绵窦；向下可经面静脉（facial vein）回流入颈内静脉和颈外静脉。临床上将鼻根至两口角的连线所围成的三角区称为"危险三角",因该区静脉无瓣膜,且通向颅内,当外鼻发生疖肿时,如过度挤压,感染可经面静脉、眼静脉至海绵窦,引起颅内感染。

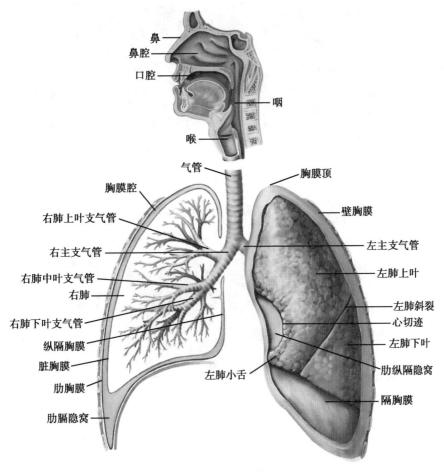

图 1-1 呼吸器官模式图

3. **淋巴管** 外鼻下部的淋巴管多伴随面静脉下行,注入下颌下淋巴结(submandibular lymph node),上部的淋巴管向外侧注入腮腺淋巴结(parotid lymph node)。

4. **神经** 鼻肌由面神经(facial nerve)的分支支配。外鼻的感觉神经来自三叉神经(trigeminal nerve)的眼神经和上颌神经:鼻根和鼻背皮肤由眼神经发出的滑车上神经和滑车下神经分布;鼻尖和鼻翼的皮肤由眼神经的筛前神经和上颌神经的眶下神经(infraorbital nerve)分布。

(二)鼻腔

1. **位置和形态结构** 鼻腔(nasal cavity)为面颅中部骨与软骨围成的腔隙(图1-2),内面覆以黏膜,被鼻中隔分为左右两半,向前借鼻孔(nostril)与外界相通,向后经鼻后孔(choanae)通鼻咽。鼻腔外侧壁靠近鼻孔处有一弧形隆起,称为鼻阈(nasal limen)。鼻腔以鼻阈为界分为两部分,前下方由鼻翼围成的部分称为鼻前庭(nasal vestibule),后上方为固有鼻腔(nasal cavity proper)。鼻前庭由皮肤覆盖,长有鼻毛。鼻毛可阻挡吸入空气中的尘埃,是呼吸道空气过滤的第一道防线。固有鼻腔由鼻黏膜覆盖,故鼻阈也是皮肤与黏膜的分界标志。固有鼻腔是鼻腔的主要部分,其顶自前向后由鼻骨、额骨、筛骨筛板和蝶骨体下面构成。鼻腔底由硬腭构成。

鼻中隔(nasal septum)由筛骨垂直板、犁骨及鼻中隔软骨共同构成,被覆黏膜。大多数人的鼻中隔不完全居正中矢状位,往往略偏向一侧。

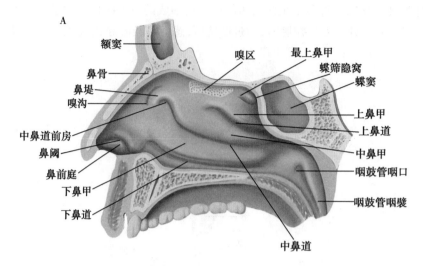

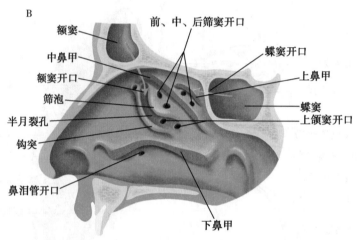

图 1-2　鼻腔外侧壁（右侧）
A. 鼻甲和鼻道；B. 鼻旁窦开口。

　　鼻腔外侧壁自上而下可见三个鼻甲突向鼻腔，分别称为上鼻甲（superior nasal concha）、中鼻甲（middle nasal concha）和下鼻甲（inferior nasal concha）。三个鼻甲下方的空间依次称为上、中、下鼻道（nasal meatus）。在上鼻甲后上方，有时可见最上鼻甲（supreme nasal concha）。上鼻甲或最上鼻甲后上方的凹陷称为蝶筛隐窝（sphenoethmoidal recess），此窝后壁有蝶窦的开口。在切除中鼻甲的标本上，可见中鼻道中部有一凹向上方的弧形裂隙，称为半月裂孔（semilunar hiatus），其前端有一漏斗状管道通向额窦和前筛窦，称为筛漏斗（ethmoidal infundibulum）。半月裂孔上方的圆形隆起称筛泡（ethmoidal bulb），筛泡内有中筛窦。鼻泪管开口于下鼻道的前上方。

　　鼻黏膜按其组织学构造和生理功能的不同分为嗅区和呼吸区。嗅区位于上鼻甲内侧面及与之相对应的鼻中隔部分。此区黏膜富含嗅细胞，具有感受嗅觉刺激的功能。鼻腔其余部分的黏膜为呼吸区黏膜，富含血管丛和鼻腺，对吸入空气有加温、湿润和净化作用。此外，鼻中隔前下部黏膜较薄，血管表浅，且靠近鼻孔，易受外界刺激引起出血，临床上 90% 的鼻出血发生在此区，故称为易出血区（也称 Little 区或 Kiesselbach 区）。

　　肺泡与外界环境之间的气体交换过程称为肺通气。此过程需克服多种阻力，包括气道阻力。大约 50% 的气道阻力由鼻腔产生，称为鼻阻力。正常鼻阻力可适当延长呼气时程，使气体在肺泡内停留的时间延长，以保证气体交换充分进行。但鼻阻力增高将导致肺通气量下降。鼻腔解剖结构异常（如鼻中隔偏曲）、炎症或损伤（如鼻黏膜感染充血肿胀、鼻甲肥大、鼻翼瘢痕挛缩等）以及神经肌肉调节功能障碍(如一侧面肌瘫痪等)均可导致鼻阻力异常增高,患者常张口呼吸,以减小气道阻力,维持正常肺通气量。

2. **血管**　营养鼻腔的动脉主要来自眼动脉发出的筛前、筛后动脉和由上颌动脉(maxillary artery)发出的蝶腭动脉(图1-3)。鼻腔的静脉大致与动脉伴行,分别经内眦静脉、筛静脉、蝶腭静脉和面静脉汇入颈内静脉和颈外静脉。

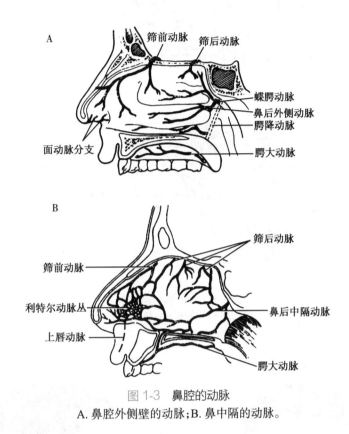

图 1-3　鼻腔的动脉
A. 鼻腔外侧壁的动脉;B. 鼻中隔的动脉。

3. **淋巴管**　鼻腔黏膜下淋巴管丰富,嗅区与呼吸区淋巴回流方向不同。嗅区上部淋巴向上可经嗅神经周围淋巴间隙入硬膜下间隙和蛛网膜下间隙,向后入咽后淋巴结(retropharyngeal lymph node)。呼吸区前部淋巴管与鼻前庭的淋巴管吻合,然后与面部淋巴管交通,入下颌下淋巴结;后部和上部淋巴管入咽后淋巴结;中部和下部淋巴管入颈深上淋巴结。

4. **神经**　鼻腔的神经由嗅觉、一般感觉及自主神经三部分组成(图1-4)。嗅神经(olfactory nerve)由嗅黏膜中嗅细胞(双极神经元)的中枢突构成,穿筛孔入颅与嗅球相接。一般感觉神经来自三叉神经中眼神经(ophthalmic nerve)的分支鼻睫神经和上颌神经(maxillary nerve)的分支翼腭神经。自主神经主要管理鼻腔黏膜血管的舒缩和腺体分泌,其交感神经来自颈上神经节所发出的节后纤维,可促进鼻黏膜血管收缩,使腺体分泌减少;副交感神经来自翼腭神经节所发出的节后纤维,可促进鼻黏膜血管扩张,使腺体分泌增加。

(三)鼻旁窦

鼻旁窦(paranasal sinus)为鼻腔周围颅骨内的含气腔室或小房,腔面衬以黏膜,且均有开口与鼻腔相通,对发音起共鸣作用。鼻旁窦共有4对,左右对称排列,分别为额窦、蝶窦、筛窦和上颌窦(图1-2,图1-5)。

1. **额窦**(frontal sinus)　位于额骨内,眉弓的深面。左右额窦的大小、形状常不一致,中隔多偏向一侧。每侧额窦通过筛漏斗开口于中鼻道前部。

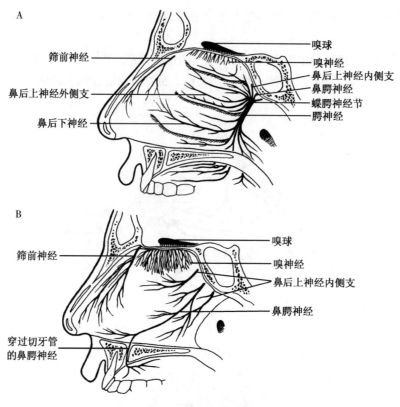

图 1-4　鼻腔的神经分布
A. 鼻腔外侧壁的神经分布;B. 鼻中隔的神经分布。

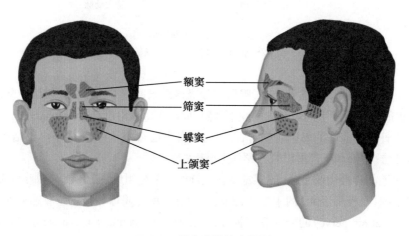

图 1-5　鼻旁窦的体表投影

额窦主要由眼动脉的分支眶上动脉和筛前动脉供血,静脉与眶上和眼上诸静脉交通。额窦的淋巴汇入下颌下淋巴结。额窦的一般感觉神经来自三叉神经的筛前神经和额神经内侧支,额窦黏膜的自主神经分布和功能同鼻腔黏膜。

2. 筛窦（ethmoidal sinus）　位于鼻腔外侧壁上部与眶之间,由筛骨迷路内大小不一的含气小房组成,每侧 3~18 个。依据窦口的部位,通常将筛窦分为前、中、后三组。前、中筛窦开口于中鼻道,后筛窦开口于上鼻道。

筛窦主要由蝶腭动脉、筛前和筛后动脉供血,静脉随同名动脉汇入眼上静脉。筛窦的前、中群淋巴汇入下颌下淋巴结,后群淋巴汇入咽后淋巴结。筛窦的一般感觉神经来自三叉神经的筛前、筛后神经及蝶腭神经的眶支,黏膜的自主神经分布和功能同鼻腔黏膜。

3. **蝶窦**(sphenoidal sinus)　位于蝶骨体内,由蝶窦中隔分为左右两腔,分别开口于两侧的蝶筛隐窝。

蝶窦由筛后动脉和上颌动脉的咽支供血,静脉经筛后静脉入眼上静脉。蝶窦的淋巴汇入咽后淋巴结。蝶窦的一般感觉神经来自三叉神经的筛后神经和蝶腭神经的眶支,黏膜的自主神经分布和功能同鼻腔黏膜。

4. **上颌窦**(maxillary sinus)　位于两侧上颌骨体内,呈三角锥形,是鼻旁窦中腔体最大、位置最低的一对。每侧上颌窦开口于中鼻道的半月裂孔。

上颌窦由面动脉、眶下动脉、腭大动脉及上牙槽前、后动脉的分支供血,静脉主要汇入翼丛,从而与面静脉和海绵窦相交通。上颌窦的淋巴汇入下颌下淋巴结。上颌窦的一般感觉神经来自三叉神经的眶下神经及上牙槽前、中、后支,黏膜的自主神经分布和功能与鼻腔黏膜相同。

二、咽

咽(pharynx)是呼吸道和消化道的共同通路,为一扁漏斗状的肌性管道,位于第 1~6 颈椎前方。其上方固定于颅底,向下于第 6 颈椎体下缘续于食管。咽有前壁、后壁和侧壁,但前壁不完整,自上而下分别与鼻腔、口腔和喉腔相通。故咽以腭帆游离缘和会厌上缘平面为界,分为鼻咽、口咽和喉咽三部分(图 1-6,图 1-7)。

(一) 鼻咽

鼻咽(nasopharynx)为咽的上部,介于颅底与腭帆游离缘平面之间,向前经鼻后孔与鼻腔相通。在鼻咽两侧壁上相当于下鼻甲后方约 1cm 处,可见呈镰状或三角形的咽鼓管咽口(pharyngeal opening of auditory tube),鼻咽通过此口经咽鼓管与中耳的鼓室相通。咽鼓管咽口通常处于关闭状态,当吞咽或打哈欠时,咽鼓管咽口开放,空气通过咽鼓管进入鼓室以维持鼓膜两侧的气压平衡。由于咽鼓管的黏

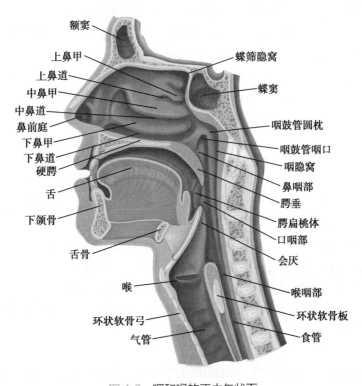

图 1-6　咽和喉的正中矢状面

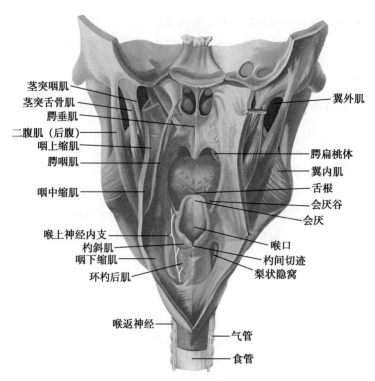

图 1-7　咽腔（切开咽后壁）

膜与鼓室及鼻咽的黏膜相延续,故咽部感染时,细菌可随黏液扩散至鼓室引起中耳炎。与成人相比,小儿的咽鼓管较短、直且更接近水平位,故儿童患急性中耳炎远较成年人多。咽鼓管咽口的前、上、后方为一明显的弧形隆起,称为咽鼓管圆枕(tubal torus)。咽鼓管圆枕后方与咽后壁之间的纵行凹陷称为咽隐窝(pharyngeal recess),是鼻咽癌的好发部位。

以往的观点认为,小儿的咽鼓管较成人咽鼓管粗是儿童更容易患急性中耳炎的原因之一。但计算机辅助的断层三维重建研究显示,小儿咽鼓管并不比成人的粗,而且在多数部位(特别是软骨部)内径更小。因此,一种新的解释是,由于小儿的咽鼓管较细,管腔感染时更容易被黏液完全填充导致鼓室内呈负压,故更有利于细菌经黏液扩散至鼓室而引起感染。

鼻咽上壁后部及咽鼓管咽口附近的黏膜中均含有丰富的淋巴组织,分别称为咽扁桃体(pharyngeal tonsil)和咽鼓管扁桃体(tubal tonsil)。咽扁桃体在婴幼儿时期较为发达,6~7岁开始萎缩,10岁以后完全退化。有的儿童可出现咽扁桃体异常增大,妨碍呼吸,故熟睡时常张口呼吸。

（二）口咽

口咽(oropharynx)为咽的中间部分,介于腭帆游离缘与会厌上缘平面之间,向前与口腔相通。口咽的前壁主要由舌根后部构成。舌根的黏膜中有许多由淋巴组织构成的小结节,称为舌扁桃体(lingual tonsil)。口咽与口腔的分界称为咽峡(isthmus of fauces),由腭垂、腭帆游离缘、两侧的腭舌弓以及舌根共同围成。腭舌弓和腭咽弓之间的凹陷称为扁桃体窝(tonsillar fossa),窝内是腭扁桃体(palatine tonsil)。腭扁桃体表面的上皮陷入扁桃体实质,形成细长的扁桃体小窝(tonsillar fossulae)。

咽扁桃体、咽鼓管扁桃体、腭扁桃体以及舌扁桃体共同构成咽淋巴环,对呼吸道和消化道具有防御作用。由于直接与外界相通,正常人的口腔、鼻腔、咽部及扁桃体隐窝内存在着不少微生物,当机体防御能力降低或黏膜破损时,微生物的入侵和繁殖刺激淋巴细胞反应,肿胀的淋巴组织压迫隐窝使其堵塞,可引起急性腭扁桃体炎。

（三）喉咽

喉咽(laryngopharynx)为咽的下部,介于会厌上缘平面与环状软骨下缘之间,向前经喉口与喉相通,向下与食管相续。

(四) 咽肌

咽肌(pharyngeal muscle)指构成咽壁肌层的骨骼肌,包括咽缩肌和咽提肌两组。吞咽时咽缩肌由上向下依次收缩,将食团推向食管。咽提肌则上提喉,协助会厌遮盖喉口。

(五) 血管

分布到咽的动脉来源较多,主要有颈外动脉的咽升动脉、面动脉的腭升动脉和扁桃体动脉、上颌动脉的腭降动脉、舌动脉的舌背支以及甲状腺上动脉的分支。

咽的静脉在咽外膜内形成咽静脉丛,一部分汇入翼丛,一部分汇入椎静脉丛,其余各支合成咽静脉,注入颈内静脉或其属支甲状腺上静脉和舌静脉。

(六) 淋巴管

咽的淋巴管直接或间接汇入颈深淋巴结。鼻咽部淋巴管向后汇入咽后淋巴结,继而汇入颈深上淋巴结(superior deep cervical lymph node);口咽部淋巴管向外汇入下颌下淋巴结,继而汇入颈深中淋巴结(middle deep cervical lymph node);喉咽部淋巴管向前与声带以上喉的淋巴管汇合,穿甲状舌骨膜汇入颈深中淋巴结。

(七) 神经

咽的神经来自舌咽神经、迷走神经咽支和交感干颈上神经节的分支所构成的咽丛(pharyngeal plexus),传导咽部感觉,支配咽肌和软腭肌的运动。腭帆张肌则由三叉神经的下颌神经支配。鼻咽上部的黏膜感觉由三叉神经的上颌神经支配。

三、喉

喉(larynx)既是呼吸道的一部分,又是发音器官,位于颈前部中份、喉咽的前方(图 1-6)。成人喉上界约平第 3 颈椎,下界达第 6 颈椎体下缘,可随吞咽上下移动。小儿的喉比成人的高,随年龄增长逐步下降至成人的位置。

(一) 喉的软骨

喉的软骨包括不成对的甲状软骨、环状软骨、会厌软骨和成对的杓状软骨(图 1-8)。它们借关节或韧带连接形成喉的支架。

1. **甲状软骨**(thyroid cartilage) 为喉软骨中最大的一块,形如盾牌,由左、右两块方形的软骨板合成。两板的前缘以直角(男性)或钝角(女性)融合形成前角。前角的上端在成年男性明显向前突出,称为喉结(laryngeal prominence),女性喉结不明显。前角上缘正中有一 V 形凹陷,称为上切迹。两侧软骨板后缘均向上、下发出小柱状突起,分别称为上角和下角。上角较长,借韧带与舌骨大角相连;下角较短,其内侧面有关节面,与环状软骨形成环甲关节。

2. **环状软骨**(cricoid cartilage) 位于甲状软骨下方,形似戒指,其前部为环状软骨弓(cricoid arch),后部为环状软骨板(cricoid lamina)。环状软骨弓平第 6 颈椎高度,是颈部的重要标志之一。环状软骨板的上缘两侧各有一椭圆形关节面与杓状软骨形成环杓关节。板与弓交界处外侧面有与两侧甲状软骨下角相关联的关节面。环状软骨为喉软骨中唯一完整的软骨环,对保持喉腔通畅极为重要,损伤时常致喉狭窄。

3. **会厌软骨**(epiglottic cartilage) 叶片状弹性软骨,前面稍凸,后面略凹,下端以细窄的茎连于甲状软骨前角后面。会厌软骨与覆盖其前、后面的黏膜共同形成会厌(epiglottis)。

4. **杓状软骨**(arytenoid cartilage) 位于环状软骨板上缘,左右各一,呈三角锥形,有一尖、一底和两个突起。尖向上突向后内侧,底与环状软骨板上缘的关节面构成环杓关节。由底向前伸出的突起称为声带突(vocal process),有声韧带附着;由底向外侧的突起称为肌突(muscular process),有喉肌附着。

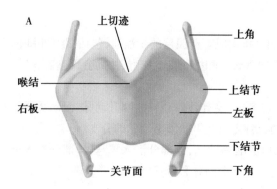

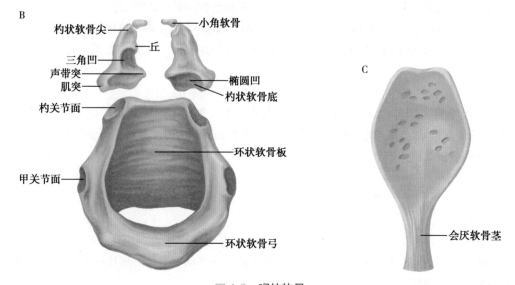

图 1-8 喉的软骨
A. 甲状软骨(前面);B. 环状软骨和杓状软骨(前面);C. 会厌软骨(后面)。

（二）喉的连接

喉的连接包括喉软骨之间以及喉与舌骨和气管间的连接(图 1-9,图 1-10)。

1. 甲状舌骨膜(thyrohyoid membrane) 为一纤维结缔组织膜,连于甲状软骨上缘与舌骨下缘之间。

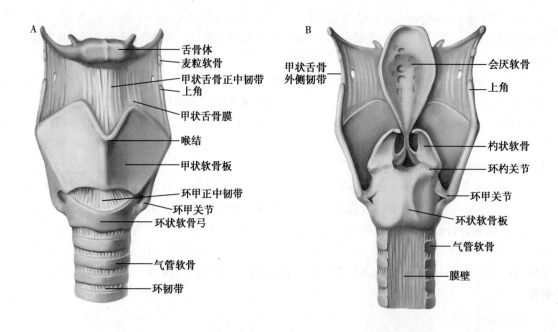

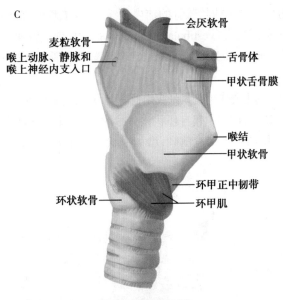

图 1-9 喉的连接
A. 前面;B. 后面;C. 侧面。

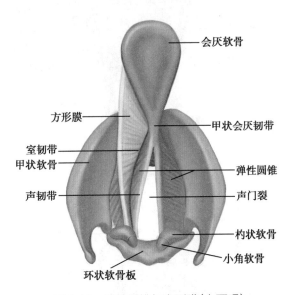

图 1-10 弹性圆锥与方形膜(上面观)

2. 环杓关节(cricoarytenoid joint) 由杓状软骨底与环状软骨板上缘的关节面构成。杓状软骨在此关节可沿垂直轴向内、外旋转,并可做内、外侧滑动,从而开大或缩小声门裂。

3. 环甲关节(cricothyroid joint) 由环状软骨板侧部的关节面与甲状软骨下角构成,属联动关节。两侧环甲关节允许甲状软骨沿冠状轴前倾和复位。前倾时加大甲状软骨前角与杓状软骨声带突之间的距离,使声韧带紧张;复位时两者间的距离缩短,声韧带松弛。

4. 弹性圆锥(conus elasticus) 又称环甲膜(cricothyroid membrane),是张于甲状软骨前角后面、环状软骨上缘以及杓状软骨声带突之间的一弹性纤维膜状结构,整体呈上窄下宽的圆锥状。此膜上缘游离,紧张于甲状软骨前角后面与声带突之间,称为声韧带(vocal ligament),是构成声襞的基础。弹性圆锥前部较厚,张于甲状软骨下缘与环状软骨弓上缘之间,称为环甲正中韧带(median cricothyroid ligament)。当急性喉阻塞,来不及行气管切开术时,可切开此韧带或在此穿刺,以暂时缓解窒息。

5. 方形膜(quadrangular membrane) 为一近似斜方形的弹性纤维膜,左右各一,从会厌软骨侧缘及甲状软骨前角后面向后附着于杓状软骨的前内侧缘,是构成喉前庭外侧壁的基础。上缘位于杓状会厌襞内,下缘游离称为前庭韧带(vestibular ligament),是构成前庭襞的基础。

6. 环状软骨气管韧带(cricotracheal ligament) 连于环状软骨下缘与第一气管环之间。

(三)喉肌

喉肌为喉壁内的骨骼肌,其主要作用是紧张或松弛声襞、开大或缩小声门裂,并可缩小喉口(图 1-11)。

1. 环甲肌(cricothyroid muscle) 起自环状软骨弓的前外侧面,斜向后上止于甲状软骨下缘及下角,收缩时使甲状软骨以环甲关节为支点前倾,增加甲状软骨前角与杓状软骨声带突间的距离,使声襞紧张(图 1-9)。

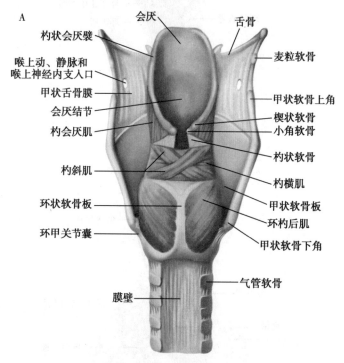

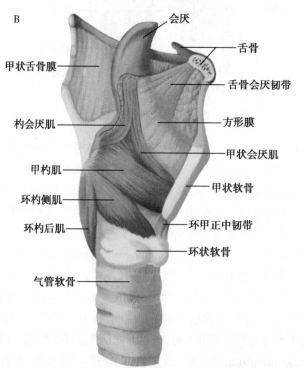

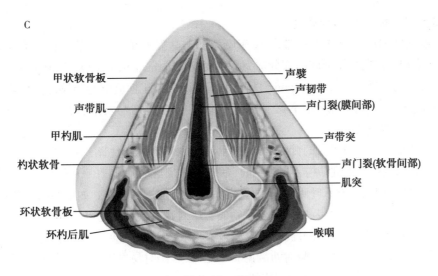

图 1-11　喉肌

A. 后面；B. 侧面；C. 经声带水平切面。

2. 环杓后肌（posterior cricoarytenoid muscle）　起自环状软骨板背面，斜向外上止于杓状软骨肌突，收缩时使杓状软骨沿垂直轴旋转，肌突被拉向后内、声带突转向外侧，使声门裂开大、声襞紧张。

3. 环杓侧肌（lateral cricoarytenoid muscle）　起自环状软骨弓上缘，向后上止于杓状软骨肌突。收缩时牵拉肌突向前，使声带突转向内侧，声门裂变窄。

4. 甲杓肌（thyroarytenoid muscle）　起于甲状软骨前角后面，向后止于杓状软骨外侧面。该肌下部纤维行于声韧带外侧，其中内侧份的部分纤维终止于声韧带外侧缘和声带突外侧面，称为声带肌（vocal muscle）（图 1-11）。甲杓肌收缩时使声襞松弛，并使声带突旋内、声门裂变窄。

除上述各肌外，还有位于两侧杓状软骨间的杓横肌和杓斜肌，两者可缩小喉口和声门裂；位于杓状会厌襞内的杓会厌肌可牵拉会厌，并使喉口缩小。

（四）喉腔

喉腔（laryngeal cavity）由喉的软骨、韧带和喉肌共同围成，内衬以黏膜，向上经喉口通喉咽，向下于环状软骨下缘通气管（图 1-12）。

喉口朝向后上方，由会厌上缘、杓状会厌襞（连于杓状软骨和会厌软骨间的黏膜皱襞）以及两侧杓状软骨间的杓间切迹（interarytenoid notch）围成（图 1-7）。

喉腔中部两侧壁各有两条平行的黏膜皱襞。位于上方、在活体上呈粉红色的称为前庭襞（vestibular fold），位于下方、颜色较苍白的称为声襞（vocal fold）。两侧前庭襞间的间隙称为前庭裂（rima vestibuli），两侧声襞及杓状软骨间的裂隙称为声门裂（fissure of glottis）。声门裂前 3/5 位于两侧声襞游离缘之间，称为膜间部，后 2/5 位于两侧杓状软骨间，称为软骨间部。声门裂是喉腔最狭窄的部分。

声襞又称声带，由声韧带及其表面覆盖的黏膜共同构成，是产生声音和调节音调的关键结构。新近的研究显示，声带表层的黏膜具有黏弹性和可滑动性，是发声的振动结构；而声带振动的固有频率则是由声韧带的紧张度决定的。发声时，在喉肌的作用下，声门裂变窄，由肺部呼出的气流不断冲击相互靠拢的声带，使之振动而产生声音；两侧声带绷紧时发出高音，适当松弛则发出低音。歌唱家唱高音时，不仅声带绷紧，声门裂亦变得更窄；反之，声带放松，声门裂稍开大则发出的低音更深沉。耳语时，声门裂的膜间部关

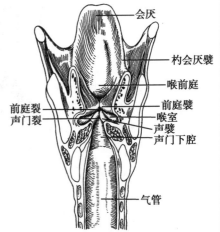

图 1-12　喉腔（冠状切面）

闭,但软骨部保持开放,容许气流通过。

喉腔借前庭裂和声门裂分为三部分,位于喉口和前庭裂平面之间的部分称为喉前庭(vestibule of larynx);前庭裂与声门裂平面间的部分称为喉中间腔(intermediate cavity of larynx);声门裂平面以下的部分称为声门下腔(infraglottic cavity)。喉中间腔两侧位于前庭襞与声襞之间的隐窝称为喉室(ventricle of larynx)。声门下腔上窄下宽,黏膜下组织疏松,炎症时易发生水肿,婴幼儿期喉水肿容易引起喉阻塞,导致呼吸困难。

经鼻吸入的空气或经口摄入的食物均通过咽,再分别进入喉或食管。位于喉口的会厌和喉腔的声门裂是防止食物入喉的关键结构。当吞咽时,咽、喉肌与颈部肌协同收缩,不仅使喉上提、会厌下压遮盖喉口,同时使声门闭合导致呼吸瞬间暂停,此时食物只能进入食管。如果吞咽时食物误入喉内,则会刺激喉黏膜引发呛咳。值得注意的是,吞咽时会厌对喉口仅仅是遮盖,并非完全封闭,若此时声门突然开放(如吞咽时正好要说话),食物很容易被吸入喉内引发呛咳。婴幼儿(特别是早产儿)神经系统发育还不完善,吞咽与呼吸的瞬时协调尚不稳定,故喂奶时易出现呛咳。会厌或声带,或支配两者的神经发生疾患时,患者亦可出现呛咳症状。

（五）血管

营养喉的动脉来自甲状腺上动脉(superior thyroid artery)发出的喉上动脉和环甲动脉及甲状腺下动脉(inferior thyroid artery)发出的喉下动脉(图1-13)。喉的静脉与同名动脉伴行,上部的静脉血经甲状腺上、中静脉汇入颈内静脉;下部的静脉血经甲状腺下静脉汇入头臂静脉。

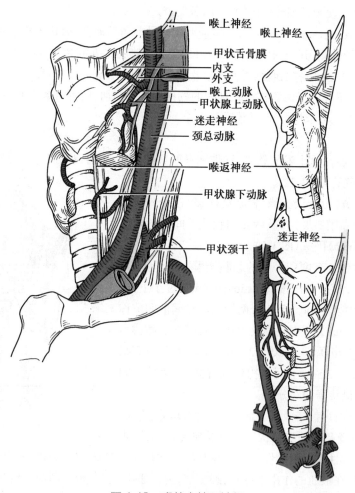

图 1-13　喉的血管和神经

（六）淋巴管

喉的淋巴管可分为黏膜内的浅层淋巴管和黏膜下的深层淋巴管,其中左、右侧的浅层淋巴管相互交通,而两侧的深层淋巴管几乎不相交通。由于声带几乎不含淋巴组织,故喉的深层淋巴管可借此分为左声门上、下区和右声门上、下区四组。

声门上区的淋巴管丰富,多汇入颈深上淋巴结,喉室的淋巴管进入颈深中淋巴结和颈深下淋巴结。

声门下区的淋巴管稀少,汇入颈深中淋巴结群或回流至颈外侧深淋巴结群及沿甲状腺下静脉排列的淋巴结。

声带几乎没有淋巴组织,故声带癌的转移率很低。在环状软骨附近的淋巴组织左右存在交通,因此声门下癌有向对侧转移的倾向。

（七）神经

喉的神经主要来自迷走神经和交感神经的分支(图 1-13)。

1. 喉上神经(superior laryngeal nerve)　为迷走神经在颈部的分支,沿颈内动脉与咽侧壁之间下行,一般在舌骨大角处分为内、外两支。内支主要含感觉神经纤维,伴喉上动脉穿甲状舌骨膜入喉,分布于声门裂以上的喉黏膜;外支伴甲状腺上动脉行向前下方,支配环甲肌及咽下缩肌。

2. 喉下神经(inferior laryngeal nerve)　为喉返神经(recurrent laryngeal nerve)穿入喉内的部分。左、右侧喉返神经起自迷走神经的部位不同,右喉返神经在右锁骨下动脉的前方自右迷走神经发出,勾绕右锁骨下动脉;左喉返神经由左迷走神经行于主动脉弓前方时发出,勾绕主动脉弓。左、右侧喉返神经均沿气管食管沟内上行,至咽下缩肌下缘、环甲关节后方进入喉内,称为喉下神经。喉下神经一般分为前、后两支,前支支配环杓侧肌、甲杓肌、杓会厌肌及甲会厌肌;后支支配环杓后肌、杓横肌、杓斜肌,并发细小的感觉支分布于声门裂以下的喉黏膜。

喉上神经和喉返神经与甲状腺上、下动脉关系密切,甲状腺手术时易损伤这些神经。喉上神经受损时,声襞以上喉黏膜感觉丧失,由于环甲肌瘫痪声带松弛,音调降低。单侧损伤喉返神经会出现短期声音嘶哑,若双侧损伤则常导致严重的呼吸困难,需作气管切开。

3. 交感神经　颈上神经节发出咽喉支,经咽神经丛分布于喉黏膜的血管和腺体,使血管收缩,腺体分泌减少。

四、气管与支气管

（一）气管

1. 气管的位置形态　气管(trachea)位于喉和气管杈之间,食管的前方,为一后面略扁的圆筒状管道,上接环状软骨,向下至胸骨角平面分为左、右主支气管(图 1-14)。其分叉处称为气管杈(bifurcation of trachea),内面有一向上凸出并略微偏左的半月状隆起,称为气管隆嵴(carina of trachea),是支气管镜检查时判断气管分叉的重要标志。

气管由黏膜、气管软骨、平滑肌和结缔组织构成。气管软骨由 15~20 个 C 形缺口向后的透明软骨环构成,气管软骨后壁缺口由弹性纤维和平滑肌封闭,称为膜壁。甲状腺峡多位于第 2~4 气管软骨环前方,气管切开术常在第 3~5 气管软骨环处施行。

2. 血管　气管颈段的动脉由甲状腺下动脉发出的数条气管支营养。气管胸段的前面由胸廓内动脉发出的纵隔前动脉供给;后面由胸主动脉发出的气管支营养。胸主动脉的气管支向上与甲状腺下动脉的分支吻合。

气管的静脉在其周围形成静脉丛,多汇集成一支管径较粗的静脉,回流入甲状腺下静脉或甲状腺奇静脉丛。

3. 淋巴管　气管的淋巴管丰富,可分为黏膜内和黏膜下层两组,汇集后汇入气管支气管淋巴结(tracheobronchial lymph node)、气管前淋巴结、气管旁淋巴结(paratracheal lymph node)等。

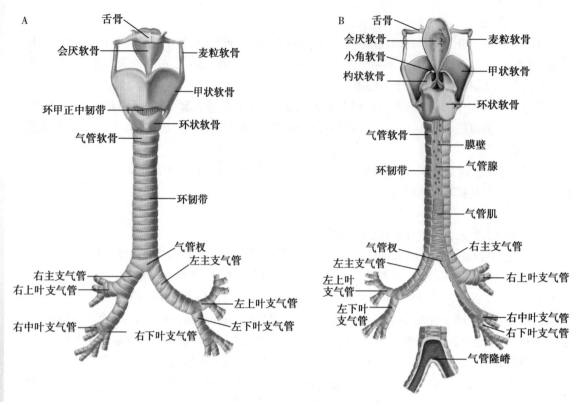

图 1-14   气管与支气管
A. 前面;B. 后面。

4. 神经   来自迷走神经的感觉纤维分布至气管黏膜,运动纤维支配气管平滑肌的收缩和促进腺体的分泌。交感神经则由颈中神经节发出节后纤维,分布至气管的血管,使血管收缩,抑制腺体分泌。

(二) 主支气管

从气管分出的各级分支称为支气管(bronchus),其中第一级分支为左、右主支气管(图 1-14)。

1. 右主支气管(right principal bronchus)   长 1.9~2.6cm,外径 1.2~1.5cm,与气管延长线的夹角 22°~25°。

2. 左主支气管(left principal bronchus)   长 4.5~5.2cm,外径 0.9~1.4cm,与气管延长线的夹角 35°~36°。

左主支气管细而长,走向与气管的偏离角度较大;右主支气管粗而短,走向与气管的偏离角度较小,故坠入气管的异物更容易进入右主支气管。

3. 主支气管的血管、淋巴管和神经   见肺的血管、淋巴管和神经介绍。

五、肺

肺(lung)由肺内支气管和肺泡构成,极富弹性,是完成肺换气的器官。左、右两肺位于胸腔内膈的上方、纵隔的两侧,表面覆以胸膜脏层。

(一) 肺的形态

左、右两肺均呈圆锥状,有一尖、一底、两面和三缘。右肺因膈下有肝而较宽短,左肺因心的位置稍偏左而相对狭长(图 1-15,图 1-16)。

肺尖(apex of lung)圆钝,经胸廓上口突入颈根部,超出锁骨内侧 1/3 段上方 2.5cm。肺底(base of lung)位于膈上面,略向内凹。

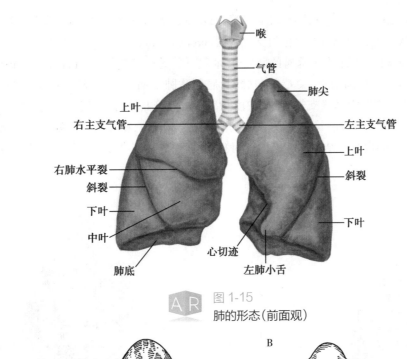

图 1-15
肺的形态（前面观）

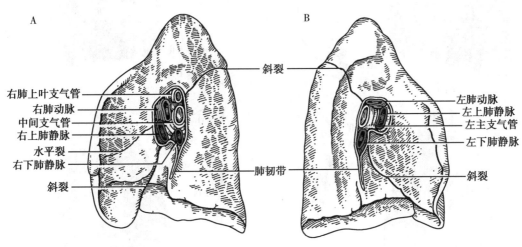

图 1-16　肺的纵隔面
A. 右肺；B. 左肺。

肋面（costal surface）即肺的外侧面，与胸廓的侧壁和前、后壁相邻。纵隔面（mediastinal surface）即肺的内侧面，与纵隔相邻，其中央有一椭圆形凹陷，称为肺门（hilum of lung），有支气管、肺动脉、肺静脉、支气管动脉、支气管静脉、淋巴管和神经进出。这些进出肺门的结构被结缔组织包绕，构成肺根（root of lung）。肺根内主要结构在抵达肺门前的排列关系有一定规律，自前向后依次为肺静脉、肺动脉、主支气管；从上至下，左侧依次为肺动脉、主支气管、肺静脉，右侧依次为主支气管、肺动脉、肺静脉。

肺的前缘锐利，是肋面与纵隔面在前方的移行处。左肺前缘下份向外侧的凹陷称为左肺心切迹（cardiac notch of left lung），切迹下方的舌状突起称为左肺小舌（lingula of left lung）。肺的后缘圆钝，是肋面与纵隔面在后方的移行处。下缘由肺底与肋面和纵隔面交界而成，亦相对锐利，其位置随呼吸运动而变化。

左肺表面有一自外上行向内下的斜裂（oblique fissure）将其分为上、下两叶。右肺除斜裂外，还有一水平裂（horizontal fissure），故右肺可分为上、中、下三叶。

（二）肺内支气管和支气管肺段

在肺门处，左、右主支气管分出 2 级支气管，进入相应的肺叶，称为肺叶支气管（lobar bronchi）。肺叶支气管进一步分出第3级支气管,即肺段支气管(segmental bronchi)。肺段支气管再反复分支,直达肺泡管,共23~25级分支,形状如树,故称为支气管树(bronchial tree)。

在肺内,每一肺段支气管及其所属的肺组织称为一个支气管肺段(bronchopulmonary segment)或简称肺段。各肺段略呈圆锥形,尖端朝向肺门,底部达肺表面。左、右肺一般可分为10个肺段(图1-17),但左肺常出现共干肺段支气管(如尖段与后段支气管共干,内侧底段与前底段支气管共干等),故左肺通常只有8个肺段。每个肺段由一个肺段支气管分布,相邻肺段间隔以肺静脉属支及疏松结缔组织。支气管肺段具有结构和功能的相对独立性,因此临床可以支气管肺段为单位进行手术切除。

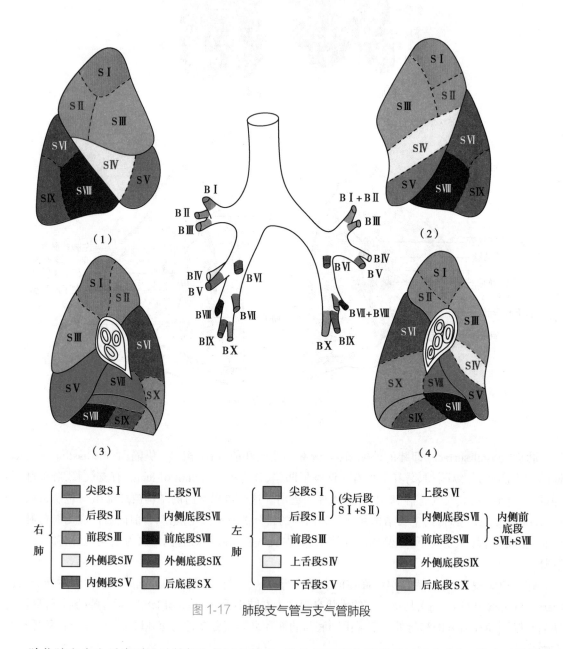

图 1-17　肺段支气管与支气管肺段

胎儿肺和出生后未呼吸过的新生儿肺的特点:胎儿的肺因未经呼吸而不含空气,故比重较大,入水下沉。一旦呼吸发生,空气进入肺内,肺比重减小,能漂浮于水面。法医学上,可借此鉴定新生儿是出生前或出生后死亡。小儿的肺呈淡红色,但在成人,由于吸入肺内的尘埃、炭粒等颗粒物累积,肺多呈暗红色。长期生活在烟尘污染的环境或吸烟的成人,肺常呈棕黑色。

（三）血管

肺由两套血管供应，一套是构成肺循环的肺动脉（pulmonary artery）和肺静脉（pulmonary vein），其功能是直接参与肺换气，是肺的功能性血管；另一套是属于体循环的支气管动脉（bronchial artery）和支气管静脉（bronchial vein），其作用主要是供给支气管和肺组织营养，是肺的营养性血管。

1. 肺动脉和肺静脉

（1）肺动脉：把含有较多 CO_2 和较少 O_2 的血液输送到肺。肺动脉干（pulmonary trunk）起自右心室，在左主支气管前方行向左后上，至主动脉弓下方分为左、右肺动脉，经肺门入肺（图1-16）。右肺动脉较长，经升主动脉和上腔静脉的后方，奇静脉弓的下方进入肺门。左肺动脉较短，经左主支气管前上方进入肺门。肺动脉在肺内的分支多与支气管的分支伴行，一般行走于相应支气管的背侧和下方，最后终于肺泡的毛细血管网，并于此实现肺换气。

（2）肺静脉：左、右各两条，分别为上肺静脉和下肺静脉（图1-16），由肺泡周围毛细血管网静脉端逐渐汇聚而成，肺静脉内为含氧丰富的血液。上肺静脉在主支气管和肺动脉下方行向内下，平第3肋软骨高度穿心包注入左心房；下肺静脉水平向前，在平第4肋软骨高度注入左心房。

2. 支气管动脉和支气管静脉

（1）支气管动脉：是肺组织和支气管的营养性血管，左支气管动脉多为2支，起自胸主动脉和主动脉弓。右支气管动脉一般为1~2支，多起自右侧第3~5肋间后动脉或左侧支气管动脉。在肺门处支气管动脉相互吻合，沿支气管壁入肺，随支气管分支而分支，在支气管壁的外膜和黏膜下层分别形成供应支气管的毛细血管网。支气管动脉入肺后除分布于支气管壁外，也分布于肺动、静脉壁、肺淋巴结、小叶间隔和胸膜脏层。支气管动脉与肺动脉的终末支存在吻合，一般在支气管入肺后第4~8级分支处，共同分布于肺泡壁。支气管动脉与肺动脉的吻合使体循环和肺循环之间相互交通。

当肺动脉狭窄和栓塞时，支气管动脉与肺动脉的吻合支可扩大，支气管动脉则有代偿肺动脉的作用，成为气体交换血管。当肺有慢性疾病时，支气管动脉内的含氧血可经毛细血管前吻合支分流到肺动脉，以代偿供应通气差或膨胀不全的肺区。另外，经支气管动脉的介入疗法目前已成为治疗肺肿瘤的方法之一。

（2）支气管静脉：分为浅、深两部分。深支气管静脉起自肺内细支气管的毛细血管网，与肺静脉吻合，注入肺静脉或左心房；浅支气管静脉一般每侧有2支，它们引流支气管、肺的脏层胸膜及肺门淋巴结的静脉血，出肺门，右侧汇入奇静脉，左侧汇入副半奇静脉。

3. 肺循环的解剖特点　与体循环相比，肺循环的路程短，只通过肺，其主要功能是完成肺换气。肺动脉携带静脉血液，其管壁较薄，分支快而短，具有较大的扩展性，对血流的阻力较小。肺静脉携带动脉血液，无瓣膜，不与肺动脉伴行。

（四）淋巴管

肺的淋巴管丰富，可分为浅、深两组。肺的淋巴结包括位于肺内支气管周围的肺淋巴结（pulmonary lymph node）和位于肺门处的支气管肺淋巴结（bronchopulmonary lymph node），淋巴引流再注入气管支气管淋巴结和气管旁淋巴结。肺下叶下部的淋巴注入肺韧带处的淋巴结，其输出淋巴管注入胸导管或腰淋巴结。

（五）神经

支配肺的神经来自肺丛（pulmonary plexus），由迷走神经的支气管支和胸交感干第2~5椎旁节的分支组成。肺丛的分支随支气管和肺血管的分支入肺，并分别形成支气管周围丛和肺血管周围丛。

肺丛内迷走神经的副交感神经兴奋时，支气管平滑肌收缩，腺体分泌增加；交感神经兴奋时，支气管平滑肌舒张，腺体分泌减少。肺血管接受交感和副交感神经的双重支配，但以交感神经为主。交感神经使肺血管收缩，副交感神经可使肺血管扩张。肺的内脏感觉纤维分布于脏层胸膜、肺泡及各级支气管，进入迷走神经，将肺内的刺激传入呼吸中枢，参与呼吸运动的调节。此外，呼吸道还受肾上腺素能非胆碱能神经支配，该类神经通过释放肽类物质调节呼吸道的活动。

六、胸膜

胸膜（pleura）是衬覆于胸腔内面、膈上面、纵隔两侧及肺表面的一层浆膜（图 1-1，图 1-18），依据衬覆部位不同，可分为脏层胸膜和壁层胸膜，又称为胸膜脏层和胸膜壁层。脏、壁胸膜围成一密闭的潜在性腔隙，称为胸膜腔（pleural cavity）。在肺根表面及其下方，两层胸膜相互移行并融合形成三角形的皱襞，称为肺韧带（pulmonary ligament）（图 1-16），对肺有一定的固定作用。

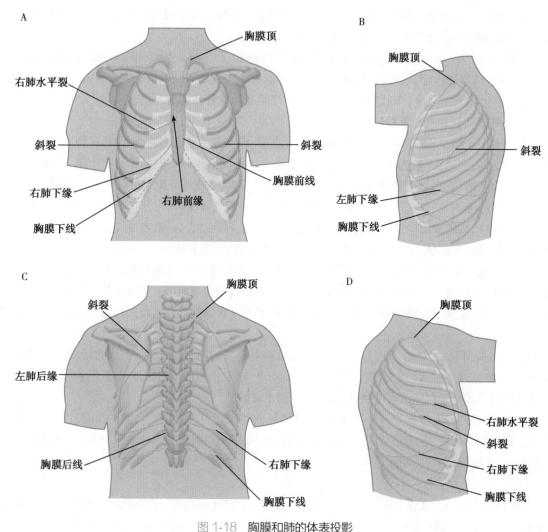

图 1-18　胸膜和肺的体表投影
A. 前面；B. 左侧面；C. 后面；D. 右侧面。

（一）壁层胸膜

壁层胸膜（parietal pleura）按其所在部位分为四个部分。

1. **肋胸膜**（costal pleura）　为壁层胸膜衬覆于肋和肋间肌内表面的部分。

2. **膈胸膜**（diaphragmatic pleura）　为壁层胸膜覆盖于膈上面的部分，与膈紧密相贴，不易剥离。

3. **纵隔胸膜**（mediastinal pleura）　衬贴于纵隔两侧面的部分，其中部包绕肺根移行于脏层胸膜。

4. **胸膜顶**（cupula of pleura）　肋胸膜和纵隔胸膜向上延伸至颈根部，形成穹隆状的胸膜顶，覆盖于肺尖上方。胸膜顶通常高出锁骨内侧 1/3 段上方 2~3cm。

(二)脏胸膜

脏层胸膜(visceral pleura)不仅覆盖于肺的表面,且伸入肺叶间裂。因其与肺实质连接紧密,故又称为肺胸膜。

(三)胸膜腔

胸膜腔为壁层胸膜与脏层胸膜间的潜在性腔隙,左右各一,互不相通。胸膜腔内含有薄层浆液,可减少呼吸时两层胸膜间的摩擦,并通过浆液分子的内聚力使两层胸膜紧紧地贴在一起。在平静呼吸情况下,无论在吸气还是呼气时,胸膜腔内的压力均低于大气压。正是胸膜腔的这种负压特性,使肺紧贴胸腔各壁,并随胸廓和膈的运动而扩张和回缩,实现肺通气。

(四)胸膜隐窝

在胸膜腔的某些部位,壁层胸膜的不同部分在相互转折时形成狭窄的间隙,即便是深吸气时肺缘也不能伸入其内,这些间隙称为胸膜隐窝(pleural recess)。重要的胸膜隐窝有肋膈隐窝和肋纵隔隐窝。

1. 肋膈隐窝(costodiaphragmatic recess) 左右各一,由肋胸膜与膈胸膜转折形成,呈半环形,是最大的胸膜隐窝,也是胸膜腔的最低处,故胸膜发生炎症时,渗出液常在此聚集,炎症导致的胸膜粘连也常发生在此处。

2. 肋纵隔隐窝(costomediastinal recess) 肋纵隔隐窝由肋胸膜与纵隔胸膜在前方转折而形成。

(五)胸膜与肺的体表投影

1. 胸膜的体表投影 胸膜的前界为纵隔胸膜与肋胸膜在前方的转折线。两侧胸膜前界均起自胸膜顶,即锁骨内侧 1/3 段上方 2~3cm 处,向内下经胸锁关节后面至第 2 胸肋关节水平,此处两侧的前界靠拢,在中线附近垂直下行,至第 4 胸肋关节后又逐渐分离。右侧几乎垂直下行,至第 6 胸肋关节处移行为下界;左侧则弯向左下,沿胸骨侧缘外侧 2~2.5cm 下行至第 6 肋软骨后方移行为下界。由于两侧胸膜的前界在第 2 到第 4 胸肋关节水平间相互靠拢,向上、向下又彼此分开,故在胸骨后方形成上、下两个三角形的无胸膜间区。上方的位于胸骨柄后方,称为胸腺区;下方的位于胸骨体下段及左侧第 5、6 肋软骨内侧份后方,称为心包区。

胸膜的下界为肋胸膜与膈胸膜的返折线。右侧起自第 6 胸肋关节,左侧起自第 6 肋软骨。两者均斜向外下,于锁骨中线与第 8 肋相交,腋中线与第 10 肋相交,肩胛线与第 11 肋相交,近后正中线平第 12 胸椎棘突高度(图 1-18)。

2. 肺的体表投影 肺的前界几乎与胸膜前界一致,仅左肺前缘因形成心切迹,故在第 4 胸肋关节以下更偏向左侧。

两肺的下界较胸膜下界高出约两个肋的距离,即在锁骨中线与第 6 肋相交,腋中线与第 8 肋相交,肩胛线与第 10 肋相交,近后正中线平第 10 胸椎棘突高度(图 1-18)。

(六)血管

脏层胸膜的血液供应来自支气管动脉和肺动脉的分支。壁层胸膜的动脉血供来源不同,肋胸膜主要由肋间后动脉和胸廓内动脉的分支供应;膈胸膜主要由膈上、下动脉和肌膈动脉的分支供应;纵隔胸膜前部主要由胸廓内动脉和心包膈动脉分支供应,后部由肋间后动脉供应;胸膜顶主要由甲状颈干(thyrocervical trunk)和肋颈干(costocervical trunk)分支供应。静脉与同名动脉伴行,分别注入奇静脉、半奇静脉或副半奇静脉及头臂静脉。

(七)淋巴管

脏层胸膜的淋巴管与肺的浅淋巴管吻合,形成胸膜下集合淋巴管,注入肺门淋巴结。壁层胸膜各部的淋巴回流不一,肋胸膜的淋巴管主要注入肋间淋巴结和胸骨旁淋巴结(parasternal lymph node);纵隔胸膜的淋巴管汇入气管支气管淋巴结和纵隔淋巴结;膈胸膜的淋巴管注入膈淋巴结;胸膜顶的淋巴注入颈淋巴结。

(八)神经

脏层胸膜的感觉由肺丛的内脏感觉神经传导。壁层胸膜的感觉由脊神经的躯体感觉神经传导,感觉灵敏。肋胸膜和膈胸膜的周围部由肋间神经分支分布;胸膜顶、纵隔胸膜及膈胸膜中央部由膈神经分支分布。当壁层胸膜受刺激时,信息可沿肋间神经向胸、腹壁放射,或沿膈神经向颈、肩部放射,引起牵涉痛。脏层胸膜受刺激时,疼痛常不明显。

七、纵隔

纵隔(mediastinum)是胸腔的中隔,由位于两侧纵隔胸膜间的所有器官、结构和结缔组织共同构成。纵隔稍偏向左侧,上窄下宽,前短后长,呈矢状位。其前界为胸骨,后界为脊柱胸段,上界是胸廓上口,下界是膈,两侧被纵隔胸膜覆盖。

纵隔的分区方法较多,解剖学常用四分法,即以胸骨角(或第 4 胸椎体下缘)平面为界,将纵隔分为上纵隔和下纵隔。下纵隔又以心包为界分为 3 部分,即介于心包前壁与胸骨体之间的前纵隔,心包及其包裹的心所占据的中纵隔,以及心包后壁与脊柱胸段之间的后纵隔。

上纵隔(superior mediastinum)内有胸腺、两侧的头臂静脉和上腔静脉、膈神经、迷走神经、喉返神经、主动脉弓及其三大分支,以及气管、食管和胸导管等。

前纵隔(anterior mediastinum)非常狭窄,容纳胸腺(小儿)或胸腺残件、部分纵隔前淋巴结及疏松结缔组织。

中纵隔(middle mediastinum)容纳心包、心及出入心的大血管,包括升主动脉、肺动脉干、左右肺动脉、上腔静脉根部、左右肺静脉和奇静脉等。

后纵隔(posterior mediastinum)容纳气管杈、左右主支气管、食管、胸主动脉、胸导管、奇静脉、半奇静脉、胸交感干和淋巴结等。

胸膜腔负压的维持和纵隔位置的正常对保证呼吸活动有效进行具有重要意义。一旦胸膜的完整性遭到破坏(如胸壁贯通伤、肺气肿或肺大疱破裂等),空气将进入胸膜腔导致气胸。此时胸膜腔负压消失,肺与胸壁分离并萎缩,临床上称为(压缩性)肺不张。严重气胸患者将出现呼吸困难,无论患者怎样努力呼吸,气体都不能进入萎缩的肺,且纵隔可因胸膜腔内压失衡而偏向健侧,甚至随呼吸而摆动,导致循环功能障碍。若不及时抢救,患者很可能迅速休克、死亡。

第二节　呼吸运动装置

呼吸运动装置由骨性胸廓和呼吸肌构成,是呼吸运动的结构基础和肺通气的动力来源。

一、骨性胸廓

(一)骨性胸廓的构成

骨性胸廓(thoracic cage)由 12 块胸椎、12 对肋、1 块胸骨和它们之间的连接构成。

1. 胸椎(thoracic vertebra)　由前方的椎体(vertebral body)和后方的椎弓(vertebral arch)构成(图 1-19)。椎体和椎弓共同围成椎孔(vertebral foramen),各椎孔贯通构成椎管(vertebral canal),容纳脊髓等结构。

椎体是胸椎负重的主要部分,从上向下逐渐增大。内部充满骨松质,表面的骨密质较薄,上下面皆粗糙,借椎间盘与相邻椎体相接。胸椎椎体横断面呈心形,后面略微凹陷,在其侧面的后份,椎体与椎弓交接部的上缘和下缘处,各有一呈半圆形的浅凹,称为上、下肋凹(costal fovea),与肋头相关节。

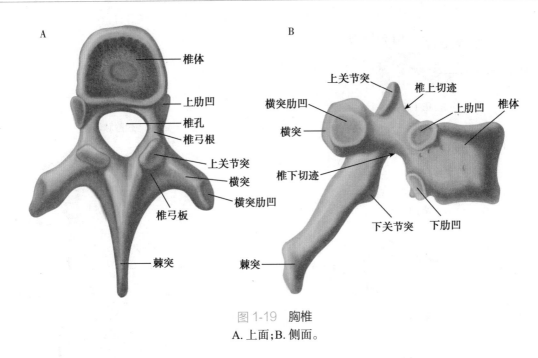

图 1-19　胸椎
A. 上面；B. 侧面。

胸椎椎弓是弓形骨板，其紧连椎体的缩窄部分称为椎弓根（pedicle of vertebral arch），根的上、下缘各有椎上和椎下切迹，相邻椎骨的椎上、下切迹共同围成椎间孔（intervertebral foramina），有脊神经和血管通过。两侧椎弓根向后内扩展变宽，称为椎弓板（lamina of vertebral arch），在中线会合。由椎弓发出 7 个突起：①棘突（spinous process）1 个，伸向后下方，较长，尖端可在体表扪及；②横突（transverse process）1 对，伸向两侧，末端的前面有横突肋凹与肋结节相关节；③关节突（articular process）2 对，由椎弓根与椎弓板结合处向上、下方突起而形成，分别称为上关节突和下关节突。胸椎关节突的关节面几乎呈冠状位，上、下关节突关节面分别朝向后、前。

2. 肋（rib）　由肋骨和肋软骨组成，共 12 对。第 1~7 对肋前端与胸骨连接，称为真肋。第 8~10 对肋前端借肋软骨与上位肋软骨连接形成肋弓（costal arch），称为假肋。第 11~12 对肋前端游离于腹壁肌层中，称为浮肋。肋的后端与胸椎构成肋椎关节。

（1）肋骨（costal bone）：属扁骨，其形态以第 3~10 肋骨最为典型，一般可分为体和前、后两端（图 1-20）。后端膨大，称为肋头（costal head），有关节面与胸椎肋凹相关节。外侧稍细，称为肋颈（costal neck）。肋颈外侧的突起称肋结节（costal tubercle），有关节面与相应胸椎的横突肋凹相关节。肋体（shaft of rib）长而扁，分内、外两面和上、下两缘。内面近下缘处有肋沟（costal groove），有肋间神经、血管经过。肋体的后份急转处称为肋角（costal angle）。肋骨前端稍宽，连接肋软骨。

第 1 肋骨扁、宽而短，无肋角和肋沟。分上、下面和内、外缘。内缘前份有前斜角肌结节，为前斜角肌附着处，其前、后方分别有锁骨下静脉沟和锁骨下动脉沟。第 2 肋骨为过渡型。第 11、12 肋骨无肋结节、肋颈及肋角。

（2）肋软骨（costal cartilage）：位于各肋骨的前端，由透明软骨构成，终生不骨化。

椎骨和肋的数目可有变异，如胸椎可增至 13 块或减为 11 块。肋的数目也可能增加（如出现颈肋和腰肋）或比正常者少。

3. 胸骨（sternum）　位于胸前壁正中，前凸后凹，自上而下可分胸骨柄、胸骨体和剑突三部分（图 1-21）。胸骨柄（manubrium sterni）上宽下窄，上缘中份为颈静脉切迹（jugular notch），两侧有锁切迹与锁骨相连接。柄外侧缘上份接第 1 肋。柄与体连接处微向前突，称为胸骨角（sternal angle），可在体表扪及，两侧平对第 2 肋，是计数肋的重要标志。胸骨角向后平对第 4 胸椎体下缘。胸骨体（body of sternum）呈长方形，外侧缘接第 2~7 肋软骨。剑突（xiphoid process）扁而薄，形状变化较大，下端游离。

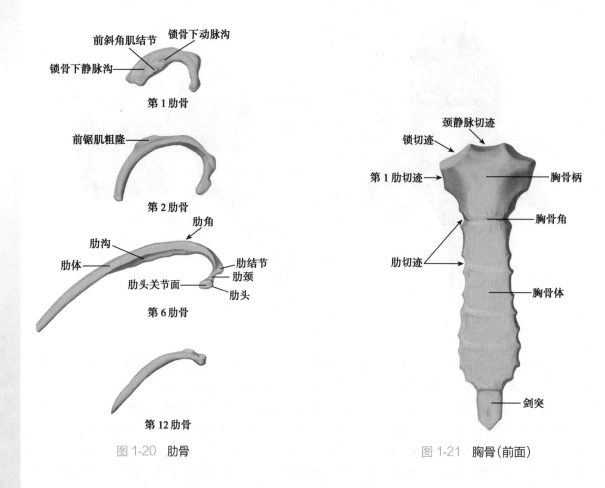

图 1-20　肋骨

图 1-21　胸骨(前面)

4. 胸廓的骨连接　包括肋椎关节、胸肋关节和胸椎之间的连接。

(1)肋椎关节(costovertebral joint):为肋骨与胸椎间的连接,包括肋头关节和肋横突关节(图 1-22)。肋头关节(joint of costal head)由肋头的关节面与相邻胸椎椎体边缘的肋凹构成。肋横突关节(costotransverse joint)由肋结节关节面与相应椎骨的横突肋凹构成。二者都属于微动关节,在功能上属于联合关节,运动时肋骨沿肋头至肋结节的轴线旋转,使肋的前部上升或下降、肋体外翻或回位,以增加或缩小胸廓的前后径和左右径,从而改变胸腔的容积,有助于肺通气。

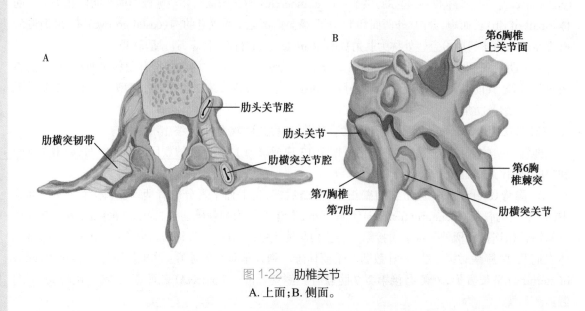

图 1-22　肋椎关节

A.上面;B.侧面。

（2）胸肋关节（sternocostal joint）：由第 2~7 肋软骨与胸骨相应的肋切迹构成，属微动关节。第 1 肋与胸骨柄之间的连接是一种特殊的不动关节，第 8~10 肋软骨的前端不直接与胸骨相连，而依次与上位肋软骨形成肋弓，第 11 和 12 肋的前端游离于腹壁肌肉之中。

（3）胸椎之间的连接：可分为椎体间连接和椎弓间连接（图 1-23）。

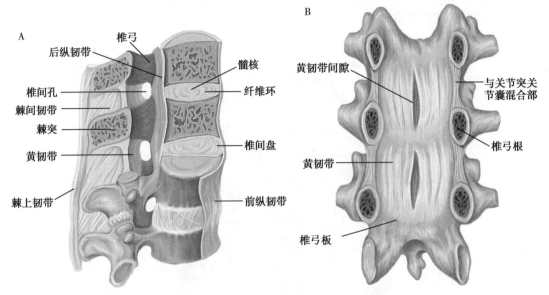

图 1-23　椎骨间的连接
A. 椎骨间的连接；B. 黄韧带。

1）椎体间的连接：胸椎椎体之间借椎间盘、前纵韧带和后纵韧带相连。

椎间盘（intervertebral disc）是连接相邻两个椎体的纤维软骨盘，由中央部的髓核和周围部的纤维环构成。髓核（nucleus pulposus）是柔软而富有弹性的胶状物质，为胚胎时脊索的遗迹。纤维环（anulus fibrosus）由多层纤维软骨环按同心圆排列组成，牢固连接相邻椎体上、下面，保护髓核并限制髓核向周围膨出。椎间盘既坚韧又富有弹性，承受压力时被压缩，除去压力后又复原，具有"弹性垫"样作用，可缓冲外力对脊柱的震荡，也可增加脊柱的运动幅度。

前纵韧带（anterior longitudinal ligament）是紧贴椎体前面的一束坚固的纤维束，宽而坚韧，上自枕骨大孔前缘，下达第 1 或第 2 骶椎椎体，防止脊柱过度后伸和椎间盘向前脱出。

后纵韧带（posterior longitudinal ligament）位于椎管内椎体的后面，窄而坚韧，起自枢椎，下达骶骨，可限制脊柱过度前屈。

2）椎弓间的连接：包括椎弓板和各突起之间的连接。

黄韧带（ligamenta flava）位于椎管内，是连接相邻两椎弓板间的韧带，由黄色的弹性纤维构成。黄韧带协助围成椎管，并有限制脊柱过度前屈的作用。

棘间韧带（interspinal ligament）位于相邻各棘突之间，前接黄韧带，向后与棘上韧带相移行。

棘上韧带（supraspinal ligament）是连接胸、腰、骶椎各棘突尖之间的纵行韧带，与棘间韧带都有限制脊柱前屈的作用。

横突间韧带（intertransverse ligament）是位于相邻椎骨横突间的纤维索，限制脊柱过度侧屈。

关节突关节（zygapophysial joint）由相邻椎骨的上、下关节突的关节面构成，属平面关节，只能作轻微滑动。

（二）骨性胸廓的整体观

成人骨性胸廓近似圆锥形，上窄下宽，前后扁平。胸廓有上、下两口和前、后、外侧壁。胸廓上口较小，由胸骨柄上缘、第 1 肋和第 1 胸椎椎体围成，是胸腔与颈部的通道。由于胸廓上口的平面与第 1

肋的方向一致,向前下倾斜,故胸骨柄上缘约平对第2胸椎体下缘。胸廓下口较宽,由剑突、两侧的肋弓、第11肋前端、第12肋下缘及第12胸椎围成。两侧肋弓在中线构成向下开放的胸骨下角。胸骨下角的尖部有剑突,剑突又将胸骨下角分成左、右剑肋角。剑突尖约平对第10胸椎下缘。胸廓前壁最短,由胸骨、肋软骨及肋骨前端构成。后壁较长,由胸椎和肋角内侧的部分肋骨构成。外侧壁最长,由肋骨体构成。相邻两肋之间的间隙称为肋间隙(intercostal space)(图1-24),11对肋间隙内有肋间肌、肋间血管和肋间神经等结构。

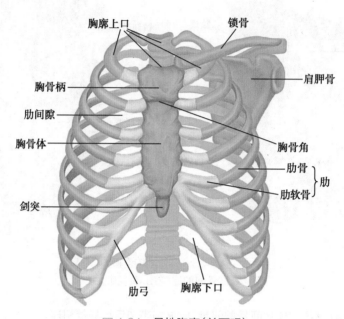

图 1-24　骨性胸廓(前面观)

胸廓的形状和大小与年龄、性别、健康状况和从事的职业等因素有关。新生儿的胸廓左右径较小,肋平举,呈桶状。随年龄的增长及呼吸运动的增强,肋逐渐下降,左右径逐渐增大。13~15岁时,外形与成人相似,开始出现性别差异。女性胸廓短而圆,胸骨较短,上口更为倾斜,胸廓容积较男性小。部分老人可因肋软骨钙化,弹性减小,运动减弱,故胸廓下塌并变扁变长。

二、呼吸肌

呼吸肌由吸气肌和呼气肌构成。使胸廓扩大产生吸气动作的肌为吸气肌,有主要吸气肌和辅助吸气肌之分,前者包括膈和肋间外肌;后者包括胸大肌、胸小肌、锁骨下肌、前锯肌、胸锁乳突肌,前、中、后斜角肌,上后锯肌、下后锯肌和肋提肌。使胸廓缩小产生呼气动作的肌为呼气肌,有主要呼气肌和辅助呼气肌之分,前者包括肋间内肌、肋间最内肌、胸横肌和肋下肌;后者为腹前外侧壁肌群。

（一）主要吸气肌

1. 膈(diaphragm)　是分隔胸、腹腔的扁肌,呈穹窿形,其隆凸的上面朝向胸腔,凹陷的下面朝向腹腔。膈的肌纤维起自胸廓下口的周缘和腰椎前面,可分为3部分:胸骨部起自剑突后面;肋部起自下6对肋骨和肋软骨;腰部以左、右两个膈脚起自上2~3个腰椎,以及腰大肌表面的内侧弓状韧带和腰方肌表面的外侧弓状韧带。各部肌纤维向中央移行于中心腱(central tendon)(图1-25)。

膈上有3个裂孔。在第12胸椎前方,左右两个膈脚与脊柱之间为主动脉裂孔(aortic hiatus),有主动脉和胸导管通过;主动脉裂孔的左前上方,约在第10胸椎水平,为食管裂孔(esophageal hiatus),有食管和迷走神经通过;在食管裂孔的右前上方的中心腱内为腔静脉孔(vena caval foramen),约在第8胸椎平面,有下腔静脉通过。

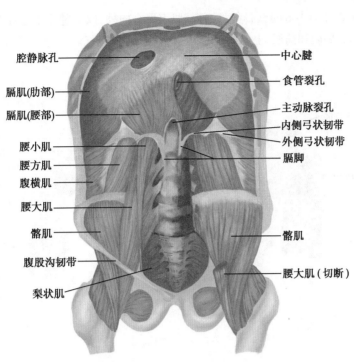

图 1-25　膈

腔静脉孔 / 膈肌(肋部) / 膈肌(腰部) / 腰小肌 / 腰方肌 / 腹横肌 / 腰大肌 / 髂肌 / 腹股沟韧带 / 梨状肌 / 中心腱 / 食管裂孔 / 主动脉裂孔 / 内侧弓状韧带 / 外侧弓状韧带 / 膈脚 / 髂肌 / 腰大肌（切断）

　　膈为主要的吸气肌,收缩时膈穹窿下降,推动腹腔脏器下移,增大胸腔的上下径,使胸腔容积扩大,以助吸气。当用力吸气至膈穹窿降低到达极限时(此时腹部脏器不能再下移),膈的强有力收缩以膈穹窿为支点上抬胸廓,使胸腔前后径和左右径增大,促进深吸气。

　　膈的三个起始部之间通常留有三角形的小间隙,无肌纤维,仅覆以结缔组织,为薄弱区。胸骨部与肋部起点之间的区域称为胸肋三角(sternocostal triangle);肋部与腰部之间的区域称为腰肋三角(lumbocostal triangle)。腹压增高时,腹腔脏器可能经此突入胸腔形成膈疝,同时腹腔脏器还可经食管裂孔突入胸腔形成食管裂孔疝。肾的上端遮盖着腰肋三角,故肾的感染可以经此三角蔓延至胸腔;反之,胸腔的感染也可经此三角感染肾周围。

　　膈的运动受膈神经支配,颈、胸部手术损伤膈神经时,可致损伤侧的膈瘫痪。如果损伤双侧膈神经将会出现呼吸困难,甚至窒息。除膈神经外,少数人存在副膈神经,这种情况下,膈神经损伤导致的膈的瘫痪将是不完全性的。

　　2. 肋间外肌(intercostales externi)　共11 对,位于各肋间隙的浅层,起自上一肋骨下缘,肌束斜向前下,止于下一肋骨的上缘,其前部肌纤维仅达肋骨与肋软骨的结合处,在肋软骨间隙处,移行为一片结缔组织膜,称为肋间外膜(external intercostal membrane)(图 1-26)。肋间外肌收缩使肋的前部上提,增大胸腔的前后径;同时肋体外翻,增大胸腔左右径,故胸腔容积扩大,完成吸气。

　　（二）辅助吸气肌

　　1. 胸大肌(pectoralis major)　位置表浅,呈扇形覆盖于胸廓前壁的大部,宽而厚,起

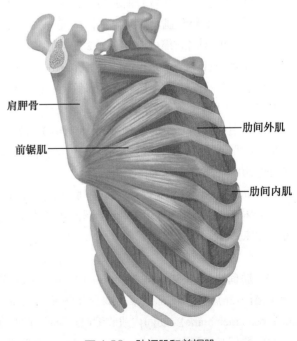

肩胛骨 / 前锯肌 / 肋间外肌 / 肋间内肌

图 1-26　肋间肌和前锯肌

自锁骨的内侧半、胸骨和第 1~6 肋软骨等处,各部肌束聚合向外,以扁腱止于肱骨大结节嵴(图 1-27)。该肌可使肩关节内收、旋内和前屈,上肢固定时,可上提肋,助深吸气。

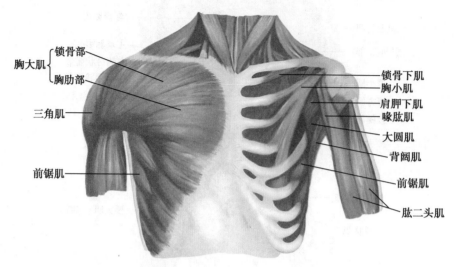

图 1-27　胸肌

2. **胸小肌**(pectoralis minor)　位于胸大肌深面,呈三角形,起自第 3~5 肋骨,向外上方止于肩胛骨的喙突(图 1-27)。肩胛骨固定时,可上提肋,助深吸气。

3. **锁骨下肌**(subclavius)　位于锁骨下面,起自第 1 肋软骨及肋骨,肌纤维斜向外上方,止于锁骨近肩峰端的下面,介于喙锁韧带及肋锁韧带止点之间(图 1-27)。当上肢带固定时,上提第 1 肋,助深吸气。

4. **前锯肌**(serratus anterior)　为宽大的扁肌,位于胸廓侧壁,以数个肌齿起自上 8 个或 9 个肋骨外面,肌束斜向后上内,经肩胛骨的前方,止于肩胛骨内侧缘和下角(图 1-26)。肩胛骨固定时,可上提肋骨,助深吸气。

5. **胸锁乳突肌**(sternocleidomastoid)　位于颈部两侧皮下,起自胸骨柄前面和锁骨的胸骨端,二头会合斜向后上方,止于颞骨的乳突。当头部固定时,可上提胸骨,助深吸气。

6. **前、中、后斜角肌**　均起自颈椎横突,前、中斜角肌止于第 1 肋,后斜角肌止于第 2 肋。当颈部固定时,两侧肌同时收缩可上提第 1、2 肋,助深吸气。

7. **上后锯肌**(serratus posterior superior)　位于背部菱形肌深面的菱形扁肌,以腱膜起自项韧带下部和下两个颈椎棘突及上两个胸椎棘突。肌纤维斜向外下方,止于第 2~5 肋骨肋角的外侧面。此肌收缩时,可上提上部肋,以助吸气。

8. **下后锯肌**(serratus posterior inferior)　位于背阔肌中部的深侧,借腱膜起自下位两个胸椎棘突及上位两个腰椎棘突,肌纤维斜向外上方,止于下位 4 个肋骨外面。收缩时,可下拉肋骨向后,并固定肋骨,协助膈的吸气运动。

9. **肋提肌**(levatores costarum)　肋提肌呈三角形,位于脊柱的两侧,共 12 对。起自第 7 颈椎至第 11 胸椎横突尖,斜向外下方,止于下位肋结节外侧的肋上缘。此肌收缩时,可协助肋间外肌增大肋间隙,以助吸气。

(三) 主要呼气肌

1. **肋间内肌**(intercostales interni)　位于肋间外肌的深面,起自下位肋的上缘,止于上位肋的下缘(图 1-26)。该肌前部肌束达胸骨外侧缘,后部肌束只到肋角,自此向后移行为肋间内膜(internal intercostal membrane)。肋间内肌收缩时可降肋,助呼气。

2. **肋间最内肌**(intercostales intimi)　位于肋间隙中份,肋间内肌的深面,肌束方向和作用与肋间内肌相同。

3. **胸横肌**(transverses thoracis) 在胸前壁的内面,起自胸骨下部,纤维向上外,止于第2~6肋的内面(图1-28)。胸横肌收缩时,拉肋骨向下,助呼气。

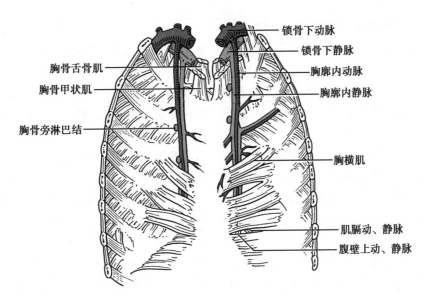

图 1-28 胸廓内血管和胸横肌

4. **肋下肌**(subcostales) 位于胸廓后壁肋间内肌后内侧部的深面,数量不恒定,肌纤维方向与肋间内肌同,但肌纤维较后者长,常跨过一个或两个肋。其作用同肋间内肌,助呼气。

肋间外肌、肋间内肌和肋间最内肌均接受肋间神经的支配。关于它们的作用目前尚有争议。从肌的附着点看,肋间外肌肌纤维下方的附着点较上方的附着点离肋椎关节运动轴较远,收缩时虽然其上、下附着点受到的作用力相等,但在下位肋上产生的转力矩较大,故最终效果是上提下位肋助吸气。肌电图也证实肋间外肌只在吸气时收缩。因此,目前普遍认为肋间外肌为吸气肌。至于肋间内肌(包括肋间最内肌)的作用,争议仍较大。从肌纤维行走方向和附着点看,其作用应与肋间外肌相反,即降肋助呼气,但肌电图研究显示,肋间内肌在吸气和呼气时均发生收缩,故有学者提出,它的作用可能是协调肋间外肌提肋和维持肋间张力。

(四)辅助呼气肌

主要为腹前外侧壁肌群,包括腹外斜肌、腹内斜肌、腹横肌和腹直肌。

1. **腹外斜肌**(obliquus externus abdominis) 为宽阔扁肌,位于腹前外侧部的浅层,以肌齿起自下8个肋骨的外面,肌纤维斜向前下,后部肌束向下止于髂嵴前部,其余肌束向内移行为腱膜,经腹直肌的前面,并参与构成腹直肌鞘的前层,终于腹白线。

2. **腹内斜肌**(obliquus internus abdominis) 在腹外斜肌深面,起自胸腰筋膜、髂嵴和腹股沟韧带的外侧1/2,肌束呈扇形,后部肌束几乎垂直上升止于下位3个肋,大部分肌束向前上方延为腱膜,在腹直肌外侧缘分为前、后两层包裹腹直肌,参与构成腹直肌鞘的前、后层,终于腹白线。

3. **腹横肌**(transversus abdominis) 在腹内斜肌深面,起自下6个肋软骨的内面、胸腰筋膜、髂嵴和腹股沟韧带的外侧1/3,肌束横行向前延续为腱膜,腱膜越过腹直肌后面参与组成腹直肌鞘后层,止于白线。

4. **腹直肌**(rectus abdominis) 位于腹前壁正中线的两旁,居腹直肌鞘中,为上宽下窄的带形多腹肌,起自耻骨联合和耻骨嵴,肌束向上止于胸骨剑突和第5~7肋软骨的前面。

腹前外侧肌群收缩时可下拉肋和胸骨,助呼气。还可提高腹内压,使膈穹窿进一步上升,从而缩短胸廓的上下径。

三、胸壁及膈的血管、淋巴管和神经

（一）胸壁的血管、淋巴管和神经

1. 胸壁浅层结构的血管、淋巴管和神经

（1）血管：营养胸壁浅层结构的动脉主要来自胸廓内动脉、肋间后动脉和腋动脉的分支。胸廓内动脉前穿支在距胸骨外侧缘 1cm 处穿出，一般与肋间神经的前皮支伴行，分布于胸前内侧部。肋间后动脉发出的外侧支与肋间神经的外侧皮支伴行，分布于胸前区和胸外侧区。胸后壁的动脉发自肋间后动脉的后支和外侧支的后支。女性胸廓内动脉的第 1~4 前穿支和第 2~4 肋间后动脉的外侧支的前支较粗大，发分支至乳房。

胸壁浅层的静脉主要有胸廓内静脉的穿支和肋间后静脉的属支，分别注入胸廓内静脉和肋间后静脉。胸腹壁静脉（thoracoepigastric vein）起于脐周静脉网，沿腹前外侧壁上部上行至胸前区和胸外侧区，汇入胸外侧静脉，收集腹前外侧壁上部、胸前区和胸外侧区浅层静脉血。此静脉是上、下腔静脉之间重要的交通之一。当肝门静脉高压时，借此静脉可建立肝门 - 腔静脉侧支循环，血流量增大时表现为静脉曲张。

（2）淋巴管：胸壁浅层淋巴主要回流至腋淋巴结和胸骨旁淋巴结。

（3）神经：胸壁浅层结构的皮神经来自颈丛和上部肋间神经的分支。锁骨上神经（supraclavicular nerves）为颈丛的分支，自颈丛发出后向下跨越锁骨前面，分布于胸前区上部和肩部皮肤。肋间神经在腋前线或腋中线附近发出外侧皮支，分布于胸外侧区和胸前区外侧部皮肤；在胸骨两侧发出前皮支分布于胸前区内侧部皮肤。

肋间神经皮支的分布特点是具有非常明显的节段性，自上而下按胸神经顺序排列，第 2 肋间神经皮支分布于胸骨角平面的皮肤，其外侧皮支发出肋间臂神经分布于臂内侧部皮肤；第 4 肋间神经皮支分布于乳头平面；第 6 肋间神经皮支分布于剑胸结合平面；第 8 肋间神经皮支分布于肋弓平面。根据皮神经的节段性分布，可判断麻醉平面和脊髓损伤节段。需要注意的是，相邻的 3 条皮神经分布区相互重叠，共同管理这一条带状区域的皮肤感觉。当一条肋间神经损伤时，其分布区感觉障碍并不明显，只有在相邻两条肋间神经同时受损时，才会在这一共同管理的带状区出现感觉障碍。

2. 胸壁深层结构的血管、淋巴管和神经

（1）血管：胸壁深层结构的动脉供应主要来自肋间后动脉和胸廓内动脉的分支。肋间后动脉（posterior intercostal artery）共 9 对，起自胸主动脉，行于第 3~11 肋间隙的胸内筋膜和肋间内膜之间，在肋角处发出一较小的下支，沿下位肋骨上缘前行；本干又称上支，在肋间内肌与肋间最内肌之间沿肋沟前行。肋间后动脉的上、下支行至肋间隙前部与胸廓内动脉的肋间前支吻合（图 1-29）。肋间后动脉沿途分支供应胸前区和胸外侧区。第 1~2 肋间隙的动脉来自肋颈干，称为肋间最上动脉（supreme intercostal artery）。胸主动脉还发出 1 对肋下动脉（subcostal artery），沿第 12 肋下缘前行。

胸廓内动脉（internal thoracic artery）起自锁骨下动脉第 1 段下壁，向下经锁骨下静脉后方，紧贴胸膜顶前面进入胸腔，沿胸骨外侧缘 1cm 处下行，至第 6 肋间隙分为肌膈动脉和腹壁上动脉两终支（图 1-29）。胸廓内动脉在下降过程中的分支有：①心包膈动脉，与膈神经伴行，分布至心包和膈中心腱边缘部分；②肋间前支，在上 6 个肋间隙行向外侧，分布至肋间隙前部，并与肋间后动脉吻合；③穿支，与肋间神经前皮支伴行浅出，分布于胸前内侧部皮肤，女性的第 1~4 穿支分布至乳房（图 1-28）。

胸壁深层结构的静脉与同名动脉伴行。肋间后静脉（posterior intercostal vein）与肋间后动脉伴行，向前与胸廓内静脉交通，右侧注入奇静脉，左侧注入半奇静脉或副半奇静脉。胸廓内静脉（internal thoracic vein）与胸廓内动脉伴行，常为 1~2 支，走行于动脉内侧。左侧胸廓内静脉汇入左头臂静脉，右侧注入上腔静脉与头臂静脉交角处或右头臂静脉（图 1-28）。

（2）淋巴管：胸前区、乳房内侧部、膈和肝上面的深层淋巴汇入胸骨旁淋巴结（parasternal lymph

node）。胸骨旁淋巴结位于胸骨两侧第1~6肋间隙，沿胸廓内动、静脉排列，其输出管注入胸导管和右淋巴导管，亦可至支气管纵隔干。肋间淋巴结（intercostal lymph node）位于肋间隙内，分前、中、后3组，分别称为肋间前、中、后淋巴结，引流胸前区、外侧区和后区的淋巴，其输出管分别注入胸骨旁淋巴结、腋淋巴结和胸导管。

（3）神经：第1~11对胸神经前支行于相应的肋间隙中，称为肋间神经（intercostal nerve）（图1-29）。肋间神经在肋间隙伴随血管走行于胸内筋膜和肋间内膜之间，继而经肋间内肌与肋间最内肌之间沿肋沟前行，于肋角处发出一下支，近腋前线发出外侧皮支。下支沿下位肋骨上缘前行。肋间神经的本干又称为上支，至胸骨外侧约1cm处浅出，改名为前皮支。肋间神经在走行过程中发肌支到肋间内、外肌和肋间最内肌，还发分支到壁层胸膜和皮肤。第12胸神经前支行于第12肋下方，称为肋下神经（subcostal nerve）。

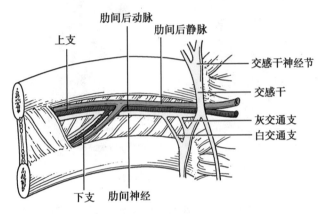

图1-29 肋间后动、静脉和肋间神经

肋间后动、静脉和肋间神经自脊柱至肋角一段走行不恒定，为避免损伤肋间血管和神经，不宜在肋角内侧进行穿刺。在肋角外侧，肋间神经上支多与肋间后血管伴行，共同走行于上位肋骨的肋沟内，其位置自上而下排列顺序为肋间后静脉、肋间后动脉和肋间神经上支；肋间神经下支多与肋间后血管发出的下支共同走行于下位肋骨上缘，其位置自上而下排列顺序为肋间神经下支、肋间后动脉下支和肋间后静脉下支。因此，胸膜腔穿刺在近肋角处，应于下位肋的上缘进针；在肋角外侧，应于肋间隙中部进针。临床上胸膜腔穿刺常在肩胛线第7或第8肋间隙进行。

（二）膈的血管、淋巴管和神经

1. **血管** 膈的动脉主要有膈上动脉（superior phrenic artery）、膈下动脉（inferior phrenic artery）、肌膈动脉、心包膈动脉、下位肋间后动脉和肋下动脉。膈上动脉是由胸主动脉发出的小支，分布于膈的腰部；膈下动脉通常以左、右支起自腹主动脉，是营养膈的动脉中最大的血管；肌膈动脉和心包膈动脉均为胸廓内动脉的分支，前者分布于膈的胸骨部和肋部的周边部分，后者伴膈神经分布于邻近中心腱边缘部分；下位肋间后动脉和肋下动脉的分支分布于膈的肋部周围部分。膈的静脉与同名动脉伴行，回流至上腔静脉和下腔静脉。

2. **淋巴管** 膈的淋巴管丰富，主要汇入膈上、下淋巴结。膈上淋巴结（superior phrenic lymph node）分为前、中、后三组。前组位于剑突后方；中组左、右各有一群，左侧群位于左膈神经下端周围，右侧群位于下腔静脉周围；后组位于主动脉裂孔周围。膈上淋巴结收纳膈、心包下部和肝上面的淋巴，其输出管注入胸骨旁淋巴结和纵隔后淋巴结。膈下淋巴结（inferior phrenic lymph node）沿膈下动、静脉排列，收纳膈下后部的淋巴，而膈下前部的淋巴管穿过膈汇入膈上淋巴结前组。

3. **神经** 膈神经（phrenic nerve）起自颈丛（$C_{3~5}$），经锁骨下动、静脉之间进入胸腔，继而经肺根前方、纵隔胸膜与心包之间下行至膈。左膈神经穿肌部，右膈神经穿经中心腱或腔静脉孔至膈。沿途发出肋支、胸骨支、心包支和胸膜支，其运动纤维支配膈肌，感觉纤维分布至胸膜、心包和膈中心腱下面的腹膜,右膈神经还有分支至肝、胆囊和肝外胆道的浆膜(图1-30)。此外,下6对肋间神经也发小分支,分布于膈的肋部。

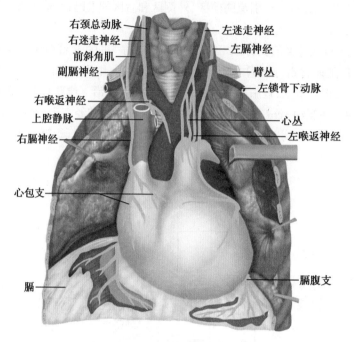

图 1-30　膈神经

由于膈的感觉神经纤维来自膈神经和下6对肋间神经,当膈受到刺激时,可出现肩部、腰部或腹部牵涉性疼痛。

四、呼吸运动及神经调节

呼吸肌收缩和舒张所引起的胸廓节律性扩大和缩小称为呼吸运动(respiratory movement),扩大为吸气运动(inspiratory movement),缩小为呼气运动(expiratory movement)。平静呼吸时,吸气运动由膈和肋间外肌收缩来完成。膈收缩使膈穹窿降低,增大胸腔上下径;肋间外肌收缩使肋的前部上提、肋体外翻,增大胸腔的前后径和左右径。胸腔容积的扩大导致肺内压低于大气压,外界气体进入肺内,完成吸气。平静呼吸时,呼气运动由膈和肋间外肌舒张来完成。膈和肋间外肌舒张,胸廓和肺在肺的弹性回缩力作用下回缩,容积缩小,使肺内压高于大气压,肺内气体被呼出,完成呼气。所以,平静呼吸时呼气是被动的。

呼吸肌的节律性舒缩活动受到中枢神经系统的自主性和随意性双重控制,详细机制见第四章。

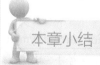

本章小结

1. 呼吸道是外界环境与肺泡之间气体流动的通道,临床上将鼻、咽、喉称为上呼吸道,气管、主支气管及肺内各级支气管称为下呼吸道。

2. 肺由肺内各级支气管及肺泡组成,肺泡及呼吸性细支气管、肺泡管和肺泡囊是气体交换的场所。左、右主支气管分出左、右肺叶支气管,肺叶支气管分出肺段支气管,肺段支气管再反复分支形成支气管树。每一肺段支气管及其所属的肺组织称为一个支气管肺段。各肺段略呈圆锥形,尖端朝向肺门,底部达肺表面。通常右肺有10个肺段,左肺有8个肺段。支气管肺段具有结构和功能的相对独立性,因此,临床可以支气管肺段为单位进行手术切除。

3. 胸膜是覆于胸腔内面及肺表面的一层浆膜,按衬覆部位不同,分为胸膜壁层和脏层。脏、壁胸膜围成一密闭的潜在性腔隙,称胸膜腔。纵隔是左右纵隔胸膜之间全部器官、结构和结缔组织的总称;可分为上纵隔和下纵隔,下纵隔又以心包为界分为前、中、后纵隔。

4. 呼吸运动装置包括骨性胸廓和呼吸肌,是肺通气的结构基础和动力来源。骨性胸廓由 12 个胸椎、12 对肋和 1 块胸骨借骨连接构成。成人骨性胸廓近似圆锥形,有上口、下口、前壁、后壁和两个侧壁。呼吸肌包括吸气肌和呼气肌。

5. 呼吸器官的血液供应来源于支气管动、静脉和肺动、静脉,前者属于体循环,是呼吸器官的营养性血管;后者构成肺循环,是实现肺换气的功能性血管。气管、支气管和肺接受交感神经和副交感神经(迷走神经分支)的支配。

6. 胸壁和壁层胸膜的血液供应来自肋间后动、静脉和胸廓内动、静脉;其神经支配主要为肋间神经和膈神经。

思考题

1. 落入气管的异物较易进入哪一侧支气管? 为什么?

2. 为什么支气管哮喘、慢性支气管炎患者出现呼吸困难时,呼气比吸气更困难?

3. 什么是肋膈隐窝,有什么临床意义? 胸膜炎时为何伴有胸痛或颈肩痛?

4. 参与呼吸运动的肌各有哪些? 简述膈的重要结构及膈在呼吸运动中的作用。

5. 简述肋间隙内血管神经的排列关系。胸膜腔穿刺常在什么部位? 为什么?

(李　华　孟海伟)

第二章
呼吸系统的发生与组织结构

呼吸系统的结构分为导气部和呼吸部两部分,从鼻孔到终末细支气管是导气部,除导气功能之外还有过滤、温暖和湿润吸入气体以及嗅觉、发声、防御等功能;从呼吸性细支气管至肺泡是呼吸部,执行气体交换。咽以下的呼吸道上皮来源于内胚层原始消化管,而鼻腔及其腺体的上皮源于外胚层。呼吸道的肌肉、软骨、结缔组织等来源不尽相同,上呼吸道大部分来源于头端神经嵴(cranial neural crest),下呼吸道大部分来源于脏壁中胚层(splanchinal mesoderm)。

第一节　鼻　　腔

鼻腔以鼻阈为界分为鼻前庭和固有鼻腔,内衬鼻黏膜,包括上皮与固有层。鼻前庭腔面为表皮样上皮,固有鼻腔的呼吸部为呼吸黏膜,嗅部为嗅黏膜。黏膜下层通常紧贴肌肉、软骨膜或骨膜。

一、前庭部的发生与组织结构

颜面发生时,额鼻突(frontonasal prominence)下缘两侧的外胚层细胞增生,形成左右鼻板(nasal placode),鼻板中央和下缘下陷形成鼻窝(nasal pit)(图 2-1),鼻窝向深层扩张形成鼻前庭。鼻前庭的浅

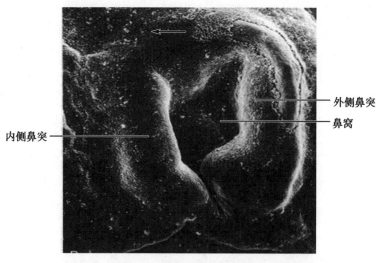

外侧鼻突

鼻窝

内侧鼻突

图 2-1　鼻窝和鼻前庭的形成
此处的外胚层上皮(表皮)凹陷形成鼻窝,继续下陷形成鼻前庭。前庭上皮是表皮的延续。

部上皮与皮肤延续,是角化的复层扁平上皮,其基底层细胞向深层生长分化,产生粗短的鼻毛,但没有立毛肌。毛囊上皮继续分化形成发达的皮脂腺。沾上油脂的毛发可阻挡大灰尘颗粒的吸入。

胚胎早期,增厚的鼻前庭上皮形成上皮栓堵塞前庭腔,发育到 4 个月底才再通。鼻前庭深部上皮不再形成毛发,而且角化程度逐渐下降,形成湿润的复层扁平上皮。头端神经嵴细胞移行并围在鼻前庭以及未来的固有鼻腔、咽、喉和口腔周围(图 2-2),形成软骨、骨和结缔组织等。

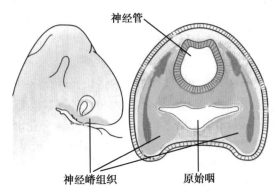

图 2-2 鼻和咽壁的组织来源——头端神经嵴(绿色部分)
形成鼻咽黏膜周围的大部分肌肉、软骨、结缔组织及嗅上皮等。

二、固有鼻腔的发生与组织结构

(一)原始鼻腔的早期发育过程

鼻窝继续下陷扩展形成原始鼻腔(将发育为固有鼻腔),其表皮样上皮逐步移行为呼吸上皮(假复层纤毛柱状上皮),移行区内可见如下变化过程:未角化复层扁平上皮 - 柱状上皮 - 纤毛柱状上皮 - 假复层纤毛柱状上皮。第 5~7 周是原始鼻腔向后扩大的时期,与下方的原始咽(未来口腔)之间有隔板,隔板的前部是正中腭突,后部是薄层软组织膜。约 6.5 周时软组织膜破裂,形成口鼻孔(图 2-3),使鼻腔与口腔连通。

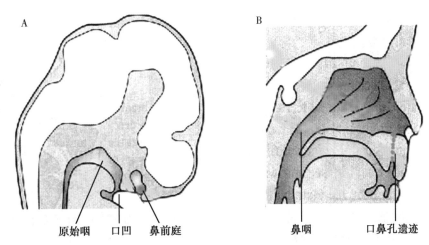

图 2-3 鼻前庭与原始鼻腔发育
A. 口凹上方的表皮凹陷形成鼻前庭;B. 鼻腔通过口鼻孔与口腔一过性连通,鼻腔与鼻咽部连通。

随着原始鼻腔继续向后扩大,外侧腭突由前向后合拢,分隔口腔和鼻腔直至鼻咽部。鼻咽腔与鼻腔之间有软组织隔膜,隔膜破裂后形成鼻后孔,此时鼻腔与鼻咽腔连通。早期与鼻腔相连的鼻咽部呈细管状,第 10 周后,在其背侧的头端脊索(cranial notochord)的诱导下发育扩张。鼻腔和鼻咽腔上半部的黏膜上皮都分化成假复层纤毛柱状上皮,但来源有别,性质有所不同:以鼻后孔为界,腹侧外胚层来源的鼻腔和鼻旁窦上皮容易发生肠型腺癌(含较多杯状细胞)和乳头状瘤,背侧内胚层来源的鼻咽上皮容易发生血管纤维瘤和淋巴上皮癌。

（二）原始鼻腔的分隔与鼻中隔结构

内侧鼻突(medial nasal process)由前向后生长深入鼻腔内,形成纵向的鼻中隔和底边横向的正中腭突。鼻中隔将鼻腔分隔为左、右鼻腔,但二者在后方相通。鼻中隔表面也由呼吸黏膜覆盖,黏膜下为黏膜下层,与骨膜或软骨膜紧贴。鼻中隔的中轴由 1 个大软骨片和 4 个小骨片(分属筛骨、犁骨和左右上颌骨)构成。

鼻中隔底部前下方的两侧黏膜上皮细胞向固有层内生长,分化出一对上皮性盲管,呈腺体样结构称犁鼻器(vomeronasal organ)(图 2-4),是化学感受器,对异性外泌素敏感。人类的犁鼻器在胚胎时期发育较好,第 20 周时达到巅峰,但始终未出现神经纤维支配,也未分化出感觉细胞,停留在普通的呼吸上皮阶段,之后逐步退化,成人时期大约在 $0.2\sim0.6cm^2$ 的范围内还可见发育不全的管状遗迹。人类犁鼻器没有明确的生理功能,犬类等动物发达。

鼻中隔的前侧黏膜有个"易出血区"又称 Little area(图 2-4),此处的固有层和黏膜下层中有许多薄壁的 Little 动脉丛和 Kisselbach 静脉丛。血管腔的扩张与黏膜干燥等都容易导致血管壁破损而出血。鼻中隔的畸形主要有鼻中隔偏曲和鼻中隔发育不良。

（三）鼻甲的形成与组织结构

鼻腔侧壁的骨性组织向鼻腔内生长,形成拱形的隆起,覆有黏膜,成为鼻甲(图 2-5)。通常会形成上鼻甲、中鼻甲和下鼻甲。鼻甲下侧面的黏膜与黏膜下层中有大量与表面垂直的毛细血管襻和静脉丛,有快速温热空气的功能。

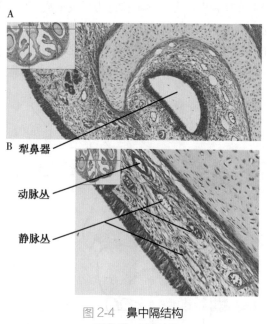

A

B 犁鼻器

动脉丛

静脉丛

图 2-4 鼻中隔结构
A. 犁鼻器:盲管结构;
B. 易出血区:黏膜薄,动脉静脉丰富。

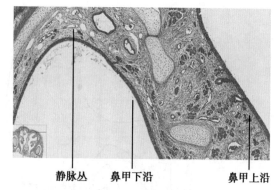

静脉丛   鼻甲下沿   鼻甲上沿

图 2-5 鼻甲结构
鼻甲下侧面黏膜和黏膜下层内有大量静脉丛。

鼻甲的常见畸形有:第四鼻甲(最上鼻甲)、鼻甲分叉等。

（四）鼻旁窦的形成与组织结构

围绕鼻腔的颅骨内有许多大小不等的空腔,与鼻腔相通,内覆黏膜,成为鼻旁窦。鼻旁窦黏膜与鼻黏膜相延续。胎龄第 4 个月 X 线片上可以首次分辨出鼻旁窦,但整个胚胎时期,鼻旁窦的发育都比较迟缓,发育过程延续到出生后,至青春期时发育加速并影响发声,成年后定型。由于胚胎与幼年期的鼻旁窦很小,鼻窦孔容易发生堵塞。鼻旁窦表面也是呼吸黏膜但比较薄,慢性炎症等刺激可诱导杯状细胞化生、鳞状化生甚至癌变。

鼻旁窦的发生过程复杂多变,可以形成多达 30 多种变异,其中最常见的是部分鼻旁窦发育不良或缺乏。

(五) 呼吸部与呼吸黏膜

原始鼻腔最终发育成固有鼻腔,又分为呼吸部和嗅部,分别由呼吸黏膜和嗅黏膜覆盖。

鼻腔的呼吸黏膜由呼吸上皮和固有层组成,基膜明显增厚。呼吸上皮是假复层纤毛柱状上皮(图 2-4、图 2-6),其细胞类型至少有 5 种:纤毛细胞(ciliated cell)、杯状细胞(goblet cell)、基细胞(basal cell)、刷细胞(brush cell)和内分泌细胞又称基底颗粒细胞或小颗粒细胞(small granule cell),其中前三种是优势细胞,光镜下容易分辨。每个鼻腔纤毛细胞的表面大约有 200 多根纤毛,长 5~7μm,摆动速度为 10~20 次/s,摆动方向是鼻咽部,摆动的最佳温度是 30℃,过冷或过热都会改变其规律性;杯状细胞分泌黏液;刷细胞稀少,可能与非特异性感觉有关;基细胞是干细胞;基底颗粒细胞属于神经内分泌细胞(每种细胞的具体结构与功能详见气管结构)。此外还有数量不等的黑素细胞、上皮内淋巴细胞等。其中,黑素细胞的分布与肤色及鼻腔部位有关,浅肤色人种的鼻旁窦和黏膜腺体导管内的黑素细胞较多,这与其较高的鼻旁窦黑素瘤发病率相符合。上皮内淋巴细胞与其下方结缔组织内的弥散淋巴组织、淋巴小结、浆细胞等共同构成局部黏膜免疫系统。

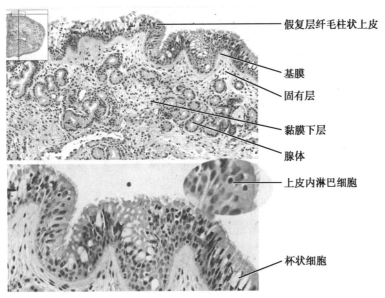

假复层纤毛柱状上皮

基膜

固有层

黏膜下层

腺体

上皮内淋巴细胞

杯状细胞

图 2-6　鼻腔呼吸部黏膜与上皮
假复层纤毛柱状上皮、厚基膜、混合腺体。

固有层是结缔组织,内含丰富的血管、小黏液腺和混合性腺、淋巴管、淋巴细胞、浆细胞等。固有层下方是较致密的黏膜下层,纤维化程度高。黏膜下层与骨膜或软骨膜紧密相贴并延续。鼻黏膜的毛细血管和腺体对各种刺激反应敏感,可迅速扩张血管、渗出血浆和分泌液体,使鼻黏膜厚度明显增加,导致鼻塞和卡他症状。

鼻腔不同部位的呼吸黏膜的厚度、腺体大小和血管化程度等有所不同,鼻甲下侧面黏膜较厚,鼻中隔和鼻旁窦处较薄。薄黏膜的腺体是直的单管腺,厚黏膜处是大的复管泡状腺,深度可达黏膜下层。反复炎症和异物刺激等可引起鼻黏膜增厚、杯状细胞增加、腺体增多,甚至鼻息肉形成和鳞状化生等。

（六）嗅部与嗅黏膜

　　人类嗅黏膜（olfactory mucosa）分布在鼻腔穹顶以及一小部分相延续的侧面和鼻中隔顶端,面积约2cm²,是灵敏犬的1/50。

　　嗅黏膜（图2-7）由特化的嗅上皮（感觉上皮）覆盖,固有层内有嗅腺。嗅上皮也属于假复层纤毛柱状上皮,内有嗅觉受体细胞（olfactory receptor cell）,简称嗅细胞、支持细胞（supporting cell）和基细胞（basal cell）,偶尔有刷细胞,没有纤毛细胞和杯状细胞。显微镜下,嗅上皮的细胞核分三个层次,表层胞核属于支持细胞,中间层属于嗅细胞,基层是基细胞核。

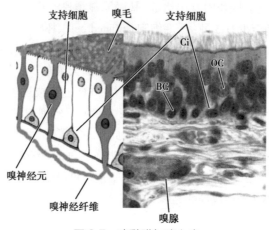

图 2-7　嗅黏膜与嗅上皮
BC: 支持细胞；Ci: 纤毛；OC: 嗅细胞。

　　嗅细胞是双极神经元,由神经嵴细胞分化而来,后者先分化成多潜能的基细胞,基细胞再分裂分化成嗅细胞和支持细胞。嗅细胞的树突细长,伸至黏膜表面,末段膨大形成嗅泡（olfactory vesicle）,嗅泡上放射状发出数十根长达200μm的静纤毛又称嗅毛。嗅毛平躺在上皮表面的液体中,轴内的微管缺少驱动臂,胞膜上有多达350多种嗅觉受体分子。嗅细胞的轴突穿过基膜后被神经膜细胞包裹,形成分散的无髓神经纤维,再结合成神经纤维束（未形成完整的神经结构）,直接穿过筛孔进入颅内抵达嗅球。穿越骨组织处的神经纤维很容易受颅底损伤而折断,影响患者嗅觉功能。局部炎症、老年性疾病、病毒感染等容易导致嗅细胞损伤和数量减少。

　　支持细胞属于胶质细胞,胚胎时期源于头端神经嵴细胞,出生后由基细胞分化更新。细胞呈高柱状,围着神经元排列,相互间有紧密连接,起到屏障作用。其胞体的上半部宽大,拥有胞核,隔离树突；下半部细小,围裹着嗅细胞的胞体和基细胞,胞质内有丰富的细胞器,还有较多脂褐素颗粒,使得嗅黏膜呈黄褐色。支持细胞有两方面的功能:一是神经胶质样作用,每个嗅觉神经元被一群支持细胞包围,形成一个独立的嗅觉感受单元,支持细胞对神经元发挥着支持、营养、屏障保护和隔离作用；二是间接参与嗅觉感受功能,合成与分泌多种嗅分子结合蛋白（OBPs）,OBP被释放到表面液体后,可与不同亲和性的水溶性嗅分子结合,形成复合体。复合体再结合到嗅毛的嗅觉受体上,受体激活腺苷酸环化酶,产生cAMP,cAMP激活钙离子和钠离子通道产生动作电位。人类的几百种嗅觉受体可对数万种化学分子进行不同强度的识别与结合,刺激信号传输到嗅球和记忆中枢进行分析,然后得出特定的嗅觉。

　　基细胞具有分裂和分化能力,维持着嗅上皮的细胞更新,是出生后人体内为数不多的可分裂神经细胞,因此也是儿童神经母细胞瘤的易发部位。

　　近来发现嗅上皮组织的血管紧张素转换酶表达很高,具体生理功能有待阐明,可能与新冠肺炎时部分患者的嗅觉异常表现有关。

　　嗅上皮下的结缔组织内有较发达的嗅腺（olfactory gland）分布,能分泌稀薄的蛋白性（浆液性）液体,通过导管释放到表面,起到持续稀释黏膜表面液体,刷新其中的化学成分的作用,有利于嗅黏膜接受新化学分子的刺激。

第二节　咽

咽是原始消化管的顶端膨大形成的扁平囊状结构,两侧的咽囊形成咽鼓管、扁桃体隐窝、胸腺等器官,咽的主体从上到下分为鼻咽部(nasopharynx)、口咽部(oropharynx)和喉咽部(hypopharynx)。

咽黏膜由上皮和固有层构成,深面为黏膜下层。咽黏膜和黏膜下层内有大量的外分泌腺体和淋巴组织等。

一、鼻咽部

(一)鼻咽部组织结构

成人鼻咽部的黏膜面积大约有 $50cm^2$,其中 40% 由呼吸上皮覆盖(图 2-8),主要分布在顶部和侧面,细胞类型类似鼻黏膜的假复层纤毛柱状上皮;60% 是复层扁平上皮,主要分布在下半部。有些部位两种上皮交替存在,边界处的上皮既有突然转型,也有逐步移行现象,二者之间的移行态上皮又称间介上皮(intermediate epithelium),表现为复层的圆形细胞,容易误认为癌变细胞。间介上皮呈波浪形分布,某些区域的间介上皮将复层扁平上皮分隔成岛屿状。

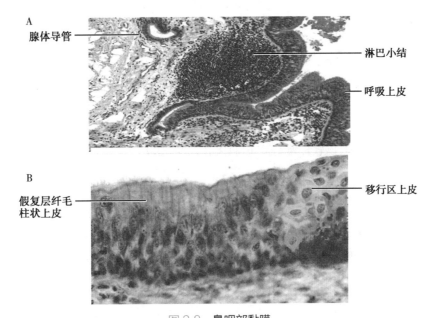

图 2-8　鼻咽部黏膜
A.上皮下淋巴组织、小腺体;B.上皮移行区(呼吸上皮、复层扁平上皮交界线)。

位于两侧咽鼓管开口之间的鼻咽后正中壁上有发达的集合淋巴小结群,与其表面的咽黏膜一起形成咽扁桃体。幼年时期咽扁桃体较发达。另外在咽鼓管开口处也有较多的淋巴组织分布,形成 Gerlach 扁桃体,或咽鼓管扁桃体。急性咽炎时这些淋巴组织肿胀易影响到中耳开口。成年后鼻咽部的淋巴组织相对减少。咽扁桃体表面黏膜下陷形成粗短的隐窝。相比于腭扁桃体的细长隐窝,咽扁桃体的隐窝不易发生堵塞继而演化为化脓性炎症。

（二）鼻咽部的发育异常

1. 异位垂体组织和异位垂体腺瘤   95% 以上的个体在鼻咽部顶端黏膜内可发现数量不等的腺垂体组织，是 Rathke 囊的遗迹。胚胎时期口咽膜处的外胚层细胞下陷形成 Rathke 囊，然后向后上生长贴近正中隆起，形成腺垂体，途经鼻咽部时可以留下部分分化不良的垂体细胞。所以，鼻咽垂体的组织内基本上是无功能的嫌色细胞，功能性的嗜酸、嗜碱细胞较少，但此处可发生垂体性肿瘤称为异位垂体腺瘤（ectopic pituitary adenoma）。

2. 鼻咽脊索遗迹和鼻咽脊索瘤   脊索的头端位于神经管（背侧的后脑）和原肠（腹侧的鼻咽）之间，头端脊索细胞除了诱导脑泡早期发育外，还能诱导腹侧鼻咽腔的发育扩张。完成此过程后，脊索退化，但在部分个体内可发现脊索组织残留，分布在鼻咽部的黏膜下层中，形成髓核样结构。这些组织有间变可能，进而形成鼻咽脊索瘤（nasopharyngeal chordoma）。

二、口咽部与喉咽部

与鼻咽不同的是，口咽部和喉咽部的黏膜上皮是连续的未角化复层扁平上皮。黏膜和黏膜下层中有大量的小混合腺以及散在的孤立淋巴小结和集合淋巴小结，后者形成腭扁桃体和舌扁桃体。腭扁桃体隐窝的上皮中可以发现大量淋巴细胞侵入其中（上皮浸润部，或淋巴上皮），此处的上皮细胞对HPV 敏感，是 HPV 相关鳞癌或腺癌的高发部位。吸烟、慢性咽喉炎、黏膜溃疡等的反复刺激可以使复层扁平上皮发生不同程度的角化，甚至间变和癌变。

在鼻咽下半部、口咽和喉咽上半部的背外侧黏膜下层内，有大量小混合腺分布，形成一对纵向排列的唾液腺样结构，功能类似于唾液腺。

第三节　喉

喉介于气管与会厌之间，以软骨为支架，由肌肉、韧带等围成。

一、会厌的组织结构

会厌的上表面是有味蕾的复层扁平上皮，下表面是呼吸上皮，上皮下是富含腺体、弹性纤维的结缔组织，中央是弹性软骨（图 2-9）。

二、喉壁的组织结构

喉的侧壁上有 2 对皱襞（图 2-10），上皱襞称前庭襞或伪声带（false cord），表面覆盖的是呼吸上皮。固有层是疏松结缔组织，有较多的腺体、淋巴组织和淋巴管等。此处的呼吸上皮容易受咳嗽气流冲击、烟雾和炎症等刺激发生化生和癌变。下皱襞是声襞或称声带（图 2-11），包括软骨部和膜部，软骨部的表面是呼吸上皮，膜部的表面是复层扁平上皮，有保护声带的作用。声带顶端的复层扁平上皮变薄，固有层是疏松结缔组织，有扩张的淋巴管，此处容易发生水肿。固有层下有富含弹性纤维的致密结构称声韧带。

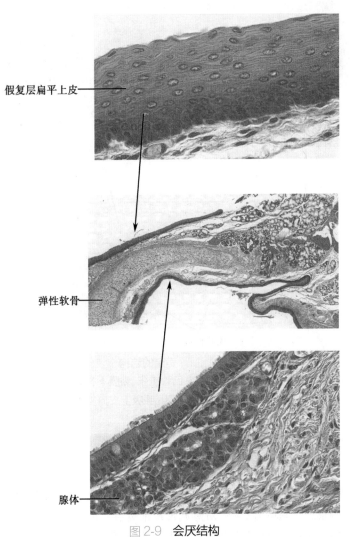

图 2-9　会厌结构

上表面：复层扁平上皮；下表面：呼吸上皮；固有层：有混合性腺体；中轴：弹性软骨。

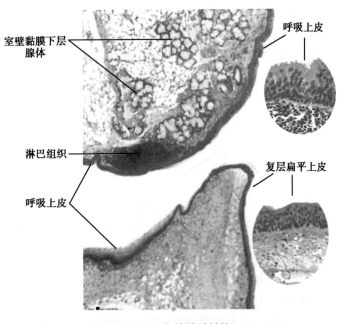

图 2-10　喉壁皱襞结构

上：伪声带；下：声带。

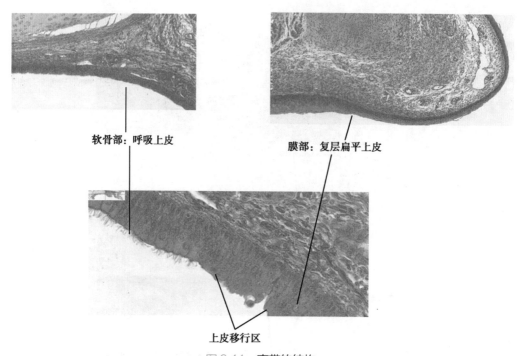

软骨部：呼吸上皮　　　　　　　　　膜部：复层扁平上皮

上皮移行区

图 2-11　声带的结构

膜部：复层扁平上皮变薄，固有层淋巴管扩张，黏膜下密集弹性纤维（韧带）；
基部（软骨部）：呼吸上皮；移行区：呼吸上皮向复层扁平转变。

三、喉的发生

喉的发生与肺芽发育在同一时段进行。在肺芽正上方的咽底（喉原基）的侧壁上，鳃弓中胚层组织快速生长，突入腔内形成 2 对隆起，上一对隆起形成前庭襞。前庭襞的快速生长使喉腔一度消失，相应时段的食管腔也发生闭锁。直到胚胎第 9~10 周喉腔才再通，此时食管也再通。前庭襞与喉室壁黏膜发育为呼吸黏膜。下一对隆起发育为声襞，声襞的黏膜下发育出声韧带。喉壁周围的鳃弓中胚层组织发育形成喉部软骨、肌肉和结缔组织等。

喉发育过程中，甲状腺自上而下穿越喉壁，可导致喉旁异位甲状腺（ectopic thyroid）组织残留，它们分布在喉部软骨周围的软组织和骨骼肌组织中。

第四节　下呼吸道发育

一、下呼吸道的发生、肺原基和肺被膜形成

下呼吸道发生于胚胎第 4 周末原肠刚形成不久。在原始咽的底部（喉原基，相当于侧面的第 4 至第 6 对咽囊水平）和食管开口处的腹侧中轴线上，原肠壁向腹侧凹陷形成纵向的喉气管沟（laryngotracheal groove）。第 5 周，喉气管沟向前下扩大成囊状结构，称为呼吸憩室（respiratory diverticulum）（又称喉气管憩室），为气管发生的原基。此时的憩室与喉管融为一体，开口呈 T 字形，腹侧是声门，背侧是食管开口。憩室尾端膨大并分叉形成肺芽（lung bud）（图 2-12），是主支气管和肺的原基。

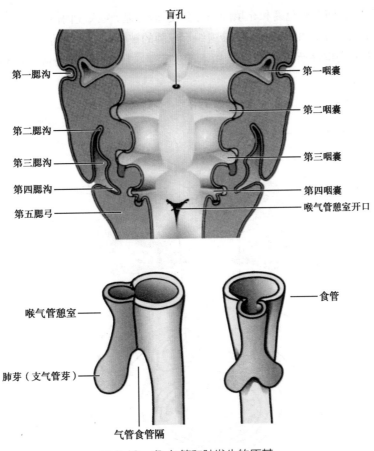

图 2-12　喉、气管和肺发生的原基

喉气管沟、喉气管憩室形成和肺芽形成。

　　肺芽向下生长进入原肠的脏壁中胚层内,这些中胚层的间充质细胞将包裹肺芽的每级分支,分化为支气管壁上的软骨、平滑肌、结缔组织以及肺间质和肺被膜的结缔组织等。在肺芽与食管之间的脏壁中胚层组织快速增生,形成气管食管隔(tracheoesophageal septum)(图 2-13),并由下而上分隔食管与呼吸憩室,使它们的壁完全分离,此时的气管和食管各自开口于咽底。

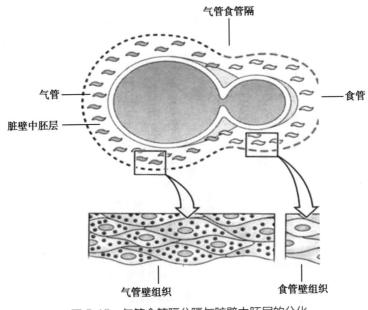

图 2-13　气管食管隔分隔与脏壁中胚层的分化

与食管游离后,由间充质包裹和充填的肺芽分支(肺原基)突入胚内体腔中(图 2-14),体腔上皮覆盖在肺表面成为间皮,间皮和间皮下的结缔组织形成肺的被膜。早期的间皮包裹着每个肺大叶,随着肺的膨大,肺表面的间皮逐渐展平,但还会留下间皮接缝。胚内体腔被分隔成心包腔和胸膜腔后,肺在胸膜腔内继续生长。

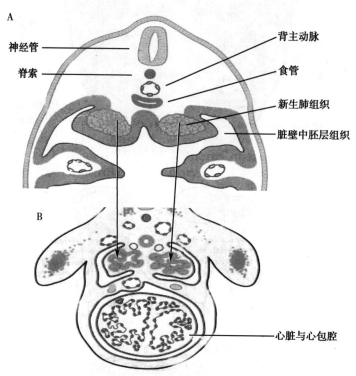

图 2-14   新生肺进入体腔,肺被膜形成,胸膜腔与心包腔分隔
A. 外包脏壁中胚层的新生肺突入胚内体腔,胸膜脏层形成;B. 胸膜腔与心包腔分隔。

二、肺循环的发生

肺动脉源于第 6 对弓动脉,支气管动脉发自胸主动脉或肋间动脉。中胚层间充质细胞首先分化为成血管细胞形成内皮管(图 2-15),内皮管周围的间充质细胞分化形成血管壁结构,进而演化成动脉

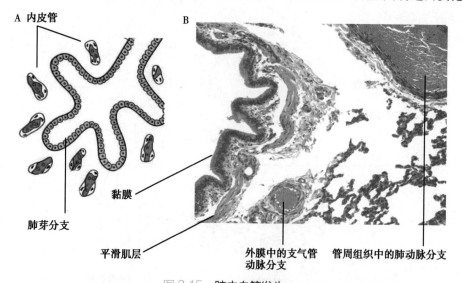

图 2-15   肺内血管发生
A. 早期,内皮管形成;B. 后期,支气管动脉在支气管外膜中发育;肺动脉在管周组织中发育。

和静脉。两套血管在肺内伴随各级支气管分支生长,其中,支气管动脉在支气管壁的外膜中生长,伴随到终末细支气管,末端有部分分支与肺动脉的分支发生吻合。肺动脉在支气管树的管周间充质中生长,其分支将一直伴随支气管分支至肺泡,末端形成的毛细血管网包裹每个肺泡。

　　由于支气管动脉压力高,其管壁发育为典型的肌性动脉,中膜中形成了发达的平滑肌层。肺动脉干与主要分支发育为弹性动脉,小分支向肌性动脉方向分化。但由于肺动脉压力低,其最终形成的管壁薄于普通动脉。肺动脉分支的管壁中平滑肌少、弹性组织也不丰富,纤维化程度较高,呈现"静脉化"特征(图 2-16)。

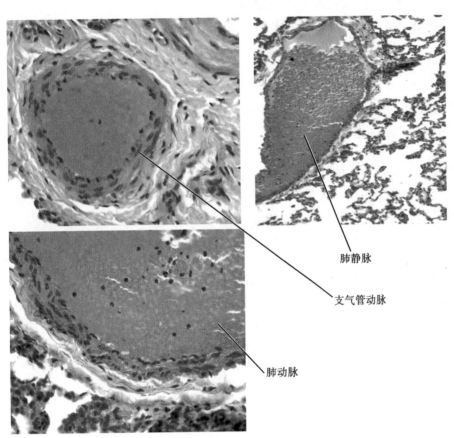

肺静脉

支气管动脉

肺动脉

图 2-16　肺动脉、肺静脉与支气管动脉结构
肺动脉的弹性组织与平滑肌均不明显,管壁相对较薄,层次模糊。

三、肺芽分支

　　肺芽的分支次数可达 20~23 级(正常变化幅度可在 10~30 之间),形成肺内支气管树和末端肺泡(图 2-17)。分支过程将延续到出生后,直到成年。胚胎时期约完成 10% 的肺泡生成,其余发生在出生后。每个分支的顶端上皮细胞保持着 FGF-10 的高表达,分支顶间叉口(凹陷处)的上皮高表达 BMP-4。FGF-10 刺激上皮细胞快速生长,长出新芽,BMP-4限制发芽,分叉形成。下次分支时将重复上述的分子表达模式,这种周期性的表达模式重复呈现,推动支气管树的每一次分支过程。

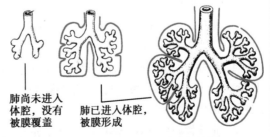

肺尚未进入体腔,没有被膜覆盖

肺已进入体腔,被膜形成

图 2-17　肺芽分支形成支气管树

四、肺泡上皮分化

支气管分支过程中,在最终肺泡形成之前,其管腔上皮已经发生了分化转型,从原来的呼吸上皮逐渐转变为肺泡上皮,在终末细支气管处,其上皮中已经出现了类似于肺泡上皮细胞的克拉拉细胞。

肺泡初期形成时,首先出现的是圆形的肺泡前体细胞(pneumocyte precursor),后者分化成有磷脂颗粒的Ⅱ型肺泡细胞。Ⅱ型肺泡细胞在排出磷脂后铺展变扁,演化为扁平的Ⅰ型肺泡细胞。但Ⅰ型肺泡细胞也可直接从肺泡上皮前体细胞分化而来。

至此,肺内各级结构的发育已经有了基础框架,在此基础上的完善过程将延续到21岁左右。

五、肺发育阶段

肺的胚胎发育与出生后发育连为一体,组成一个完整的过程,包括以下5个发育阶段:

(1)胚阶段(embryo stage):胚胎第4~7周,形成呼吸憩室、肺芽、早期主干分支(叶、段支气管及主要分支)。

(2)假腺阶段(pseudoglandular stage):胚胎第8~16周,形成了除末端细支气管以外(不包括呼吸性细支气管以下结构)的大部分支气管树分支,构造上类似于外分泌腺体。此时,肺的动脉系统也在发育,伴随支气管分支一起生长。

(3)细管阶段(canalicular stage):胚胎第17~26周,此期的标志性变化是呼吸性细支气管形成,肺泡出现,并且毛细血管已经深入到肺泡隔中。此期肺的基本构造已经成形,若有换气,可以进行气体交换。因此,精心照顾下的此期早产儿可以存活。

(4)终囊阶段(saccular stage):第26周至出生,完成胚胎时期的肺泡发育(约占肺泡总数的10%),数量可达单肺约3 000万个。第28周后肺泡表面活性物质已经较充分。

(5)出生后的肺泡(发育)阶段(alveolar stage):完成剩余90%的肺泡发育,同时,肺的间质也明显增加,因此,成年肺比幼年肺更牢固。

六、下呼吸道先天畸形

重要的气管、肺部畸形有:

1. **气管食管瘘**(tracheoesophageal fistula) 由气管食管异常分隔所致,常见有5种类型(图2-18)。

2. **气管缺损**(tracheal agenesis)、**肺缺损**(pulmonary agenesis) 气管缺损是由于呼吸憩室未正常发育所致;肺缺损是由于肺芽初期分支发生障碍所致,都可能与FGF-10等基因突变有关。肺缺损包括单肺缺损和双肺缺损。

3. **肺内畸形** 常见的有分叶异常(abnormal lobation)、叶缺损、肺发育不全(pulmonary hypoplasia)等,原因与肺缺损类似。

4. **新生儿呼吸窘迫综合征**(respiratory distress syndrome)**及肺透明膜病**(hyaline membrane disease) 早产儿容易发生,由于Ⅱ型肺泡细胞发育不良,肺泡表面活性物质不足,表面张力增加,导致呼吸困难。显微镜下可见肺泡表面有一层血浆蛋白沉淀,肺泡萎缩。

5. **先天性肺囊肿**(congenital pulmonary cyst) 包括单个囊肿、多个囊肿、多器官囊肿(肾、肝、肺等)。肺囊肿过大或过多会影响肺功能。

6. **喉狭窄或闭锁**(larynx stenosis or atresia) 由于喉腔在发育早期有几周时间处于闭合状态,如再通过程出现异常,将导致狭窄或闭锁。

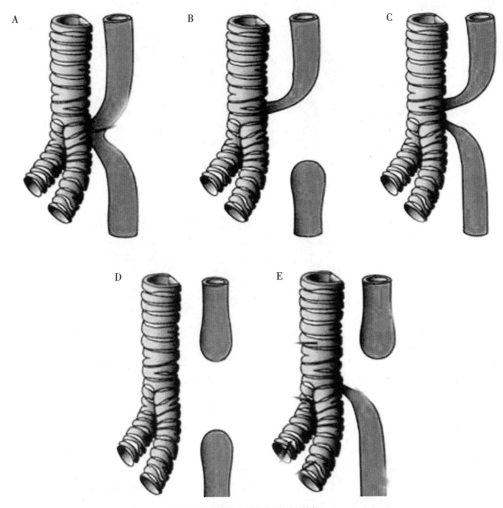

图 2-18　气管食管瘘种类

A. 食管未闭锁,气管与食管共享管壁;B. 食管闭锁,上段食管与气管形成瘘;C. 食管闭锁,
上下段食管均与气管形成瘘;D. 食管闭锁,未形成食管与气管瘘;E. 食管闭锁,下段食管与气管形成瘘。

第五节　气管和主支气管的组织结构

气管和主支气管壁由内向外分为三层:黏膜、黏膜下层和外膜(图 2-19)。

一、黏膜

气管黏膜(mucosa)层包括表面覆盖的呼吸上皮(假复层纤毛柱状上皮)和固有层(图 2-20)。上皮下有很厚的基底膜,固有层的结缔组织有较多弹性纤维。上皮细胞种类主要包括:纤毛细胞、杯状细胞、基细胞和少量刷细胞、小颗粒细胞(神经内分泌细胞)和中间态细胞,还可见到淋巴细胞以及黑素细胞等。气管呼吸上皮的细胞也分布在气道的其他上皮内。

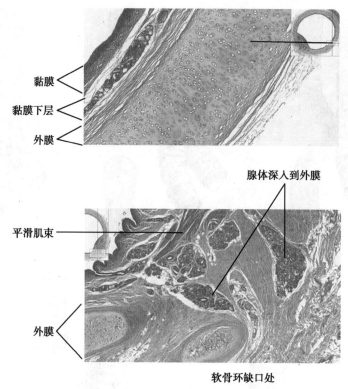

图 2-19   气管壁结构

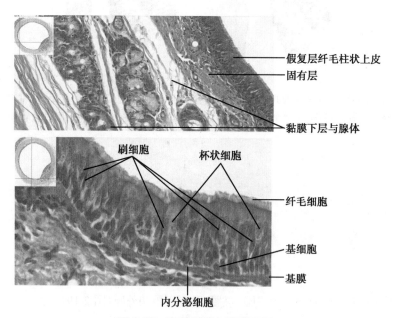

图 2-20   气管黏膜与黏膜下层

纤毛细胞：多，核大，长圆形，染色质较浅、大量纤毛；杯状细胞：胞质有黏原颗粒，较透亮；刷细胞：梭形，核细长，染色质较深，位于中层，无纤毛；基细胞：较多，位于基底部，胞体小；内分泌细胞：位于基底部，胞质着色浅，数量少。

1. 纤毛细胞(图 2-21)　是肺内外支气管上皮内数量最多的细胞，可用微管蛋白(tubulin)标记。在大支气管内，纤毛细胞呈高柱状，在细小的支气管内变矮至立方形。核较大，核上区细胞器较多，包括线粒体、溶酶体等，游离面有多达 250 根以上的纤毛，长约 6μm，向喉口方向呈波浪形摆动。吸烟和炎症可使纤毛折断和变少。纤毛也可能发生原发性的运动障碍。

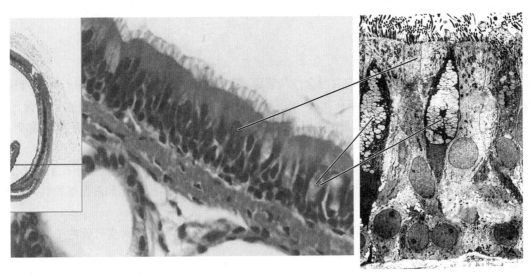

图 2-21　气管纤毛细胞与杯状细胞

2. 杯状细胞　含黏原颗粒,可用黏蛋白 MUC5AC 标记,散在分布于纤毛细胞之间,大的支气管较多,小的支气管减少,至细支气管时已经非常稀少,但炎症刺激可使细支气管出现杯状细胞化生(goblet cell metaplasia)。总体上,呼吸道杯状细胞的黏液颗粒大小与数量不及胃肠道的杯状细胞。

3. 基细胞　有干细胞特性,表达 c-kit,克隆能力强,能分化为纤毛细胞和杯状细胞等。贴于基膜上,小锥形,偶尔可见生长中的中间态细胞,呈矮柱状,游离面有较长突起,形态上易误为刷细胞。基细胞参与上皮修复,某些病理情况下,新生上皮可发生鳞状化生。另外,基细胞还可分化为表面上皮以外的其他管壁细胞,如腺体导管与腺泡上皮细胞。

4. 刷细胞　数量少,但几乎可以在全部呼吸道上皮内发现,包括肺泡上皮内。对刷细胞的鉴别主要依赖于超微结构:外形呈纤细的柱状或细长梭形,比纤毛细胞稍短,游离面有较短(2μm)的突起,但密度不高,某些刷细胞的基底部与神经纤维形成突触。"刷细胞"一词源于形态上有短突起的细胞,其细胞生物学功能可能存在多重性,包括:与局部的液体吸收和纤毛的摆动调节有关,刷细胞可以通过释放某些化学介质如 Ach 等以旁分泌方式影响周围纤毛细胞和分泌细胞等的活动;与气道的某些非特异性化学感受有关,可以感受到吸入的某些化学分子的变化;由于在肺泡上皮内上也有分布,有人将刷细胞定义为Ⅲ型肺泡细胞,其在肺泡上的具体功能有待确定。

5. 小颗粒细胞　小圆形,散在或成群,位于基底膜上,又称基底颗粒细胞,在整个气道的呼吸上皮内均有分布,甚至包括气管腺导管和肺泡,尤其在小支气管的分叉处较多,但在细支气管以下及肺泡上皮内,散在的小颗粒细胞数量变得稀少,而是以 4~10 个成群的方式存在,并与神经纤维形成神经上皮小体(neuroepithelial bodies),又称神经内分泌小体。一般认为,它们属于弥散神经内分泌系统,神经嵴来源,与肠道的 APUD 细胞同源,但近来研究提示,原始消化管(消化道、呼吸道)的内分泌细胞分为2组,一组起源于神经嵴,另一组局部起源。电镜下胞质透亮,核下区聚集有致密核心的分泌颗粒,可分泌 5-羟色胺、脑啡肽、降钙素基因相关多肽、组胺、儿茶酚胺等物质。小颗粒细胞癌变率较高,易形成分化程度低的小细胞肺癌,由于其神经嵴来源,迁徙能力强,因此容易发生转移。

气管上皮基底膜:电镜下,气管上皮的基底膜包括上皮侧的基板和固有层侧的网板,基板中含层黏连蛋白、Ⅳ型胶原、糖胺聚糖等,网板的Ⅲ型胶原明显多于一般的基底膜,是光镜下气管基底膜特别厚的原因。

气管固有层是疏松结缔组织,但密度较高,有较多纵向排列的网状纤维和弹性纤维,可见气管腺导管,为单层立方上皮,上皮内也有神经内分泌细胞分布。肺内支气管腺的导管上皮也是间变的易发部位。

二、黏膜下层

是与固有层延续的结缔组织,内含混合性气管腺、孤立淋巴小结、少量平滑肌、纵行弹性纤维、毛细血管、淋巴管等。气管腺主要分布在此层,也可延伸到外膜的 C 形软骨缺口处。腺泡上有肌上皮细胞。分泌物中含溶菌酶、糖蛋白、黏蛋白等,与杯状细胞的分泌物共同覆盖在黏膜表面,起到黏附灰尘颗粒的作用,借助纤毛的摆动排向喉口。

呼吸道的黏膜相关淋巴组织(mucosa-associated lymphoid tissue,MALT)主要分布在黏膜下层,支气管分叉处特别丰富,除了淋巴小结外,还有丰富的 sIgA 浆细胞。黏液、纤毛和淋巴组织共同形成了呼吸道黏膜的防御屏障。

气管的平滑肌主要分布在软骨环缺口处,成束排列,附着在软骨膜上,大支气管的平滑肌呈不规则螺旋状排列。

三、外膜

由软骨环和结缔组织组成,气管和主支气管的外膜内有 16~20 个 C 形软骨环,环间有弹性纤维平行排列形成的膜状韧带,环缺口处有较多的气管腺、平滑肌束和弹性纤维束。咳嗽反射时,平滑肌束收缩使管腔缩小。

第六节　肺的组织结构

肺表面覆盖有光滑的浆膜,是胸膜脏层,由间皮和薄层结缔组织组成,结缔组织内有丰富的平行弹性纤维(图 2-22)。浆膜的结缔组织延伸到肺内,充填在肺叶、肺段、肺小叶等结构之间。肺内的结缔组织及其中的血管、淋巴管、淋巴组织、神经等构成肺的间质。肺内各级支气管和末端的肺泡构成肺的实质。

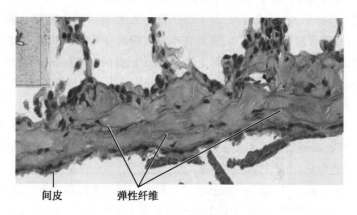

图 2-22　肺被膜
浆膜表面是间皮,间皮下结缔组织内有丰富的弹性纤维。

左、右支气管进入肺门后逐步分级为叶支气管、段支气管、小支气管、细支气管、终末细支气管、呼吸性细支气管、肺泡管、肺泡囊和肺泡。各级分支合称支气管树。终末细支气管以上的部分没有肺泡,故称为导气部。呼吸性细支气管及以下部分含有肺泡,称为肺的呼吸部(图 2-23)。

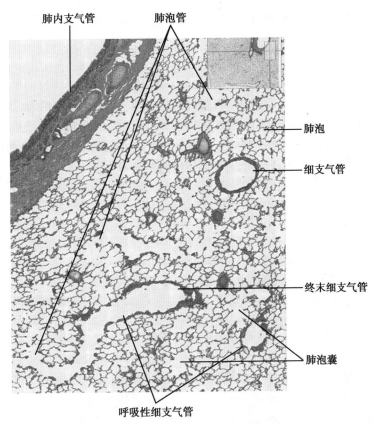

图 2-23　肺实质部和呼吸部

一根细支气管的各级分支及其肺泡组成一个肺小叶。肺小叶呈锥形,尖指向肺门,底向着外周,周围有小叶间隔(interlobular septa)包裹,可在肺表面和切面上分辨,也可在高分辨率 CT 片上显示出来,但间质纤维化、间质炎症时小叶分界模糊。终末细支气管及其分支形成肺的次级小叶。如果把传统的(初级)肺小叶看成是形态上容易分辨的解剖单元,次级肺小叶则是功能意义上的单元。

一、导气部结构

支气管及其主要分支的基本结构与气管类似。随着支气管的不断分支,管腔变小,管壁变薄,管壁上组织构成也发生改变,变化规律如下:

上皮:假复层纤毛柱状上皮逐渐变薄,杯状细胞由多变少,至细支气管时基本消失,成为单层纤毛柱状上皮。

气管腺:减少,至细支气管时基本消失。

透明软骨:减少,从完整软骨环到不完整,到碎片、小碎片,至细支气管时消失。

平滑肌:增多,首先出现在黏膜下层的浅层(固有层下方),至细支气管时平滑肌层已成为管壁主要结构。

(一) 肺内大支气管

类似主支气管,软骨环完整,腺体和软骨处在不同的层次内,显微镜下呈现以下层次:黏膜、黏膜下层(腺体、平滑肌)、外膜内层(软骨层)和外膜外层(结缔组织和血管等)。

(二) 肺内小支气管

软骨已经成为碎片,黏膜下的平滑肌层逐渐完整(图 2-24),腺体穿越黏膜层、黏膜下层,抵达外膜的软骨片之间,腺体与软骨处在同一水平,此时显微镜下的层次是:黏膜(上皮、固有层)、黏膜下层(平滑肌、腺体导管及腺泡)和外膜,外膜内层的腺体与软骨片交替间隔分布,外膜外层是结缔组织,有支气管动脉及神经分布等。

(三) 细支气管

细支气管(图 2-25)的管径缩小至 1mm 左右,上皮从假复层纤毛柱状上皮向单层纤毛柱状和立方上皮转变,出现克拉拉细胞(Clara Cell),没有软骨,杯状细胞和腺体也基本消失。因此固有层和黏膜下层合为一层,平滑肌层完整,有薄层外膜,与管周结缔组织延续。外膜内还可见支气管动脉的终端分支及其毛细血管,管周间质中有肺动脉的分支。由于细支气管已经失去了软骨的支撑,平滑肌痉挛性收缩时可明显缩小管径,导致气流受阻,是哮喘发生的关键部位。

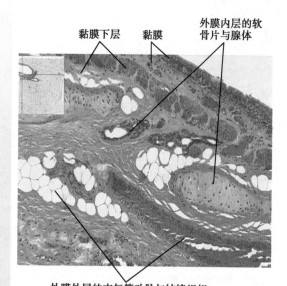

图 2-24   肺内支气管结构

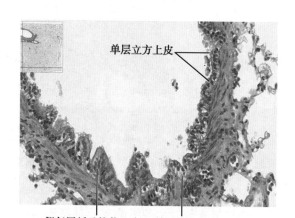

图 2-25   细支气管结构
由黏膜和肌层组成,上皮从假复层转变为
单层柱状和单层立方。

(四) 终末细支气管壁(图 2-26)

细支气管分支的末端是终末细支气管,管壁上软骨、杯状细胞和腺体都消失,即将出现肺泡开口。上皮为单层立方,主要有 2 种细胞构成:纤毛细胞和克拉拉细胞,后者又称分泌细胞(图 2-27)。胞质内有发达的滑面内质网和分泌颗粒,分泌物是质地稀薄、含蛋白水解酶的脂类,有类似表面活性剂的特性,能降低管腔内容物的黏稠度,有利于气道疏通。克拉拉细胞完成分泌后能长出纤毛,成为纤毛细胞。此种现象类似肺上皮(见下)。克拉拉细胞的先天缺陷患者容易发生支气管黏塞和肺部感染。克拉拉细胞可以增生,因此也是肺实质内易癌变的细胞之一,其癌变细胞内仍可观察到致密颗粒。

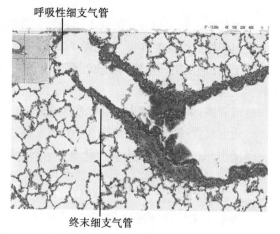

图 2-26   终末细支气管

二、呼吸部结构

呼吸部的特点是出现了肺泡,包括:

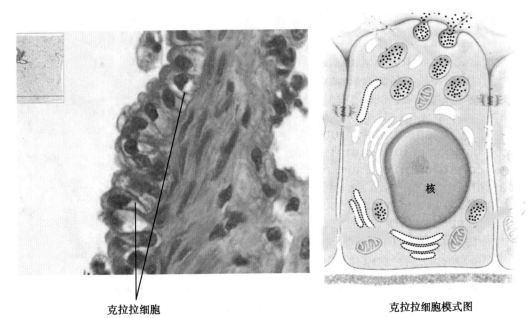

克拉拉细胞 克拉拉细胞模式图

图 2-27 细支气管克拉拉细胞及其模式图

克拉拉细胞：立方形，胞质和细胞器丰富，含有脂质颗粒，HE 染色时呈泡沫状。

(一) 呼吸性细支气管 (respiratory bronchiole)

每根终末细支气管可分支形成 3~10 根呼吸性细支气管 (图 2-28)，管壁基本构造类似但有缺口 (肺泡开口)，显微镜下呈现为不连续的片段状管壁，表面是更薄的单层立方上皮，上皮下有薄层环形平滑肌和少量弹性纤维。纤毛细胞较矮，纤毛数量也较少，克拉拉细胞增多。管壁缺口处的上皮转变为单层扁平上皮。

(二) 肺泡管 (alveolar duct)

呼吸性细支气管继续分支成为肺泡管 (图 2-29)，每根肺泡管上可有几十个肺泡开口，管壁呈断断续续的点状结构。肺泡的开口处有环形平滑肌，切片上呈膨大结节，结节处的基本构造类似于呼吸性细支气管壁，表面覆盖单层立方上皮，下方有平滑肌组织。

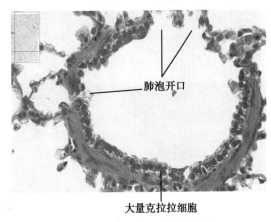

肺泡开口

大量克拉拉细胞

图 2-28 呼吸性细支气管结构

(三) 肺泡囊 (alveolar sac)

肺泡管分支出 2~3 个肺泡囊。肺泡囊是数个肺泡共同开口围成的囊腔，相邻肺泡的开口处没有平滑肌等形成的膨大结构。

(四) 肺泡 (alveolus)

肺泡 (图 2-30) 是支气管树的终末结构，开口于呼吸性细支气管、肺泡管和肺泡囊，直径约 0.2mm。每个成人肺有 3 亿 ~4 亿个肺泡，总表面积可达 140m^2。肺泡除了固有的气体出口之外，与相邻肺泡之间还有小窗口，称为肺泡孔。肺泡腔面由肺泡上皮覆盖，相邻两侧肺泡上皮间的薄层结缔组织称为肺泡隔 (alveolar septum)，其中富含连续性毛细血管、弹性纤维以及巨噬细胞等，但基质很少。

1. 肺泡上皮 是单层扁平上皮，由 I 型肺泡细胞和 II 型肺泡细胞组成，偶见刷细胞，基底颗粒细胞等。

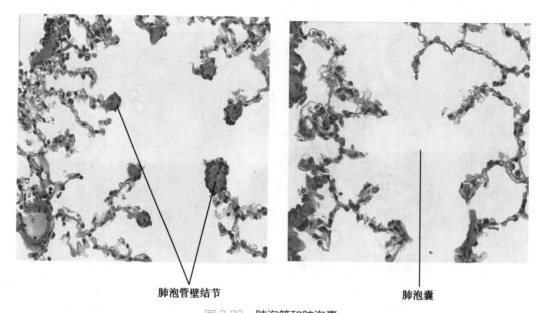

肺泡管壁结节   肺泡囊

图 2-29   肺泡管和肺泡囊

肺泡管：管壁呈结节状，腔面覆盖单层立方或单层扁平上皮，上皮下含有平滑肌；

肺泡囊：管壁结构消失，几个肺泡的开口汇合处。

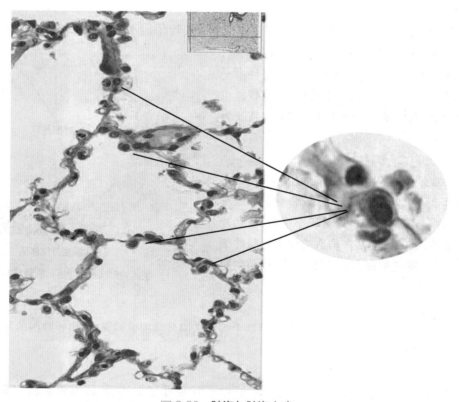

图 2-30   肺泡与肺泡上皮

Ⅰ型肺泡细胞：数量少，单层扁平；Ⅱ型肺泡细胞（右侧放大）：多，圆形或立方形，隆起于腔面。

Ⅰ型肺泡细胞（type Ⅰ pneumocyte）：细胞数量少但覆盖面积大，约占到93%的肺泡表面积，可用微囊蛋白和水孔蛋白等标记。胞质扁平，非常薄，无胞核部分厚度约0.2μm，有利于气体交换。胞核部分略微隆起，少量的细胞器主要集中于此。胞质内有较多的吞饮小泡，这些小泡有双向运输作用，一是将肺泡腔面的表面活性物质夹带着微小的吸入性颗粒吞入并转移到下方间质中，由巨噬细胞吞噬处理;二是从基底面反向转运组织液至表面,使肺泡表面保持湿润,以补充蒸发的液体。细胞之间有紧密连接。Ⅰ型肺泡细胞本身不具有分裂功能,新生的Ⅰ型肺泡细胞源自Ⅱ型肺泡细胞的转变。胎儿时期的圆形肺泡前体细胞在成年肺内已经难于发现。

　　Ⅱ型肺泡细胞(type Ⅱ pneumocyte)(图2-30,图2-31):数量多,覆盖面积小,约占到5%的表面积,可用表面活性剂蛋白C(surfactant protein C,SP-C)等标记。胞体立方形或圆锥形,明显突入肺泡腔。胞质嗜酸性,泡沫状。电镜下可见细胞表面有少量突起,细胞器丰富,包括粗面内质网、线粒体、高尔基体、溶酶体等,核上区含有大小不等的特殊分泌颗粒,电镜下呈板层状结构称为嗜锇性板层小体。颗粒内容物是稀薄的表面活性物质,主要是二棕榈酰卵磷脂,还有少量蛋白质和短链糖胺聚糖。细胞以胞吐方式将颗粒内容物释放,铺展到肺泡表面。磷脂的表面张力低于水,且浮盖在水性组织液的表面,起到降低肺泡表面张力的作用,有利于肺泡的扩张与收缩。SP-C是与磷脂合成有关的蛋白质,它能帮助细胞摄取和利用磷脂。

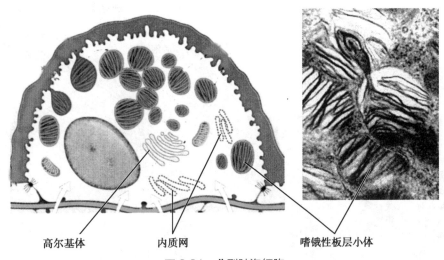

高尔基体　　　　　内质网　　　　　　　嗜锇性板层小体

图2-31　Ⅱ型肺泡细胞
含有嗜锇性板层小体(分泌颗粒)。

　　胎儿约满7个月时Ⅱ型肺泡细胞发育成熟,皮质醇等药物可以诱导Ⅱ型肺泡细胞提早成熟。某些情况下如过早产、肺泡表面异常液体渗出(心衰、病毒性肺炎等)、溺水、吸入毒性气体、过度呼吸等,可破坏或减少表面活性物质,改变肺泡表面张力,可致呼吸窘迫综合征。Ⅱ型肺泡细胞的另一个重要特征是具有分裂能力,是肺泡新生细胞的来源,属于出生后肺泡干细胞。新生肺泡细胞首先合成与分泌表面活性物质,分泌完成后铺展变薄成为Ⅰ型肺泡细胞。病理情况下Ⅱ型肺泡细胞的病理受损程度将影响到肺结构和功能的恢复进度。本质上,Ⅰ型和Ⅱ型同属一类细胞,只是在成熟度和功能上处在不同的两个阶段。

　　另外,肺泡上皮内还可见数量稀少的其他细胞,如刷细胞、神经内分泌细胞、淋巴细胞,偶尔还可见黑素细胞,吸烟者还可见到Langerhans细胞。

　　2. 肺泡隔　肺泡隔(图2-32)含少量疏松结缔组织,其中有丰富的毛细血管网和弹性纤维,还有巨噬细胞、肥大细胞、浆细胞、神经纤维等。毛细血管壁与肺泡上皮的基底膜贴得很近,减少了气体扩散的距离。弹性纤维对保持肺泡的伸缩性很重要,儿童时期严重咳嗽、反复肺部炎症等可破坏弹性纤维。肺的毛细血管基底膜与肾血管球基底膜的Ⅳ型胶原分子有抗原性交叉,抗基底膜抗体可以同时攻击肺与肾脏,形成肺肾综合征。风湿病时肺间质胶原等也可受到抗体攻击,引起肺型风湿病。肺的巨噬细胞又称尘细胞,有清除灰尘功能,但当吞噬质不容易降解时,如矿尘中的二氧化硅等,巨噬细胞将吞噬物搬运至肺门处间质中堆积起来,并以多核巨细胞和纤维化方式进行包裹,导致肺的质地变硬,形成矽肺;心衰时肺部淤血,巨噬细胞吞噬渗出红细胞后其胞质内出现含铁血黄素颗粒,称为心衰细胞。巨噬细胞、浆细胞和肥大细胞与局部的免疫反应有关,肥大细胞释放的组胺、白三烯等是导致细支气管痉挛(哮喘)的主要介质。

3. **肺泡孔**   肺泡孔是指相邻肺泡间的小窗口,每个肺泡可以有多个肺泡孔,与邻近肺泡间形成辅助通道,在肺泡自身出口阻塞时发挥作用。肺泡孔的直径为 $20\sim50\mu m$,相当于 $1\sim2$ 个普通细胞的大小,因此炎症细胞和病菌易经此扩散。

4. **气血屏障**   气血屏障又称呼吸膜(图 2-33),是指气体交换时所穿越的结构层次,理论上包括:肺泡表面的液体层(表面活性物质和组织液)、肺泡上皮细胞、上皮基底膜、细胞外基质(很少)、毛细血管基底膜和内皮。正常情况下肺间质内的组织液量少,且淋巴回流通畅,因此两层基底膜贴近,总的屏障厚度为 $0.2\sim0.5\mu m$。O_2 和 CO_2 的转运属于单纯扩散,扩散效果与面积成正比,与距离成反比。间质性肺炎(如 SARS、新冠肺炎等)时,毛细血管周围的水肿可使屏障厚度成倍增加,氧交换速率显著下降,即使不严重的间质病变也可导致严重的缺氧。

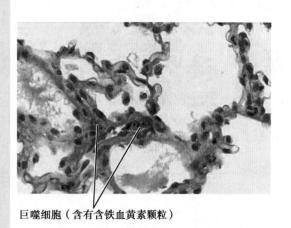

巨噬细胞(含有含铁血黄素颗粒)

图 2-32   肺泡隔及间质巨噬细胞

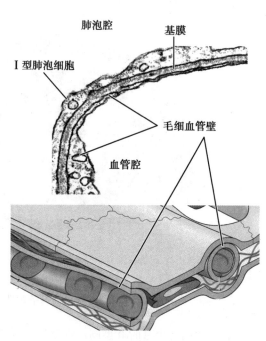

图 2-33   呼吸膜构造

三、肺的间质、血管、淋巴管和神经

肺间质囊括了肺泡隔、小叶间、大叶间、管道(支气管、血管、淋巴管)旁、肺胸膜的所有结缔组织以及其中的结构,是与肺的支撑、防御、弹性、循环等功能相关的非实质成分的总称。肺间质中有丰富的巨噬细胞和弹性纤维等。肺的慢性炎症可以导致间质增加、纤维化加重、纹理变粗、弹性减少和血管阻力增加等,不但影响呼吸功能,还影响循环功能。

肺的血供包括肺动脉和支气管动脉两个系统。肺动脉是大动脉(弹性动脉),没有收缩功能。肺动脉的小分支也没有形成典型肌性动脉,平滑肌少、弹性组织多、管壁薄,三层结构分界不清,反而相随的静脉管壁有平滑肌增多现象,导致显微镜下动静脉构造趋同化。肺动脉分支分布在支气管树的管周间质中,终端形成肺泡隔毛细血管网,执行气体交换。因此肺动脉是功能性血管。

支气管动脉是肺的营养血管,为肌性动脉,中膜有大量平滑肌,在肺内也沿支气管树行走,与肺动脉分支间可形成少量吻合支。支气管动脉分布在支气管壁的外膜中,沿途发出毛细血管营养管壁及周围组织。支气管动脉比肺动脉更靠近支气管腔且张力高,支气管扩张症患者剧烈咳嗽时容易撕裂支气管动脉壁而导致急性肺出血。

肺的淋巴循环包括浅丛淋巴管与深丛淋巴管两个部分。浅丛(图2-34)行走于胸膜脏层下方,有瓣膜,向肺门汇聚,与深丛间有吻合支;深丛沿支气管树行走,分布于肺泡隔、支气管壁、肺血管旁等,也汇聚于肺门,可接受浅丛回流但无法流向浅丛。

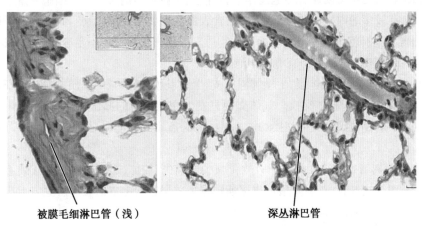

被膜毛细淋巴管(浅)　　　　　　深丛淋巴管

图2-34　肺的浅丛淋巴管和深丛淋巴管

肺的支配神经中,既有传出纤维又有传入纤维,既有交感神经纤维又有副交感神经纤维,先在肺门处形成肺神经丛,交换神经元后沿着支气管树和血管入肺,沿途支配支气管壁平滑肌、血管平滑肌、腺体、感觉细胞等(图2-35)。交感兴奋时,支气管平滑肌扩张、血管平滑肌收缩、腺体抑制;副交感兴奋时则相反。在迷走神经内行走的传入神经接受支气管黏膜、胸膜、肺泡等的刺激信号,最终传至呼吸中枢。

外膜的支气管动脉分支

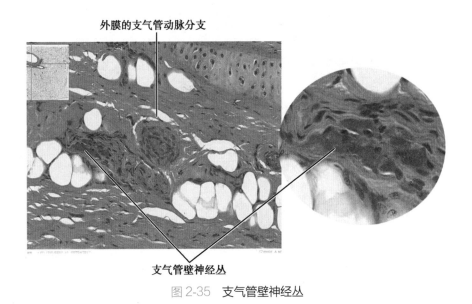

支气管壁神经丛

图2-35　支气管壁神经丛

本章小结

1. **呼吸黏膜**　由呼吸上皮和固有层构成,主要分布在鼻腔、鼻旁窦、鼻咽上半部、喉腔壁大部、气管、主支气管和肺内大部分支气管树。呼吸上皮是假复层纤毛柱状上皮,有大量纤毛细胞和基细胞、较多的杯状细胞、少量刷细胞和内分泌细胞,偶尔还有淋巴细胞、黑素细胞等。其中纤毛细胞可移动表面吸附的液体;杯状细胞分泌黏液;基细胞是再生细胞;刷细胞与局部化学感受和旁分泌有关;内分泌细胞调控局部腺体分泌、平滑肌活动以及血管活性等。

2. 肺泡上皮   主要由Ⅰ型肺泡细胞和Ⅱ型肺泡细胞组成,还可见少量的刷细胞、内分泌细胞、淋巴细胞、巨噬细胞等,幼年时期还有肺泡前体细胞,但成年后基本消失。Ⅱ型细胞数量很多,圆形或锥形,细胞质丰富,有较多的内质网和分泌颗粒,内含表面活性物质,分泌后变为Ⅰ型肺泡细胞。胎龄第25周肺泡内出现Ⅱ型肺泡细胞并分泌表面活性物质。如果出生后分泌不足容易引起肺透明膜病。Ⅰ型肺泡细胞扁平,细胞质非常薄,但有吞咽小泡。

3. 呼吸膜   由肺泡表面液体层、Ⅰ型肺泡上皮、上皮基膜、极少量的基质、内皮基膜和内皮细胞构成。总的厚度很薄,有利于气体交换。气体交换只发生在结构薄的部位,而在肺泡拐角处、微动静脉聚集处等间质较多的部位没有气体交换功能。基质的轻度水肿就能明显增加呼吸膜厚度而阻碍气体交换。

4. 肺内支气管树管壁结构变化规律   软骨减少至消失、腺体减少至消失、杯状细胞减少至消失,但平滑肌增多。到细支气管时,假复层上皮逐渐转变为单层柱状上皮乃至单层立方上皮,细胞种类变为克拉拉细胞和纤毛细胞,前者比例越来越多。

5. 呼吸道的畸形   主要包括:肺缺损、肺发育不全、肺透明膜病、食管气管瘘、喉狭窄或闭锁、鼻中隔异常、鼻甲异常、鼻旁窦发育不良等。

思考题

1. 请描述呼吸黏膜的特点和分布。
2. 肺内支气管树的变化规律与其功能有何相关性?
3. 肺泡上皮是如何更新的?
4. 为什么肺泡隔水肿时,患者容易出现呼吸困难?

(王　敏)

第三章
呼吸的生理基础

机体与外界环境之间的气体交换过程称为呼吸(respiration),呼吸的全过程包括肺通气、肺换气、气体在血液中的运输、组织换气和细胞内的生物氧化等过程。细胞内的生物氧化在生物化学中介绍,本章主要讨论肺通气、肺换气、气体在血液中的运输及组织换气的基本原理。

第一节 肺 通 气

肺通气(pulmonary ventilation)是肺与外界环境之间的气体交换过程。实现肺通气的结构基础包括呼吸道、肺泡、胸廓和呼吸肌等。呼吸道是肺通气时气体进出肺的通道,同时还具有加温、加湿、过滤和清洁吸入气体以及引起防御反射(咳嗽反射和喷嚏反射)等保护作用;肺泡是肺换气的主要场所;呼吸肌收缩舒张引起的胸廓节律性呼吸运动是实现肺通气的原动力。

一、肺通气原理

气体进出肺取决于推动气体流动的动力与阻止气体流动的阻力间的相互关系。动力必须克服阻力,肺通气才能实现。

(一) 肺通气的动力

肺泡内的压力与大气压之差是推动气体进出肺的直接动力(direct force)。在一定的海拔时大气压是相对恒定的,因此,生理情况下只有通过肺内压的升降才能形成肺内压与大气压间的压力梯度,推动气体的流动。在自然呼吸过程中,肺内压的变化产生于肺的扩大与缩小。当肺扩大使得肺内压低于大气压时引起吸气(inspiration);反之,肺缩小使得肺内压高于大气压时引起呼气(expiration)。虽然肺本身不能主动扩大和缩小,但由于肺的脏层胸膜与胸廓的壁层胸膜紧贴在一起,呼吸肌舒缩所引起的胸廓扩张和缩小将引起肺容积和肺内压的相应变化。因此,由呼吸肌舒缩引起的胸廓节律性的扩张和收缩而形成的呼吸运动(respiratory movement)是肺通气的原动力(primary force)。

1. 肺内压 肺内压(intrapulmonary pressure)是指肺泡内的压力,在呼吸过程中呈周期性变化。在吸气末或呼气末时,肺内压等于大气压。在吸气初期,由于肺的扩张,肺内压低于大气压,空气入肺。随着肺内气体量的逐渐增加,肺内压逐渐升高,直至等于大气压,吸气停止。反之,在呼气初期,随着肺的回缩,肺内压高于大气压,气体出肺,肺内气体量逐渐减少,肺内压随之下降,至呼气末降至大气压水平,呼气停止(图3-1)。如果以大气压为0,则在平静呼吸过程中,吸气时肺内压为 $-2\sim-1$ mmHg,呼气时为 $1\sim2$ mmHg。但在用力呼吸时,如紧闭声门、尽力吸气时肺内压可低至 $-100\sim-30$ mmHg,用力呼气时可高达 $60\sim140$ mmHg。

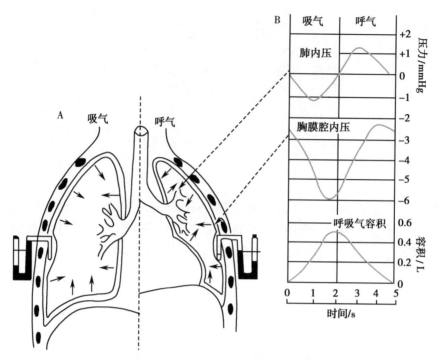

图 3-1　呼吸过程中肺内压、胸膜腔内压及呼吸气容积的变化过程

A. 直接测量胸膜腔内压；B. 肺内压、胸膜腔内压及呼吸气容积的变化。

2. 呼吸肌的作用　呼吸运动的结构基础为胸廓和呼吸肌。在中枢神经系统的控制下，呼吸肌发生节律性收缩和舒张，可使胸廓的容积发生周期性变化，从而带动嵌套在胸廓内的肺也随之张缩，进而引起肺内压改变，驱动气体出入肺，完成肺通气的过程。

吸气肌膈收缩时，膈顶下降使胸腔的上下径增大，胸腔容积增大。膈顶下降 1cm，胸腔容积增大约 250ml。平静呼吸时，膈顶下降 1~2cm。深吸气时，因膈强烈收缩，膈顶下降可达 10cm。肋间外肌收缩时，将上位肋下拉而将下位肋上提，同时肋弓向外侧翻转，使胸廓前后径、左右径均增大，胸廓容积扩大（图 3-2）。平静呼吸时，正常成人膈和肋间外肌均参与了吸气过程。在用力吸气时，除膈和肋间外肌收缩外，斜角肌和胸锁乳突肌等辅助吸气肌也发生收缩，加强上提胸骨及第一肋的作用，使胸廓的容积进一步增大。

平静呼气时，膈肌和肋间外肌舒张，已被扩展的肺和胸廓依其自身的弹性回缩力回位，使之上下径、前后径和左右径缩小，从而引起胸廓和肺的容积缩小，肺内压增大，高于大气压而引起呼气。用力呼气时，除膈肌和肋间外肌舒张外，还有呼气肌收缩以进一步加强呼气。腹肌是主要的呼气肌，收缩时腹内压升高，压迫腹腔脏器推动膈上移，同时牵拉下部肋向下向内移位，使胸腔上下径减小，容积缩小。肋间内肌也为呼气肌，其走行方向与肋间外肌相反，收缩时使肋骨向下向内移位，同时向内侧旋转，使胸腔前后径及左右径均缩小，以加强呼气（图 3-2）。

3. 呼吸运动的型式　由于参与活动的呼吸肌的主次、多少和用力程度的不同，呼吸运动呈现出不同的型式。由于膈的收缩、舒张引起腹腔内器官位移，造成腹部的起伏，这种以膈肌舒缩活动为主的呼吸运动称为腹式呼吸（abdominal breathing）。肋间外肌收缩、舒张主要表现为胸部的起伏，因此，以肋间外肌舒缩活动为主的呼吸运动称为胸式呼吸（thoracic breathing）。一般情况下，成人的呼吸运动呈腹式和胸式呼吸的混合型式。青壮年男性、运动员以腹式呼吸为主，腹式呼吸完成的肺通气量比例较大，约占 65%。婴幼儿胸廓的发育较迟缓，肋骨倾斜度小，位置趋于水平，呼吸时前后径和左右径增大有限，主要表现为腹式呼吸。胸腔积液和胸膜炎患者胸廓活动受限，多以腹式呼吸为主。而肥胖、腹腔巨大肿块、严重腹水的患者以及妊娠后期的女性因膈运动受限，多以胸式呼吸为主。

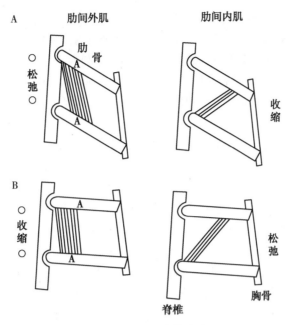

图 3-2　肋骨运动模式图
图 A、B 分别表示呼气和吸气时肋间肌和肋骨的运动变化。

正常人在安静时呼吸运动平稳而均匀,呼吸频率 12~18 次/min,称为平静呼吸(eupnea)。平静呼吸的吸气动作是主动的,由膈和肋间外肌收缩所致;平静呼吸的呼气是被动的,不需要呼气肌的收缩,而是当膈和肋间外肌舒张时,肺依靠其自身的弹性回缩力而回位,并牵引胸廓缩小(当胸廓容积大于其自然容积时,胸廓向内的弹性回缩力也是呼气的回位动力)。机体运动或通气阻力增高时,吸气过程还有辅助吸气肌的参与,吸气运动增强;此外,其呼气也有呼气肌的收缩,促进胸腔容积缩小,加强呼气,因此呼气也是主动过程。这种呼吸运动型式称为用力呼吸(forced breathing)或深呼吸(deep breathing)。在缺氧、CO_2 增多或肺通气阻力增大较严重的情况下,可出现呼吸困难(dyspnea),表现为呼吸显著加深,鼻翼扇动,同时还会出现胸部困压的感觉。

4. 胸膜腔内压　胸膜腔(pleural cavity)是脏层胸膜与壁层胸膜构成的密闭的、潜在的腔隙。胸膜腔内无气体,仅有一层厚约 $10\mu m$ 的浆液。两层胸膜间的浆液具有润滑作用,能减轻呼吸运动过程中两层胸膜间的摩擦;同时浆液分子的内聚力又能使两层胸膜紧贴,使肺随胸廓的运动而张缩。

胸膜腔内的压力为胸膜腔内压(intrapleural pressure),简称胸内压。胸膜腔内压的测定可采用直接法和间接法两种方法进行测定。直接法是将与检压计相连接的注射针头斜刺入胸膜腔内直接测定胸膜腔内的压力(图 3-1A),有刺破脏层胸膜和肺的危险。由于食管在胸内介于肺和胸壁之间,并且食管壁薄而软,因此在呼吸过程中食管与胸膜腔二者的压力变化值基本一致,所以可以通过测量呼吸过程中食管中段内压的变化来间接反映胸膜腔内压的变化。

在呼吸过程中胸膜腔内压发生周期性波动。平静呼气末,胸膜腔内压为 -5~-3mmHg;吸气末约为 -10~-5mmHg(图 3-1B)。因此,平静呼吸过程中,胸膜腔内压始终低于大气压,称为胸膜腔内负压或胸内负压。在用力呼吸或通气阻力增高时,胸膜腔内压的变化幅度显著增大,也可高于大气压。例如,在关闭声门用力吸气时,胸膜腔内压可降至 -90mmHg,用力呼气时可升高到 110mmHg。

胸膜腔内负压的形成与肺和胸廓的自然容积存在差异有关。在人的生长发育过程中,由于胸廓的发育比肺快,胸廓的自然容积大于肺的自然容积。正常情况下,脏层胸膜与壁层胸膜紧贴在一起,在胸廓的作用下,使得肺总处于一定程度的扩张状态。被扩张的肺所产生的弹性回缩力将使肺趋于缩小,以恢复其自然容积。在吸气肌完全舒张松弛的平静呼气末,由于肺弹性回缩力的向内牵引,使得胸廓容积小于其自然容积,胸廓也将形成向外扩展的弹性回位力以对抗肺弹性回缩力的向内牵拉。

因此,在肺向内的弹性回缩力和胸廓向外的弹性扩展力的作用下,使得壁层胸膜和脏层胸膜趋向于分离而引起胸膜腔内压力降低,低于大气压形成负压。当肺向内的弹性回缩力和胸廓向外的弹性扩展力相互平衡时,平静呼气结束。此时胸膜腔内压的数值等于肺内压与肺回缩压的代数和,即:

$$胸膜腔内压 = 肺内压 + (- 肺弹性回缩压)$$

在平静呼气末,呼吸道内气流中止,气体相连的各个部分压力均等,若此时气道开放,则肺内压等于大气压,因而:

$$胸膜腔内压 = 大气压 - 肺弹性回缩压$$

若以大气压为零,则:

$$胸膜腔内压 = - 肺弹性回缩压$$

可见胸膜腔内压的高低的数值,反映了肺弹性回缩力的大小。生理情况下,即使是在呼气而胸廓缩小时,肺始终处于扩张状态,肺弹性回缩力一直存在,故在平静呼吸过程中胸膜腔内压总保持为负值。吸气时由于肺的扩大,肺弹性回缩力增大,胸内负压数值增大;呼气时肺缩小,肺弹性回缩力减小,胸内负压数值降低。婴幼儿由于肺与胸廓的自然容积相差不大,故胸膜腔负压较低;但在个体发育过程中因胸廓的发育快于肺的发育,肺与胸廓的自然容积的差异增大,胸膜腔负压也逐渐增高。

在外伤或疾病导致胸壁或肺破裂时,胸膜腔与大气相通,空气将立即自外界或肺泡进入负压的胸膜腔内,形成气胸(pneumothorax)。此时胸膜腔内压等于大气压,使得保持肺处于扩张状态的跨肺压消失,肺将因自身的向内回缩力而塌陷。因此,胸膜腔内负压是维持肺扩张状态的主要因素,胸膜腔的密闭状态是形成胸膜腔内负压的前提。通过密闭的胸膜腔把肺与胸廓两个弹性结构耦联在一起,从而使得不具有主动张缩能力的肺可以自如地随着胸廓的容积变化而扩大缩小。此外,胸膜腔负压也作用于壁薄且具有较大可扩张性的腔静脉和胸导管等,使之扩张而有利于静脉血和淋巴液的回流。因此,气胸时,不仅肺通气功能障碍,血液和淋巴液回流也将受阻,严重时将危及生命,必须紧急处理。

气胸是指气体不正常地进入胸膜腔,导致肺与胸壁分离,形成积气状态(图 3-3)。多因肺部疾病或外力影响使胸壁或脏层胸膜破裂导致空气进入胸膜腔。当胸壁外伤后,外界空气可自由经胸壁上的伤口进出患者胸膜腔时称之为开放性气胸。此时伤侧胸膜腔内压等于大气压,伤侧肺萎陷,也不利于静脉血和淋巴液的回流;也因健侧胸膜腔内压仍为负压,纵隔将向健侧移位,使健侧肺扩张受限;同时还因吸气时健侧胸膜腔内负压的增大和呼气时胸膜腔内负压的减小而发生纵隔摆动(吸气时向健侧移动,呼气时向伤侧移动),严重影响血液循环功能,使得静脉回心血量和心输出量降低,血压下降,甚至危及生命。

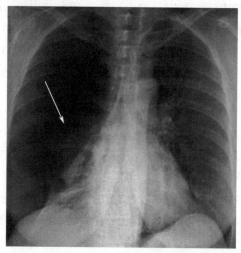

图 3-3 气胸的 X 线胸片

X 线胸片示右侧气胸的情况,箭头所指为萎陷的肺叶。

（二）肺通气的阻力

肺通气过程中所遇到的阻力称为肺通气的阻力。肺通气的阻力分为弹性阻力和非弹性阻力。弹性阻力是平静呼吸时的主要阻力，约占总阻力的 70%；非弹性阻力约占总阻力的 30%。弹性阻力在气流停止的静止状态下仍然存在，属静态阻力。非弹性阻力只在气体流动时才有，属动态阻力。阻力增大是临床上肺通气障碍最常见的原因。

1. 弹性阻力

（1）弹性阻力与顺应性：弹性阻力（elastic resistance）是指弹性体在外力的作用下发生变形时所产生的对抗外力作用的力。弹性阻力的大小可用顺应性的高低来度量。顺应性（compliance）是指在外力作用下弹性组织的可扩张性。若组织容易扩张，则顺应性大，表明弹性阻力小；反之，组织难于扩张时则顺应性小，其弹性阻力大。因此，顺应性与弹性阻力呈反变关系。在空腔器官，顺应性可用单位跨壁压（transmural pressure），即腔内外的压力差的变化（ΔP）所引起的容积变化（ΔV）来表示，单位是 L/cmH_2O，即 $C = \dfrac{\Delta V}{\Delta P}\ L/cmH_2O$。肺通气的弹性阻力包括肺的弹性阻力和胸廓的弹性阻力。

（2）肺的弹性阻力：肺在扩张变形时可产生弹性回缩力，以对抗外力所引起的肺扩张，是吸气的阻力，但也是呼气的动力。肺的弹性阻力用肺顺应性表示：

$$肺顺应性（C_L）= \frac{肺容积的变化（\Delta V）}{跨肺压的变化（\Delta P）}（L/cmH_2O）$$

式中，跨肺压是指肺内压与胸膜腔内压之差。

1）肺弹性阻力的来源：肺组织含有弹力蛋白纤维，肺扩张时弹力蛋白纤维被拉伸可产生弹性回缩力。离体测定肺顺应性时，一般采用分步向肺内加压充气后，记录相应的充气压和充气量，绘制肺充气过程中压力 - 容积曲线，这就是肺的顺应性曲线。然后再逐渐减压放气，可得到肺放气过程中的压力 - 容积曲线。如果向肺内充生理盐水或抽取生理盐水，同样可获得相应的肺压力 - 容积曲线（图 3-4）。从图 3-4 可发现，向肺内充气比向肺内充生理盐水所需的压力要大得多，前者约为后者的 3 倍。这是因为充气时，在肺泡内衬液和肺泡气之间存在液 - 气界面，从而产生表面张力（surface tension）。球形液 - 气界面的表面张力的合力方向是指向肺泡中心，倾向于使肺泡缩小，产生阻碍肺扩张的弹性阻力。而充生理盐水时，消除了肺泡内的液 - 气界面，因此没有表面张力的作用，只留下肺组织本身的弹性成分所产生的弹性阻力。由此可见，肺组织本身的弹性成分所产生的弹性阻力仅约占肺总弹性阻力的 1/3，而表面张力约占 2/3，因此，表面张力是肺弹性阻力的主要来源。这种在呼吸道无气流情况下所测得的肺顺应性称为静态肺顺应性（static compliance）。通常所说的肺顺应性，即指静态肺顺应性。正常肺组织还含有伸展性较差的胶原纤维，可限制肺的过度膨胀。当肺充血、肺组织纤维化时，肺的弹性阻力增加，顺应性降低，患者表现为吸气困难；而在肺气肿时，因肺组织弹力蛋白纤维大量破坏，肺弹性回缩力减小，顺应性增大，患者则表现为呼气困难。

此外，从图 3-4 还可发现，肺压力 - 容积曲线呈 S 形，曲线在较小或较大的肺容积时较平坦，斜率小，表明此时肺的顺应性低。在中等肺容积时曲线陡直，斜率大，肺顺应性高。因此，在不同的肺容积条件下肺的顺应性是不完全相同的。正常成人在平静呼吸，肺容积处于曲线的中段，此时肺顺应性最大，约为 $0.2L/cmH_2O$，故平静呼吸时肺弹性阻力小，呼吸省力。在肺充气和放气过程中所测得的肺压力 - 容积曲线互不

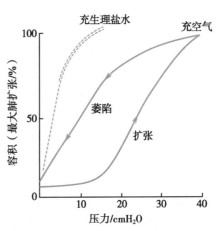

图 3-4 充空气和充生理盐水时肺的顺应性曲线（$1cmH_2O=0.098kPa$）
向肺内充气（向上箭头）和抽气（向下箭头）的两条曲线不重叠，该现象称为滞后现象。充盐水后，由于液 - 气界面消失，消除表面张力，滞后现象也消失，说明滞后现象主要源于表面张力。

重叠,这一现象称为滞后现象(hysteresis)。而在充生理盐水或抽取生理盐水过程中所测得的肺压力-容积曲线则相互重叠,无滞后现象,这表明表面张力是形成滞后现象的关键。由于存在滞后现象,测定人体肺顺应性时常以呼气时的肺顺应性曲线为准。

2)肺泡表面张力:在液-气界面存在表面张力,它使液体表面如紧张的弹性薄膜,有使液体表面收缩至表面积最小的趋势。若液层形成气泡而有一定曲度时(图3-5),由于表面张力指向液-气界面的切线方向,其合力指向气泡中央而使气泡中的压力增高。且随着液-气界面曲率的增加,表面张力的合力增大,所形成的附加压力的大小可由 Laplaces 定律计算:

$$P = \frac{2T}{r}$$

式中,P 为气泡内附加压力(dyn/cm^2),T 为表面张力(dyn/cm),r 为气泡半径(cm)。

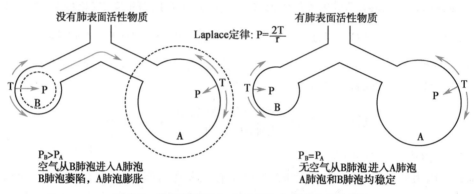

图 3-5 肺泡表面张力、肺内压和气流方向示意图

肺泡内面覆有一极薄(厚度小于 0.1μm)的液层,因此在肺泡内的液-气界面上存在表面张力,称为肺泡表面张力(alveolar surface tension)。如上所述,肺泡表面张力是肺弹性阻力的主要成分,阻碍肺泡的扩张,降低肺顺应性,导致吸气困难。此外,肺有数亿个大小不等的肺泡,其半径可相差 3~4 倍。按照 Laplace 定律,在表面张力 T 不变的条件下,P 随着肺泡半径的增大而降低,将使得小肺泡内气体进入大肺泡,出现小肺泡塌陷。肺泡表面张力还可对肺泡间质起"抽吸"作用,使肺间质内静水压降低,促进组织液生成增加,导致肺间质和肺泡腔内水分潴留(肺水肿),这将妨碍肺换气的正常进行。但正常生理情况下,机体并未出现呼吸困难、肺泡塌陷及肺水肿,这是因为肺泡内存在具有降低表面张力作用的肺表面活性物质(pulmonary surfactant)。

3)肺表面活性物质:是指分布于肺泡内衬中具有降低液-气界面表面张力作用的物质,主要由肺Ⅱ型上皮细胞产生,为复杂的脂蛋白复合物,主要成分是二棕榈酰卵磷脂(dipalmitoyl phosphatidyl choline,DPPC)。DPPC 分子的一端是非极性疏水的脂肪酸,不溶于水,另一端是极性的,易溶于水。因此,DPPC 分子垂直排列于肺泡液-气界面,极性端插入液体层,非极性端朝向肺泡腔,形成单分子层,均匀分布在肺泡液-气界面上,其密度随肺泡的张缩而改变,因而肺泡表面张力亦随之而变化(图3-6)。肺表面活性物质通过减弱液体分子之间的相互作用力而降低肺泡液的表面张力,从而消除肺泡表面张力的不利影响。①增加肺顺应性,降低吸气阻力:肺表面活性物质可使吸气阻力减小

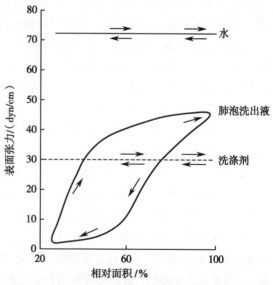

图 3-6 表面积变化对液膜表面张力的影响

80%~90%,使肺顺应性增大,吸气大为省力。②调整肺泡表面张力,稳定肺泡内压:因为肺泡液-气界面上的肺表面活性物质的密度随肺泡半径的变小而增大,降低表面张力的作用减弱,所以在呼气过程中肺泡表面张力下降可以防止肺泡塌陷;在吸气过程中因肺表面活性物质的密度减小,肺泡表面张力增加,可以避免肺泡过度膨胀,从而有助于保持肺泡大小的稳定性。③减少肺组织液的生成,防止肺水肿:肺表面活性物质降低表面张力,从而减弱对肺泡间质的抽吸作用,减少肺组织液的生成。

肺表面活性物质约含 10% 的蛋白成分,其中有 4 种特异性肺表面活性物质结合蛋白(surfactant-associated protein,SP),分别称为 SP-A、SP-B、SP-C 和 SP-D。SP-A 和 SP-D 在肺内局部免疫调控中有重要作用;SP-B 和 SP-C 均可促进磷脂吸附到液-气界面,加速处于液相中的磷脂混合物在液-气界面形成单分子膜而发挥降低表面张力的作用。因此,肺表面活性物质结合蛋白也是肺表面活性物质正常发挥降低表面张力作用不可缺少的重要部分。

新生儿呼吸窘迫综合征(neonatal respiratory distress syndrome,NRDS)是由于肺表面活性物质缺乏所致,为出生后不久出现呼吸窘迫并进行性加重的临床综合征。在胚胎发育过程中,直至妊娠 25~30 周时,肺泡腔内才开始出现肺表面活性物质,至分娩时(40 周)达高峰,故早产儿易发生 NRDS。早产儿因肺 II 型上皮细胞发育不成熟,缺乏肺表面活性物质,肺泡表面张力过大,而出现呼吸困难、肺泡塌陷(肺不张)和肺水肿。随着肺毛细血管通透性的增高,血浆蛋白渗出到肺泡形成嗜伊红性的肺泡透明膜,故 NRDS 又称为肺透明膜病(hyaline membrane disease,HMD)。出生前使用糖皮质激素以促进肺表面活性物质生成,可预防 NRDS 的发生。出生后气道内给予肺表面活性物质进行替代治疗是治疗 NRDS 的有效措施。

4) 比顺应性:肺顺应性还受肺容量的影响。例如,在离体条件下用 0.5kPa(5cmH$_2$O)的压力可将 1L 气体注入一个人的两肺,计算得出全肺顺应性为 0.2L/cmH$_2$O。如果切除一侧肺,尽管此时肺组织的顺应性依然相同,但在 0.5kPa(5cmH$_2$O)的压力下一侧肺的容量仅增加 0.5L,肺的顺应性只有 0.1L/cmH$_2$O,而不是 0.2L/cmH$_2$O。同理,由于肺容积的差异,临床上测得的肺顺应性,在成年男性大于女性,成人大于儿童。为排除肺容量的影响,通常采用比顺应性(specific compliance)来评估肺组织的弹性。比顺应性为单位肺容量下的顺应性,可用以比较不同肺总量个体的肺弹性阻力。由于平静吸气始于功能余气量(见下文),则比顺应性 = 平静呼吸时的肺顺应性 / 功能余气量。不同性别的成人和儿童肺的比顺应性基本相同。

(3) 胸廓的弹性阻力:胸廓的弹性阻力来自于胸廓的弹性成分。与肺的情况不同,肺的弹性阻力总是吸气的阻力,而胸廓的弹性阻力可因胸廓的位置而对肺通气产生不同影响。当胸廓处于自然位置时,肺容量约为肺总量的 67%(相当于平静吸气末的肺容量),此时胸廓无变形,不表现出弹性阻力。在此基础上发生呼气时,由于肺容量的减少,胸廓被牵引向内而缩小,其弹性阻力向外,是吸气的动力,呼气的阻力;而在此基础上进一步深吸气时,由于肺容量的进一步扩大,胸廓被牵引向外而扩大,其弹性阻力向内,成为吸气的阻力,呼气的动力。因此,胸廓的弹性阻力既可能是吸气或呼气的阻力,也可能是吸气或呼气的动力。胸廓的弹性阻力用胸廓的顺应性表示:

$$胸廓的顺应性(C_{chw}) = \frac{胸腔容积的变化(\Delta V)}{跨胸壁压的变化(\Delta P)} (L/cmH_2O)$$

式中,跨胸壁压为胸膜腔内压与胸壁外大气压之差。正常人胸廓顺应性也是 0.2L/cmH$_2$O。胸廓顺应性可因肥胖、胸廓畸形、胸膜增厚和腹腔内占位性病变等而降低,引起限制性肺通气障碍。

(4) 肺和胸廓的总弹性阻力:肺和胸廓都是弹性空腔器官,两者关系犹如两个相互嵌套的橡皮囊,处于串联状态,在吸气时所遇到的总弹性阻力为肺和胸廓的弹性阻力之和,即:

肺和胸廓的总弹性阻力(R$_T$)= 肺弹性阻力(R$_L$)+ 胸廓弹性阻力(R$_{Chw}$)

因为弹性阻力为顺应性的倒数,则:

$$\frac{1}{C_{L+chw}} = \frac{1}{C_L} + \frac{1}{C_{chw}} = \frac{1}{0.2} + \frac{1}{0.2}$$

已知肺和胸廓的顺应性均为 0.2L/cmH₂O，以上式计算，则总顺应性为 0.1L/cmH₂O。

2. **非弹性阻力**　非弹性阻力（inelastic resistance）包括惯性阻力、黏滞阻力和气道阻力。惯性阻力（inertial resistance）是气流在发动、变速、换向时因气流和组织的惯性所产生的阻止肺通气的力。黏滞阻力（viscous resistance）来自呼吸时组织相对位移所发生的摩擦，如肺与胸廓间、肺叶之间的摩擦。平静呼吸时，呼吸频率较低，气流速度较慢，惯性阻力和黏滞阻力很小。气道阻力（airway resistance）来自气体流经呼吸道时气体分子间和气体分子与气道壁之间的摩擦，是非弹性阻力的主要成分，占其80%~90%。与弹性阻力不同，非弹性阻力是在气体流动时产生的，并随流速加快而增加，故属于动态阻力。气道阻力可用维持单位时间内气体流量所需要的压力差表示：

$$气道阻力 = \frac{大气压与肺内压之差（cmH_2O）}{单位时间内气体流量（L/s）}$$

健康人平静呼吸时，总气道阻力为 1~3cmH₂O/（L/s）。推动气体流动所需的压力越小，表明气道阻力越小，呼吸则省力。反之，当气道阻力增大时，呼吸则费力。

在整个呼吸道内，气道阻力分布不均。鼻腔、声门处分别占气道阻力的 50% 和 25%，因此，上呼吸道是气道阻力的主要部位，张口呼吸或气管插管时可使气道阻力大幅度降低。气管和支气管处约占气道阻力的 15%，而管径在 2mm 以下的细支气管处仅占总气道阻力的 10% 左右。因此，当口径小于 2mm 的小气道发生病变时，除非病变严重且广泛，气道总阻力的测定通常难以及时发现小气道阻力的异常变化。因此，小气道病变常悄悄发展而不易被觉察，待症状明显时，往往已成为不可逆的病理变化，故有人称之为肺的"沉默区"（silent zone）。准确检测小气道阻力的改变，是早期诊断肺部疾病的关键因素之一。气道阻力受气流速度、气流形式和气道管径大小的影响。气流速度快，气流呈湍流及气道半径减小，都可导致气道阻力增大，其中以气道半径的变化最为重要。气道半径主要受下列因素的影响。

（1）肺实质的牵拉作用和跨壁压：小气道壁上的弹力纤维和胶原纤维与肺泡壁的纤维彼此穿插，对气道壁发挥牵拉作用，以保持没有软骨支持的细支气管的通畅。另一方面，呼吸道内外的跨壁压差也影响气道半径。气道跨壁压等于气道内压力减气道周围的压力。当跨壁压为正值时，气道开放；跨壁压为负值时，气道闭合。吸气时由于肺容积增大，肺实质对气道壁的外向放射状牵引作用增强，细支气管的管径增大（图 3-7）；同时也因吸气时胸膜腔内压的降低，呼吸道内外的跨壁压增大，管径被动扩大。在用力呼气时，由于呼气肌的收缩，胸膜腔内压可变为正压，挤压胸内的气道，使气道口径变小，气道阻力较平静呼气时增高，阻碍呼气。这种用力呼气对气道的挤压作用称为动态挤压（dynamic compression）。

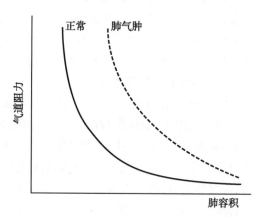

图 3-7　肺容积对气道阻力的影响

（2）自主神经系统的调节：呼吸道平滑肌接受迷走神经和交感神经支配，两者均有紧张性活动。迷走神经末梢通过释放乙酰胆碱作用于气道平滑肌的 M 受体，使平滑肌收缩，气道阻力增高。乙酰胆碱还可使气道黏膜腺体分泌增多，不利于气道的通畅。交感神经末梢通过释放去甲肾上腺素作用于 β₂ 受体引起气道平滑肌舒张，降低气道阻力。应用 M 受体阻断剂或使用 β₂ 受体激动剂可减轻气道平滑肌的收缩，降低气道阻力。此外，支配气道的自主神经纤维还可释放一些非肾上腺素能非乙酰胆碱能的活性物质，如血管活性肠肽（vasoactive intestinal peptide，VIP）、神经肽 Y 和速激肽（tachykinin）等，可引起气道平滑肌的舒张或收缩。在呼吸过程中迷走神经和交感神经的紧张性可发生周期性变化。吸气时交感神经的紧张性增高,使气道平滑肌舒张,管径变大,引起气道阻力的降低;呼气时迷走神经的紧张性增高,使气道管径变小,气道阻力增大。

由于在呼吸过程中肺实质的牵拉作用、气道内外的跨壁压以及交感神经、迷走神经的紧张性呈周期性变化,加之吸气时声门略为开大,呼气时略微关小,故气道阻力也表现出周期性变化,吸气时阻力下降,呼气时阻力增大。因此,支气管哮喘(asthma)患者的呼气比吸气更为困难。

3. 体液因素的作用 儿茶酚胺类物质、前列腺素 E_2(PGE_2)等可引起气道平滑肌舒张。组胺、白三烯、$PGF_2\alpha$、内皮素可使气道平滑肌收缩。吸入气中 CO_2 浓度增加可刺激支气管上的某些感受器,反射性地引起支气管收缩。过敏反应时,由肥大细胞释放的组胺、白三烯等物质可引起支气管收缩。

二、肺通气功能的评价

肺通气过程受呼吸肌收缩活动、肺和胸廓的弹性特性以及气道阻力等多种因素的影响。呼吸肌麻痹、肺和胸廓的弹性变化、气胸和呼吸道阻塞等都可造成肺通气障碍。其中呼吸肌麻痹、肺和胸廓的弹性阻力增大、气胸将引起肺的扩张受限,发生限制性通气不足(restrictive hypoventilation);而气管平滑肌痉挛、气道内异物、气管和支气管等黏膜腺体过度分泌以及气道外肿瘤压迫所引起的气道半径减小或呼吸道阻塞时,将出现阻塞性通气不足(obstructive hypoventilation)。对患者肺通气功能的测定不仅可明确是否存在肺通气障碍及障碍程度,还可明确肺通气障碍的类型。

(一) 肺容积和肺容量

1. 肺容积 肺容积(pulmonary volume)是指肺内气体的容积。在呼吸运动过程中,肺容积呈周期性变化。通常肺容积分为潮气量、补吸气量、补呼气量和余气量四种互不重叠的基本肺容积,全部相加后等于肺总量(图 3-8)。

(1)潮气量:每次呼吸时吸入或呼出的气体量称为潮气量(tidal volume,VT)。正常成人平静呼吸时,潮气量为 400~600ml,运动时,潮气量将增大。潮气量的大小取决于呼吸中枢所控制的呼吸肌的收缩强度和胸、肺的机械特性。

(2)补吸气量:平静吸气末,再尽力吸气所能吸入的气体量称为补吸气量(inspiratory reserve volume,IRV),正常成人为 1 500~2 000ml。补吸气量反映吸气的贮备量。

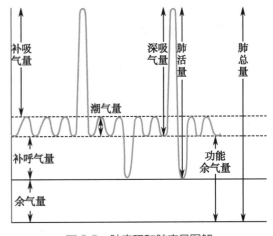

图 3-8 肺容积和肺容量图解

(3)补呼气量:平静呼气末,再尽力呼气所能呼出的气体量称为补呼气量(expiratory reserve volume,ERV),正常成人为 900~1 200ml。补呼气量反映呼气的贮备量。

(4)余气量:最大呼气末尚存留于肺内不能再呼出的气体量称为余气量(residual volume,RV),正常成人为 1 000~1 500ml。余气量的存在可以避免肺泡在低肺容积条件下的塌陷。若肺泡塌陷,则需要极大的跨肺压才能实现肺的再扩张。支气管哮喘和肺气肿患者,余气量增加。

2. 肺容量 肺容量(lung volume)是肺容积中两项或两项以上的联合气体量(图 3-8)。测定肺容积和肺容量有助于了解肺通气的状况。

(1)深吸气量:从平静呼气末作最大吸气时所能吸入的气体量称为深吸气量(inspiratory capacity,IC)。深吸气量为潮气量与补吸气量之和,是衡量最大通气潜力的一个重要指标。胸廓、胸膜、肺组织和呼吸肌等的病变,可使深吸气量减少而降低最大通气潜力。

(2)功能余气量:平静呼气末尚存留于肺内的气体量称为功能余气量(functional residual capacity,

FRC),代表呼吸肌处于舒张状态时的肺容量。功能余气量等于余气量与补呼气量之和,正常成人约为2 500ml。功能余气量因体位的改变而发生变化。正常成人从直立位转为仰卧位时,由于腹腔内脏器的作用,膈上移,功能余气量平均约减少800ml。功能余气量的生理意义是缓冲呼吸过程中肺泡内气体成分的过度变化和维持氧分压(PO_2)、二氧化碳分压(PCO_2)的相对稳定。由于功能余气量的稀释作用,吸气时肺泡内 PO_2 不致突然升得太高,PCO_2 不致降得太低;反之,呼气时则 PO_2 不会降得太低,PCO_2 不会升得太高,使得肺泡气和动脉血液的 PO_2 和 PCO_2 不会随呼吸周期而发生大幅度的波动,以利于肺换气的平稳进行。

功能余气量的大小取决于肺回缩力和胸廓外向性扩张力的平衡状态。在呼吸肌完全松弛的条件下,当肺内向性的回缩力大于胸廓外向性扩张的回位力时,肺容积缩小而发生呼气;当肺内向性的回缩力与胸廓外向性扩张的回位力大小相等而方向相反时,平静呼气终止,此时的肺内气体量为功能余气量,约为肺总量的40%。当肺回缩力下降时(如肺气肿),平衡位置向外移位,胸廓外扩呈桶状,胸膜腔负压减小,功能余气量增大;当肺回缩力增高时(如肺纤维化),平衡位置向内移位,胸廓容积缩小,胸膜腔负压增高,功能余气量降低。

在临床肺功能测定时,常规的肺量计不能直接测定功能余气量。功能余气量的测定通常采用氦稀释法。氦气扩散迅速,不被吸收,易于测定。若令被试者经一密闭系统重复呼吸容器内的含已知浓度的氦的混合气体,使肺泡内的氦气与容器内的氦气达到平衡后,在平静呼吸末测定容器内的氦气浓度,即可通过容器内氦气浓度的变化计算出功能余气量。

(3)肺活量:机体在尽力吸气后从肺内所能呼出的最大气体量称为肺活量(vital capacity,VC)。肺活量是潮气量、补吸气量与补呼气量之和,其大小有较大的个体差异,与身材大小、性别、年龄、体位、呼吸肌强弱等有关,正常成年男性平均约3 500ml,女性约2 500ml。肺活量测定简单,重复性好,可反映一次通气的最大能力,是肺功能测定的常用指标。

(4)肺总量:肺总量(total lung capacity,TLC)是指肺所能容纳的最大气体量,等于肺活量与余气量之和,其大小因性别、年龄、身材、运动锻炼情况和体位改变而异,成年男性平均约为5 000ml,女性约为3 500ml。在限制性通气不足时肺总量降低。

(二)用力肺活量和用力呼气量

由于测定肺活量时不限制呼气的时间,在某些肺组织弹性降低或呼吸道狭窄的患者,虽然通气功能已经受到损害,但是如果延长呼气时间,所测得的肺活量仍可以正常。因此,肺活量并不能充分反映通气功能的变化。若在测定肺活量时,要求被试者做最大深吸气后尽力尽快地呼气,所能呼出的最大气体量称为用力肺活量(forced vital capacity,FVC)(图3-9)。正常时,用力肺活量略小于肺活量。但在气道阻力增高时,用力肺活量显著低于肺活量。若在最大深吸气后再尽力尽快呼气,在一定时间内所能呼出的气体量称为用力呼气量(forced expiratory volume,FEV),过去称为时间肺活量(timed vital capacity),在1、2、3s内呼出的气体量分别称为第1s用力呼气量(FEV_1)、第2s用力呼气量(FEV_2)和第3s用力呼气量(FEV_3)。为排除背景肺容积差异的影响,用力呼气量通常以它所占用力肺活量的百分数表示(FEV_t/FVC)。正常时,FEV_1/FVC、FEV_2/FVC 和 FEV_3/FVC 分别约为83%、96% 和99%,其中以 FEV_1/FVC 的价值最大。在肺纤维化等限制性肺疾病患者中,FEV_1 和 FVC 均下降,但 FEV_1/FVC 可基本正常甚至略有增大;而在哮喘等阻塞性肺疾病患者,FEV_1 的降低比 FVC 更明显,因而 FEV_1/FVC 也降低,需要较长时间才能呼出相当于肺活量的气体(图3-9)。

在临床肺功能测定中,限制性通气障碍时,肺活量降低,FEV_1 和 FVC 均降低,但 FEV_1/FVC 正常或增高,余气量、功能余气量、肺总量也减少,肺活量等于用力肺活量。阻塞性通气障碍时,FEV_1 的降低比 FVC 的降低更明显,故 FEV_1/FVC 降低。在轻度阻塞时,通过深慢呼吸的代偿,肺活量、余气量、功能余气量、肺总量等指标可以正常。但阻塞严重时,肺活量减少,余气量、功能余气量和肺总量增高。

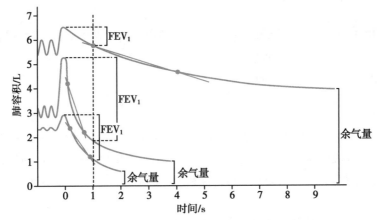

图 3-9 用力肺活量(FVC)和用力呼气量(FEV)示意图

上、中、下线分别为阻塞性通气障碍、正常人和限制性通气障碍患者的 FVC 和 FEV;

FEV_1 为第 1s 用力呼气量;曲线的斜率表示 FEV_1/FVC。

(三) 肺通气量和肺泡通气量

1. 肺通气量 每分钟吸入或呼出的气体总量称为肺通气量(pulmonary ventilation),等于潮气量乘以呼吸频率。正常成人平静呼吸时,呼吸频率为 12~18 次/min,潮气量为 500ml,则肺通气量为 6~9L。肺通气量随性别、年龄、身材和活动量的不同而有所差异。为便于不同个体之间的比较,肺通气量应在基础条件下测定,并以每平方米体表面积的通气量为单位来计算。

劳动或运动时,肺通气量增大。尽力作深、快呼吸时,每分钟所能吸入或呼出的最大气体量称为最大随意通气量(maximal voluntary ventilation)。最大随意通气量反映单位时间内充分发挥全部通气能力所能达到的通气量,是估计个体能进行最大运动量的生理指标之一。最大随意通气量的测定通常只测量 10s 或 15s 的最深最快的呼出或吸入气量,再换算成每分钟的最大通气量。最大通气量一般可达 150L/min。比较平静呼吸时的每分通气量与最大通气量的差异可以了解通气功能的贮备能力,通常用通气贮量百分比表示:

$$通气贮量百分比 = \frac{最大通气量 - 每分平静通气量}{最大通气量} \times 100\%$$

其正常值等于或大于 93%。任何降低肺或胸廓顺应性、降低呼吸肌收缩力或增大气道阻力的因素均可减小最大随意通气量。

2. 肺泡通气量 每分钟吸入肺泡的新鲜空气量称为肺泡通气量(alveolar ventilation, VA)。在通气过程中,每次吸入的新鲜气体并非完全进入肺泡内,一部分留在鼻或口与终末细支气管之间的气道内,不参与肺泡和血液之间的气体交换,这部分传导性的呼吸道容积称为解剖无效腔(anatomical dead space)。每次呼气时先将上次吸气时存在于解剖无效腔中的新鲜气体排出体外,呼气结束时又有部分肺泡内气体残留于解剖无效腔中,待下次吸气时再被首先吸入。因此,肺泡通气量小于肺通气量。肺泡通气量等于潮气量和无效腔气量之差与呼吸频率之乘积。若潮气量为 500ml,无效腔气量为 150ml,则每次吸入肺泡的新鲜空气为 350ml。若功能余气量为 2 500ml,则每次呼吸仅使肺泡内气体更新 14% 左右。当潮气量减半和呼吸频率加倍或潮气量加倍而呼吸频率减半时,肺通气量虽保持不变,但肺泡通气量却可因固定容量的解剖无效腔而发生明显的变化(表 3-1)。因此从肺泡气更新的效率角度看,适度的深慢呼吸比浅快呼吸更有利于气体交换。

解剖无效腔与体重的大小相关,约等于 2.2ml/kg。70kg 的成人解剖无效腔约为 150ml。进入肺泡的气体,也可因某些肺泡未得到足够的血液供应而不能都与血液进行气体交换,未能发生交换的这一部分肺泡容量称为肺泡无效腔(alveolar dead space)。肺泡无效腔与解剖无效腔一起合称为生理无效腔(physiological dead space)。健康人平卧时,生理无效腔等于或接近解剖无效腔。

表 3-1   不同呼吸频率和潮气量时的肺通气量和肺泡通气量

呼吸频率 /(次 /min)	潮气量 /ml	肺通气量 /(ml/min)	肺泡通气量 /(ml/min)
16	500	8 000	5 600
8	1 000	8 000	6 800
32	250	8 000	3 200

值得指出,近年来临床上在某些情况下有时使用高频通气,它是一种特殊形式的人工通气,其频率可为 60~100 次 /min 或更高,潮气量小于解剖无效腔,但却可以保持有效的肺通气和肺换气,这似乎与上述浅快呼吸不利于气体交换的观点矛盾。高频通气的通气原理与通常情况下的通气原理不尽相同(见下文)。

3. **最大呼气流量 - 容量曲线**   受试者立位吸气至肺总容量后,用最快最大力量呼气至余气量,同步记录流量和肺容量。以此绘制出最大呼气流量随肺容量变化的关系曲线,即最大呼气流量 - 容量(maximum expiratory flow volume,MEFV)曲线(图 3-10)。MEFV 曲线的升支较陡,在肺容积较大时,呼气时的气流速度随呼气所用力度的增加而相应增大。MEFV 曲线的降支较缓,此时即使继续用力呼气,其流速也随肺容量的缩小而逐渐下降。小气道阻力增高时,在某一给定的肺容量下,最大呼气流量降低。

在呼气时由于气道阻力的存在,气体从肺泡向口腔、鼻腔的流动过程中压力逐渐下降,形成一个压力梯度。因此,沿着气道可以找到气道内外压力相等的某一点,称为等压点(equal pressure point)(图 3-11),即跨壁压为零的部位,它是气道闭合的临界点。在较大肺容积下,由于肺实质的牵拉作用,气道口径大,阻力小,气道内压的下降幅度低,其等压点常位于大气道(图 3-11A)。大气道有软骨环支持而对跨壁压变化不敏感,不会发生塌陷。因此,在用力呼气时随着用力程度的增大,呼气流速增快。但随着肺容积的缩小,由于肺实质的牵拉作用减弱,气道口径变小,阻力增大,气体在气道内流动时气道内的压力降低的幅度大,等压点向肺泡方向移位(图 3-11B)。当等压点移至小气道后,因小气道缺乏软骨支撑而发生气道动态挤压,故在用力呼气的中后期,最大呼气流量随着肺容积的减小而降低。在此情况下,即使加大呼气速度,流速也不再增加,呈非力度依赖性。小气道阻力增高时,在相同肺容积时,等压点比正常人的更靠近肺泡,则受动态挤压的下游段气道范围更大,气道阻力更大,最大呼气流量更低。因此,MEFV 曲线可用于小气道阻力增高的检测。

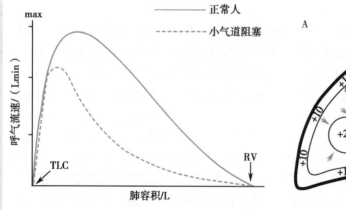
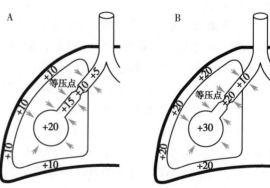

图 3-10   最大呼气流量 - 容量(MEFV)曲线
TLC:肺总量;RV:余气量。

图 3-11   动态挤压和等压点示意图

4. **呼吸功**   呼吸功(work of breathing)是指呼吸过程中,呼吸肌为克服通气阻力而实现肺通气所做的功。呼吸功等于压力变化乘以容积变化,即跨肺压的变化乘以潮气量。正常人平静呼吸时,一次呼吸所做的功仅为 0.25 焦耳(J)。劳动或运动时,呼吸频率、深度增加,呼气也有主动成分的参与,呼吸功可增高 10 倍。病理情况下,弹性或非弹性阻力增大时,也可使呼吸功增大。

不同的呼吸形式对呼吸功有不同的影响。当肺通气量不变时,呼吸功的大小与呼吸频率和深度有关(图 3-12)。深慢呼吸时,克服弹性阻力的弹性功增高而克服气道阻力的阻力功降低,浅快呼吸时阻力功增大而弹性功降低。机体在神经系统的参与下,可以对呼吸的深度和频率进行调节,使之处于最佳状态,以最小的能量消耗取得最好的呼吸效果。例如,在顺应性降低、弹性阻力增高时,机体常呈浅快呼吸,以减少克服弹性阻力所做的功。在气道阻力增高时,机体常呈深慢呼吸,以减少克服气道阻力所做的功。但在气道严重阻塞导致严重过度充气时,处于顺应性曲线的高位平坦段,肺和胸廓的顺应性显著下降,此时呼吸的形式将变为浅快呼吸形式。

平静呼吸时,呼吸耗能仅占全身总耗能的 3%。剧烈运动时,呼吸耗能可升高 25 倍,但由于全身总耗能也增大 15~20 倍,所以呼吸耗能仍只占总耗能的 3%~4%。

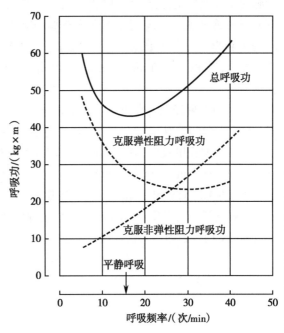

图 3-12 呼吸功和呼吸频率关系示意图

三、机械通气的生理学基础

机械通气(mechanical ventilation,MV)是在患者自然通气出现障碍时,应用呼吸机(ventilator)人工建立气道口与肺泡之间的压力差,使患者恢复有效肺通气的方法。机械通气可分为正压法和负压法。正压通气是指由呼吸机提供高于肺泡内压的正压气流,使气道口与肺泡之间产生压力差,将空气送入肺内,然后再利用胸廓和肺组织的弹性回缩力实现呼气,从而建立人工通气。铁肺(iron lung)是负压通气的代表。铁肺是一个连接着泵的密闭金属筒,将患者置于其中,只剩下头部露于外面。当铁肺的泵抽出或泵入空气时,由于筒内气压的下降或升高,使患者的胸廓产生相应膨胀或压缩,完成被动性呼吸运动。此外,在缺乏呼吸机的急救现场,可以采用口对口(鼻)方法实施人工呼吸,借助急救者吹气的力量,将气体吹入患者的肺泡内,可建立有效的人工通气。目前临床主要应用正压通气(positive pressure ventilation)支持肺的通气功能。

1. **间歇正压通气** 间歇正压通气(intermittent positive pressure ventilation,IPPV)为最常用的人工通气方式。吸气时利用呼吸机以正压将气体压入患者肺内,呼气时则借胸廓和肺弹性回缩力将气体排出。口对口人工呼吸也属于这一范畴。IPPV 不同于自主呼吸,吸气过程中肺泡内压高于大气压,势必导致胸膜腔内压的升高,使腔静脉回心血量减少,肺血管阻力增加,右心室前负荷降低,后负荷增加,心输出量降低。IPPV 采用常频通气,其吸气与呼气间期比例(I:E)一般为 1:1~1:2。较长的呼气间期便于胸膜腔内负压得到充分恢复而有利于减轻 IPPV 对循环的不良影响。IPPV 时要注意避免潮气量过大或跨肺压过高,以免引起肺泡破裂,出现气压伤(barotrauma)。

2. **呼气末正压通气** 在呼吸时施以某种程度的阻力负荷,使呼气末气道内仍维持正压,称为呼气末正压(positive end-expiratory pressure,PEEP),如在施行 IPPV 时用 PEEP,则吸气和呼气时气道内均为正压,现一般称此种方法为持续正压通气(continuous positive pressure ventilation,CPPV)。呼气末正压可适当增加呼气时的跨肺压,在一定程度上增加肺内功能余气量,纠正不同区域气体分布不均的情况,改善通气/血流比值(见本章第二节),使原来已萎缩的肺泡再度逐渐扩张,使肺顺应性逐渐改善。

同时由于呼气末气道内正压的撑托,使终末小气道不致过早闭合或仍持续开放,有利于改善通气,减少肺内生理性分流,提高动脉血 PO_2。此外,PEEP 所引起的肺泡扩张可促进肺表面活性物质的分泌,有利于改善肺顺应性,防止在较低肺容量时肺泡萎陷。但呼气末气道内的正压,将进一步加重对循环的不利影响。大多数成年患者可长时间耐受 4~6cmH_2O 的 PEEP。若 PEEP>15cmH_2O,则易于发生低血压;若 PEEP>20cmH_2O 则不仅影响循环,肺泡破裂发生率增高,还可以出现颅内压增高等不良作用。

3. 高频喷射通气　高频喷射通气(high frequency jet ventilation,HFJV)系用接近或低于解剖无效腔的脉动气流以高速通过细套管(针)向患者气道内喷射气流的方法。其回路是开放的,在快速喷射气流时产生文丘里效应(Venturi effect),即气道内与快速喷射气流方向垂直部位的气压产生相对性负压,可卷吸(entrain)一定气量而增强送气量。其每次通气量(潮气量)决定于气流速度、喷射持续时间及卷入气量(amount of entrainment)。在临床应用中,还受到喷射管(针)口径大小及管口端位置、呼吸比和患者气道阻力等影响。因此,高频喷射通气的原理不同于自然呼吸和常规正压通气。一般认为,施行 HFJV 时气道内压力较常规机械通气时低,不易发生肺泡气压伤,对循环的影响可能较小。

第二节　肺换气和组织换气

新鲜空气经肺通气进入肺泡内,随即通过呼吸膜与流经肺泡毛细血管中的血液进行气体交换。O_2 从肺泡扩散入血液,CO_2 从血液扩散入肺泡,这种肺泡与肺毛细血管血液之间的气体交换过程称为肺换气(gas exchange in lung)。当血液流经组织时,O_2 从血液扩散入组织细胞,CO_2 则从组织细胞扩散入血液,这种组织毛细血管血液与组织细胞之间的气体交换过程称为组织换气(gas exchange in tissue)。

一、肺换气和组织换气的基本原理

(一)气体的扩散

气体分子不停地进行无定向的运动,当不同区域存在浓度差时,气体分子将从高浓度处向低浓度处发生净转移,这一过程称为气体的扩散(diffusion)。肺换气和组织换气就是 O_2 和 CO_2 以单纯扩散的方式跨越呼吸膜和组织毛细血管壁进行交换的过程。根据 Fick 扩散定律,在单位时间内通过垂直于扩散方向的单位截面积的扩散物质流量与该截面处的浓度梯度成正比,也就是说,浓度差越大,扩散速度越大。

(二)影响气体扩散的因素

1. 气体的分压　气体的分压(partial pressure)是指混合气体中各气体组分所产生的压力。根据 Dalton 定律,混合气体的总压力等于各组成气体分压之和。如 O_2 在空气中所占的容积百分比为21%,因此空气中的 O_2 分压(PO_2)为159mmHg(760mmHg×21%);同理可算出空气中的 CO_2 分压(PCO_2)为 0.3mmHg(760mmHg×0.04%)。因此,气体分压的大小反映了混合气体中该气体分子的浓度。气体的分压差是指两个区域之间某气体分压的差值,它不仅是气体扩散的动力,也决定气体扩散的方向。气体在两个区域之间的分压差越大,则驱动气体扩散的力越强,扩散速率也越高;反之,分压差小则扩散速率小。当因气体扩散而使两个区域的分压相等而达到平衡时,气体的净扩散为零。

人体吸入的气体是空气。空气的主要成分为 O_2 和 N_2。当空气进入呼吸道后,被水蒸气饱和,

37℃时肺泡气中水蒸气的容积百分比为 6.2%,水蒸气的分压是 47mmHg。由于水蒸气的存在,呼吸道内吸入气的成分已不同于空气,因此各种气体成分的分压也发生相应的改变。

当气体与液体相遇时,气体分子可在其分压的作用下溶解于液体中,同时溶解于液体中的气体也可以从液体中逸出。溶解的气体从液体中逸出的力称为张力(tension)。当分压和张力大小相等时,溶解的气体量保持稳定。因此,张力也就是液体中的气体分压。表 3-2 列出了在海平面,空气、肺泡、血液和组织中各种气体的分压。表 3-2 反映的是安静状态下 PO_2 和 PCO_2 的估算值。不同组织的 PO_2 和 PCO_2 不同,另外,在同一组织它们还受组织代谢水平的影响。

表 3-2 海平面上空气、肺泡气、血液和组织中各种气体的分压(单位:mmHg)

	空气	肺泡气	动脉血	静脉血	组织
PO_2	159	104	100	40	30
PCO_2	0.3	40	40	46	50
PN_2	597	569	573	573	573
H_2O	3.7	47	47	47	47
合计	760	760	760	706	700

2. 气体分子的理化特性 Graham 定律指出,气体分子相对的扩散速率与气体分子量(MW)的平方根成反比。因此,分子质量小的气体扩散较快。如果扩散发生于气相和液相之间,则扩散速率还与气体在溶液中的溶解度成正比。溶解度(S)是单位分压下可溶解于单位容积溶液中的气体量。一般以 1 个大气压下,38℃时,100ml 液体中溶解的气体的毫升数来表示气体的溶解度。溶解度与分子量平方根之比($S/\sqrt{MW}$)称为扩散系数(diffusion coefficient),它取决于气体分子本身的特性。例如,O_2 和 CO_2 在 100ml 血浆中的溶解度分别为 2.14ml 和 51.5ml,即 CO_2 在血浆中的溶解度为 O_2 的 24 倍。O_2 和 CO_2 的分子量分别为 32 和 44,两者分子量平方根之比为 0.85。因此,CO_2 的扩散系数是 O_2 的 20 倍。

3. 其他因素 气体扩散速率还与温度(T)和扩散面积(A)成正比,与扩散距离(d)成反比。由于人体体温相对恒定,温度因素可忽略不计。

由上述可知,O_2 和 CO_2 在各自的分压差推动下进行扩散。通常将单位时间内气体扩散的容积称为气体的扩散速率(diffusion rate,D)。气体扩散速率受多种因素的影响,它们之间的关系可用下式表示:

$$D \propto \frac{\Delta P \cdot A \cdot S}{d \cdot \sqrt{MW}}$$

式中,ΔP 为扩散气体的分压差,A 为气体扩散的面积,S 为气体分子的溶解度,d 为气体扩散的距离,MW 为气体的分子量。因此,气体在通过薄层组织时,单位时间内气体扩散的容积与组织两侧的气体分压差、温度、扩散面积和该气体的扩散系数成正比,而与扩散距离(组织的厚度)成反比。

二、肺换气

(一) 肺换气的结构基础

呼吸膜(respiratory membrane)又称气 - 血屏障(blood-air barrier),是肺换气的结构基础。虽然呼吸膜由含肺表面活性物质的液体层、肺泡上皮细胞层、上皮基底膜、肺泡上皮和毛细血管膜之间的间隙(基质层)、毛细血管基膜和毛细血管内皮细胞层六层结构组成,但其总厚度平均约 0.6μm,有的部位只有 0.2μm,气体易于扩散通过。由于肺泡隔中的结缔组织纤维成分主要排列于隔的中央,肺泡隔内的毛细血管向一侧突出于肺泡腔内,因此同一根毛细血管与两侧肺泡上皮所形成的呼吸膜厚度常不对称,可将呼吸膜分为薄侧(thin side)和厚侧(thick side)两个不同的功能区(图 3-13)。薄侧的肺毛细血管内皮与肺泡上皮之间只存在融合的基底膜,这三层结构极薄,在人类仅 0.2~0.3μm 厚,有利于气体交换。因此,薄侧的主要功能是进行气体交换。薄侧比较致密,水难以进入薄侧肺毛细血管内皮和肺泡上皮之间的间隙,能阻止水进入肺泡。因此,当肺间质发生轻度水肿时,薄侧的厚度并不增加,可保证气体交换的正常进行。厚侧呼吸膜包括完整的六层结构,毛细血管与肺泡上皮的基底膜之间有较宽的结缔组织间隙,呼吸膜总厚度达 1~2μm。厚侧不仅具有支撑毛细血管网的作用,而且与肺内的液体交换过程密切相关。组织间隙中的纤维束可将肺泡隔间质内的水迅速引流到小叶间隔的毛细淋巴管而回流,避免液体在肺泡隔中蓄积,保证气体交换的正常进行。

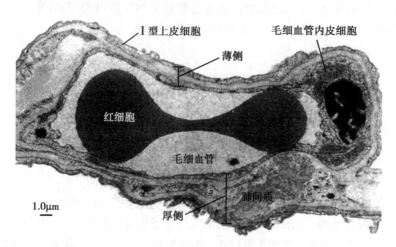

图 3-13   人肺肺泡隔透射电镜图

(二) 肺换气过程

肺换气过程中,肺毛细血管内血液的气体分压发生变化。当静脉血流经肺毛细血管时,由于血液的 PO_2 比肺泡气的低,而 PCO_2 比肺泡气的高,因此肺泡气中 O_2 便在分压差的作用下向血液发生净扩散,即从肺泡进入血液;CO_2 发生向相反方向的净扩散,即从血液进入肺泡。这样,血液的 PO_2 迅速上升而 PCO_2 迅速降低,很快与肺泡气的 PO_2 和 PCO_2 达到平衡,混合静脉血的 PO_2 从 40mmHg 上升到 100mmHg,每 100ml 血液含 O_2 量由 15ml 升至 20ml,而 PCO_2 从 46mmHg 降低到 40mmHg,每 100ml 血液含 CO_2 量由 52ml 降至 48ml,由此静脉血转变为动脉血(图 3-14)。若按心输出量为 5L/min 计,则流经肺毛细血管的血流每分钟可自肺泡摄取 O_2 250ml,并释出 CO_2 200ml。

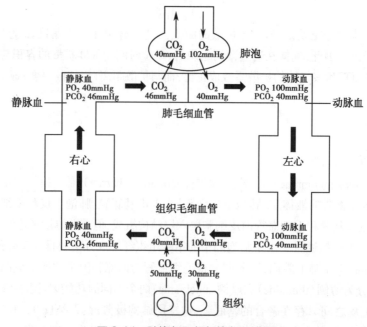

图 3-14   肺换气和组织换气示意图

在正常情况下,此过程只需要 0.25s 即可完成。通常,血液流经肺毛细血管的时间约为 0.75s,所以当血液流经肺毛细血管全长的约 1/3 时,已基本上完成肺换气过程。运动时,血液循环加快,血液通过肺毛细血管的时间缩短到 0.25s,此时肺换气过程仍能充分进行。因此,肺换气有很大的贮备能力。

（三）影响肺换气的因素

1. **气体分压差**　如前所述,气体分压差是驱动气体扩散的动力,与气体扩散速率成正比。通常情况下,分压差越大,气体扩散速率越大,血液与肺泡气的 PO_2 达到平衡的时间越短;反之,血液与肺泡气 PO_2 达到平衡所需的时间越长。例如,肺通气障碍导致肺泡气 PO_2 降至 50mmHg 时,达到平衡的时间可延长到 0.45s,此时如伴有呼吸膜的病变,则在安静时 O_2 的扩散不能达到平衡,血液的 PO_2 将进一步降低。因此,当肺通气不足时,由于肺泡气更新减少,肺泡气 PO_2 降低,PCO_2 增高,导致动脉血 PO_2 降低和 PCO_2 增高。

2. **呼吸膜厚度**　气体扩散速率与呼吸膜的厚度成反比。正常情况下呼吸膜的总厚度平均不到 1μm,最薄处仅有 0.2μm,有利于气体扩散。肺毛细血管平均直径约为 5μm,因此红细胞挤过肺毛细血管时,通常与毛细血管壁互相接触,O_2 和 CO_2 不必经过大量血浆层就可以到达红细胞或进入肺泡,扩散距离很短,交换速度快。在肺部疾病情况下,如肺纤维化、肺水肿等时,呼吸膜增厚引起扩散距离增加,导致气体的扩散速率降低,扩散量减少。尤其在运动时,因血流加速缩短了气体在肺部的交换时间,故呼吸膜的厚度对肺换气的影响便显得更加突出。因此,肺纤维化和肺水肿患者在运动时呼吸困难更加严重。

3. **呼吸膜面积**　气体扩散速率与呼吸膜面积成正比。正常人两肺呼吸膜总面积达 70m²。在安静状态下,气体扩散所需面积约 40m²,所以呼吸膜有相当大的贮备面积（约 30m²）。运动时,肺毛细血管开放数量和开放程度增加,扩散面积也大大增加,以适应机体代谢的增强。在肺不张、肺纤维化、肺叶切除或肺毛细血管阻塞的患者,呼吸膜面积减小,肺换气减少,尤其是在运动时,将更容易出现肺换气不足。当呼吸膜的面积减少至正常水平的 1/3~1/4 时,即使处于安静状态,肺换气也会显著不足。此外,还要指出的是,肺气肿患者虽然肺泡增大,但因肺泡隔受损,相邻肺泡相互融合,反而导致呼吸膜面积显著减少,严重损害肺换气功能。

4. **通气／血流比值**　正常肺内气体交换的实现需要肺泡通气量和肺血流量相匹配。每分钟肺泡通气量（$\dot{V}_A$）与每分钟肺血流量（$\dot{Q}$）之间的比值称为通气／血流比值（ventilation/perfusion ratio, $\dot{V}_A/\dot{Q}$）。该比值反映了肺泡通气量与肺毛细血管血流量之间相互匹配的程度。正常人在安静状态下,$\dot{V}_A$ 约为 4.2L/min,$\dot{Q}$ 约为 5.0L/min,$\dot{V}_A/\dot{Q}$ 为 0.84,此时肺换气效率最高。正常情况下,一方面肺泡通气使肺泡气体得以不断更新,向机体提供 O_2,排出 CO_2;另一方面,通过肺循环进入肺毛细血管相应量的血液,及时带走摄取的 O_2,带来机体产生的 CO_2。因此,通气／血流不匹配可导致肺换气效率低。如果 $\dot{V}_A/\dot{Q}$ 大,表明通气过度和／或血流不足,意味着部分肺泡气体未能与血液气体进行充分的交换,相当于肺泡无效腔增大。反之,$\dot{V}_A/\dot{Q}$ 下降,表明可能是由于通气不足和／或血流过多,这意味着部分血液流经通气不良的肺泡,混合静脉血中的气体未得到充分更新,未能完全成为动脉血就流回心脏,相当于发生了功能性动 - 静脉短路（图 3-15）。因此,无论 $\dot{V}_A/\dot{Q}$ 增大或减小都将妨碍气体的有效交换,导致机体缺 O_2 和 CO_2 潴留,尤其以缺 O_2 更为显著。

$\dot{V}_A/\dot{Q}$ 异常时,之所以缺 O_2 更为显著,是因为:①动、静脉血液之间的 PO_2 之差远大于 PCO_2 之差,所以发生肺部动 - 静脉短路的情况时,动脉血 PO_2 下降的程度大于 PCO_2 升高的程度;② CO_2 的扩散系数为 O_2 的 20 倍,所以 CO_2 扩散快于 O_2 而不易发生潴留;③动脉血 PO_2 下降和 PCO_2 升高可刺激呼吸中枢,呼吸运动加深加快,肺泡通气量增加,从而使肺泡气 PCO_2 下降,虽然肺泡气 PO_2 也升高,但由于 Hb 与 O_2 的结合达到饱和后就不能结合更多的 O_2,因此不能够促进 O_2 的进一步摄取（见本章第三节）。阻塞性肺气肿是临床上造成肺换气功能障碍最常见的原因之一,患者因许多细支气管阻塞而发生功能性动 - 静脉短路增加,导致 $\dot{V}_A/\dot{Q}$ 下降;同时大量肺泡壁的破坏,致使肺泡周围的毛细血管因受膨胀肺泡的挤压而退化,肺毛细血管大量减少,吸入肺泡的气体不能有效地与毛细血管血液交换而出现生理无效腔增大,肺换气效率大大降低,导致$\dot{V}_A/\dot{Q}$升高。因此,$\dot{V}_A/\dot{Q}$可作为衡量肺换气功能的一个指标。

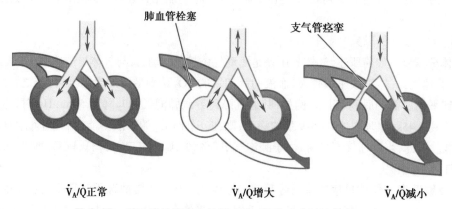

图3-15　肺动脉栓塞和支气管痉挛对通气/血流比值的影响

　　健康成人安静时,肺总的$\dot{V}_A/\dot{Q}$约为0.84,但肺泡通气量和肺毛细血管血流量在肺内的分布并不均匀,因此肺各部分的$\dot{V}_A/\dot{Q}$存在差异(图3-16)。人在直立位时由于重力作用,从肺底部到肺尖部肺泡通气量和肺毛细血管血流量都逐渐减少,但血流量的减少更为显著,所以肺尖部的较大,可高达3.3,呈现相对血流不足;而肺底部的较小,可低至0.63,呈现相对通气不足。尽管正常情况下肺泡通气和血流的不均匀分布影响到肺不同部位的换气效率,但由于呼吸膜面积远远超过肺换气的实际需要,所以总体上不会明显影响正常的肺换气功能。在运动时,由于肺血流量增大,尤其是肺上部的血流增多,故全肺的$\dot{V}_A/\dot{Q}$得到显著改善。

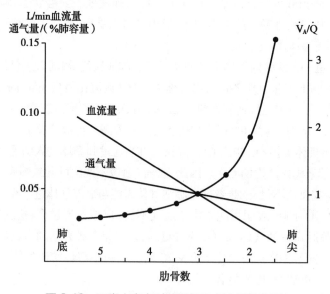

图3-16　正常人直立时肺通气和血流量的分别

　　正常情况下,肺具有自身调节局部$\dot{V}_A/\dot{Q}$的作用。当肺的某一区域肺泡通气量减少或血流增加时,$\dot{V}_A/\dot{Q}$减小,局部肺泡气中的PO_2降低,可引起局部的肺动脉收缩,从而减少通气不良部位的局部血流量,同时也使通气增多的区域能得到更多的血流供应,有利于维持正常的$\dot{V}_A/\dot{Q}$;相反,当某区域肺泡通气量增加或血流减少时,$\dot{V}_A/\dot{Q}$增大,局部肺泡气PCO_2降低,可引起支气管收缩,在导致血流相对不足区域的局部通气量降低的同时,使吸入气体可更多地分配到血流相对较多的区域,也有利于$\dot{V}_A/\dot{Q}$维持正常。

低氧对肺循环血管的影响与其对体循环血管的作用相反。在体循环,低氧引起血管舒张,而在肺循环,低氧引起肺血管收缩,称为低氧性血管收缩反应(hypoxicpulmonary vasoconstriction, HPV)。HPV 主要发生于肺毛细血管前的血管。研究表明,当肺泡 PO_2 低于 70mmHg 时可以引起 HPV,并随着 PO_2 的降低而收缩加重。相比血管内缺 O_2,肺泡内缺 O_2 可引起更强的肺血管收缩。低 O_2 引起肺动脉收缩机制尚不清楚。一般认为,肺血管平滑肌的线粒体在 HPV 中发挥氧感受器作用。低氧时线粒体活性氧(reactive oxygen species,ROS)产生减少,导致钾通道关闭,使得肺血管平滑肌细胞发生去极化和 L- 钙通道的开放及 Ca^{2+} 内流,从而引起肺血管收缩反应。当全肺缺 O_2 时,可因肺动脉广泛收缩而引起肺动脉高压。CO_2 具有舒张气道平滑肌作用,也是舒张气管平滑肌作用最强的因素。在正常情况下,肺泡内 PCO_2 为 40mmHg,气道保持开放状态。通气过度导致低 PCO_2 时,可引起支气管收缩而诱发支气管哮喘发作。

(四)肺扩散容量

在单位分压差(1mmHg)的作用下,每分钟通过呼吸膜进行扩散的气体毫升数称为肺扩散容量(diffusion capacity of lung,D_L),即:

$$D_L = \frac{V}{|\overline{P}_A - \overline{P}_C|}$$

式中,V 代表每分钟通过呼吸膜的气体量(ml/min),$\overline{P}_A$ 代表肺泡气中该气体的平均分压,$\overline{P}_C$ 代表肺毛细血管内该气体的平均分压。D_L 是衡量呼吸气体通过呼吸膜能力的一种指标。正常成人在安静时,O_2 的 D_L 平均约 20ml/(min·mmHg),CO_2 的 D_L 约为 O_2 的 20 倍,即 400ml/(min·mmHg)。D_L 受个体大小、体位和运动的影响。例如,身材高大者因为肺容积和呼吸膜的面积大于身材矮小者,D_L 较大;平卧位时,因为肺血流量增加和 $\dot{V}_A/\dot{Q}_A$ 的改善,D_L 比直立位大 15%~20%;运动时,由于参与肺换气的呼吸膜面积和肺毛细血管血流量增加,以及通气、血流的不均匀分布得到改善,故 D_L 增加。在肺部疾病情况下,D_L 可因有效面积减小或扩散距离增加而降低。

三、组织换气

组织换气是体循环毛细血管中的血液与组织之间进行的气体交换,其发生机制及影响因素与肺换气相似。但与肺换气不同的是,组织换气完全在液相(血液、组织液、细胞内液)中完成,且 O_2 和 CO_2 净扩散方向与肺换气过程中的方向正好相反。

组织毛细血管血液与组织液之间气体的分压差是组织换气的驱动力。由于组织细胞代谢不断利用 O_2 并产生 CO_2,所以组织内 PO_2 可低至 30mmHg,PCO_2 可高达 50mmHg。因此,当动脉血液流经组织毛细血管时,O_2 顺分压差从血液向组织液和细胞扩散,CO_2 则从组织液和细胞向毛细血管血液扩散(图 3-14),毛细血管血液中的 PO_2 从动脉端向静脉端逐渐降低,而 PCO_2 则逐渐升高,完成组织换气。血液 PCO_2 的升高促进红细胞中的 HbO_2 解离,释放更多的 O_2 供组织细胞利用(见本章第三节)。

组织换气也受多种因素的影响。当组织代谢率增高时,因耗 O_2 增加而导致组织 PO_2 降低,CO_2 生成增加而导致 PCO_2 增高,驱动 O_2 和 CO_2 扩散的分压差增大,组织换气增多。当组织血流减少时,运送到组织的 O_2 量和带走的 CO_2 量都减少,毛细血管血液中较高的 PO_2 和较低的 PCO_2 难以维持,O_2 和 CO_2 的扩散速率减慢,从而导致缺 O_2 和局部 CO_2 增多。因此,组织血流量减少时组织换气量降低。此外,组织细胞与毛细血管的距离也会影响组织换气。例如,在组织发生水肿时,由于局部组织中组织液的积聚,加大了气体扩散的距离,导致组织、细胞的气体交换减少。

第三节   氧和二氧化碳在血液中的运输

经肺换气摄取的 O_2 必须通过血液循环运输到机体各器官组织供细胞利用,而由细胞代谢产生的 CO_2 经组织换气进入血液后,也必须经循环系统运输到肺排出体外。因此,血液是 O_2 和 CO_2 运输的媒介。

一、氧和二氧化碳在血液中的存在形式

O_2 和 CO_2 都以物理溶解和化学结合两种形式存在于血液中。如前所述,根据 Henry 定律,气体在溶液中溶解的量与其分压和溶解度成正比,与温度成反比。气体的分压和溶解度是决定气体在溶液中物理溶解量的重要因素。温度为 38℃时,1 个大气压(760mmHg)下,O_2 和 CO_2 在 100ml 血液中溶解的量分别是 2.36ml 和 48ml。在安静状态下,正常成人的心输出量约为 5L/min,因此物理溶解于动脉血液中的 O_2 流量约为 15ml/min,而物理溶解于静脉血液中的 CO_2 流量约为 145ml/min。但是,安静状态下机体的耗 O_2 量约为 250ml/min,CO_2 生成量约为 200ml/min。显然,仅仅靠物理溶解的形式来运输 O_2 和 CO_2 远远不能适应机体代谢的需要。实际上,机体在进化过程中形成了以化学结合的形式对 O_2 和 CO_2 进行有效运输的方式。动脉血液和静脉血液中,以物理溶解和化学结合形式存在的 O_2 和 CO_2 的含量见表 3-3。

表 3-3   血液中 O_2 和 CO_2 的含量(ml/100ml 血液)

	动脉血			混合静脉血		
	物理溶解	化学结合	合计	物理溶解	化学结合	合计
O_2	0.31	20.0	20.31	0.11	15.2	15.31
CO_2	2.53	46.4	48.93	2.91	50.0	52.91

如表 3-3 所示,血液中 O_2 和 CO_2 均主要以化学结合的形式存在,以物理溶解形式存在的比例极小。化学结合可使血液对 O_2 的运输量增加 65~140 倍,对 CO_2 的运输量增加近 20 倍。虽然血液中物理溶解的 O_2 和 CO_2 很少,但却起着很重要的"桥梁"作用,因为气体必须溶解后才能发生化学结合,而结合状态的气体也必须解离成溶解状态才能从血液中逸出。在肺换气或组织换气时,进入血液的 O_2 和 CO_2 都是先溶解在血浆中,提高各自的分压,再进行化学结合;当 O_2 或 CO_2 从血液释放时,也是溶解的先逸出,导致其分压下降,然后化学结合的再解离出来,溶解到血浆中。物理溶解和化学结合两者之间处于动态平衡。

二、氧的运输

(一)运输形式

血液中化学结合的 O_2 量约占总 O_2 含量的 98.5%,而以物理溶解形式存在的 O_2 量仅占 1.5%。O_2 的化学结合是通过氧合作用与血红蛋白形成氧合血红蛋白(oxyhemoglobin,或 oxygenated hemoglobin,HbO_2)。血红蛋白(hemoglobin,Hb)是红细胞内含量最丰富的蛋白,其分子结构特征决定了它是有效的

运 O_2 工具。没有结合 O_2 的 Hb 称为去氧血红蛋白（deoxyhemoglobin），通常简写为 Hb，因此 Hb 既可以是血红蛋白的一般称谓，也可以是指去氧血红蛋白。另外，Hb 还参与 CO_2 的运输。因此在血液对 O_2 和 CO_2 的运输方面，Hb 均具有非常重要的作用。

每一 Hb 分子由 1 个珠蛋白（globin）和 4 个血红素（heme）（又称亚铁原卟啉）组成（图 3-17）。每个血红素又由 4 个吡咯基组成一个环，中心为一个 Fe^{2+}，血红素基团中心的 Fe^{2+} 可以与进入红细胞内的 O_2 结合而使 Hb 氧合成为 HbO_2。每个珠蛋白有 4 条多肽链，它们分别与 1 个血红素相连接，构成 Hb 的单体或亚单位。Hb 则是由 4 个亚单位构成的四聚体。但构成珠蛋白的各多肽链的组成可能不同。例如，成人的 Hb（HbA）由 2 条 α 链和 2 条 β 链组成，为 α2β2 结构；胎儿的 Hb（HbF）由 2 条 α 链和 2 条 γ 链组成，为 α2γ2 结构。HbF 对 O_2 的亲和力高于 HbA，因此有利于胎儿血红蛋白从母体结合更多 O_2。出生后不久（大约 3 个月内），HbF 即逐渐为 HbA 所取代。目前，已经清楚珠蛋白多肽链中的氨基酸序列，每条 α 链含有 141 个氨基酸残基，每条 β 链（或 γ 链）含有 146 个氨基酸残基，HbF 的 γ 链和 HbA 的 β 链两者相比，其中有 37 个氨基酸残基不相同。

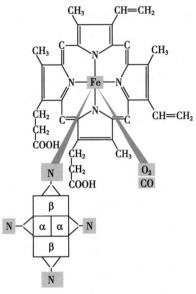

图 3-17　血红蛋白组成示意图

（二）O_2 与 Hb 结合的特点

1. O_2 与 Hb 的结合迅速而可逆　O_2 与 Hb 可以结合，也可以解离，即反应是可逆的。该反应过程非常迅速，不到 0.01s，且不需酶催化，反应的方向取决于 PO_2 的高低。当血液流经 PO_2 高的肺部时，Hb 与 O_2 结合，形成氧合 Hb；反之，当血液流经 PO_2 低的组织时，氧合 Hb 迅速解离，释放出 O_2，成为去氧 Hb。这一特点决定了 Hb 是 O_2 的良好运载工具。其反应如下式所示：

$$\text{Hb} + O_2 \underset{PO_2\text{ 低}}{\overset{PO_2\text{ 高}}{\rightleftharpoons}} \text{HbO}_2$$

2. O_2 与 Hb 的结合为氧合而非氧化　如上文所述，血红蛋白中的 Fe^{2+} 可以与进入红细胞内的 O_2 相结合。当 Fe^{2+} 与 O_2 结合后，其离子价仍然是二价。因此，O_2 与 Hb 的结合过程是氧合作用（oxygenation），而不是氧化反应（oxidation）；结合了 O_2 的 Hb 称为氧合血红蛋白，而不是氧化血红蛋白。同理，氧合 Hb 释放 O_2 的过程称为脱氧作用（deoxygenation），而不是还原反应（reduction）；没有结合 O_2 或 O_2 解离之后的 Hb 称为去氧血红蛋白，而不是还原血红蛋白。

3. 1 分子 Hb 结合 4 分子 O_2　由于每个 Hb 分子含有 4 个血红素，每个血红素基团中含有一个能与 O_2 结合的 Fe^{2+}，因此 1 分子 Hb 可以结合 4 分子 O_2，即 1mol Hb 可结合 4mol O_2。因为理想气体的摩尔容积为 22.4L，成人 Hb 的分子量为 64 458，所以在 O_2 饱和状态下，1g Hb 可以结合的最大 O_2 量为 1.39ml（$22.4L \times 1\,000 \times 4 \div 64.458$）。正常情况下，由于红细胞中尚含有少量不能结合 O_2 的形式，如高铁 Hb（methemoglobin），因此 1g Hb 实际结合的 O_2 量略低于 1.39ml，约为 1.34ml。100ml 血液中的 Hb 所能结合的最大 O_2 量称为 Hb 的氧容量（oxygen capacity of Hb），而 Hb 实际结合的 O_2 量称为 Hb 的氧含量（oxygen content of Hb）。Hb 氧含量与 Hb 氧容量的百分比称为 Hb 的氧饱和度（oxygen saturation of Hb），即氧饱和度 =（氧含量 / 氧容量）× 100%。例如，血液中 Hb 浓度为 15g/100ml 时，Hb 的氧容量为 $1.34 \times 15 = 20.1$（ml/100ml 血液），100ml 动脉血和静脉血的氧含量分别为 19.4ml 和 15ml，其 Hb 的氧饱和度分别为 97.5% 和 75%。通常情况下，因血浆中溶解形式的 O_2 极少，可忽略不计，故 Hb 的氧容量、Hb 的氧含量和 Hb 的氧饱和度可分别视为血液的氧容量（oxygen capacity of blood）、血液的氧含量（oxygen content of blood）和血液的氧饱和度（oxygen saturation of blood）。

HbO_2 吸收短波光线（如蓝光）的能力较强呈鲜红色，而去氧 Hb 吸收长波光线（如红光）的能力较强呈暗紫色。因此,HbO_2 含量较多的动脉血液呈鲜红色,因含去氧 Hb 较多的静脉血呈暗紫色。当体表表浅毛细血管床血液中的去氧 Hb 含量达 5g/100ml 血液以上时,皮肤、黏膜呈暗紫色,这种现象称为发绀(cyanosis)或紫绀。发绀常常是缺 O_2 的标志之一,但是也有例外。例如,在 CO 中毒时,CO 与 Hb 结合形成大量的 HbCO,使血液呈樱桃红色,这时机体虽然有严重缺 O_2 但并不发绀。另外,在红细胞增多(如高原性红细胞增多症)时,Hb 含量显著高于正常,即使去氧 Hb 含量达 5g/100ml 血液以上而出现发绀,但并不一定缺 O_2;相反,在严重贫血患者,机体因贫血而缺 O_2,但由于去氧 Hb 含量难以超过 5g/100ml 血液以上而并不发绀。

4. Hb 与 O_2 的结合可提高 Hb 与 O_2 亲和力   Hb 是由 4 个亚单位构成的四聚体,4 个亚单位之间以及亚单位内部由盐键链接。Hb 与 O_2 的结合促进盐键的断裂,从而使 Hb 的构象发生改变,与 O_2 的亲和力也随之增大,使得 Hb 氧解离曲线呈 S 形(见后)。

(三)氧解离曲线

1. 氧解离曲线的概念   Hb 氧饱和度或血液氧含量取决于血液的 PO_2。根据血液 PO_2 与相应 Hb 氧饱和度的关系而绘制的曲线称为氧合血红蛋白解离曲线(oxyhemoglobin dissociation curve),或称氧 - 血红蛋白解离曲线(oxygen-hemoglobin dissociation curve),简称氧解离曲线(oxygen dissociation curve)(图 3-18)。该曲线既表示在不同 PO_2 下,O_2 与 Hb 的解离情况,同样也反映在不同 PO_2 时 O_2 与 Hb 的结合情况,即氧解离曲线反映 O_2 与 Hb 的解离或结合关系。

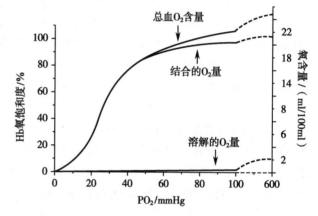

图 3-18 氧解离曲线

测定条件:温度 37℃,血液 pH 7.4,PCO_2 40mmHg,Hb 浓度 15g/100ml。

由图 3-18 可见,氧解离曲线呈特殊的 S 形(sigmoid shape),这与 Hb 的变构效应有关。Hb 有两种构象,去氧 Hb 为紧密型(tense form,T 型),氧合 Hb 为疏松型(relaxed form,R 型)。在 O_2 与 Hb 结合或解离过程中,Hb 的构象会因变构效应而发生相应的转换。R 型 Hb 对 O_2 的亲和力大约为 T 型的 500 倍。当 O_2 与 Hb 中的 Fe^{2+} 结合后,Hb 分子中的盐键逐步断裂,其分子构型逐步由 T 型变为 R 型,因此对 O_2 的亲和力逐步增加;相反,在 Hb 的分子构型逐步由 R 型变为 T 型时,对 O_2 的亲和力逐步降低。也就是说,Hb 的 4 个亚单位无论在结合 O_2 或释放 O_2 时,彼此间有协同效应,即 Hb 的 1 个亚单位与 O_2 结合后,由于变构效应,其他亚单位更易与 O_2 结合;反之,当 HbO_2 的 1 个亚单位释出 O_2 后,其他亚单位更容易释放 O_2。因此,O_2 与血红蛋白的结合或解离能影响 Hb 对 O_2 的亲和力。这一特点决定了氧解离曲线呈 S 形。

2. 氧解离曲线的特点及其功能意义   根据 S 形氧解离曲线的变化趋势和功能意义,可将其人为划分为三段。

(1)氧解离曲线的上段:相当于血液 PO_2 在 60~100mmHg 之间时的 Hb 氧饱和度。这段曲线反映了 Hb 与 O_2 结合的部分,其特点是曲线比较平坦,表明血液 PO_2 在这个范围内发生变化时对 Hb 氧饱和度或血液氧含量的影响不大。例如,PO_2 为 100mmHg 时(相当于动脉血的 PO_2),Hb 的氧饱和度为 97.4%,血液氧含量约为 19.4ml/100ml;如果将吸入气的 PO_2 提高到 150mmHg,Hb 的氧饱和度达到 100%,但只增加了 2.6%,而血液氧含量约为 20.0ml/100ml,增加不到 1ml。因此,$\dot{V}_A/\dot{Q}$ 不匹配时,增加肺泡通气量或吸氧并不能显著促进 O_2 的摄取。相反,当 PO_2 从 100mmHg 下降到 60mmHg 时,Hb 的氧饱和度仍然可达 90%,血液氧含量约为 18.0ml/100ml,减少不到 2ml。因此,在高原、高空或患某些呼吸系统疾病时,即使吸入气或肺泡气的 PO_2 有所下降,但只要动脉血 PO_2 不低于 60mmHg,Hb 的氧饱和度仍能维持在 90% 以上,血液仍可携带足够量的 O_2,不致引起明显的低氧血症。由此可见,Hb 对血液氧含量具有缓冲作用,这有助于为机体摄取足够的 O_2 提供较大的安全系数,并有利于稳定组织中的 PO_2 和向组织供 O_2。

(2)氧解离曲线的中段:相当于血液 PO_2 在 40~60mmHg 之间时的 Hb 氧饱和度,此段曲线较陡,表示 PO_2 出现轻度下降即可引起 Hb 氧饱和度及血液氧含量的较大下降和 O_2 的释放。动脉血流经毛细血管转变为静脉血,PO_2 由 100mmHg 降到 40mmHg 时,Hb 的氧饱和度由 97.4% 降低到 75%,血液氧含量由 19.4ml/100ml 降低到 14.4ml/100ml,这意味着每 100ml 血液流经组织时释放了 5ml O_2。血液流经组织时释放出的 O_2 容积占动脉血液氧含量的百分数称为氧的利用系数(utilization coefficient of oxygen),安静时为 25% 左右。在机体处于安静状态时,以心输出量为 5L 和每 100ml 血液流经组织时释放 5ml O_2 计算,人体每分钟耗 O_2 量约为 250ml。因此,氧解离曲线中段反映了机体在安静状态下 HbO_2 的 O_2 释放和血液对组织的供氧情况。

(3)氧解离曲线的下段:相当于血液 PO_2 在 15~40mmHg 之间时的 Hb 氧饱和度,是曲线斜率最大的一段,表明血液 PO_2 发生较小变化就可导致 Hb 氧饱和度或血液氧含量的明显改变。在机体活动加强(如运动)时,组织中的 PO_2 可降至 15mmHg,HbO_2 进一步解离,释放出更多 O_2,Hb 氧饱和度也随之明显降低,血氧含量可降至 4.4ml/100ml 血液。在这种情况下,每 100ml 血液能供给组织 15ml O_2,O_2 的利用系数可提高到 75%,是安静时的 3 倍,因此,这段曲线可反映血液供 O_2 的储备能力,以满足机体对 O_2 需求的增加。

3. 影响氧解离曲线的因素 多种因素可以影响 Hb 与 O_2 的结合或解离,使 Hb 与 O_2 的亲和力发生改变,使氧解离曲线的位置发生偏移。通常用 P_{50} 表示 Hb 对 O_2 的亲和力。P_{50} 是使 Hb 氧饱和度为 50% 时血液的 PO_2,正常值约为 27mmHg。如图 3-19 所示,P_{50} 增大,氧解离曲线右移,表示 Hb 对 O_2 的亲和力降低,即需要更高的 PO_2 才能使 Hb 的氧饱和度达到 50%;P_{50} 降低,氧解离曲线左移,表示 Hb 对 O_2 的亲和力增加,达 50% Hb 氧饱和度所需的 PO_2 降低。之所以用 P_{50} 作为衡量 Hb 与 O_2 亲和力的指标,是因为在该区段内,氧解离曲线较为陡直,对反映 Hb 与 O_2 亲和力的变化更为敏感,便于观察和分析。影响 Hb 运 O_2 功能的因素很多,包括血液的 pH、PCO_2、温度、有机磷化合物、CO 等。

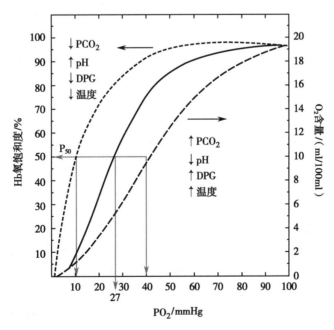

图 3-19 影响氧解离曲线的主要因素

P_{50} 表示 50% 的 Hb 与 O_2 结合时的氧分压。当氧离曲线右移时,P_{50} 升高;
反之,氧离曲线左移时,P_{50} 降低。

(1) H^+ 浓度和 PCO_2 的影响：PCO_2 或 H^+ 浓度（$[H^+]$）升高时，Hb 对 O_2 的亲和力降低，P_{50} 增大，氧解离曲线右移；PCO_2 或 $[H^+]$ 降低时，Hb 对 O_2 的亲和力增加，P_{50} 降低，氧解离曲线左移（图 3-18）。PCO_2 以及 $[H^+]$ 对氧解离曲线的这种影响称为波尔效应（Bohr effect）。波尔效应的发生机制与 pH 改变时 Hb 构象发生变化有关。酸度增加时，H^+ 与 Hb 多肽链的某些氨基酸残基结合，促进盐键的形成，促使 Hb 分子向 T 型转变，从而降低了 Hb 对 O_2 的亲和力；酸度降低时，则促使盐键断裂并释放出 H^+，使 Hb 向 R 型转变，对 O_2 的亲和力增加。PCO_2 影响 Hb 与 O_2 的结合，一方面是通过改变 pH 产生间接效应；另一方面通过 CO_2 与 Hb 结合而直接影响 Hb 与 O_2 的亲和力，但后一作用较弱。

波尔效应具有重要的生理意义，即在肺毛细血管，由于 CO_2 从血液向肺泡弥散，血液 PCO_2 随之下降，H^+ 浓度也降低，两者均使 Hb 对 O_2 的亲和力增大，促进 Hb 的氧合，血液结合的 O_2 量增加；在组织毛细血管，由于细胞代谢过程中产生的 CO_2 从组织弥散入血液，血液 PCO_2 和 H^+ 浓度随之升高，Hb 对 O_2 的亲和力降低，促进 HbO_2 解离，有利于血液向组织提供 O_2。

(2) 温度的影响：温度升高时，Hb 对 O_2 的亲和力降低，P_{50} 增大，氧解离曲线右移，可促进 O_2 的释放；相反，温度降低时 Hb 对 O_2 的亲和力增加，氧解离曲线左移，不利于 O_2 的释放（图 3-19）。温度对氧解离曲线的影响，可能与温度变化影响 H^+ 的活度有关。温度升高时，H^+ 的活度增加，可降低 Hb 对 O_2 的亲和力；反之，温度降低可增加 Hb 对 O_2 的亲和力。这一作用也具有重要意义。例如，组织代谢活动增强（如运动）时，局部组织温度升高，以及 CO_2 和酸性代谢产物的增加，都有利于 HbO_2 解离，使活动组织获得更多的 O_2，以适应组织代谢增加的需要。临床上进行低温麻醉手术时，虽然低温有利于降低组织的耗 O_2 量，然而当组织温度降低至 20℃时，即使 Hb 的氧饱和度仍能维持在 90% 以上，血液因氧含量较高而呈红色，但此时可由于 HbO_2 对 O_2 的释放减少而导致组织缺 O_2，因此容易疏忽组织缺 O_2 的情况，临床上进行低温麻醉手术时应予以注意。

(3) 2,3-二磷酸甘油酸的影响：红细胞中含有丰富的磷酸盐，如 2,3-二磷酸甘油酸（2,3-diphosphoglycerate，2,3-DPG）、ATP 等，其中 2,3-DPG 在调节 Hb 与 O_2 亲和力中具有重要的作用。在 Hb 两条 β 链之间的空隙中有许多带正电荷的赖氨酸和精氨酸，2,3-DPG 带负电荷的磷酸基团容易与其形成交联键（离子键），促使 Hb 构象向 T 型转变，从而降低 Hb 对 O_2 的亲和力。2,3-DPG 浓度升高时，Hb 对 O_2 的亲和力降低，P_{50} 增大，氧解离曲线右移；反之，氧解离曲线左移（图 3-19）。2,3-DPG 是无氧糖酵解的产物，红细胞缺乏线粒体，胞质中 2,3-DPG 的浓度远高于有线粒体的细胞。此外，红细胞膜对 2,3-DPG 的通透性较低，当红细胞内 2,3-DPG 生成增多时，可以提高细胞内的 H^+ 浓度，通过波尔效应而降低 Hb 对 O_2 的亲和力。溶血时 Hb 释放到血浆中，由于缺乏 2,3-DPG 的调节，Hb 对氧的亲和力增高，不能给组织有效供 O_2。在慢性缺 O_2、贫血、高原低 O_2 等情况下，因糖酵解加强，红细胞内 2,3-DPG 增加，氧解离曲线右移，有利于 HbO_2 释放较多的 O_2，从而改善组织的缺 O_2 状态。用抗凝剂枸橼酸-葡萄糖液在血库中保存 3 周后的血液，由于糖酵解停止，红细胞内 2,3-DPG 的含量下降，导致 Hb 与 O_2 的亲和力增加，O_2 不容易解离。所以，在临床上给患者输入大量经过长时间贮存的血液时，虽然血液 Hb 含量并未下降，但向组织中释放的 O_2 量减少。因此，临床上常用枸橼酸盐-磷酸盐-葡萄糖液作抗凝剂，以减少这种影响。

(4) CO 的影响：CO 可与 Hb 结合形成一氧化碳血红蛋白（carbon monoxide hemoglobin 或 carboxyhemoglobin，HbCO）。CO 与 O_2 竞争 Hb 分子中与 O_2 结合的位点，使 Hb 氧饱和度和血液氧含量显著下降。CO 与 Hb 的亲和力约为 O_2 的 250 倍，即在极低的 PCO 下，CO 就可以阻断 O_2 与 Hb 结合，使 HbO_2 下降。例如，当肺泡气 PCO 为 0.4mmHg（正常肺泡气 PO_2 的 1/250 时），CO 便可与 O_2 等量地竞争结合 Hb，使 Hb 氧饱和度下降到 50%，血液氧含量显著减少。另一方面，当 CO 与 Hb 分子中一个血红素结合后，将增加其余 3 个血红素对 O_2 的亲和力，使氧解离曲线左移，妨碍 O_2 的解离。CO 中毒时，由于血液 PO_2 正常，因而机体虽然缺氧，但不会刺激呼吸运动而增加肺通气，相反却可能抑制呼吸中枢，减少肺通气，进一步加重缺氧。此外，CO 还可与线粒体还原型细胞色素氧化酶二价铁结合，抑制细胞，影响 O_2 的利用。因此，CO 中毒既妨碍 Hb 与 O_2 的结合，又影响 O_2 的解离，并抑制

肺通气和 O_2 的利用,危害极大。当吸入气中 CO 浓度达到 0.1% 时,肺泡气 PCO 约为 0.6mmHg,即可致人死亡。临床上通过给 CO 中毒的患者吸入纯 O_2,并将患者置于高压舱内增加气压,可加快置换与 Hb 结合的 CO,促进 CO 与 Hb 解离。另外,通过给患者吸入含 5% CO_2 的混合气体刺激呼吸中枢,增加肺泡通气,也有助于排出 CO。用这些措施可以使 CO 的排出速度加快约 10 倍,从而治疗 CO 中毒。

(5)血红蛋白的性质和量的影响:Hb 与 O_2 的结合还与 Hb 自身性质有关。如果 Hb 分子中的 Fe^{2+} 氧化成 Fe^{3+} 而形成高铁 Hb,便会失去携 O_2 的能力。正常成人血液中含有 1%~2% 的高铁 Hb,当其含量过多时,会导致组织缺 O_2,出现发绀。胎儿的 Hb 与 O_2 的亲和力较高,氧解离曲线左移,有助于胎儿血液流经胎盘时从母体摄取 O_2。因胎儿 Hb 分子由 2 条 α 链和 2 条 γ 链组成,不含 β 链,所以胎儿 Hb 与 O_2 的亲和力不受 2,3-DPG 的影响。另外,珠蛋白多肽链中氨基酸的变异形成异常 Hb,其运 O_2 功能也会降低。例如,如果 α 链第 92 位的 Arg 被 Leu 取代,Hb 与 O_2 的亲和力会增加数倍,从而导致组织缺 O_2。贫血患者 Hb 量减少,血液总的运 O_2 能力降低,机体在安静状态下可能不会出现缺 O_2,但活动增强时可发生供 O_2 不足。

三、二氧化碳的运输

(一) 运输形式

在安静状态下,成人机体代谢过程每分钟大约产生 200ml CO_2。经组织换气弥散进入血液的 CO_2,以物理溶解和化学结合两种方式运输,其中物理溶解的 CO_2 较少,约占 CO_2 总运输量的 5%;化学结合的 CO_2 约占 CO_2 总运输量的 95%,其结合形式包括碳酸氢盐和氨基甲酰血红蛋白,其中前者约占 88%,后者约占 7%。表 3-4 显示了血液中各种形式的 CO_2 的含量、所占 CO_2 总运输量的百分比和以各种形式释出的 CO_2 量及其所占的百分比(%)。

表 3-4　血液中各种形式 CO_2 的含量(ml/100ml 血液)、所占 CO_2 总运输量的百分比(%)
和 CO_2 释出量(动、静脉血 CO_2 含量差值)及其所占百分比(%)

	动脉血		静脉血		动、静脉血含量差值	释出量所占百分比
	含量	%	含量	%		
溶解的 CO_2	2.5	5.15	2.8	5.33	0.3	7.5
HCO_3^- 形式的 CO_2	43.0	88.66	46.0	87.62	3.0	75.00
氨基甲酰血红蛋白形式的 CO_2	3.0	6.19	3.7	7.05	0.7	17.50
CO_2 总量	48.5	100.00	52.5	100.00	4.0	100.00

1. **碳酸氢盐** (HCO_3^-)　在血浆或红细胞内,溶解的 CO_2 与水结合生成 H_2CO_3,H_2CO_3 解离为 HCO_3^- 和 H^+(图 3-20)。该反应是可逆的,其方向取决于 PCO_2 的高低。在组织,PCO_2 高,反应向右进行;在肺部,PCO_2 低,则反应向左进行。反应如下式:

碳酸酐酶

$$CO_2 + H_2O \rightleftharpoons H_2CO_3 \rightleftharpoons HCO_3^- + H^+$$

在组织,经组织换气扩散入血的 CO_2 首先溶解于血浆,其中一小部分溶解的 CO_2 与水结合生成 H_2CO_3,H_2CO_3 又解离成 HCO_3^- 和 H^+(图 3-19),生成的 HCO_3^- 与血浆中的 Na^+ 结合生成 $NaHCO_3$,H^+ 则被血浆缓冲系统缓冲,因此血浆 pH 不发生明显变化。在生理情况下,由于缺乏酶的催化,在血浆中这一反应过程较缓慢,需要数分钟才能达到平衡。溶解于血液的 CO_2 大部分弥散入红细胞内。由于红细胞内存在较多的碳酸酐酶(carbonic anhydrase,CA),可以促进 CO_2 与 H_2O 结合生成 H_2CO_3,其反应速度比在血浆内快 5 000 倍,不到 1s 即可达到平衡状态。因此,溶解于血浆中的绝大部分 CO_2 扩散入红细胞内,进而经 H_2CO_3 生成 HCO_3^- 和 H^+。红细胞内生成的 H^+ 主要与 Hb 结合而被缓冲,使 Hb 呈弱酸性,从而有利于 HbO_2 解离 O_2。在此过程中,红细胞内 HCO_3^- 的浓度不断增加,其中小部分与 K^+ 结合,生成 $KHCO_3$,大部分 HCO_3^- 顺浓度梯度通过红细胞膜弥散进入血浆,与 Na^+ 结合生成 $NaHCO_3$,因此红细胞内负电荷减少。细胞外的 Cl^- 由血浆弥散进入红细胞,以维持红细胞内电荷平衡,这一现象称为 Cl^-- 转移(chloride shift)。在红细胞膜上有特异的 HCO_3^--Cl^- 载体,运载这两种离子进行逆向跨膜交换。这样 HCO_3^- 便不会在红细胞内堆积,有利于上述反应向右进行和 CO_2 的运输。因此,在组织中,随着 CO_2 进入血液,红细胞内因 HCO_3^- 或 Cl^- 增多而渗透压升高,H_2O 则进入红细胞以保持其渗透压平衡,并使静脉血中的红细胞发生轻度"肿胀"。同时,因为动脉血的一部分液体经淋巴回流,所以静脉血的血细胞比容比动脉血的高 3% 左右。

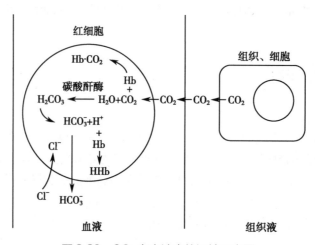

图 3-20 CO_2 在血液中的运输示意图

碳酸酐酶在 CO_2 的运输中具有非常重要的意义,因此在使用碳酸酐酶抑制剂如乙酰唑胺(如治疗青光眼)时,应注意可能会影响 CO_2 的运输。有动物实验表明,乙酰唑胺可以使组织中的 PCO_2 由正常的 46mmHg 升高到 80mmHg。

2. 氨基甲酰血红蛋白 CO_2 除了与 H_2O 反应外,进入红细胞的一部分 CO_2 还可与 Hb 的氨基结合,生成氨基甲酰血红蛋白(carbaminohemoglobin,HHbNHCOOH),此反应无须酶的催化,而且迅速、可逆,其方向取决于 PCO_2,如下式:

在组织

$$HbNH_2O_2 + H^+ + CO_2 \rightleftharpoons HHbNHCOOH + O_2$$

在肺

调节上述反应的主要因素是氧合作用。HbO_2 与 CO_2 结合形成 HHbNHCOOH 的亲和力比去氧Hb 的弱。在组织,PO_2 较低、PCO_2 较高,HbO_2 解离释出 O_2,去氧 Hb 增加,与 CO_2 结合增多,促进反应向右进行,生成 HHbNHCOOH。此外,由于去氧 Hb 的酸性比 HbO_2 弱,因此去氧 Hb 与 H^+ 结合,也促进上述反应向右进行,同时缓冲 pH 的变化。在肺部,PCO_2 较低而 PO_2 较高,HbO_2 的生成增多,促使 HHbNHCOOH 解离,释放 CO_2 和 H^+,反应向左进行。此外,CO_2 也可与血浆蛋白的游离氨基发生反应,生成氨基甲酰血浆蛋白,但形成的量极少,而且动脉血与静脉血中的含量很接近,因此血浆中的蛋白质在 CO_2 的运输中所起的作用不大。

氧合作用的调节具有重要意义。从表 3-4 可以看出,虽然以氨基甲酰血红蛋白形式运输的 CO_2 仅占 CO_2 总运输量的 7%,但在肺部排出的 CO_2 中却有大约 17.5% 是从氨基甲酰血红蛋白释放出来的,提示其运输效率较高。

（二）二氧化碳解离曲线

二氧化碳解离曲线（carbon dioxide dissociation curve）是表示血液中 CO_2 含量与 PCO_2 关系的曲线（图 3-21）。与氧解离曲线相似，血液中 CO_2 的含量随 PCO_2 的升高而增加。但与氧解离曲线不同的是，CO_2 解离曲线接近线性而不是呈 S 形，即与 PCO_2 呈正相关，且血液中 CO_2 含量没有饱和点。因此，CO_2 解离曲线的纵坐标不用饱和度而用浓度（容积百分比）表示。正常情况下，血液中 PCO_2 在 40mmHg（动脉血）和 45mmHg（静脉血）很窄的范围内波动。

由图 3-22 可知，当静脉血中 PO_2 为 40mmHg、PCO_2 为 45mmHg 时，静脉血液中 CO_2 的含量约为 52ml/100ml（A 点），当动脉血 PO_2 为 100mmHg、PCO_2 为 40mmHg 时，动脉血液中 CO_2 的含量约为 48ml/100ml（B 点）。因此，血液流经肺部时，每 100ml 血液释出 4ml CO_2。

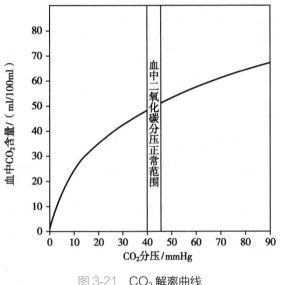

图 3-21　CO_2 解离曲线

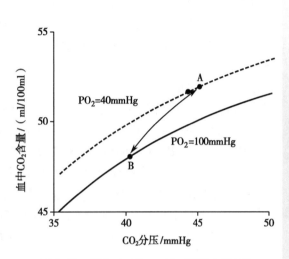

图 3-22　PO_2 在 40mmHg（静脉血液）和 100mmHg（动脉血液）时的 CO_2 解离曲线 箭头表示 CO_2 运输的霍尔丹效应。

（三）影响 CO_2 运输的因素

Hb 与 O_2 结合是影响 CO_2 运输的主要因素。O_2 与 Hb 结合可促使 CO_2 的释放，而去氧 Hb 则容易与 CO_2 结合，这一现象称为霍尔丹效应（Haldane effect）。从图 3-22 可以发现，在相同的 PCO_2 下，动脉血（HbO_2 多）携带的 CO_2 比静脉血少。这是因为 HbO_2 酸性较强，而去氧 Hb 酸性较弱，所以去氧 Hb 容易与 CO_2 和 H^+ 结合，生成 HHbNHCOOH，使 H_2CO_3 解离过程中产生的 H^+ 被及时中和，同时提高血液运输 CO_2 的量。因此，在组织中，由于 HbO_2 释出 O_2 而成为去氧 Hb，通过霍尔丹效应可促使血液摄取并结合 CO_2；相反，在肺部，则因 Hb 与 O_2 结合，霍尔丹效应表现为促进 CO_2 释放。由此可见，O_2 和 CO_2 的运输不是孤立进行的，而是互相影响的，一方面，CO_2 通过波尔效应影响 O_2 与 Hb 的结合和释放；另一方面，O_2 又通过霍尔丹效应影响 CO_2 与 Hb 的结合和释放。

本章小结

1. 机体与外界环境之间的气体交换过程称为呼吸，包括肺通气、肺换气、气体在血液中的运输、组织换气和细胞内的生物氧化等过程。

2. 肺泡内的压力与大气压之差是推动气体进出肺实现肺通气的直接动力。呼吸肌舒缩所引起的胸廓扩张和缩小（呼吸运动）将引起肺容积和肺内压的相应变化，是肺通气的原动力。在平静呼吸过程中胸膜腔内压发生周期性波动,但始终低于大气压,称胸内负压。吸气时负压增大,呼气时负压降低。胸膜腔内负压是维持肺扩张状态的主要因素,也有利于静脉血和淋巴液的回流。气胸时,胸膜腔内负压消失,将导致肺通气功能障碍及血液和淋巴液回流受阻。

3. 肺通气的阻力分为弹性阻力和非弹性阻力。弹性阻力可用顺应性的高低来度量,是平静呼吸时的主要阻力。肺弹性阻力分别来源于肺组织本身的弹性成分(次要)和肺泡表面张力(主要)。肺表面活性物质具有降低肺泡表面张力的作用。新生儿肺表面活性物质缺乏可引起新生儿呼吸窘迫综合征。气道阻力是非弹性阻力的主要成分。在肺通气过程中气道阻力发生周期变化,吸气时下降,呼气时增大。因此,支气管哮喘患者的呼气比吸气更为困难。

4. 肺容积分为潮气量、补吸气量、补呼气量和余气量四种互不重叠的基本肺容积。肺容量是肺容积中两项或两项以上的联合气体量,包括深吸气量、功能余气量、肺活量和肺总量。测定肺容积和肺容量有助于了解肺通气的状况。用力肺活量能较好地揭示气道阻力增大对肺通气的影响。

5. 肺泡是肺换气的场所。气体分压差减小、呼吸膜厚度增大和面积减小,可引起肺换气不足。通气/血流比值($\dot{V}_A/\dot{Q}$)增大导致肺泡无效腔增大,$\dot{V}_A/\dot{Q}$下降引起功能性动-静脉短路。在肺部疾病情况下,肺扩散容量可因有效面积减小或扩散距离增加而降低。组织换气过程与肺换气相似,但O_2和CO_2扩散的方向相反。

6. 氧合血红蛋白是O_2在血液中运输的主要形式。氧解离曲线呈特殊的S形,反映O_2与Hb的解离或结合关系。通常用P_{50}表示Hb对O_2的亲和力。pH、PCO_2、温度、2,3-二磷酸甘油酸、CO等多种因素可以影响Hb与O_2的结合或解离,其中PCO_2以及[H^+]增高可降低Hb对O_2的亲和力,称为波尔效应。CO中毒既妨碍Hb与O_2的结合,又影响O_2的解离,危害极大。

7. 血液中CO_2主要以HCO_3^-和氨基甲酰血红蛋白形式进行化学结合而运输。CO_2解离曲线接近线性,与PCO_2呈正相关。O_2与Hb结合可促使CO_2的释放,而去氧Hb则容易与CO_2结合,称为霍尔丹效应。在组织中,霍尔丹效应可促使Hb结合CO_2;在肺部,则促进CO_2释放。

思考题

1. 试述胸膜腔负压形成的原理及生理意义。
2. 试述肺表面活性物质缺乏对呼吸功能的影响。
3. 试述影响肺换气的因素及效应。
4. 试述氧解离曲线的特点及生理和临床意义。
5. 试述波尔效应和霍尔丹效应对O_2和CO_2运输的影响。

(罗自强)

第四章
呼吸运动的调节

呼吸运动（respiratory movement）是指由呼吸肌节律性收缩和舒张所引起的胸廓扩大和缩小的过程。受到中枢神经系统的自主性和随意性双重控制。呼吸节律起源于呼吸中枢；呼吸运动的深度和频率随体内外环境变化而发生改变，如运动时，机体耗 O_2 量和 CO_2 生成量增加，呼吸运动将加深加快，肺通气量增加，以适应机体代谢增强的需要；机体在完成其他某些功能活动，如说话、唱歌、吞咽、喷嚏、咳嗽以及维持某种姿势等活动时，呼吸运动也将发生相应改变，使这些活动得以顺利进行。

第一节　各级呼吸中枢的调节作用和呼吸节律的产生

一、各级呼吸中枢的调节作用

中枢神经系统内，产生和调控节律性呼吸运动的神经元细胞群称为呼吸中枢（respiratory center）。呼吸中枢广泛分布于中枢神经系统的各级水平，包括脊髓、低位脑干和大脑皮质等。它们在呼吸节律的产生和呼吸运动的调节中发挥不同的作用，相互协调与制约。

（一）脊髓

脊髓中有支配呼吸肌的运动神经元，其中，支配膈肌的运动神经元胞体位于第 3~5 颈段脊髓前角，支配肋间肌和腹肌的运动神经元胞体位于胸段脊髓前角（见第一章第二节）。脊髓前角运动神经元支配相应的呼吸肌发生节律性收缩、舒张，引起呼吸运动，实现肺通气（见第四章第一节）。据文献记载，早在公元 2 世纪，Galen 就观察到，剑斗士或动物在高位颈髓受到损伤时，呼吸运动便停止。在动物实验中，如果在延髓和脊髓之间横切，呼吸运动也会立即停止。这些现象提示，脊髓本身以及呼吸肌和支配呼吸肌的传入、传出神经都不是呼吸节律的起源部位。脊髓呼吸运动神经元的主要作用是将高位呼吸中枢的调控信息传递给呼吸肌，起到联系高位呼吸中枢和呼吸肌的中继站的作用。

脊髓灰质炎病毒侵及骨骼肌运动神经元、白喉杆菌毒素导致神经纤维脱髓鞘、肉毒杆菌毒素阻碍神经 - 肌接头乙酰胆碱释放、杜氏肌营养不良症等均可能使呼吸运动减弱，降低肺通气效率，还可能因为减弱咳嗽效率而诱发肺炎。

（二）低位脑干

1. 三级呼吸中枢学说　低位脑干是指脑桥和延髓。1923 年，英国生理学家 Lumsden 在猫的实验中，采用横切脑干的方法，观察到在不同平面横切脑干可使呼吸运动发生不同的变化。在中脑与脑桥之间(图4-1,A平面)横断脑干,呼吸节律无明显变化;在延髓尾端(图4-1,D平面)横断,则呼吸运动停止,说明呼吸节律产生于低位脑干,而中脑以上的高位脑对呼吸节律的产生不是必需的。如果在脑桥的上、中部之间(图4-1,B平面)横断,呼吸将变慢变深;若再切断双侧颈迷走神经,吸气将显著延长,仅偶尔出现短暂的呼气,呈长吸式呼吸(apneusis),提示脑桥上部有促进吸气转换为呼气的中枢结构,即呼吸调整中枢(pneumotaxic center,PC),而脑桥下部有延长吸气的长吸中枢(apneustic center),来自肺部的迷走神经传入冲动也有抑制吸气和促进吸气转换为呼气的作用,当脑桥下部失去来自脑桥上部和迷走神经这两方面的传入作用后,吸气便不能及时中断转为呼气,于是出现长吸式呼吸。如果在脑桥和延髓之间(图4-1,C平面)横断,则不论迷走神经是否完整,长吸式呼吸都消失,出现不规则的喘息(gasping)样呼吸,表明脑桥中下部可能存在能兴奋吸气活动的长吸中枢,而延髓可能存在喘息中枢(gasping center),产生基本的呼吸节律。

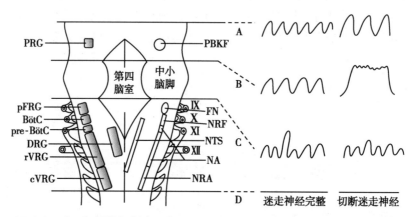

图4-1　脑干相关核团(左)和在不同平面横切脑干后呼吸的变化(右)示意图
BötC:包钦格复合体;cVRG:尾段腹侧呼吸组;DRG:背侧呼吸组;FN:面神经核;NA:疑核;NRA:后疑核;NRF:面神经后核;NTS:孤束核;PBKF:臂旁内侧核和Kölliker-Fuse核;PRG:脑桥呼吸组;pFRG:面神经核旁呼吸组;pre-BötC:前包钦格复合体;rVRG:头段腹侧呼吸组;Ⅸ、Ⅹ、Ⅺ、Ⅻ分别为第9、10、11、12对脑神经;A、B、C、D为横切脑干平面。

　　基于上述实验现象和随后的进一步研究,在20世纪20~50年代逐渐形成了所谓三级呼吸中枢学说,即延髓内有喘息中枢,产生基本的呼吸节律;脑桥下部有长吸中枢,对吸气活动产生紧张性易化作用;脑桥上部有呼吸调整中枢,对长吸中枢产生周期性抑制作用,在三者的共同作用下,形成正常的呼吸节律。后来的研究肯定了关于延髓有呼吸节律基本中枢和脑桥上部有呼吸调整中枢的结论,并进一步提出呼吸节律主要产生于延髓的前包钦格复合体,但未能证实脑桥下部存在长吸中枢。

　　2. 低位脑干呼吸中枢的分区和作用　20世纪60年代以来,进一步研究表明,在中枢神经系统内,有的神经元呈节律性自发放电,其节律性与呼吸周期相关,这些神经元称为呼吸相关神经元(respiration-related neuron),简称呼吸神经元(respiratory neuron)。在低位脑干,呼吸神经元主要集中分布于左右对称的三个区域:延髓背内侧的背侧呼吸组、延髓腹外侧的腹侧呼吸组和脑桥头端背侧的脑桥呼吸组(图4-1左)。

　　(1)背侧呼吸组(dorsal respiratory group,DRG):DRG相当于孤束核腹外侧部,主要含吸气神经元,其轴突下行投射到脊髓颈段膈运动神经元以及脊髓胸段肋间外肌运动神经元,兴奋时分别使膈肌和肋间外肌收缩,引起吸气。

　　(2)腹侧呼吸组(ventral respiratory group,VRG):VRG是腹侧呼吸柱(ventral respiratory column,

VRC)的重要组成部分,VRC 从尾端向头端依次为 VRG、前包钦格复合体(pre-Bötzinger complex, preBötC)、包钦格复合体(Bötzinger complex,BötC)和面神经核旁呼吸组(parafacial respiratory group, pFRG)。VRG 分为尾段 VRG(cVRG)和头段 VRG(rVRG)。各分区的作用有所不同,简言之,VRG 和 BötC 的作用是将呼吸节律信息传递给脊髓和脑干呼吸运动神经元,引起呼吸运动,并调节气道阻力;preBötC 可能是产生基本呼吸节律的关键部位;pFRG 具有中枢化学感受性作用,可能也参与呼吸节律的发生。

cVRG 相当于后疑核及其腹外侧邻近区,主要含呼气神经元,其轴突下行投射到脊髓胸段和上腰段肋间内肌和腹肌运动神经元,兴奋时引起主动呼气。rVRG 相当于靠尾侧方向的大部分疑核及其腹外侧邻近区,含有多种类型神经元,其中有的为吸气神经元,向脊髓投射,支配膈肌和肋间外肌运动神经元,引起吸气;有的为吸气或呼气运动神经元,其轴突经舌咽神经和迷走神经传出,支配咽喉部辅助呼吸肌,调节气道阻力,并参与发音等非呼吸功能;有的在延髓和脑桥内部投射,调节呼吸节律。preBötC 位于疑核头端腹外侧,它可能是哺乳动物呼吸节律起源的关键部位,其节律性活动经传出引起呼吸运动。BötC 相当于面神经后核及其腹外侧邻近区,主要含呼气神经元,其轴突投射到 cVRG,可引起主动呼气;也投射到膈肌和肋间外肌运动神经元,在呼气相产生抑制作用。pFRG 位于面神经核腹外侧,具有中枢化学感受性作用,可能也参与呼吸节律的发生。

(3)脑桥呼吸组(pontine respiratory group,PRG):PRG 相当于臂旁内侧核(nucleus parabrachialis medialis,NPBM)以及位于其腹外侧的 Kölliker-Fuse(KF)核,二者合称为 PBKF 核,是呼吸调整中枢所在部位,主要含呼气神经元,其作用是限制吸气,促使吸气向呼气转换。

在脑损伤、颅内压力升高、脑膜炎等病理情况下,可出现比奥呼吸(Biot breathing)。比奥呼吸是一种病理性的周期性呼吸,表现为一次或多次强呼吸后,出现较长时间呼吸停止,之后再次出现数次强呼吸,其周期变动较大,短则仅 10s,长则可达 1min。比奥呼吸常为死亡前出现的危急症状,其原因可能是病变已侵及延髓呼吸中枢。

(三)大脑皮质

呼吸运动还受脑桥以上中枢部位的影响,如大脑皮质、边缘系统、下丘脑等。特别是大脑皮质,在一定程度上能够随意调节呼吸运动。大脑皮质一方面可通过皮层脑干束调节低位脑干呼吸中枢的基本节律性活动;另一方面可通过皮层脊髓束和皮层脑干束,调节脊髓和脑干呼吸运动神经元的活动,随意调节呼吸运动。大脑皮质的这种随意调节作用有利于保证与呼吸运动相关的其他功能活动的完成,如说话、唱歌、哭、笑、吞咽、排便、某种姿势的维持等;一定程度的随意屏气或加深加快呼吸也靠大脑皮质的随意控制来实现;大脑皮质还可通过条件反射前馈性调节呼吸运动的频率和深度,如体育运动开始前的呼吸加深加快。可见,呼吸运动受大脑皮质随意性和低位脑干自主性(非随意性)的双重调节。

临床上可以出现自主呼吸和随意呼吸分离的现象。例如,当在脊髓前外侧索下行的自主呼吸通路受损时,自主节律性呼吸运动出现异常甚至停止,但患者仍可通过随意呼吸,一旦患者入睡,呼吸运动就会停止。所以这类患者需依靠人工呼吸机来维持肺通气;脑干呼吸中枢受损时,自主呼吸功能消失,常危及生命。然而,大脑皮质受损的"植物人"或位于脊髓侧索的皮层脊髓束受损的患者,可以进行自主呼吸运动,但对呼吸运动的随意调节能力丧失,比如喉部刺激可以诱发咳嗽反射,但不能应要求而主动咳嗽。

综上所述,三级呼吸中枢产生呼吸节律并进行呼吸运动的调节(表 4-1):其中,脊髓是联系高位呼吸中枢和呼吸肌的中继站,其前角有支配呼吸肌的运动神经元;低位脑干(包括延髓与脑桥)产生呼吸节律,其中延髓背侧呼吸组产生吸气;高位脑对呼吸运动进行随意性调节,保证与呼吸运动相关的其他功能活动的完成。

表 4-1 三级呼吸中枢的位置与功能

呼吸中枢	位置	功能
脊髓	第 3~5 颈段支配膈肌 胸段支配肋间肌和腹肌	联系高位呼吸中枢和呼吸肌的中继站
低位脑干	1. 背侧呼吸组 孤束核腹外侧部	吸气神经元,引起吸气
	2. 腹侧呼吸组 后疑核、疑核和面神经后核	加强吸气并引起主动呼气,调节气道阻力
	3. 脑桥呼吸组 PBKF 核	限制吸气,促使吸气向呼气转换
大脑皮质		随意性调节呼吸运动

二、呼吸节律的产生

(一) 呼吸节律的产生部位

如上文所述,20 世纪 50 年代科学家们就已经明确,延髓是产生呼吸节律的基本中枢所在部位。但直到 20 世纪 90 年代,随着实验方法的改进,人们才对延髓内产生呼吸节律的确切部位有所认识。1991 年,Smith 等对新生大鼠离体脑干 - 脊髓标本进行微细切割实验,发现无论从延髓头端向尾端切割还是从尾端向头端切割,当切至面神经后核尾端之后约 200μm 范围内时,反映呼吸节律的舌下神经根放电便会消失;在背腹方向,切去延髓背侧部后,仍可在其腹侧部的脑神经根记录到呼吸节律样放电。他们进一步研究发现,在含有该区域的厚度仅为 350μm 的脑片,仍可在舌下神经根记录到呼吸节律样放电;局部微量注射高钾溶液可使其放电节律加快,注射兴奋性氨基酸受体拮抗剂 CNQX 可使放电节律减慢甚至消失。因此,Smith 等认为,在新生大鼠,延髓头端腹外侧的一个局限区域可能是产生呼吸节律的关键部位,并将其命名为前包钦格复合体(图 4-1)。后来,许多研究表明,成年哺乳动物延髓可能也存在着这样一个产生呼吸节律的关键部位。

(二) 呼吸节律的产生机制

关于正常呼吸节律的形成机制尚未完全阐明,目前主要有两种学说,即起搏细胞(pacemaker)学说和神经元网络(neuronal network)学说。

1. 起搏细胞学说 起搏细胞学说认为,节律性呼吸运动由延髓内具有起搏能力的神经元的节律性兴奋引起,如同窦房结起搏细胞的节律性兴奋引起整个心脏产生节律性收缩那样。上述前包钦格复合体可能就是呼吸驱动起搏神经元的所在部位。

1991 年,Smith 等发现,新生大鼠前包钦格复合体中有一类神经元,当其膜电位被钳定于 –55~ –45mV 之间时,能自发产生节律性放电活动;前包钦格复合体中的部分吸气神经元在舌下神经根放电之前 300ms 左右便开始放电,用 CNQX 灌流脑片阻断神经元间的兴奋性联系后,吸气神经元的自发节律性放电仍然存在;用低 [Ca²⁺] 或高 [Mg²⁺] 溶液灌流脑片,阻断神经元之间的突触传递后,仍可在前包钦格复合体内记录到吸气神经元的自发节律性放电。另有报道指出,阻断前包钦格复合体神经元 Cl⁻ 介导的突触抑制也不会引起神经元的节律性电活动消失;这些神经元具有电压依赖性的膜特性。这些研究现象显示:前包钦格复合体内存在一些神经元,它们的放电既不来自于周围的神经元兴奋的传导,也并非源于周围神经元突触调控的结果,而是自发的、节律性的发电。这些位于前包钦格复合体内的、具有电压依赖性内在起搏活动能力的神经元,可能是呼吸节律的起源。

2. 神经元网络学说 神经元网络学说认为,呼吸节律的产生依赖于延髓内呼吸神经元之间的相互联系和相互作用。20 世纪 70~80 年代,许多学者在关于延髓呼吸神经元轴突投射的大量实验研究基础上提出了多种网络模型,其中最有影响的是中枢吸气活动发生器(central inspiratory activity generator,CIAG)和吸气切断机制(inspiratory off-switch mechanism,IOS)模型(图 4-2)。该模型认为,在延髓内存在着 CIAG 和 IOS,CIAG 的活动逐渐增强,并兴奋吸气运动神经元,引起吸气;CIAG 还能增强脑桥呼吸调整中枢和延髓 IOS 的活动。IOS 接收来自 CIAG、脑桥呼吸调整中枢和迷走神经肺牵张感受器传入信息的兴奋作用而活动增强,当增强到一定阈值时,便抑制 CIAG 的活动,使吸气终止而转为呼气,即吸气被切断。在呼气过程中,IOS 因接受的兴奋性影响减少而活动减弱,CIAG 的活动便逐渐恢复,导致吸气再次发生。如此周而复始,引起节律性呼吸运动。由于脑桥呼吸调整中枢的活动和迷走神经肺牵张感受器的传入活动可增强 IOS 的活动,促进吸气转为呼气,所以在实验中如果损毁脑桥呼吸调整中枢并切断迷走神经,动物便出现长吸式呼吸。

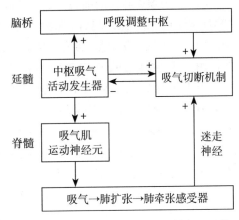

图 4-2 呼吸节律形成机制——神经元网络学说示意图

+:兴奋;-:抑制。

由于方法学的限制,有关起搏细胞学说的实验依据多来自新生动物,而关于神经元网络学说的依据主要来自成年动物。两种学说中哪一种是正确的或是否两种都正确,至今尚无定论。但无论如何,即使呼吸节律的产生依赖于起搏细胞的活动,神经元网络的作用对于完整机体正常节律性呼吸活动的形成和维持都是必需的。

第二节 呼吸运动的反射性调节

呼吸运动的节律虽然起源于脑,但是其频率、深度和吸气时间和类型等可受到来自呼吸器官本身以及血液循环等其他器官系统感受器传入冲动的反射性调节。下面讨论几种重要的呼吸反射。

一、化学感受性反射

O_2、CO_2 和 H^+ 等化学因素的变化对呼吸运动的反射性调节称为化学感受性反射(chemoreceptor reflex)。这些化学因素来源于动脉血液、组织液或者局部脑脊液,通过作用于化学感受器(chemoreceptor)而引起化学感受性反射。

(一)化学感受器

化学感受器是指其适宜刺激为 O_2、CO_2 和 H^+ 等化学物质的感受器。根据所在部位的不同,化学感受器分为外周化学感受器(peripheral chemoreceptor)和中枢化学感受器(central chemoreceptor)。

1. 外周化学感受器 外周化学感受器位于颈总动脉分叉处和主动脉弓区,分别称为颈动脉体和主动脉体,其传入神经分别为窦神经和迷走神经分支(图 4-3)。比利时生理学家 Heymans 于 1930 年首次证明颈动脉体和主动脉体在化学感受性呼吸调节中的作用,并因此获得 1938 年诺贝尔生理学或医学奖。

动脉血液中 PO_2 下降、PCO_2 升高或 H^+ 浓度升高,作用于颈动脉体和主动脉体化学感受器,分别兴奋窦神经和迷走神经,经延髓孤束核中继,反射性引起呼吸加深加快,肺通气量增加和循环功能的变化。其中,颈动脉体主要参与呼吸调节,而主动脉体在循环调节方面比较重要。

图 4-4 为颈动脉体的细胞构成以及血管分布和神经支配示意图,可见其细胞有两种类型,即 I 型细胞(球细胞)和 II 型细胞(鞘细胞),细胞周围包绕着丰富的毛细血管。颈动脉体还接受传入、传出神经支配。I 型细胞呈球形,含有大量囊泡,内含递质,如多巴胺、乙酰胆碱、ATP 等,这类细胞起感受器的作用。II 型细胞数量较少,没有囊泡,其功能不详,可能起支持作用。窦神经的传入纤维末梢分支穿插于 I、II 型细胞之间,与 I 型细胞形成特化的接触,包括单向突触、交互突触、缝隙连接等,传入神经末梢可为突触前和 / 或突触后成分。交互突触在 I 型细胞与传入神经末梢之间构成一种反馈环路,通过释放递质调节化学感受器的敏感性。目前认为,I 型细胞受到刺激时,通过一定途径使细胞内 $[Ca^{2+}]$ 升高,由此触发递质释放,引起传入神经纤维兴奋。关于通过何种途径使细胞内 $[Ca^{2+}]$ 升高是当前研究的热点之一。颈动脉体的传出神经支配包括交感神经和副交感神经,交感神经使颈动脉体血管收缩,血流量减少;副交感神经的作用可能是降低 I 型细胞对低 O_2 刺激的敏感性。

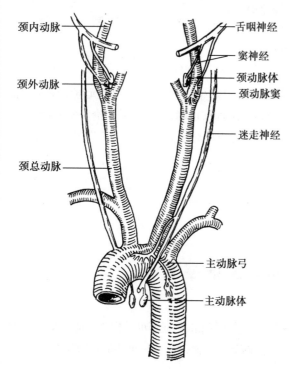

图 4-3　外周化学感受器的解剖位置

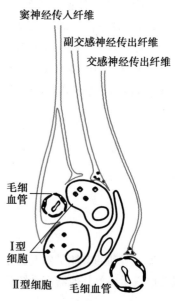

图 4-4　颈动脉体的细胞、
血管和神经支配

外周化学感受器的血液供应非常丰富,每分钟血流量约为其重量的 20 倍(100g 该组织的血流量约为 2 000ml/min,而 100g 脑组织血流量约为 54ml/min)。一般情况下,其动、静脉 PO_2 差几乎为零,即它们始终处于动脉血液的环境之中。可见,其丰富的血供与其敏感的化学感受功能有关,而并非因为其自身的高代谢水平的需要。

当机体缺 O_2 时,外周化学感受器所敏感的刺激是动脉血中 PO_2 的下降,而不是动脉血 O_2 含量的降低。因此,在贫血或 CO 中毒患者,血液 O_2 含量虽然下降,但是其 PO_2 仍正常,只要血流量不减少,化学感受器传入神经放电频率并不增加,因而不能增强呼吸运动。但在实验中,如果保持颈动脉体灌流液的 PO_2 在 100mmHg,而灌流量减少,其传入冲动频率也增加,这是因为当灌流量减少时,颈动脉体从单位体积灌流液中摄取的 O_2 量相对增加,从而细胞外液的 PO_2 降低,兴奋颈动脉体化学感受器的缘故。

当血液中 PCO_2 升高或 H^+ 浓度升高时,外周化学感受器可因 H^+ 进入细胞内而受到刺激,引起传入神经动作电位频率增加,进而增强呼吸运动。CO_2 容易扩散进入外周化学感受器细胞,使细胞内

H^+ 浓度升高;而血液中的 H^+ 不易进入细胞。因此,相对而言,CO_2 对外周化学感受器的刺激作用比 H^+ 强。

在实验中还可观察到,上述三种因素对化学感受器的刺激作用有相互增强的现象。当机体发生呼吸或循环功能衰竭时,三种因素常常同时存在,它们的协同作用有利于增强对外周化学感受器的刺激,共同促进呼吸运动的代偿性增强反应。

2. 中枢化学感受器　摘除动物外周化学感受器或切断其传入神经后,吸入 CO_2 仍能增加肺通气量;增加脑脊液 CO_2 和 H^+ 浓度,也能刺激呼吸。起初认为这是 CO_2 直接刺激呼吸中枢所致,后来大量动物实验研究表明,在延髓还存在一些可影响呼吸活动的化学敏感区,这些区域被称为中枢化学感受器,其受到刺激时可反射性增强呼吸运动。

中枢化学感受器位于延髓腹外侧浅表部位,左右对称,可分为头、中、尾三个区(图 4-5A)。头端和尾端区都有化学感受性;中间区不具有化学感受性,可能是头端区和尾端区传入冲动向脑干呼吸中枢投射的中继站。近年来,有资料表明,在斜方体后核、孤束核、中缝核、蓝斑、下丘脑等部位也有化学敏感神经元。目前,关于中枢化学感受器的部位有两种截然不同的观点,一种是分散学说,另一种是特化学说,前者认为中枢化学感受器分布于上述多个中枢部位,而后者则强调一个特殊区域,即斜方体后核的重要性。

中枢化学感受器的生理性刺激是脑脊液和局部细胞外液中的 H^+,而不是 CO_2。然而,血液中的 CO_2 能迅速透过血 - 脑屏障,使化学感受器周围细胞外液中的 H^+ 浓度升高,从而刺激中枢化学感受器,再兴奋呼吸中枢(图 4-5B),进而使呼吸运动加深加快,肺通气量增加。由于脑脊液中碳酸酐酶含量很少,CO_2 与水的水合反应很慢,所以通过这一途径引起的肺通气反应有一定的时间延迟。另一方面,血液中的 H^+ 不易透过血 - 脑屏障,故血液 pH 的变化对中枢化学感受器的影响较弱,也较缓慢。

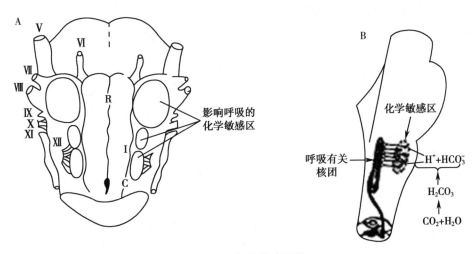

图 4-5　中枢化学感受器

A. 延髓腹外侧浅表部位的中枢化学感受区;B. 血液或者脑脊液 P_{CO_2} 升高刺激呼吸运动的中枢机制。
R:头区;I:中区;C:尾区;V ~ XII 分别为第 5~12 对脑神经。

当体内 CO_2 持续增多时,在最初数小时内,呼吸兴奋反应很明显,但是在随后 1~2d 内,呼吸兴奋反应逐渐减弱到原来的 1/5 左右,即对 CO_2 的反应发生了适应。这是因为:①肾对血液 pH 具有调节作用;②血液中的 HCO_3^- 也可缓慢透过血 - 脑屏障和血 - 脑脊液屏障,使脑脊液和局部细胞外液 pH 回升,减弱 H^+ 对呼吸运动的刺激作用。由于这些调节机制的作用,血液中的 CO_2 对呼吸运动的急性驱动作用较强,而慢性刺激作用较弱。

中枢化学感受器与外周化学感受器不同,它不感受低 O_2 的刺激,但对 H^+ 的敏感性比外周化学感受器高,反应潜伏期较长。中枢化学感受器的生理功能可能是通过影响肺通气来调节脑脊液的 H^+ 浓度,使中枢神经系统有一个稳定的 pH 环境;而外周化学感受器的作用则主要是在机体缺 O_2 时驱动呼吸运动,以改善缺 O_2 状态。

(二) CO_2、H^+ 和低 O_2 对呼吸运动的调节

1. CO_2 对呼吸运动的调节 CO_2 是调节呼吸运动最重要的生理性化学因素。在麻醉的动物或人类,当动脉血液 PCO_2 降到很低水平时,可出现呼吸暂停;随意过度通气也可以使呼吸运动受到抑制,因此一定水平的 PCO_2 对维持呼吸中枢的基本活动是必需的。

当肺通气或肺换气功能障碍以及吸入气体中 CO_2 浓度增加时,血液 PCO_2 将升高(称为高碳酸血症);代谢活动增强(如运动时)也可以使血液 PCO_2 升高。在这些情况下,呼吸运动将反射性加深、加快,肺通气量增加(图 4-6),呼出更多的 CO_2,从而使血液 PCO_2 恢复正常水平。但是,当 CO_2 浓度超过 7%,血液 PCO_2 过高,超过 80mmHg,尤其是超过 100~200mmHg(13.3~26.7kPa)时,将可能导致包括呼吸中枢在内的中枢神经系统活动抑制,引起呼吸困难、头痛、头昏,甚至昏迷,出现 CO_2 麻醉。总之,CO_2 在呼吸调节中经常起作用,血液 PCO_2 在一定范围内升高,可对呼吸运动产生兴奋作用,但超过一定限度则有抑制作用。

CO_2 刺激呼吸运动是通过中枢化学感受器和外周化学感受器两条途径实现的。去除外周化学感受器的作用后,CO_2 引起的通气反应仅下降 20% 左右;动脉血 PCO_2 只需升高 2mmHg 就可刺激中枢化学感受器,引起肺通气增强的反应;而刺激外周化学感受器,动脉血 PCO_2 需升高 10mmHg。可见,中枢化学感受器在 CO_2 引起的通气反应中起主要作用。不过,因为中枢化学感受器的反应较慢,所以当动脉血 PCO_2 突然增高时,外周化学感受器在引起快速呼吸反应中发挥重要作用。另外,当中枢化学感受器对 CO_2 的敏感性降低或产生适应后,外周化学感受器的作用就很重要。

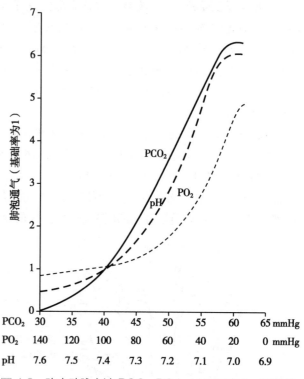

图 4-6   改变动脉血液 PCO_2、PO_2、pH 三因素之一而维持另外两个因素正常时的肺泡通气反应

临床上某种原因使呼吸受到刺激时(如心力衰竭或脑干损伤引起呼吸中枢的反应增强),可使肺通气量增加,呼出的 CO_2 增多,动脉血 PCO_2 下降,这种低 PCO_2 的血液到达脑部,呼吸中枢因缺少足够的 CO_2 刺激而受到抑制,于是呼吸变慢、变浅甚至停止;呼吸的抑制又使 CO_2 的排出减少,血液 PCO_2 升高,PCO_2 升高的血液到达脑部后,又刺激呼吸中枢,引起呼吸运动变快、变深,再次使 PCO_2 下降,呼吸运动再次受到抑制。如此周而复始,出现病理性的周期性呼吸,每个周期为 45s 至 3min 不等(图 4-7),这种形式的呼吸称为陈-施呼吸(Cheyne-Stokes breathing)。

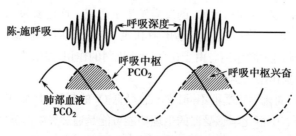

图 4-7   陈-施呼吸

2. H⁺ 浓度对呼吸运动的调节　当动脉血液 H⁺ 浓度升高(如呼吸性或代谢性酸中毒)时,呼吸运动加深、加快,肺通气量增加;相反,当 H⁺ 浓度降低(如呼吸性或代谢性碱中毒)时,呼吸运动受到抑制,肺通气量降低(图 4-6)。H⁺ 对呼吸运动的调节也是通过外周化学感受器和中枢化学感受器两条途径实现的。中枢化学感受器对 H⁺ 的敏感性较外周化学感受器高,约为后者的 25 倍,但 H⁺ 通过血-脑屏障的速度较慢,限制了它对中枢化学感受器的作用。因此,血液中的 H⁺ 主要通过刺激外周化学感受器而起作用,而脑脊液中的 H⁺ 才是中枢化学感受器最有效的刺激物。

3. 低 O_2 对呼吸运动的调节　吸入气 PO_2 降低(如初上高原)以及肺通气或肺换气功能障碍时,动脉血液 PO_2 将下降,反射性使呼吸运动加深、加快,肺通气量增加;反之,肺通气量减少(图 4-6)。通常在动脉血 PO_2 下降到 80mmHg 以下时,肺通气量才出现较明显的增加。可见,动脉血 PO_2 的改变对正常呼吸运动的调节作用不大,仅在机体严重缺 O_2 时其作用才有重要意义。此外,在严重肺气肿、肺心病患者,由于肺换气功能障碍,导致机体慢性缺 O_2 和 CO_2 潴留,长时间的 CO_2 潴留使中枢化学感受器对 CO_2 的刺激产生适应,而外周化学感受器对低 O_2 刺激的适应很慢,在这种情况下,低 O_2 对外周化学感受器的刺激就成为驱动呼吸运动的主要因素。因此,如果给慢性缺 O_2 患者吸入纯 O_2,则可能由于解除了低 O_2 的刺激作用而引起呼吸抑制,所以在临床应用 O_2 疗时应予以高度警惕。

切断动物外周化学感受器的传入神经后,急性低 O_2 对呼吸运动的刺激效应完全消失,可见低 O_2 刺激对呼吸运动的兴奋作用完全是通过外周化学感受器实现的。低 O_2 对包括呼吸中枢在内的中枢神经系统的直接作用是抑制。低 O_2 通过外周化学感受器对呼吸中枢的兴奋作用可对抗其对中枢的直接抑制作用。但是,在严重缺 O_2 时,如果外周化学感受器的反射效应不足以克服低 O_2 对中枢的直接抑制作用,将导致呼吸运动的减弱。

(三) CO_2、H⁺ 和低 O_2 在呼吸运动调节中的相互作用

图 4-6 显示的是 CO_2、H⁺ 和 O_2 三个因素中只改变一个因素而保持其他两个因素不变时的肺通气效应。由图 4-6 可见,三者引起的肺通气反应的程度大致接近。然而,在自然呼吸情况下,一种因素的改变往往会引起另外一种或两种因素相继改变或几种因素的同时改变。三者之间具有相互作用,对肺通气的影响既可因相互协同而增强,也可因相互抵消而减弱。图 4-8 所示为一种因素改变而对另外两种因素不加控制时的情况,可见 CO_2 对呼吸的刺激作用最强,而且比其单因素作用(图 4-6)更明显;H⁺ 的作用次之;低 O_2 的作用最弱。PCO_2 升高时,H⁺ 浓度也随之升高,二者协同作用,使肺通气反应比单纯 PCO_2 升高时更强。H⁺ 浓度增加时,因肺通气增加而使 CO_2 排出增加,导致 PCO_2 下降,H⁺ 浓度也有所降低,因此可部分抵消 H⁺ 的刺激作用,使肺通气量的增加比单因素 H⁺ 浓度升高时小。PO_2 降低时,也因肺通气量增加而呼出较多的 CO_2,使 PCO_2 和 H⁺ 浓度降低,从而减弱低 O_2 的刺激作用。

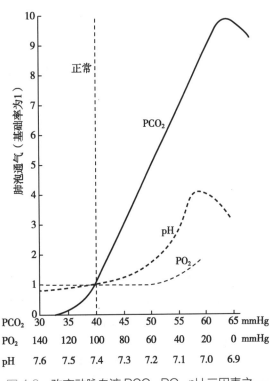

图 4-8　改变动脉血液 PCO_2、PO_2、pH 三因素之一而不控制另外两个因素时的肺泡通气反应

二、肺牵张反射

1868 年,Breuer 和 Hering 发现,在麻醉的动物,肺扩张或向肺内充气可引起吸气活动抑制,而肺

萎陷或从肺内抽气则可引起吸气活动加强。切断迷走神经后,上述反应消失,说明这是由迷走神经参与的反射性效应。这种由肺扩张引起吸气抑制或者肺萎陷引起吸气兴奋的反射称为肺牵张反射(pulmonary stretch reflex)或黑 - 伯反射(Hering-Breuer reflex)。肺牵张反射包括肺扩张反射和肺萎陷反射两种反射。

(一)肺扩张反射

肺扩张时抑制吸气活动的反射称为肺扩张反射(pulmonary inflation reflex)。肺牵张感受器位于从气管到细支气管的平滑肌中,属于牵张感受器,其阈值低,适应慢。肺扩张时,牵拉呼吸道,使肺牵张感受器受到刺激,沿传入纤维(迷走神经中的有髓神经纤维)传入延髓,经延髓和脑桥呼吸中枢的作用,促使吸气转换为呼气。刺激这类牵张感受器还能引起气道平滑肌舒张和心率加快。肺扩张反射的生理意义在于加速吸气向呼气的转换,使呼吸频率增加。在动物实验中,切断两侧颈迷走神经后,动物的吸气过程将延长,吸气加深,呼吸变得深而慢。

比较8种动物的肺扩张反射,发现肺扩张反射的敏感性具有种属差异,兔的肺扩张反射最明显,而人的最弱。人出生4~5d后,该反射的敏感性显著减弱。在成人,潮气量超过1 500ml时才能引起肺扩张反射,因此在平静呼吸时,肺扩张反射一般不参与呼吸运动的调节。在病理情况下,肺顺应性降低,肺扩张时对气道的牵张刺激较强,可引起肺扩张反射,使呼吸变得浅而快。

(二)肺萎陷反射

肺萎陷时增强吸气活动或促进呼气转换为吸气的反射称为肺萎陷反射(pulmonary deflation reflex)。感受器同样位于呼吸道平滑肌内,但其性质尚不清楚。肺萎陷反射一般在较大程度的肺萎陷时才出现,所以在平静呼吸时并不参与调节,但在防止呼气过深以及在肺不张等情况下可能起一定作用。

三、本体感受性反射

肌梭是骨骼肌的本体感受器。肌梭受到牵张刺激时,可反射性引起其所在的骨骼肌收缩,这种反射称为骨骼肌牵张反射(muscle stretch reflex),属于本体感受性反射(proprioceptive reflex)。在麻醉的猫,切断双侧迷走神经并在第7颈段平面横断脊髓,以排除迷走神经和该平面以下传入冲动的影响后,牵拉膈肌可引起膈肌肌电活动增强;切断胸段脊神经背根后,呼吸运动减弱。在人类,呼吸肌本体感受性反射对正常呼吸运动的调节作用较小,在呼吸肌负荷增加(如哮喘,气道阻力增大)时可能具有一定作用。

四、防御性呼吸反射

主要的防御性呼吸反射包括咳嗽反射和喷嚏反射。

(一)咳嗽反射

咳嗽反射(cough reflex)是很常见的重要防御性呼吸反射。咳嗽反射的感受器位于喉、气管和支气管的黏膜。主支气管以上部位的感受器对机械刺激敏感,二级支气管以下部位对化学刺激敏感。传入冲动经迷走神经传入延髓,然后经传出神经到声门和呼吸肌等处,引起一系列协调而顺序发生的动作,触发咳嗽反射。

咳嗽时,先是一次短促的或较深的吸气,继而声门紧闭,呼气肌强烈收缩,肺内压和胸膜腔内压急剧上升,然后声门突然开放,由于肺内压很高,气体便由肺内高速冲出,将呼吸道内的异物或分泌物等排出。但长期而频繁的咳嗽则对机体不利。剧烈咳嗽时,可因胸膜腔内压显著升高而阻碍静脉回流,使静脉血压和脑脊液压升高。

(二)喷嚏反射

喷嚏反射(sneeze reflex)的感受器存在于鼻黏膜。当鼻黏膜受到机械或化学刺激时,传入冲动经三叉神经传入延髓,触发喷嚏反射。反射动作与咳嗽类似,都由深吸气开始,随即产生一个急速而有力的呼气动作。与咳嗽反射不同之处是悬雍垂下降和舌压向软腭,而不是声门的关闭。当急速的气流从鼻腔中喷出时,可将鼻腔中的异物或分泌物排出。

除受上述反射性调节外,呼吸运动还受其他多种感受器的传入性影响。例如,肺毛细血管充血或肺泡壁间质积液时,肺毛细血管旁感受器(juxtacapillary receptor,简称 J 感受器)受到刺激,信息经迷走神经无髓纤维传入延髓,引起反射性呼吸暂停,继以呼吸浅快、血压降低、心率减慢;颈动脉窦、主动脉弓、心房、心室等处的压力感受器(baroreceptor)受到刺激时,可反射性抑制呼吸运动。但是,这些反射活动对呼吸运动的调节作用较弱,意义有限。

第三节　不同环境下呼吸运动的调节

一、运动时呼吸运动的调节

运动时,呼吸运动加深、加快,肺通气量增加,潮气量可从安静时的 500ml 增加到 2 000ml,呼吸频率可从 12~18 次 /min 增加到 50 次 /min,肺通气量可达 100L/min 以上。增加的程度随着运动量大小和时间长短而异。运动开始时,通气量骤然升高,继而进一步缓慢升高;运动停止时,通气量先骤然降低,继而缓慢下降,最后恢复到运动前的水平。

运动开始时肺通气量的骤升,可能与条件反射有关,仅给予运动暗示,受试者并未开始运动时,便可出现通气量增加的反应,这一反应的程度与受试者过去的经验、精神状态、所处场景等因素有关。此外,运动启动后,来自肌肉、肌腱、关节等本体感受器的传入冲动也可反射性兴奋呼吸运动,引起肺通气量急剧增加。

运动过程中肺通气量的增加还与化学感受性反射调节等因素有关。中等程度运动时,虽然动脉血液 pH、PCO_2 和 PO_2 的均值可保持相对稳定,但是它们随呼吸运动而周期性波动的幅度却增大,从而通过化学感受性反射使肺通气量增加。剧烈运动时,血液 pH、PCO_2 和 PO_2 的均值也会发生改变,表现为 pH 降低、PCO_2 升高和 PO_2 下降,这些变化可通过化学感受性反射使肺通气量进一步增加。运动时,血浆 K^+ 浓度可以升高,K^+ 也可刺激外周化学感受器,使呼吸运动增强。另外,体温升高在运动性肺通气量增加的反应中可能也发挥一定作用。

运动停止后,肺通气量先骤降,随后缓慢下降,逐渐而不是立即恢复到安静水平(图 4-9)。这是因为运动时欠下了“氧债”(oxygen debt),运动停止后必然有一个偿还过程。然而,此时引起肺通气量增加的刺激因素不是 CO_2 的增加或低 O_2,而是由于乳酸血症引起的 H^+ 浓度升高。

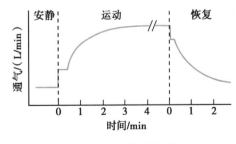

图 4-9　运动时肺通气反应

二、特殊环境下呼吸运动的调节

当机体处于某些特殊环境之中,如高海拔、潜水、加速度、失重、旋转、高温、低温等不同环境中时,呼吸运动或呼吸运动的变化各有其自身特点,其发生机制也不完全一样。下面简要介绍高海拔和潜水状态下呼吸运动的变化及其调节机制。

（一）高海拔（低气压）条件下呼吸运动的变化和调节

海平面的空气压力为一个大气压，即 760mmHg，随着海拔高度的增加（如登山、飞行等），虽然空气的组成成分不变，但是其总压力和各组成成分的分压都会逐渐降低。在海拔 5 500m 高度的大气压约 380mmHg，PO_2 约为 79mmHg，约为海平面的 1/2；在海拔 8 844m 的珠穆朗玛峰顶，大气压约为 250mmHg，PO_2 约为 52mmHg，约为海平面的 1/3。

高海拔对机体的生理影响主要来自缺 O_2，而低压的作用不明显。海拔 3 500m 高度就可能会引发缺 O_2 反应，表现为乏力、倦怠、嗜睡、头痛、恶心，有时可有欣快感；海拔 5 500m 高度时，可能会出现抽搐；海拔 7 000m 以上时，甚至会发生昏迷甚至死亡。

在呼吸运动的调节机制方面，急性缺 O_2（如乘飞机到达高原）时，可通过刺激外周化学感受器反射性引起肺通气量增加。如前文（见第二节）所述，在完整机体自然呼吸的情况下，肺通气增加使 CO_2 排出增多，因而减弱了机体对缺 O_2 的通气反应。慢性缺 O_2（如乘汽车上高原或久居高原）时，除肺通气量增加外，心血管活动、造血、内分泌、代谢等功能都会发生改变。

平原居民进入低 O_2 环境后，对于长期持续性缺 O_2 刺激产生的适应性生理反应或状态称为低 O_2 习服（acclimatization to hypoxia）。习服可增强机体在低 O_2 环境中的工作能力，或使机体能上到更高的海拔高度而不出现严重的缺 O_2 反应。习服开始于进入低 O_2 后几十分钟。习服所需时间与海拔高度有关，在海拔 2 900m 高度，习服只需 4d 即可完成；在 4 300m 的高度大约需要 10d；在海拔 8 000m 的高度则需要 30d 以上。引起机体产生低 O_2 习服的机制包括肺通气量增加，红细胞增多，肺扩散容量增加，组织毛细血管数量增多，细胞利用 O_2 的能力增强等。

（二）潜水或高气压条件下呼吸运动的变化和调节

潜水时，机体所处环境的压力增加。海水深度每增加 10m 或淡水深度每增加 10.4m，环境压力将增加 1 个大气压，气体总压力和气体各组成成分的分压亦随之升高。如果潜水超过一定深度，过高的环境压力可导致机体生理功能紊乱或病理性损伤，严重时甚至导致死亡。

人体体重的 60% 由液体组成，因此不会因为环境压力的增加而被压缩，但肺内气体却有相当大的可压缩性。根据 Boyle 定律，在恒温条件下，密闭容器中气体的压力（pressure，P）和体积（volume，V）成反比关系，即 $P_1V_1=P_2V_2$。在 20m 的海水中，肺内的气体容积将被压缩至海平面的 1/3，即由平均肺总量 4 500ml 压缩至 1 500ml，相当于余气量，没有气体再能被呼出。也由于压缩后肺泡内气体的分压升高，气体可随分压梯度扩散进入血液，肺容积可小于余气量，造成肺泡塌陷。因此，潜水时，潜水员必须呼吸和环境压力一致的气体，才能防止肺泡塌陷。相反，潜水员自水下上升过程中，肺泡气随着环境压力的减小而膨胀，可引起肺组织压力性损伤以及气栓和气胸。快速大深度潜水时，可出现高压神经综合征（high-pressure nervous syndrome），表现为肢体或全身性震颤、恶心、呕吐、眩晕、思维障碍等。

潜水时，随着压力的升高，呼吸运动将变得深而慢，其机制不明，可能是因为随着压力升高，气体密度增大，使呼吸阻力增加所致。

持续吸入高 PO_2 气体，可使体内 O_2 自由基含量增加而对组织产生毒性作用。当环境压力为 3 个大气压并吸入纯 O_2 时，动脉血液 PO_2 约为 2 200mmHg，此时血液中物理溶解的 O_2 量可达 6.6ml/100ml 血液以上。正常组织耗 O_2 量为 5ml/100ml 血液，所以溶解的 O_2 足以满足机体代谢的需要，不需动用化学结合的 O_2，因此静脉血中的 Hb 也呈氧合状态，组织中的 PO_2 也非常高。在这样的高 PO_2 情况下 1h 至数小时，便可发生急性 O_2 中毒，表现为惊厥，继而昏迷，还可出现面部肌肉颤动、心悸、出汗、眩晕、恶心、指端发麻等。长时间吸入 0.6 个大气压以上的 O_2，可引起慢性 O_2 中毒，表现为胸骨后不适、胸痛、咳嗽、呼吸困难等。

N_2 与其他惰性气体一样，当其分压增加到一定程度时，便能产生麻醉效应。如果潜水员吸入空气，下潜到 50m 深度时，可因血液 N_2 分压（PN_2）升高而出现注意力分散，记忆力减退，思维和判断能力降低,肌肉运动协调性下降等症状;下潜到 90m 深度时,可出现意识丧失。He(氦气)在组织的溶解度低,而且其麻醉效应仅为 N_2 的 1/8,同时 He 的分子量小,密度低(仅为 N_2 的 1/7),吸入时呼吸阻力较低,因此吸入一定比例的 He、O_2、N_2 混合气,可以避免高 N_2 分压以及上文所述高 PO_2 所导致的麻醉效应与慢性 O_2 中毒,从而可以增加下潜深度。

潜水时,潜水员除需要呼吸加压的空气或其他混合气体外,同时还要常规移除多余的 CO_2。但是,当潜水员采用呼吸用具时,CO_2 可以在通气管道中堆积而被重复吸入,导致肺泡和血液 PCO_2 升高,因而引起呼吸运动增强增快,肺通气量增加。当动脉血液 PCO_2 超过 80mmHg 时,可出现 CO_2 麻醉效应,此时呼吸运动反而受到抑制。

在潜水或进入高压环境时,肺泡气 PN_2 增高,N_2 进入血液,并被运输到组织,使组织中的 PN_2 升高,直至肺泡、血液和组织中的 PN_2 达到平衡,这一过程称为 N_2 饱和过程。相反,潜水员在出水过程中,由于环境压力降低,组织中的 N_2 进入血液,然后经肺换气排出体外,直至肺泡、血液和组织中的 PN_2 达到另一平衡状态,这一过程称为 N_2 脱饱和过程。N_2 脱饱和过程较为缓慢,常常需要数小时甚至数天,其时间取决于下潜深度以及在水下停留的时间,下潜越深,停留时间越长,N_2 脱饱和所需时间就越长。在适宜的减压速度下,从组织释放入血液的 N_2 能够被及时呼出体外。如果出水过快,超过了安全减压的速度,N_2 就会在组织和血管内堆积,形成气泡和气栓,导致减压病(decompression sickness)。减压病不仅可以发生在潜水员深潜出水时,也可能发生在航天员升空时。飞机升空时,机舱内若不进行人工加压,N_2 亦能从血液或组织中溢出形成气泡,引起减压病。如果发生减压病,可让患者进入加压舱,先行加压,使 N_2 重新进入组织,随后再逐渐降低舱内压力,使组织中的 N_2 缓慢释放进入血液,并被呼出体外,从而解除减压病。

本章小结

1. 呼吸中枢是指中枢神经系统内产生和调节呼吸运动的神经元群,分布于脊髓、延髓、脑桥、间脑和大脑皮质等中枢神经系统的各级部位,各级呼吸中枢协同作用实现正常的节律性呼吸运动。脊髓是联系高位脑和呼吸肌的中继站;延髓有产生呼吸节律的基本中枢;脑桥上部有呼吸调整中枢;大脑皮质对呼吸运动具有一定程度的随意调节作用。延髓头端腹外侧区的前包钦格复合体可能是呼吸节律起源的关键部位。

2. 呼吸运动受神经反射性调节。血液、脑脊液或中枢化学感受器细胞外液中的 O_2、CO_2 和 H^+ 等化学因素的改变在呼吸运动的调节中具有重要意义,其中 CO_2 是经常起作用的最重要的生理性刺激因素。

3. 当吸入气 CO_2 含量增加时,呼吸将加深加快,肺通气量增加,吸入气 CO_2 含量过高可引起 CO_2 麻醉;吸入气 CO_2 含量降低可抑制呼吸运动。CO_2 兴奋呼吸运动是通过刺激中枢化学感受器和外周化学感受器实现的,其中中枢化学感受器起主要作用。

4. 动脉血 H^+ 浓度增高时,呼吸运动加深加快,肺通气量增加;H^+ 浓度降低时相反,呼吸运动受到抑制,肺通气量减少。血液中的 H^+ 对呼吸运动的刺激作用也是通过外周化学感受器和中枢化学感受器实现的,但以外周化学感受器的作用为主。

5. 吸入气 PO_2 降低时,肺泡气、动脉血 PO_2 都随之降低,呼吸运动加深、加快,肺通气量增加。低 O_2 对呼吸运动的兴奋作用完全是通过外周化学感受器实现的,低 O_2 对呼吸中枢有直接抑制作用。

6. 由肺扩张或肺萎陷引起的吸气抑制或兴奋的反射称为肺牵张反射或黑 - 伯反射,其作用是促使呼吸时相的转换,调节呼吸运动的深度和频率。

7. 运动时,呼吸运动因机体代谢活动增强而加深、加快,肺通气量增加,运动开始时肺通气量的骤升与条件反射有关,运动过程中肺通气量的增加还与化学感受性反射调节等因素有关。

8. 机体处于某些特殊环境之中,如高海拔、潜水、加速度、失重、旋转、高温、低温等时,呼吸运动或呼吸运动的变化各有特点,其发生机制也不完全一样。

思考题

1. 为什么说延髓是产生呼吸节律的基本中枢? 产生呼吸节律的关键区域在哪里?

2. 脑桥呼吸调整中枢受到损伤时,出现长吸式呼吸的原因。

3. 动脉血 PO_2、PCO_2 和 H^+ 浓度的变化对呼吸运动的影响及其作用途径。

4. 在给予慢性呼吸衰竭患者 O_2 疗时需要注意的问题及其原因。

5. 运动时呼吸运动的变化及其机制。

(秦　颖)

第五章
呼吸系统的非呼吸功能

呼吸系统的非呼吸功能是指除肺通气和肺换气以外的其他呼吸系统功能的总称,包括滤过、防御、代谢、嗅觉、发音、酸碱平衡调节、体温调节等。疾病情况下呼吸系统的非呼吸功能障碍,不仅影响呼吸系统本身的功能活动,还将影响机体其他系统或远隔器官的功能,与某些疾病特别是肺部疾病的发生发展密切相关。本章主要介绍呼吸道的保护和防御功能以及肺的滤过和代谢等功能。

第一节　呼吸道的非呼吸功能

肺与外界大气相通,每天出入肺的气量高达 8 000~10 000L。空气中所含的微生物、粉尘、烟雾、有害气体及变应原等可随空气吸入气道或肺泡,呼吸道通过咳嗽、黏液排出、细胞吞噬、降解或吸收等防御功能将其清除。若吸入的有害物过多或肺的防御功能障碍,则可能对呼吸道和肺造成损害,或通过肺进入全身。

一、加温加湿和过滤功能

(一)加温加湿吸入气体

当外界较冷空气被吸入时,在流经气道的过程中,空气的温度可在到达肺泡之前被预热到接近体温,即 37℃,其湿度也达到饱和,从而避免寒冷干燥的空气损伤肺,并保证肺泡在体温条件下进行气体交换。若肺泡和肺毛细血管内温度低于体温,则可因气体溶解度的增高而在血液内溶解较多气体。当这些溶解较多气体的低温血液进入其他组织而被升温时,可因气体溶解度降低而释出气体,在血管内形成气泡,引起空气栓塞。生理情况下,鼻甲、口咽部黏膜表面积大,血液供应丰富,在吸入空气的加温湿润中起重要作用。临床上需注意对气管内插管或气管切开的患者辅助进行人工加温、湿化吸入气,避免呼吸道上皮和纤毛的干燥与损伤。

(二)过滤清洁吸入气体

呼吸道具有过滤和清洁作用,可阻挡和清除随空气进入呼吸道的颗粒、异物,使进入肺泡的气体几乎清洁无菌。在鼻腔,通过鼻毛阻挡和鼻甲表面黏液的吸附,可清除直径大于 10μm 的颗粒。直径为 2~10μm 的颗粒可通过鼻腔进入下呼吸道,沉积黏附于气管、支气管和细支气管壁表面的黏液上,并经纤毛运动、喷嚏和咳嗽向外排出。直径小于 2μm 的吸入颗粒虽然可以到达呼吸性细支气管、肺泡管和肺泡,但是其中 80% 直径小于 0.5μm 的颗粒又随呼出气排至体外。沉积于肺泡的颗粒则可被常驻的肺泡巨噬细胞吞噬,或随覆盖于肺泡内表面的液体进入终末细支气管,通过黏液 - 纤毛转运系统排出体外(见本章黏液 - 纤毛转运功能)。巨噬细胞吞噬吸入的颗粒和细菌后,带着吞噬物向上游走到细支气管壁上的黏液层,随黏液排出。但过量粉尘颗粒的吸入,若超过了呼吸道的上述过滤清洁能力,则可能引起肺纤维化的发生。

雾化吸入给药是治疗肺部疾病常用的给药途径,全身性药物经肺部给药能迅速进入体循环,且避免了肝脏的"首过消除(first-past elimination)"作用。但若吸入气溶胶颗粒的直径大于 8μm,则很少能到达咽以下的呼吸道。直径 1~3μm 的颗粒可沉积于较小的气道或肺泡;而直径为 0.5μm 左右的小颗粒虽容易到达肺泡,但又可随呼气呼出。因此,对作用于特定呼吸道区域的药物,要注意其颗粒大小。此外,位于鼻腔内的嗅上皮也可以通过引起嗅觉而避免将某些有害气体吸入肺内。

颗粒物(particulate matter,PM)是主要的大气污染物之一。$PM_{2.5}$ 是指直径小于或等于 2.5μm 的颗粒物。大气中 $PM_{2.5}$ 主要来自人为污染,如大量的化石燃料(煤、汽油、柴油)、垃圾焚烧、道路扬尘、建筑扬尘、工业粉尘、厨房油烟等。$PM_{2.5}$ 直径小,面积大,易吸附有害物质(如重金属、微生物等),且能在大气中悬浮较长的时间,能飘到较远的地方,因此影响范围较大,对人体健康和大气环境质量的影响也很大。而且 $PM_{2.5}$ 直径小,容易通过呼吸到达肺泡,为可入肺颗粒物,能引起肺、心血管系统及其他器官的损伤。

二、黏液-纤毛转运功能

(一)黏液-纤毛转运系统

气道内的黏液与纤毛上皮细胞的纤毛协同活动,构成黏液-纤毛转运系统(mucociliary transport system)。上皮细胞表面的黏液毯可分为两层,下层为浆液层,厚约 5μm;上层为凝胶层,厚约 2μm,黏稠似固体,浮于浆液层上。纤毛浸浴在浆液中,其顶端穿过浆液层达凝胶层的底部。相邻上皮细胞的纤毛协同而有节奏地摆动(图 5-1),频率可达 17Hz。纤毛摆动时,其顶端能将上面的凝胶层连同附着在其中的异物颗粒推向喉部。纤毛每次摆动可移动黏液层达 16μm,支气管的黏液毯的移动速度可达 20mm/min。肺泡和呼吸性细支气管的上皮没有纤毛,但其表面液层与支气管内黏液相连,因此支气管内纤毛摆动也可将肺泡内液层及其表面的颗粒一同排出。黏液-纤毛转运系统是呼吸系统的重要防御机制之一。

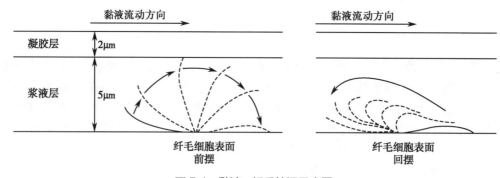

图 5-1   黏液-纤毛转运示意图

(二)黏液-纤毛转运障碍

正常的黏液-纤毛转运不仅要求足够数量结构完整的纤毛,而且要求黏液具有最佳的黏弹性和厚度。浆液层过薄或缺如时,纤毛无法正常运动;浆液层过厚时,纤毛不能与凝胶层接触而无法将它推动。吸入干燥空气或含有害物质(烟雾、二氧化硫等)的气体及感染等可引起纤毛融合、倒伏、脱落及纤毛细胞坏死等,损害黏液-纤毛的清除功能。如冬季寒冷干燥的空气抑制了纤毛的净化作用,易致上呼吸道感染。气道脱水使渗透压升高,也可损伤纤毛细胞,甚至形成黏液栓。慢性阻塞性肺疾病(chronic obstructive pulmonary disease,COPD)、支气管扩张症、支气管哮喘等可引起气道黏膜上皮细胞的纤毛发生粘连、倒伏、脱失,加之 COPD 患者黏液腺肥大、增生,黏液分泌增多、黏稠度增大,使纤毛运动受损。黏液 - 纤毛的清除功能障碍是 COPD 病情进行性发展的重要因素之一。在遗传性疾病纤毛不动综合征（immobile cilia syndrome）中，由于纤毛动力蛋白臂的异常或囊性纤维化（cystic fibrosis，CF）所引发的黏液腺增生，分泌物黏稠，均可导致黏液 - 纤毛的清除功能下降，黏液不能排出。

囊性纤维化是一种致死性常染色体隐性遗传性疾病，是欧美白人最常见的遗传性疾病之一，但在亚洲裔中极其罕见。其发病机制是由于囊性纤维化跨膜转运调节体（cystic fibrosis transmembrane conductance regulator，CFTR）基因突变所致。CFTR 蛋白主要在气道、消化道（包括胰腺和胆管系统）、汗腺及泌尿生殖道上皮细胞的顶部质膜中。CFTR 是一种 Cl^- 通道，并可抑制 Na^+ 的吸收。CFTR 缺陷可引起气道上皮细胞顶部质膜 Cl^- 分泌减少，Na^+ 吸收增多，导致水的分泌减少、吸收增多，气道表面黏液脱水，黏液黏稠，黏液 - 纤毛的清除功能下降，最终引起黏液堵塞细小支气管、呼吸道慢性感染及肺纤维化的发生。

（三）影响黏液 - 纤毛转运的药物

N- 乙酰半胱氨酸可裂解痰液中多肽链中的二硫键，使痰液黏性明显降低。溴己新和溴环己胺醇则可增加浆液分泌，增加纤毛运动，通过改善痰液性质和增加外排作用两方面提高黏液 - 纤毛清除功能。氨茶碱、β_2 受体激动剂（如福莫特罗）及嘌呤能激动剂可提高纤毛的摆动频率，加强黏液 - 纤毛的清除作用。

三、咳嗽反射和喷嚏反射

咳嗽反射（cough reflex）和喷嚏反射（sneeze reflex）是主要的防御性呼吸反射，其生理意义在于清除呼吸道中的异物或过多的分泌物，有清洁和维持呼吸道畅通的作用（详见第四章第二节）。

四、呼吸道和肺的免疫功能

鼻咽部、纵隔、气管及大支气管周围有大量的淋巴组织；肺内有丰富的巨噬细胞；气道中有较高浓度的分泌型 IgA（secreted IgA，SIgA），还有补体、溶菌酶、抗菌肽（antibacterial peptide）、防御素（defensin）、表面活性物质结合蛋白（surfactant associated protein，SP）SP-A 和 SP-D（详见第六章第一节）等。SP-A 和 SP-D 可以促进吞噬细胞的吞噬杀菌活性。这些特异性、非特异性免疫机制有效地维持了肺泡内的无菌状态。肺免疫功能的损害可造成呼吸系统对感染的抵抗力下降，易罹患各种呼吸道感染性疾病。呼吸系统免疫功能的异常还可引起特异性变态反应，如哮喘即是一种以特异性变态反应为主的慢性气道炎症，肺免疫功能的异常是其主要发病因素之一（详见第二十一章第一节）。

第二节 肺的非呼吸功能

一、肺的滤过功能

来自全身各个系统、器官的血液几乎全部经静脉回流到右心，然后通过右心室搏出，进入肺循环。肺循环有丰富的毛细血管网，毛细血管的内径平均为 4~5μm，红细胞和白细胞一般需要变形才能通过。因此，各系统回流血液中含有的微血栓、大分子蛋白甚至细菌等形成的微聚物都会被肺毛细血管截留，以免进入体循环给心、脑、肾等重要器官造成危害，从而对机体起到重要的保护作用。在存在明显右向左分流的患者中,由于上述肺滤过功能的减弱,体循环栓塞的发生率增高。

由于肺毛细血管有极丰富的交通吻合支,所以一般情况下微栓子在肺毛细血管中很少因阻塞而引起肺循环的真正障碍。肺具有强大的吞噬、清除微聚物、细菌或大分子蛋白的作用,在被阻塞部位可见白细胞聚集、吸引巨噬细胞,致使阻塞的微聚物很容易被清除或降解。肺毛细血管具有丰富的纤溶酶原激活物,可激活纤溶酶原生成纤溶酶,清除微血栓及多种蛋白质微聚物。凝血酶调节蛋白在肺中的含量最高,凝血酶与之结合后可激活抗凝因子蛋白C,抑制局部凝血过程;活化的蛋白C还可促进纤维蛋白溶解。此外,肺还含有丰富的、具有强大抗凝作用的肝素。在上述因素的共同作用下,肺内血栓的清除比其他组织更为迅速。同样的原因,肺的滤过功能也使得它易于受到血源性有害因素的攻击。当大量的病原微生物、毒素、激活的炎症细胞、炎症介质迅速入肺,超出肺的清除、防御能力时,就会造成急性肺损伤,使得肺在重症全身感染、全身炎症反应综合征(systemic inflammatory response syndrome,SIRS)时成为最易受累的器官。

二、肺的代谢功能

肺的解剖学位置比较特殊,由心脏输出的血液几乎全部流经肺。血液经过肺循环后,某些化学物质的含量有明显的增加或者减小,说明肺有合成、激活、释放和分解、清除一些生物活性物质的作用,执行着重要的代谢和生物转化功能。肺可以代谢随血流和吸入气进入肺的生物活性物质与药物,这种作用称为肺的代谢功能(pulmonary metabolic function)。肺的代谢功能是肺非呼吸功能的重要组成。

肺血管内皮细胞在肺的代谢功能中起关键作用。这是因为肺毛细血管内皮细胞是肺内众多细胞中代谢最为活跃的细胞;肺毛细血管床最为丰富,居全身各器官之首,其内皮细胞的表面积高达126m²,巨大的接触面积为内皮细胞的迅速摄取及代谢清除提供了结构基础。此外,肺上皮细胞、肺血管平滑肌细胞、肺的肥大细胞以及肺神经内分泌细胞也具有一定的代谢功能。早期曾有研究显示,将未经过肺循环的血液直接灌注肾,可引起肾血管痉挛,甚至肾衰竭。因此,肺通过参与许多生物活性物质的代谢,维持血液中一些激素、生物胺、脂肪酸衍生物的适宜浓度。肺代谢功能障碍在某些疾病的病理生理变化中起着重要作用。

(一)肺表面活性物质代谢

肺表面活性物质(pulmonary surfactant)是一种脂蛋白复合物。脂质占肺表面活性物质总重量的80%~90%,其中磷脂酰胆碱占70%~80%,主要成分为二棕榈酰卵磷脂(dipalmitoyl phosphatidyl choline,DPPC)。蛋白质占肺表面活性物质总重量的5%~10%,并含有4种特异性的肺表面活性物质结合蛋白,分别称为SP-A、SP-B、SP-C、SP-D。肺表面活性物质的脂质在Ⅱ型肺泡上皮细胞内质网的微粒体中合成,经高尔基复合体储存于板层体内,在板层体内与表面活性物质结合蛋白结合,以胞吐的方式分泌到肺泡腔。肺泡内表面活性物质存在4种主要形式:板层体、管髓体(tubular myelin)、单分子层和小泡(small vesicle)。刚从Ⅱ型肺泡上皮细胞分泌出来的肺表面活性物质呈板层体样结构,然后迅速转变为嗜锇性网格状的管髓体。管髓体的磷脂可吸附到液-气界面,形成具有降低表面张力作用的磷脂单分子表面膜。小泡只有微弱的表面活性,通常认为是肺表面活性物质的非活性形式。SP-A和SP-D为亲水性蛋白,SP-B和SP-C为疏水性蛋白。板层体转变为管髓体有赖于SP-A、SP-B和Ca^{2+}参与。SP-B和SP-C均可促进磷脂吸附到液-气界面,加速处于液相中的磷脂混合物在液-气界面形成单分子膜而发挥降低表面张力的作用。SP-B基因缺陷的婴儿可发生严重呼吸衰竭。因此,在肺表面活性物质正常发挥降低表面张力的作用中,肺表面活性物质结合蛋白是不可缺少的重要部分。分泌到肺泡腔内的肺表面活性物质可被Ⅱ型肺泡上皮细胞及肺泡巨噬细胞摄取、经气道上移排出或被肺泡液中的酶降解,其中细胞摄取是主要的清除途径。被Ⅱ型肺泡上皮细胞摄取的肺表面活性物质,大部分不被降解而重新送到板层体贮存以再利用(图5-2)。肺表面活性物质具有降低肺泡表面张力的作用,减少吸气阻力,防止肺泡萎陷,减少肺组织液的生成(见第三章第一节)。SP-A 和 SP-D 还可促进肺泡巨噬细胞的吞噬杀菌活性,并下调局部特异性免疫反应,减轻变应性肺损伤。

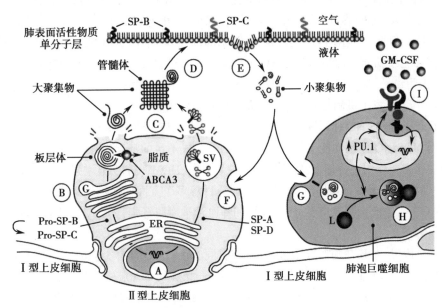

图 5-2　肺表面活性物质的合成、分泌和再循环示意图

在病理情况下,肺表面活性物质将发生变化:①休克、创伤、严重感染等引起的急性肺损伤,以及缺氧、氧中毒等可破坏Ⅱ型肺泡上皮细胞,使肺表面活性物质合成减少;②各种原因引起的过度肺泡通气,使肺表面活性物质消耗过多;③吸入毒气、强酸强碱、细菌性肺炎、脂肪栓塞后分解形成的游离脂肪酸,以及急性胰腺炎时释放的卵磷脂酶等,均可破坏肺表面活性物质;④吸烟过多、溺水和体外循环时,也会使肺表面活性物质破坏增加;⑤严重肺水肿和肺出血等将稀释肺表面活性物质,尤其是渗出的血浆蛋白还可灭活肺表面活性物质,导致其功能障碍。

肺表面活性物质的缺乏可导致肺顺应性降低、肺泡萎陷和肺不张、肺水肿,引起局部通气/血流比值失调,造成严重的肺内分流,是急性呼吸窘迫综合征(acute respiratory distress syndrome,ARDS)的重要发病机制(见第二十二章第四节)。早产儿可因肺表面活性物质合成不足发生新生儿呼吸窘迫综合征(neonatal respiratory distress syndrome,NRDS)(见第三章第一节)。此外,哮喘发作以及 COPD 可能也与肺表面活性物质功能障碍有关。另一方面,若肺泡巨噬细胞对肺表面活性物质清除减少,肺泡及终末呼吸性细支气管内将沉着大量的表面活性物质结合蛋白及脂质,病理学检查可见肺泡内充满细颗粒状、无结构的过碘酸雪夫(PAS)染色阳性蛋白样物质,引起肺泡蛋白沉着症(pulmonary alveolar proteinosis)。

(二)内源性生物活性物质代谢

1. 激活和释放内源性生物活性物质　由血管紧张素原生成的血管紧张素Ⅰ在血管紧张素转化酶(angiotensin-converting enzyme,ACE)的作用下,转化成血管紧张素Ⅱ。一般内皮细胞均含有 ACE,其在肺血管内皮细胞的含量特别丰富,肺是体内血管紧张素Ⅱ生成的主要场所。血液流经肺循环一次就能将血流中 80% 的血管紧张素Ⅰ转化为血管紧张素Ⅱ。血管紧张素Ⅱ对外周及肺血管都有很强的缩血管作用,是维持血管紧张度的重要肽类激素。内毒素肺损伤时肺血管内皮细胞膜上 ACE 大量脱落,以及 ACE 活性降低,都可使体循环中血管紧张素Ⅱ减少,这可能是促成内毒素性休克的因素之一。许多慢性肺部疾病如肺癌、肺结核、肺气肿和支气管哮喘都存在 ACE 活性降低。

肺也可合成释放多种生物活性物质。肺血管内皮细胞是循环血液中前列环素(PGI_2)的主要来源。肺也合成释放 5-羟色胺(5-HT)和组胺。肺还可合成释放一氧化氮(nitric oxide,NO)、一氧化碳

（carbon monoxide，CO）和硫化氢（hydrogen sulfide，H₂S）三种气体信号分子。

一氧化氮合酶（nitric oxide synthase，NOS）催化 L- 精氨酸（L-arg）产生 NO，血红素氧合酶（heme oxygenase，HO）催化血红素产生 CO，多种酶催化半胱氨酸降解生成 H₂S。肺内 NOS 有结构型 NOS（cNOS）和诱导型 NOS（iNOS）两种亚型。NO 具有双重性，由 cNOS 激活局部产生很小量的 NO，调节肺血管平滑肌的舒张、气道平滑肌的舒张、改善肺局部通气 / 血流比值，还可防止血小板凝聚、参与肺的宿主防御和免疫功能。抑制内源性 NO 的产生可造成或加重肺损伤。但当有 iNOS 产生高浓度 NO 后则具有细胞毒性，参与介导多种病理过程的发生，如内毒素性休克时的肺损伤、肺部炎症及肺缺血 - 再灌注损伤等，其发生机制与 NO 介导的氧化性损伤作用有关。

在生理状态下，NOS/NO 体系在呼吸系统中的作用占优势。肺内 HO 的基础表达很低或缺失，只有在肺疾病时 NOS/NO 体系功能受损、内皮源性 NO 合成不足的情况下，HO/CO 体系才在呼吸系统的功能调节中起主要作用。例如，在氧化应激或缺氧等时，HO-1 表达明显增强，CO 产生增多，具有抗氧化、抑制中性粒细胞聚集，以及降低微血管的通透性等多个方面的保护作用。此外，哮喘和肺动脉高压时，肺内 CO 的生成也明显增多，使支气管和肺血管平滑肌舒张，具有减轻哮喘、抗肺纤维化及肺动脉高压等作用。

H₂S 存在于肺中，尤其在肺血管中分布很多，它同 NO 和 CO 具有类似的生物学效应。H₂S 减少将促进肺动脉高压、肺纤维化的发生；内源性 H₂S 生成过多则可加重肺组织损伤。

2. 代谢灭活内源性生物活性物质　血液流经肺时，肺可以摄取或灭活 5- 羟色胺、去甲肾上腺素、缓激肽、内皮素、PGD₂、PGE₂、PGF₂α、白三烯、腺苷、ATP、ADP 和 AMP 等多种生物活性物质。血液流经肺时，可一次摄取 65%~98% 的 5- 羟色胺、20%~25% 的去甲肾上腺素、80%~90% 的内皮素 -1、82% 的 PGE₂ 和 58% 的 PGF₂α。肺血管内皮细胞功能受损可导致血液中上述物质的浓度升高，而对机体产生一系列的影响。例如，由肺血管内皮功能受损所引起的循环血中 5- 羟色胺浓度的升高，可使血管与支气管收缩、增加毛细血管通透性，参与肺动脉高压、阻塞性肺疾病、高血压以及内毒素休克的发生发展过程。但多巴胺、肾上腺素、组胺、血管紧张素 Ⅱ、催产素、抗利尿激素、PGI₂ 和 PGA₂ 等物质通过肺循环时不受影响，这表明肺对内源性生物活性物质的代谢灭活是选择性的。缓激肽为具有扩血管活性的九肽分子，与血管紧张素 Ⅰ 一样可被 ACE 所代谢，故可被肺或其他血管床有效清除。ACE 抑制剂在减少血管紧张素 Ⅱ 生成的同时，也会使缓激肽降解减少。

（三）肺内药物代谢

肺不仅可代谢内源性生物活性物质，也可代谢清除外源性药物。细胞色素 P450（cytochrome P450，CYP450）是代谢外源性物质（包括药物）的酶系统，其功能是通过多种氧化反应来氧化外源性物质，发挥解毒作用，但有的物质在代谢后毒性反而增大，故宜统称为生物转化。CYP450 主要存在于肝，在肺泡上皮细胞、肺泡巨噬细胞和肺血管内皮细胞中也有分布。肺泡上皮内的 CYP450 对吸入性麻醉剂（如氟烷、甲氧氟烷等）及空气污染物有代谢功能。肾上腺素与异丙肾上腺素喷雾吸入治疗哮喘时，虽不被肺血管内皮细胞摄取代谢，但可被肺上皮细胞部分代谢。有些药物通过肺循环时可被内皮细胞摄取，如 β 受体阻断剂普萘洛尔和 α₂ 受体阻断剂可乐定，经肺循环时可分别被摄取 90% 和 50%。

有些药物在肺内积累或毒性物质直接进入肺将产生肺的局部毒性。如除草剂百草枯可进入肺上皮细胞，产生活性氧化物（主要是超氧阴离子），导致肺损伤和肺纤维化。呋喃妥因、博来霉素、胺碘酮亦可导致肺毒性，而引起肺纤维化。

三、肺的其他非呼吸功能

（一）肺的贮血功能

正常成人的肺血管内约有 500ml 血液，约占全身血量的 10%，当机体失血时，肺循环可将一部分血液转移至体循环起代偿作用。同时由于肺组织和肺血管的顺应性高,因此肺血管可以也缓冲右心室射血变化对左心室充盈的影响。动物实验显示,完全阻断肺动脉血流后,左心室通过其主动抽吸,仍能从肺血管获得足够血液继续维持两次正常射血,肺的贮血功能有利于维持左心输出量的稳定。因此,肺血管是左心室的贮血库。肺循环不仅血管容量大,随着呼吸过程中肺的周期性扩张与缩小,其血管容量的变动范围也大。平静吸气时,虽然因胸膜腔内负压增大而静脉回心血量增高,但因肺的扩张和肺血管容量的增大,回流到左心房的血反而减少。

(二)参与维持酸碱平衡

CO_2 与 H_2O 结合生成 H_2CO_3,后者是机体在代谢过程中产生最多的酸性物质。H_2CO_3 可释出 H^+,是体内 H^+ 的重要来源;H_2CO_3 也可以 CO_2 的形式从肺排出体外,为挥发酸(volatile acid)。当体内 H^+ 浓度升高时,肺可以通过加强 CO_2 的排出而降低体内的 H^+ 浓度;当体内 H^+ 浓度降低时,肺也可通过减少 CO_2 的排出而升高体内的 H^+ 浓度。因此,肺通过控制 CO_2 的排出而参与维持酸碱平衡。若机体 CO_2 排出障碍可引起呼吸性酸中毒,而机体 CO_2 排出过多可引起呼吸性碱中毒(见第七章第二节)。

本章小结

1. 呼吸道具有加温加湿、过滤清洁吸入气体和免疫防御的保护作用。

2. 黏液-纤毛转运系统是呼吸系统清除吸入颗粒的重要防御机制之一。改善黏液-纤毛转运的药物可加强黏液-纤毛清除作用。

3. 肺具有滤过功能,可避免由各器官回流的栓子进入体循环给心、脑、肾等重要器官造成危害,这也使得肺组织自身易于出现栓塞。

4. 肺还具有活跃的代谢功能,肺血管内皮细胞在肺的代谢功能中起关键作用。此外,肺上皮细胞、肺血管平滑肌细胞、肺的肥大细胞以及肺神经内分泌细胞也有一定的代谢功能。

5. 肺Ⅱ型肺泡上皮细胞可以合成、分泌肺表面活性物质,发挥降低肺泡表面张力的作用。肺表面活性物质可被Ⅱ型肺泡上皮细胞及肺泡巨噬细胞摄取、经气道上移排出或被肺泡液中的酶降解。

6. 肺是体内血管紧张素Ⅰ转化为血管紧张素Ⅱ的主要场所。肺也可合成释放 PGI_2、5-羟色胺、组胺、NO、CO 和 H_2S 等多种生物活性物质。肺还可代谢灭活随血液流经肺的 5-羟色胺、去甲肾上腺素、缓激肽、内皮素、PGD_2、PGE_2、$PGF_{2\alpha}$、白三烯、腺苷、ATP、ADP 和 AMP 等多种内源生物活性物质;也可代谢转化多种外源性药物。因此,肺部疾病时可引起肺外器官的功能活动异常及某些药物药代动力学的变化。

7. 肺还具有贮血功能和参与机体酸碱平衡调控的作用。

思考题

1. 呼吸道清除吸入颗粒的基本机制。

2. 肺表面活性物质的代谢过程及病理情况下影响肺表面活性物质的因素。

3. 肺循环易于发生血管栓塞的原因,以及肺内血栓的清除比其他组织迅速的机制。

4. 肺对内源性生物活性物质和外源性药物的代谢作用。

5. 呼吸过程对体循环静脉回流及肺循环静脉回流的影响。

(秦 颖)

第六章

呼吸系统疾病的免疫学基础

　　呼吸系统持续暴露于外界环境中,空气中的各类物质如病原体、非致病性微生物、过敏原、粉尘颗粒、有毒气体等均可侵袭呼吸系统。大多数情况下,呼吸系统可以清除这些异物并不产生免疫反应,只有当致病性异物侵袭时,呼吸系统特有的黏膜免疫系统可通过固有免疫和适应性免疫的协同作用进行局部免疫应答,保护机体免受损伤。在病理情况下,致病因素和机体免疫系统之间的平衡被打破可产生相应的疾病,如病原体致病性过强或免疫功能缺陷可导致呼吸系统感染,吸入过敏原或免疫耐受被破坏可产生超敏反应或自身免疫性疾病,细胞恶变并逃逸或免疫监视作用下降可发生肿瘤等等。随着免疫学研究的不断发展,疫苗研发和免疫治疗引人瞩目,也为呼吸系统相关疾病的治疗指明了新方向。

第一节　呼吸道黏膜免疫系统的组织结构

　　呼吸系统有两个截然不同的功能部分,即被黏膜组织覆盖的呼吸道和由肺泡组成的肺实质,免疫系统的组成和功能在这两个部分不尽相同。呼吸道的黏膜免疫系统具有独特的组织结构和功能,主要由覆盖于黏膜表面的黏液、黏膜假复层纤毛柱状上皮组织、黏膜相关淋巴组织(mucosa-associated lymphoid tissue,MALT)、共生菌群(commensal microorganisms)四部分组成(图 6-1)。完整的黏膜免疫组织起物理屏障、化学屏障和生物屏障的作用,构成了机体的第一道防线。一般情况下,肺组织的主要功能是气体交换,在肺泡内有散在的免疫细胞或淋巴滤泡,起到清除异物或者病原体的功能。

一、呼吸道黏液的成分与功能

　　呼吸道的黏液(mucus),或称黏液毯(mucous blanket),分为上层的凝胶层和下层的浆液层。凝胶层的主要成分是黏蛋白,由杯状细胞和外分泌腺的黏液性腺泡分泌。浆液层由外分泌腺的浆液性腺泡分泌,液体稀薄,有利于纤毛的摆动并将上层的凝胶层推向喉部咳出(见第五章第一节"黏液 - 纤毛转运功能")。此外,黏液中还存在大量的抗菌物质,包括溶菌酶、抗菌肽、表面活性物质结合蛋白、细胞因子、抗体和补体等。

(一) 黏蛋白(mucin,MUC)

　　黏蛋白是由杯状细胞和外分泌腺的黏液性腺泡分泌的一种糖蛋白,能黏着并清除粉尘颗粒和病原体等异物,同时可阻止病原体直接附着于上皮细胞。黏蛋白具有一定的黏性,如果黏性过低则无法黏着各类异物,异物可在重力的作用下进入肺泡;如果黏性过强则纤毛难以推动,使得异物无法从呼吸道内排出而引发疾病,如囊性纤维化(见第五章第一节"黏液 - 纤毛转运功能")。

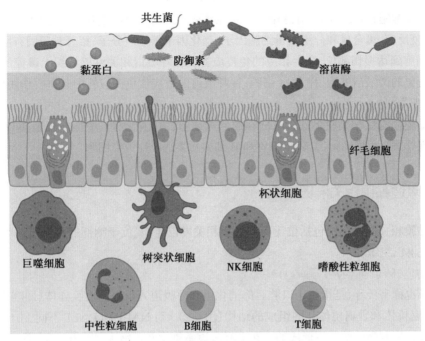

图 6-1　呼吸道黏膜免疫系统的组织结构

（二）溶菌酶（lysozyme）

呼吸道黏液中的溶菌酶主要由呼吸道上皮细胞分泌。溶菌酶是一种糖苷酶，可以直接作用于细菌细胞壁，使其主要成分肽聚糖之间的化学键解聚，导致细菌裂解。溶菌酶对裂解革兰氏阳性细菌更加有效，而革兰氏阴性细菌因其细胞壁中的肽聚糖含量较少，且外层有脂多糖包裹，因此溶菌酶需在抗体和补体的共同作用下，才能裂解革兰氏阴性细菌。溶菌酶广泛存在于泪液、唾液、鼻涕、黏液等外分泌液中，也存在于各类吞噬细胞的溶酶体中，是固有免疫防御体系中的重要组成部分。

（三）抗菌肽（antimicrobial peptides）

呼吸系统存在多种抗菌肽，其中最主要的是防御素（defensin）。防御素是一种古老的、进化保守的抗菌肽，广泛存在于多细胞生物如哺乳动物、昆虫甚至植物中。人和哺乳动物体内存在 α- 防御素和 β- 防御素，其中 α- 防御素主要由中性粒细胞和小肠潘氏细胞产生；呼吸道上皮细胞可分泌 β- 防御素。防御素是一种双性小分子肽，呈碱性，其亲水区为带正电荷的阳离子，其疏水区可插入细菌的细胞膜中使其裂解，具有广谱的直接抗菌作用。防御素亦可与某些易感细胞表面的病毒受体结合从而竞争性抑制病毒对易感细胞的吸附与感染。防御素还对多种免疫细胞具有趋化作用如单核细胞、B 细胞和 T 细胞等。

（四）表面活性物质结合蛋白（surfactant associated protein，SP）

由 Ⅱ 型肺泡上皮细胞分泌，存在于肺泡腔内的液体层，在呼吸道的黏液中少见。表面活性物质结合蛋白 A 和 D（SP-A 和 SP-D）是胶原凝集素家族蛋白质，可以直接与细菌表面的脂多糖结合从而凝聚并杀伤细菌，也可附着于细菌表面使得细菌更加易于被吞噬细胞进行黏附和吞噬。

（五）其他

呼吸系统的免疫细胞和非免疫细胞（如上皮细胞）均可合成和分泌大量细胞因子（cytokine）、趋化因子、白细胞介素、干扰素等，形成细胞因子调节网络，在细胞之间传递信息，诱导免疫细胞的迁移、活化和分化发育，调节特异性和非特异性免疫应答。此外，呼吸道黏液中还存在大量的抗体，是重要的效应分子（见本章第二节"B 细胞介导的体液免疫应答"），但补体成分在黏液中浓度不高。

二、呼吸道黏膜假复层纤毛柱状上皮组织

呼吸道黏膜的上皮组织为假复层纤毛柱状上皮（见第二章第五节"黏膜"）。呼吸道黏膜的上皮细

胞属于固有免疫细胞,对侵入的具有感染性的病原体或吸入的非感染性刺激(如过敏原、刺激因子、异物等)产生免疫反应,可合成和分泌大量细胞因子、趋化因子等效应分子,招募黏膜固有层或黏膜下层的各类免疫细胞到达损伤部位,产生相应的免疫应答。在呼吸道相关淋巴组织上覆盖的上皮细胞中还存在少数特化的微皱褶细胞,称为 M 细胞,在呼吸道的适应性免疫应答中起重要作用(见本章第二节"微皱褶细胞")。

呼吸道黏膜固有层和黏膜下层含有散在的巨噬细胞、树突状细胞、中性粒细胞、NK 细胞、γδT 细胞和肥大细胞等固有免疫细胞,也有 T 细胞和 B 细胞两类适应性免疫细胞。

三、呼吸道黏膜相关淋巴组织

呼吸道黏膜相关淋巴组织包括位于鼻部的鼻相关淋巴组织、位于咽部的咽淋巴环和位于呼吸道的支气管相关淋巴组织。

(一) 咽淋巴环 (Waldeyer's ring)

咽淋巴环也称韦氏环,是指位于口腔后部消化道和呼吸道入口处的由腺样体(即咽扁桃体)、咽鼓管扁桃体、腭扁桃体和舌扁桃体共同组成的结构(图 6-2)。与 NALT 和 BALT 不同,韦氏环是在胚胎发育过程中无抗原刺激的情况下形成的。在上呼吸道感染中常常增大,出现红、肿、热、痛的典型炎症性免疫反应。

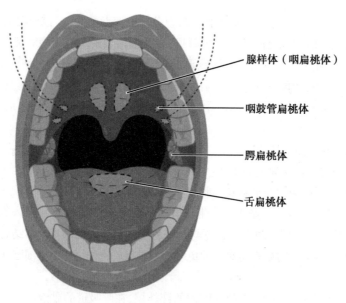

腺样体(咽扁桃体)

咽鼓管扁桃体

腭扁桃体

舌扁桃体

图 6-2　咽淋巴环

(二) 鼻相关淋巴组织(nasal-associated lymphoid tissue,NALT)和支气管相关淋巴组织(bronchus-associated lymphoid tissue,BALT)

NALT 主要分布在中鼻甲上,BALT 主要分布在气道中,均为散在淋巴滤泡(isolated lymphoid follicles,ILF),其上覆盖着假复层纤毛柱状上皮组织。肺泡中同样存在散在淋巴滤泡,其上仅有单层肺泡上皮,亦归类为 BALT。这些散在淋巴滤泡并非在胚胎发育过程中形成,而是在各类病原微生物感染刺激后,或脂多糖(lipopolysaccharide,LPS)、烟雾颗粒、尾气颗粒等非感染性刺激后形成的异位淋巴组织。每个个体散在淋巴滤泡的数量、大小、结构复杂性差异较大,主要由 B 细胞组成,可以小到仅有少量 B 细胞聚集成簇,也可以大到具有完整的淋巴组织结构。典型的 BALT 往往围绕着大气道或者肺部的小血管形成,填充在血管周隙中,包括以下部分(图 6-3)。

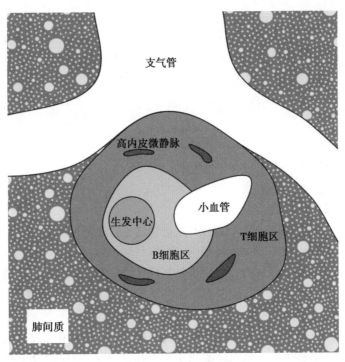

图 6-3　BALT 的结构

1. **B 细胞区**　可含生发中心(germinal center,GC),包括位于周边静息状态的 B 细胞和位于生发中心正进行亲和力成熟并处于活跃增殖状态的 B 细胞。

2. **T 细胞区**　以辅助性 T 细胞为主,围绕在 B 细胞区外。

3. **高内皮细胞微静脉(high endothelial venule,HEV)**　位于 T 细胞区或 T、B 细胞交界区。高内皮细胞可与 T 细胞相互作用,促使 T 细胞黏附于 HEV,从而引导 T 细胞进入 T 细胞区。

4. **其他细胞**　BALT 中还包含树突状细胞、巨噬细胞、滤泡树突细胞、浆细胞等。各类免疫细胞协同作用,共同完成相应的细胞免疫和体液免疫应答(见本章第二节"适应性免疫细胞的分化、发育及功能")。

四、呼吸道共生菌群

正常情况下,呼吸道黏膜中聚居着上千种不同的非致病菌,统称为共生菌群,机体并不产生针对这些菌群的有害免疫应答。相反,呼吸道黏膜中某种优势细菌过度生长或者某种关键细菌的低水平定植,均可导致共生菌群数量和结构的变化,由此产生的菌群失调可能导致炎症和疾病的发生,因此呼吸道共生菌群也是呼吸道黏膜免疫的重要组成部分,如哮喘、慢性阻塞性肺病、肺囊性纤维化等疾病均与呼吸道共生菌群失调具有一定的相关性。

呼吸道各部位的共生菌群组成不同,鼻咽部的菌群超过 50% 为革兰氏阴性细菌,其多样性也较低。口咽部的菌群超过 80% 为革兰氏阳性细菌,其多样性较高,且与唾液微生物群类似,但有趣的是,它们与口腔、牙龈和食管微生物群的相似性要小得多。与上呼吸道相比,下呼吸道和肺部的共生菌群数量很低,其组成与口咽部相似。

机体通常支持有益细菌定植,抑制潜在病原体定植。个人生活方式如吸烟、饮酒等可以影响上呼吸道的共生菌群组成,有研究表明吸烟者的鼻咽和口咽共生菌群比不吸烟者更为多样,且潜在致病菌如链球菌增加。此外,呼吸道的共生菌群组成也与种族、遗传、气候和抗生素的使用有关。

第二节　呼吸系统的免疫功能

一、固有免疫细胞的分化、发育及功能

(一) 固有免疫细胞的基本功能

固有免疫是机体与生俱来的防御机制,在长期进化过程中逐渐积累而形成,主要作用包括抵御各类病原体的入侵,清除损伤、衰老或突变的细胞,启动后续的适应性免疫反应。相对于适应性免疫,固有免疫有以下特点:①由先天获得;②发挥非特异性免疫应答;③产生应答迅速;④不形成免疫记忆。呼吸系统作为遭受外界病原攻击最多的系统之一,其固有免疫对呼吸道和肺部感染的应答意义重大。

大多数固有免疫细胞具有固有免疫的抗原识别系统。病原体存在一些与机体不同的特征性分子,如细菌细胞壁成分肽聚糖在人和哺乳动物中并不存在,这些特征性分子在不同病原体中具有一定共性,是固有免疫细胞区分"自我"和"非我"的重要标志,称为病原相关分子模式(pathogen associated molecular pattern,PAMP)。与之相对应,大多数固有免疫细胞表达多种模式识别受体(pattern recognition receptor,PRR),可与 PAMP 结合,称为固有免疫的抗原识别系统。PAMP 和 PRR 结合后,不同的固有免疫细胞产生不同的效应,如分裂增殖、迁移、分泌细胞因子和趋化因子招募其他免疫细胞到达局部,启动适应性免疫应答进一步清除病原等。

病原相关分子模式(PAMP)和模式识别受体(PRR)的概念最早于 20 世纪 90 年代由美国学者 Janeway 提出,之后许多 PAMP 和相应的 PRR 被发现。针对细胞外或囊泡内 PAMP 的 PRR,如 TLR2 识别革兰氏阳性细菌肽聚糖,TLR3 识别病毒双链 RNA,TLR4 识别革兰氏阴性细菌脂多糖,TLR5 识别细菌鞭毛素,TLR9 识别微生物 CpG DNA。针对细胞内 PAMP 的 PRR,如胞内受体 RIG-I 样受体识别细胞内的病毒 RNA,NOD 样受体识别细胞内的细菌蛋白质。在此领域做出重要贡献的免疫学家 Beutler 和 Hoffmann 与树突状细胞的发现者 Steinman 一起荣获 2011 年诺贝尔生理学或医学奖。

(二) 固有免疫细胞

呼吸系统的固有免疫细胞主要包括黏膜上皮细胞、微皱褶细胞、巨噬细胞、树突状细胞、固有淋巴样细胞,其他传统固有免疫细胞如中性粒细胞、γδT 细胞、肥大细胞也都在呼吸系统的黏膜免疫反应中起一定作用。

1. 呼吸道黏膜上皮细胞　具有物理屏障作用,可通过固有免疫抗原识别分子直接识别病原微生物,具有转吞作用,可进行物质的双向跨细胞运输,可分泌多种细胞因子招募黏膜固有层或黏膜下层的其他免疫细胞参与免疫应答。

呼吸道黏膜上皮细胞具有跨细胞运输的功能,称为转吞作用(transcytosis)(图 6-4)。浆细胞在固有层分泌出大量 IgA 抗体,这些 IgA 抗体通过 J 链形成二聚体。上皮细胞基底侧的细胞膜上存在多聚 Ig 受体(poly-Ig receptor,pIgR),pIgR 与 J 链相互作用将 IgA 二聚体内吞,通过囊泡转运到管腔侧,pIgR 被剪切后通过胞吐的方式将 IgA 二聚体分泌到黏液中。IgM 也可通过 J 链形成五聚体,因而上皮细胞也可通过 pIgR 将聚合形式的 IgM(poly-IgM,pIgM)由基底侧向管腔侧单向转运。与之相反,上皮细胞也可通过胞吞作用在管腔侧摄取黏液中的分子和颗粒,并以囊泡的形式将其转运到基底侧,再通过胞吐作用将内容物释放到固有层中。上述的双向跨细胞运输过程统称为转吞作用,在呼吸道的黏膜免疫中起重要作用。

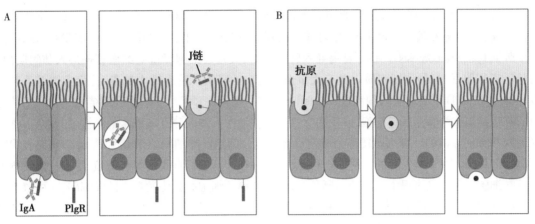

图6-4　转吞作用

A. IgA 二聚体被上皮细胞从基底侧转吞至管腔侧；B. 抗原物质被上皮细胞从管腔侧转吞至基底侧。

2. 微皱褶细胞（microfold cell, M 细胞）　覆盖在 BALT 上的假复层纤毛柱状上皮将 BALT 与气道分隔开来，这些上皮细胞被称为滤泡相关上皮（follicle-associated epithelium, FAE），其中有少数特化的、对气道中的抗原物质具有转吞作用的细胞被称为微皱褶细胞，即 M 细胞（图6-5）。与其他 FAE 不同，M 细胞表面有许多皱褶，既没有纤毛也不具有分泌功能，但可高效地摄取并转运抗原，将抗原转送给其下方的 BALT。需要注意的是，BALT 的大小和组织结构差异很大，并非所有 BALT 上方都有 M 细胞。另外，人的腭扁桃体由鳞状上皮覆盖并陷入扁桃体实质中形成深浅不一的扁桃体隐窝，扁桃体隐窝深部也有 M 细胞的存在，在转运上呼吸道的抗原物质进行局部免疫应答的过程中起重要作用。

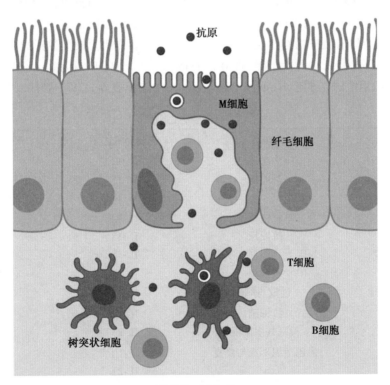

图6-5　M 细胞

3. 肺巨噬细胞（pulmonary macrophage）和肺泡巨噬细胞（alveolar macrophage）　巨噬细胞在维持呼吸系统的免疫平衡中具有举足轻重的作用，主要包括肺巨噬细胞和肺泡巨噬细胞两类。肺巨噬细胞是由来源于骨髓的单核细胞经血液循环进入肺内分化发育而成，主要位于肺间质内，具有活跃的吞噬功能,可吞噬侵入肺部的病原体和颗粒。吞噬了较多粉尘颗粒后的肺巨噬细胞称为尘细胞(dust cell),可随黏液从气道排出,也可随淋巴管沉积在相应的淋巴结内,或直接沉积在肺间质内导致尘肺病(pneumoconiosis)。心力衰竭导致肺淤血时,大量红细胞穿过毛细血管壁进入肺间质内,可被肺巨噬细胞吞噬,导致细胞质内含有大量血红蛋白的降解产物含铁血黄素,称为含铁血黄素细胞(hemosiderin cell)或心力衰竭细胞(heart failure cell)(见第二章第六节"呼吸部结构")。位于肺泡腔内的巨噬细胞称为肺泡巨噬细胞,由于在支气管灌洗液中无法区分巨噬细胞的来源,因此众多学者将气道腔和肺泡腔内的巨噬细胞统称为肺泡巨噬细胞。肺泡巨噬细胞的来源不明,最新研究表明肺泡巨噬细胞的前体在个体发育的早期即迁移至肺部,并在肺部进行自我更新与增殖,逐渐分化发育为肺泡巨噬细胞。在感染过程中,经血液循环进入肺内的单核细胞可分化发育为巨噬细胞,亦可游走至肺泡腔内,但与稳态下原有的肺泡巨噬细胞在功能表型上有较大的差异。肺泡巨噬细胞是正常肺中数目最多的专职吞噬细胞。在稳态下,其主要功能是吞噬机体吸入的颗粒、病原及衰老的细胞,在吞噬了病原体后肺泡巨噬细胞既不回流至局部淋巴结,也不进行抗原提呈,却通过表达抑制性细胞因子如白细胞介素 -10(interleukin-10,IL-10)、转化生长因子 β(transforming growth factor-β,TGF-β)等抑制T 细胞的功能,起免疫抑制的作用,以保护局部组织免受免疫反应的影响,维持呼吸系统的免疫平衡。然而在感染状态下,肺泡巨噬细胞则可通过模式识别受体如 Toll 样受体、甘露糖受体等被激活,调节树突状细胞的迁移并参与免疫应答,清除病原体。

4. **树突状细胞(dendritic cell,DC)**　树突状细胞是联系固有免疫与适应性免疫的桥梁。呼吸道黏膜固有层中的树突状细胞可迁移至黏膜表面,直接与外界接触,主动摄取气道腔内的抗原后,回到黏膜相关淋巴组织诱导适应性免疫应答。肺泡中的树突状细胞摄取抗原后亦可诱导相应的适应性免疫应答。

5. **固有淋巴样细胞(innate lymphoid cell,ILC)**　近年来,对固有淋巴样细胞及其功能的研究是免疫学领域的热点之一。固有淋巴样细胞是一类来源于骨髓的淋巴细胞,主要存在于组织中,不具备抗原特异性,具有固有免疫功能,对维持组织稳态具有重要作用。根据最新的国际免疫学联合会命名法认为 ILC 可分为五个亚群,细胞毒性 ILC(cytotoxic ILC)即 NK 细胞(natural killer cell)、ILC1、ILC2、ILC3 和淋巴组织诱导细胞(lymphoid tissue inducer,LTi)(表 6-1),其中肺部以 ILC2 为主。

表 6-1　固有淋巴样细胞(ILC)亚群

ILC 细胞亚群	功能	主要刺激因子	产生的细胞因子
NK 细胞 (细胞毒性 ILC)	抗病毒感染 抗肿瘤	IL-12 IL-15 IL-18	穿孔素 颗粒酶 IFN-γ
ILC1	抗胞内细菌 抗原虫	IL-12 IL-15 IL-18	TNF-α IFN-γ
ILC2 自然辅助细胞	抗蠕虫 过敏、哮喘	IL-25 IL-33	IL-5 IL-13
ILC3	抗细菌 抑制共生菌群	IL-1β IL-23	IL-17 IL-22
LTi	淋巴组织形成与修复	IL-1β IL-23	IL-17 IL-22

NK 细胞也称为细胞毒性 ILC,具有快速应答感染的能力,在抵御呼吸系统的急性感染中发挥重要作用。NK 细胞利用表面抑制性受体和活化性受体对"自我"和"非我"进行区分。生理情况下,机体正常的组织细胞与抑制性受体结合,NK 细胞处于抑制状态,不发挥杀伤效应。当发生感染时,肺泡巨噬细胞分泌的 IL-12 或上皮细胞分泌的 IL-15 等炎症因子可促进 NK 细胞活化,显著增强其抗病毒作

用,通过释放穿孔素、颗粒酶、TNF-α 等方式,直接杀伤被病毒感染的组织细胞或肿瘤细胞。活化的 NK 细胞还可分泌 IFN-γ 等细胞因子,发挥免疫调节作用,增强肺泡巨噬细胞的吞噬功能。ILC1 与 NK 细胞相似,主要对抗细胞内细菌和某些原虫感染。ILC2 是肺内的主要 ILC 细胞,以自然辅助细胞(natural helper cell 或者 nuocyte)为主,其发育依赖于转录因子 RORα 和 GATA3,可产生 Th2 类细胞因子 IL-5 和 IL-13,所以被称为 ILC2,在抗蠕虫感染和哮喘中起重要作用。ILC3 的发育依赖于转录因子 RORγt,可产生 IL-17A 和 IL-22。ILC3 主要分布于肠黏膜固有层中,在肺中少见,具有维持上皮组织稳态、诱导产生防御素等作用。LTi 与 ILC3 很相似,发育也同样依赖 RORγt,对淋巴结的形成具有重要作用。

二、呼吸系统黏膜免疫抗原提呈的特点

抗原提呈细胞(antigen presenting cell,APC)是指能够吞噬抗原、加工处理抗原,并将抗原信息以"抗原肽-MHC 分子复合物"的形式提呈给 T 淋巴细胞的一类固有免疫细胞,是适应性免疫应答的启动者。针对内源性抗原,特指位于细胞质中的抗原,如内源性癌胚抗原、病毒感染组织细胞后存在于细胞质中的病毒蛋白质等,APC 可通过其表面的 MHC-I 类分子提呈给 CD8$^+$ T 细胞进行识别;对于外源性抗原,如外源性病原菌的蛋白质,APC 则通过其表面的 MHC-II 类分子提呈给 CD4$^+$ T 细胞进行识别。树突状细胞是呼吸系统最主要的抗原提呈细胞,多存在于气道上皮基底膜、肺泡间隙和肺血管周围结缔组织中,形成一个捕获抗原的巨大网络。相对而言,肺巨噬细胞是弱抗原提呈细胞,尽管它们也能识别和加工抗原并提呈给 T 淋巴细胞诱导免疫应答。肺泡巨噬细胞相反,可产生信使分子一氧化氮(NO)来负向调控树突状细胞的功能。

树突状细胞可以通过多种方式捕获抗原。大多数 BALT 表面均覆盖着滤泡相关上皮(FAE),其中特化的 M 细胞具有对气道抗原物质的转吞作用,进入 BALT 的抗原物质则被树突状细胞捕获。抗原物质也可经输入淋巴管进入 BALT 从而被树突状细胞吞噬。树突状细胞可以直接伸出伪足穿过黏膜上皮组织捕获抗原物质(图 6-1)。呼吸道的树突状细胞还具有较强的迁移能力,可在感染局部吞噬抗原物质,再直接迁移或者通过淋巴管迁移至附近的 BALT 完成抗原提呈。此外,BALT 的本质是散在的淋巴滤泡,并非在胚胎发育过程中形成,而是在感染性或非感染性刺激后形成的异位淋巴组织,因此在有些情况下,局部感染了细菌或病毒,树突状细胞可直接吞噬抗原并与其他聚集过来的免疫细胞一起逐渐形成一个新的 BALT 进行相应的免疫应答。

当树突状细胞摄取抗原后,既可通过 BALT 启动局部免疫应答,也可经过输出淋巴管迁移至肺门或气管旁淋巴结启动系统免疫应答。BALT 产生的局部免疫应答比肺门淋巴结等系统免疫应答的反应更快,保护性更强。BALT 局部免疫应答也不依赖于全身的系统免疫应答,有研究表明,在切除了脾脏并且缺乏淋巴结和肠道黏膜免疫系统的实验动物中,其 BALT 仍可发挥作用。

三、适应性免疫细胞的分化、发育及功能

适应性免疫是机体出生后,在不断与抗原物质接触过程中习得的一系列防御能力,包括 T 细胞介导的细胞免疫和 B 细胞介导的体液免疫。相对于固有免疫,适应性免疫有以下特点:①后天习得;②发挥特异性免疫应答;③产生应答较晚;④可形成免疫记忆。固有免疫系统较早产生反应,在初步清除异物抵御感染的同时启动适应性免疫应答,而适应性免疫应答产生的效应 T 细胞和特异性抗体又可以反过来进一步活化固有免疫系统,加强固有免疫系统产生的应答,两者相互依存共同作用可有效清除异物,抵御外来感染。

(一) T 细胞介导的细胞免疫应答

呼吸系统的细胞免疫应答与经典的细胞免疫应答一致,包括 T 细胞抗原识别,T 细胞激活、增殖和分化,效应 T 细胞的作用和转归几个方面。初始 T 细胞表面受体(T cell receptor,TCR)与 APC 提

呈的抗原肽 -MHC 分子复合物进行特异性结合的过程称为 T 细胞的抗原识别(antigen recognition)。
T 细胞激活、增殖和分化是连续的没有明确界限的过程,需要三个信号共同完成。信号一:TCR 与抗
原肽 -MHC 分子复合物相结合的同时,共受体 CD4 也与 MHC-Ⅱ类分子相结合(或者共受体 CD8 与
MHC-Ⅰ类分子相结合),给初始 T 细胞提供激活信号。信号二:T 细胞表面的 CD28 与 APC 表面的共
刺激分子如 B7.1/B7.2 相结合,给初始 T 细胞提供存活信号。信号三:由 APC 分泌的各类细胞因子与
相应受体结合,给初始 T 细胞提供进一步分化发育的信号(图 6-6)。

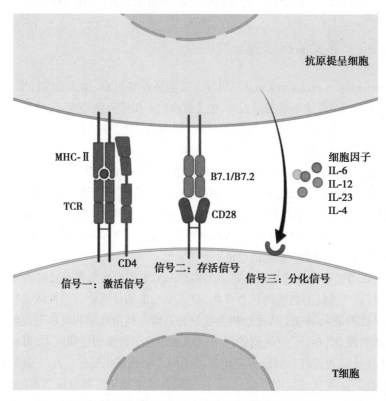

图 6-6　初始 T 细胞激活、存活和分化的三个信号

初始 T 细胞激活后,在不同的细胞因子作用下(信号三),进一步分化发育为不同的效应 T 细胞。
CD8⁺ T 细胞发育为细胞毒性 T 细胞(cytotoxic T lymphocyte,CTL),通过穿孔素、颗粒酶诱导靶细胞
凋亡或者表达 FasL 诱导靶细胞凋亡。CD4⁺ 细胞则分化发育为不同的效应 T 细胞,包括辅助性 T 细
胞(T helper cell,Th)如 Th1、Th2、Th17,滤泡辅助性 T 细胞(follicular helper T cell,Tfh)和调节性 T
细胞(regulatory T cell,Treg),它们具有不同的免疫效应,起到免疫防御、免疫监视和免疫耐受的作用
(图 6-7)。这些效应 T 细胞产生的免疫应答往往不会持久,当病原被清除后,免疫系统将恢复到原有的
平衡状态,大多数效应 T 细胞将凋亡或者被抑制,仅余少量记忆细胞维持免疫记忆。

(二)B 细胞介导的体液免疫应答

各类抗原物质进入呼吸系统后可诱导 B 细胞产生特异性抗体进行体液免疫应答,包括 B 细胞的
抗原识别,BCR 亲和力成熟和类别转换,特异性抗体的效应作用等方面。

B 细胞抗原识别与 T 细胞抗原识别有很大不同,不需要 APC 将抗原吞噬和处理,也不需要通
过 MHC 来提呈抗原,而是直接通过 B 细胞表面受体(B cell receptor,BCR)与抗原进行特异性结合。
BCR 主要识别抗原物质完整的天然空间构象或者抗原降解后暴露的空间构象,因此不仅可以识别蛋
白质,也可以识别多肽、糖类、脂类、核酸等各类抗原物质。根据种类和成分的不同,可将这些抗原物
质分为胸腺依赖性抗原(thymus dependent antigen,TD-Ag)和非胸腺依赖性抗原(thymus independent
antigen,TI-Ag),前者需要滤泡辅助性 T 细胞(Tfh)的辅助才能产生高亲和力的抗体,后者不需要。

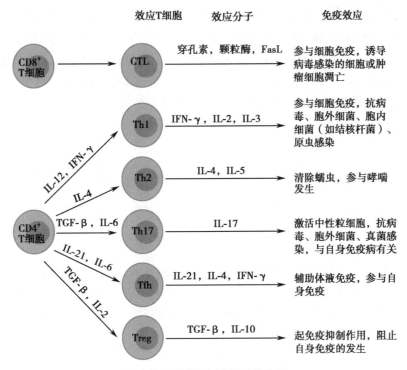

图 6-7　不同效应 T 细胞的作用

　　B 细胞本身是一种抗原提呈细胞,BCR 与胸腺依赖性抗原特异性结合后,吞噬抗原,对抗原进行加工处理,形成抗原肽 -MHC-Ⅱ类分子复合物,并提呈给滤泡辅助性 T 细胞(Tfh)。位于生发中心的 B 细胞在 Tfh 细胞的辅助下,BCR 进行亲和力成熟,与抗原的亲和力不断提高。同时,BCR 进行类别转换,由 IgM 转换成 IgG、IgA 或 IgE。此后 B 细胞进一步分化发育为效应 B 细胞即浆细胞,产生效应分子即抗体(图 6-8A)。体内分布最广的抗体类型是 IgG,黏膜系统中最多的是 IgA。有趣

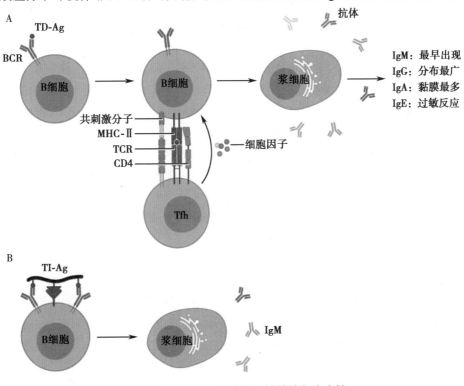

图 6-8　B 细胞介导的体液免疫应答
A. B 细胞对 TD-Ag 产生的免疫应答;B. B 细胞对 TI-Ag 产生的免疫应答。

的是,BALT 与其他黏膜免疫系统不同,以产 IgG 的浆细胞数量最多,其次是产 IgA 的浆细胞。这些 IgG⁺浆细胞最终大多归巢至骨髓,而 IgG 经循环系统分布于全身;IgA⁺浆细胞大多归巢至呼吸道黏膜固有层中,IgA 则分布在呼吸系统中。还有些抗原物质可以诱导 B 细胞分化发育为产 IgE 的浆细胞,与呼吸道过敏性疾病相关。非胸腺依赖性抗原,如脂多糖、细菌多糖、多聚蛋白质等,不需要 Tfh 细胞辅助,可以直接激活初始 B 细胞产生 IgM 抗体,启动体液免疫应答(图 6-8B)。

第三节　免疫功能异常与呼吸系统疾病

免疫系统的功能可以归纳为"攘外"和"安内",既抵御外来各种感染性和非感染性入侵,也监控体内正常发育和衰老的细胞,同时免疫系统自身也应受到精密调控以避免错误攻击,保持免疫平衡状态。任何原因打破免疫平衡均导致相应的疾病,本节将介绍呼吸系统疾病的相关免疫学基础,涉及经典免疫学的各个领域。

一、感染免疫与呼吸系统疾病

感染是指病原体与宿主之间的相互作用所引起的局部组织和全身性炎症反应。针对不同的病原体,机体产生的免疫保护机制各不相同,但都有如下共同特征:①均为固有免疫和适应性免疫的协同作用;②病原体侵入与宿主免疫应答之间的博弈决定了感染的走向和结局;③尽管针对病原体的免疫防御机制是宿主存活所必需的,但免疫应答也会导致组织的病理性损伤,称为免疫病理损伤。呼吸系统的感染性疾病主要是以感染的部位进行分类,包括急性上呼吸道感染、急性气管 / 支气管炎、肺炎。而在感染免疫中主要依据不同病原体所产生的不同免疫防御机制进行分类。

(一)抗病毒免疫

引起急性上呼吸道感染的病毒种类繁多;引起急性气管 / 支气管炎的病毒包括腺病毒、流感和副流感病毒、呼吸道合胞病毒等;病毒性肺炎往往由上呼吸道病毒感染向下蔓延导致。除上述常见病毒外,还包括近年新出现的变异病毒如 SARS 冠状病毒(SARS-CoV)、H_1N_1、H_5N_1、H_7N_9 流感病毒等。2019 年底造成国际大流行的 2019 新型冠状病毒(2019-nCoV)亦可感染肺部引起新型冠状病毒肺炎(coronavirus disease 2019,COVID-19)。

在感染初期的 3~5d 内,固有免疫细胞如黏膜上皮细胞、巨噬细胞、NK 细胞以及固有免疫效应分子尤其是干扰素(interferon,IFN)可将病毒感染控制在低水平。此后适应性免疫应答被诱导产生。CD8⁺的效应 T 细胞 CTL 是抗病毒免疫的关键(图 6-7),可直接杀伤被病毒感染的组织细胞。特异性抗体可在细胞外起中和病毒的作用或阻止病毒进入宿主细胞。

许多病毒具有免疫逃逸机制。有些病毒感染宿主细胞后以一种缺陷的形式存在,使自身不具有活性,因此潜伏下来从而逃逸免疫防御;流感病毒可通过不断变异使自身抗原性改变而逃逸免疫防御,此过程称为抗原漂移(antigenic drift);腺病毒、巨细胞病毒等可通过干扰 MHC 限制性从而干扰抗原提呈作用;麻疹病毒感染使 DC 形成合胞体聚集物,病毒可在其中自由复制,还可表达对 B 细胞激活起抑制作用的蛋白从而干扰抗体的产生;还有些病毒还可通过调控宿主细胞的凋亡、干扰宿主细胞产生细胞因子等机制逃逸。

(二)抗细菌免疫

引起呼吸系统感染的细菌主要有流感嗜血杆菌、肺炎链球菌、葡萄球菌等,这些细菌均可导致急性上呼吸道感染、急性气管／支气管炎和细菌性肺炎。此外,结核分枝杆菌还可引起肺结核。

针对胞外细菌如肺炎链球菌和葡萄球菌,固有免疫中各类杀菌或者抑菌的分子如溶菌酶、防御素,以及固有免疫细胞如中性粒细胞、巨噬细胞均可减缓或限制感染。适应性免疫应答中 Th1 和 Th17 可发挥一定的作用(图 6-7),但最重要的是体液免疫应答产生针对胞外细菌的特异性抗体,可起重要的中和作用、调理作用、激活补体作用等。

胞内细菌如结核分枝杆菌可在宿主细胞内进行繁殖。固有免疫中的中性粒细胞、巨噬细胞和 NK 细胞可直接杀伤被感染的细胞,细胞毒性物质 IFN-γ 也可对胞内细菌起一定的控制作用,适应性免疫中 CD4$^+$ T 细胞应答(主要为 Th1 应答,图 6-7)和 CD8$^+$ CTL 杀伤作用以及体液免疫应答均起重要的防御作用。但由于病原菌在细胞内繁殖,使其难以被宿主彻底清除,双方博弈相持不下转为慢性低水平感染,甚至出现病原菌与宿主细胞"共存"的现象,其中一个重要的特点就是形成肉芽肿(granuloma),起到将感染局限化的隔离墙的作用。巨噬细胞在 Th1 细胞的辅助下,大量吞噬结核分枝杆菌,许多巨噬细胞可融合在一起,形成多核巨细胞(multi-nucleated giant cell),也称为朗格汉斯巨细胞(Langhans'giant cell),外围包绕着的巨噬细胞称为上皮样细胞(epithelioid cell),再外围是 T 细胞和浆细胞,其中 T 细胞以 CD4$^+$ T 细胞为主(图 6-9)。结核肉芽肿中心常常因为缺氧或者巨噬细胞的细胞毒作用出现干酪样坏死,周边出现纤维化、钙化,坏死细胞中的病原菌无法存活而被清除;也有少数病原菌可能始终存活并进入休眠状态,当缺乏 Th1 细胞免疫或者免疫缺陷如 HIV 患者中,结核分枝杆菌可能再次繁殖,甚至出现广泛播散而引起严重后果。

无论是胞外细菌还是胞内细菌,都存在多种机制逃逸免疫应答,如改变表面分子的表达、封闭巨噬细胞受体、抑制 APC 的抗原提呈作用、降解补体,等等。

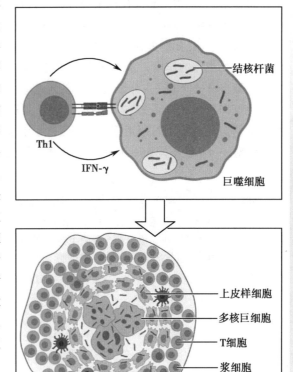

图 6-9　结核肉芽肿的形成

(三) 抗真菌免疫

肺真菌病包括支气管 - 肺假丝酵母菌病、肺曲霉病、肺隐球菌病、肺孢子菌病(也称为卡氏肺孢子虫病)、肺毛霉菌病等,近年来发病率总体呈上升趋势。中性粒细胞、巨噬细胞、树突状细胞均可限制真菌的感染,但清除真菌主要依赖 CD4$^+$ T 细胞如 Th1 和 Th17 及其分泌的细胞因子(图 6-7),CD8$^+$ T 细胞可发挥辅助作用。目前,抗体对真菌是否有清除作用正处于研究当中,针对某些真菌成分的抗体对机体可能具有保护作用,也正进行相应的疫苗研发。真菌的免疫逃逸机制与细菌类似。

(四) 抗寄生虫免疫

寄生虫包括单细胞原虫和多细胞蠕虫两大类。寄生于呼吸系统的原虫少见,如刚地弓形虫,此外溶组织内阿米巴偶尔可寄生于肺部导致肺脓肿;而可引起呼吸系统损害的蠕虫多见,包括卫氏并殖吸虫(俗称肺吸虫)、细粒棘球绦虫(俗称包虫),似蚓蛔线虫(俗称蛔虫)、十二指肠钩口线虫和美洲板口线虫(统称钩虫)等,这些蠕虫或者可以直接寄生于肺部,或者引起肺部的一过性损害。

针对原虫的感染免疫与胞外细菌类似,主要是基于特异性抗体的中和、调理、激活补体等作用。细胞免疫中 Th1 产生应答,分泌 IFN-γ,进一步活化巨噬细胞(图 6-7),以及 CTL 杀伤靶细胞等方式均对原虫产生有效的防御作用。

针对蠕虫感染，固有免疫细胞中的嗜酸性粒细胞升高是临床诊断的重要依据之一。在适应性免疫方面，与原虫感染倾向于诱导 Th1 应答不同，蠕虫感染更倾向于诱导 Th2 应答(图 6-7)。Th2 产生的细胞因子 IL-4、IL-5、IL-13 对防御蠕虫感染至关重要。体液免疫中，B 细胞产生的 IgE 在防御蠕虫感染中也起关键作用，包括：① IgE 与肥大细胞表面受体 $Fc_\varepsilon R$ Ⅰ 相结合进而"武装"肥大细胞，当武装后的肥大细胞遇到蠕虫抗原时，肥大细胞脱颗粒释放组胺等活性物质引起支气管平滑肌的收缩，既可对蠕虫有直接毒性作用，也可将蠕虫从黏膜驱离出宿主；② IgE 还与嗜酸性粒细胞表面受体 $Fc_\varepsilon R$ Ⅰ 相结合，当遇到蠕虫抗原时，进一步活化嗜酸性粒细胞，从而控制上述多种蠕虫感染。

总体来讲，寄生虫感染往往呈慢性和进行性，这都证实了寄生虫可以有效地逃逸宿主的免疫作用。逃逸机制包括：①隔离作用：如细粒棘球绦虫的棘球蚴外包裹了宿主来源的囊膜，可防止免疫攻击。②表膜更新：如蛔虫、钩虫的生活史需要在肺部进行蜕皮，因而与表膜结合的抗体也随之脱落，不能发挥杀伤虫体的作用。③抗原拟态 / 伪装：有些寄生虫可以产生并模拟宿主抗原(拟态)或者捕获能够隐藏自身抗原的宿主分子(伪装)，从而逃避宿主免疫系统的识别。④免疫抑制：原虫和蠕虫存在多种免疫抑制作用从而逃逸宿主的免疫作用。⑤宿主原因：呼吸道黏膜的抗体以 IgA 为主，其针对寄生虫的杀伤力有限，且呼吸道管腔内缺乏补体，因此免疫反应受限。

针对呼吸系统不同病原体的免疫防御机制可总结如表 6-2 所示。

表 6-2　针对呼吸系统不同病原体的免疫防御机制

类型	病原	固有免疫	T 细胞介导细胞免疫	抗体介导体液免疫
病毒	腺病毒、流感和副流感病毒、呼吸道合胞病毒、冠状病毒等	IFN-α/β、IFN-γ 黏膜上皮细胞、NK 细胞、巨噬细胞	CD8⁺CTL 直接杀伤被感染的细胞	中和病毒，阻止病毒进入宿主细胞
胞外细菌	肺炎链球菌 葡萄球菌	溶菌酶、防御素、中性粒细胞、巨噬细胞	Th1 和 Th17，细胞因子进一步激活巨噬细胞	基于特异性抗体的中和、调理、激活补体等作用
胞内细菌	结核分枝杆菌	中性粒细胞、巨噬细胞、NK 细胞、IFN-γ	Th1 细胞，细胞因子进一步活化巨噬细胞，CTL 直接杀伤	抗体对清除结核分枝杆菌具有一定的增强作用
真菌	支气管 - 肺假丝酵母菌、肺曲霉菌、肺隐球菌、肺孢子菌等	中性粒细胞、巨噬细胞、树突状细胞	Th1 和 Th17，细胞因子进一步活化巨噬细胞和中性粒细胞，CTL 作用	针对某些真菌成分的抗体对机体具有保护作用
原虫	刚地弓形虫 溶组织内阿米巴	中性粒细胞、巨噬细胞	Th1 和 Th17，细胞因子 IFN-γ 进一步激活巨噬细胞，CTL 作用	基于特异性抗体的中和、调理、激活补体等作用
蠕虫	卫氏并殖吸虫 细粒棘球绦虫 蛔虫、钩虫	嗜酸性粒细胞、肥大细胞	Th2 细胞进一步活化肥大细胞和嗜酸性粒细胞	IgE

二、免疫缺陷与呼吸系统疾病

免疫系统的任何一个或者多个组分出现数量或者功能异常均可导致免疫缺陷(immunodeficiency)，由此引发的临床综合征称为免疫缺陷病(immunodeficiency disease,IDD)。根据引起免疫缺陷的病因不同，IDD 可分为原发性免疫缺陷病(primary immunodeficiency disease,PIDD)和获得性免疫缺陷病(acquired immunodeficiency disease,AIDD)两类，其共同特点为对各类病原体尤其是条件致病性病原体高度易感、易罹患自身免疫性疾病和超敏反应性疾病、某些肿瘤的发生率增高等。

（一）原发性免疫缺陷病

原发性免疫缺陷病又称为先天性免疫缺陷病,主要由免疫系统遗传基因缺陷或免疫系统发育障碍所致,国际免疫学联合会将 PIDD 分为 8 类 350 余种,且每年不断有新的 PIDD 被发现,主要类型包括 T、B 细胞联合免疫缺陷、体液免疫缺陷、吞噬细胞缺陷、补体缺陷等,其中选择性 IgA 缺乏综合征发病率最高。

PIDD 一般在儿童期发病,偶有成年发病。肺部感染和肠道感染最早出现,常反复发生、迁延不愈,也是造成死亡的主要原因。感染的性质取决于具体的 PIDD 类型。体液免疫缺陷、吞噬细胞缺陷、补体缺陷患者对化脓性细菌如葡萄球菌、肺炎链球菌、肺炎双球菌的易感性增加,尤其是选择性 IgA 缺乏综合征,患者的 IgA 水平显著降低,可导致呼吸道感染大大增加,反复炎症还可使支气管壁肌肉和弹性纤维组织被破坏,发生不可逆的扩张,出现支气管扩张症。细胞免疫缺陷患者对病毒、真菌、胞内细菌、原虫的易感性增加。联合免疫缺陷则对各类病原体的易感性均增加。

（二）获得性免疫缺陷病

获得性免疫缺陷病是继发于其他疾病或由于其他因素导致的免疫缺陷病,在临床上发病率逐年升高,应该引起足够的重视,其主要病因如下:

1. 营养不良是获得性免疫缺陷病最常见诱因　除食物短缺以外,肿瘤导致的恶病质、消耗性疾病、慢性肾病、消化系统疾病、厌食症等均可导致营养不良而引起免疫功能缺陷。营养不良导致胸腺、脾脏、淋巴结萎缩;蛋白质、维生素、微量元素缺乏可导致淋巴细胞的数量减少、功能下降。高营养饮食可增强住院患者的免疫系统功能,适度补充维生素和微量元素可提高老年人的免疫力,降低呼吸系统感染的发病率。

2. 免疫抑制剂等药物可引起免疫缺陷　免疫抑制剂主要用于治疗自身免疫性疾病、移植后的排斥反应、超敏反应等疾病,包括抗炎药物如糖皮质激素及其各类衍生物、细胞毒性药物如环磷酰胺、甲氨蝶呤、真菌或细菌衍生物如环孢素 A 等,均可导致免疫缺陷。

3. 获得性免疫缺陷综合征（acquired immune deficiency syndrome,AIDS）　是由人类免疫缺陷病毒（human immunodeficiency virus,HIV）感染后引起的一种以细胞免疫严重缺陷、反复机会感染、恶性肿瘤及中枢神经系统退行性病变为特点的临床综合征。

4. 其他　免疫系统自身肿瘤,如白血病、淋巴瘤、骨髓瘤等;感染性疾病,如结核分枝杆菌、麻疹病毒、EB 病毒、风疹病毒等病原的感染;外科手术及创伤,如脾切除、胸腺切除以及衰老等病因也可导致免疫缺陷。

（三）免疫缺陷易发的特殊肺部感染

1. 肺孢子菌肺炎（pneumocystis carinii pneumonia,PCP）　肺孢子菌,既往称其为卡氏肺囊虫,目前已归属于真菌。肺孢子菌引起的肺部感染称为肺孢子菌肺炎,在正常人中少见,但在免疫缺陷尤其是 AIDS 患者中约 50% 可出现本病。$CD4^+$ T 细胞计数 <200/μl（正常值 800~1 200/μl）或者淋巴细胞百分比 15%~20% 是 PCP 发病的最大危险因素。起病急,发热、干咳、进行性呼吸困难（气促、鼻翼扇动、发绀、胸痛等）,体格检查肺部体征少且与症状的严重程度不成比例是本病的典型临床特点。经支气管肺泡灌洗等检查方法查见肺孢子菌即可确诊,需与卡波氏肉瘤、其他细菌性肺炎、真菌性肺炎和肺结核相鉴别,可使用复方新诺明、戊烷脒、克林霉素等进行治疗。

2. 巨细胞病毒肺炎（cytomegalovirus pneumonia）　巨细胞病毒（cytomegalovirus,CMV）可以感染各个组织器官,但肺部为好发部位。器官移植术后 CMV 感染率可达 60%~90%,多数无症状仅有血清学证据。CMV 肺炎表现为发热、游走性关节痛、肌痛、腹胀腹痛、阵发性干咳、进行性呼吸困难和发绀,胸部体检无异常或仅有湿啰音。CMV IgM 抗体（+）或双份血清样本抗体效价呈 4 倍或 4 倍以上增长对诊断价值较大,抗 CMV 抗体和丙氧鸟苷具有一定治疗作用。

3. 肺弓形虫病（pulmonary toxoplasmosis）　刚地弓形虫（简称弓形虫）是一种可寄生于所有有核细胞内的原虫,进入人体多为隐性感染,其发病与否与机体的免疫状态密切相关。在免疫缺陷患者中,可急性起病,体温升高、头痛、肌肉痛,同时有咳嗽、咳痰、胸痛、呼吸困难、发绀等症状。用免疫学诊断方法如间接血凝试验、间接免疫荧光试验、酶联免疫吸附试验进行诊断。使用乙胺嘧啶、磺胺嘧啶、螺旋霉素、阿奇霉素、克拉霉素进行治疗。

4. 其他　免疫缺陷患者的肺结核发病率大大增加,且由于免疫力低下,患者可出现全身多脏器粟粒性结核灶(见第二十五章第四节"血行播散性肺结核")。免疫缺陷患者还可出现肺非结核分枝杆菌如鸟-胞内分枝杆菌复合体、堪萨斯分枝杆菌的感染以及军团菌肺炎等感染性肺炎(见第十七章第三节"军团菌肺炎")。

三、超敏反应与呼吸系统疾病

超敏反应(hypersensitivity)是指机体受到某些抗原物质刺激时,产生了异常增高的免疫反应引起组织损伤和功能障碍,也称为变态反应、过敏反应。1963 年 Coombs 和 Gell 根据超敏反应发生的速度、发病机制和临床特征将其分为 Ⅰ、Ⅱ、Ⅲ 和 Ⅳ 型。值得注意的是,临床情况往往复杂,同一抗原在不同情况下可引起不同类型的超敏反应,而同一种疾病可能由一种或多种不同类型的超敏反应共同作用引起。

(一)过敏性鼻炎、支气管哮喘——Ⅰ型超敏反应

过敏性鼻炎(allergic rhinitis)和支气管哮喘(bronchial asthma)是典型的由 Ⅰ 型超敏反应介导的呼吸系统疾病,多因吸入花粉、真菌、尘螨和毛屑等变应原引起。Ⅰ 型超敏反应(type Ⅰ hypersensitivity)在四型超敏反应中发生速度最快,一般在第二次接触变应原后数分钟即可出现,因而又称为速发型超敏反应(immediate type hypersensitivity),由特异性 IgE 抗体介导引起局部或全身性反应。那些能够诱导机体产生 IgE 并引起 Ⅰ 型超敏反应的抗原物质称为过敏原(allergen)或变应原。Ⅰ 型超敏反应的发生过程主要包括:

1. 第一次接触变应原——致敏阶段　变应原进入呼吸道后,鼻咽、扁桃体和呼吸道 BALT 部位的 B 细胞产生 IgE 抗体应答。IgE 为亲细胞抗体,可在不结合抗原的情况下,通过其 Fc 段与肥大细胞和嗜碱性粒细胞表面 Fc$_\varepsilon$R Ⅰ 受体结合而使之致敏。

2. 第二次接触变应原——超敏反应　同样的变应原再次进入机体后,可与致敏的肥大细胞和嗜碱性粒细胞表面的 IgE 特异性结合而激活,使之脱颗粒释放组胺、细胞因子(IL-4、IL-13、IL-33 等)、脂类物质(前列腺素、白三烯、血小板活化因子)、酶类等生物活性物质,导致毛细血管扩张、通透性增加、黏膜腺体分泌增多、黏液栓形成、支气管平滑肌痉挛、气道狭窄等病理表现,引起鼻塞、流涕、阵发性喷嚏等鼻部症状,或咳嗽、胸闷、呼吸困难等呼吸系统症状(图 6-10)。

(二)肺出血-肾炎综合征——Ⅱ型超敏反应

肺出血-肾炎综合征(Goodpasture syndrome)是具有代表性的由 Ⅱ 型超敏反应(type Ⅱ hypersensitivity)介导的呼吸系统疾病。Ⅱ 型超敏反应由 IgG 和 IgM 抗体介导,与靶细胞表面抗原结合后,在补体、吞噬细胞、NK 细胞参与下,引起以靶细胞溶解或组织损伤为主的病理性免疫反应,因而也称为细胞毒型超敏反应(cytotoxic type hypersensitivity)。某些链球菌细胞壁与人肺泡和肾小球毛细血管基底膜中的 Ⅳ 型胶原具有交叉抗原性,因此抗链球菌的抗体(IgG)、某些药物、其他自身抗体等也能与肺、肾组织中的毛细血管基底膜结合从而引起肺出血和肾炎。肺内的主要病理改变是广泛的新旧不一的肺泡内出血,可见含铁血黄素巨噬细胞,局灶性肺泡纤维化。患者常有咯血、发热、咳嗽、气促等呼吸系统症状和血尿、蛋白尿以及贫血等症状。

(三)过敏性肺泡炎、肺结核——Ⅲ、Ⅳ型超敏反应

过敏性肺炎(hypersensitivity pneumonitis,HP)又称为外源性过敏性肺泡炎(extrinsic allergic alveolitis,EAA),是因吸入外界有机粉尘所引起的,如农民肺(吸入发霉的干草、谷物、蘑菇)、饲鸽肺、皮毛工人肺、化学工人肺、咖啡工人肺等,其发病机制比较复杂,包括Ⅲ型和Ⅳ型超敏反应。结核菌素反

应和肉芽肿样超敏反应都是典型的Ⅳ型超敏反应。

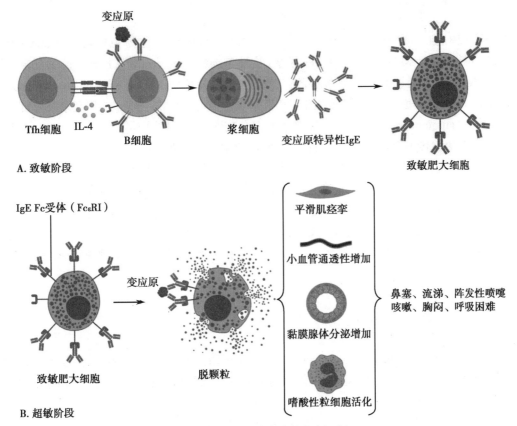

图 6-10　支气管哮喘的发生机制

　　Ⅲ型超敏反应(type Ⅲ hypersensitivity)与Ⅱ型超敏反应类似,也是由 IgG 和 IgM 抗体介导的,但不同之处是这些抗体与可溶性抗原相结合,形成了中等大小的抗原 - 抗体复合物(也称为免疫复合物),这些免疫复合物随血流到达局部或全身多处,并沉积在毛细血管基底膜中,同样激活补体,并在中性粒细胞、嗜酸性粒细胞、血小板、巨噬细胞等细胞的参与下,引起局部组织以充血、坏死、中性粒细胞浸润为特征的炎症反应和组织损伤,因而Ⅲ型超敏反应也称为免疫复合物介导的超敏反应(immune complex mediated hypersensitivity)。

　　Ⅳ型超敏反应(type Ⅳ hypersensitivity)是由效应 T 细胞介导的细胞免疫应答,包括 Th1、Th17 和CTL。巨噬细胞在反应中既是重要的 APC 也是重要的效应细胞,导致以单个核细胞浸润为主要特征的局部炎症性免疫反应。该型反应均在接触抗原 24~72h 出现,故而也称为迟发型超敏反应(delayed type hypersensitivity,DTH)。

　　多数过敏性肺炎患者血清中可检出大量沉淀抗体,其病理变化在急性期以肺泡炎和间质性肺炎为特征,亚急性期以肉芽肿形成为特征,可见非干酪样肉芽肿分散在肺实质中,慢性期呈弥漫性肺间质纤维化。

　　结核菌素试验在临床上具有诊断意义。前臂内侧注射结核菌素或者结核菌素纯蛋白衍生物(purified protein derivative,PPD)后,如被检测者曾有结核感染史或者接种过卡介苗,约在注射 24~48h内出现 T 细胞及单核细胞的聚集,进而引起组织红肿和硬结,可用于诊断结核分枝杆菌的感染。肉芽肿样超敏反应往往是由于结核分枝杆菌持续存在于巨噬细胞内无法被免疫系统有效清除而引起的一种特征性炎症反应(图 6-9),也是重要的Ⅳ型超敏反应。

四、自身免疫与呼吸系统疾病

免疫系统对自身的细胞或分子不发生病理性的免疫应答,称为免疫耐受(immunological tolerance)。尽管如此,体内仍然存在少量的自身反应性 T 细胞(autoreactive T lymphocyte)和自身抗体(autoantibody),有利于协助清除衰老、变性的自身成分,对维持免疫系统的稳定起重要作用,称为自身免疫(autoimmunity)。短时的自身免疫通常不引起病理性损伤,但持续迁延的自身免疫反应可造成自身免疫性疾病(autoimmune disease,AID)。诱发自身免疫性疾病的病因不明,可能不同的 AID 有不同的病因,大致分为遗传因素和环境因素如病原体感染、药物、理化因素等。

自身免疫性疾病的发病机制与超敏反应的发病机制相同,常因 Ⅱ、Ⅲ、Ⅳ 型超敏反应中的一种或几种方式共同作用造成机体损伤。如前所述的肺出血 - 肾炎综合征就是典型的自身免疫性呼吸系统疾病。有研究表明,自身免疫病如类风湿关节炎与吸烟高度相关,也会出现肺部症状,往往预示着疾病更为严重和预后不良。自身免疫性疾病如系统性红斑狼疮、干燥综合征、系统性硬化病、韦氏肉芽肿病等大多伴有呼吸系统症状,有时甚至为首发症状,可出现肺炎、肺间质病变、胸膜腔积液、结节样改变等。

五、肿瘤免疫与呼吸系统疾病

原发性支气管肺癌(primary bronchogenic lung cancer),简称肺癌(lung cancer),是起源于支气管黏膜、腺体或者肺泡上皮细胞的肺部恶性肿瘤,无论是发病率还是死亡率均居所有恶性肿瘤首位,是严重危害人类健康的疾病。

机体的抗肿瘤免疫一般分为三个阶段:免疫清除(elimination)、免疫平衡(equilibration)和免疫逃逸(escape)。在免疫清除期,免疫系统发挥免疫监视作用(immunosurveillance),可以有效地识别并清除肿瘤细胞。如果肿瘤细胞进一步发生突变则可能在清除期存活下来进入免疫平衡期。平衡期是三个阶段中时间最长的,往往可达数年甚至十数年,此时的肿瘤细胞可以更强地抵御免疫系统攻击,双方处于势均力敌的状态。肿瘤细胞一旦逃逸免疫系统的作用,则可进入快速增殖期,出现临床症状。

(一) 机体的抗肿瘤免疫效应机制

肿瘤细胞缺乏维持细胞正常增殖和组织稳态的调控机制,在异常增殖的过程中,存在许多与正常组织不同的抗原成分,称为肿瘤抗原,可分为肿瘤特异抗原(tumor specific antigen,TSA)和肿瘤相关抗原(tumor associated antigen,TAA),前者是指肿瘤细胞特有的只存在于肿瘤细胞中而不存在于正常组织中的特征性抗原,后者是指肿瘤细胞和正常细胞均存在的抗原,但在肿瘤细胞中的表达发生变化如表达量明显增高,或被乙酰化、糖基化、磷酸化、氧化出现新的能够被免疫系统识别的表位。

针对肿瘤细胞出现的异常变化,免疫系统的各个组成部分均产生相应的抗肿瘤免疫应答,其中细胞免疫应答是主力,体液免疫通常起协同作用,而固有免疫同样发挥着第一线的抗肿瘤作用。固有免疫细胞中 NK 细胞是早期最重要的抗肿瘤细胞,当肿瘤细胞表面的 MHC-Ⅰ 类分子缺失或降低,可直接活化 NK 细胞杀伤肿瘤细胞;巨噬细胞既是重要的抗原提呈细胞,又可以非特异性吞噬肿瘤细胞,还可以通过分泌多种细胞因子如肿瘤坏死因子 -α(tumor necrosis factor α,TNF-α)、NO 等杀伤肿瘤细胞。适应性免疫细胞中 CD8$^+$ CTL 是最重要的抗肿瘤效应细胞。抗原提呈细胞提呈 TSA 或 TAA,CD4$^+$ 或 CD8$^+$ T 细胞识别、激活并增殖分化成 Th 细胞或 CTL。CTL 通过穿孔素、颗粒酶诱导靶细胞凋亡或者表达 FasL 诱导靶细胞凋亡。Th 细胞可以辅助 CTL 激活,诱导肿瘤特异性抗体产生,产生多种细胞因子和趋化因子直接参与抗肿瘤免疫应答。抗体往往发挥辅助作用,如激活补体、进一步活化巨噬细胞、辅助 NK 细胞发挥抗体依赖的细胞介导的细胞毒性效应(antibody-dependent cell-mediated cytotoxicity,ADCC)、直接封闭肿瘤细胞的受体,抑制肿瘤生长等。

（二）肺癌的免疫逃逸机制

肿瘤的免疫逃逸机制复杂，涉及肿瘤细胞本身、肿瘤微环境和宿主的免疫状态几个方面，其中肿瘤细胞本身的变异是最主要的逃逸因素，主要包括：①信号一抗原肽异常：肿瘤细胞的 TSA 和 TAA 与正常蛋白的差别原本就很小，在机体抗肿瘤免疫的压力下，TSA 和 TAA 可进一步减少甚至完全丢失，无法被 MHC-Ⅰ 类分子提呈而逃逸，称为抗原调变（antigenic modulation）；②信号—MHC 分子表达异常：肿瘤细胞可能低表达或者不表达 MHC-Ⅰ 类分子，从而弱提呈或者不提呈 TSA 和 TAA，无法诱导 CTL 有效杀伤肿瘤细胞；③信号二表达异常：肿瘤细胞低表达或者不表达共刺激分子 B7.1/B7.2，但是却表达共抑制分子 PD-L1，不仅不能为 T 细胞激活提供第二信号，反而抑制 T 细胞的激活；④信号三异常：肿瘤细胞可以表达或者分泌具有抑制性的细胞因子，如 TGF-β、IL-10 等，甚至可以表达 FasL 反过来诱导 T 细胞的凋亡；⑤肿瘤细胞可以主动诱导 Treg 细胞的产生，进一步抑制免疫系统的作用；⑥抗凋亡：肿瘤细胞可以表达多种抗凋亡分子如 Bcl-2、低表达或者不表达 Fas，从而无法被 CTL 杀伤而逃逸（图 6-11）。

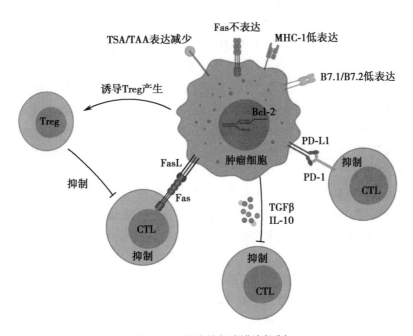

图 6-11 肿瘤的免疫逃逸机制

（三）肺癌的免疫诊断和免疫治疗

肺癌的免疫诊断和免疫治疗是科学研究的热点问题。免疫诊断是指通过免疫学技术检测肿瘤抗原、抗肿瘤抗原的抗体或其他肿瘤标志物。癌胚抗原（carcinoembryonic antigen，CEA）、神经特异性烯醇化酶（neuron-specific enolase，NSE）、细胞角蛋白 19 的可溶性片段（CYFRA21-1）均为临床常用的肺癌抗原标志物。

肿瘤的免疫治疗方法包括主动免疫治疗、被动免疫治疗、免疫检查点治疗。肿瘤的主动免疫治疗是利用肿瘤抗原的免疫原性，采用各种有效手段激活相应的免疫应答，达到抑制和清除肿瘤的目的，例如注射具有免疫原性的肿瘤疫苗，TAA 瘤苗、DC 瘤苗、灭活自体瘤苗、异构瘤苗、同种异体瘤苗和病毒疫苗等。肿瘤的被动免疫治疗是给机体输注外源性免疫效应物质，如特异性抗体、细胞因子、免疫效应细胞等发挥抗肿瘤作用，该疗法不依赖于宿主的免疫功能状态，可以快速地发挥治疗作用。这两类疗法在肺癌中做了大量研究，却收效甚微，到目前为止仍旧处于研究当中。

肺癌的免疫检查点治疗近年来取得了重大突破，被认为是肿瘤免疫治疗的里程碑事件。免疫检查点（immune checkpoint）是一类免疫抑制性分子如 PD-1 和 CTLA-4，可以负向调控免疫反应的强度和广度,在正常情况下可避免正常组织的损伤和破坏,属于信号二(共刺激或者共抑制信号),在免疫平衡中发挥重要作用。许多肿瘤细胞表面表达 PD-L1,可与 CTL 细胞表面的 PD-1 相结合,抑制 CTL 的杀伤功能从而逃逸(图 6-11)。利用针对 PD-1、PD-L1、CTLA-4 等分子的单克隆抗体来封闭这些分子的作用,从而避免了 CTL 的功能被抑制,发挥杀伤肿瘤细胞的作用。目前临床上应用的纳武单抗(nivolumab)和派姆单抗(pembrolizumab)都是针对 PD-1 的单克隆抗体,对非小细胞肺癌有明确的治疗效果。越来越多的研究表明,将 PD-1 抑制剂和其他抗癌药物包括化疗药和靶向药联合应用可取得较好的疗效。发现 PD-1 的日本科学家本庶佑(Tasuku Honjo)和发现 CTLA-4 的美国科学家詹姆斯·艾利森(James Allison)获得了 2018 年诺贝尔生理学或医学奖。

六、移植免疫与呼吸系统疾病

肺移植是治疗多种终末期肺疾病的重要手段,而抑制受者对移植肺的免疫排斥反应是肺移植成功的关键因素。一般在移植术后,可能出现两种免疫排斥反应,分别是宿主抗移植物反应(host versus graft reaction,HVGR)和移植物抗宿主反应(graft versus host reaction,GVHR),前者是指受者的免疫系统将移植物中的组织细胞视为异己而产生免疫应答,后者是指移植物中所含的免疫细胞将受者的组织细胞视为异己而产生的免疫应答,在肺移植中主要以 HVGR 为主。

肺移植的免疫排斥反应分为超急性排斥反应、急性排斥反应和慢性排斥反应。超急性排斥反应发生于移植肺血管灌注后的几分钟内,是由于受者血清中预先存有抗供者组织的抗体,这些抗体与移植肺的血管内皮细胞相结合,激活补体破坏内皮细胞,进而激活血小板迅速形成血栓,致使移植失败。在术前应进行血型配型、筛选预存抗体,确定受者是否含有针对供者白细胞和血小板的抗体,可预防超急性排斥反应的发生。

急性排斥反应发生在肺移植后数天至数月内,高峰期在术后 1 个月左右。细胞免疫应答在肺急性排斥中发挥主要作用。同种异体抗原包括主要组织相容性抗原(major histocompatibility complex),即 MHC 分子,在人体中称为人类白细胞抗原(human leukocyte antigen,HLA),以及次要组织相容性抗原(minor histocompatibility antigen),这些抗原物质可以诱导宿主的固有免疫系统、适应性免疫系统、体液免疫、细胞免疫等各个组成部分参与免疫应答,导致移植物受到免疫病理损伤。

肺移植慢性排斥发生在移植后数月至数年,导致慢性肺同种异体移植物功能障碍(chronic lung allograft dysfunction,CLAD),是影响肺移植患者长期生存的最重要因素,临床上表现为闭塞性细支气管炎综合征(bronchiolitis obliterans syndrome,BOS)(见第三十三章第三节"排斥反应")。慢性排斥反应的发生机制尚不清楚,可能原因是上述急性期的免疫排斥反应反复发生,引起移植肺血管内皮细胞持续性轻微损伤,并不断分泌多种生长因子,导致血管平滑肌细胞增生、炎症细胞浸润和纤维化等改变。到目前为止仍然没有有效措施可以治疗 CLAD。

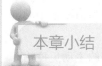

本章小结

1. 呼吸道黏膜免疫系统的组织结构包括黏液、黏膜假复层纤毛柱状上皮组织、黏膜相关淋巴组织和共生菌群四部分。

2. 呼吸道黏膜免疫系统的固有免疫细胞包括呼吸道黏膜上皮细胞、M 细胞、肺巨噬细胞和肺泡巨噬细胞、固有淋巴样细胞、树突状细胞等。适应性免疫包括 T 细胞介导的细胞免疫应答和 B 细胞介导的体液免疫应答。

3. 呼吸道黏膜免疫系统对抗病毒、抗细菌、抗真菌和抗寄生虫各有特点。免疫缺陷性疾病可出现肺孢子菌肺炎、巨细胞病毒肺炎、肺弓形虫病等特殊肺部感染。

4. 过敏性鼻炎和支气管哮喘是典型的Ⅰ型超敏反应疾病,肺出血-肾炎综合征是典型的Ⅱ型超敏反应疾病,过敏性肺泡炎和肺结核分别代表了Ⅲ型和Ⅳ型超敏反应肺部疾病。

5. 机体的抗肿瘤免疫分为三个阶段,清除期往往可以成功清除恶变细胞,平衡期双方势均力敌,逃逸期肿瘤细胞可以有多种机制逃逸免疫系统的作用。

6. 肺移植的免疫排斥反应分为三期,其中慢性期CLAD决定肺移植患者的长期生存率。

思考题

1. 呼吸道黏膜免疫系统的组织结构包含哪几部分?
2. 固有免疫在呼吸系统的免疫防御功能中起哪些作用?
3. 适应性免疫应答在呼吸系统的免疫防御中起哪些作用?
4. 呼吸道黏膜免疫系统是如何防御侵入的四大类病原体的?
5. 肺癌有哪些免疫逃逸机制?

(吴 宁)

第七章
呼吸系统疾病的病理生理学

呼吸系统疾病主要病理过程包括缺氧、酸碱平衡紊乱、呼吸衰竭和肺水肿等。呼吸系统疾病的病理生理学内容主要关注相关疾病发生发展过程中出现的具有共同特点的病因和机制，及其功能和代谢变化。比如缺氧是慢性阻塞性肺病、急性呼吸窘迫综合征等多种疾病共有的基本病理过程，也是许多疾病引起死亡的重要原因。而呼吸衰竭是各种呼吸系统疾病的终末阶段。呼吸系统功能障碍除了导致呼吸性酸中毒或碱中毒外，也可影响对代谢性酸碱平衡紊乱的代偿。肺水肿也会造成肺通气与换气功能严重障碍。上述不同病理过程的防治原则首先是消除和治疗原发病，其次根据发病机制采取针对性的措施，抑制甚至阻止其发展。

第一节　缺　　氧

呼吸系统的主要功能是实现体内外 O_2 和 CO_2 的交换，而 O_2 是生命活动的必需物质。正常成人体内 O_2 的储存量仅约 1 500ml，而成人静息时需氧量约为 250ml/min，因此必须不断从外界摄取，以满足机体的代谢需要。当组织得不到充足的 O_2，或不能充分利用 O_2 时，组织的代谢、功能和形态结构会发生异常变化，这一病理过程称为缺氧（hypoxia）。缺氧是慢性阻塞性肺病，急性呼吸窘迫综合征、心肌梗死、休克等多种疾病共有的基本病理过程，也是许多疾病引起死亡的重要原因。

由于氧在体内主要通过血液携带和运输，临床上常用血气分析测得的血氧指标反映组织供氧和耗氧量的变化。常用的血氧指标有血氧分压（PO_2）、血氧容量（CO_2max）、血氧含量（CO_2）和血氧饱和度（SO_2）等，常用血氧指标的正常值及决定因素见表 7-1。

表 7-1　常用血氧指标的正常值及决定因素

血氧指标	正常值	决定因素
PaO_2	90~100mmHg	吸入气氧分压和肺的通气与换气功能
PvO_2	33~46mmHg	组织细胞对氧的摄取和利用
CO_2max	20ml/100ml	血红蛋白的含量及结合氧的能力
CaO_2-CvO_2	5ml/100ml	组织的摄氧能力
P_{50}	26~27mmHg	血红蛋白与氧的亲和力

一、分类

根据缺氧的原因和血氧变化的特点，可以将缺氧分为低张性缺氧、血液性缺氧、循环性缺氧、组织性缺氧四种类型。

二、病因与发病机制

（一）低张性缺氧

以动脉血氧分压（PaO_2）降低，血氧含量减少为基本特征的缺氧称为低张性缺氧（hypotonic hypoxia），又称乏氧性缺氧（hypoxic hypoxia）。

1. 原因 吸入气 PO_2 过低、外呼吸功能障碍以及静脉血液分流入动脉等均可引起低张性缺氧。

（1）吸入气氧分压过低：多发生于海拔 3 000m 以上的高原、高空，或处于通风不良的坑道、矿井，或吸入低氧混合气体等，又称大气性缺氧（atmospheric hypoxia）。吸入气中的氧分压降低，可致肺泡气氧分压降低及动脉血氧分压降低。PaO_2 降低使血液向组织弥散氧的速度减慢，以致供应组织的氧不足，造成细胞缺氧。

（2）外呼吸功能障碍：各种原因引起的肺通气和／或肺换气功能障碍，可导致 PaO_2 和血氧含量降低而发生缺氧，此类由外呼吸功能障碍引起的缺氧又称呼吸性缺氧（respiratory hypoxia）。

（3）静脉血分流入动脉：多见于某些先天性心脏病，如房间隔或室间隔缺损伴有肺动脉狭窄或肺动脉高压，或法洛四联症等，由于右心的压力高于左心，出现右向左的分流，未经氧合的静脉血掺入左心的动脉血中，导致 PaO_2 和血氧含量降低。

2. 血氧变化特点 低张性缺氧时，PaO_2、CaO_2 及 SaO_2 均降低。PaO_2 在 60mmHg 以上时，氧解离曲线呈平台状态，血氧饱和度的变化幅度较小，只有当 PaO_2 降至 60mmHg 以下时，才会使 SaO_2 及 CaO_2 显著降低，导致组织缺氧。低张性缺氧时，因血红蛋白无明显变化，故血氧容量一般在正常范围；但慢性缺氧患者可因红细胞和血红蛋白代偿性增多而使血氧容量增加。由于血液与组织细胞之间的 PO_2 梯度减小，单位体积血液弥散给组织的氧量减少，故动-静脉血氧含量差（CaO_2-CvO_2）减少，若慢性缺氧使组织利用氧的能力代偿性增强，则动-静脉血氧含量差可接近正常。

正常毛细血管血液中脱氧血红蛋白浓度约为 2.6g/100ml 血液。低张性缺氧时，氧含量降低，动、静脉血中的脱氧血红蛋白浓度增高。当毛细血管血液中脱氧血红蛋白浓度达到或超过 5g/100ml 时，皮肤和黏膜呈青紫色，称为发绀（cyanosis）或紫绀。在血红蛋白含量正常的人，如果发绀与缺氧同时存在，则可根据发绀的程度大致估计缺氧的程度。但当血红蛋白过多或过少时，发绀程度与缺氧程度常不一致。例如，重度贫血患者，血红蛋白浓度可低至 5g/100ml 以下，因而可出现严重缺氧而不发绀；红细胞增多症患者，血中脱氧血红蛋白超过 5g/100ml，可出现发绀，但并无缺氧。

（二）血液性缺氧

由于血红蛋白含量减少或性质改变，使血液携 O_2 能力降低或与血红蛋白结合的 O_2 不易释放所导致的缺氧称为血液性缺氧（hemic hypoxia）。此时 PaO_2 正常，故又称为等张性缺氧（isotonic hypoxia）。

1. 原因 常见原因为血红蛋白含量减少、CO 中毒以及高铁血红蛋白血症等。

（1）血红蛋白含量减少：见于各种原因引起的严重贫血，因血液携氧量降低，导致细胞的供氧不足。

（2）一氧化碳中毒：一氧化碳（carbon monoxide，CO）是含碳物质燃烧不完全时的产物。吸入过量的 CO 引起的中毒称为急性一氧化碳中毒，是常见的生活中毒和职业中毒。CO 可与 Hb 结合成为碳氧血红蛋白（carboxyhemoglobin，HbCO），由于 CO 与 Hb 的亲和力比氧高 250 倍，当吸入气中含有 0.1% 的 CO 时，血液中的 Hb 大约有 50% 就会成为 HbCO，从而失去携 O_2 能力；HbCO 同时还可抑制红细胞的糖酵解,使 2,3- 二磷酸甘油酸(2,3-DPG)生成减少,氧解离曲线左移;当 CO 与 Hb 分子中的某个血红素结合后,将增加其余 3 个血红素对氧的亲和力,使 Hb 中已结合的氧不易释出,从而加重组织缺氧;CO 还能与还原型细胞色素氧化酶的 Fe^{2+} 结合,影响细胞呼吸和氧化过程,阻碍氧的利用。中枢神经系统对缺氧十分敏感,当血液中 HbCO 浓度为 10%~20% 时,可出现头痛、乏力、眩晕、恶心和呕吐等症状;当 HbCO 浓度增至 50% 时,可迅速出现痉挛、呼吸困难、昏迷,甚至死亡。

(3)高铁血红蛋白血症:亚硝酸盐、过氯酸盐及磺胺衍生物等可使血红素中二价铁氧化成三价铁,形成高铁血红蛋白(methemoglobin),导致高铁血红蛋白血症(methemoglobinemia)。高铁血红蛋白中的三价铁因与羟基牢固结合而丧失携带 O_2 的能力,或者 Hb 分子四个二价铁中有部分氧化成三价铁,剩余的二价铁虽能结合 O_2,但不易解离,导致氧解离曲线左移,使组织缺氧。生理情况下,血液中不断形成极少量的高铁血红蛋白,又不断被血液中的 NADH、维生素 C、还原型谷胱甘肽等还原剂还原为二价铁,所以正常成人血液中的高铁血红蛋白含量不超过 Hb 总量的 2%。当亚硝酸盐等氧化剂中毒时,如高铁血红蛋白含量超过 Hb 总量的 10%,即可出现缺氧表现。达到30%~50%,则发生严重缺氧,全身青紫、头痛、精神恍惚、意识不清以至昏迷。临床可见过食新腌咸菜或不新鲜蔬菜者,所含的大量硝酸盐经肠道细菌作用还原为亚硝酸盐,被吸收入血后,导致高铁血红蛋白血症,皮肤、黏膜呈棕褐色(咖啡色)或类似发绀的颜色,称为肠源性发绀(enterogenous cyanosis)。高铁血红蛋白血症也可见于某些遗传缺陷性疾病,如先天性高铁血红蛋白血症是一种由于 NADH- 高铁血红蛋白还原酶缺乏引起的常染色体隐性遗传病。

(4)血红蛋白与氧的亲和力异常增高:见于输入大量库存血液或碱性液体,也见于某些血红蛋白病。库存血中红细胞 2,3-DPG 含量降低和碱性液体通过 Bohr 效应均可增强 O_2 与 Hb 的亲和力,氧解离曲线左移,O_2 不易释放。此外,已发现 30 多种血红蛋白病,由于肽链中出现氨基酸替代,使 Hb 与 O_2 的亲和力成倍增高,从而使组织缺氧。

2. **血氧变化特点**　血液性缺氧时,由于外呼吸功能正常,PaO_2 正常,但因 Hb 数量减少或性质改变,使 CaO_2max 降低,CaO_2 减少,SaO_2 正常或降低。贫血患者的毛细血管床中平均 PO_2 较低,血管 - 组织间的 PO_2 梯度减小,O_2 向组织弥散的驱动力减小,使 CaO_2-CvO_2 减小。

由于血氧容量是在体外用氧充分饱和后测得的 Hb 最大携氧量,因此 CO 中毒时,在体外测定的血氧容量可正常,但此时血液中的部分 Hb 已与 CO 结合形成 HbCO,与 O_2 结合的 Hb 量减少,因此,体内实际的血氧容量和血氧含量降低。加之 HbCO 的存在还使氧解离曲线左移,血 O_2 不易释放入组织,使得 CaO_2-CvO_2 减小。Hb 与 O_2 亲和力增强引起的血液性缺氧因 Hb 与氧的亲和力较大,其动脉血氧容量和氧含量可不降低,但因 Hb 与 O_2 的高亲和力使结合的 O_2 不易释出,其 CaO_2-CvO_2 小于正常。

血液性缺氧时,患者的皮肤、黏膜颜色可随病因不同而异。严重贫血的患者,皮肤、黏膜呈现苍白色;CO 中毒时皮肤、黏膜呈现樱桃红色;Hb 与 O_2 亲和力增强时呈鲜红色;高铁血红蛋白血症时呈咖啡色。

(三) 循环性缺氧

因组织血流量减少引起的组织供氧量减少称为循环性缺氧(circulatory hypoxia),又称低动力性缺氧或低血流性缺氧。因动脉血灌流不足引起的缺氧称为缺血性缺氧(ischemic hypoxia);因静脉血回流障碍引起的缺氧称为淤血性缺氧(congestive hypoxia)。

1. **原因**　全身性或局部性循环障碍均可造成循环性缺氧。

(1)全身性循环障碍:见于心力衰竭和休克。心力衰竭患者心输出量减少,休克时因有效循环血量减少,导致向全身各组织器官运送的氧量减少,同时又可因静脉回流受阻,引起组织淤血和缺氧。全身性循环障碍引起的缺氧易致酸性代谢产物蓄积,发生酸中毒,使心肌收缩力进一步减弱,心输出量降低,加重组织缺氧,形成恶性循环。

(2)局部性循环障碍:见于动脉硬化、血管炎、血管栓塞、血管痉挛或受压等。因血管阻塞或受压,引起局部组织缺血性或淤血性缺氧。局部组织循环障碍导致的缺氧是多种心脑血管疾病如心肌梗死和脑卒中等发生发展的重要病理过程。

2. 血氧变化特点 循环性缺氧时，PaO_2、CO_2max、CaO_2 及 SaO_2 均正常。但因血流缓慢，血液通过毛细血管的时间延长，单位时间内流经组织毛细血管的血量减少，故弥散到组织、细胞的氧量减少，导致组织缺氧。同时由于血流淤滞，二氧化碳含量增加，促使氧解离曲线右移，O_2 的释放增加，致使静脉血氧分压和氧含量降低，因而 CaO_2-CvO_2 增大。缺血性缺氧时，组织器官苍白；淤血性缺氧时，组织细胞从血液中摄取的氧量增多，毛细血管中脱氧 Hb 含量增加，易出现发绀。

（四）组织性缺氧

在组织供氧正常的情况下，因组织、细胞利用氧的能力减弱而引起的缺氧称为组织性缺氧（histogenous hypoxia）或氧利用障碍性缺氧。

1. 原因 线粒体结构或功能障碍以及呼吸酶含量减少或活性降低均可导致组织性缺氧。

（1）线粒体损伤：强辐射、热射病、细菌毒素等可损伤线粒体，引起线粒体功能障碍和结构损伤，从而导致 O_2 的利用障碍，ATP 生成减少。

（2）药物对线粒体氧化磷酸化的抑制：线粒体是细胞进行电子传递和氧化磷酸化并产生 ATP 的主要场所，任何影响线粒体呼吸链或氧化磷酸化的因素都可引起组织性缺氧。可见于：①电子传递受抑制：巴比妥类、抗霉素 A、鱼藤酮及氰化物等可抑制电子传递，从而使氧化磷酸化停止，引起组织性缺氧，ATP 生成减少。例如，氰化物中毒时，CN^- 与细胞色素 aa_3 铁原子中的配位键结合，形成氰化高铁细胞色素 aa_3，使细胞色素氧化酶不能还原，失去传递电子的功能，呼吸链中断，生物氧化受阻（图 7-1）。②氧化磷酸化解耦联：2,4-二硝基苯酚等虽不抑制呼吸链的电子传递，但可使生物氧化产生的能量不能用于 ADP 的磷酸化，导致氧化磷酸化解耦联，ATP 生成减少。

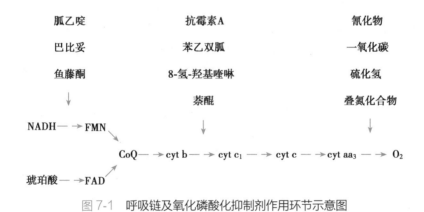

图 7-1 呼吸链及氧化磷酸化抑制剂作用环节示意图

（3）呼吸酶合成减少或活性降低：维生素 B_1 是丙酮酸脱氢酶的辅酶成分、维生素 B_2 是黄素单核苷酸和黄素腺嘌呤二核苷酸的组成部分、烟酰胺参与组成烟酰胺腺嘌呤二核苷酸和烟酰胺腺嘌呤二核苷酸磷酸，它们是机体能量代谢中辅酶的组成成分，这些维生素的严重缺乏可影响氧化磷酸化过程。

2. 血氧变化特点 组织性缺氧时，PaO_2、CO_2max、CaO_2 及 SaO_2 均正常。此时组织利用 O_2 减少，PvO_2、CvO_2 和 SvO_2 都高于正常，CaO_2-CvO_2 降低。细胞用氧障碍导致毛细血管中氧合血红蛋白较正常时为多，患者皮肤可呈玫瑰红色。

各型缺氧的血氧变化特点见表 7-2。

临床常见的缺氧多为两种或多种缺氧类型混合存在，如失血性休克患者，既有循环性缺氧，又可因大量失血加上复苏过程中大量输液使血液过度稀释，引起血液性缺氧，若并发肺功能障碍，则又可合并低张性缺氧。

表 7-2　各型缺氧的血氧变化特点

缺氧类型	PaO_2	CaO_2	CaO_2max	SaO_2	$CaO_2\text{-}CvO_2$
低张性缺氧	↓	↓	N 或 ↑	↓	N 或 ↓
血液性缺氧	N	↓	N 或 ↓	N 或 ↓	↓
循环性缺氧	N	N	N	N	↑
组织性缺氧	N	N	N	N	↓

注：↓ 降低，↑ 升高，N 不变；PaO_2：动脉血氧分压；CaO_2max：动脉血氧容量；CaO_2：动脉血氧含量；SaO_2：动脉血氧饱和度；$CaO_2\text{-}CvO_2$：动 - 静脉血氧含量差。

三、对机体功能与代谢的影响

缺氧对机体功能和代谢的影响取决于缺氧的原因、发生的速度、程度、部位、持续的时间，也与机体对缺氧的耐受性和代偿反应有关。例如，急性缺氧时，由于机体往往来不及代偿而较易发生细胞代谢和器官功能障碍，而慢性缺氧时通常代偿性反应和损伤性反应并存；轻度或短暂的缺氧主要激发机体代偿性反应，严重而持久的缺氧可导致组织代谢障碍和各系统功能紊乱，甚至引起死亡。

各种类型的缺氧所引起的变化既相似，又不同。下面以低张性缺氧为例说明缺氧对机体的影响。

(一) 呼吸系统的变化

1. 肺通气量增大　PaO_2 降低可刺激颈动脉体和主动脉体化学感受器，反射性兴奋呼吸中枢，使呼吸加深加快，肺通气量增加，这种现象称为低氧通气反应（hypoxic ventilatory response，HVR）。低氧通气反应是急性缺氧最重要的代偿反应，其意义在于：①呼吸深快可增大呼吸膜面积，促进肺换气，提高 PaO_2 和 SaO_2；②呼吸深快，使更多的新鲜空气进入肺泡，可使肺泡气 PO_2 升高，PCO_2 降低；③呼吸深快时胸廓活动幅度增大，吸气时胸膜腔负压增加，促进静脉回流，增加回心血量，进而增加肺血流量和心输出量，有利于气体在肺内的交换，心输出量增加则可加快 O_2 在血液的运输。低氧通气反应是人类固有的特性，但个体间差异显著。低氧通气反应较强者对高原低氧环境的习服适应能力较强，反应较弱者习服适应能力较差，进入高原后易患高原病。

低氧通气反应的强度与缺氧程度和持续时间有关。肺泡气 PO_2 维持在 60mmHg 以上时，肺通气量变化不明显；肺泡气 PO_2 低于 60mmHg 时，肺通气量随肺泡气 PO_2 降低而显著增加。平原人进入高原后，肺通气量立即增加（初抵 4 000m 高原时肺通气量较平原水平约高 65%），4~7d 后达到高峰（可达平原水平的 5~7 倍），久居高原后，肺通气量逐渐回降，仅较平原高 15% 左右。这种变化的机制在于，急性缺氧时，通气反应增强引起的过度通气可导致呼吸性碱中毒和低碳酸血症，脑脊液中 CO_2 分压降低，pH 增高，对呼吸中枢有抑制作用，部分抵消了外周化学感受器兴奋呼吸的作用，限制了肺通气量的增加。数日后，通过肾的代偿，HCO_3^- 重吸收减少、排出增多，呼吸性碱中毒得到部分纠正，脑组织 pH 逐渐恢复，消除了 pH 升高对呼吸中枢的抑制作用，此时外周化学感受器的兴奋作用得以充分发挥，肺通气量进而增大。在高原停留一段时间后，肺通气量将逐渐回降，可能与长期低氧使外周化学感受器对低氧的敏感性降低，低氧通气反应减弱有关，这也是一种慢性适应性反应。

血液性缺氧及组织性缺氧时，由于 PaO_2 正常，肺通气量无明显变化。循环性缺氧如累及肺循环，如心力衰竭引起肺淤血、水肿时，可使呼吸加快。

2. 中枢性呼吸衰竭　无论急性或慢性缺氧，PaO_2 过低时可直接抑制呼吸中枢。当 $PaO_2<30mmHg$ 时，缺氧对呼吸中枢的直接抑制作用超过 PaO_2 降低对外周化学感受器的刺激作用，导致肺通气量减少。中枢性呼吸衰竭表现为呼吸抑制、呼吸节律和频率不规则、出现周期性呼吸甚至停止。周期性呼吸表现为呼吸加强与减弱减慢甚至暂停交替出现，常见的有潮式呼吸和间停呼吸两种形式。如果

呼吸逐渐增强、增快,再逐渐减弱、减慢与呼吸暂停交替出现,称为潮式呼吸或陈 - 施呼吸(Cheyne-Stokes respiration);如果在一次或多次强呼吸后,继以长时间呼吸停止之后再次出现数次强的呼吸,称为间停呼吸或比奥呼吸(Biot respiration)。

3. 高原肺水肿 少数人从平原快速进入 3 000m 以上高原时,可因低压缺氧而发生高原肺水肿(high altitude pulmonary edema,HAPE),临床表现为胸闷、呼吸困难,严重发绀,咳嗽,咳白色或粉红色泡沫痰,肺部出现湿啰音等。高原肺水肿的发生机制尚不十分明了,可能与下列因素有关:①缺氧使外周血管收缩,回心血量和肺血流量增加,液体容易外漏;②缺氧引起肺血管收缩,肺动脉压升高、肺毛细血管内压增加,血浆、蛋白和红细胞经肺泡 - 毛细血管壁漏出至间质或肺泡;③缺氧可引起肺血管内皮细胞通透性增高,液体渗出增加;④肺水清除障碍。缺氧时,肺泡上皮的钠水主动转运系统的表达和功能降低,对肺泡内 Na^+ 和 H_2O 的清除能力减弱。寒冷、劳累、肺部感染、过量吸烟饮酒、精神紧张等都可能诱发高原肺水肿。高原肺水肿一旦形成,将明显加重机体缺氧。

(二)循环系统的变化

循环系统的变化主要表现为心输出量增加、血流重新分配,肺循环变化和毛细血管增生等。

1. 心输出量增加 缺氧时心输出量增加,可使器官供血得以改善,是对缺氧的有效代偿。其主要机制包括:①缺氧时,交感神经系统兴奋,使心率加快;呼吸运动增强所致的肺扩张对肺牵张感受器的刺激可反射性抑制心迷走神经对心脏的作用,也使心率加快;心率加快有利于增加血液循环对氧的运输。②缺氧时交感神经兴奋,其节后神经纤维末梢释放去甲肾上腺素增多,作用于心肌细胞 β- 肾上腺素能受体,使心肌收缩力增强。③呼吸运动增强,胸廓运动幅度增大,胸膜腔负压增大,可增加回心血量和心输出量。

严重缺氧则直接抑制心血管运动中枢,使心率减慢甚至心律失常,心肌能量代谢障碍,Ca^{2+} 转运功能障碍,甚至心肌变性、坏死,收缩功能降低,导致心输出量降低。

2. 血流重新分配 缺氧时,全身各器官的血流分布发生改变,心和脑的血流量增加,而皮肤、内脏、骨骼肌和肾的组织血流量减少。这种血流重新分配的机制是:①不同器官血管的 α- 肾上腺素能受体密度不同,对儿茶酚胺的反应性不同。由于皮肤、肌肉和腹腔内脏器官血管上的 α- 肾上腺素能受体密度高,对儿茶酚胺敏感,急性缺氧时,交感神经兴奋,这些部位的血管收缩,血流量减少。②局部代谢产物对血管的调节。缺氧代谢使心和脑组织产生大量乳酸、腺苷、PGI_2 等物质,可引起局部组织血管扩张,从而增加血流量。③不同器官血管对缺氧的反应性不同。缺氧引起心、脑血管平滑肌细胞膜的 Ca^{2+} 敏感性钾通道(K_{Ca})和 ATP 敏感性钾通道(K_{ATP})开放,K^+ 外流增加,细胞膜超极化,Ca^{2+} 内流减少,血管舒张。与之相反,缺氧引起肺血管平滑肌细胞膜钾离子通道关闭,细胞膜去极化,Ca^{2+} 内流增多,肺血管收缩。

血液的这种重新分配有利于保证重要生命器官 O_2 的供应,具有重要的代偿意义。但也有不利的一面,例如,血管收缩的组织血液灌流不足,可继发局部缺血性缺氧。

3. 肺循环的变化 正常肺循环的主要功能是使血液充分氧合,具有流量大、容量大、压力低和阻力低等特点,在缺氧时也呈现出独特的变化。

(1)缺氧性肺血管收缩:急性缺氧肺泡气 PO_2 降低可引起该部位肺小动脉收缩,称为缺氧性肺血管收缩(hypoxic pulmonary vasoconstriction),是肺循环独有的生理现象。缺氧性肺血管收缩有利于维持缺氧肺泡的通气 / 血流比值,使流经这部分肺泡的血液仍能获得较充分的 O_2,同时也可增加肺尖部的血流,使肺尖部的肺泡通气能得到更充分的利用,有助于维持较高的 PaO_2,因而具有一定的代偿意义。但肺血管的不均匀收缩可导致肺水肿的发生,剧烈的肺血管收缩可使肺动脉压急剧升高,长期持久的肺血管收缩是引起缺氧性肺动脉高压的重要机制。

缺氧性肺血管收缩的机制尚不十分清楚,目前认为与下列因素有关。①交感神经兴奋:缺氧时交感神经兴奋,经 α 受体引起肺血管收缩。慢性缺氧还可导致肺血管平滑肌表面的 α 受体表达增加。②缺氧抑制肺血管平滑肌钾通道:肺动脉平滑肌有 3 种类型的钾通道:电压依赖性钾通道(Kv)、

Ca^{2+}激活型钾通道(K_{Ca})和 ATP 敏感性钾通道(K_{ATP})。其中 Kv 是决定肺动脉平滑肌细胞静息膜电位的主要钾通道。急性缺氧可抑制 Kv 的开放,使钾离子外流减少,细胞膜去极化,从而激活电压依赖性钙通道开放,Ca^{2+}内流增多引起肺血管收缩。应用钾通道开放剂和钙通道阻断剂均可减少肺血流量。③缺氧时肺血管平滑肌活性氧产生增多:缺氧时,血管平滑肌细胞中线粒体功能障碍,导致活性氧(reactive oxygen species,ROS)产生增多。ROS 可抑制 Kv 的功能,使细胞膜去极化,Ca^{2+}内流增多;同时,ROS 可激活肌浆网上的雷诺丁受体(Ryanodine receptor),促进肌浆网释放 Ca^{2+},使细胞质游离 Ca^{2+}增多,促进平滑肌收缩。④缩血管物质产生增多:缺氧时,血管紧张素 Ⅱ、内皮素和血栓素 A_2 等缩血管物质产生增多,而一氧化氮和前列环素等扩血管物质产生减少,使肺小动脉收缩。

(2)缺氧性肺动脉高压:慢性缺氧使肺小动脉长期收缩,可引起肺血管结构改变,表现为无肌型微动脉肌化,小动脉中层平滑肌增厚,管腔狭窄,管壁胶原和弹性纤维沉积,血管硬化、顺应性降低,形成稳定的缺氧性肺动脉高压(pulmonary hypertension,PH),可增加右心室后负荷而导致右心室肥大以至衰竭,因而是肺源性心脏病和高原心脏病的主要发病环节。

4. 毛细血管增生　慢性缺氧可引起组织中毛细血管增生,尤其是心、脑组织和骨骼肌的毛细血管增生最为显著。缺氧时,细胞中缺氧诱导因子-1(hypoxia inducible factor-1,HIF-1)表达增加,促进血管内皮生长因子(vascular endothelial growth factor,VEGF)等基因的表达和蛋白质合成,从而促进毛细血管增生。缺氧时 ATP 生成减少,增多的腺苷也可刺激血管生成。毛细血管密度增加可缩短血氧向细胞弥散的距离,增加组织的供氧量,具有代偿意义。

(三)血液系统的变化

缺氧可使骨髓造血增强、红细胞增多和氧解离曲线右移,从而增加 O_2 的运输和释放,在缺氧的适应中有重要意义。

1. 红细胞增多　急性缺氧时,交感神经兴奋,肝、脾等储血器官血管收缩,将储存的血液释放入循环系统,可使循环血中的红细胞数量在短时间内增多。慢性缺氧时,红细胞增多主要是由骨髓造血增强所致。低氧血液流经肾,能引起肾小管旁间质细胞内 HIF-1 表达增多,活性增高,促进促红细胞生成素(erythropoietin,EPO)基因表达,使 EPO 合成释放增多,EPO 通过血液循环进入骨髓,促进其中的红系祖细胞向红细胞转变,使红细胞数量增加。红细胞和 Hb 含量增多可增加血液的氧容量和氧含量,增加组织的供氧量,使缺氧在一定程度内得到改善。但如果红细胞过度增多,则可使血液黏滞度和血流阻力明显增加,心脏后负荷增加,以致血流减慢,并加重心脏负担,对机体不利。

2. 红细胞内 2,3-DPG 含量增多、红细胞释氧能力增强　2,3-DPG 在红细胞的糖酵解支路中产生,二磷酸甘油酸变位酶(diphosphoglycerate mutase,DPGM)催化其合成,二磷酸甘油酸磷酸酶(diphosphoglycerate phosphatase,DPGP)促进其分解。2,3-DPG 对 DPGM 有反馈性抑制作用。缺氧时红细胞内 2,3-DPG 生成增多的机制是:①生成增多:低张性缺氧时,脱氧 Hb 增多,对 2,3-DPG 的结合增加,红细胞内游离的 2,3-DPG 减少,使 2,3-DPG 对磷酸果糖激酶(phosphofructokinase,PFK)和 DPGM 的抑制作用减弱,从而使糖酵解增强,2,3-DPG 生成增多;乏氧时出现的代偿性过度通气所致呼吸性碱中毒,以及由于脱氧 Hb 稍偏碱性,致使 pH 增高,激活 PFK 使糖酵解增强,同时促进 DPGM 的活性,2,3-DPG 合成增加。②分解减少:pH 增高可抑制 DPGP 的活性,使 2,3-DPG 分解减少(图 7-2)。

红细胞内 2,3-DPG 增多,与脱氧 Hb 结合,稳定其空间结构,降低 Hb 与 O_2 的亲和力;2,3-DPG 本身为酸性,使细胞内 pH 降低,通过 Bohr 效应也降低 Hb 与 O_2 的亲和力,从而使氧解离曲线右移,促进 O_2 的解离,有利于红细胞释放出更多的 O_2,供组织、细胞利用。但同时又可减少肺毛细血管血液中 Hb 与 O_2 的结合。因此,缺氧时,氧解离曲线右移究竟对机体有利还是有弊,取决于吸入气、肺泡气及 PaO_2 的变化程度。若 PaO_2 不低于 60mmHg,对 SaO_2 影响不大,此时的曲线右移,有利于血液内的 O_2 向组织释放;若 PaO_2 降低处于氧解离曲线陡直部分,此时的氧解离曲线右移将严重影响肺泡毛细血管中 Hb 与 O_2 的结合,使 SaO_2 下降,因而没有代偿意义。

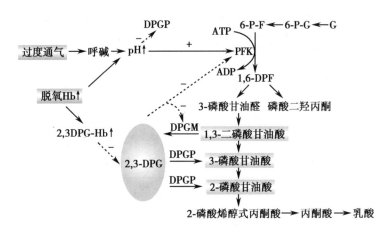

图 7-2　缺氧时红细胞 2,3-DPG 增多的机制

(四) 中枢神经系统的变化

脑重量仅为体重的 2%~3%,而脑血流量占心输出量的 15%,脑耗氧量占机体总耗氧量的 23%。脑组织的能量主要来源于葡萄糖的有氧氧化,而脑内葡萄糖和 O_2 的储备量很少。所以,脑组织对缺氧十分敏感。临床上,脑完全缺氧超过 6min 即可发生不可逆损害。

急性缺氧可引起头痛、乏力、动作不协调、思维能力减退、多语好动、烦躁或欣快、判断能力和自主能力减弱、情绪激动和精神错乱等。严重缺氧时,中枢神经系统功能抑制,表现为表情淡漠、反应迟钝、嗜睡甚至意识丧失。慢性缺氧时,精神症状较为缓和,可表现出精力不集中、容易疲劳、轻度精神抑郁等。缺氧引起的脑组织形态学变化主要为脑细胞肿胀、坏死及脑间质水肿。

缺氧时中枢神经系统功能障碍的发生与脑水肿和脑细胞受损有关,主要机制为:①ATP 合成减少,能量代谢障碍。②神经递质失调:如乙酰胆碱合成减少,多巴胺重摄取减少等。③酸碱平衡紊乱:低氧通气反应可导致呼吸性碱中毒;糖酵解增强可发生代谢性酸中毒。④脑水肿:缺氧及酸中毒使脑微血管通透性增高,引起脑间质水肿;缺氧时能量生成减少,细胞膜钠泵功能障碍,导致脑细胞水肿。缺氧时脑血管扩张和脑水肿,使颅内压升高,进一步加重缺氧,形成恶性循环。

(五) 组织细胞的变化

缺氧时组织、细胞可出现一系列功能、代谢和结构的变化,有的起代偿作用,有的导致失代偿损伤,甚至死亡。

1. 缺氧时细胞的代偿性反应　缺氧时机体通过在组织细胞层面上的一系列代偿适应机制,维持正常的生命活动。主要包括:

(1) 细胞利用氧的能力增强:慢性缺氧时,细胞内线粒体数目增多,线粒体膜表面积增大,同时呼吸链中的琥珀酸脱氢酶、细胞色素氧化酶含量增多,活性增强,细胞对 O_2 的利用能力增强。

(2) 糖酵解增强:缺氧时 ATP 生成减少,ATP/ADP 比值下降,可激活磷酸果糖激酶,使糖酵解过程加强。糖酵解通过底物水平磷酸化,在不消耗 O_2 的条件下生成 ATP,以补偿能量的不足。

(3) 载氧蛋白表达增多:细胞内存在着多种载氧蛋白,如肌红蛋白、脑红蛋白及胞红蛋白等。除了使红细胞和 Hb 含量增多外,慢性缺氧还使组织细胞的多种载氧蛋白含量增多,组织、细胞对氧的摄取和储存能力增强,提高细胞的耐缺氧能力。如久居高原的人骨骼肌内肌红蛋白(myoglobin,Mb)含量增多。Mb 与 Hb 的结构相似,但与氧的亲和力明显高于 Hb。当 PO_2 为 10mmHg 时,Hb 的氧饱和度约为 10%,而 Mb 的氧饱和度可达 70%。因此,Mb 可从血液中摄取更多的氧,增加氧在体内的贮存。在 PaO_2 进一步降低时,Mb 可释放出一定量的氧供细胞利用(图 7-3)。

(4) 低代谢状态:缺氧时细胞的耗能过程受到抑制,糖和蛋白质的合成减少,细胞处于低代谢状态,减少氧的消耗以维持细胞生存。

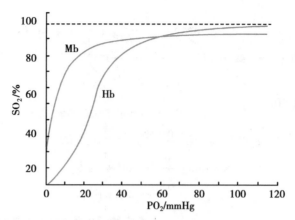

图 7-3　血红蛋白与肌红蛋白在标准状态下的氧解离曲线

　　缺氧时在细胞水平的一系列代偿适应机制多是通过基因水平的改变实现的。已知缺氧可诱导细胞表达多种基因,这些基因所编码的蛋白质主要参与代偿反应。缺氧时相关基因的诱导性表达受有关转录调节因子的调控。近年发现 HIF-1 在这些基因的诱导性表达调控中起重要作用。HIF-1 由 HIF-1α 和 HIF-1β 两个亚基组成。常氧时,脯氨酸羟化酶(prolylhydroxylase,PHD)使 HIF-1α 的第 402 和 564 位脯氨酸羟化,经泛素化途径降解,使胞质中 HIF-1α 水平较低,从而抑制其功能。缺氧时,PHD 的羟化作用减弱,HIF-1α 降解减少,胞质中含量增高。HIF-1α 进入细胞核与 HIF-1β 形成二聚体,成为有活性的转录因子,增强多种缺氧相关基因的表达。这些基因表达产物可通过促进血管增生、红细胞生成、调整血管张力、促进糖酵解和葡萄糖转运,以及影响细胞增殖、分化、凋亡等,促进细胞对缺氧的适应性反应(图 7-4)。

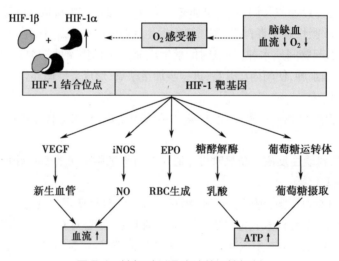

图 7-4　缺氧时 HIF 表达的调控机制

　　2. 缺氧时细胞的损伤性变化　缺氧可引起细胞一系列的损伤性变化,主要包括细胞膜、线粒体及溶酶体的损伤。

　　(1)细胞膜损伤:缺氧时,ATP 生成减少,离子泵功能紊乱,使细胞内外离子交换异常,Na$^+$ 内流使细胞内 Na$^+$ 浓度升高,促进细胞内钠水潴留。K$^+$ 外流使细胞内缺 K$^+$,导致合成代谢障碍,各种酶的生成减少。缺氧还可引起细胞内 Ca^{2+} 超载,Ca^{2+} 增加可激活磷脂酶,促进膜磷脂降解,进一步损伤细胞膜和细胞器膜;细胞内 Ca^{2+} 增加还可以增强 Ca^{2+} 依赖性蛋白激酶的活性,促进氧自由基生成,加重细胞的损伤。

(2)线粒体损伤：缺氧可损伤线粒体，线粒体损伤又可导致缺氧，两者互为因果。严重缺氧可明显抑制线粒体呼吸功能和氧化磷酸化过程，使 ATP 生成进一步减少；缺氧引起线粒体损伤的机制主要在于 ROS 和 Ca^{2+} 超载的作用。缺氧时所产生的大量氧自由基可诱发膜脂质过氧化反应从而破坏线粒体膜的结构和功能。缺氧时，胞内 Ca^{2+} 超载可触发线粒体摄取 Ca^{2+}，使 Ca^{2+} 在线粒体内聚集并形成磷酸钙沉淀，抑制氧化磷酸化作用，使 ATP 生成减少。严重缺氧时，除线粒体功能障碍外，还可见结构损伤，主要表现为肿胀、嵴断裂崩解、外膜破裂和基质外溢等。

(3)溶酶体的变化：缺氧时因糖酵解增强使乳酸生成增多，导致酸中毒。pH 降低和胞质内 Ca^{2+} 增加使磷脂酶活性增高，使溶酶体膜的磷脂被分解，膜通透性增高，溶酶体肿胀、破裂和释出大量溶酶体酶，引起细胞自溶；溶酶体酶进入血液循环可破坏多种组织细胞，造成广泛的损伤。

四、防治的病理生理学基础

缺氧的防治原则包括病因学治疗和纠正缺氧。

(一) 病因学治疗

去除病因，是缺氧治疗的前提和关键，如改善肺通气和肺换气功能，对先天性心脏病患者及时进行手术，利用维生素 C 和亚甲蓝等还原剂促进高铁血红蛋白的还原等。

(二) 氧疗

吸入氧分压较高的空气或纯 O_2 治疗疾病的方法称为氧疗(oxygen therapy)。氧疗已有数百年的历史，对各种类型的缺氧均有一定的疗效，但因缺氧的类型不同，氧疗的效果有较大差异。由于氧疗可提高肺泡 PO_2，促进 O_2 在肺中的弥散与交换，大大提高 PaO_2 和 SaO_2，增加 CaO_2，从而增加对组织的供氧，因此吸氧是治疗低张性缺氧患者最有效的方法。对伴有右至左分流的患者，因吸入的氧无法与流入左心的静脉血液起氧合作用，一般吸氧对改善缺氧的作用不明显。

血液性缺氧、循环性缺氧和组织性缺氧的共同特点是 PaO_2 和动脉血氧饱和度正常，吸入高浓度氧虽然可以提高 PaO_2，但与 Hb 结合的氧增加有限，主要增加的是物理溶解在血浆内的氧量。此外，对一氧化碳中毒的患者吸入纯氧特别是高压氧，不仅可以提高 PaO_2，而且氧与一氧化碳竞争与血红蛋白结合，从而加速一氧化碳与 Hb 解离，有较好的疗效。组织性缺氧的主要问题是细胞利用氧障碍，此时组织供氧多正常，但氧疗可增加氧向组织弥散，可有一定治疗作用。

针对机体的组织和细胞对慢性轻度缺氧的代偿适应性反应，目前对某些局部组织的缺血性缺氧采取缺血预处理(ischemic preconditioning)以增强细胞和组织的适应性，即通过反复短暂的缺血和低氧处理，激活细胞的代偿适应性反应，获得对缺氧的高度耐受性，对细胞和组织产生保护作用。

(三) 防止氧中毒

虽然氧疗对治疗缺氧十分重要，但如果长时间吸入氧分压过高的气体，则可引起细胞损害，导致器官或系统的功能、结构发生病理性变化，即氧中毒(oxygen intoxication)。

氧中毒的发生取决于吸入气的 PO_2，而不是 O_2 浓度。当吸入气的 PO_2 过高时，肺泡气及动脉血的 PO_2 随之增高，血液与组织细胞之间的 PO_2 差增大，O_2 的扩散加速，组织细胞因获得过多 O_2 而中毒。超过 0.5 个大气压(380mmHg)以上的 PO_2 对任何细胞都有毒性作用，因此高压氧疗也有其副作用。氧中毒可导致全身各组织器官功能性或器质性损害，其中肺和中枢神经系统的损害比较突出，还可造成视网膜的损伤和溶血。随吸入气的 PO_2、O_2 浓度和给 O_2 持续时间的不同，氧中毒的临床表现也不同，可分为脑型、肺型和眼型氧中毒，分别引起中枢神经系统功能障碍、肺出血和早产儿视力障碍等。一般认为氧中毒的发生与 ROS 的毒性作用有关。氧疗时应控制吸氧的浓度和时间，定期监测血气，动态观察氧疗的治疗效果，严防氧中毒的发生。

第二节 酸碱平衡紊乱

正常人体代谢和生理功能的维持必须在适宜的酸碱体液环境中进行,正常人体血浆酸碱度保持在一个相对恒定的弱碱性范围内变化,以动脉血 pH 值表示,在 7.35~7.45 之间,平均值为 7.40。在人体的生命活动过程中,机体一方面不断的摄取酸性和碱性食物,另一方面机体的代谢中不断生成酸性或碱性的代谢产物。正常人体内的 pH 值总是保持相对稳定,其机制是依靠体内的各种缓冲系统、肺和肾的调节功能来完成。人体内的这种处理酸碱物质的含量和比例,从而维持 pH 值保持在恒定范围的过程称为酸碱平衡(acid-base balance)。

各种致病因素导致 pH 值的相对稳定性被破坏,称为酸碱平衡紊乱(acid-base disturbance),也称酸碱失衡。在多数临床实践中,酸碱平衡紊乱是某些疾病或病理过程的继发性变化。但是,一旦发生酸碱平衡紊乱,将导致患者的病情更加复杂和严重,对患者生命造成威胁,并影响疾病的发展过程和转归,也常常影响临床治疗的效果。因此,及时发现和正确处理酸碱平衡紊乱是治疗成败的关键要素之一。

呼吸系统无论在生理情况还是在疾病状态下对酸碱平衡的调节和酸碱平衡紊乱的发生、发展,都起着关键的调节作用。血气分析是临床呼吸系统疾病的常用诊疗技术,也是酸碱平衡的判断的重要指标,已成为临床呼吸系统疾病日常诊疗的基本手段。本节以细胞外液的酸碱平衡为基础,重点介绍正常机体酸碱平衡的调节机制,阐明各种不同类型酸碱平衡紊乱的常见原因、机制和机体的代偿功能以及对机体的影响,为临床治疗提供理论基础。

一、酸碱平衡的调节

(一) 酸碱的概念及酸碱物质的来源

1. 酸碱的概念 在化学反应中,凡是能释放出 H^+ 的化学物质称为酸,例如 H_2CO_3、HCl、$H_2PO_4^-$、H_2SO_4 和 NH_4^+ 等;反之,凡是能接受 H^+ 的化学物质称为碱,如 HCO_3^-、OH^-、NH_3 等。

蛋白质(Pr^-)在体液中可与 H^+ 结合成为蛋白酸(HPr),而且结合较牢固,所以 Pr^- 也是一种碱。一个酸与其相应的碱,形成一个共轭体系。

例如

$$H_2CO_3 \longleftrightarrow H^+ + HCO_3^-$$
$$H_2PO_4^- \longleftrightarrow H^+ + HPO_4^{2-}$$
$$NH_4^+ \longleftrightarrow H^+ + NH_3$$
$$HPr \longleftrightarrow H^+ + Pr^-$$

2. 体液中酸碱物质的来源 体液中的酸性物质主要来源于体内代谢,碱性物质主要来自食物。在普通膳食条件下,酸性物质产生量远远超过碱性物质。

(1)酸的来源:体内的酸可分为挥发酸和固定酸。

1)挥发酸(volatile acid):指碳酸(H_2CO_3),是人体代谢中产生最多的酸性物质。糖、脂肪和蛋白质在产能代谢过程中,最终产物是 CO_2,CO_2 与 H_2O 结合生成 H_2CO_3,这是一个可逆反应,H_2CO_3 也可形成气体 CO_2(如下式所示),从肺排出体外,故称为挥发酸。

$$CO_2 + H_2O \longleftrightarrow H_2CO_3 \longleftrightarrow H^+ + HCO_3^-$$

CO$_2$ 和 H$_2$O 结合生成 H$_2$CO$_3$ 的可逆反应可自发进行,但主要在碳酸酐酶(carbonic anhydrase,CA)的作用下进行,CA 存在于红细胞、肾小管上皮细胞、肺泡上皮细胞及胃黏膜上皮细胞等。

正常成人在安静状态下,每天可产生 300~400L CO$_2$,如果全部与 H$_2$O 合成 H$_2$CO$_3$ 并释放 H$^+$,释放约 15mol 的 H$^+$,是体内酸性物质的主要来源。机体代谢率增加时,CO$_2$ 生成显著增加。机体挥发酸的含量可以通过肺进行调节,称为酸碱的呼吸性调节。

2) 固定酸(fixed acid):是指不能变成气体由肺呼出,而只能通过肾随尿排出的酸性物质,又称为非挥发酸(nonvolatile acid)。

成人每天由固定酸释放出的 H$^+$ 可达 50~100mmol,比每天产生的挥发酸要少很多。固定酸主要来自蛋白质、糖、脂肪的代谢过程,包括蛋白质分解产生的硫酸、磷酸和尿酸;糖酵解生成的甘油酸、丙酮酸和乳酸,糖氧化过程生成的三羧酸;脂肪代谢产生的 β- 羟丁酸和乙酰乙酸等。机体也会摄入一些酸性食物,或服用酸性药物如氯化铵、水杨酸等,成为酸性物质的另一来源。一般情况下,固定酸的主要来源是蛋白质的分解代谢,因此体内固定酸的生成量与食物中蛋白质的摄入量成正比。机体固定酸的含量可以通过肾进行调节,称为酸碱的肾性调节。

(2) 碱的来源:体内碱性物质主要来自于食物,特别是蔬菜、瓜果中所含的有机酸盐,如柠檬酸盐、苹果酸盐和草酸盐,均可与 H$^+$ 起反应,分别转化为柠檬酸、苹果酸和草酸;Na$^+$ 或 K$^+$ 则可与 HCO$_3^-$ 结合生成碱性盐。机体代谢过程也可产生碱性物质,如氨基酸脱氨基所产生的氨,氨通过肝脏的代谢后生成尿素,对体液的酸碱度影响不大;肾小管上皮细胞也可通过分泌氨的方式,中和原尿中的 H$^+$。人体碱的生成量与酸相比要少得多。

(二) 酸碱平衡的调节

人体对酸碱负荷有强大的缓冲能力,有效的酸碱平衡调节机制,使机体在不断生成和摄取酸或碱性物质的同时,保持血液的 pH 不发生显著变化,维持酸碱的稳态。机体维持酸碱平衡的机制很复杂,主要包括血液缓冲系统、细胞内外离子交换、肺、肾等一系列调节。

1. **血液的缓冲作用**　血液缓冲系统主要有磷酸盐缓冲系统、碳酸氢盐缓冲系统、血浆蛋白缓冲系统、血红蛋白和氧合血红蛋白缓冲系统五种(表 7-3)。此外,在某些特殊情况下,其他组织也可发挥一定的缓冲作用,如骨骼对慢性代谢性酸中毒具有缓冲作用。

表 7-3　全血的五种缓冲系统

缓冲系统	缓冲酸 / 碱	占全血缓冲系 /%
碳酸氢盐缓冲系统(血浆和细胞内)	H$_2$CO$_3$/HCO$_3^-$	53
血红蛋白缓冲系统	HbO$_2$ 及 Hb/HbO$_2^-$ 及 HB$^-$	35
磷酸盐缓冲系统	H$_2$PO$_4$/HPO$_4^{2-}$	5
血浆蛋白缓冲系统	HPr/Pr$^-$	7

血液缓冲系统可以缓冲所有固定酸,其中以碳酸氢盐缓冲系统最为重要。碳酸氢盐缓冲系统的特点是:①可以缓冲所有的固定酸,不能缓冲挥发酸;②缓冲能力强,占血液缓冲总量的 1/2 以上;③为开放性调节系统,能通过肺和肾对 H$_2$CO$_3$ 和 HCO$_3^-$ 的调节使缓冲物质易于补充和排出。

磷酸盐缓冲系统存在于细胞内、外液中,主要是在细胞内液中发挥缓冲作用;蛋白质缓冲系统存在于血浆及细胞内,只有当其他缓冲系统都被调动后,其作用才显示出来;而血红蛋白和氧合血红蛋白缓冲系统主要是在缓冲挥发酸中发挥作用。血液缓冲系统反应最为迅速,一旦有酸性或碱性物质入血,缓冲物质就立即与其发生反应,将强酸或强碱中和转变为弱酸或弱碱,同时缓冲系统自身被消耗,所以缓冲作用不能持久。

2. **肺对酸碱平衡的调节作用**　肺通过呼吸运动及时摄取生命必需的 O$_2$,同时排出机体代谢过程中产生的 CO$_2$,CO$_2$ 来自血浆中的 H$_2$CO$_3$(挥发酸)。所以,肺通过改变肺泡通气量来调节 CO$_2$ 的释放量,使血浆中 HCO_3^- 与 H_2CO_3 比值接近正常,以保持 pH 相对恒定。肺的这种酸碱平衡调节作用发生迅速,很快可达高峰。

肺的通气量取决于呼吸运动的深度和频率,呼吸运动的深度和频率随机体内、外环境的改变而变化,这种调节是通过中枢和外周化学感受器对血液中 O_2、CO_2、H^+ 的水平而产生的相应反应。

(1)中枢化学感受器对呼吸运动的调节:中枢化学感受器的感受信号主要是 H^+,当脑脊液和局部细胞外液中的 H^+ 增加,刺激了位于延髓腹外侧浅表部位的中枢化学感受器,从而兴奋呼吸中枢,增加肺的通气量。脑脊液和局部细胞外液中增加的 H^+ 主要来源于 CO_2 与 H_2O 水合反应生成 H_2CO_3 后的解离,这是因为血液中的 H^+ 不易通过血-脑屏障,而 CO_2 可以迅速通过血-脑屏障。由于脑脊液中碳酸酐酶(carbonic anhydrase,CA)较少,所以对 CO_2 的反应有一定的延迟。动脉血 $PaCO_2$ 升高虽不能直接刺激中枢化学感受器,但可以通过生成 H^+ 间接调节呼吸运动,进而调节 $PaCO_2$。当 $PaCO_2$ 从正常值 40mmHg 增加到 60mmHg 时,肺通气量可增加 10 倍,使 CO_2 呼出量显著增加,从而降低血中 H_2CO_3 浓度和 $PaCO_2$ 水平,实现反馈调节。但如果 $PaCO_2$ 进一步增加至 80mmHg 以上时,呼吸中枢反而受到抑制,称为 CO_2 麻醉(carbon dioxide narcosis)。

(2)外周化学感受器对呼吸运动的调节:外周化学感受器包括颈动脉体和主动脉体,感受信号主要是 O_2、CO_2、H^+。当 PaO_2 降低、H^+ 升高或 $PaCO_2$ 升高时,外周化学感受器受到刺激,反射性引起呼吸中枢兴奋,使呼吸加深加快,增加肺泡通气量和 CO_2 排出量。PaO_2 降低通过刺激外周化学感受器兴奋呼吸中枢,但也可直接抑制呼吸中枢。当 PaO_2 过低时,刺激外周化学感受器引起的兴奋作用不足以对抗其中枢抑制作用,则呼吸运动被抑制。

肺通过改变肺泡通气量来控制 CO_2 排出量和调节血浆 H_2CO_3 浓度,其酸碱平衡调节作用效能很强,也很迅速,在几分钟内开始,30min 时达最高峰。

3. 组织细胞对酸碱平衡的调节作用 大量的组织细胞内液也是酸碱平衡的缓冲池,如研究发现红细胞、肌细胞和骨组织均能发挥酸碱平衡的缓冲作用。组织细胞通过离子交换,如 H^+-K^+、H^+-Na^+、Na^+-K^+ 交换,可以缓冲细胞外的 H^+ 浓度变化。当细胞外液 H^+ 增加时,H^+ 扩散进入细胞内,而 K^+ 则从细胞内移出;反之,当细胞外液 H^+ 过少时,H^+ 由细胞内移出,而 K^+ 则移入细胞内。所以酸中毒时,往往伴有高血钾,而碱中毒时则伴有低血钾。Cl^--HCO_3^- 的交换也很重要,因为 Cl^- 是可以自由交换的阴离子,当 HCO_3^- 升高时,它的排泄只能由 Cl^--HCO_3^- 交换来完成。

4. 肾对酸碱平衡的调节作用 肾主要调节固定酸,通过排酸(H^+、NH_4^+)或保碱(HCO_3^-)的作用来维持 HCO_3^- 浓度,调节 pH 相对恒定。其主要机制简述如下。

(1)近曲小管泌 H^+、排铵(NH_4^+)和对 HCO_3^- 的重吸收:近曲小管细胞内富含 CA,能催化 H_2O 和 CO_2 结合生成 H_2CO_3,H_2CO_3 可解离出 H^+ 和 HCO_3^-。H^+ 被近曲小管细胞主动分泌到管腔的同时,从管腔液中重吸收 Na^+,称为 H^+-Na^+ 交换或 H^+-Na^+ 逆向转运;分泌的 H^+ 又与过滤的 HCO_3^- 结合成 H_2CO_3,再分解成 H_2O 和 CO_2,H_2O 随尿排出,CO_2 又弥散回肾小管上皮细胞内。近曲小管细胞经基底膜的 Na^+-HCO_3^- 转运体使二者同向进入血液循环,实现 HCO_3^- 重吸收(图 7-5)。

(2)远曲小管和集合管泌 H^+ 和对 HCO_3^- 的重吸收:远曲小管和集合管的闰细胞可借助 H^+-ATP 酶的作用向管腔分泌 H^+,同时在基侧膜以 Cl^--HCO_3^- 交换的方式重吸收 HCO_3^-,即远端酸化作用。分泌的 H^+ 到集合管后,与 HPO_4^{2-} 结合生成 $H_2PO_4^-$,使尿液酸化。

(3)近曲小管上皮细胞是产 NH_4^+ 的主要场所,NH_4^+ 的生成和排出是 pH 依赖性的,即酸中毒越严重,尿排 NH_4^+ 量越多。这是因为近曲小管上皮细胞内的谷氨酰胺酶在酸中毒时,活性增高(图 7-6),谷氨酰胺水解产生 NH_3、H^+、HCO_3^- 等,HCO_3^- 由基侧膜经 Na^+-HCO_3^- 同向转运进入血液循环;而 NH_3 与细胞内碳酸离解的 H^+ 结合成 NH_4^+,通过 NH_4^+-Na^+ 交换进入管腔,由尿液排出。

简而言之,肾小管上皮细胞在不断分泌 H^+、NH_4^+ 的同时,将可自由通过肾小球滤过的 HCO_3^- 重吸收入血,其中 85% 的 HCO_3^- 在近曲小管重吸收,其余部分在远曲小管和集合管重吸收,随尿液排出体外的 HCO_3^- 仅为滤出总量的 0.1%。

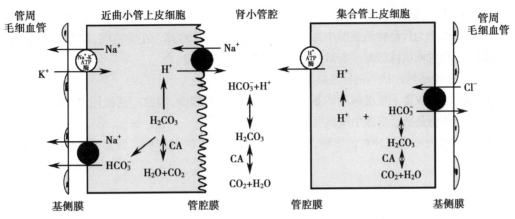

图 7-5　近曲小管和集合管泌 H^+ 和重吸收 HCO_3^- 示意图

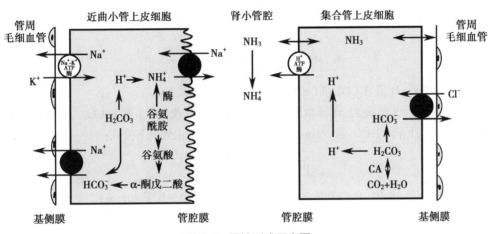

图 7-6　尿铵形成示意图

此外,肝通过尿素的合成清除 NH_3 调节酸碱平衡;骨骼的钙盐分解有利于对 H^+ 的缓冲,如:
$Ca_3(PO_4)_2 + 4H^+ \rightarrow 3Ca^{2+} + 2H_2PO_4^-$。

上述四种调节共同维持机体的酸碱平衡,但占用时间和强度存在差别。血液缓冲系统反应最迅速,但缓冲作用不持久;肺的调节也很快,仅对 CO_2 有调节作用,不能缓冲固定酸;细胞缓冲作用通过细胞内、外离子的转移来维持酸碱平衡,其作用虽然比较强,但 3~4h 后才发挥调节效应,并可引起血钾浓度的改变。肾的调节作用发挥较慢,常在酸碱平衡紊乱发生后 12~24h 才发挥作用,但效率高,作用持久,通常在 3~5d 才达高峰,对排出非挥发酸及保留 $NaHCO_3$ 有重要作用。

二、酸碱平衡紊乱的类型及常用检测指标

(一)酸碱平衡紊乱的分类

酸碱平衡紊乱可根据 pH 值的变化分为酸中毒和碱中毒。动脉血 pH 值主要取决于 HCO_3^- 与 H_2CO_3 的比值,HCO_3^- 浓度主要受代谢性因素的影响,由其浓度原发性降低或升高引起的酸碱平衡紊乱称为代谢性酸中毒或代谢性碱中毒;而 H_2CO_3 含量主要受呼吸性因素的影响,由其浓度原发性增高或降低引起的酸碱平衡紊乱称为呼吸性酸中毒或呼吸性碱中毒。在实际临床工作中,患者情况是错综复杂的,同一患者不但可以发生一种酸碱平衡紊乱,还可以发生两种或两种以上的酸碱平衡紊乱,如是单一的酸碱失衡,称为单纯型酸碱平衡紊乱(simple acid-base disturbance);如是两种或两种以上的酸碱平衡紊乱同时存在,则称为混合型酸碱平衡紊乱(mixed acid-base disturbance)。由于机体的调

节,在单纯型酸中毒或碱中毒时,虽然体内酸性或碱性物质的含量已经发生改变,但是血液 pH 值仍可能在正常范围内,称为代偿性酸或碱中毒;如果血液 pH 值低于或高于正常范围,则称为失代偿性酸或碱中毒,据此可以判断机体酸碱平衡紊乱的代偿情况和严重程度。

(二)酸碱平衡的常用检测指标及其意义

1. pH 值和 H^+ 浓度 是酸碱度的指标,由于血液中 H^+ 很少,因此广泛使用 H^+ 浓度的负对数即 pH 值来表示,pH 值是表示溶液中酸碱度的简明指标。

动脉血 pH 值受血液缓冲对的影响,特别是 H_2CO_3 及 HCO_3^- 的影响。根据 Henderson-Hasselbalch 方程式:

$$[H^+]=24\frac{PaCO_2}{[HCO_3^-]}$$

H_2CO_3 由 CO_2 溶解量(dCO_2)决定,而 $dCO_2=$ 溶解度(α)× $PaCO_2$(Henry 定律),所以上述公式可改写为:

$$pH=pKa+lg\frac{[HCO_3^-]}{\alpha \times PaCO_2}(\alpha \text{ 为溶解度 }=0.03)$$

$$=6.1+lg\frac{24}{0.03\times40}=6.1+lg\frac{24}{1.2}=7.40$$

以上公式反映了 pH 值、HCO_3^- 和 $PaCO_2$ 三种参数的相互关系。

用血气分析仪可直接经 pH 和 CO_2 电极测出 pH 值或[H^+]及 $PaCO_2$,并根据 Henderson-Hasselbalch 方程式计算出 HCO_3^- 量。Kassier 等将此方程式简化为以下公式:

$$pH=pKa+lg\frac{[HCO_3^-]}{[H_2CO_3]}$$

式中,[H^+]的单位是 nmol/L,$PaCO_2$ 的单位是 mmHg,HCO_3^- 的单位是 mmol/L。

由以上公式可见,pH 值或 H^+ 主要取决于 HCO_3^- 与 H_2CO_3 的比值。正常人动脉血 pH 为 7.35~7.45,平均值为 7.40,凡 pH 值低于 7.35 为失代偿性酸中毒;凡 pH 值高于 7.45 为失代偿性碱中毒,但动脉血 pH 值本身不能区分酸碱平衡紊乱的类型,不能判定是代谢性的还是呼吸性的。pH 值在正常范围内,可以表示酸碱平衡正常,也可表示处于代偿性酸、碱中毒阶段,或同时存在程度相近的混合型酸、碱中毒,使 pH 值变动相互抵消。因此,进一步测定 $PaCO_2$(计算出 H_2CO_3)和 HCO_3^- 是非常重要的。

2. 动脉血 CO_2 分压 $PaCO_2$ 是血浆中呈物理溶解状态的 CO_2 分子产生的张力。由于 CO_2 通过呼吸膜扩散快,$PaCO_2$ 相当于肺泡气 CO_2 分压(P_ACO_2),因此测定 $PaCO_2$ 可反映肺泡通气量的情况,即 $PaCO_2$ 与肺泡通气量成反比,通气不足则 $PaCO_2$ 升高;通气过度则 $PaCO_2$ 降低,所以 $PaCO_2$ 是反映呼吸性酸碱平衡紊乱和肺通气功能的重要指标。正常值为 33~46mmHg,平均值为 40mmHg。如 $PaCO_2<33$mmHg,表示肺通气过度,CO_2 呼出过多,常见于呼吸性碱中毒或代偿后的代谢性酸中毒;$PaCO_2>46$mmHg,表示肺通气不足,有 CO_2 潴留,常见于呼吸性酸中毒或代偿后的代谢性碱中毒。

3. 标准碳酸氢盐和实际碳酸氢盐 标准碳酸氢盐(standard bicarbonate,SB)是指全血在标准条件下,即 $PaCO_2$ 为 40mmHg,温度在 38℃,血红蛋白氧饱和度为 100% 时所测得的血浆中 HCO_3^- 的含量。由于标准化后 HCO_3^- 不受呼吸因素的影响,所以 SB 是判断代谢因素的指标,正常值为 22~27mmol/L,平均为 24mmol/L。SB 在代谢性酸中毒时降低,在代谢性碱中毒时升高。但在呼吸性酸中毒和呼吸性碱中毒时,由于肾的代偿作用,也可以发生继发性增高或降低。

实际碳酸氢盐(actual bicarbonate,AB)是指血液标本在隔绝空气的条件下,在实际 $PaCO_2$、实际体温和血氧饱和度的条件下,测得的血浆 HCO_3^- 浓度。因此,AB 受呼吸和代谢两方面因素的影响。正常情况下 $PaCO_2$ 为 40mmHg 时,AB 与 SB 相等。两者数值均低于正常表明有代谢性酸中毒;两者数值均高于正常表明有代谢性碱中毒；AB 与 SB 的差值反映了呼吸因素对酸碱平衡的影响。若 SB 正常，AB>SB 表明有 CO_2 滞留，可见于呼吸性酸中毒；反之，AB<SB 则表明 CO_2 呼出过多，可见于呼吸性碱中毒。

4. 缓冲碱（buffer base，BB） 是指血液中一切具有缓冲作用的负离子碱的总和，包括血浆和红细胞中的 HCO_3^-、Hb^-、HbO_2^-、Pr^- 和 HPO_4^{2-}。通常以氧饱和的全血在标准状态下测定，其正常值为 45~52mmol/L，平均为 48mmol/L。缓冲碱也是反映代谢因素的指标，代谢性酸中毒时 BB 减少，而代谢性碱中毒时 BB 升高。

5. 碱剩余（base excess，BE） 是指标准条件下，即 $PaCO_2$ 为 40mmHg，温度在 38℃，血红蛋白氧饱和度为 100% 时用酸或碱滴定全血标本至 pH 7.40 时，所需的酸或碱的量（mmol/L）。若用酸滴定，使血液 pH 值达 7.40，则表示被测血液的碱过多，BE 用正值表示；如需用碱滴定，说明被测血液的碱缺失，BE 用负值来表示。

全血 BE 正常值范围为 –3.0~+3.0mmol/L。BE 不受呼吸因素的影响，是反映代谢因素的指标，代谢性酸中毒时 BE 负值增加；代谢性碱中毒时 BE 正值增加。

BE 也可由全血 BB 和 BB 正常值（NBB）算出：BE=BB–NBB=BB–48

以上指标均可通过血气分析仪测得。

6. 阴离子间隙（anion gap，AG） 是一个计算值，指血浆中未测定的阴离子（undetermined anion，UA）与未测定的阳离子（undetermined cation，UC）的差值，即 AG=UA–UC。正常机体血浆中的阳离子与阴离子总量相等，均为 151mmol/L，从而维持电荷平衡。Na^+ 占血浆阳离子总量的 90%，称为可测定阳离子。HCO_3^- 和 Cl^- 占血浆阴离子总量的 85%，称为可测定阴离子。血浆中未测定的阳离子包括 K^+、Ca^{2+} 和 Mg^{2+} 等。血浆中未测定的阴离子包括 Pr^-、HPO_4^{2-}、SO_4^{2-} 和有机酸阴离子。临床实际测定时，一般仅测定血浆中常规可测定阳离子（Na^+）与常规可测定阴离子（Cl^- 和 HCO_3^-）。因血浆中的阴、阳离子总当量数（或总电荷数）完全相等，故 AG 可用血浆中常规可测定的阳离子与常规可测定的阴离子的差算出，即：Na^++UC=HCO_3^-+Cl^-+UA，因此 AG=UA–UC=Na^+–(HCO_3^-+Cl^-)=140–(24+104)= 12mmol/L，其波动范围为（12±2）mmol/L。

AG 可增高也可降低，但增高的意义较大，可帮助区分代谢性酸中毒的类型和诊断混合型酸碱平衡紊乱。目前，多以 AG>16mmol/L 作为判断是否有 AG 增高代谢性酸中毒的界限，常见于各种固定酸增多，如磷酸盐和硫酸盐潴留、乳酸堆积、酮体过多及水杨酸中毒、甲醇中毒等。AG 增高还可见于与代谢性酸中毒无关的情况，如脱水、使用大量含钠盐的药物和骨髓瘤患者释出本周蛋白过多等。

AG 降低在诊断酸碱失衡方面意义不大，仅见于未测定阴离子减少或未测定阳离子增多，如低蛋白血症等。

血气分析已被广泛应用于临床各科，特别是在危重患者抢救中占重要地位。通过血气分析，能对患者的肺通气功能、肺换气功能及机体的酸碱状态、电解质紊乱的程度有一个较全面的了解。各种疾病中出现的不同类型的酸碱失调，可以根据血气分析得出正确判断，以利于找出病因并给予及时恰当的处理，这是提高疗效的一个重要组成部分。同时，pH 值是估计预后的主要特征之一，即 pH 值愈低，纠正愈困难，预后愈差。血气分析还可较快地反映出电解质紊乱的情况，提示临床加以注意，对于治疗和观察病情是一种良好手段。

三、单纯型酸碱平衡紊乱

单纯型酸碱平衡紊乱分为呼吸性酸中毒、呼吸性碱中毒、代谢性酸中毒和代谢性碱中毒。本节重点介绍呼吸性酸中毒和呼吸性碱中毒；关于代谢性酸碱平衡紊乱，本节重点介绍呼吸系统在其中的调节作用，其他内容在泌尿系统中介绍。

（一）呼吸性酸中毒

呼吸性酸中毒（respiratory acidosis）是指 CO_2 排出障碍或吸入外环境 CO_2 过多引起的以血浆 H_2CO_3 浓度（或 $PaCO_2$）升高为特征的酸碱平衡紊乱。

1. **分类** 呼吸性酸中毒按病程可分为急性和慢性两类。

（1）急性呼吸性酸中毒：常见于急性气道阻塞，急性心源性肺水肿，中枢或呼吸肌麻痹引起的呼吸骤停等。

（2）慢性呼吸性酸中毒：见于气道及肺部慢性炎症引起的慢性阻塞性肺疾病（chronic obstructive pulmonary disease，COPD）及肺广泛性纤维化或肺不张时，一般指 H_2CO_3 高浓度潴留（$PaCO_2$ 升高）持续达 24h 以上者。

2. **原因和机制** $PaCO_2$ 原发性升高的原因除了因外环境 CO_2 浓度过高，吸入 CO_2 过多（通风不良），临床上更为多见的是肺通气功能障碍引起的 CO_2 潴留；由于 CO_2 的弥散系数约为 O_2 的 20 倍，因此少见肺换气功能障碍导致的 CO_2 排出受阻。常见的肺通气障碍的原因如下。

（1）呼吸中枢抑制：颅脑损伤、脑炎、脑血管意外、呼吸中枢抑制剂（吗啡等）及麻醉剂用量过大或酒精中毒等。

（2）呼吸肌麻痹：急性脊髓灰白质炎、脊神经根炎、有机磷中毒、重症肌无力、家族性周期性麻痹及重度低血钾时，呼吸运动失去动力。

（3）呼吸道阻塞：喉头痉挛和水肿、溺水、异物堵塞气管，常造成急性呼吸性酸中毒；而 COPD 急性加重、支气管哮喘急性发作等，则是慢性呼吸性酸中毒的常见原因。

（4）胸廓病变：胸部创伤、严重气胸或胸膜腔积液、严重胸廓畸形等均可严重影响肺通气功能，引起呼吸性酸中毒。

（5）肺部疾患：如心源性急性肺水肿，重度肺气肿、肺部广泛性炎症、肺组织广泛纤维化、急性呼吸窘迫综合征等，均可因肺通气障碍而发生呼吸性酸中毒。

（6）CO_2 吸入过多：较为少见，如在通风不良的环境下，因为空气中 CO_2 含量升高，导致 CO_2 吸入过多。

（7）人工呼吸器使用不当，通气量过小而使 CO_2 排出困难。

3. **机体的代偿调节** 呼吸性酸中毒发生的主要环节是肺通气功能障碍，所以呼吸系统往往不能发挥代偿作用，而且当体内产生大量 H_2CO_3 时，也不能依靠碳酸氢盐缓冲系统来缓冲，况且血浆中其他缓冲碱含量较低，缓冲 H_2CO_3 的能力极为有限，因此呼吸性酸中毒主要依靠血液非碳酸氢盐缓冲系统和肾代偿。

（1）急性呼吸性酸中毒时，由于肾的代偿作用十分缓慢，而且呼吸性酸中毒发生的主要环节是肺通气功能障碍，所以呼吸系统不能发挥代偿作用，因此主要靠细胞内、外离子交换及细胞内缓冲，这种调节与代偿十分有限，急性呼吸性酸中毒常常表现为代偿不足或失代偿状态。

急性呼吸性酸中毒时，由于 CO_2 在体内潴留，使血浆 H_2CO_3 浓度不断升高，而 HCO_3^- 对 H_2CO_3 并无缓冲能力，因而 H_2CO_3 解离为 H^+ 和 HCO_3^- 后，H^+ 与细胞内 K^+ 进行交换，进入细胞内的 H^+ 可被蛋白质缓冲，血浆 HCO_3^- 浓度可有所增加，有利于维持 $[HCO_3^-]/[H_2CO_3]$ 的比值。此外，血浆中的 CO_2 迅速扩散入红细胞，并在 CA 的催化作用下，与水反应生成 H_2CO_3，而 H_2CO_3 再解离为 H^+ 和 HCO_3^-。H^+ 主要被血红蛋白和氧合血红蛋白缓冲，HCO_3^- 则进入血浆与 Cl^- 交换，结果又使血浆中 $[HCO_3^-]$ 有所增加，而 $[Cl^-]$ 则降低。但这种离子交换和缓冲作用十分有限，往往 $PaCO_2$ 每升高 10mmHg，血浆 $[HCO_3^-]$ 仅增高 0.7~1mmol/L，不足以维持 $[HCO_3^-]/[H_2CO_3]$ 的正常比值，所以急性呼吸性酸中毒时 pH 值往往低于正常值，呈失代偿状态。

（2）慢性呼吸性酸中毒时，由于 $PaCO_2$ 和 H^+ 浓度升高，可增强肾小管上皮细胞内 CA 和线粒体中谷氨酰胺酶的活性，促使肾小管上皮分泌 H^+ 和 NH_4^+，同时增加对 HCO_3^- 的重吸收。这种作用的充分发挥常需 3~5d 才能完成，因此急性呼吸性酸中毒来不及代偿，而在慢性呼吸性酸中毒时，由于肾的保碱作用较强大,而且随 $PaCO_2$ 升高,HCO_3^- 也成比例增高,大致 $PaCO_2$ 每升高 10mmHg,血浆 HCO_3^- 浓度可增高 3.5~4.0mmol/L,能使[HCO_3^-]/[H_2CO_3]比值接近 20:1,因而在轻度和中度慢性呼吸性酸中毒时有可能实现代偿。

长期呼吸性酸中毒时,由于糖酵解的限速酶磷酸果糖激酶受到抑制,可减少细胞内乳酸的产生,因此这也是一种代偿机制。

呼吸性酸中毒血气分析的参数变化包括 $PaCO_2$ 增高和 pH 值降低;通过肾等代偿后,反映代谢性的指标,继发性升高,AB、SB、BB 值均升高,AB>SB,BE 正值加大。

4. 对机体功能的影响 呼吸性酸中毒时,可引起心律失常、心肌收缩力减弱,外周血管扩张、血钾升高等;此外,$PaCO_2$ 升高还可引起一系列血管运动和神经精神方面的障碍。

(1)心血管系统改变:严重的酸中毒能产生致死性室性心律失常,心肌收缩力降低以及血管对儿茶酚胺的反应性降低。

1)室性心律失常:酸中毒时出现的室性心律失常与血钾升高密切相关,高血钾的发生机制:细胞外 H^+ 进入细胞内与 K^+ 交换,K^+ 逸出;酸中毒时肾小管上皮细胞分泌 H^+ 增加,而排 K^+ 减少,引起血钾升高。重度高血钾时,严重的传导阻滞和心室纤颤,心肌兴奋性消失,可造成致死性心律失常和心跳停止。

2)心肌收缩力降低:酸中毒引起心肌收缩力减弱的机制可能是由于:①H^+ 增多可竞争性抑制 Ca^{2+} 与心肌细胞肌钙蛋白钙结合亚单位的结合,从而抑制心肌的兴奋-收缩耦联,降低心肌收缩力;②H^+ 抑制 Ca^{2+} 内流;③H^+ 抑制心肌细胞的肌浆网释放 Ca^{2+}。

酸中毒还可引起肾上腺髓质释放肾上腺素,从而发挥其对心脏的正性肌力作用;但酸中毒严重时,又可阻断肾上腺素对心脏作用,引起心肌收缩力减弱,心输出量减少。一般而言,pH 值降至 7.2 时,上述两种相反的作用几乎相等,心肌收缩力变化不大;pH 值小于 7.2 时,则因肾上腺素的作用被阻断而使心肌收缩力减弱;当 pH 值小于 7.1 时,乙酰胆碱酯酶活性被抑制而使乙酰胆碱堆积,可出现心动过缓。但是,心肌的上述变化可因同时出现的其他电解质的失衡而变化。

3)血管系统对儿茶酚胺的反应性降低:H^+ 增多时,也可降低外周血管对儿茶酚胺的反应性,使血管扩张,血压下降,尤其是毛细血管前括约肌最为明显。血管扩张会使血管容量不断扩大,回心血量减少,血压下降,休克加重。所以休克时,首先要纠正酸中毒,才能减轻血流动力学的障碍。

(2)中枢神经系统改变:高碳酸血症(hypercapnia)对中枢神经系统的影响可导致多种精神神经系统功能异常,早期症状包括头痛、不安、焦虑等;如果酸中毒持续较久,或出现严重失代偿性急性呼吸性酸中毒,可发生"CO_2 麻醉",患者可出现精神错乱、震颤、嗜睡,甚至昏迷,临床称为肺性脑病(pulmonary encephalopathy)。肺性脑病的发生机制详见本章第三节(呼吸衰竭)。因为 CO_2 为脂溶性分子,能迅速通过血-脑屏障,而 HCO_3^- 为水溶性,通过屏障极为缓慢,所以在呼吸性酸中毒发生时,脑脊液中的 pH 值的降低较一般细胞外液更为显著。

中枢神经系统功能改变的主要机制有:①CO_2 具有直接扩血管的作用,如 CO_2 能直接引起脑血管扩张,使脑血流增加、颅内压增高。尽管 $PaCO_2$ 升高可以通过刺激化学感受器间接引起血管收缩,但在脑血管,其效应小于 CO_2 直接扩血管的作用,故 CO_2 潴留可引起脑血管舒张,脑血流量增加,因此常引起持续性头痛,尤以夜间和晨起时更为严重。②酸中毒时生物氧化酶类的活性受到抑制,氧化磷酸化过程减弱,导致 ATP 生成减少,脑组织能量供应不足。③pH 值降低时,脑组织内谷氨酸脱羧酶活性增强,使抑制性神经递质 γ-氨基丁酸生成增多,对中枢神经系统产生抑制作用。

(3)骨骼系统改变:慢性酸中毒时,由于不断从骨骼释放钙盐以进行缓冲,故不仅影响骨骼发育,延缓幼儿的生长,还可引起纤维性骨炎和肾性佝偻病。在成人则可导致骨软化症。

5. 呼吸性酸中毒防治的病理生理学基础

(1)病因学治疗去除呼吸道梗阻,使之通畅或解痉,使用呼吸中枢兴奋药或机械通气,对慢性阻塞性肺病采用控制感染、强心、解痉和祛痰。

(2)发病学的治疗在改善肺通气功能时,应注意使 $PaCO_2$ 逐步下降,避免在使用机械通气时将 $PaCO_2$ 快速降低至正常,因肾对 HCO_3^- 升高的代偿功能还来不及作出反应,结果又会出现代谢性碱中毒,使病情复杂化。更应避免过度人工通气,使 $PaCO_2$ 降低到更危险的严重呼吸性碱中毒。

慢性呼吸性酸中毒时,由于肾排酸保碱的代偿作用,使 HCO_3^- 含量增高,因此应该慎用碱性药物,特别是通气尚未改善前,过早使用碱性药物,则可引起代谢性碱中毒,并使呼吸性酸中毒病情加重,使高碳酸血症进一步加重。

(二)呼吸性碱中毒

呼吸性碱中毒(respiratory alkalosis)是指肺通气过度引起的以血浆 H_2CO_3 浓度或 $PaCO_2$ 原发性降低为特征的酸碱平衡紊乱。

1. **分类** 呼吸性碱中毒也可按发病时间分为急性和慢性呼吸性碱中毒两类。

(1)急性呼吸性碱中毒:常见于机械通气使用不当引起的过度通气以及高热和低氧血症时,一般指 $PaCO_2$ 在 24h 内急剧下降而导致 pH 值升高。

(2)慢性呼吸性碱中毒:常见于慢性颅脑疾病,肺部疾患,肝疾患,缺氧和氨兴奋呼吸中枢,引起持久的 $PaCO_2$ 下降而导致 pH 值升高。

2. **原因和机制** 肺通气过度是各种原因引起呼吸性碱中毒的基本发生机制,主要原因如下:

(1)低氧血症和肺疾患:初到高原吸入气 PO_2 过低,或因为外呼吸障碍导致的缺氧,可引起机体代偿性呼吸运动增强,CO_2 呼出增多。但外呼吸功能障碍,如肺炎、肺栓塞、间质性肺疾病等,给患者吸 O_2 并不能完全纠正过度通气,说明还有其他因素参与。实验发现,牵张感受器和肺毛细血管旁感受器在肺疾患时过度通气的发生机制中发挥重要作用。

(2)呼吸中枢受到直接刺激或精神性障碍:中枢神经系统疾病如脑血管障碍、脑炎、脑外伤及脑肿瘤等,均可刺激呼吸中枢引起过度通气;精神性通气过度通常见于癔症发作时的通气;某些药物如水杨酸、胺盐类药物可直接兴奋呼吸中枢导致肺通气增强。革兰氏阴性杆菌败血症也是引起过度通气的常见原因。

(3)机体代谢旺盛:见于高热、甲状腺功能亢进时,体温过高和机体分解代谢亢进可引起呼吸中枢兴奋,肺通气功能增强,从而导致 $PaCO_2$ 降低。

(4)机械通气使用不当:常因机械通气时设定的每分钟通气量过大而引起。

3. **机体的代偿调节** 有效肺泡通气量超过 CO_2 排出的需要时,可使血浆 H_2CO_3 浓度降低,pH 升高。由低碳酸血症而致的 H^+ 减少,可由血浆 HCO_3^- 浓度的降低而得到代偿。这种代偿作用包括迅速发生的细胞内缓冲和缓慢进行的肾排酸减少。

(1)细胞内、外离子交换和细胞内缓冲作用:急性呼吸性碱中毒时,由于血浆 H_2CO_3 浓度迅速降低,故血浆 HCO_3^- 相对增高,约在 10min 内,H^+ 从细胞内移出至细胞外,并与 HCO_3^- 结合,使血浆 HCO_3^- 浓度下降,H_2CO_3 浓度有所回升。这些进入血浆的 H^+ 主要来自细胞内的 Hb、磷酸和蛋白质等非碳酸氢盐缓冲物,也可来自细胞代谢产生的乳酸,因为碱中毒能促进糖酵解,使乳酸生成增多,其机制可能与碱中毒影响 Hb 释放 O_2,从而导致氧解离曲线左移,造成细胞缺氧和糖酵解增强有关。此外,部分血浆 HCO_3^- 进入红细胞,与红细胞内 Cl^- 交换,进入红细胞的 HCO_3^- 可与 H^+ 结合,并生成 CO_2 逸出红细胞,促使血浆 H_2CO_3 回升。

急性呼吸性碱中毒时,一般 $PaCO_2$ 每下降 10mmHg,血浆 HCO_3^- 浓度降低 2mmol/L。

(2)肾代偿调节:肾的代偿调节是个缓慢的过程,急速发生的通气过度,往往因为时间短促从而导致肾的代偿调节作用来不及发挥,血液中受代谢性因素影响的酸碱指标基本无变化。慢性呼吸性碱中毒时,在低碳酸血症持续存在的情况下,$PaCO_2$ 的降低使肾小管上皮细胞代偿性泌 H^+、泌 NH_3 减少,血浆中 HCO_3^- 浓度代偿性降低。

慢性呼吸性碱中毒时,由于肾的代偿调节作用和细胞内缓冲,$PaCO_2$ 每降低 10mmHg,血浆 HCO_3^-

浓度下降 5mmol/L,从而有效地避免了细胞外液 pH 值发生大幅度变动。

呼吸性碱中毒的血气分析参数变化包括 $PaCO_2$ 降低,pH 值升高,AB<SB;代偿后,代谢性指标继发性降低,AB、SB 及 BB 均降低,BE 负值加大。

4. 对机体功能的影响　呼吸性碱中毒可引起眩晕,四肢及口周围感觉异常,意识障碍及抽搐等多功能异常。

(1)中枢神经系统功能改变:严重碱中毒时,患者常有烦躁不安、精神错乱、谵妄、意识障碍等中枢神经系统等症状。其机制如下:①因血浆 pH 值增高时,脑组织内 γ- 氨基丁酸转氨酶活性增强,而谷氨酸脱羧酶活性降低,故 γ- 氨基丁酸分解增强而生成减少。由于 γ- 氨基丁酸是抑制性神经递质,其生成减少导致对中枢神经系统的抑制作用减弱,因而出现中枢神经系统兴奋症状。②脑血流量减少,因为低碳酸血症可引起脑血管收缩。据报道,$PaCO_2$ 下降 20mmHg,脑血流量可减少 35%~40%。当然,精神性过度换气患者的某些症状,如头痛、气急、胸闷等,属精神性的,与碱中毒无关。③血液 pH 值升高可使 Hb 与 O_2 的亲和力增强,氧合 Hb 不易释放 O_2,从而造成组织供氧不足。因为脑组织对缺氧特别敏感,所以脑组织缺氧可出现精神症状。

(2)对神经肌肉的影响:因血液 pH 值升高,使血浆游离 Ca^{2+} 减少,故神经肌肉的应激性增高,表现为腱反射亢进、面部和肢体肌肉抽动、搐手搦足和惊厥等症状。若患者伴有明显的低钾血症而出现肌肉麻痹无力,则暂不出现抽搐;一旦低钾得到纠正,抽搐症状即可发生。

(3)多数严重的呼吸性碱中毒患者血浆磷酸盐浓度明显降低:这是因为细胞内碱中毒使糖原分解增强,葡萄糖 -6- 磷酸盐和 1,6- 二磷酸果糖等磷酸化合物生成增加,结果消耗了大量的磷,致使细胞外液磷进入细胞内。

(4)低钾血症:碱中毒时,细胞外 H^+ 浓度降低,细胞内 H^+ 逸出与细胞外 K^+ 交换,使细胞外 K^+ 向细胞内移动;同时,由于肾小管上皮细胞在 H^+ 减少时,H^+-Na^+ 交换减弱而 K^+-Na^+ 交换增强,使排 K^+ 增多,导致低钾血症。低钾血症除可引起神经肌肉症状外,严重时还可以引起心律失常。

5. 呼吸性碱中毒防治的病理生理学基础　首先应防治原发病和去除引起肺通气过度的原因。对急性呼吸性碱中毒可吸入含 5%CO_2 的混合气体,或用纸袋套于患者的口鼻上使其反复吸回呼出的 CO_2,以维持血浆 H_2CO_3 浓度,症状即可迅速得到控制;对精神性通气过度患者可酌情使用镇静剂;有手足搐搦者可静脉注射葡萄糖酸钙进行治疗。

进入高原等氧含量低的地区的人,容易发生低张氧性缺氧。低张性缺氧时,机体进行代偿的结果往往会导致肺通气过度,造成 CO_2 排出过多而发生呼吸性碱中毒。因此,有人认为呼吸性碱中毒是致高原反应的主要原因,所以应当及时改善供氧,去除过度通气的原因,纠正呼吸性碱中毒,以免造成高原肺水肿、脑水肿等情况的发生。

(三)代谢性酸中毒

代谢性酸中毒(metabolic acidosis)是指细胞外液 H^+ 增加和 / 或 HCO_3^- 丢失而引起的以血浆 HCO_3^- 原发性减少为主要特征的酸碱平衡紊乱。

1. 分类　根据 AG 值的变化,可将代谢性酸中毒分为 AG 增高型(血氯正常)和 AG 正常型(血氯升高)代谢性酸中毒两类。

2. 原因和机制

(1)肾排酸保碱功能障碍:①肾衰竭时,体内固定酸不能由尿中排泄,H^+ 浓度增加,导致 HCO_3^- 缓冲丢失,浓度降低;②肾小管功能障碍,泌 H^+ 和重吸收 HCO_3^- 减少。

(2)HCO_3^- 直接丢失过多:常见于严重腹泻、肠道瘘管或肠道引流等,导致含 HCO_3^- 的碱性肠液大量丢失;此外,大面积烧伤时大量血浆渗出,也伴有 HCO_3^- 丢失。

(3)代谢功能障碍,固定酸产生过多:①任何原因缺氧引起的乳酸酸中毒(lactic acidosis);②糖尿病、严重饥饿和酒精中毒等引起的酮症酸中毒(keto-acidosis)。

(4)其他原因:①外源性固定酸摄入过多,HCO_3^- 缓冲丢失:如大量摄入阿司匹林(乙酰水杨酸)引起的水杨酸中毒。②高血钾：各种原因引起细胞外液 K^+ 增多时，K^+ 与细胞内 H^+ 交换，引起细胞外 H^+ 增加，导致代谢性酸中毒。这种酸中毒 H^+ 总量没有增加，细胞内 H^+ 逸出，使细胞内 H^+ 浓度降低，故细胞内呈碱中毒，在远端小管上皮细胞泌 H^+ 减少，故尿液可以呈碱性，即"反常性碱性尿"。③血液稀释：见于快速输入大量无 HCO_3^- 的液体，如葡萄糖或生理盐水，使血液中 HCO_3^- 稀释，造成稀释性代谢性酸中毒。

3. 机体的代偿调节

（1）血液的缓冲及细胞内外离子交换的缓冲代偿调节作用：代谢性酸中毒时，细胞外液中增多的 H^+ 立即被血浆缓冲系统进行缓冲，HCO_3^- 及其他缓冲碱不断被消耗，所以反映酸碱平衡的代谢指标包括 AB、SB、BB 值均降低，BE 负值加大。细胞内的缓冲多在酸中毒 2~4h 后，约 1/2 H^+ 通过离子交换方式进入细胞内，被细胞内缓冲系统所缓冲，而 K^+ 从细胞内逸出，以维持细胞内外电荷平衡，故酸中毒容易引起高钾血症。

除了细胞内外缓冲代偿外，代谢性酸中毒的功能代偿主要靠肺和肾的调节，特别是肺的调节作用十分迅速和强大。

（2）肺的代偿调节作用：血液 H^+ 浓度增加、pH 降低，可刺激颈动脉体和主动脉体化学感受器，反射性引起呼吸中枢兴奋，增加呼吸的深度和频率，明显地改变肺的通气量。代谢性酸中毒当 pH 值由 7.4 降到 7.0 时，肺泡通气量由正常 4L/min 增加到 30L/min 以上，呼吸加深加快，也称为酸中毒 Kussmaul 深大呼吸，是代谢性酸中毒的主要临床表现，其代偿意义是使血液中 H_2CO_3 浓度（或 $PaCO_2$）继发性降低，维持 $[HCO_3^-]/[H_2CO_3]$ 的比值接近正常，使血液 pH 值趋向正常。呼吸的代偿反应是非常迅速的，一般在酸中毒 10min 后就出现呼吸增强，30min 后即达代偿，12~24h 达代偿高峰，代偿最大极限是 $PaCO_2$ 降到 10mmHg。

（3）肾的代偿调节作用：除肾功能异常引起的代谢性酸中毒外，其他原因引起的代谢性酸中毒可通过加强肾的排酸保碱的能力来发挥代偿调节作用。肾的代偿作用较慢，一般要 3~5d 才能达高峰。

代谢性酸中毒的血气分析参数变化：由于 $[HCO_3^-]$ 原发性降低，所以 AB、SB、BB 值均降低，AB<SB，BE 负值加大，pH 值下降，通过呼吸代偿，$PaCO_2$ 继发性下降。

4. 对机体功能的影响 代谢性酸中毒与呼吸性酸中毒一样，主要引起心血管系统、中枢神经系统、骨骼系统的功能障碍。但是无 CO_2 增高现象，故无 CO_2 对血管的直接扩张作用及"CO_2 麻醉"现象。

5. 代谢性酸中毒防治的病理生理学基础

（1）去除引起代谢性酸中毒的发病原因，治疗原发病是治疗代谢性酸中毒的基本原则。

（2）代谢性酸中毒治疗的主要措施是补充碱性药物。但补充碱性药物要根据病情和病因的不同选择不同用药和药量。

（四）代谢性碱中毒

代谢性碱中毒（metabolic alkalosis）是指细胞外液碱增多或 H^+ 丢失而引起的以血浆 HCO_3^- 增多为特征的酸碱平衡紊乱。

1. 分类 目前通常根据给予生理盐水后代谢性碱中毒能否得到纠正而将其分为两类，即盐水反应性碱中毒（saline-responsive alkalosis）和盐水抵抗性碱中毒（saline-resistant alkalosis）。

（1）盐水反应性碱中毒：主要见于呕吐、胃液吸引及应用利尿剂时，给予等张或半张的盐水来扩充细胞外液，补充 Cl^- 能促进过多的 HCO_3^- 经肾排出，使碱中毒得到纠正。

（2）盐水抵抗性碱中毒：常见于全身性水肿、原发性醛固酮增多症，严重低血钾及 Cushing 综合征等，维持因素是盐皮质激素的直接作用和低 K^+，这种碱中毒患者给予盐水没有治疗效果。

2. 原因和机制

（1）H^+ 丢失过多：①经胃丢失。常见于剧烈呕吐及胃液引流，使富含 HCl 的胃液大量丢失。②经肾丢失。常见于应用利尿剂促进远曲小管和集合管细胞泌 H^+ 泌等；临床上肾上腺皮质激素过多(肾上腺皮质增生或原发性醛固酮增多症等)，可引起原发性肾上腺皮质激素分泌增多，或有效循环血量不足、创伤等刺激也可引起继发性醛固酮分泌增多，醛固酮可通过刺激集合管泌氢细胞的 H^+-ATP 酶(H^+ 泵)，促进 H^+ 排泌。

(2) HCO_3^- 过量负荷：多见于治疗措施不当，如消化道溃疡病患者服用过多的 $NaHCO_3$ ；或矫正代谢性酸中毒时滴注过多的 $NaHCO_3$ ；或大量输入用柠檬酸盐抗凝的库存血(每升产生 30mmol HCO_3^-)；脱水时只丢失 H_2O 和 NaCl 造成浓缩性碱中毒(contraction alkalosis)，以上因素均可使血浆 $NaHCO_3$ 浓度升高。但应指出，肾具有较强的排泄 $NaHCO_3$ 的能力，正常人每天摄入 1 000mmol 的 $NaHCO_3$ ，2 周后血浆内 HCO_3^- 浓度只是轻微上升，只有当肾功能受损后服用大量碱性药物时才会发生代谢性碱中毒。

(3) H^+ 向细胞内移动：低钾血症时因细胞外液 K^+ 浓度降低，引起细胞内 K^+ 向细胞外转移，同时细胞外的 H^+ 向细胞内移动，可发生代谢性碱中毒。此时，肾小管上皮细胞内缺钾，K^+-Na^+ 交换减少，H^+-Na^+ 交换增加，H^+ 排除增加，HCO_3^- 重吸收也增加，引起低钾性碱中毒。一般代谢性碱中毒尿液呈碱性，但低钾性代谢性碱中毒，尿液反而呈酸性，因此被称为反常性酸性尿。

此外，肝功能衰竭时，血氨过高，尿素合成障碍，也常导致代谢性碱中毒。

3. 机体的代偿调节

(1)血液的缓冲和细胞内外离子交换的缓冲代偿调节作用：代谢性碱中毒时，H^+ 浓度降低，OH^- 浓度升高，OH^- 可被缓冲系统中的弱酸(H_2CO_3 、$HHbO_2$ 、HHb 、HPr 、$H_2PO_4^-$)所缓冲，使 HCO_3^- 浓度升高，但因为大多数缓冲系统，碱性成分多于酸性成分，故对碱性物质的缓冲有限。同时细胞内外离子交换，细胞内 H^+ 逸出，而细胞外液 K^+ 进入细胞内，从而产生低钾血症。

(2)肺的代偿调节：由于 H^+ 浓度降低，呼吸中枢受抑制，呼吸变浅变慢，使肺泡通气量减少，$PaCO_2$ 或血浆 H_2CO_3 继发性升高，以维持 HCO_3^- /H_2CO_3 的比值接近正常，使 pH 值有所降低。呼吸的代偿反应较快，往往数分钟即可出现，在 12~24h 即可达代偿高峰。但是，这种减少肺通气量的代偿方式也会导致低氧，严重的代谢性碱中毒时，$PaCO_2$ 也极少能超过 55mmHg，所以 $PaCO_2$ 继发性上升的代偿极限是 55mmHg，因而这种代偿是有限度的，很少能达到完全代偿。

(3)肾的代偿调节：血浆 H^+ 减少和 pH 值升高使肾小管上皮的碳酸酐酶和谷氨酰胺酶活性受到抑制，故泌 H^+ 和分泌 NH_4^+ 减少，HCO_3^- 重吸收减少。肾的代偿作用发挥较晚，急性代谢性碱中毒时，肾代偿不起主要作用。应当注意，缺氯、低钾和醛固酮分泌过多所致的代谢性碱中毒，肾分泌 H^+ 增多，尿液呈酸性，称为反常性酸性尿。

代谢性碱中毒的血气分析参数变化规律如下：pH 值升高，AB、SB 及 BB 均升高，AB>SB，BE 正值加大。由于呼吸抑制，肺通气量下降，使 $PaCO_2$ 继发性升高。

4. 对机体功能的影响　轻度代谢性碱中毒患者通常无症状，或出现与碱中毒无直接关系的表现，如因细胞外液量减少而引起的无力、肌痉挛、直立性眩晕；因低钾血症引起的多尿、口渴等。但是，严重的代谢性碱中毒和呼吸性碱中毒一样，会出现许多功能和代谢变化：①中枢神经系统功能改变，常见患者烦躁不安、精神错乱、谵妄、意识障碍等中枢神经系统等症状，这些表现可能由于 pH 值升高，导致抑制性神经递质 γ- 氨基丁酸水平降低有关。pH 值升高，脑脊液[H^+]降低，呼吸中枢抑制，患者呼吸变浅变慢。②血红蛋白氧离曲线左移，血红蛋白不易将结合的 O_2 释出，造成组织供氧不足，脑组织对缺氧特别敏感，因此出现精神症状，严重时可以发生昏迷。③神经肌肉应激性增高，表现为腱反射亢进，面部和肢体肌肉抽动、手足搐搦和惊厥等症状。④代谢性碱中毒往往伴有低钾血症。低钾血症除可引起神经肌肉症状外，严重时还可以引起心律失常。

5. 代谢性碱中毒防治的病理生理学基础　纠正代谢性碱中毒的根本途径是促使血浆中过多的 HCO_3^- 从尿中排出。但是，即使是肾功能正常的患者，也不易完全代偿。因此，代谢性碱中毒的防治方针应该是，在进行基础疾病治疗的同时，去除代谢性碱中毒的维持因素。

四、混合型酸碱平衡紊乱

在临床上,常见一些患者同时存在代谢性和呼吸性多种导致酸碱紊乱的因素,伴随血气分析在临床的广泛应用,并有明确的代谢因素指标和呼吸因素指标,因此可以判别患者原发酸碱失衡的类型。临床混合型酸碱失衡的主要类型见表 7-4。

表 7-4 临床混合型酸碱失衡的主要类型

双重性酸碱失衡
呼酸合并代酸,呼酸合并代碱
呼碱合并代酸,呼碱合并代碱
高 AG 代酸合并代碱
三重性酸碱失衡
呼酸合并高 AG 代酸 + 代碱
呼碱合并高 AG 代酸 + 代碱

呼酸:呼吸性酸中毒;代酸:代谢性酸中毒;呼碱:呼吸性碱中毒;代碱:代谢性碱中毒。

(一)双重性酸碱失衡

1. 呼吸性酸中毒合并代谢性酸中毒

(1)原因:常见于严重的肺通气功能障碍引起呼吸性酸中毒,同时因持续缺氧而发生代谢性酸中毒,为临床上常见的一种混合型酸碱平衡紊乱类型。例如,心跳和呼吸骤停、急性肺水肿、慢性阻塞性肺部疾患合并心力衰竭或休克等。

(2)特点:由于呼吸性和代谢性因素指标均向酸性方面变化,因此 HCO_3^- 减少时呼吸不能代偿,$PaCO_2$ 增多时,肾也不能代偿,两者不能相互代偿,呈严重失代偿状态,pH 值明显降低,并形成恶性循环,患者 SB、AB 及 BB 均降低,AB>SB,血浆 K^+ 浓度升高,AG 增大。

2. 呼吸性碱中毒合并代谢性碱中毒

(1)原因:常见于各种危重患者,如高热伴呕吐患者,高热可引起通气过度出现呼吸性碱中毒,而呕吐时大量胃液丢失可出现代谢性碱中毒;肝功能衰竭、败血症和严重创伤的患者分别因高血氨、细菌毒素和疼痛刺激呼吸中枢而发生通气过度;利尿剂应用不当或呕吐亦可发生代谢性碱中毒。

(2)特点:因呼吸性和代谢性因素指标均朝碱性方面变化,$PaCO_2$ 降低,血浆 HCO_3^- 浓度升高,两者之间看不到相互代偿的关系,呈严重失代偿,无论原因如何,预后都很差。血气指标 SB、AB、BB 均升高,AB<SB,$PaCO_2$ 降低,pH 明显升高,血浆 K^+ 浓度降低。

3. 呼吸性酸中毒合并代谢性碱中毒

(1)原因:常见于慢性阻塞性肺疾患的患者出现慢性呼吸性酸中毒时,如因呕吐或发生心力衰竭而应用大量排钾利尿剂,可引起 Cl^- 和 K^+ 的丧失而发生代谢性碱中毒。

(2)特点:$PaCO_2$ 和血浆 HCO_3^- 浓度均升高,而且升高的程度均已超出彼此正常代偿范围,AB、SB、BB 均升高,BE 正值加大,pH 值变动不大,略偏高或偏低,也可以在正常范围内。

4. 呼吸性碱中毒合并代谢性酸中毒

(1)原因:可见于糖尿病、肾衰竭或感染性休克及心肺疾病等危重患者,并伴有发热或机械通气过度时;慢性肝病、高血氨,并发肾衰竭时;水杨酸或乳酸盐中毒、有机酸(水杨酸、酮体、乳酸)生成增多,水杨酸盐刺激呼吸中枢,可发生典型的代酸合并呼碱的混合性酸碱失衡。

(2)特点:HCO_3^- 和 $PaCO_2$ 均降低,两者不能相互代偿,均小于代偿的最低值,pH 值变动不大,甚至在正常范围。

5. 代谢性酸中毒合并代谢性碱中毒

（1）原因：常见于严重胃肠炎时呕吐加严重腹泻，并伴有低钾和脱水的患者；尿毒症或糖尿病患者，可因频繁呕吐而大量丢失 H^+ 和 Cl^-，均可导致代酸合并代碱性酸碱平衡紊乱。

（2）特点：由于导致血浆 HCO_3^- 升高和降低的原因同时存在，彼此相互抵消，常使血浆 HCO_3^- 及血液 pH 值在正常范围内，$PaCO_2$ 也常在正常范围内或略高略低变动。对伴有 AG 增高的代谢性酸中毒合并代谢性碱中毒时，测量 AG 值对诊断该型有重要意义，若为单纯型代谢性酸中毒，AG 增大部分应与 HCO_3^- 减少部分相等。但在 AG 正常型代谢性酸中毒合并代谢性碱中毒，则无法用 AG 及血气分析来诊断，需结合病史全面分析。

（二）三重性混合性酸碱平衡紊乱

由于同一患者不可能同时存在呼吸性酸中毒和呼吸性碱中毒，因此三重酸碱平衡紊乱只存在两种类型。

1. 呼吸性酸中毒合并 AG 增高性代谢性酸中毒和代谢性碱中毒 该型的特点是 $PaCO_2$ 明显增高，AG >16mmol/L，HCO_3^- 一般也升高，Cl^- 明显降低。

2. 呼吸性碱中毒合并 AG 增高性代谢性酸中毒和代谢性碱中毒 该型的特点是 $PaCO_2$ 降低，AG>16mmol/L，HCO_3^- 可高可低，Cl^- 一般低于正常。

三重性混合性酸碱失衡比较复杂，必须在充分了解原发病情的基础上，结合实验室检查进行综合分析后才能得出正确结论。

五、分析判断酸碱平衡紊乱的方法

判断酸碱平衡紊乱类型，首先需要详细了解患者的病史和临床表现，综合分析血气检测结果和血清电解质检查数据，必要时通过计算 AG 值辅助区别单纯性代谢性酸中毒的类型，以及诊断混合型酸碱平衡紊乱。

（一）单纯型酸碱平衡紊乱的判断

单纯型酸碱失衡主要依靠血气分析来诊断，通过血气分析测得 Henderson-Hasselbalch 方程式中三个变量的关系，分析后可发现如下规律。

1. 根据 pH 值或 H^+ 的变化，可判断是酸中毒还是碱中毒。凡 pH<7.35 则为酸中毒；凡 pH>7.45，则为碱中毒。

2. 根据病史和原发性失衡可判断为呼吸性还是代谢性酸碱平衡紊乱。例如，原发 $PaCO_2$ 升高，引起 pH 值下降，为呼吸性酸中毒；原发 $PaCO_2$ 降低，引起 pH 值升高，为呼吸性碱中毒；原发 HCO_3^- 降低，引起 pH 值下降，为代谢性酸中毒；原发 HCO_3^- 升高，引起 pH 值升高，为代谢性碱中毒。

各种单纯性的酸碱平衡紊乱的发病环节及检测指标的变化见表 7-5。

表 7-5 各型酸碱平衡紊乱发病环节及检测指标的变化比较

	代谢性酸中毒	呼吸性酸中毒	代谢性碱中毒	呼吸性碱中毒
原因	酸潴留或碱丧失	通气不足	碱潴留或酸丧失	通气过度
原发环节	$H^+\uparrow$ /$NaHCO_3\downarrow$	$H_2CO_3\uparrow$	$H^+\downarrow$ /$NaHCO_3\uparrow$	$H_2CO_3\downarrow$
	$\dfrac{[NaHCO_3]}{[H_2CO_3]}\downarrow\left(\leqslant\dfrac{20}{1}\right)$		$\dfrac{[NaHCO_3]}{[H_2CO_3]}\uparrow\left(\geqslant\dfrac{20}{1}\right)$	
血浆 pH 值	正常或 ↓		正常或 ↑	
$PaCO_2$	↓	↑↑	↑	↓↓
HCO_3^-	↓↓	↑（慢性）	↑↑	↓（慢性）
尿液 pH 值	↓或↑		↑或↓	

3. 根据代偿情况可判断为单一性酸碱平衡紊乱或混合性酸碱平衡紊乱,其代偿公式见表7-6。

表 7-6　常用单纯性酸碱失衡的预计代偿公式

原发失衡	原发性变化	继发性代偿	预计代偿公式	代偿时限	代偿极限
代谢性酸中毒	$[HCO_3^-]\Downarrow$	$PaCO_2\downarrow$	$\triangle PaCO_2\downarrow =1.2\times\triangle[HCO_3^-]\pm 2$	12~24h	10mmHg
代谢性碱中毒	$[HCO_3^-]\Uparrow$	$PaCO_2\uparrow$	$\triangle PaCO_2\uparrow =0.7\times\triangle[HCO_3^-]\pm 5$	12~24h	55mmHg
呼吸性酸中毒	$PaCO_2\Uparrow$	$[HCO_3^-]\uparrow$			
急性:			$\triangle[HCO_3^-]\uparrow =0.1\times\triangle PaCO_2\pm 1.5$	几分钟	30mmol/L
慢性:			$\triangle[HCO_3^-]\uparrow =0.35\times\triangle PaCO_2\pm 3$	3~5d	42~45mmol/L
呼吸性碱中毒	$PaCO_2\Downarrow$	$[HCO_3^-]\downarrow$			
急性:			$\triangle[HCO_3^-]\downarrow =0.2\times\triangle PaCO_2\pm 2.5$	几分钟	18mmol/L
慢性:			$\triangle[HCO_3^-]\downarrow =0.5\times\triangle PaCO_2\pm 2.5$	3~5d	12~15mmol/L

注:①有"$\triangle$"者为变化值,无"$\triangle$"表示绝对值;
　　②代偿时限:指体内达到最大代偿反应所需的时间;
　　③代偿极限:指单纯型酸碱失衡代偿所能达到的最小值或最大值。

(二)混合型酸碱平衡紊乱的判断

在酸碱平衡紊乱时,机体的代偿调节有一定的规律性,即有一定的方向性、代偿范围(代偿预计值)和代偿的最大限度。符合规律者为单纯型酸碱平衡紊乱,不符合规律者为混合型酸碱平衡紊乱。

1. 代偿调节的方向性

(1)$PaCO_2$与HCO_3^-变化方向相反者,为酸碱一致型混合型酸碱平衡紊乱:在两种酸中毒并存或两种碱中毒并存的酸碱一致型酸碱平衡紊乱,除pH值发生显著变化外,$PaCO_2$与HCO_3^-的变化方向一定是相反的。例如,心跳呼吸骤停时,呼吸停止使$PaCO_2$急剧升高,引起呼吸性酸中毒,而代谢紊乱引起的乳酸堆积,使HCO_3^-明显减少,引起代谢性酸中毒。因此,发现患者$PaCO_2$与HCO_3^-呈相反方向变化时,应考虑为酸碱一致型酸碱平衡紊乱。

(2)$PaCO_2$与HCO_3^-变化方向一致者,为酸碱混合型酸碱平衡紊乱:一种酸中毒与一种碱中毒并存的酸碱混合型酸碱平衡紊乱,$PaCO_2$与HCO_3^-的变化方向也是一致的。例如,在呼吸性酸中毒合并代谢性碱中毒患者,因肺通气功能障碍使$PaCO_2$原发性升高,通过肾的调节,HCO_3^-代偿性升高,此时,如利尿剂使用不当或出现呕吐,血HCO_3^-亦有原发性升高,较易出现呼吸性酸中毒合并代谢性碱中毒。患者$PaCO_2$与HCO_3^-浓度均明显升高,而pH值无显著变化。此时,单靠pH值、病史及$PaCO_2$与HCO_3^-的变化方向已难以区别是单纯型酸碱平衡紊乱,还是酸碱混合型酸碱平衡紊乱,需要从代偿预计值和代偿限度来进一步分析判断。

2. 代偿预计值和代偿限度　代偿公式亦是简便有效地区别单纯型与混合型酸碱平衡紊乱的手段。单纯型酸碱平衡紊乱时,机体的代偿变化应在一个适宜的范围内,如超过代偿范围即为混合型酸碱平衡紊乱。机体对单纯型酸碱平衡紊乱的代偿能力并不是无限的,会受到多种因素的综合制约。例如,代谢性碱中毒时,代偿性呼吸抑制使$PaCO_2$升高,但$PaCO_2$升高到一定限度,如55mmHg就不再上升,这是因为升高的$PaCO_2$和缺氧会刺激呼吸中枢,维持一定的肺通气量。因此,在单纯型酸碱平衡紊乱时,机体的代偿反应不会超过代偿限值。

3. 以AG值判断代谢性酸中毒的类型及混合型酸碱平衡紊乱　AG值是区分代谢性酸中毒类型的重要标志,也是判断单纯型或混合型酸碱平衡紊乱的重要指标。在病情较为复杂的患者,计算AG值能将潜在的代谢性酸中毒显露出来。

第三节 呼 吸 衰 竭

肺通过外呼吸功能不断给机体提供 O_2，排出 CO_2，以维持机体血气平衡和内环境稳定。肺还具有屏障防御、免疫和代谢分泌等非呼吸功能。许多病理性因素可引起肺的上述功能发生改变，从而导致肺部疾病和生命活动的异常。

一、概念和分类

(一) 概念

呼吸衰竭 (respiratory failure, RF) 是指由于各种原因引起肺外呼吸功能严重障碍，以致在海平面、安静状态、呼吸空气的条件下，PaO_2 降低，伴有或不伴有 $PaCO_2$ 升高，从而引起机体一系列病理生理改变和临床表现的临床综合征。诊断呼吸衰竭的主要血气标准是 PaO_2 低于 60mmHg，伴有或不伴有 $PaCO_2$ 高于 50mmHg。但由心内分流 (如法洛四联症等先天性心脏病) 以及吸入气 PO_2 或 PCO_2 的变化导致的血气异常不能诊断为呼吸衰竭。当吸入气的氧浓度 (fraction of inspiration oxygen, FiO_2) 不足 20% 时，可将呼吸衰竭指数 (respiratory failure index, RFI) 或氧合指数 (oxygenation index, OI) 作为诊断呼吸衰竭的指标。RFI=PaO_2/FiO_2，如 RFI ≤ 300 可诊断为呼吸衰竭。

(二) 分类

1. 根据血气变化的不同 可将呼吸衰竭分为 I 型即低氧血症型 (hypoxemic respiratory failure)，和 II 型即低氧血症伴高碳酸血症型 (hypercapnic respiratory failure) 呼吸衰竭。

(1) I 型呼吸衰竭：又称为肺换气障碍型呼吸衰竭，通常是由于气体弥散障碍和 / 或通气 / 血流比值失调引起，主要表现为 PaO_2 降低，$PaCO_2$ 降低或不变。

(2) II 型呼吸衰竭：又称为肺通气障碍型呼吸衰竭，通常是由于肺泡扩张受限和 / 或气道阻塞引起，主要表现为 PaO_2 降低，$PaCO_2$ 升高。

2. 根据病程发展速度 可将呼吸衰竭分为急性和慢性呼吸衰竭。

(1) 急性呼吸衰竭：起病急，病程短，发展迅速，多见于急性气道阻塞或中毒、创伤以及休克所致的急性呼吸膜损伤，由于致病因素强烈，需及时抢救方能挽救生命。

(2) 慢性呼吸衰竭：起病慢，病程长，进展缓慢，多见于老年慢性支气管炎、肺气肿以及重症肺结核等迁延不愈的慢性呼吸系统疾病。

此外，临床上按照原发病变的部位可分为中枢性和外周性呼吸衰竭。中枢性呼吸衰竭指由于呼吸中枢损害或严重抑制所致的呼吸衰竭；外周性呼吸衰竭是指由于呼吸肌、胸廓、胸膜、气道以及肺实质病变所致的呼吸衰竭。

二、病因与发病机制

肺的呼吸功能包括肺通气和肺换气，前者指肺泡气与外界气体交换的过程，后者是肺泡气与血液之间的气体交换过程，这些过程的正常进行依赖于呼吸中枢的调节作用、呼吸肌提供的动力、胸膜腔负压环境、呼吸道的通畅以及呼吸膜和通气 / 血流比值的正常，其中任何一个环节出现异常均可影响正常的肺通气和肺换气，严重时将导致呼吸衰竭。所以呼吸衰竭的发病机制包括肺通气功能障碍和肺换气功能障碍。

（一）肺通气功能障碍

肺通气功能障碍通常分为两种类型：限制性通气不足和阻塞性通气不足。

1. 限制性通气不足（restrictive hypoventilation） 指吸气时肺泡扩张受限所引起的肺泡通气不足。通常吸气运动是吸气肌收缩引起的主动过程，呼气则是肺泡弹性回缩和肋骨与胸骨借重力作用复位的被动过程。主动过程更易发生障碍。

限制性通气不足可见于：

（1）呼吸肌活动障碍：如脑炎、脑外伤、脑水肿和脑血管意外等中枢神经系统器质性病变；吗啡、巴比妥等镇静、安眠、麻醉药过量；长时间呼吸困难和呼吸运动增强所引起的呼吸肌疲劳、营养不良所致呼吸肌萎缩；低钾血症、缺氧、酸中毒等所致呼吸肌无力等，均可累及吸气肌收缩功能而引起限制性通气不足。

（2）胸廓的顺应性降低：严重的胸廓畸形、脊柱异常弯曲、胸壁皮肤异常硬化（如烧伤瘢痕形成）、多发性肋骨骨折、过度肥胖和胸膜增厚等，均可引起胸廓顺应性降低。此外，胸膜粘连或胸膜纤维化也可导致肺扩张受限。

（3）肺的顺应性降低：严重的肺纤维化或肺泡表面活性物质减少时，肺顺应性降低，使肺泡扩张的弹性阻力增大而导致限制性通气不足。

（4）胸膜腔积液和气胸：结核或肿瘤导致的胸膜腔积液，以及创伤导致的气胸，均可使胸膜腔压力增大，肺扩张受限甚至发生肺不张。

2. 阻塞性通气不足（obstructive hypoventilation） 指气道狭窄或阻塞所致的通气障碍。主要原因包括上呼吸道阻塞（如喉头水肿、气管异物以及纵隔肿瘤压迫等）和下呼吸道阻塞（如支气管哮喘、慢性支气管炎等）。成人气道阻力正常为 0.1~0.3kPa·s/L，呼气时略高于吸气时。影响气道阻力的因素有气道内径、长度和形态、气流速度和形式等，其中最主要的是气道内径。气管痉挛、管壁肿胀或纤维化，管腔被黏液、渗出物、异物等阻塞，肺组织弹性降低以致对气道管壁的牵引力减弱等，均可使气道内径变窄或不规则而增加气流阻力，从而引起阻塞性通气不足。

依据阻塞部位的不同，可将气道阻塞分为中央性气道阻塞和外周性气道阻塞。

（1）中央性气道阻塞：指气管分叉以上的气道阻塞。阻塞若发生在胸外，吸气时，气体流经狭窄的病变部位时压力快速降低，病灶处气道内压显著低于大气压，可使气道阻塞加重；呼气时，气道内压大于大气压，因而可使阻塞减轻，故患者表现为吸气性呼吸困难。与之相反，如阻塞位于中央气道的胸内部分，吸气时由于胸膜腔内压显著低于气道内压，可使气道阻塞减轻；呼气时，胸膜腔内压升高而压迫气道，气道阻塞加重，患者因而表现为呼气性呼吸困难（图 7-7）。

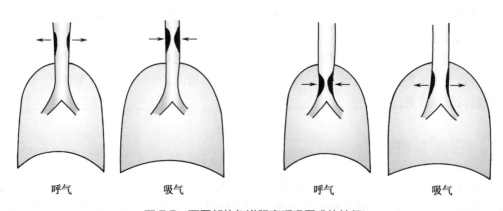

呼气   吸气   呼气   吸气

图 7-7   不同部位气道阻塞呼吸困难的特征

（2）外周性气道阻塞：内径小于 2mm 的小支气管软骨为不规则的块片，细支气管无软骨支撑，管壁薄,又与管周围的肺泡结构紧密相连,因此随着吸气与呼气,由于胸膜腔内压的改变,其内径也随之扩大和缩小。吸气时随着肺泡的扩张,细支气管受周围弹性组织牵拉,其口径变大和管道伸长;呼气时则小气道缩短变窄。慢性阻塞性肺疾患主要侵犯小气道,不仅可使管壁增厚或痉挛和顺应性降低,而且管腔也可被分泌物堵塞,肺泡壁的损坏还可降低对细支气管的牵引力,因此小气道阻力大大增加,患者主要表现为呼气性呼吸困难。外周性气道阻塞的患者用力呼气时可引起小气道闭合,从而导致严重的呼气性呼吸困难。其机制为:用力呼气时胸膜腔内压和气道内压均高于大气压,在呼出气道上,压力由小气道至中央气道逐渐下降,通常将气道内压与胸膜腔内压相等的气道部位称为"等压点"。等压点下游端(通向鼻腔的一端)的气道内压低于胸膜腔内压,气道可能被压缩。正常人气道的等压点位于有软骨环支撑的大气道,即使气道外压力大于气道内压力,也不会使大气道闭合。

慢性支气管炎时,大支气管内黏液腺增生,小气道管壁炎性充血水肿、炎症细胞浸润、上皮细胞与成纤维细胞增生、细胞间质增多,二者均可引起气道管壁增厚狭窄;气道高反应性和炎症介质可引起支气管痉挛;炎症累及小气道周围组织,引起组织增生和纤维化可压迫小气道;气道炎症使表面活性物质减少,表面张力增加,使小气道缩小而加重阻塞;黏液腺及杯状细胞分泌增多可加重炎性渗出物形成黏痰堵塞小气道。由于小气道的阻塞,患者在用力呼气时,气体通过阻塞部位形成的压差较大,使阻塞部位以后的气道压低于正常,以致等压点由大气道上移至无软骨支撑的小气道,在用力呼气时小气道外的压力大于小气道内的压力,使气道阻塞加重,甚至使小气道闭合。

肺气肿时,由于蛋白酶与抗蛋白酶失衡,如炎症细胞释放的蛋白酶过多或抗蛋白酶不足,可导致细支气管与肺泡壁中弹性纤维降解,肺泡弹性回缩力下降,此时胸内负压降低(即胸膜腔内压升高),可压迫小气道导致小气道阻塞;肺气肿患者肺泡扩大而数量减少,使细支气管壁上肺泡的附着点减少,肺泡壁通过密布的附着点牵拉支气管壁是维持细支气管的形态和口径的重要因素,附着点减少则牵拉力减少,可引起细支气管缩小变形,阻力增加,气道阻塞;由于上述因素造成肺气肿患者胸膜腔内压(气道外的压力)增高,用力呼气时使等压点上移至小气道,引起小气道闭合(图7-8)而出现呼气性呼吸困难。

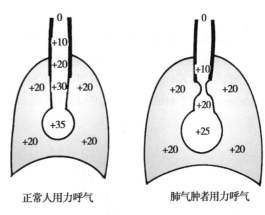

正常人用力呼气   肺气肿者用力呼气

图 7-8 气道等压点上移与气道闭合
压力单位 cmH₂O,1cmH₂O=0.098kPa。

3. 肺泡通气不足时血气变化的特点 总肺泡通气量不足会使肺泡气氧分压(alveolar PO_2,P_AO_2)下降和肺泡气二氧化碳分压(alveolar PCO_2,P_ACO_2)升高,因而流经肺泡毛细血管的血液不能被充分动脉化,导致 PaO_2 降低和 $PaCO_2$ 升高,最终出现 Ⅱ 型呼吸衰竭。此时 PaO_2 降值和 $PaCO_2$ 增值成一定比例,在呼吸空气的条件下,$PaCO_2$ 等于 P_ACO_2,且与肺泡通气量成反比,所以 $PaCO_2$ 可反映总肺泡通气量的变化。如果由于肺部病变的不均一性导致通气不足,并同时伴有局部通气/血流比值失调,则 PaO_2 的降低与 $PaCO_2$ 的升高不成比例。

(二)肺换气功能障碍

肺换气功能障碍包括弥散障碍、肺泡通气与血流比例失调以及解剖分流增加。

1. 弥散障碍 弥散障碍(diffusion impairment)指由肺泡膜面积减少或肺泡膜异常增厚和弥散时间缩短引起的气体交换障碍。肺泡气与肺泡毛细血管血液之间的气体交换是一个物理弥散过程。气体弥散速度取决于肺泡膜两侧的气体分压差、气体的分子量和溶解度、肺泡膜的面积和厚度。气体弥散量还取决于血液与肺泡接触的时间。肺部病变可使肺泡膜面积减小或气体弥散距离增大,导致弥散障碍。

(1)肺泡膜面积减小:肺实变、肺不张、肺叶切除或肺气肿使肺泡大量破坏,或伴有血液供应减少,都可使肺泡膜面积减小。两肺肺泡膜面积达 80m² 左右,但在安静状态下,部分肺泡毛细血管关闭或口径较小,部分肺泡也未充分扩张,真正进行充分肺换气的部分只有约 40m²。因此,只有当肺部病变使肺泡膜面积减小一半以上时,才会出现肺换气障碍。

(2) 肺泡膜厚度增加:肺泡膜的薄部为气体交换的部位,由肺泡上皮、毛细血管内皮及两者共有的基底膜所构成,其厚度不到 1μm,是气体交换的部位。虽然气体从肺泡腔到达红细胞内还需经过肺泡表面的液体层、血管内血浆和红细胞膜,但总厚度不到 5μm,故正常气体交换很快。当肺水肿、肺泡透明膜形成、肺纤维化及肺泡毛细血管扩张等导致血浆层变厚时,可因弥散距离增宽使弥散速度减慢。

(3) 弥散时间缩短:正常人在静息状态下,血液流经肺毛细血管的时间约为 0.75s,而完成肺换气所需时间更短,O_2 约需 0.25s,CO_2 约需 0.13s。因此,肺水肿、肺纤维化等虽可使弥散时间延长,但安静时气体交换仍可在 0.75s 内完成,只有在运动等代谢需求增加的情况下,由于心输出量和肺血流量增加,血流速度加快,使血液流经肺毛细血管的时间缩短(运动时可缩短至 0.3s 左右),才会影响肺换气(图 7-9)。

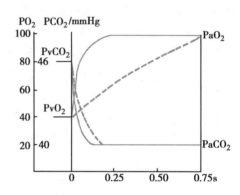

图 7-9　血液通过肺泡毛细血管时的血气变化
实线为正常人;虚线为肺泡膜增厚患者。

气体弥散障碍时血气变化的特点　CO_2 的弥散系数是 O_2 的 20 倍,能较快地弥散入肺泡,因此弥散障碍通常主要引起 PaO_2 降低,而不会引起 $PaCO_2$ 升高(Ⅰ型呼吸衰竭)。如果出现代偿性通气增加,$PaCO_2$ 还可能降低。

2. **肺泡通气 / 血流比值失调**　血液流经肺泡时能否获得足够的氧和充分排出 CO_2,使血液动脉化,还取决于肺泡通气量与血流量的比例。如肺的总通气量和总血流量正常,但因病变的轻重程度或受累的肺区分布不均匀,造成肺泡通气 / 血流灌注比值失调(ventilation/perfusion mismatching,$\dot{V}_A/\dot{Q}$ mismatching)(图 7-10)。也可引起气体交换障碍,导致呼吸衰竭。这是肺部疾患引起呼吸衰竭最常见和最重要的机制。

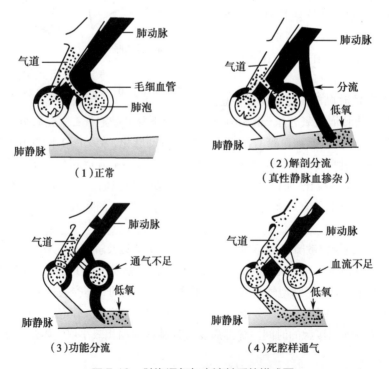

(1) 正常　　(2) 解剖分流(真性静脉血掺杂)　　(3) 功能分流　　(4) 死腔样通气

图 7-10　肺泡通气与血流关系的模式图

正常成人在静息状态下,肺泡每分钟通气量(V_A)约为4.2L,每分钟肺血流量(Q)约为5L,两者的比率($\dot{V}_A/\dot{Q}$)约为0.84。健康人肺各部分通气与血流的分布也是不均匀的。直立位时,由于重力的作用,胸腔内负压上部比下部大,故肺尖部的肺泡扩张的程度较大,肺泡顺应性较低,因而吸气时流向上肺肺泡的气量较少,使肺泡通气量自上而下递增。而血流受重力的影响更大,上肺与下肺血流量的差别比通气量的差别更明显,故使肺部的$\dot{V}_A/\dot{Q}$自上而下递减。正常青年人肺尖部$\dot{V}_A/\dot{Q}$可高达3.0,而肺底部仅有0.6,且随年龄的增长,这种差别更大。这种生理性的肺泡通气与血流比例不协调是造成正常PaO_2比P_AO_2稍低的主要原因。当肺发生病变时,各部分肺的通气与血流比例不一,可能造成严重的肺泡通气与血流比例失调,导致换气功能障碍。

根据$\dot{V}_A/\dot{Q}$比值的不同,可将$\dot{V}_A/\dot{Q}$比值失调分为部分肺泡通气不足和部分肺泡血流不足。

(1)部分肺泡通气不足:慢性支气管炎、支气管哮喘等引起的气道阻塞,以及肺水肿、肺纤维化等引起的限制性通气障碍,往往可引起肺泡通气严重不均。部分区域的肺泡由于通气不足较重而血流量未相应减少,使这部分区域的$\dot{V}_A/\dot{Q}$比值降低,从而形成异常的低$\dot{V}_A/\dot{Q}$比值区。由于该区域通气量远低于血流量,流经这部分肺泡的静脉血未经充分氧合便掺入来自其他区域的动脉血内,这种情况类似于肺动-静脉短路,因此称为功能性分流(functional shunt)或静脉血掺杂(venous admixture)。正常人由于肺泡通气和血流分布的不均衡所形成的功能性分流约占肺血流量的3%,而慢性阻塞性肺疾患时可达30%~50%,即相当大一部分混合静脉血未经充分气体交换便流回左心房,因而可引起严重的肺换气障碍。

部分肺泡通气不足时的动脉血气改变:部分肺泡通气不足时,病变肺区的$\dot{V}_A/\dot{Q}$可低达0.1以下,流经此处的静脉血不能充分动脉化,其氧分压与氧含量降低而二氧化碳分压与含量则增高。这种血气变化可引起代偿性呼吸运动增强和总通气量恢复正常或增加,主要使无通气障碍或通气障碍较轻的肺泡通气量增加,以致该部分肺泡的$\dot{V}_A/\dot{Q}$显著大于0.84。流经这部分肺泡的血液PO_2显著升高,但氧含量则增加很少(氧离曲线特性决定),而二氧化碳分压与含量均明显降低。来自$\dot{V}_A/\dot{Q}$降低区与$\dot{V}_A/\dot{Q}$增高区的血液混合而成的动脉血的氧分压和氧含量均降低,二氧化碳分压和含量则可正常;如代偿性通气增强过度,尚可使$PaCO_2$低于正常;如肺通气障碍的范围较大,加上代偿性通气增强不足,使总的肺泡通气量低于正常,则$PaCO_2$高于正常。

(2)部分肺泡血流不足:肺动脉栓塞、弥散性血管内凝血、肺动脉炎、肺血管收缩等,都可使部分肺泡血流减少,$\dot{V}_A/\dot{Q}$可显著大于正常,患部肺泡血流少而通气多,肺泡通气不能充分被利用,称为死腔样通气(dead space like ventilation)。正常人的生理无效腔(dead space,VD)约占潮气量(tidal volume,VT)的30%,疾病时功能性无效腔(functional dead space,VDf)增大,使VD/VT高达60%~70%,从而导致呼吸衰竭。

部分肺泡血流不足时的动脉血气改变:部分肺泡血流不足时,病变肺区肺泡$\dot{V}_A/\dot{Q}$可高达10以上,流经的血液PaO_2显著升高,但其氧含量却增加很少;而健康肺区却因血流量增加而使其$\dot{V}_A/\dot{Q}$低于正常,这部分血液不能充分动脉化,其氧分压与氧含量均显著降低,二氧化碳分压与含量均明显增高。最终混合而成的动脉血PaO_2降低,$PaCO_2$的变化则取决于代偿性呼吸增强的程度,可以降低、正常或升高。

总之,无论是部分肺泡通气不足引起的功能性分流增加,还是部分肺泡血流不足引起的功能性无效腔增加,均可导致PaO_2降低,而$PaCO_2$可正常或降低,极严重时也可升高。

3. 肺内解剖分流增加　解剖分流(anatomic shunt)是指一部分静脉血经支气管静脉和极少的肺内动-静脉交通支直接流入肺静脉。生理情况下,肺内也存在解剖分流,占心输出量的2%~3%。支气管扩张症可伴有支气管血管扩张和肺内动-静脉短路开放,使解剖分流量增加,静脉血掺杂异常增多,而导致呼吸衰竭。解剖分流的血液完全未经气体交换过程,故称为真性分流(true shunt)。在肺实变和肺不张时,病变肺泡完全失去通气功能,但仍有血流,流经的血液完全未进行气体交换而掺入动脉血,类似解剖分流。吸入纯氧可有效地提高功能性分流的PaO_2,而对真性分流的PaO_2则无明显作用,用这种方法可对二者进行鉴别。

在呼吸衰竭的发病机制中,单纯通气不足、单纯弥散障碍、单纯肺内分流增加或单纯死腔增加的情况较少见,往往是几个因素同时存在或相继发生作用。下面以急性呼吸窘迫综合征和慢性阻塞性肺疾病为例探讨呼吸衰竭的发生机制。

急性呼吸窘迫综合征(ARDS)是由急性肺损伤(acute lung injury,ALI)引起的一种急性呼吸衰竭。急性肺损伤的原因很多,可以是化学性因素,如吸入毒气、烟雾、胃内容物等;物理性因素,如放射性损伤等;生物因素,如肺部冠状病毒感染引起的严重急性呼吸综合征(SARS)等;或全身性病理过程,如休克、大面积烧伤、败血症等;或由某些治疗措施,如体外循环、血液透析等所致。急性肺损伤引起呼吸衰竭的机制是由于肺泡-毛细血管膜的损伤及炎症介质的作用使肺泡上皮和毛细血管内皮通透性增高,引起渗透性肺水肿,致肺弥散功能障碍。肺泡Ⅱ型上皮细胞损伤使表面活性物质生成减少,加上水肿液的稀释和肺泡过度通气消耗表面活性物质,使肺泡表面张力增高,肺的顺应性降低,形成肺不张。肺不张、肺水肿以及炎症介质引起的支气管痉挛可导致肺内功能性分流增加;肺内DIC及炎症介质引起的肺血管收缩,可导致死腔样通气增加。肺弥散功能障碍、肺内分流和死腔样通气均使PaO_2降低,导致Ⅰ型呼吸衰竭。在上述机制中,肺泡通气血流比例失调是ARDS患者呼吸衰竭的主要发病机制。患者由于PaO_2降低对血管化学感受器的刺激和肺充血、水肿对肺泡毛细血管旁J感受器的刺激,使呼吸运动加深加快,导致呼吸窘迫和$PaCO_2$降低。故ARDS患者通常发生Ⅰ型呼吸衰竭;极端严重者,由于肺部病变广泛,肺总通气量减少,可发生Ⅱ型呼吸衰竭。

慢性阻塞性肺疾病(COPD)指慢性支气管炎、肺气肿等导致的以气道阻塞为特征的一类疾病,简称"慢阻肺",其共同特征是管径小于2mm的小气道阻塞,气道阻力增高。COPD是引起慢性呼吸衰竭最常见的原因。其机制涉及:①阻塞性通气障碍:因炎细胞浸润、充血、水肿、黏液腺及杯状细胞增殖、肉芽组织增生引起的支气管壁肿胀;因气道高反应性、炎症介质作用引起的支气管痉挛;因黏液分泌多、纤毛细胞损伤引起的支气管腔堵塞;因小气道阻塞、肺泡弹性回缩力降低引起的气道等压点上移。②限制性通气障碍:因Ⅱ型肺泡上皮细胞受损及表面活性物质消耗过多引起的肺泡表面活性物质减少;因营养不良、缺氧、酸中毒、呼吸肌疲劳引起的呼吸肌衰竭。③弥散功能障碍:因肺泡壁损伤引起的肺泡弥散面积减少和肺泡膜炎性增厚。④肺泡通气与血流比例失调:因气道阻塞不均引起的部分肺泡低通气;因肺血管收缩或微血栓形成引起的部分肺泡低血流。COPD常引起Ⅱ型呼吸衰竭。

三、对机体功能与代谢的影响

呼吸衰竭时发生的低氧血症和高碳酸血症可影响全身各系统的代谢和功能,首先是引起一系列代偿适应性反应,以改善组织的供氧,调节酸碱平衡和改变组织器官的功能、代谢以适应新的内环境。呼吸衰竭严重时,如机体代偿不全,则可出现严重的代谢功能紊乱。

(一)酸碱失衡及电解质紊乱

Ⅰ型和Ⅱ型呼吸衰竭时均有低氧血症,因此均可引起代谢性酸中毒;Ⅱ型呼吸衰竭时低氧血症和高碳酸血症并存,因此可有代谢性酸中毒和呼吸性酸中毒;ARDS患者由于代偿性呼吸加深加快,可出现代谢性酸中毒和呼吸性碱中毒;若应用过量利尿剂或$NaHCO_3$等则可引起医源性代谢性碱中毒。一般而言,呼吸衰竭时常发生混合性酸碱平衡紊乱。

1. 代谢性酸中毒　严重缺氧时无氧代谢加强,乳酸等酸性产物增多,可引起代谢性酸中毒。此外,呼吸衰竭时可能出现功能性肾功能不全,肾小管排酸保碱功能降低,以及引起呼吸衰竭的原发疾病或病理过程,如感染、休克等均可导致代谢性酸中毒。代谢性酸中毒时,血K^+升高,血Cl^-可正常。

2. 呼吸性酸中毒　Ⅱ型呼吸衰竭时,大量CO_2潴留,可引起呼吸性酸中毒。此时,可有高血K^+和低血Cl^-。高碳酸血症使红细胞中HCO_3^-生成增多,后者与细胞外Cl^-交换使Cl^-转移入细胞;酸中毒时肾小管上皮细胞产生NH_3增多,$NaHCO_3$重吸收增多,使尿中NH_4Cl和$NaCl$的排出增加,均使血清 Cl⁻ 降低。

3. 呼吸性碱中毒 部分 I 型呼吸衰竭患者由于低氧血症或 J 感受器受刺激,驱动肺通气过度,导致 $PaCO_2$ 原发性降低,出现呼吸性碱中毒。此时,血 K^+ 和血 Cl⁻ 的变化与呼吸性酸中毒时相反,血 K^+ 降低和血 Cl⁻ 升高。

4. 代谢性碱中毒 多为医源性。例如,纠正酸中毒时,使用过量 $NaHCO_3$,较长时间使用排钾利尿剂和肾上腺皮质激素以及钾摄入不足引起低钾血症时,也能引起代谢性碱中毒,从而出现更为复杂的酸碱平衡紊乱。

（二）呼吸系统的变化

PaO_2 降低和 $PaCO_2$ 升高,可通过对呼吸中枢的直接作用和反射性作用,引起呼吸运动的变化。PaO_2 降低可作用于颈动脉体与主动脉体化学感受器,反射性增强呼吸运动,此反应要在 PaO_2 低于 60mmHg 才明显,PaO_2 为 30mmHg 时肺通气最大。但缺氧对呼吸中枢有直接抑制作用,当 PaO_2 低于 30mmHg 时,此作用可大于反射性兴奋作用而使呼吸抑制。$PaCO_2$ 升高主要作用于中枢化学感受器,使呼吸中枢兴奋,引起呼吸加深加快。但当 $PaCO_2$ 超过 80mmHg 时,则抑制呼吸中枢,此时呼吸运动主要靠动脉血低氧分压对血管化学感受器的刺激得以维持。因此,II 型呼吸衰竭患者氧疗时,吸入 O_2 的浓度不宜太高,通常不超过 30%,以免缺氧完全纠正后反而呼吸抑制,加重高碳酸血症而使病情更加恶化。对于 I 型呼吸衰竭患者则应尽快纠正缺氧。

呼吸衰竭时,呼吸系统的变化还包括呼吸运动节律和形式的改变。中枢性呼吸衰竭时,由于呼吸中枢抑制,不仅呼吸浅而慢,而且可出现多种形式的呼吸节律异常,如潮式呼吸、抽泣样呼吸、间歇呼吸、叹息样呼吸等。其中最常见者为潮式呼吸,可能由于呼吸中枢兴奋过低而引起呼吸暂停,从而使血中 CO_2 逐渐增多,$PaCO_2$ 升高到一定程度使呼吸中枢兴奋,恢复呼吸运动,从而排出 CO_2,$PaCO_2$ 降低到一定程度又可导致呼吸暂停,如此形成周期性呼吸运动。肺顺应性降低所致的限制性通气障碍时,由于 J 感受器或肺牵张感受器受到刺激,反射性引起呼吸变浅变快。阻塞性通气障碍时,气道阻力增大,使维持通气所需的压力差增大而气流速度减慢,因此呼吸深而慢。由于阻塞部位的不同,表现为呼气性呼吸困难或吸气性呼吸困难。呼吸衰竭时,如存在长时间增强的呼吸运动,使呼吸肌耗氧增加,加上血氧供应不足,可能导致呼吸肌疲劳,使呼吸肌收缩力减弱,呼吸变浅变快。呼吸浅则肺泡通气量减少,可加重呼吸衰竭。

（三）循环系统的变化

1. 低氧血症和高碳酸血症对循环系统的作用 低氧血症和高碳酸血症对心血管的作用相似,并具有协同作用。一定程度的 PaO_2 降低和 $PaCO_2$ 升高,可通过对化学感受器的刺激,反射性兴奋心血管运动中枢,使心率加快、心肌收缩性增强、回心血量增多,从而使心输出量增加。交感 - 肾上腺髓质系统活动增强还可使外周血管尤其是皮肤、内脏血管收缩,从而引起血液重新分布,有利于保证心、脑的血液供应,并导致血压轻度升高。这些具有代偿意义的变化在急性呼吸衰竭时较为明显。严重的低氧血症和高碳酸血症不仅直接抑制心血管运动中枢,而且使心脏受损和外周血管扩张(肺血管例外),从而引起心率减慢、心肌收缩性降低、心律失常、血压降低和外周血液淤滞等严重后果。

2. 慢性肺源性心脏病 呼吸衰竭可累及心脏,主要引起右心肥大与衰竭,即肺源性心脏病。肺源性心脏病的发病机制较复杂:①肺泡缺氧和 CO_2 潴留所致血液 H^+ 浓度过高,可引起肺小动脉收缩(CO_2 本身对肺血管起扩张作用),使肺动脉压升高,从而增加右心后负荷;②肺小动脉长期收缩,缺氧均可引起无肌型肺微动脉肌化,肺血管平滑肌细胞和成纤维细胞肥大增生,胶原蛋白与弹性蛋白合成增加,导致肺血管壁增厚和硬化,管腔变窄,由此形成持久而稳定的慢性肺动脉高压;③长期缺氧引起的代偿性红细胞增多症可使血液的黏度增高,也会增加肺血流阻力和加重右心的负荷;④有些肺部病变如肺小动脉炎、肺毛细血管床的大量破坏、肺栓塞等也能成为肺动脉高压的原因;⑤缺氧和酸中毒降低心肌舒、缩功能;⑥呼吸困难时,用力呼气使胸膜腔内压异常增高,心脏受压,影响心脏的舒张功能,用力吸气则胸膜腔内压异常降低,即心脏外面的负压增大,可增加右心收缩的负荷,促使右心衰竭。

呼吸衰竭是否累及左心尚有争论,目前倾向于可累及左心。肺源性心脏病患者心功能失代偿时有半数肺动脉楔压增高,说明有左心功能不全,其中也可能有部分病例合并有冠心病;ARDS 的死亡病例中也有半数发生左心衰竭,这些都支持肺部疾病可累及左心的观点。其机制为:①低氧血症和酸中毒同样能使左室肌收缩性降低;②胸膜腔内压的高低同样也影响左心的舒缩功能;③右心扩大和右心室压增高将室间隔推向左心侧,可降低左心室的顺应性,导致左室舒张功能障碍。

(四) 中枢神经系统的变化

中枢神经系统对缺氧最为敏感,当 PaO_2 降至 60mmHg 时,可出现视力和智力轻度减退。如 PaO_2 迅速降至 40~50mmHg 以下,就会引起一系列神经精神症状,如头痛、不安、定向与记忆障碍、精神错乱、嗜睡,以致惊厥和昏迷。慢性呼吸衰竭时,缺氧和高碳酸血症均能明显影响中枢神经系统的功能,尤其是 CO_2 潴留使 $PaCO_2$ 超过 80mmHg 时,可引起头痛、头晕、烦躁不安、言语不清、扑翼样震颤、精神错乱、嗜睡、抽搐、呼吸抑制等,称 CO_2 麻醉。

由呼吸衰竭引起的脑功能障碍称为肺性脑病(pulmonary encephalopathy)。 I 型呼吸衰竭和急性 II 型呼吸衰竭时,中枢神经系统损害主要与 PaO_2 降低有关。慢性 II 型呼吸衰竭时,PaO_2 降低和 $PaCO_2$ 升高都是造成中枢神经系统功能障碍的基本因素,但后者起主要作用。

II 型呼吸衰竭患者肺性脑病的发病机制为:

1. 酸中毒和缺氧对脑血管的作用   酸中毒使脑血管扩张,$PaCO_2$ 升高 10mmHg 约可使脑血流量增加 50%。缺氧也使脑血管扩张。缺氧和酸中毒还能损伤血管内皮使其通透性增高,导致脑间质水肿。缺氧使细胞 ATP 生成减少,影响钠泵功能,可引起细胞内 Na^+ 及水增多,形成脑细胞水肿。脑充血、水肿使颅内压增高,压迫脑血管,更加重脑缺氧,由此形成恶性循环,严重时可导致脑疝形成。此外,脑血管内皮损伤尚可引起血管内凝血,这也是肺性脑病的发病因素之一。

2. 酸中毒和缺氧对脑细胞的作用   正常脑脊液的缓冲作用较血液弱,其 pH 值也较低,PCO_2 比动脉血高。因血液中的 HCO_3^- 及 H^+ 不易通过血脑屏障进入脑脊液,故脑脊液的酸碱调节需时较长。呼吸衰竭时脑脊液的 pH 值变化比血液更为明显。当脑脊液 pH 值低于 7.25 时,脑电波变慢,pH 值低于 6.8 时脑电活动完全停止。神经细胞内酸中毒一方面可增加脑谷氨酸脱羧酶活性,使 γ- 氨基丁酸生成增多,导致中枢抑制;另一方面增强磷脂酶活性,使溶酶体水解酶释放,引起神经细胞和组织的损伤。

因此,肺性脑病时出现的神经 - 精神症状主要与脑水肿引起的颅内压升高以及酸中毒、缺氧引起的脑功能障碍有关。有研究者认为,脑内的微血栓形成和肝、肾功能障碍所致的代谢废物潴留(如氨及非蛋白氮升高)以及电解质紊乱等,也在肺性脑病的发生中起一定作用。高压氧疗时,患者出现神经症状,应区分"脑型氧中毒"与由缺氧引起的"肺性脑病"。前者患者先抽搐以后才昏迷,抽搐时患者是清醒的;后者则先昏迷后抽搐。对氧中毒者应控制吸氧,但对肺性脑病者则应加强氧疗。

(五) 肾功能的变化

呼吸衰竭时,常伴有肾损害,轻者尿中出现少量蛋白、白细胞、红细胞及管型等;严重时可出现少尿、代谢性酸中毒以及氮质血症等急性肾衰竭的表现。此时肾并无明显的形态结构改变,故属于功能性肾衰竭,外呼吸功能好转后上述表现很快消失,肾功能恢复正常。肾衰竭的发生机制,主要是缺氧和高碳酸血症反射性地通过交感神经使肾血管收缩,肾血流量严重减少所致。

(六) 胃肠道的变化

严重缺氧引起的胃壁缺血可降低胃黏膜的屏障作用,而 CO_2 潴留可促使胃酸分泌增多,故呼吸衰竭时,可出现胃肠道黏膜充血、水肿、糜烂和溃疡形成等。

四、防治的病理生理学基础

(一) 防止与去除呼吸衰竭的病因

如慢性阻塞性肺疾患的患者若发生感冒与急性支气管炎,可诱发呼吸衰竭和右心衰竭,故应注意预防,一旦发生呼吸道感染应积极进行抗感染治疗。

(二)改善通气

保持呼吸道畅通,减少通气阻力,或使用药物或机械通气改善通气功能,不但有助于CO_2的排出,也可缓解呼吸困难,对Ⅱ型呼吸衰竭患者尤为重要。可采取的措施有:①解除呼吸道阻塞:如用抗生素治疗气道炎症,用平喘药扩张支气管等。②增强呼吸动力:如用呼吸中枢兴奋剂尼可刹米等,对原发于呼吸中枢抑制的限制性通气障碍适用,但对一般慢性呼衰患者使用中枢兴奋剂,增加肺通气的同时也增加呼吸肌耗氧量和加重呼吸肌疲劳,反而得不偿失。③人工辅助通气:用人工呼吸维持必需的肺通气量,同时也使呼吸肌得以休息,有利于呼吸肌功能的恢复。④补充营养:慢性呼衰患者由于呼吸困难影响进食量和胃肠消化及吸收功能差,常有营养不良,导致体重和膈肌重量减轻,膈肌萎缩也可使其收缩无力,更易发生呼吸肌疲劳,故除呼吸肌休息外,还应补充营养以改善呼吸肌功能。

(三)纠正缺氧

呼吸衰竭患者均有缺氧,因此氧疗十分必要(见第七章第一节缺氧)。Ⅰ型呼吸衰竭时,可吸入较高浓度的O_2(一般也不超过50%)。Ⅱ型呼吸衰竭患者,因其呼吸可能依赖缺氧的刺激,氧疗目标是使PaO_2保持在相对安全水平(50~60mmHg)。一般吸氧原则是低浓度(不超过30%),低流速,持续给O_2。

(四)改善内环境及保护重要器官功能

纠正水电解质和酸碱平衡紊乱,以保持内环境稳定,并维护心、脑、肾等重要器官的功能。

第四节　肺　水　肿

一、概念和分类

(一)概念

肺水肿(pulmonary edema)是指由于某种原因引起肺内组织液的生成和回流平衡失调,大量组织液在短时间内不能被肺淋巴和肺静脉系统吸收,从肺毛细血管内外渗,积聚在肺泡、肺间质和细小支气管内,从而造成肺通气与肺换气功能严重障碍。在临床表现为极度呼吸困难,端坐呼吸,发绀,大汗淋漓,阵发性咳嗽伴大量白色或粉红色泡沫痰,双肺布满对称性湿啰音和/或哮鸣音,X线胸片典型时可见两肺蝶形片状模糊阴影,晚期可出现休克甚至死亡。

(二)分类

1. 根据其发病机制,肺水肿可分为以下三类。

(1)高压性肺水肿:又称为血液动力性肺水肿(驱动压升高所致),由于肺毛细血管血压增高引起。

(2)高通透性肺水肿:又称肺泡性肺水肿(屏障传导性改变所致),肺泡-毛细血管屏障及其功能完整性受损时发生的肺水肿。见于感染、吸入有害物质、免疫反应、休克肺等。

(3)混合型或原因未明型肺水肿:除上述原因外,还有一些比较少见的肺水肿,其发生机制仍不太清楚或有争议。如高原性肺水肿,脑源性肺水肿,低血糖、高压氧以及注射过量肾上腺素等引起的肺水肿。

2. 根据病因,可分为心源性肺水肿和非心源性肺水肿,后者又可分为高原性肺水肿、吸入性肺水肿、感染性肺水肿、氧中毒性肺水肿、复张性肺水肿、尿毒症性肺水肿以及妊娠中毒性肺水肿等。

3. 根据发生速度,可分为急性肺水肿和慢性肺水肿。

4. 根据病变部位,可分为间质性肺水肿和肺泡性肺水肿。

二、病因

肺水肿的病因可按解剖部位分为心源性和非心源性两大类,后者又可以根据发病机制的不同,分成若干类型。

(一) 心源性肺水肿

心功能不全,造成大量血液积聚在肺循环中,使得肺毛细血管血压急剧上升,液体通过毛细血管壁滤出,形成肺水肿。这些由心脏因素介导产生的肺水肿也被称为心源性肺水肿。临床上,由于高血压性心脏病、冠心病及风湿性心脏瓣膜病所引起的急性肺水肿,占心源性肺水肿的绝大部分;心肌炎、心肌病、先天性心脏病及严重的快速心律失常等,也可以引起心源性肺水肿。

(二) 非心源性肺水肿

1. 肺毛细血管通透性增加　①感染性肺水肿,全身和 / 或肺部的细菌、病毒、真菌、支原体、原虫等感染所致;②职业中毒性肺水肿,吸入有害气体,如光气($COCl_2$)、氯气、臭氧、CO、氮氧化合物等;③毒素和血管活性物质,如四氧嘧啶、蛇毒、有机磷、组胺、5- 羟色胺等;④严重烧伤和弥散性血管内凝血;⑤变态反应,如药物特异性反应、过敏性肺泡炎等;⑥放射性肺炎,如胸部恶性肿瘤大剂量放射治疗可引起肺水肿;⑦急性呼吸窘迫综合征,各种原因引起的最为严重的急性肺间质水肿;⑧氧中毒,长时间吸入高浓度(>60%)O_2,可致活性氧自由基增多,造成肺损伤和肺水肿;⑨热射病。

2. 肺毛细血管压力增加　①肺静脉闭塞症或肺静脉狭窄;②输液过量,输液或输血过多过快,使血容量过度或过快地增加,致肺毛细血管静水压增高而发生肺水肿。又称为静脉淤血综合征。常见于创伤、失血或休克患者应用大量、快速静脉补液支持循环功能者。

3. 各种急重症脑血管病　脑出血、脑栓塞、高血压脑病、脑膜炎、脑肿瘤以及颅脑损伤等中枢神经系统损伤,常可继发肺水肿,又称"脑源性肺水肿",其发病机制尚未阐明。

4. 吸入异物和淹溺　因食物、胃内容物或其他碳氢化合物液体吸入呼吸道,造成吸入性肺炎;淡水和海水的淹溺,均可引起肺水肿。

5. 复张性肺水肿　气胸,胸腔积液或胸腔手术后导致肺萎陷,快速排气,抽液后肺迅速复张,组织间隔负压增高,发生急性肺水肿。

6. 其他　①慢性肾功能衰竭最常见的肺部并发症为尿毒症性肺炎,又称尿毒症性肺水肿,是由尿毒症引起的肺水肿和非感染性肺炎,是以肺水肿为主要病理表现的临床综合征;②妊娠后与胎盘有关的内分泌或生物活性物质引起周围动脉广泛收缩和高血压,左心衰竭及肺静脉压增高,又称妊娠中毒性肺水肿;③电击复律治疗心律失常后 1~3h 内,可有少数患者发生肺水肿;④药物性肺水肿,如吗啡、海洛因、利多卡因、呋喃坦啶、利眠宁、特布他林、美沙酮等,除部分药物与过敏因素有关外,有些药物主要对肺组织直接损伤或对中枢神经系统的直接性作用而发生急性肺水肿。

三、发病机制

肺毛细血管血压增加,或肺泡 - 毛细血管屏障的完整性受损,或二者并存,是肺水肿发病机制的关键。此外,血浆胶体渗透压降低以及肺淋巴回流障碍,也参与了部分肺水肿的发生(图 7-11)。

(一) 肺毛细血管血压增加

正常情况下,左右心的排血量保持相对平衡。某些病理状态下,如回心血量及右心输出量急剧增多,或左心输出量突然严重减少,造成大量血液积聚在肺循环,肺血管血压急剧上升,引起肺间质水肿,继而发展为肺泡水肿。此外,缺氧、酸中毒以及炎症反应等因素导致肺毛细血管床破坏,毛细血管总横截面积降低,肺循环压力增加,进而发生高压性肺水肿。由于肺毛细血管血压等于肺静脉压与肺静脉阻力和血流量的乘积之和,因此,过度灌注的肺,即使肺静脉压不变,肺血流量的增加也会使相应区域的肺毛细血管血压升高,继而诱发高压性肺水肿。

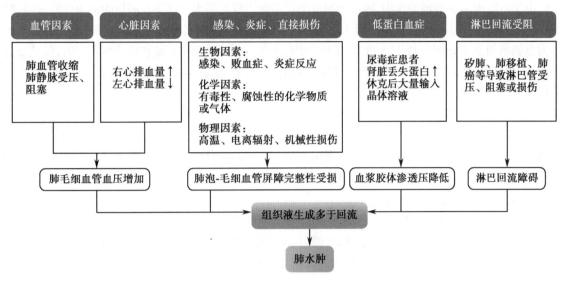

图 7-11 肺水肿的发生机制

(二)肺泡 - 毛细血管屏障的完整性受损

高通透性肺水肿的基本特征是肺泡 - 毛细血管屏障的完整性受损,又称非心源性或原发性肺水肿,所致临床综合征通常统称为急性肺损伤或急性呼吸窘迫综合征。最常见的原因为肺炎、败血症、吸入胃内容物和严重创伤。

1. **感染** 感染和败血症是急性肺损伤的主要病因,20%~45% 的急性肺损伤患者伴有严重的败血症。目前,关于感染和败血症损害肺的机制还不清楚。内毒素引起的急性肺损伤可能与中性粒细胞和肿瘤坏死因子介导的炎症反应有关;另外,细菌产生的弹性蛋白酶和假单胞菌的外酶素 U,也会造成肺损伤;除直接作用外,细菌产物还通过间接作用,使肺对机械牵拉更加敏感,从而导致肺损伤的发生。

2. **炎症** 炎症反应是多数急性肺损伤的潜在机制。中性粒细胞在炎症和肺损伤中有双重作用。一方面,它是宿主防御机制中非常重要的成分,严重白细胞减少症患者发生细菌和真菌感染的风险大大增加;但另一方面,它释放有毒性的氧自由基、蛋白酶,以及其他启动炎症反应的生物活性物质,会破坏肺泡 - 毛细血管屏障,使之不能正常地限制液体和蛋白质滤出,导致高通透性肺水肿。此外,肺间质内巨噬细胞以及嗜酸性粒细胞也可介导炎症反应。

3. **直接损伤** 直接引起肺损伤的因素有:①机械通气时的机械应力;②有毒性、腐蚀性的化学物质或气体,如盐酸等酸类、高浓度 O_2、O_3、Cl_2、NO_2、光气,以及镉和水银的蒸气、燃烧产物;③电离辐射;④吸入淡水(溺水)或碳氢化合物,如煤油、汽油和干洗液;⑤高温,如大火或爆炸引起的肺实质烧伤;⑥机械性损伤,如非透壁的胸外伤引起的挫伤,或爆炸、闪电引起的爆炸伤。上述因素引起的肺损伤大多发展迅速,说明损伤因素与气道上皮和 / 或肺泡壁接触,可直接造成肺损伤。此外,引起直接肺损伤的因素多可迅速激活炎症途径。如吸入胃内容物之后,吸入的酸性物质在接触肺组织后可很快被中和,但在数小时内会导致促炎症介质释放、肺内中性粒细胞浸润、纤维蛋白在肺泡腔内积聚,组织学检查可以看到肺泡结构破坏。

(三)血浆胶体渗透压降低

尿毒症等引起低蛋白血症患者、或休克后大量输入晶体溶液等,都会引起血浆蛋白质浓度降低,使有效滤过压增大,继而引发肺水肿。当血浆渗透压降低时,渗透压梯度对抗静水压差的能力会降低,易产生水肿液积聚。但有关动物实验发现,在单纯的低蛋白血症,虽然组织液生成会暂时增加,但在达到新的平衡状态后,又会重新恢复到正常水平,并不会增加肺毛细血管的液体滤过,除非静水压或屏障通透性也同时发生了改变。

(四) 淋巴回流障碍

由于有呼吸运动的辅助作用,肺淋巴回流的代偿能力极为强大。已知在肺组织液生成增多时,肺淋巴回流能力增加 3~10 倍,甚至达到 25~100 倍(如慢性间质性肺水肿时)。因此,除非肺毛细血管内压力急剧增加至 30mmHg 以上,一般不容易发生肺水肿。但当肺淋巴回流代偿受到限制时,肺毛细血管内压力只需升高到 15~25mmHg 即可引起肺水肿。硅沉着病、肺移植以及肺癌等引起的肺水肿均与淋巴回流障碍有关。

(五) 其他

如果肺毛细血管旁静水压降低或蛋白质浓度增加,总滤出驱动力就会增加,从而造成肺毛细血管的液体滤过增加。喉痉挛、吸入异物等气道阻塞时,患者需要更加用力吸气,胸膜腔负压很大,可致肺毛细血管旁静水压降低,促使液体滤入肺泡。胸膜腔内负压过大,还可导致心脏前后负荷及肺循环血流量增加,使肺毛细血管压力升高。

此外,肺泡表面张力增大,传导到间质,也会使肺毛细血管旁静水压下降,进而增加跨肺泡 - 毛细血管屏障的液体滤过。用气雾剂型去污剂使狗的肺表面活性物质失活后,肺泡表面张力增大,静态顺应性下降,出现肺膨胀不全,最后发生肺水肿。因此,肺泡表面张力的变化有可能促使肺水肿形成,但此观点还需临床研究证实。

四、防治的病理生理学基础

(一) 一般治疗

包括改善 O_2 的供应(吸氧或改善通气)和纠正酸中毒。为解除肺水肿,可在输入高分子量溶液的同时,给予利尿剂。

(二) 特殊治疗

改善心功能和消除肺淤血是治疗高压性肺水肿的有效方法。通常给予增强心肌收缩力、扩张外周血管和使用利尿剂以降低心脏前后负荷等治疗。而对于高通透性肺水肿,则应针对引起血管内皮及肺泡上皮通透性增高的因素,给予抗炎疗法(类固醇或非类固醇介质合成抑制剂)抑制炎症介质释放以及积极的呼气末正压(positive end-expiratory pressure,PEEP)机械通气等治疗。

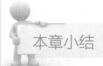

本章小结

1. 缺氧的概念,分类及对机体功能代谢的影响。分为低张性缺氧、血液性缺氧、循环性缺氧和组织性缺氧四种类型。轻度或短暂的缺氧主要引起机体中枢、呼吸、循环、血液等系统的代偿性反应,严重和持久的缺氧而机体代偿不全时,可导致组织代谢障碍和结构变化。

2. 酸碱平衡的概念,单纯型酸碱平衡紊乱的分类、每种单纯型酸碱平衡紊乱的发生机制和对机体代谢功能的影响。酸碱平衡紊乱多为混合性酸碱失衡,见于代谢性和呼吸性多种因素导致双重性和三重性酸碱失衡。呼吸系统功能障碍可导致呼吸性酸中毒或碱中毒,也可影响对代谢性酸碱平衡紊乱的代偿。

3. 呼吸衰竭可分为 I 型和 II 型。其基本发病机制包括肺泡通气不足、气体弥散障碍及肺部病变不均一性导致的肺泡通气 / 血流比值失调等。呼吸衰竭对机体的影响主要包括酸碱平衡紊乱、肺源性心脏病、肺性脑病以及消化和泌尿系统功能障碍等。

4. 肺水肿是指大量组织液积聚在肺泡和肺间质,从而造成肺通气与换气功能严重障碍。其发病机制包括肺毛细血管血压增加和肺泡 - 毛细血管屏障的完整性受损。

思考题

1. 缺氧分成几种类型? 各型缺氧的血气变化有何特点?
2. ARDS 患者常发生何种酸碱失衡? 其血气参数有何变化?
3. 试述肺源性心脏病的发病机制。
4. 简述肺水肿的发病机制。

（周新文　卢晓梅　郑中华）

第八章
呼吸系统疾病的病理

呼吸系统直接与外环境相通,呼吸过程中极易受到有害气体、粉尘颗粒、病原微生物等作用而致病。呼吸系统疾病是我国的常见病、多发病,对国民健康的危害日益严重。本章主要阐述呼吸系统常见恶性肿瘤、间质性肺疾病和肺损伤的病理学基本知识,从病理学视角认识和理解肺癌、间质性肺疾病和急性肺损伤等的发生发展和演进规律;通过系统学习有关疾病的病理变化,为临床诊断、治疗和预防提供理论基础。

第一节　肺脏恶性肿瘤

肺脏恶性肿瘤主要包括原发性肺癌和肺转移性肿瘤,其恶性程度高、预后差,是当前发病率、死亡率最高的恶性肿瘤。本节重点阐述原发性支气管肺癌的病理学变化。

原发性肺癌(primary lung cancer,PLC)以原发性支气管肺癌多见,是起源于(支)气管黏膜、腺体或肺泡上皮的肺脏原发性恶性肿瘤,简称肺癌(lung cancer)。

一、病因

(一) 吸烟和被动吸烟

吸烟导致肺癌的机制很明确。在香烟烟雾中发现了 80 多种致癌物,这些物质对肺部和呼吸道有促炎症和致突变作用。吸烟与肺鳞癌和小细胞癌的相关性最强,其次是肺腺癌。到 65 岁时,重度吸烟者死于肺癌的风险是不吸烟者的 30 倍。

肺腺癌还与不吸烟者有关,尤其是女性不吸烟者。与其他组织学类型的肺癌相比,含有较低焦油和尼古丁的现代过滤香烟被认为增加了肺腺癌的发病率,因为它们与肺深部吸入和向周围肺输送致癌物有关。其他吸烟相关产物,如雪茄和烟斗,也与肺癌风险增加有关。在不吸烟者中,燃烧柴火和其他固体燃料,以及高温烹饪造成的室内空气污染也与肺癌有关。

KRAS 的激活突变发生在大约 20% 的肺腺癌中,并且与吸烟密切相关;*EGFR* 的激活突变更常见于女性、从不吸烟者和亚洲人(占东亚从不吸烟者 70%)。

(二) 室内氡暴露

氡是一种无色、无臭、无味惰性气体,具有放射性。当人吸入体内后,氡发生衰变的放射性粒子可在人的呼吸系统造成辐射损伤,引发肺癌。建筑材料是室内氡的最主要来源,如花岗岩、砖砂、水泥及石膏之类,特别是含放射性元素的天然石材。此外,氡与吸烟之间还存在交互作用。

（三）空气污染

工业废气、汽车废气、公路沥青及家庭烹调时释放出的油烟雾均可造成空气污染，其内主要含有 3,4- 苯并芘、二乙基亚硝酸胺及砷等致癌物质。近年来雾霾污染备受关注，雾霾的组成成分非常复杂，包括数百种大气颗粒物，需进一步探索其对肺癌发病的影响。

（四）职业因素

特殊职业暴露因素与肺癌的发生有关。长期接触石棉、放射性物质（铀）或从事放射性矿石开采及吸入含镍、砷等化学致癌粉尘的工人，肺癌发生率也较高。

（五）肺癌家族史和遗传易感性

肺癌患者中存在家族聚集现象，这说明遗传因素可能在对环境致癌物易感的人群和 / 或个体中起重要作用。研究表明多种癌基因发生突变或抑癌基因失活与肺癌的发生发展密切相关，如在小细胞肺癌中 *C-MYC* 的活化，肺腺癌中 *EGFR*、*KRAS* 的突变，以及两种类型肺癌中都存在的抑癌基因 *p53* 失活等。

二、病理变化

（一）大体类型

根据发生部位，肺癌分为中央型、周围型和弥漫型三类。

1. 中央型（肺门型）　此型最常见。肿瘤发生于主支气管或叶支气管等大支气管，在肺门部形成肿块（图 8-1）。早期，病变气管壁可弥漫性增厚或形成息肉状、乳头状肿物突向管腔，使气管腔狭窄或闭塞。晚期癌组织沿支气管壁向周围浸润扩展，在肺门部融合形成较大的肿块，将起源的支气管包裹其中。此型肺癌行痰脱落细胞学检查及纤维支气管镜取材活检阳性率较高。

2. 周围型　肿瘤发生于肺段以下支气管，在靠近胸膜的肺周边部形成孤立的结节状或球形癌结节；与支气管的关系不明显，与周围肺组织界限较清楚，但无包膜（图 8-2）。此型肺癌发生淋巴结转移较中央型肺癌晚，但易侵犯邻近的胸膜引起胸痛、血性胸水。近年来，周围型肺癌发病率呈明显增高趋势。

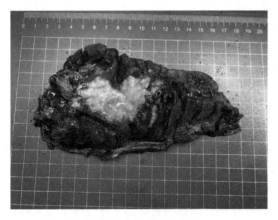

图 8-1　肺癌（中央型）

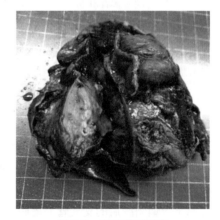

图 8-2　肺癌（周围型）

3. 弥漫型　较少见。癌组织沿肺泡管及肺泡弥漫性浸润生长，众多粟粒大小结节密布于肺大叶，或呈大小不等的多发性结节散布于多个肺叶内。弥漫型肺癌需与肺转移癌相鉴别。

（二）组织学类型

肺癌早期往往缺乏特异性症状，确诊时多已处于晚期，患者失去了手术治疗机会。分子靶向治疗是精准医学时代肺癌治疗的最重要手段，确切的肺肿瘤病理分型是临床精准治疗和预后评估的前提。肺癌组织学表现复杂多样，病理诊断需尽可能准确、详尽和规范。

1. 肺肿瘤 WHO 分类概述　世界卫生组织（WHO）2021 年关于肺肿瘤的分类是最权威的肺癌组

织学分型指南,将肺脏肿瘤分为五大类型、八十个亚型。以下据此叙述常见肺癌基本病理特征。

根据肿瘤起源的不同,肺脏肿瘤基本组织学类型归纳为表 8-1。

表 8-1 肺脏恶性肿瘤基本组织学类型(WHO 2021)

原发/继发	肿瘤起源	类型		亚型
原发性肿瘤	上皮源性肿瘤	腺上皮	前驱病变	非典型腺瘤样增生
				原位腺癌
			腺癌	微浸润性腺癌
				浸润性腺癌
				其他
		鳞状上皮	前驱病变	鳞状上皮异型增生
				鳞状上皮原位癌
			鳞癌	角化性鳞状细胞癌
				非角化性鳞状细胞癌
				基底样鳞状细胞癌
		大细胞癌		
		腺鳞癌		
		其他		
	神经内分泌肿瘤	前驱病变		弥漫性特发性神经内分泌细胞增生
		神经内分泌瘤		典型类癌/神经内分泌瘤,G1
				不典型类癌/神经内分泌瘤,G2
		神经内分泌癌		小细胞癌
				大细胞神经内分泌癌
	间叶源性肿瘤	如:肺错构瘤		
	异位组织肿瘤	如:黑色素瘤		
	淋巴造血肿瘤	如:弥漫性大 B 细胞淋巴瘤		
转移性肿瘤	消化道、生殖道等恶性肿瘤常转移至肺			

2. **上皮源性肿瘤** 约 80% 的原发性肺癌来源于上皮组织,鳞状细胞癌和腺癌是最主要的组织类型。

(1)鳞状细胞癌(鳞癌):肺鳞癌是指显示出鳞状(表皮样)分化特征的恶性上皮性肿瘤,其发病率近年来呈下降趋势,约占肺癌的 30%~40%;其中 2/3 表现为中央型,1/3 为周围型。鳞状细胞癌容易发生中心坏死并形成空洞,而钙化则罕见。患者绝大多数为中老年男性且 90% 以上有吸烟史,一般认为鳞癌起源于吸烟刺激后的支气管上皮鳞状化生;浸润性鳞状细胞癌常经历了支气管上皮从鳞状上皮化生、不典型增生、原位癌到浸润癌的发展过程。在 HE 染色切片上,鳞状细胞癌的诊断是基于角化和细胞间桥。根据角化形成量的多少,可将鳞状细胞癌区分为高分化、中分化和低分化癌三级:高分化者,癌巢中有角化珠形成,常可见到细胞间桥(图 8-3);中分化时有细胞角化,但无角化珠形成,可有细胞间桥;低分化鳞癌癌巢分界不甚明显,细胞异型性大,无细胞内角化及角化珠(图 8-4)。

除了形态学出现角化和细胞间桥外,表达鳞状细胞分化表型的肿瘤也属于鳞状细胞癌,据此将鳞状细胞癌分为角化性鳞状细胞癌、非角化性鳞状细胞癌和基底样鳞状细胞癌三种类型。免疫表型上,鳞癌细胞通常表达 CK5/6 和 p63,不表达 TTF-1;现推荐用 p40 取代 p63 作为首选,因为 p40 在鳞状细胞癌中稳定弥漫阳性且较 p63 更加特异,而 p63 在腺癌中也常为阳性。鳞癌生长较缓慢,发生转移较晚。

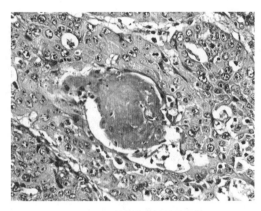

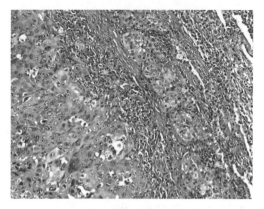

图 8-3　肺鳞癌(高分化型)　　　　　　　　图 8-4　肺鳞癌(低分化型)

(2)腺癌：原发性肺腺癌是指显示出腺体分化特征的恶性上皮性肿瘤,占肺癌的 40%~55%,在许多国家已经超过鳞状细胞癌成为最常见的肺癌类型。女性患者占一半以上,且多为非吸烟者。肺腺癌常起源于较小的支气管上皮,约 65% 为周围型;空洞形成罕见,胸膜受累常见;腺癌伴纤维化和瘢痕形成较多见,又称此为瘢痕癌,被认为是对肿瘤发生的间质胶原纤维化反应。根据发生发展进程,将肺腺癌分为前驱病变、微浸润性腺癌和浸润性腺癌。

1)前驱病变：包括非典型腺瘤样增生(atypical adenomatous hyperplasia,AAH)和原位腺癌(adenocarcinoma in situ,AIS)。

AAH 是一个小的、局限性的病变(通常 ≤ 5mm),表现为 Ⅱ 型肺泡细胞和 / 或克拉拉细胞(clara cells)沿肺泡壁表面生长,细胞具有轻 - 中度不典型性。AAH 手术切除后可治愈。

AIS 是一种小而局限的腺癌(≤ 30mm)。肿瘤细胞沿原有的肺泡结构生长,即单纯贴壁生长而无浸润特征：缺乏间质、血管、肺泡腔、胸膜浸润或坏死。细胞呈连续的单层排列,通常不会出现在肺泡腔内。如果病变完全切除,AIS 患者应该有 100% 的无病和无复发生存率。

AAH 和 AIS 间存在一个连续的形态学变化,在浸润前病变的范畴内,AAH 是 AIS 的公认前驱病变。

AAH、AIS 都发生于外周肺,通常靠近胸膜。AAH、AIS 的诊断需要根据手术切除标本并且病变已经全部取材,不能基于肺小活检或细胞学检查。

2)微浸润性腺癌(minimally invasive adenocarcinoma,MIA)：MIA 是目前国内早期肺腺癌手术切除标本中所占比例最大的病种。MIA 是在 AIS 基础上肿瘤组织发生了微小或局灶浸润性病变,且浸润性病变的范围被严格限定为不超过 5mm。MIA 为单发腺癌,界限清楚,以贴壁式生长为主,浸润间质最大径 ≤ 5mm,没有脉管侵犯、胸膜侵犯及肿瘤细胞气道内播散等危险因素。如果肿瘤完全切除,符合 MIA 诊断的患者应该有 100% 的无病生存率和无复发生存率。

3)浸润性腺癌：浸润间质最大径超过 5mm 的腺癌为浸润性腺癌。肉眼观,腺癌可单发、多发或表现为弥漫性。镜下观：癌细胞呈腺样排列或有黏液产生,呈贴壁样、腺泡样、乳头状和伴有黏液的实性腺癌;单一组织学类型少见,80% 是混合亚型腺癌。肿瘤组织呈现出很宽的分化范围：高分化腺癌癌细胞呈腺腔结构,有乳头形成及黏液分泌;中分化腺癌腺腔结构排列紧密或为实体状癌巢;低分化腺癌常无腺样结构,呈实体状或筛状,分泌现象少见,细胞异型性明显(图 8-5)。肺腺癌的组织学类型与预后有关,贴壁为主型肿瘤预后最好,腺泡型和乳头型为主的肿瘤预后中等,实体型和微乳头型为主的肿瘤预后最差。

肺鳞癌与腺癌病理学基本特征可归纳如下(表 8-2)。

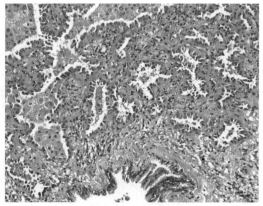

图 8-5　肺腺癌

表 8-2　肺鳞癌与肺腺癌的基本病理学特征

区别	肺鳞癌	肺腺癌
好发人群	中老年男性	中年女性
与吸烟关系	90% 以上有吸烟史	多为非吸烟者
流行病学特征	有下降趋势	持续上升
大体类型	中央型,坏死伴空洞形成	周围型,空洞形成罕见
镜下特征	角化珠和细胞间桥	腺腔结构
免疫表型	CK5/6(+),p40(+),p63(+)	CK7(+),TTF-1(+),NapsinA(+)

(3)神经内分泌肿瘤:神经内分泌肿瘤是一类起源于全身神经内分泌细胞的肿瘤,好发于胃肠道、肺、胸腺和卵巢。肺脏是仅次于胃肠道的第二好发部位,肺神经内分泌肿瘤(pulmonary neuroendocrine tumor)约占原发性肺肿瘤的 25%,可分为 4 种亚型:典型类癌、不典型类癌、小细胞癌和大细胞神经内分泌癌;其中,小细胞癌和大细胞神经内分泌癌属于高级别肿瘤,典型类癌和不典型类癌属于低 - 中级别肿瘤。

1)小细胞癌:占全部肺癌的 10%~20%。患者多为男性、发病中位年龄 60 岁,85% 以上的患者是吸烟者。将小细胞癌与其他类型肺癌区别开来的原因在于:其临床行为、全身表现和对化疗的反应具有独特性。临床上,人们已经习惯将肺癌简单地分为小细胞肺癌(small cell lung cancer,SCLC)和非小细胞肺癌(non-small cell lung cancer,NSCLC)两大类;其中 NSCLC 约占 80%~85%,其余为 SCLC;非小细胞肺癌是指除小细胞肺癌之外的任何类型的上皮细胞肺癌。临床上,如果没有特别说明,肺癌指代非小细胞肺癌。

典型的小细胞肺癌多为中央型,常发生于大支气管,沿支气管黏膜下或支气管周围向肺实质浸润生长。支气管镜活检常呈阳性,即使是在大体上无异常的病例。大体上,肿瘤呈白色到褐色、质软、易碎、坏死广泛。光镜:小细胞癌多为实性巢,细胞体积小、短梭形或圆形淋巴细胞样,细胞核呈细颗粒状且异常深染,核仁不显眼,核分裂象多见,胞质极为稀少,以致在常规切片中不易看到(图 8-6)。癌细胞常密集成群,其内常可见癌细胞排列成菊形团,或围绕小血管排列成假菊形团样结构,坏死常见。小细胞肺癌具有神经内分泌功能,临床上可出现副肿瘤综合征。免疫组化染色显示癌细胞对神经内分泌标志物如 CD56、CgA 和 Syn 呈阳性反应,TTF1 和角蛋白亦可显示阳性。小细胞肺癌是肺癌中恶性度最高的一种,生长迅速、转移早,5 年存活率为 1%~2%。手术切除效果差,但对化疗和放疗敏感。

2)大细胞癌:大细胞癌是一种未分化的非小细胞肺癌,缺乏小细胞癌、鳞癌或腺癌的细胞分化和结构特点,约占肺癌的 9%。好发于老年人,且多数为男性。癌细胞体积大,胞质丰富,核大、核仁明显,具有多形性(图 8-7)。部分大细胞癌可伴有神经内分泌分化,称之为大细胞神经内分泌癌。大细胞癌恶性程度高,生长迅速,转移早而广泛,患者生存期大多在 1 年之内。

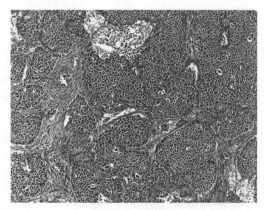

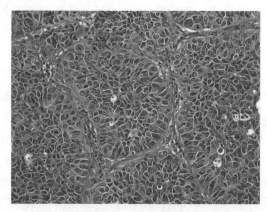

图 8-6　小细胞肺癌　　　　　　　　　　　图 8-7　大细胞肺癌

（4）腺鳞癌：腺鳞癌指同一肿瘤内有确实的鳞状细胞和腺管分化特征且两种成分大致相当的肺肿瘤，其中每种成分至少占全部肿瘤的10%。根据以上定义，腺鳞癌占全部肺癌的比例为0.4%~4%。多数病例位于肺周边，常伴有瘢痕形成，提示其与腺癌关系更密切。腺鳞癌临床表现、病理特征与腺癌相似，多为周围型、易早期转移、预后差。目前认为此型肺癌发生于具有多种分化潜能的支气管储备细胞。

三、扩散途径

（一）直接蔓延

肺癌可沿起源的支气管直接向近端或者远端蔓延达气管隆凸。中央型肺癌常可直接侵犯纵隔、心包及周围血管；周围型肺癌常直接侵犯胸膜、胸壁。偶尔整个胸膜腔广泛种植，酷似间皮瘤。

（二）转移

肺癌淋巴道转移常发生较早，且扩散速度较快。首先转移到肺门淋巴结，以后累及纵隔和锁骨上淋巴结，腋窝和横膈下淋巴结转移不常见。周围型肺癌可进入胸膜下淋巴丛，形成胸膜下转移灶并引起胸腔血性积液。血管浸润常见（见于80%以上的病例），有时可以导致肿瘤栓子广泛形成和肺心病，此现象更常见于肺腺癌。血道转移常见于脑、肾上腺、骨等；脑转移在腺癌最常见，且可为首发表现。小细胞癌较鳞状细胞癌和腺癌更易发生血道转移。

四、临床病理联系

肺癌早期症状通常不明显，随着疾病进展，患者可出现咳嗽、痰中带血或咯血、胸痛。患者的症状和体征与肿瘤类型、大小、发生部位及扩散范围有关，中央型肺癌症状出现较早。癌组织堵塞、压迫支气管可引起其远端肺组织发生局限性萎陷或阻塞性肺气肿；合并感染时可出现相应的化脓性炎或脓肿改变；侵犯胸膜可引起胸痛，并可致血性胸水，胸水中有时可检出癌细胞；侵入纵隔可压迫上腔静脉引起上腔静脉综合征，出现面、颈部水肿及颈胸部静脉曲张；位于肺尖部的肿瘤可压迫或侵犯交感神经及颈神经根而导致 Horner 综合征，患者出现患侧眼睑下垂、瞳孔缩小、胸壁皮肤无汗等交感神经麻痹症状；侵犯臂丛神经时可出现上肢疼痛和肌肉萎缩等。

伴有神经内分泌分化的肺癌，可因为有异位内分泌作用而引起副肿瘤综合征。尤其是小细胞肺癌因分泌大量 5- 羟色胺而引起类癌综合征，表现为支气管痉挛、阵发性心动过速、水样腹泻和皮肤潮红等。此外，患者还可以出现肺性骨关节病、肌无力综合征和类 Cushing 综合征等。

当前，我国空气污染问题依然突出，受高烟草流行率及老龄化等因素的综合影响，肺癌的发病率和死亡率越来越高。在未来几十年中，肺癌将一直是我国癌症防治的重中之重。早发现、早诊断、早治疗对于提高治愈率和生存率至关重要。对 50~74 岁尤其是长期吸烟的高危人群，如出现刺激性干咳、痰中带血和胸痛等症状应高度警惕，及时进行痰脱落细胞学检查、肺纤维支气管镜检查或肺 CT 引导下穿刺及病理组织学检查。

五、非小细胞肺癌分子标志物检测

近年来，随着分子医学的进展和靶向药物的不断涌现，NSCLC 的治疗已由化疗为主进入个体化分子靶向治疗的时代。准确的分子靶标检测是 NSCLC 患者进行靶向治疗的基础。目前与临床治疗相关的原癌基因突变和重排靶点主要是肺腺癌中的 *EGFR*、*KRAS* 突变或间变性淋巴瘤激酶（*ALK*）重排：*EGFR* 突变或 *ALK* 重排主要出现在非吸烟患者的周围型肺癌中，*KRAS* 突变主要在吸烟患者的中央型肺癌中。伴有 *ALK* 基因融合的肺癌是非小细胞肺癌一个重要的临床亚型。*ALK* 抑制剂对伴有

ALK 基因融合的晚期非小细胞肺癌患者显示出显著的临床获益。

近年来,免疫疗法为多种肿瘤的重要治疗策略之一。其中,免疫检查点抑制剂在非小细胞肺癌和小细胞肺癌的治疗中都有新突破,改变了肺癌治疗策略的格局,也改善了患者的生存结果。尤其以程序性死亡受体 1(programmed death 1,PD-1)及程序性死亡配体 1(programmed death ligand 1,PD-L1)受到了很大的关注。PD-1 属于 CD28 家族,是表达于活化 T 细胞、B 细胞和 NK 细胞表面的关键免疫检查点受体,在肿瘤免疫逃逸中发挥关键作用。PD-L1 与 PD-1 结合可抑制免疫细胞的免疫功能从而导致肿瘤免疫逃逸,而拮抗 PD-L1 与 PD-1 的结合可阻断负向调控信号从而可增强机体的内源性抗肿瘤免疫效应。检测非小细胞肺癌患者的 PD-L1 表达情况,有助于判断其是否适合使用免疫检查点抑制剂治疗以及能否从该治疗中获益。

六、转移性肿瘤

(一) 概述

肺脏是恶性肿瘤转移最常见的部位,肺转移性肿瘤(metastatic tumor of the lung)也是临床常见的肺部恶性肿瘤。几乎人体内任何部位的恶性肿瘤都可转移到肺,因为肺是唯一接收全身血液及淋巴液的器官、肺内致密的毛细血管网是肿瘤细胞从淋巴管进入静脉系统的第一道屏障;此外,恶性黑色素瘤、子宫绒毛膜癌、乳腺癌、甲状腺癌等恶性肿瘤更是有肺转移的特殊倾向性。临床上,发现肺部恶性肿瘤时,原则上要先排除转移后再考虑诊断为肺原发性肿瘤。肺原发、转移性肿瘤的鉴别诊断关键是结合患者既往肿瘤发病史、免疫组织化学及分子病理学检测结果。

(二) 大体形态

大多数转移性肿瘤位于肺外周部,其大体形态以双肺下叶多发性结节形成为特点,肿块境界清楚(图 8-8);有时也表现为孤立性结节、胸膜转移和支气管腔内转移等。支气管腔内转移类似于原发性支气管肺癌,是一种少见的生长方式,以来自结直肠、胰腺、乳腺和子宫的恶性肿瘤多见。

不同大体形态可提示肿瘤来源:黑色素瘤、卵巢癌呈粟粒状,肾细胞癌及肉瘤呈散弹样分布;卵巢、乳腺、胃肠道等部位来源的黏液腺癌,肿瘤切面呈黄褐色、黏滑而有光泽,伴或不伴坏死或出血;肿瘤包裹肺组织、在肺表面形成较厚的一层外壳样肿物,这种生长方式可以是胸膜弥漫性恶性间皮瘤,也可以是胸膜转移性癌侵犯肺组织;转移瘤还可形成中央空洞,这在上呼吸消化道的鳞状细胞癌、大肠腺癌和平滑肌肉瘤特别常见。

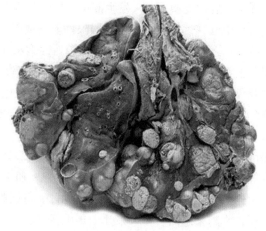

图 8-8　肺多发性转移癌

(三) 组织形态

光镜下,血管、淋巴管内可见明显癌栓;肿瘤组织形态学可分为以下类型。

1. 转移性腺癌　患者往往有肺外腺癌病史,以结直肠腺癌、甲状腺腺癌、乳腺腺癌、胃腺癌、胰腺腺癌、子宫内膜腺癌多见(图 8-9)。镜下,这些转移性腺癌均有与原发腺癌基本相同的组织形态学特点。诊断时需结合患者临床病史并复查其原发癌病理切片,而原发性肺癌组织中常有炭末沉着,这有助于它们的鉴别诊断。与原发癌相比较,转移性腺癌倾向于具有更明显的多形性和坏死。

2. 转移性鳞癌　肺外(食管、子宫颈等)鳞癌转移至肺者较少见,远比腺癌为少(图 8-10)。镜下,癌组织形态与原发癌基本相同,有的较原发性鳞癌有明显的角化,而支气管黏膜上皮无不典型增生或原位癌的表现。

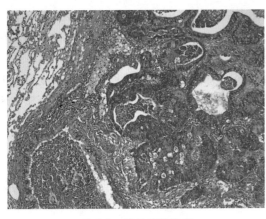

图 8-9　肺转移性腺癌

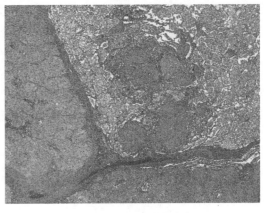

图 8-10　肺转移性鳞癌

3. 转移性肉瘤　肉瘤易发生血行播散,所以各种肉瘤均可发生肺转移。较常见的转移性软组织肿瘤有滑膜肉瘤、平滑肌肉瘤、横纹肌肉瘤、脂肪肉瘤、骨肉瘤等。这些转移性肉瘤的组织形态学特点与原发瘤基本相同,但要与肺原发性肉瘤相鉴别。

4. 其他转移性肿瘤　肝细胞癌经血道可转移至肺,较多见,约占肝外器官转移的 90%,多表现为肺内小血管的癌栓;大体上,转移性结节可弥漫分布于全肺;镜下具有肝细胞癌的特征。此外,绒癌、恶性黑色素瘤等也容易转移到肺,其组织形态与原发瘤相同,结合病史,较易诊断。

（四）临床病理联系

临床上,肺转移性肿瘤患者早期常没有特异性肺部症状。当肿瘤位于支气管内时,会有咳嗽、咯血及阻塞性症状如呼吸困难、哮喘等;当肿瘤侵犯胸膜时会有胸痛症。来自胃、乳腺、胰腺和前列腺癌转移瘤广泛累及肺血管周围和支气管周围淋巴管,可导致严重的呼吸困难和肺动脉高压。

转移是肺肿瘤最常见的类型,单单根据形态学特征难以将肺原发性病变与孤立性转移性肿瘤进行鉴别。为避免误诊,需要多学科的方法,包括临床病史、影像学资料和免疫组织化学检查等协助诊断。譬如免疫组织化学法检测 TTF-1:TTF-1 是一种核转录因子,仅出现于肺和甲状腺上皮;肺内肿瘤 TTF-1 检测阳性,如能除外转移性甲状腺癌,则可诊断为肺原发癌。

第二节　其他呼吸系统恶性肿瘤

一、鼻咽癌

（一）概述

鼻咽癌(nasopharyngeal carcinoma,NPC)是发生于鼻咽部黏膜上皮的恶性肿瘤,在头颈部恶性肿瘤的发病率中居首位。鼻咽癌的发病具有明显的种族和地理分布特点,是东南亚和北非人口死亡的重要原因。我国广东、广西、福建等地,特别是广东珠江三角洲和西江流域发病率最高,男性患者多于女性,其发病年龄广、40~60 岁为发病高峰。

（二）病因和发病机制

鼻咽癌是遗传易感性、环境因素和 EB 病毒综合作用的结果。

1. EB 病毒感染　EB 病毒(Epstein-Barr virus,EBV)与鼻咽癌的关系密切,现已证实鼻咽癌的启动阶段需要 EBV 表达。在所有肿瘤细胞内 EBV 特异性 mRNA 和基因产物的检测结果均为阳性。

目前,检测 EB 病毒最常用的方法是利用原位杂交技术检测癌组织中 EB 病毒的早期 RNA(EBER)。

2. 环境因素　化学致癌物质,如亚硝酸胺类、多环芳烃类及微量元素镍等,与鼻咽癌的发病也有一定关系。食用咸鱼、腌菜和吸烟均与鼻咽癌发生有关。

3. 遗传因素　流行病学研究证实鼻咽癌有一定的种族易感性和家族聚集性。鼻咽癌主要发生于黄种人,以亚洲南太平洋地区国家为多。高发区人群移民至低发区,其后裔的发病率仍远远高于当地人群,提示遗传易感性与鼻咽癌发病有一定关系。

（三）病理变化

鼻咽癌最常发生于鼻咽顶部,其次为外侧壁和咽隐窝,也可同时发生于两个部位,如顶部和侧壁。

肉眼观,鼻咽癌可表现为结节型、菜花型、浸润型和溃疡型四种形态,以结节型最多见,其次为菜花型。

鼻咽癌绝大多数起源于鼻咽黏膜柱状上皮内的储备细胞,少数来源于鳞状上皮的基底细胞。世界卫生组织列出的鼻咽癌组织学类型主要为角化性鳞状细胞癌、非角化性鳞状细胞癌和基底细胞样鳞状细胞癌。显微镜下,准确区分角化性和非角化性鼻咽癌是确定治疗方式的前提。

1. 角化性鳞状细胞癌　一种浸润性癌,有明显的鳞状细胞分化,呈典型的不规则巢状,癌巢中央角化珠多见并可见细胞间桥,伴有丰富的结缔组织间质和淋巴细胞浸润(图 8-11)。

角化性鳞状细胞癌与 EBV 关系不大,主要发生于老年患者。从组织学上看,角化性鳞状细胞癌的预后比其他类型预后差。

2. 非角化性鳞状细胞癌　非角化性癌是鼻咽癌中最常见的组织学类型。癌细胞呈多角形、梭形或类圆形,胞质丰富,无明显角化。根据肿瘤细胞分化程度的不同,非角化性癌可分为以下两种亚型。

(1)未分化型:最常见,旧称泡状核细胞癌(vesicular nucleus cell carcinoma)。癌巢呈不规则的片状分布,与间质分界不清(图 8-12)。癌细胞体积较大,胞质丰富,胞界不清呈合体状。癌细胞核大,圆形或椭圆形,空泡状,有 1~2 个明显的嗜酸性核仁。癌巢间及癌细胞间可见较多淋巴细胞浸润,因而也被称为淋巴上皮样癌(lymphoepitheliomalike carcinoma,LELC)。该型鼻咽癌对放射治疗敏感。

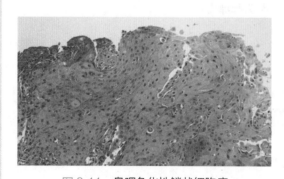

图 8-11　鼻咽角化性鳞状细胞癌

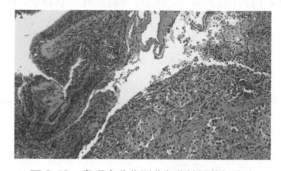

图 8-12　鼻咽未分化型非角化性鳞状细胞癌

(2)分化型:癌细胞较小,胞质少,圆形或短梭形,核仁不明显,偶见单个角化细胞。癌细胞界限清楚,常呈丛状排列,有时可伴丰富的结缔组织间质。

3. 基底细胞样鳞状细胞癌　高级别的鳞状细胞癌亚型,少见。组织学形态与其他部位的同种肿瘤相同,由基底样细胞和鳞状细胞构成,基底样细胞小、核浓染、不见核仁,在癌巢周围呈栅栏状排列。

（四）扩散途径

1. 淋巴道转移　鼻咽癌易发生淋巴道转移,因而单侧颈部淋巴结肿大是最常见症状。显微镜下,淋巴结转移癌与大细胞性淋巴瘤相似,鉴别诊断时注意转移癌主要累及淋巴结局部而不是弥漫性病变。

2. 直接蔓延　鼻咽癌呈浸润性生长,向上可侵蚀颅底骨质,造成颅内播散,侵犯第 Ⅱ~Ⅵ 对脑神经;向前可侵犯鼻腔和眼眶。

3. 血道转移　鼻咽癌可发生远隔转移,转移至肝、肺、骨骼系统等处。

(五) 临床病理联系

鼻咽癌起病隐匿,早期无特异性症状,加之原发病灶小易被忽略,故确诊时多已是中、晚期;半数以上患者因出现颈部无痛性结节(淋巴结转移)而就诊。随着肿瘤向邻近组织的侵袭性生长,患者出现鼻塞、流涕,特别是血性鼻涕。脑神经受累时可出现头痛、复视、斜视、面部麻痹、吞咽困难等症状。

鼻咽癌的基本治疗方法是放射治疗,非角化性癌较敏感。免疫组织化学上,鼻咽癌 100% 角蛋白阳性,上皮细胞膜抗原(EMA)通常阳性,癌胚抗原(CEA)偶尔阳性。因此,角蛋白是诊断鼻咽癌的最可靠标志物。

二、胸膜恶性间皮瘤

脏、壁层胸膜相互移行,围成的封闭腔隙为胸膜腔。胸膜表面均有间皮细胞衬覆,其下为连续的基底膜,再下为富含血管的纤维弹力结缔组织层。所有这些组织均为间叶组织起源。

胸膜恶性间皮瘤是原发于胸膜间皮细胞的一种恶性肿瘤,简称恶性间皮瘤。主要见于老年人,男性患者多于女性患者。典型病例表现为胸痛和血性胸腔积液。在大多数病例,起初病变累及一侧胸腔的下半部,但最后总能播散到整个胸腔。现已证明其发病与吸入石棉粉尘密切相关。

大体上,在弥漫增厚的胸膜上有多发性、灰白色、境界不清的结节,伴有胸腔积液(图 8-13)。显微镜下,恶性间皮瘤呈乳头状、假腺泡状或形成实性巢索。肿瘤细胞胞质丰富、呈嗜酸性。恶性间皮瘤要与转移癌相鉴别,特别是肺腺癌。恶性间皮瘤通常产生大量透明质酸,后者通常可以通过阿辛蓝或者胶体铁染色证实。

恶性间皮瘤的典型性蔓延方式是直接蔓延或者浆膜种植。无论哪种方式都可以蔓延至整个胸膜腔、双侧胸膜、心包、胸壁、横膈甚至腹膜。远处转移仅见于间皮瘤的晚期,若患者在就诊时已出现肺门或锁骨上淋巴结明显肿大,则支持转移癌而不是间皮瘤的诊断。

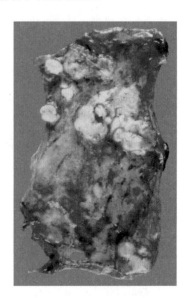

图 8-13　恶性胸膜间皮瘤

第三节　间质性肺疾病

肺分为实质和间质。肺实质在解剖学上是指气管、支气管和肺泡,肺间质是指肺泡间和终末气道上皮以外的支持组织,包括血管、神经和淋巴组织。间质性肺疾病(interstitial lung disease,ILD)是一组双肺弥漫性、非肿瘤性疾病的总称,在病理学上表现为不同类型的间质性肺炎和进行性纤维化。ILD 不仅累及间质,还可以同时有肺实质、血管及气道损伤,因此又称为弥漫性实质性肺疾病(diffuse parenchymal lung disease,DPLD)。本节主要介绍 ILD 病理学基础知识,并阐述临床上常见的特发性肺纤维化、肺结节病的病理学基本特征。

一、间质性肺疾病的病理学基础

(一) 分类

间质性肺疾病包括 200 多种急性和慢性肺部疾病,既有临床常见病,也有临床罕见病,其中大多数疾病的病因尚不明确。根据病因、临床和病理特点,美国胸科学会(ATS)和欧洲呼吸学会(ERS)2013 年修订了关于 ILD 的多学科分类共识,现归纳整理为下表(表 8-3);其中,临床上常见的特发性间质性肺炎(idiopathic interstitial pneumonias, IIPs)的主要类型归纳整理如表 8-4 所示(关于分类详尽描述,请参见第二十七章第一节)。

表 8-3 2013 年 ATS/ERS 间质性肺疾病国际多学科分类

病因分类	类型	亚型
原因未明性	特发性间质性肺炎	主要特发性:特发性肺纤维化等
		罕见特发性
		不能分类性
	肉芽肿性肺疾病	结节病、外源过敏性
	特殊类型间质性肺疾病	
原因已知 / 继发性	结缔组织疾病相关性	
	药物 / 毒物相关性	
	职业 / 环境相关性	
	放射性	
	遗传性	

表 8-4 主要的特发性间质性肺炎分类及病理形态学特点

病程 / 病因分类	临床诊断	病理类型
慢性纤维化性间质性肺炎	特发性肺纤维化	普通型间质性肺炎
	非特异性间质性肺炎	非特异性间质性肺炎
急性 / 亚急性间质性肺炎	急性间质性肺炎	弥漫性肺泡损伤
	隐源性机化性肺炎	机化性肺炎
吸烟相关性间质性肺炎	呼吸性细支气管炎伴间质性肺病	呼吸性细支气管炎
	脱屑性间质性肺炎	脱屑性间质性肺炎

(二) 基本病理术语

关于 ILD 的描述,涉及多个专用术语,简述如下。

1. **纤维母细胞灶**(fibroblast foci) 由纤维母细胞和肌纤维母细胞组成,具有黏液基质的背景,位于肺间质,突向被覆呼吸上皮的腔面,纤维母细胞灶提示活动性肺纤维化。

2. **蜂窝影**(honeycombing)**与(镜下)蜂窝变**(honeycomb change) 蜂窝影是影像学术语,指位于两肺胸膜下区的多发环状含气囊腔,壁厚约 1~3mm,直径多为 3~10mm,偶可达 2.5cm;病理学上为间质和肺泡纤维化所导致的肺泡破坏和细支气管扩张所致;光镜下由大小不等的囊性纤维气腔构成,被覆细支气管上皮,即蜂窝变是肺泡结构改建的一种形式,多发生于间质性肺疾病晚期。

3. **透明膜(hyaline membrane)** 是弥漫性肺泡损伤(diffuse alveolar damage,DAD)的组织学表现,主要由富含纤维蛋白的水肿液和坏死的肺泡上皮凝固后形成红染膜样的物质,衬覆在肺泡腔的游离面;电镜下还可以见到散在的表面活性物质。见于多种肺疾病,如呼吸窘迫综合征、病毒性肺炎和急性间质性肺炎等急性肺损伤。

4. **机化性肺炎(organizing pneumonia)** 继发于肺内各种炎性病变后没能完全吸收而发生机化(肉质变),肺泡腔内可见纤维息肉样组织(纤维母细胞组成)通过肺泡间孔进入相邻肺泡腔;Ⅱ型肺泡上皮细胞增生;肺泡间隔显示慢性炎性病变。

5. **磨玻璃密度影(ground-glass opacity,GGO)** 指肺部均匀增高的淡薄密度影,其增高密度影的背景下仍可见肺血管纹理。主要由于肺泡间隔炎性病变或增厚、肺泡腔部分充盈或两者兼有所致,一般多见于间质性肺疾病的急性期改变。

6. **普通型间质性肺炎(usual interstitial pneumonia,UIP)** 也称寻常型间质性肺炎,是间质性肺炎的主要病理类型。大体标本方面:UIP 肺脏体积缩小、重量增加、质地较硬,肺膜有局灶性瘢痕形成;切面可见肺斑片状实变,以下叶周边部和肺膜下为重,病变程度不一,严重受累处常形成"蜂窝肺"样改变。组织形态学方面:肺组织内有斑片状致密胶原纤维组织增生,分布不均,常位于双肺周边部胸膜下或小叶周边部,纤维化与正常肺组织交错分布;常见纤维母细胞灶及蜂窝肺形成。

(三) ILD 病理学特征

间质性肺疾病以肺纤维化和间质炎细胞浸润为主,病理改变相对缺乏特异性,其病理学诊断依据病变的组成成分、纤维化时相、病变分布等特点结合临床资料、影像学综合考虑。ILD 的基本病理学特征可概括如下:①间质的慢性炎症,表现为数量不等的淋巴细胞、浆细胞、巨噬细胞、嗜酸性粒细胞和肥大细胞的浸润;②间质的纤维化,表现为成纤维细胞增生和胶原纤维的沉积,伴有平滑肌细胞的增生和弹力纤维的异常改变;③Ⅱ型肺泡上皮和血管内皮细胞的增生;④肺组织结构的重建等。

二、特发性肺纤维化

(一) 概述

特发性肺纤维化(idiopathic pulmonary fibrosis,IPF)指病理上表现为普通型间质性肺炎的原因不明的慢性间质性肺炎,以慢性进行性肺间质纤维化为主要特征。组织学上表现为不同程度的肺纤维化、炎性病变伴或不伴肺实质肉芽肿或继发性血管病变,最终发展为弥漫性肺纤维化和蜂窝肺,导致患者因呼吸衰竭而死亡。

IPF 多发生于 50 岁以上的成年人,发病率随年龄的增加而增加,约 2/3 的患者年龄大于 60 岁,男性多于女性,以工业发达地区发病率和死亡率最高,主要是吸烟人群。IPF 病变局限于肺部,病理组织学和/或影像学表现为 UIP。IPF 是肺病中一个复杂的领域,其种类繁多且组织学改变无特异性。IPF 的明确诊断有赖于临床-影像-病理相结合(clinico-radiologic-pathologic diagnosis,CRP 诊断),即多学科讨论诊断。

(二) 病因和发病机制

引发 IPF 的危险因素包括吸烟和环境暴露(如金属粉尘、木尘等),吸烟指数超过 20 包年,患 IPF 的危险性明显增加。此外,病毒感染(如 EB 病毒)、胃食管反流和遗传易感性等与 IPF 的发生也有一定关系。目前认为 IPF 源于肺泡上皮反复发生微小损伤后的异常修复。在已知或未知的遗传/环境因素的多重持续损伤下,受损的肺上皮细胞启动"重编程",导致细胞自噬降低、凋亡增加,上皮再生修复不足,残存细胞发生间充质样转化,呈现促纤维化表型,大量分泌促纤维化因子,形成促纤维化微环境,使成纤维细胞活化转变为肌成纤维细胞,产生过量的细胞外基质沉积,导致纤维瘢痕与蜂窝囊形成、肺结构破坏和功能丧失。

（三）病理变化

IPF 病变进展不一，呈肺间质纤维化和蜂窝样变，其病理特征可概括为："分布不均、轻重不一、新老并存"。肉眼观：双肺体积缩小，重量增加，质地较硬，脏层胸膜有局灶瘢痕，可见肺气肿和肺大疱。切面双肺弥漫性实变，形成多房囊性结构，状似蜂窝，故称蜂窝肺。镜下观：病变呈斑片状分布，主要累及两肺胸膜下及肺实质，以双下肺为重；不同时相的病变共存（新旧病变交杂分布），病变间可见正常肺组织；间质不同程度的慢性炎性改变和纤维化（胶原沉积的瘢痕灶），纤维母细胞灶，蜂窝变。

2018 年，美国胸科学会（ATS）、欧洲呼吸病学会（ERS）、日本呼吸学会（JRS）、拉丁美洲胸科学会（ALAT）联合发布了《特发性肺纤维化临床诊断指南（2018 年）》，该指南强调了病理组织学名称术语与影像学类型要保持一致，将 IPF 的病理诊断标准和分级调整为典型 UIP、可能 UIP、疑似 UIP 和非 UIP。

（四）临床病理联系

IPF 起病隐匿，以不明原因的干咳、呼吸困难、活动后气促等为主要临床表现，因肺功能持续恶化，患者呼吸困难呈进行性加重。目前缺少有效的治疗手段，预后差。

三、肺结节病

（一）概念

结节病（sarcoidosis）是一种原因未明的，可累及多系统的以非干酪样坏死性肉芽肿为特征的疾病。肺和肺门淋巴结为结节病最常受累部位，胸部影像显示双侧肺部间质性不透明影及双侧肺门淋巴结对称性增大。患者呼吸道症状为渐进性咳嗽、气短，运动时呼吸困难加重。病变严重者累及全身，预后较差。

（二）病因和发病机制

病因和发病机制尚未阐明。细胞免疫功能与体液免疫功能紊乱被认为与本病发病密切相关。由于某些抗原物质的刺激，使肺内巨噬细胞激活并释放细胞因子（如白介素 -1），并激活淋巴细胞释放细胞因子（如白介素 -2），导致 B 细胞活化并分泌免疫球蛋白、自身抗体。同时，在抗原物质刺激下，$CD4^+$ 辅助 T 淋巴细胞也被激活释放多种细胞因子（如单核细胞趋化因子、白细胞移动抑制因子等），引起肺组织单核细胞、淋巴细胞进一步增多，巨噬细胞转变为上皮样细胞，形成非干酪样坏死性肉芽肿。病变进一步发展，成纤维细胞增生，肺广泛纤维化。有研究报道，本病可能与分枝杆菌感染有关，但目前尚无定论。

（三）病理变化

本病主要病理改变包括非特异性肺泡炎、非干酪样坏死性肉芽肿和肺间质纤维化。

1. 非特异性肺泡炎　为早期病变，主要表现为单核细胞、淋巴细胞浸润。

2. 非干酪样坏死性肉芽肿　随着病变进展，可见多量肉芽肿形成，肉芽肿主要位于支气管和血管周围间质，形态与结核肉芽肿相似，但无干酪样坏死，结节外周淋巴细胞较少。肉芽肿体积差别较小，较少发生相互融合。肉芽肿内的多核巨细胞包括 Langhans 型和异物巨细胞型两种。多核巨细胞胞质内常可见星形小体（asteroid body）和 Schaumann 小体两种包涵体：星形小体呈放射状、强嗜酸性；Schaumann 小体呈球形同心层状，成分为铁、钙及蛋白质；但它们并非结节病所特有。

3. 肺间质纤维化　表现为不同程度的纤维化，肉芽肿也逐渐被纤维化，晚期肺组织广泛纤维化，胸膜也可受累。

（四）临床病理联系

临床症状通常较轻，不具有特征性。由于肺部大量肉芽肿形成乃至晚期的肺纤维化，患者可出现消瘦、全身乏力、发热、咳嗽、气短和胸痛、咯血等症状。

第四节　肺损伤与修复

急性肺损伤是临床急危重症，以急性呼吸窘迫综合征最为常见，其病理学特征阐述如下。

一、概念

急性呼吸窘迫综合征（acute respiratory distress syndrome，ARDS）是以双肺弥漫性浸润病变和进行性低氧血症为特征的临床综合征。弥漫性肺泡损伤（diffuse alveolar damage，DAD）是 ARDS 的病理学基础，表现为肺泡上皮细胞和肺毛细血管内皮细胞的弥漫性炎性损伤。本病起病急，预后极差，死亡率为 50%~60%。

二、病因学

ARDS 可继发于多种严重疾病。

根据肺损伤的机制，可将致 ARDS 的病因分为直接性损伤和间接性损伤（表 8-5）。前者包括肺部感染、肺钝挫伤、吸入性肺损伤和误吸（胃内容物、溺水、有毒气体）等，后者包括创伤性休克、脓毒症、烧伤、重症胰腺炎、积极的液体复苏、弥散性血管内凝血、大量输血、体外循环、药物中毒、肺栓塞以及妊娠并发症（羊水栓塞、胎盘早剥、子痫）等。

表 8-5　ARDS 病因

直接肺损伤	间接肺损伤
肺炎（细菌性、病毒性、真菌性）	脓毒症（革兰氏阴性杆菌性）
吸入性损伤（胃内容物、烟雾）	胸部严重创伤（伴 / 不伴脂肪栓塞）
药物性损伤（如博来霉素和甲氨蝶呤）	急性胰腺炎
肺挫伤 / 爆炸伤	药物过量（如巴比妥类药物）
脂肪栓子	输血
溺水	弥散性血管内凝血
再灌注损伤（肺移植术后）	全身中毒（如百草枯）
放射性损伤	子痫

根据病因不同，ARDS 可分为两类：肺源性 ARDS（ARDSp）和肺外源性 ARDS（ARDSexp）。

严重感染是导致 ARDS 的最常见原因：如新型冠状病毒肺炎（新冠肺炎，COVID-19），其发病主要是新型冠状病毒（SARS-CoV-2）通过血管紧张素转换酶 2 侵入肺上皮细胞导致了重症患者发生 ARDS 而出现顽固性低氧血症。而肺外疾病如急性胰腺炎则可引起肺实质的间接损伤。不同危险因素所导致的 ARDS 在发病机制、病理生理学特征以及治疗策略方面均有所不同，据此可以对 ARDS 进行个体化治疗以进一步降低病死率，有十分重要的临床意义。

三、发病学

ARDS 的确切发病机制尚不清楚。目前认为，ARDS 是由多种因素引起的，涉及炎症反应的失控、水通道蛋白的调节异常、凝血与纤溶系统失衡、细胞凋亡紊乱等诸多方面。①失控性炎症反应：感染、创伤等引发的全身性炎症反应综合征（SIRS）最终导致肺泡膜损伤、毛细血管通透性增加和微血栓形成。②肺水肿的发生：肺血管损伤是 ARDS 时最重要的始动因素，肺微血管内皮细胞损伤、肺血管通透性增加使富含蛋白的水肿液流入肺泡；另一方面水通道蛋白的数量和功能异常也是 ARDS 时肺水肿形成的重要因素。③肺透明膜形成：指肺血管及肺泡内纤维蛋白沉积，其发生机制是局部组织因子介导的凝血酶形成增多和凝血酶原激活物抑制物表达上调所致支气管肺泡的纤溶抑制；通过收集 ARDS 患者的 BALF 发现，灌洗液中促凝血活性增强、纤溶活性则显著降低。④细胞凋亡异常：一方面，肺泡上皮细胞凋亡导致上皮细胞大量丢失；另一方面，多形核中性粒细胞凋亡延迟，导致中性粒细胞介导的炎症反应增强，促进 ARDS 的发展。

四、病理变化

ARDS 的主要病理学变化是弥漫性肺泡损伤、肺水肿和透明膜形成。

ARDS 病理过程可分为三个动态的连续阶段：渗出期、增生期和纤维化期，三个阶段常重叠存在。

（一）渗出期

发病的 1~7d。肉眼观：双肺肿胀、弹性降低、弥漫性充血；表面暗红、局部褐色，可有散在出血点或出血斑；重量增加，单侧肺重量可超过 1kg；切面膨隆，可见肺实变病灶或肺萎陷区域，挤压时肺泡内有液体渗出，故有"湿肺"之称；损伤后约 48h 肺泡内出现明显水肿。镜下观：肺毛细血管内皮细胞和肺泡上皮细胞损伤，Ⅰ型肺泡上皮细胞变性坏死，肺间质和肺泡腔内有富含蛋白质的水肿液及炎症细胞浸润，肺微血管充血、出血、微血栓形成。约 72h 后，由凝结的血浆蛋白、细胞碎片、纤维素及残余的肺表面活性物质混合形成透明膜伴灶性或大面积肺泡萎陷。

研究发现，不同亚型 ARDS 有自己独特的病理特征。ARDSp 主要损伤肺泡内结构，肺泡内炎症反应更重，而 ARDSexp 间接损伤集中在血管内皮细胞；ARDSexp 肺泡塌陷与间质水肿比 ARDSp 的程度重；因为肺外原因引起的 ARDS 损伤主要集中在血管内皮细胞，因此渗透入间质的液体更多、间质水肿更明显，间质内容物增多的同时会压迫周围的肺泡壁，因而更容易出现肺泡塌陷；ARDSexp 外周血中各种炎症细胞、分泌物及纤维蛋白更多，而 ARDSp 患者肺泡灌洗液中的炎性介质更多。因此，ARDSexp 患者代谢性酸中毒、器官功能衰竭及低血压比 ARDSp 更常见，病死率更高。

（二）增生期

这个阶段通常为 ARDS 发病后 2~3 周。肉眼观：双肺体积增大、重量增加，含气量减少，实变、触之质韧，失去肺固有的海绵感，可见灰白色病灶及暗红色出血；切面见肺实质弥漫性实变伴斑片状/点状结节，部分区域呈蜂窝状。镜下观：Ⅱ型肺泡上皮细胞增生、细支气管化生；部分区域呈片状急性纤维素样坏死；间质血管壁坏死、血栓形成；此外，还可见肺血栓栓塞、鳞状细胞化生、多核巨细胞等。DAD 可以合并出现鳞状上皮化生和明显的细胞异型性，严重者可酷似鳞状细胞癌，应注意鉴别。

（三）纤维化期

多数 ARDS 患者发病 3~4 周后，肺功能得以恢复，但仍有部分患者将进入纤维化期。渗出物和坏死物被机化、间质纤维组织增生及胶原沉着，导致肺弥漫性纤维化；肌性肺动脉广泛肥大，肺静脉也显示明显的内膜纤维化，肺血管床的破坏导致继发性肺动脉高压。部分区域呈蜂窝状肺纤维化改变并肺大疱形成，上述病理改变导致患者肺顺应性降低和无效腔增加。

五、临床病理联系

肺泡-毛细血管的损伤使血管壁通透性增加,导致肺泡内和肺间质水肿及大量纤维素渗出。肺泡上皮,特别是Ⅱ型肺泡上皮损伤后,使肺泡表面活性物质缺失,导致肺泡表面透明膜形成及肺萎陷。上述改变导致肺顺应性降低,引起肺内氧弥散障碍、肺通气/血流比值失调,患者出现顽固性低氧血症及呼吸窘迫,最终出现严重的急性呼吸功能障碍。

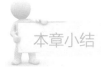

本章小结

1. 肺癌是全球范围内发生率、死亡率最高的恶性肿瘤。

2. 肉眼观上,按发生部位,肺癌分为中央型、周围型和弥漫型。

3. 组织学上,肺癌分为上皮源性肿瘤(鳞状细胞癌、腺癌),神经内分泌肿瘤(类癌、小细胞癌、大细胞神经内分泌癌),其他肿瘤(腺鳞癌、大细胞癌)。

4. 临床上,人们习惯将肺癌简单地分为小细胞肺癌和非小细胞肺癌两大类;其中 NSCLC 约占 80%~85%,是肺癌的主要病理类型,包括鳞癌、腺癌、腺鳞癌、大细胞癌、类癌等。

5. 肺转移性肿瘤也是常见的肺脏恶性肿瘤,有转移性腺癌、转移性鳞癌和转移性肉瘤等类型;诊断原发性肺癌时要先排除肺转移性肿瘤。

6. 鼻咽癌是发生于鼻咽部黏膜上皮的恶性肿瘤,具有明显的种族和地理分布特点,与 EB 病毒感染有明确关系,区分角化性和非角化性鼻咽癌非常重要。

7. ILD 是以肺间质为主要病变的众多异质性疾病的总称,病理上以肺间质的慢性炎性改变和进行性纤维化为特点。

8. IPF 表现为不同程度的肺纤维化、炎性改变伴或不伴肺实质肉芽肿或继发性血管病变,最终发展为弥漫性肺纤维化和蜂窝肺,导致患者因呼吸衰竭而死亡。其诊断有赖于临床-影像-病理相结合的多学科讨论。

9. 根据病因不同,ARDS 可分为肺源性 ARDS 和肺外源性 ARDS,二者病理学特点和临床意义各不相同。

10. ARDS 的主要病理学变化是弥漫性肺泡损伤、肺水肿和透明膜形成,其过程包括渗出期、增生期和纤维化期三个连续阶段。

思考题

1. 试比较 SCLC 与 NSCLC。

2. 试比较 AIS 与 MIA。

3. 试比较肺鳞癌与腺癌。

4. 试比较不同组织学类型鼻咽癌的病理学特征。

5. 为什么说 IPF 的明确诊断有赖于临床-影像-病理相结合的多学科讨论。

6. 试比较 ARDSp 与 ARDSexp。

(袁修学　陈罡)

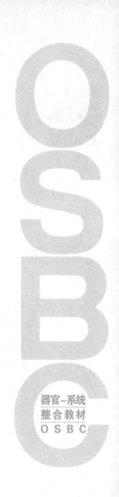

第二篇
呼吸系统疾病诊断与评估

第九章

呼吸系统常见症状及胸部体格检查

症状（symptom）是指患者主观感受到不适或痛苦的异常感觉或某些客观病态改变。体格检查（physical examination）是指医生运用自己的感官和借助于简便的检查工具来客观地了解和评估人体状况的一系列最基本的检查方法。本章概述呼吸系统常见症状如咳嗽、咳痰、咯血、呼吸困难等，可见于多种呼吸系统疾病，临床诊疗过程中需加以鉴别；胸部体格检查为全身体格检查的重要组成部分，系统学习并掌握规范的胸部体格检查有助于准确诊断与评估患者病情，且人文关怀应贯穿整个医学诊疗过程的始终。

第一节 呼吸系统常见症状

一、咳嗽

咳嗽（cough）是临床最常见的症状之一，是人体的一种保护性反射防御动作。通过咳嗽可以清除呼吸道内的分泌物或其他进入气道的异物，但咳嗽也有不利的一面，如剧烈咳嗽可诱发咯血、自发性气胸等，长期、频繁的咳嗽可影响工作及休息，可引起声音嘶哑等。

咳嗽是由于延髓咳嗽中枢受刺激引起。来自于耳、鼻、咽、喉、支气管、胸膜等感受区的刺激传入延髓咳嗽中枢，该中枢通过传出神经传递至效应器（咽肌、膈肌和其他呼吸肌）引起咳嗽。咳嗽动作表现为深吸气后，膈下降，声门迅速关闭，腹肌、肋间肌快速收缩，横膈迅速收缩上移，声门下气道内压力急剧上升，冲出狭窄的声门裂隙并震动声带，产生咳嗽动作和发出声音。

（一）病因及诱因

咳嗽是呼吸系统疾病的常见症状，此外心血管疾病、神经因素、气道异物及某些药物或心理因素也可能引起咳嗽。

1. **呼吸道疾病** 鼻咽部至小支气管整个呼吸道黏膜受到刺激时均可引起咳嗽，肺泡内有分泌物、渗出物或漏出物等进入小支气管即可引起咳嗽。化学刺激物刺激支气管及肺的 C 纤维末梢亦可引起咳嗽。咽喉炎、气管支气管炎、支气管扩张、支气管哮喘、支气管（肺）结核、肺部肿瘤及各种物理（包括异物）、化学、过敏因素刺激气管或支气管均可引起咳嗽。呼吸道感染如肺部细菌、结核分枝杆菌、真菌、病毒、支原体及寄生虫感染等是引起咳嗽的最常见原因。

2. **胸膜疾病** 各种原因所致的胸膜炎、胸膜间皮瘤、气胸等均可引起咳嗽。

3. **心血管疾病** 各种原因所致左心衰引起肺淤血或肺水肿时，因肺泡及支气管内有浆液性或血性渗出物，可引起咳嗽。右心或体循环静脉栓子脱落造成肺栓塞时也可引起咳嗽。

4. **中枢神经因素** 从大脑皮质发出冲动传至延髓咳嗽中枢可发生咳嗽。如皮肤受冷刺激或三叉神经支配的鼻黏膜及舌咽神经支配的咽峡部黏膜受到刺激时,可反射性引起咳嗽。脑炎、脑膜炎时也可出现咳嗽。人们还可以自主地咳嗽或抑制咳嗽。

5. 精神因素　患者情绪激动、紧张、怨怒等都可促使咳嗽发作,一般认为是通过大脑皮质和迷走神经反射或过度换气所致。

6. 运动　患者在剧烈运动后诱发的咳嗽,称为运动诱发性咳嗽,或称运动性咳嗽。临床表现有咳嗽、胸闷、气急、喘鸣,听诊或可闻及哮鸣音。有些患者运动后虽无典型的哮喘表现,但运动前后的肺功能测定可发现后者存在支气管痉挛。

7. 药物　有些药物可引起咳嗽发作,如服用血管紧张素转换酶抑制剂后出现的咳嗽,服用 β 受体阻滞剂阻断 β_2 肾上腺素能受体而引起的咳嗽。

8. 其他因素　胃食管反流病、上气道咳嗽综合征等引起的咳嗽或习惯性咳嗽等。

(二) 分类

咳嗽主要分为急性咳嗽、亚急性咳嗽和慢性咳嗽。

1. 急性咳嗽　是指 3 周以内的咳嗽,病因包括病毒、细菌或非典型病原体导致的急性支气管炎、肺炎、肺结核以及气管异物等。

2. 亚急性咳嗽　持续时间超过 3 周,在 8 周以内的咳嗽称为亚急性咳嗽,病因较为复杂。

3. 慢性咳嗽　咳嗽持续时间超过 8 周,可持续数年甚至数十年。慢性咳嗽病因复杂,包括咳嗽变异性哮喘、上气道咳嗽综合征、胃食管反流、嗜酸性粒细胞性支气管炎、慢性支气管炎等。

(三) 临床表现

1. 咳嗽的性质　咳嗽无痰或痰量极少,称为干性咳嗽。干咳或刺激性咳嗽常见于急性或慢性咽喉炎、喉癌、急性支气管炎初期、气管受压、支气管异物、支气管肿瘤、胸膜疾病、原发性肺动脉高压以及二尖瓣狭窄等。咳嗽有痰称为湿性咳嗽,常见于慢性支气管炎、支气管扩张、肺炎、肺脓肿和空洞型肺结核等。

2. 咳嗽的时间与规律　突发性咳嗽常由于吸入刺激性气体或异物、淋巴结或肿瘤压迫气管或支气管分叉处引起。发作性咳嗽可见于百日咳、咳嗽变异性哮喘等。长期慢性咳嗽多见于慢性支气管炎、支气管扩张、肺脓肿、肺结核等。夜间咳嗽常见于左心衰竭、咳嗽变异性哮喘等。

3. 咳嗽的音色　指咳嗽声音的特点。

(1)咳嗽声音嘶哑:多为声带的炎症或肿瘤压迫喉返神经所致。

(2)鸡鸣样咳嗽:表现为连续阵发性剧咳伴有高调吸气回声,多见于百日咳、会厌、喉部疾病或气管受压。

(3)金属音咳嗽:常因纵隔肿瘤、主动脉瘤或支气管癌直接压迫气管所致。

(4)咳嗽声音低微或无力:见于严重肺气肿、声带麻痹及极度衰弱者。

(四) 伴随症状

1. 伴发热　多见于急性上、下呼吸道感染以及肺结核、胸膜炎等。

2. 伴胸痛　常见于肺炎、胸膜炎、肺癌、肺栓塞、自发性气胸等。

3. 伴呼吸困难　多见于喉水肿、喉肿瘤、支气管哮喘、慢性阻塞性肺疾病、重症肺炎、肺结核、大量胸腔积液、气胸、肺淤血及气管或支气管异物等。

4. 伴咯血　常见于支气管扩张、肺结核、肺脓肿、肺癌、二尖瓣狭窄、支气管结石、肺含铁血黄素沉着症等。

5. 伴大量脓痰　常见于支气管扩张、肺脓肿、肺囊肿合并感染和支气管胸膜瘘等。

6. 伴哮鸣音　多见于支气管哮喘、心源性哮喘、弥漫性泛细支气管炎、气管或支气管异物等。肺癌引起气管与支气管不完全阻塞时可出现局限性分布的吸气相哮鸣音。

7. 伴杵状指(趾)　常见于支气管扩张、慢性肺脓肿、肺癌和脓胸等。

二、咳痰

咳痰（expectoration）是呼吸系统疾病的重要症状。正常支气管黏膜腺体和杯状细胞只分泌少量黏液，以保持呼吸道黏膜的湿润。当呼吸道发生炎症时，黏膜充血、水肿、黏液分泌增多，毛细血管壁通透性增加，浆液渗出。此时含红细胞、白细胞、巨噬细胞、纤维蛋白等渗出物与黏液、吸入的尘埃和某些组织破坏物等混合而形成痰，随咳嗽动作排出。在肺淤血和肺水肿时，肺泡和小支气管内有不同程度的浆液漏出，也可引起咳痰。

（一）病因

1. 支气管疾患　急慢性气管支气管炎、支气管哮喘、支气管内膜结核、支气管扩张、肺癌、肝脓肿向胸腔破溃形成支气管瘘等。

2. 肺部疾患　各种原因的肺炎（细菌性、病毒性、支原体性、真菌性等）、肺结核、肺脓肿、肺栓塞、肺水肿、弥漫性肺间质纤维化、结节病、肺尘埃沉着病等。

3. 其他系统疾病　血液系统疾病如白血病、霍奇金病、恶性组织细胞病等；结缔组织病如类风湿关节炎、进行性系统性硬化症、系统性红斑狼疮、结节性多动脉炎、坏死性肉芽肿性疾病等均可累及肺脏，还有胸膜、横膈、纵隔病变（如纵隔肿瘤、膈疝等）。由于压迫支气管或通过反射引起的咳嗽，可产生少量黏液或浆液痰。

（二）临床表现

1. 痰的性质　可分为黏液性、浆液性、脓性和血性等。

（1）黏液性痰：多见于急性支气管炎、支气管哮喘及大叶性肺炎初期，也可见于慢性支气管炎、肺结核等。

（2）浆液性痰：见于肺水肿、肺泡细胞癌等。

（3）脓性痰：常见于化脓性细菌下呼吸道感染，如肺炎、支气管扩张、肺脓肿等。

（4）血性痰：是由于呼吸道黏膜受侵害、损害毛细血管或血液渗入肺泡所致。上述各种痰液均可带血。

2. 痰量　健康人很少有痰。急性呼吸道炎症时痰量较少，痰量多常见于支气管扩张、肺脓肿和支气管胸膜瘘等，且排痰与体位有关，痰量多时静止后可出现分层现象，即上层为泡沫，中层为浆液或浆液脓性，下层为坏死物质。日咳数百至上千毫升浆液泡沫痰应考虑肺泡细胞癌的可能。

3. 痰的颜色与气味　无色或白色泡沫黏液痰提示单纯性支气管炎（缓解期）、支气管哮喘、肺炎早期、肺泡细胞癌等；浆液性痰提示气道过敏性疾病、弥漫性肺泡癌等；血性痰提示支气管扩张症、支气管结核、肺癌等；脓血痰提示肺脓肿、金黄色葡萄球菌肺炎、支气管扩张症；铁锈色痰提示肺炎链球菌肺炎；黄绿色或翠绿色痰提示铜绿假单胞菌感染；金黄色痰提示金黄色葡萄球菌感染；果酱样痰提示肺吸虫病；巧克力色痰提示阿米巴原虫感染；砖红色胶冻样痰提示肺炎克雷伯氏杆菌感染；灰或灰黄色黏痰提示曲霉菌感染；灰色或黑色痰提示肺尘埃沉着病、硅沉着病、煤沉着病；棕色痰提示肺含铁血黄素沉着症；粉红色泡沫痰为左心衰竭、肺水肿的特征；痰白色黏稠且成拉丝状提示有真菌感染；痰中见硫黄颗粒提示肺放线菌感染；大量稀薄浆液性痰中含粉皮样物提示棘球蚴病（包虫病）；恶臭痰提示厌氧菌感染；痰中见结石提示支气管结石症；痰中见支气管管型提示纤维素性支气管炎。

（三）伴随症状

1. 伴发热　常见于急性呼吸道感染以及肺结核等。

2. 伴胸痛　常见于肺炎、胸膜炎、肺癌、肺栓塞等。

3. 伴呼吸困难　多见于慢性阻塞性肺疾病、重症肺炎、肺结核、肺淤血及气管或支气管异物等。

4. 伴咯血　常见于支气管扩张、肺结核、肺脓肿、肺癌、二尖瓣狭窄、支气管结石、肺含铁血黄素沉着症等。

5. 伴哮鸣音　多见于支气管哮喘、心源性哮喘、弥漫性泛细支气管炎、气管或支气管异物等。肺癌引起气管与支气管不完全阻塞时可出现局限性分布的吸气相哮鸣音。

6. 伴杵状指(趾)　常见于支气管扩张、慢性肺脓肿、肺癌和脓胸等。

三、咯血

咯血(hemoptysis)是指喉及喉以下的呼吸道及肺任何部位出血,并经咳嗽动作从口腔排出的过程。少量咯血可仅表现为痰中带血,大咯血时血液可从口鼻涌出,严重者可阻塞呼吸道甚至导致窒息死亡。咯血需与口腔、鼻腔等上呼吸道出血及呕血相鉴别。

(一) 病因

咯血原因很多,以呼吸系统疾病多见,亦可见于心血管疾病及其他疾病。

1. 呼吸系统疾病

(1)支气管疾病:常见的有支气管扩张、支气管肺癌、支气管结核和慢性支气管炎等;少见的有支气管结石、支气管腺瘤、支气管黏膜非特异性溃疡等。

(2)肺部疾病:常见的有肺结核、肺炎、肺脓肿等;也可见于肺栓塞、肺淤血、肺寄生虫病、肺真菌病、肺泡炎、肺含铁血黄素沉着症和肺出血肾炎综合征等。在我国引起咯血的首要原因仍为肺结核,引起咯血的肺结核多为浸润型、空洞型肺结核和干酪样肺炎。

这些疾病由于导致支气管黏膜或病灶毛细血管渗透性增高,或黏膜下血管壁溃破,从而引起出血。

2. 心血管病　较常见于二尖瓣狭窄,其次为先天性心脏病所致的肺动脉高压或原发性肺动脉高压,肺栓塞、肺血管炎等亦可出现咯血。其发生机制多为肺淤血造成肺泡壁或支气管内膜毛细血管破裂和支气管黏膜下层支气管静脉曲张破裂所致。

3. 外伤　胸部外伤、挫伤、肋骨骨折、枪弹伤、爆炸伤和医疗操作(如胸腔或肺穿刺、活检、支气管镜检查等)偶可引起咯血。

4. 其他疾病或异常情况　血液系统疾病(如白血病、血友病、再生障碍性贫血、血小板减少性紫癜、弥散性血管内凝血等)、某些急性传染病(如肺出血型钩端螺旋体病、流行性出血热、肺型鼠疫等)、风湿性疾病(如结节性多动脉炎、系统性红斑狼疮、Wegener 肉芽肿、白塞病等)或气管、支气管子宫内膜异位症等均可引起咯血。

(二) 临床表现

1. 年龄　青壮年咯血常见于肺结核、支气管扩张、二尖瓣狭窄等。40 岁以上有长期吸烟史(纸烟 20 支/d×20 年)者,应高度警惕支气管肺癌的可能。儿童慢性咳嗽伴少量咯血与小细胞低色素性贫血,需注意有无特发性含铁血黄素沉着症。

2. 咯血量　目前尚无明确标准,一般认为每日咯血量在 100ml 以内为小量咯血,100~500ml 为中等量咯血,500ml 以上或一次咯血 100~500ml 为大量咯血。大咯血主要见于空洞型肺结核、支气管扩张和慢性肺脓肿。支气管肺癌主要表现为痰中带血,大咯血少见。慢性支气管炎和支原体肺炎也可出现痰中带血或血性痰,但常伴有剧烈咳嗽。

3. 颜色和性状　肺结核、支气管扩张、肺脓肿和出血性疾病所致的咯血为鲜红色;铁锈色血痰见于肺炎链球菌肺炎,也可见于肺吸虫病和肺泡出血;砖红色胶冻样痰见于肺炎克雷伯氏杆菌肺炎。二尖瓣狭窄所致咯血多为暗红色;左心衰竭所致咯血为浆液性粉红色泡沫痰;肺栓塞所致咯血为黏稠暗红色血痰。

(三) 伴随症状

1. 伴发热　多见于肺结核、肺炎、肺脓肿、肺出血型钩端螺旋体病、流行性出血热、支气管肺癌等。

2. 伴胸痛　常见于肺炎链球菌性肺炎、肺结核、肺栓塞(梗死)、支气管肺癌等。

3. **伴呛咳**　可见于支气管肺癌、支原体肺炎等。

4. **伴脓痰**　多见于支气管扩张、肺脓肿、空洞型肺结核继发细菌感染等。

5. **伴皮肤黏膜出血**　可见于血液病、风湿性疾病、肺出血型钩端螺旋体病、流行性出血热等。

6. **伴杵状指（趾）**　多见于支气管扩张、肺脓肿、支气管肺癌等。

7. **伴黄疸**　需注意钩端螺旋体病、肺炎链球菌性肺炎、肺栓塞等。

咯血需与呕血相鉴别（表9-1）。

表 9-1　咯血与呕血的鉴别

	咯血	呕血
出血方式	咳出	呕出，可为喷射状
血中混有物	常混有痰、泡沫	常混有食物残渣及胃液
出血的血色	泡沫状、色鲜红	无泡沫、呈暗红色或棕色、有时色鲜红
酸碱反应	碱性	酸性
常见疾病	有肺或心脏疾病史	有胃病（溃疡）或肝硬化病史
出血前症状	喉部瘙痒、胸闷、咳嗽	上腹不适或恶心
黑便	无，若咽下血液量较多时可见	有，粪便常黑色或柏油状
出血后痰的性状	常有血痰数日	常无血痰

四、胸痛

胸痛（chest pain）是临床上的常见症状，胸痛部位和程度并不一定与病变的部位和严重程度相一致。外伤、炎症、肿瘤及某些理化因素所致组织损伤刺激肋间神经、膈神经、脊神经后根和迷走神经分布在食管、支气管、肺脏、胸膜、心脏及主动脉的神经末梢，均可引起胸痛。

（一）病因

1. **胸壁病变**　是各类胸痛中最常见的一种，如胸壁的外伤、细菌感染、病毒感染、肿瘤等引起的局部皮肤、肌肉、骨骼及神经病变。常见的有急性皮炎、皮下蜂窝织炎、带状疱疹、肋间神经炎、肋软骨炎、流行性肌炎、肋骨骨折、多发性骨髓瘤、急性白血病等。

2. **肺及胸膜病变**　肺和脏层胸膜对疼痛觉不敏感，肺炎、肺结核、肺脓肿、肺栓塞等，由于病变累及壁层胸膜而发生胸痛。肺癌累及支气管壁或壁层胸膜都可产生胸痛。自发性气胸时，由于粘连撕裂产生突然剧痛。干性胸膜炎由于炎症波及脏层和壁层胸膜发生摩擦而致胸痛。大量胸腔积液与张力性气胸可因壁层胸膜受压而发生胸痛。

3. **心、肺血管疾病**　常见原因如冠状动脉粥样硬化性心脏病（心绞痛、心肌梗死）、肥厚性心肌病、主动脉狭窄、急性心包炎、胸主动脉夹层动脉瘤、肺栓塞（梗死）、肺动脉高压等。心绞痛、心肌梗死、主动脉瓣疾病及心肌病引起胸痛是由于心肌缺血所致。心包炎是由于病变累及第5肋水平以下的心包壁层和邻近胸膜而出现疼痛。

4. **纵隔及食管病变**　较少见，常见原因有纵隔肿瘤、纵隔气肿、纵隔炎、急性食管炎、食管癌等。纵隔疾病是因纵隔内组织受压，神经或骨质受累等引起胸痛。食管疾病主要是由于炎症或化学刺激物作用于食管黏膜而引起。

（二）临床症状

1. **发病年龄**　青壮年胸痛多考虑结核性胸膜炎、自发性气胸、心肌炎、心肌病、风湿性心瓣膜病，40岁以上则须注意心绞痛、心肌梗死和支气管肺癌。

2. **胸痛部位**　大部分疾病引起的胸痛常有一定部位。如胸壁疾病所致胸痛常固定在病变部位，局部可有压痛,胸壁皮肤的炎症性病变,局部可有红、肿、热、痛表现。带状疱疹呈多数小水疱群,沿神经分布,不越过体表中线,有明显的痛感。在流行性肌痛时可出现胸、腹部肌肉剧烈疼痛,可向肩部、颈部放射。非化脓性肋软骨炎多侵犯第1、2肋软骨,患部隆起、局部压痛,但皮肤多无红肿表现。心绞痛及心肌梗死的疼痛常位于胸骨后或心前区或剑突下,可向左肩和左臂内侧放射,甚至达无名指与小指,也可放射于左颈或面颊部,易被误认为牙痛。夹层动脉瘤引起的疼痛多位于胸背部,向下放射至下腹、腰部与两侧腹股沟和下肢。胸膜炎引起的疼痛多位于胸侧部。食管疾患、膈疝、纵隔肿瘤的疼痛也位于胸骨后。肝胆疾病及膈下脓肿引起的胸痛多在右下胸,侵犯膈肌中心部时疼痛可放射至右肩部。肺尖部肺癌(肺上沟瘤,Pancoast瘤)引起的疼痛多以肩部、腋下为主,向上肢内侧放射。评价胸痛的首要任务是区别呼吸系统的胸痛还是和其他系统有关的胸痛,并不容易。

3. **胸痛性质** 胸痛程度可呈剧烈、轻微和隐痛。带状疱疹呈刀割样或灼热样剧痛。肋间神经痛呈阵发性的灼痛或刺痛。肌痛则常呈酸痛。骨痛呈酸痛或锥痛。食管炎、膈疝常呈烧灼痛或灼热感。心绞痛常呈压榨样痛,可伴有窒息感,心肌梗死则疼痛更为剧烈并伴有恐惧、濒死感。夹层动脉瘤常呈突然发生的胸背部撕裂样剧痛或锥痛。气胸在发病初期有撕裂样疼痛。胸膜炎常呈隐痛、钝痛和刺痛。肺栓塞、肺梗死也可突然发生胸部剧痛或绞痛,常伴呼吸困难与发绀。肺癌、纵隔肿瘤可有胸部闷痛。

4. **胸痛持续时间** 平滑肌痉挛或血管狭窄缺血所致的疼痛为阵发性,炎症、肿瘤、栓塞或梗死所致的疼痛呈持续性。如心绞痛发作时间短暂(持续数分钟),而心肌梗死疼痛持续时间很长(数小时或更长)且不易缓解。

5. **影响胸痛的因素** 主要为胸痛发作的诱因、加重与缓解因素。心绞痛可在劳力或精神紧张时诱发,呈阵发性,休息或含服硝酸甘油后可迅速缓解。心肌梗死常呈持续性剧痛,含服硝酸甘油仍不缓解。食管疾病多在进食后发作或加重,抗酸剂及促胃肠动力药物有助于减轻疼痛。胸膜炎、自发性气胸、心包炎的胸痛常因咳嗽或深呼吸而加剧。

(三)伴随症状

1. **伴咳嗽、咳痰和/或发热** 常见于气管、支气管和肺部疾病。
2. **伴吞咽困难** 常见于食管疾病,如反流性食管炎、食管癌等。
3. **伴咯血** 常见于肺结核、肺栓塞、支气管肺癌。
4. **伴呼吸困难** 常提示病变累及范围较大,如大叶性肺炎、自发性气胸、渗出性胸膜炎、肺栓塞等。
5. **伴苍白、大汗、血压下降或休克** 多见于心肌梗死、夹层动脉瘤、主动脉窦瘤破裂和大面积肺栓塞等。

五、呼吸困难

呼吸困难(dyspnea)是指患者主观上有空气不足或呼吸费力的感觉,客观上表现为呼吸运动用力,严重时可出现张口呼吸、鼻翼扇动、端坐呼吸,甚至发绀、呼吸辅助肌参与呼吸运动,并且可出现呼吸频率、深度、节律的改变。

(一)病因

引起呼吸困难的原因主要为呼吸系统和循环系统疾病。

1. **呼吸系统疾病**

(1)气道阻塞:如喉、气管、支气管的炎症、水肿、肿瘤或异物所致的狭窄或阻塞及支气管哮喘、慢性阻塞性肺疾病等。

(2)肺部疾病:如肺炎、肺脓肿、肺不张、肺淤血、肺水肿、弥漫性肺间质疾病、细支气管肺泡癌等。

(3)胸壁、胸廓、胸膜腔疾病:如胸壁炎症、严重胸廓畸形、胸腔积液、气胸、广泛胸膜粘连、结核、外伤等。

(4)神经肌肉疾病:如脊髓灰质炎病变累及颈髓、急性多发性神经根神经炎和重症肌无力累及呼吸肌、药物导致呼吸肌麻痹等。

(5)膈肌运动障碍:如膈肌麻痹、大量腹腔积液、腹腔巨大肿瘤、胃扩张和妊娠末期等。

2. 循环系统疾病　常见于各种原因所致左心和/或右心衰竭、心脏压塞、肺栓塞和肺动脉高压等。

3. 中毒　如糖尿病酮症酸中毒、吗啡类药物中毒、有机磷农药中毒、氰化物中毒、亚硝酸盐中毒及急性一氧化碳中毒等。

4. 神经精神性疾病　如脑出血、脑外伤、脑肿瘤、脑炎、脑脓肿等颅脑疾病引起呼吸中枢功能障碍和精神因素所致呼吸困难,如焦虑症、癔症等。

5. 血液病　常见于重度贫血、高铁血红蛋白血症、硫化血红蛋白血症等。

(二)发病机制及临床表现

根据发病机制及临床表现,可将呼吸困难分为五种类型。

1. 肺源性呼吸困难　主要是呼吸系统疾病引起的通换气功能障碍导致缺氧和/或二氧化碳潴留引起。主要分为以下三种类型:

(1)吸气性呼吸困难:表现为吸气费力。严重者可出现吸气时胸骨上窝、锁骨上窝及肋间隙凹陷——三凹征(three depression sign)。三凹征主要是由于吸气时呼吸肌极度用力使胸腔负压增加所致,常见于喉、气管、主支气管狭窄与阻塞,如炎症、水肿、异物和肿瘤等。

(2)呼气性呼吸困难:表现为呼气费力、呼气缓慢、呼气相延长,常伴有呼气相哮鸣音。主要是由于肺泡弹性减弱和/或小支气管的痉挛或炎症所致,常见于慢性支气管炎、支气管哮喘、慢性阻塞性肺疾病、弥漫性泛细支气管炎等。

(3)混合性呼吸困难:表现为吸气期与呼气期均感到呼吸费力、呼吸频率增快、深度变浅,可伴有呼吸音异常或病理性呼吸音。主要是由于肺或胸膜腔病变使呼吸面积减少导致换气功能障碍所致,常见于重症肺炎、肺纤维化、大量胸腔积液、气胸等。

2. 心源性呼吸困难　常见于心力衰竭,尤其左心功能不全所致心源性肺水肿,其临床特点:①有严重的心脏病史;②呈混合性呼吸困难,卧位及活动时明显;③肺底部可出现湿啰音,可随体位变化;④X线检查,心影有异常改变;⑤肺门及其附近充血或兼有肺水肿表现。

3. 中毒性呼吸困难　代谢性酸中毒时血液中增多的酸性代谢产物刺激外周化学感受器或直接兴奋呼吸中枢,增加呼吸通气量,表现为深而大的呼吸困难;某些药物如吗啡、巴比妥类等呼吸抑制剂中毒时,可抑制呼吸中枢,引起呼吸困难,使呼吸浅而慢;化学毒物如一氧化碳、亚硝酸盐、苯胺类或氰化物中毒等,使机体缺氧引起呼吸困难。

4. 血源性呼吸困难　多由红细胞携氧量减少,血氧含量降低所致,表现为呼吸浅、心率快,临床常见于重度贫血、高铁血红蛋白血症、硫化血红蛋白血症等。大出血或休克时因缺血及血压下降,刺激呼吸中枢而引起呼吸困难。

5. 神经精神性呼吸困难　重症脑部疾病如脑炎、脑膜炎、脑血管意外、脑肿瘤等直接累及呼吸中枢,使呼吸慢而深,伴有异常的呼吸节律,导致呼吸困难;重症肌无力危象引起呼吸肌麻痹,导致严重的呼吸困难;另外,焦虑症、癔症患者也可有呼吸困难发作,其特点是呼吸快而浅,可因过度通气发生呼吸性碱中毒伴有手足抽搐症。

(三)伴随症状

1. 发作性呼吸困难伴哮鸣音　多见于支气管哮喘、心源性哮喘;突发性重度呼吸困难见于急性喉水肿、气管异物、大面积肺栓塞、自发性气胸等。

2. 伴发热　多见于肺炎、肺脓肿、肺结核、胸膜炎、急性心包炎。

3. 伴一侧胸痛　见于大叶性肺炎、急性渗出性胸膜炎、肺栓塞、自发性气胸、急性心肌梗死、支气管肺癌等。

4. 伴咳嗽、咳痰　见于慢性阻塞性肺疾病、肺炎、支气管哮喘、肺脓肿等；伴大量泡沫痰可见于有机磷农药中毒；伴粉红色泡沫痰见于急性左心衰竭。

5. 伴意识障碍　见于脑出血、脑膜炎、糖尿病酮症酸中毒、尿毒症、肺性脑病、急性中毒、休克型脑炎等。

六、发热

发热（fever）是指机体在致热原（pyrogen）或各种原因作用下引起体温调节中枢的功能障碍时，体温升高超出正常范围。正常人有相对恒定的体温。体温的相对稳定受体温调节中枢调控，并通过神经、体液因素使产热和散热过程呈动态平衡，保持体温在相对恒定的范围内。

（一）正常体温与生理变异

正常成人体温一般为 36~37.0℃，因测量方法不同略有差异，口腔温度（舌下测温）36.3~37.2℃，直肠温度（肛表温度）36.5~37.7℃，肛测法一般比口测法读数高 0.2~0.5℃，腋窝温度 36~37℃。此外，还有耳测法（多用于婴幼儿）和额测法（仅用于体温筛查）。正常体温在不同个体之间略有差异，且受机体内、外因素的影响稍有波动。在 24h 内下午体温较早晨体温稍高，剧烈运动、劳动或进餐后体温也可略升高，但一般波动范围不超过 1℃。妇女月经前及妊娠期体温略高于正常。老年人因代谢率偏低，体温相对低于青壮年。另外，在高温环境下体温也可稍升高。

（二）发生机制

正常情况下，人体的产热和散热保持动态平衡。由于各种原因导致产热增加或散热减少，则出现发热。

1. 致热原性发热　致热原包括外源性和内源性两大类。

（1）外源性致热原（exogenous pyrogen，EX-P）：外源性致热原种类甚多，包括：①各种微生物病原体及其产物，如细菌、病毒、真菌及细菌毒素等；②炎性渗出物及无菌性坏死组织；③抗原抗体复合物；④某些类固醇物质，特别是肾上腺皮质激素的代谢产物本胆烷醇酮；⑤多糖体成分及多核苷酸、淋巴细胞激活因子等。外源性致热原多为大分子物质，不能通过血脑屏障直接作用于体温调节中枢，而是通过激活血液中的中性粒细胞、嗜酸性粒细胞和单核-巨噬细胞系统，使其产生并释放内源性致热原作用于体温调节中枢。

（2）内源性致热原（endogenous pyrogen，EN-P）：又称为白细胞致热原（leukocytic pyrogen），如白介素（IL）、肿瘤坏死因子（TNF）和干扰素等。通过血脑屏障直接作用于体温调节中枢的体温调定点，使调定点（温阈）上升，体温调节中枢必须对体温加以重新调节发出冲动，并通过垂体内分泌因素使代谢增加或通过运动神经使骨骼肌阵缩（临床表现为寒战）产热，并通过交感神经使皮肤血管及竖毛肌收缩，停止排汗减少散热。这一综合调节作用使产热大于散热，体温升高引起发热。

2. 非致热原性发热　常见于以下几种情况。

（1）体温调节中枢受损：如颅脑外伤、出血、炎症等。

（2）引起产热过多的疾病：如甲状腺功能亢进症、癫痫持续状态、剧烈运动等。

（3）引起散热减少的疾病：如广泛性皮肤病变、心力衰竭等。

（三）病因及分类

发热病因很多，临床上可分为感染性发热与非感染性发热两大类，以前者多见。

1. 感染性发热（infective fever）　各种病原体，如病毒、细菌、支原体、立克次体、螺旋体、真菌、寄生虫等引起的感染，不论是急性、亚急性或慢性，局部性或全身性，均可出现发热。

2. 非感染性发热（noninfective fever）　主要由以下几类病因引起：

（1）血液病：如白血病、淋巴瘤、恶性组织细胞病等。

（2）结缔组织疾病：如系统性红斑狼疮、皮肌炎、硬皮病、类风湿关节炎和结节性多动脉炎等。

（3）变态反应性疾病：如风湿热、药物热、血清病、溶血反应等。

（4）内分泌代谢疾病：如甲状腺功能亢进症、甲状腺炎、痛风和重度脱水等。

（5）血栓及栓塞疾病：如心肌梗死、肺梗死、脾梗死和肢体坏死等，为无菌性坏死物质的吸收所致发热，通常称为吸收热。

（6）颅内疾病：如脑出血、脑震荡、脑挫伤等，为中枢性发热。癫痫持续状态引起的发热，为产热过多所致。

（7）皮肤病变：皮肤广泛病变致皮肤散热减少而发热，见于广泛性皮炎、鱼鳞癣等。慢性心力衰竭使皮肤散热减少也可引起发热。

（8）恶性肿瘤：各种恶性肿瘤均有可能出现发热。

（9）物理及化学性损害：如中暑、大手术后、内出血、骨折、大面积烧伤及重度安眠药中毒等。

（10）自主神经功能紊乱：由于自主神经功能紊乱，影响正常的体温调节过程，使产热大于散热，体温升高，多为低热，常伴有自主神经功能紊乱的其他表现，属功能性发热范畴。常见功能性低热有：①原发性低热：由于自主神经功能紊乱所致的体温调节障碍或体质异常，低热可持续数月甚至数年之久，热型较规则，体温波动范围较小，多在 0.5℃ 以内。②感染治愈后低热：由于病毒、细菌、原虫等感染致发热后，低热不退，而原有感染已治愈。系体温调节功能仍未恢复正常所致，但必须与因机体抵抗力低导致潜在的病灶（如结核）活动或其他新感染所致的低热相区别。③夏季低热：低热仅发生于夏季，秋凉后自行退热，每年反复出现，连续数年后多可自愈。多见于幼儿，因体温调节中枢功能不完善，夏季身体虚弱，且多发生于营养不良或脑发育不全者。④生理性低热：如精神紧张、剧烈运动后均可出现。月经前及妊娠初期也可出现低热现象。

（四）临床表现

1. 发热的分度　以口腔温度为标准，分为：①低热：37.3~38℃。②中等度热：38.1~39℃。③高热：39.1~41℃。④超高热：41℃以上。

2. 发热的临床过程及特点　急性发热的临床过程一般分为以下三个阶段

（1）体温上升期：体温上升期常伴有疲乏无力、肌肉酸痛、皮肤苍白、畏寒或寒战等现象。皮肤苍白是因为体温调节中枢发出的冲动经交感神经而引起皮肤血管收缩，浅层血流减少所导致，甚至伴有皮肤温度下降。由于皮肤散热减少，刺激皮肤的冷觉感受器并传至中枢引起畏寒，中枢发出的冲动再经运动神经传至运动终板，引起骨骼肌不随意的周期性收缩，发生寒战及竖毛肌收缩，使产热增加。该期产热大于散热使体温上升。

体温上升有两种方式：①骤升型：体温在几小时内达 39~40℃ 或以上，常伴有寒战。小儿易发生惊厥。见于疟疾、大叶性肺炎、败血症、流行性感冒、急性肾盂肾炎、输液或某些药物反应等。②缓升型：体温逐渐上升，在数日内达高峰，多不伴有寒战。如伤寒、结核病、布鲁氏菌病等。

（2）高热期：是指体温上升达高峰之后保持一定时间，持续时间的长短可因病因不同而有差异。如疟疾可持续数小时，大叶性肺炎、流行性感冒可持续数天，伤寒则可为数周。在此期中体温已达到或略高于上移的体温调定点水平，体温调节中枢不再发出寒战冲动，故寒战消失；皮肤血管由收缩转为舒张，使皮肤发红并有灼热感；呼吸加快变深；开始出汗并逐渐增多。使产热与散热过程在较高水平保持相对平衡。

（3）体温下降期：由于病因的消除，致热原的作用逐渐减弱或消失，体温中枢的体温调定点逐渐降至正常水平，产热相对减少，散热大于产热，体温降至正常水平。该期患者表现为出汗多，皮肤潮湿。

体温下降有两种方式。①骤降：体温于数小时内迅速下降至正常，常伴有大汗淋漓，常见于疟疾、大叶性肺炎、急性肾盂肾炎及输液反应等；②渐降：体温在数天内逐渐降至正常，如伤寒、风湿热等。

（五）热型及临床意义

发热患者在不同时期测得的体温数值分别记录在体温单上，将各体温数值点连成体温曲线，该曲

线的不同形态称为热型(fever type)。病因不同,发热的热型常不相同。临床常见热型有以下几种:

1. **稽留热**(continued fever) 体温恒定地维持在39~40℃以上的高水平,达数天或数周。24h内体温波动范围不超过1℃。常见于大叶性肺炎、斑疹伤寒及伤寒高热期(图9-1)。

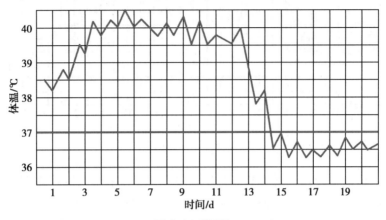

图9-1 稽留热

2. **弛张热**(remittent fever) 又称败血症热型。体温常在39℃以上,波动幅度大,24h内波动范围超过2℃,但都在正常水平以上。常见于败血症、风湿热、重症肺结核及化脓性炎症等(图9-2)。

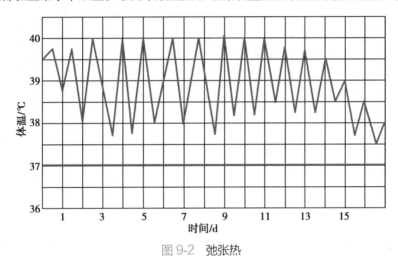

图9-2 弛张热

3. **间歇热**(intermittent fever) 体温骤升达高峰后持续数小时,又迅速降至正常水平,无热期(间歇期)可持续1天至数天,如此高热期与无热期反复交替出现。常见于疟疾、急性肾盂肾炎等(图9-3)。

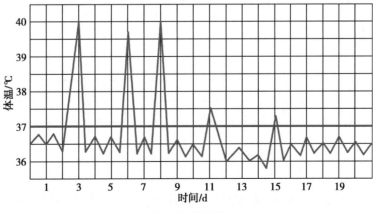

图9-3 间歇热

4. **波状热（undulant fever）** 体温逐渐上升达 39℃或以上，数天后又逐渐降至正常水平，持续数天后又逐渐升高，如此反复多次。常见于布鲁氏菌病（图 9-4）。

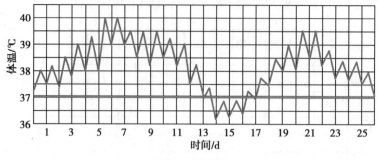

图 9-4 波状热

5. **回归热（recurrent fever）** 体温急骤上升至 39℃或以上，持续数天后又骤然下降至正常水平。高热期与无热期各持续若干天后规律性交替一次。可见于回归热、霍奇金淋巴瘤等（图 9-5）。

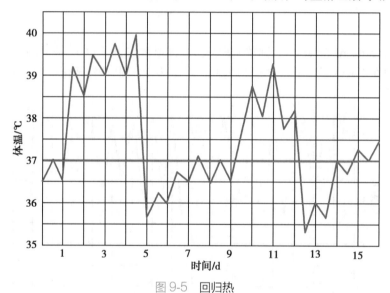

图 9-5 回归热

6. **不规则热（irregular fever）** 发热的体温曲线无一定规律，可见于结核病、风湿热、支气管肺炎、渗出性胸膜炎等（图 9-6）。

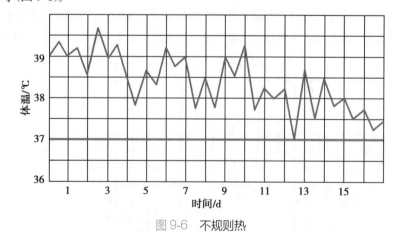

图 9-6 不规则热

根据热型不同有助于发热病因的诊断及鉴别诊断，但需注意：①由于抗生素的使用控制了感染，或解热药或糖皮质激素的应用，可以使某些疾病的特征性热型变得不典型；②热型与个体反应强弱有关,如老年人肺炎可仅有低热或无发热,而不具备肺炎的典型热型。

（六）伴随症状

1. 伴寒战　见于大叶性肺炎、败血症、急性胆囊炎、急性肾盂肾炎、流行性脑脊髓膜炎、疟疾、钩端螺旋体病、药物热、急性溶血或输血反应等。

2. 伴结膜充血　见于麻疹、流行性出血热、斑疹伤寒、钩端螺旋体病等。

3. 伴单纯疱疹　口唇单纯疱疹多见于急性发热性疾病,见于大叶性肺炎、流行性脑脊髓膜炎、间日疟、流行性感冒等。

4. 伴淋巴结肿大　见于传染性单核细胞增多症、风疹、淋巴结结核、局灶性化脓性感染、丝虫病、白血病、淋巴瘤、转移瘤等。

5. 伴肝脾肿大　见于传染性单核细胞增多症、病毒性肝炎、肝及胆道感染、布鲁氏菌病、疟疾、结缔组织病、白血病、淋巴瘤、黑热病、急性血吸虫病等。

6. 伴出血　伴皮肤黏膜出血可见于重症感染及某些急性传染病,如流行性出血热、病毒性肝炎、斑疹伤寒、败血症等。也可见于某些血液病,如急性白血病、再生障碍性贫血、恶性组织细胞病等。

7. 伴关节肿痛　见于败血症、猩红热、布鲁氏菌病、风湿热、结缔组织病、痛风等。

8. 伴皮疹　见于麻疹、猩红热、风疹、水痘、斑疹伤寒、风湿热、结缔组织病、药物热等。

9. 伴昏迷　先发热后昏迷者见于流行性乙型脑炎、斑疹伤寒、流行性脑脊髓膜炎、中毒性菌痢、中暑等;先昏迷后发热者可见于脑出血、巴比妥类药物中毒等。

七、发绀

发绀(cyanosis)是指血液中还原血红蛋白增多或存在异常血红蛋白衍生物,使皮肤和黏膜呈青紫色的一种表现,也称紫绀。常发生在皮肤较薄、色素较少和毛细血管较丰富的部位,如口唇、指(趾)、甲床等处。

（一）病因

引起发绀的原因很多,可分为以下几类:

1. 血液中还原血红蛋白增加（真性发绀）

(1)中心性发绀:特点是发绀为全身性,可累及颜面、四肢及躯干,受累部位皮肤温暖。原因多是由心、肺疾病引起呼吸功能衰竭、通气/换气功能障碍、肺氧合作用不足导致血氧饱和度降低所致。

1)肺性发绀:由于呼吸功能不全、肺氧合作用不足所致。常见于严重的呼吸系统疾病,如气管或支气管的阻塞、肺炎、慢性阻塞性肺疾病、弥漫性肺间质纤维化、肺淤血、肺水肿、急性呼吸窘迫综合征、肺栓塞、原发性肺动脉高压等。

2)心性混合性发绀:由于异常通道分流,使部分静脉血未通过肺的氧合作用而进入体循环动脉,如分流量超过心输出量的1/3,即可出现发绀。常见于发绀型先天性心脏病,如Fallot四联症、Eisenmenger综合征等。

(2)周围性发绀:特点是发绀常出现于肢体末端与下垂部位。受累部位皮温低,若给予按摩或加温,使皮肤转暖,发绀可消退。这是由于周围循环血流障碍所致。

1)淤血性周围性发绀:常见于引起体循环淤血、周围血流缓慢的疾病,如右心衰竭、渗出性心包炎心脏压塞、缩窄性心包炎、血栓性静脉炎、上腔静脉阻塞综合征、下肢静脉曲张等。

2)缺血性周围性发绀:常见于引起心输出量减少和局部血流障碍性疾病,如严重休克、暴露于寒冷环境及血栓闭塞性脉管炎、雷诺病、肢端发绀症、冷球蛋白血症等。

(3)混合性发绀:中心性发绀与周围性发绀同时存在,可见于心力衰竭。

2. 血液中存在异常血红蛋白衍生物

(1)高铁血红蛋白血症:包括先天性和后天获得性。先天性高铁血红蛋白血症是指自幼即有发绀,而无心、肺疾病及引起异常血红蛋白的其他原因。通常有家族史,身体一般状况较好。后天获得性高铁血红蛋白症最常见于各种化学物质或药物中毒引起血红蛋白分子中二价铁被三价铁所取代,使其失去与氧结合的能力。当血中高铁血红蛋白量达到 30g/L 时可出现发绀。常见于苯胺、硝基苯、伯氨喹、亚硝酸盐、磺胺类等中毒所致。特点是发绀急剧出现,抽出的静脉血呈深棕色,虽给予氧疗但发绀不能改善,只有给予静脉注射亚甲蓝或大量维生素 C,发绀方可消退,用分光镜检查可证实血中高铁血红蛋白存在。由于大量进食含亚硝酸盐的食物引起的中毒性高铁血红蛋白血症,也可出现发绀,称肠源性青紫症。

(2)硫化血红蛋白血症:为后天获得性。服用某些含硫药物或化学品后,使血液中硫化血红蛋白达到 5g/L 即可出现发绀。一般认为本病患者须同时有便秘或服用含硫药物在肠内形成大量硫化氢为先决条件。特点是发绀持续时间长,可达数月以上,血液呈蓝褐色,分光镜检查可证明存在硫化血红蛋白。

(二)伴随症状

1. 伴呼吸困难　常见于重症肺、心脏疾病及急性呼吸道梗阻、大量气胸等。

2. 伴杵状指(趾)　常见于发绀型先天性心脏病及某些慢性肺部疾病。

3. 伴意识障碍　常见于肺性脑病、某些药物或化学物质中毒、休克、急性肺部感染或急性心力衰竭等。

第二节　胸部体格检查

胸部(chest)指颈部以下和腹部以上的区域。胸廓由 12 个胸椎、12 对肋骨、锁骨及胸骨组成,其骨性结构如图 9-7 所示。其前部较短,背部稍长。胸部体格检查的内容很多,包括胸部外形、胸壁、乳房(本书略)、胸壁血管、纵隔、支气管、肺、胸膜、心脏和淋巴结等(图 9-7)。

一、体格检查的注意事项及人文关怀

体格检查(physical examination)是指医生运用自己的感官和借助于简便的检查工具,客观了解及评估人体状况的一系列最基本的检查方法,主要包括五种方法:视诊、触诊、叩诊、听诊和嗅诊。

(一)体格检查的注意事项

体格检查是诊断疾病的必要步骤,也是与患者交流、沟通、建立良好医患关系的过程,在体格检查过程中需注意以下方面:

1. 以患者为中心,关心、体贴、理解患者,要有高度的责任感和良好的医德修养。

2. 医生应仪表端庄,着装整洁,举止得体,态度诚恳和蔼。

3. 检查室及周围环境安静、舒适和具有私密性,室内温度适宜,光线适当。

4. 检查前先洗手,避免交叉感染,必要时可穿隔离衣,戴口罩和手套,并做好隔离消毒工作。

5. 医生站在患者右侧。检查前应有礼貌地对患者做自我介绍,并说明体格检查的原因、目的和要求,便于更好地取得患者密切配合。检查结束应对患者的配合与协作表示感谢。

6. 注意保护患者隐私,检查时充分暴露被检查部位,检查其他部位时应该适当遮挡患者的乳房(女性)和腹股沟部。但需注意过分遮挡可能漏掉部分重要体征。

7. 男医生和实习医生给女患者进行体格检查时,应该有第三人(女性医务人员或家属)在场陪同。

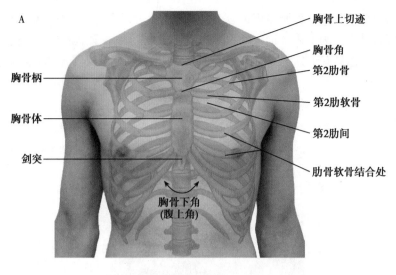

A

胸骨柄

胸骨体

剑突

胸骨上切迹
胸骨角
第2肋骨
第2肋软骨
第2肋间
肋骨软骨结合处

胸骨下角
(腹上角)

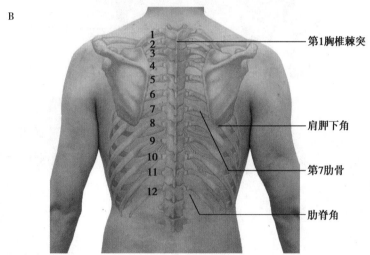

B

1
2
3
4
5
6
7
8
9
10
11
12

第1胸椎棘突

肩胛下角

第7肋骨

肋脊角

图 9-7　胸廓的骨骼结构
A. 正面观；B. 背面观。

8. 体格检查应全面、有序、重点、规范和正确。检查手法应规范、轻柔、娴熟。

9. 体格检查要按一定顺序进行检查，避免重复和遗漏，避免反复翻动患者，力求建立规范的检查顺序。

10. 检查过程中注意左、右及相邻部位等的对照检查，根据病情变化及时进行复查，有助于了解病情、补充和修正诊断。

(二) 体格检查中的人文关怀

医学以人为研究对象，又直接服务于人，因此医学比其他任何学科更需要人文关怀，并且这种人文关怀应贯穿整个医学诊疗过程的始终。在体格检查过程中，人文关怀可以具体体现在许多细节上，如与患者耐心有效的沟通，关心、理解患者，注意保护患者的隐私，对患者一视同仁，不用冰冷的手直接触诊患者，不用冰冷的听诊器直接听诊患者，以及检查完毕后感谢患者的配合，协助患者整理衣物、恢复舒适体位等。

现代医学呼吁人文精神的回归，呼吁以生命关怀为价值取向，医生在临床实践中应自觉地对患者实施人文关怀。

二、胸部的体表标志

胸廓内包含心、肺等重要脏器，胸部检查的目的就是判断这些脏器的生理、病理状态。胸廓内各脏器的位置可通过体表检查并参照体表标志予以确定。体表标志包括胸廓上的骨骼标志、自然陷窝和一些人为划线及分区。为准确标记正常胸廓内部脏器的轮廓、位置，以及异常体征的部位和范围，熟识胸廓上的体表标志具有十分重要的意义。可明确地反映和记录脏器各部分的异常变化在体表上的投影（图 9-8）。

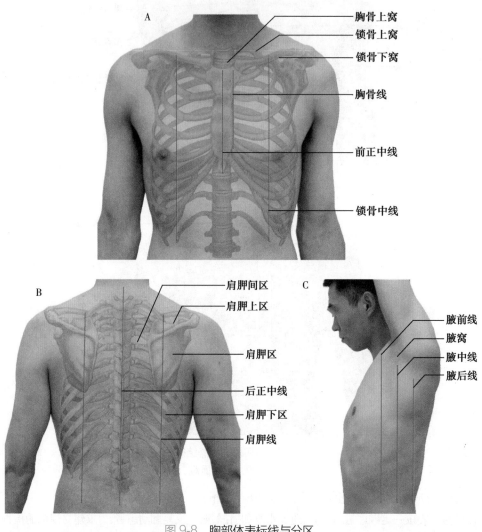

图 9-8　胸部体表标线与分区
A. 正面观；B. 背面观；C. 侧面观。

（一）骨骼标志

1. **胸骨柄（manubrium sterni）**　为胸骨上端略呈六角形的骨块。其上部两侧与左右锁骨的胸骨端相连接，下方与胸骨体相连。

2. **颈静脉切迹（jujular notch）**　又称胸骨上切迹，位于胸骨柄的上方。正常情况下气管位于切迹正中。

3. **胸骨角（sternal angle）**　又称 Louis 角。位于颈静脉切迹下约 5cm 处，由胸骨柄与胸骨体连接处向前突起而成。其两侧与左右第 2 肋软骨相连接，为计数肋骨和肋间隙顺序的主要标志。胸骨角还标志支气管分叉、心房上缘和上下纵隔交界及相当于第 4 或 5 胸椎的水平。

4. **腹上角（upper abdominal angle）**　又称胸骨下角（infrasternal angle），为左右肋弓（由两侧的第7~10 肋软骨相互连接而成）在胸骨下端会合所形成的夹角，相当于横膈的穹窿部。正常约 70°~110°，体形瘦长者夹角较小，矮胖者较大。其后为肝脏左叶、胃和胰腺所在区域。

5. **剑突（xiphoid process）**　为胸骨体下端的突出部分，呈三角形，其底部与胸骨体相连。

6. **肋骨（costal bone）** 共有 12 对。第 1~7 肋骨直接与胸骨相连称为真肋，第 8~12 肋骨称为假肋。第 1~7 肋骨在前胸部与各自的肋软骨连接，第 8~10 肋骨与 3 个联合一起的肋软骨连接后，再与胸骨相连，构成胸廓的骨性支架。第 11~12 肋骨前端游离，不与胸骨相连，称为浮肋（free ribs）。大多数肋骨可以在前胸部触到，只有第 1 对肋骨因有锁骨遮挡，不易触及。

7. **肋间隙（intercostal space）** 为两个肋骨之间的间隙，用于标记病变的水平位置。第 1 肋骨下面的间隙为第 1 肋间隙，第 2 肋骨下面的间隙为第 2 肋间隙，其余依此类推。

8. **肩胛骨（scapula）** 位于后胸壁第 2~8 肋骨之间。肩胛冈及其肩峰端均易触及。肩胛下角是肩胛骨的最下端。被检查者取直立位、双上肢自然下垂时，肩胛下角可以作为第 7 或第 8 肋骨水平的标志，或相当于第 8 胸椎的水平，是后胸部计数肋骨的重要标志。

9. **脊柱棘突（spinous process）** 是后正中线的标志。位于颈根部的第 7 颈椎棘突最为突出，其下即为胸椎的起点，常以此处作为识别和计数胸椎的标志。

10. **肋脊角（costal spinal angle）** 为第 12 肋骨与脊柱构成的夹角。其前面为肾脏和输尿管上端所在的区域。

（二）垂直线标志

1. **前正中线（anterior midline）** 为通过胸骨正中的垂直线，也称胸骨中线。其上端位于胸骨柄上缘的中点，向下通过剑突中央的垂直线。

2. **锁骨中线（midclavicular line）** 为通过锁骨的肩峰端与胸骨端两者中点的垂直线，左右各一。

3. **胸骨线（sternal line）** 为沿胸骨边缘与前正中线平行的垂直线，左右各一。

4. **胸骨旁线（parasternal line）** 为通过胸骨线和锁骨中线中间的垂直线，左右各一。

5. **腋前线（anterior axillary line）** 为通过腋窝前皱襞沿前侧胸壁向下的垂直线，左右各一。

6. **腋中线（midaxillary line）** 为自腋窝顶端于腋前线和腋后线之间向下的垂直线，左右各一。

7. **腋后线（posterior axillary line）** 为通过腋窝后皱襞沿后侧胸壁向下的垂直线，左右各一。确定腋前线、腋中线、腋后线时应嘱患者上臂外展 90°。

8. **肩胛线（scapular line）** 为双臂自然下垂时通过肩胛下角与后正中线平行的垂直线，故亦称肩胛下角线，左右各一。

9. **后正中线（posterior midline）** 即脊柱中线。为通过椎骨棘突或沿脊柱正中下行的垂直线。

（三）自然陷窝和解剖区域

1. **腋窝（axillary fossa）** 为上肢内侧与胸壁相连的凹陷部，左右各一。

2. **胸骨上窝（suprasternal fossa）** 为胸骨柄上方的凹陷部，正常情况下气管位于其后。

3. **锁骨上窝（supraclavicular fossa）** 为锁骨上方的凹陷部，相当于两肺上叶肺尖的上部，左右各一。

4. **锁骨下窝（infraclavicular fossa）** 为锁骨下方的凹陷部，下界是第 3 肋骨下缘，相当于双肺上叶肺尖的下部，左右各一。

5. **肩胛上区（suprascapular region）** 为肩胛冈以上的区域，斜方肌上缘是其外上界，相当于两肺上叶肺尖的下部，左右各一。

6. **肩胛下区（infrascapular region）** 为肩胛下角线与第 12 胸椎水平线之间的区域，后正中线将此区分为左右两部。

7. **肩胛间区（interscapular region）** 为两肩胛骨内缘之间的区域，后正中线将此区分为左右两部。

（四）肺和胸膜的界限

1. **气管、支气管的解剖** 气管是上呼吸道的直接延续，起始于环状软骨水平至平胸骨角即第 4、5 胸椎前方，分为左、右主支气管分别进入左、右肺，再继续分为叶、段、亚段，直至呼吸性细支气管，与肺泡管、肺泡囊、肺泡相连。

2. **肺在体表上的投影** 左右两侧肺外形相似，仅左胸前内部由心脏占据。了解各个肺叶在胸壁上的投影部位，对肺部疾病的定位诊断有重要的意义。

（1）肺尖：突出于锁骨之上，达第 1 胸椎水平，距锁骨上缘约 3cm。

（2）肺上界：于前胸壁的投影呈一向上凸起的弧线，内侧起于胸锁关节向上至第 1 胸椎水平，转折向下至锁骨内、中 1/3 交界处。

（3）肺外侧界：由肺上界向外下沿侧胸壁内部表面延伸。

（4）肺内侧界：自胸锁关节处下行，在胸骨角水平两肺前内界几乎相遇，然后分别沿前正中线两旁下行，在第 4 肋软骨水平处分开，右侧继续向下至第 6 肋软骨水平转折向右，下行与右肺下界连接。左侧于第 4 肋软骨水平向左至第 4 肋骨前端，沿第 4~6 肋骨的前端向下，至第 6 肋软骨水平处再向左，下行与左肺下界连接。

（5）肺下界：两侧肺下界位置基本相似。前胸部肺下界始于第 6 肋骨，向两侧斜行向下，于锁骨中线处达第 6 肋间隙，至腋中线处达第 8 肋间隙，后胸部的肺下界几乎呈一水平线，于肩胛线处位于第 10 肋骨水平。

（6）叶间肺界：两肺的叶与叶之间由胸膜脏层分开，称为叶间隙（interlobar fissure）。右肺上叶和中叶与下叶之间的叶间隙和左肺上、下叶之间的叶间隙称为斜裂（oblique fissure）。两者均始于后正中线第 3 胸椎，向外下方斜行，在腋后线上与第 4 肋骨相交，然后向前下方延伸，止于第 6 肋骨与肋软骨的连接处。右肺上叶与中叶的分界呈水平位，称为水平裂（horizontal fissure）。始于腋后线第 4 肋骨，终于第 3 肋间隙的胸骨右缘（图 9-9）。

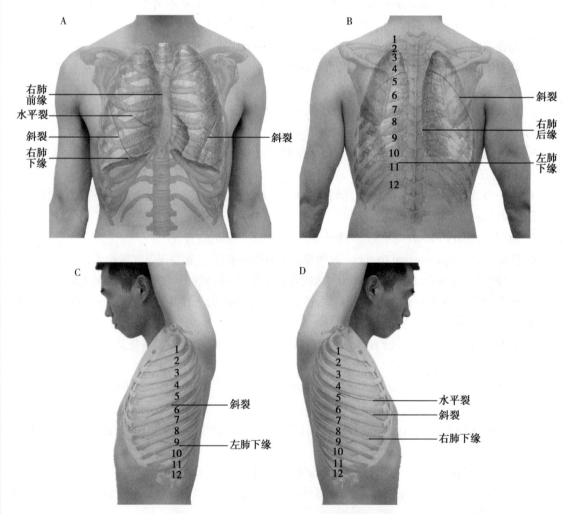

图 9-9　肺叶及叶间裂在胸壁上的投影位置
A. 正面观；B. 背面观；C. 左侧面观；D. 右侧面观。

3. 胸膜 分为脏、壁两层。覆盖在肺脏表面的为脏层胸膜(visceral pleura),覆盖在胸廓内面、膈肌及纵隔表面的称为壁层胸膜(parietal pleura)。脏、壁两层胸膜在肺根部互相折返延续,形成左右两个完全封闭、负压、无气的胸膜腔(pleural cavity)。胸膜腔内有少量浆液,呼吸时起润滑和吸附作用。每侧的肋胸膜与膈胸膜在肺下界以下的转折处称为肋膈窦,约有 2~3 个肋间高度,由于其位置最低,在深吸气时也不能完全被扩张的肺所充满。

三、胸壁和胸廓

(一)胸壁

检查胸壁(chest wall)时,除注意营养、皮肤、淋巴结、骨骼肌发育等情况外,还应重点检查以下项目。

1. 静脉 应注意有无胸壁静脉曲张(varicose vein of chest wall)。正常胸壁无明显静脉可见。如胸部视诊时发现胸前壁、侧壁有扩张迂曲的静脉突出并显露,即为胸壁静脉曲张,是胸壁静脉回流受阻的临床征象之一。曲张的静脉出现于前胸壁上部,并伴有颈部静脉曲张且血流方向向下,见于上腔静脉回流受阻;前胸壁及上腹部均见曲张静脉且血流方向向上者,见于下腔静脉回流受阻;胸骨柄部位的小静脉曲张,提示胸骨后甲状腺肿大。胸部视诊可发现胸部前外侧壁皮肤有条索状突起,触诊时呈条索状肿物,可有压痛,提示浅静脉炎。

2. 皮下气肿(subcutaneous emphysema) 胸部皮下组织有气体积存时称为皮下气肿。检查时以手指按压皮下气肿的部位,可引起气体在皮下组织内移动而产生捻发感或握雪感,用听诊器按压皮下气肿部位时,可出现类似搓捻头发的声音,称为捻发音。胸部皮下气肿多由于肺、气管、支气管、食管或胸膜受损后,气体自病变部位逸出,积存于皮下所致。亦偶见于局部产气杆菌感染而发生。严重的皮下气肿可蔓延至头颈部、腹部或其他部位。

3. 胸壁压痛(chest wall tenderness) 正常情况下胸壁无压痛。白血病患者由于骨髓异常增生可出现胸骨压痛和叩击痛。肋间神经炎、肋软骨炎、胸壁软组织炎、肋骨骨折时,病变局部可有压痛。

4. 肋间隙(intercostal space) 注意肋间隙有无回缩或膨隆。吸气时肋间隙回缩提示呼吸道阻塞使吸气时气体不能自由地进入肺内。肋间隙膨隆见于大量胸腔积液、张力性气胸或严重慢性阻塞性肺疾病。局限的肋间隙膨隆见于胸壁肿瘤、主动脉瘤患者,或婴儿和儿童时期心脏明显肿大者。

(二)胸廓

正常胸廓一般两侧大致对称,呈略扁的椭圆形,双肩基本在同一水平上。成年人胸廓的前后径较左右径短,两者的比例约为 1∶1.5。婴幼儿和老年人胸廓的前后径略小于左右径或几乎相等而呈圆柱形。常见胸廓外形改变如图 9-10 所示。

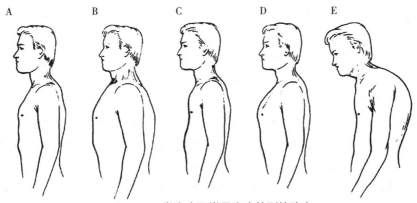

图 9-10 正常胸廓及常见胸廓外形的改变
A. 正常胸;B. 桶状胸;C. 漏斗胸;D. 鸡胸;E. 脊柱后突。

1. 扁平胸（flat chest）　胸廓呈扁平状，胸廓的前后径常不及左右径的 1/2。见于瘦长体型者，亦可见于慢性消耗性疾病，如肺结核等。

2. 桶状胸（barrel chest）　胸廓的前后径增大，有时与左右径大致相等，甚至超过左右径。肋弓的前下斜度上抬，肋间隙增宽饱满，腹上角多大于 90°，胸廓外形呈圆桶状。见于严重慢性阻塞性肺疾病患者，亦可见于老年或矮胖体型者。

3. 佝偻病胸（rachitic chest）　为佝偻病所致的胸廓改变，多见于儿童。

（1）鸡胸（pigeon chest）：患儿胸廓前后径增大，横径缩小，胸骨（尤其是胸骨下部）显著前突，胸廓前侧壁肋骨凹陷，称为鸡胸。除小儿佝偻病外，还见于遗传性骨或软骨营养障碍、先天性成骨不全等。

（2）漏斗胸（funnel chest）：胸骨自胸骨角以下的胸骨体向内、后凹陷，以剑突部凹陷最深，前胸下部呈漏斗状，严重者胸内脏器直接受压，影响功能。多见于佝偻病，还见于先天性成骨不全、遗传性骨或软骨营养障碍和少儿时期即从事修鞋的工作者。

（3）佝偻病串珠（rachitic rosary）：沿胸骨两侧各肋软骨与肋骨交界处常隆起，形成串珠状，称为佝偻病串珠。见于佝偻病、软骨营养障碍、维生素 C 缺乏症等。

（4）肋膈沟（harrison groove）：下胸部前面的肋骨常外翻，沿膈肌附着部位的胸壁向内凹陷形成沟带状，患儿的胸廓下缘可以看到或触到一向内凹陷的横沟即肋膈沟。见于佝偻病和软骨营养障碍。

4. 胸廓一侧变形（thoracic deformity of a side）　许多疾病可以引起一侧胸廓的外形或局部发生形态改变。如胸廓一侧隆起多见于大量胸腔积液、气胸或一侧严重代偿性肺气肿等；胸廓一侧平坦或下陷常见于肺不张、肺纤维化、广泛性胸膜增厚和粘连等。

5. 胸廓局部隆起　见于心脏明显增大、大量心包积液、主动脉瘤及胸内或胸壁肿瘤等，此外，还可见于肋软骨炎和肋骨骨折等，前者于肋软骨突起处常有压痛，后者于前后挤压胸廓时，局部常出现剧痛，还可于骨折断端处出现骨擦音。

6. 脊柱畸形引起的胸廓改变　脊柱前凸、后凸或侧凸可导致胸廓两侧不对称，肋间隙增宽或变窄。胸腔内脏器与体表标志的关系发生改变。严重脊柱畸形所造成的胸廓外形改变可引起呼吸、循环功能障碍。常见于脊柱结核等。

四、肺和胸膜

检查胸部时患者一般取坐位或仰卧位，如病情重可取仰卧位和侧卧位。检查的顺序应按视、触、叩、听的内容进行。但如病情重，可按先前胸、再侧胸和后背的顺序，将视、触、叩、听的内容穿插进行，避免过多翻动患者。检查室内环境要舒适温暖，光线要充足，不能背光检查，检查时患者应充分暴露胸部。

（一）视诊

1. 正常呼吸运动的方式、频率和节律　一般成人静息呼吸时潮气量约为 500ml，呼吸过程平静、均匀而自然，节律规整。在呼吸运动过程中，可观察到胸廓的运动以及膈肌上下移动带来的前腹壁的起伏。吸气时肋间肌的收缩使胸廓前部肋骨向上外方移动，胸廓扩张，膈肌收缩使前腹壁向前隆起，呼气时胸廓前部肋骨向下内方移动，胸廓缩小，膈肌松弛，腹部回缩。正常男性和儿童的呼吸以膈肌运动为主，胸廓下部及上腹部的动度较大，这种方式称之为腹式呼吸（abdominal breathing）；女性的呼吸则以肋间肌的运动为主，呼吸时胸廓起伏明显大于上腹部的动度，称之为胸式呼吸（thoracic breathing）。正常时这两种呼吸方式都存在，只是主次不同而已。某些疾病可使呼吸运动发生改变，肺或胸膜疾病如肺炎、重症肺结核和胸膜炎等，或胸壁疾病如肋间神经痛、肋骨骨折等，均可使胸式呼吸减弱而腹式呼吸增强。腹膜炎、大量腹腔积液、肝脾极度肿大、腹腔内巨大肿瘤及妊娠晚期时，膈肌向下运动受限，腹式呼吸减弱，代之以胸式呼吸。

正常成人静息状态下，呼吸频率为 12~20 次/min，呼吸节律基本上是平稳、均匀而整齐的，呼吸与脉搏之比为 1 : 4。新生儿呼吸约为 44 次 /min,随年龄增长而逐渐减慢。

2. 异常呼吸运动(图 9-11)

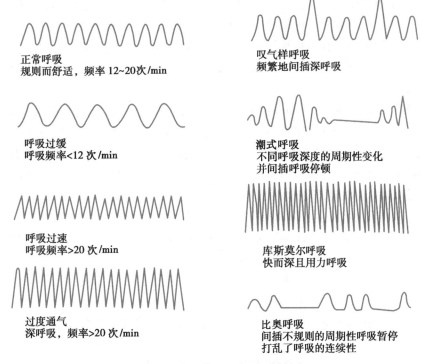

正常呼吸
规则而舒适, 频率 12~20 次 /min

叹气样呼吸
频繁地间插深呼吸

呼吸过缓
呼吸频率<12 次 /min

潮式呼吸
不同呼吸深度的周期性变化
并间插呼吸停顿

呼吸过速
呼吸频率>20 次 /min

库斯莫尔呼吸
快而深且用力呼吸

过度通气
深呼吸, 频率>20 次 /min

比奥呼吸
间插不规则的周期性呼吸暂停
打乱了呼吸的连续性

图 9-11　常见的呼吸类型及其特点

(1)呼吸过速(tachypnea):指呼吸频率超过 20 次 /min。见于发热、疼痛刺激、贫血、心力衰竭、甲状腺功能亢进等。一般体温升高 1℃,呼吸大约增加 4 次 /min。

(2)呼吸过缓(bradypnea):指呼吸频率低于 12 次 /min。见于麻醉剂或镇静剂过量和颅内压增高等。

(3)呼吸浅快(shallow breathing):指呼吸深度变浅。见于呼吸肌麻痹、肺炎、胸膜炎、胸腔积液、气胸、肺气肿、肋骨骨折、应用呼吸中枢抑制剂、碱中毒、严重鼓肠、腹腔积液、肥胖等。除应用呼吸中枢抑制剂外,其他病因引起的呼吸幅度变浅常伴呼吸频率加快,形成浅快呼吸。

(4)呼吸深快(hyperpnea):指呼吸频率增加、幅度加深的异常呼吸,见于正常人剧烈运动时,因机体供氧量增加需要增加肺内气体交换之故。此外,当情绪激动或过度紧张时,亦常出现呼吸深快,并有过度通气的现象,此时动脉血二氧化碳分压降低,引起呼吸性碱中毒,患者常感口周及肢端麻木,严重者可发生手足搐搦及呼吸暂停。严重代谢性酸中毒时亦可出现深而快的呼吸,此时因细胞外液碳酸氢盐不足,pH 降低,通过肺脏排出 CO_2 进行代偿来调节细胞外液酸碱平衡,见于糖尿病酮症酸中毒和尿毒症酸中毒等,这种深长的呼吸又称为库斯莫尔(Kussmaul)呼吸。

3. 异常呼吸节律

(1)叹气样呼吸(sighing respiration):表现在一段正常呼吸节律中插入一次深大呼吸,并常伴有叹息声。此多为功能性改变,见于神经衰弱、抑郁症或精神紧张。

(2)点头呼吸(nodding respiration):患者吸气深长且头后仰,呼气时头恢复原位,表现为头部随呼吸而出现有节奏的后仰和前俯,犹如点头状,即为点头呼吸。患者多呈昏迷状,极度衰竭,是濒死的表现。

(3)潮式呼吸(tidal respiration):又称陈 - 施呼吸(Cheyne-Stokes respiration)。是一种由浅慢逐渐变为深快,然后再由深快转为浅慢,随之出现一段呼吸暂停后,又开始上述变化的周期性呼吸。潮式呼吸的周期可以长达 30s 至 2min,暂停时间可长达 5~30s,因此要较长时间仔细观察才能了解周期性节律变化的全过程。潮式呼吸的出现是呼吸中枢兴奋性降低的表现。在呼吸暂停阶段,缺氧加重,二氧化碳潴留,达一定程度时可刺激颈动脉窦和主动脉体的化学感受器和呼吸中枢,使呼吸恢复和加强;随着呼吸频率的增加和幅度的加深,二氧化碳大量排出,呼吸中枢又失去有效的兴奋,呼吸再次变慢、变浅,直至暂停,二氧化碳重新积累,如此周而复始。潮式呼吸是病情危重、预后不良的表现,见于多种疾病的晚期和病情危重时;中枢神经系统疾病如脑炎、脑膜炎、颅内压增高及某些中毒,如糖尿病酮症酸中毒、巴比妥中毒等。有些老年人深睡时亦可出现潮式呼吸,此为脑动脉硬化,中枢神经系统供血不足的表现。

(4)间停呼吸(intermittent respiration):又称比奥(Biot)呼吸,表现为有规律呼吸几次后,出现一段呼吸暂停,然后又开始深度相同的呼吸,如此周而复始,形成间停呼吸。它与潮式呼吸不同,每次的呼吸深度相等,而不是逐渐加深和变浅,呼吸暂停的时间比潮式呼吸的时间长,呼吸次数也明显减少。间停呼吸的间歇期长短不定,呼吸频率和幅度大致整齐,有时也不规则。它的发生机制与潮式呼吸大致相同,所见疾病也大致相同,但患者呼吸中枢的兴奋性比出现潮式呼吸时更低,功能更差,病情更重,预后多不良,常在临终前发生。

(5)抽泣式呼吸(sobbing respiration):又称双吸气(double inspiration),在呼吸过程中连续两次吸气动作后再呼气,类似抽泣。见于颅内压增高或脑疝早期的患者。

(6)长吸式呼吸(apneusis):吸气相相对较长,并与呼吸暂停交替出现。见于脑血管意外、颅内肿瘤。

(7)喘式呼吸(asthmoid respiration):呼气时间延长,吸气突然发生又突然终止,有一定的节律性,但不很规则。

(8)延髓性呼吸(bulbar respiration):呼吸次数减少,节律不规则,呼吸深浅不等,间有呼吸暂停。这是延髓呼吸中枢衰竭的表现,也是中枢性呼吸衰竭的晚期表现。见于枕骨大孔疝、小脑或脑桥出血、延髓外伤或出血等颅后窝的病变。

(9)下颌呼吸(mandibular respiration):也称下颌运动样呼吸,患者的呼吸缓慢而表浅,往往仅出现下颌的张口运动,犹如鱼离水之后的张口。下颌呼吸是呼吸中枢功能衰竭的表现,患者同时有生命垂危的各种表现,一旦发生则预示呼吸停止即将来临。

(10)中枢神经元性过度呼吸(central neuronic over respiration):是中枢性呼吸衰竭的表现。患者多昏迷,瞳孔散大并固定,眼球调节迟钝或消失,可有运动功能障碍。呼吸的频率可达 30~40 次 /min,幅度深大,节律规则,可持续数小时,但较少整天连续发作。见于重症脑炎、脑膜脑炎、脑膜炎、颅底动脉血栓、脑桥出血、脑干损伤等。病变部位常位于间脑中脑下部及脑桥上 2/3,相当于中脑导水管及第四脑室腹侧网状结构处。小脑幕上一侧病变发生脑疝前可有间停呼吸或潮式呼吸,一旦变为中枢神经元性呼吸,则预示小脑幕切迹疝形成并压迫脑干。

(二)触诊

1. 胸廓扩张度(thoracic expansion)　即呼吸时的胸廓动度。一般在前下胸部检查,因该处胸廓呼吸时动度较大。检查者双手虎口分开,分置于左右前下胸壁的胸廓上,两拇指尖应在前正中线两侧的对称部位,拇指分别沿两侧肋缘指向剑突,余四指与手掌分别置于左右前侧胸壁对应部位的肋骨上面;后胸廓扩张度的测定,将两手平置于患者背部,约于第 10 肋骨水平,拇指与中线平行,并将两侧皮肤向中线轻推。嘱患者做深呼吸,感受胸廓的起伏幅度,并比较两手的起伏动度是否一致(图 9-12)。

胸廓扩张幅度与肺组织的弹性、胸膜尤其是脏层胸膜的伸缩性、胸膜腔的压力、肋骨和胸壁软组织的状况等密切相关。

(1)胸廓扩张的幅度减小即为胸廓扩张度减弱,双侧的胸廓扩张度减弱见于肺纤维化、肺气肿、双侧胸膜肥厚粘连、双肺慢性纤维空洞性肺结核等。

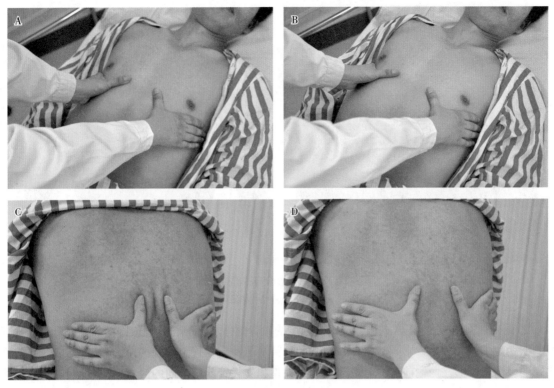

图 9-12 检查胸廓扩张度的方法

(2)一侧胸廓扩张度减弱见于一侧肺炎、肺不张、肺癌、肺大疱、胸膜炎、胸腔积液、气胸、胸膜肿瘤、胸膜肥厚粘连、肋骨骨折、肋软骨钙化等肋骨病变、胸壁软组织病变、一侧膈肌麻痹等。

(3)胸廓扩张度增强见于呼吸运动增强时,也见于大量腹水、腹腔内巨大肿瘤、急性腹膜炎、膈下脓肿等,这是由于上述病变的存在,使膈肌在吸气时向下运动发生障碍所致。

2. **语音震颤**(vocal fremitus) 也称触觉语颤(tactile fremitus)。被检查者发出的声音,声波可以沿气管、支气管和肺泡传导至胸壁,胸壁因共鸣而产生振动,这种振动波可以由检查者的手掌在胸壁触到,就是语音震颤。语音震颤存在的先决条件是气管支气管的通畅、肺组织的传导和胸壁的共鸣,其增强、减弱或消失就提示上述各组织器官发生病变(图 9-13、图 9-14)。

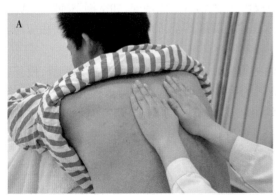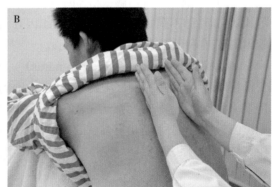

图 9-13 语音震颤检查手法

(1)语音震颤的检查方法:将左右手掌的尺侧缘或掌面轻放于两侧胸壁的对称部位,嘱被检查者用同等的音调和声音强度重复发"yi——",随着被检查者的不断重复发音,检查者从上到下、由内向外、先前胸再后背逐一部位检查,比较两侧对称部位语音震颤的异同,注意有无增强或减弱。

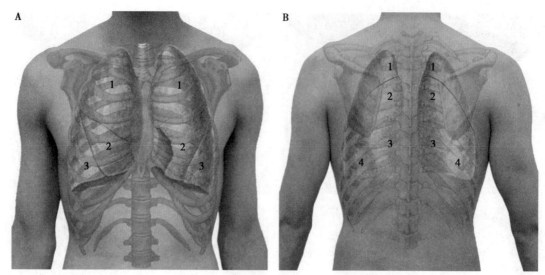

图 9-14　语音震颤检查的部位及顺序
A. 前胸部；B. 后胸部。

（2）语音震颤的强弱：正常人语音震颤的强度受发音的强弱、音调的高低、胸壁的厚薄以及支气管至胸壁距离的差异等因素影响。声音强、音调低、胸壁薄及支气管至胸壁的距离近者语音震颤强，反之则弱。语音震颤在两侧前后的上胸部和沿着气管和支气管前后走向的区域，即肩胛间区及左右胸骨旁第 1、2 肋间隙部位最强，于肺底最弱。正常成人、男性和消瘦者较儿童、女性和肥胖者为强，前胸上部和右胸上部较前胸下部和左胸上部为强。因为在生理情况下存在影响语颤的许多因素，所以在检查语颤时必须注意以下几点：①必须两侧对称部位进行对比来判断语颤的强弱；②患者的发音力度、语调应保持一致；③检查者以双手的小鱼际以适当的力度贴附于胸壁的表面，用力过大可抑制胸壁的振动，用力太小则不易感受到语颤。

1）语音震颤减弱或消失：见于：①肺组织含气量过多，如慢性阻塞性肺疾病、支气管哮喘；②支气管阻塞，如阻塞性肺不张；③大量胸腔积液或气胸、胸膜肥厚粘连、胸壁皮下气肿、胸壁水肿等。

2）语音震颤增强：见于：①肺组织炎性浸润或实变使肺组织传音良好，如大叶性肺炎实变期、大片肺梗死等；②肺组织内有贴近胸壁的大空洞或空腔，且与支气管相通，声波在空腔中产生共鸣，尤其是当空洞周围有炎性浸润并与胸壁粘连时，更有利于声波传导，使语音震颤增强，如空洞型肺结核、肺脓肿等；③压迫性肺不张如邻近胸水的肺组织因有胸水压迫而膨胀不全，肺组织变得致密，而相应的支气管无阻塞，有利于声音的传导，语颤增强。

3. 胸膜摩擦感（pleural friction fremitus） 急性胸膜炎时，因纤维蛋白沉积于两层胸膜，使其表面变得粗糙，呼吸时脏、壁两层胸膜发生摩擦，由检查者的手感觉到，即为胸膜摩擦感。该体征常于胸廓的下前侧部触及。胸膜摩擦感一般在呼气、吸气均可触及，但有时仅出现在吸气时，如两层皮革相互摩擦的感觉。当呼吸道内有黏稠的分泌物或气管、支气管狭窄，空气流过也可产生震动传到胸壁，应注意与胸膜摩擦感鉴别。一般前者在咳嗽后即消失，而胸膜摩擦感则不变。

（三）叩诊

1. 间接叩诊（mediate percussion） 以检查者左手中指的第二指节作为板指，置于欲叩诊的部位上，右手的中指指端垂直叩击板指，判断由胸壁及其下面结构发出的声音，该法是胸部查体最常用的方法。叩诊时除特殊部位如肺尖、背部的肩胛间区外，板指应平贴于肋间隙并与肋骨平行，做肩胛间区叩诊时板指应与脊柱平行。注意只有作为板指的第二指节可以贴附于皮肤上，其他手指及指节都应抬起。右手中指指端的叩击力量要均匀、速度应适宜，以稍快的速度重复叩击板指第二指骨的前端，每个部位叩击 2~3 下，叩击完毕右手中指应迅速抬起，不能停留在板指上。叩击动作主要由腕关节的运动完成，前臂应尽量保持不动。叩诊时应做左右两侧对称部位的对比,并注意叩诊音的变化(图 9-15)。

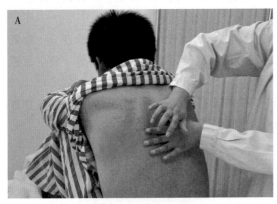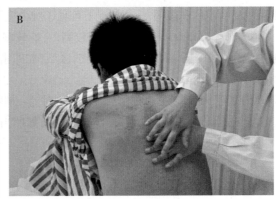

图 9-15　间接叩诊法

2. **直接叩诊**(immediate percussion)　检查者右手手指并拢,以示、中、无名三指的指腹对胸壁进行叩击,判断叩诊音的变化并体验指腹叩击胸壁时的感觉(图 9-16)。此法用于判断大面积病变如胸水、气胸、大片的肺炎、肺不张等。

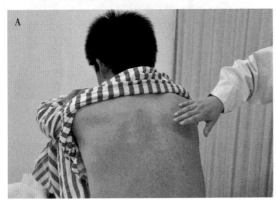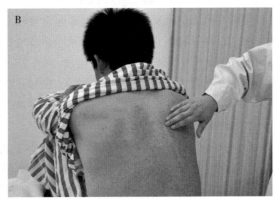

图 9-16　直接叩诊法

胸部叩诊时患者可取坐位或仰卧位,肌肉放松,两臂自然下垂,呼吸均匀。按先前胸、再侧胸、再后背、从上而下的顺序。检查前胸时,患者胸部稍向前挺,由锁骨上窝开始,然后沿锁骨中线、腋前线自第 1 肋间隙从上而下逐一肋间隙进行叩诊。其次检查侧胸壁,嘱患者双臂上举,自腋窝开始沿腋中线、腋后线开始向下检查至肋缘。最后检查背部,患者头稍低,双手抱于后枕部,两肘向前,尽可能将肩胛骨移至外侧方,并注意避免检查体位影响呼吸时胸廓的扩张,叩诊自肺尖开始,沿肩胛线逐一肋间隙向下检查,直至肺底膈活动范围被确定为止。左右、上下、内外进行对比,注意叩诊音的变化。

3. **影响胸部叩诊音的因素**　胸壁组织增厚,如肥胖、肌肉发达、乳房较大、胸壁水肿等均可使叩诊音变浊。胸壁骨骼支架较大者,可加强共鸣作用。肋软骨钙化、胸廓变硬,可使叩诊的震动向四方散播的范围增大,因而定界叩诊较难得出准确的结果。胸腔内积液,可影响震动及声音的传播。肺内含气量、肺泡的张力和弹性等,均可影响叩诊音。深吸气时,肺泡张力增加,叩诊音调亦增高。

4. **叩诊音分类**

(1)清音(resonance):为肺部正常的叩诊音。呈中低音调,频率为 100~128 次 /s,振动持续时间较长,音调不甚一致的非乐性音。提示肺组织的弹性、含气量、致密度正常。

(2)过清音(hyperresonance):介于清音与鼓音之间,是属于鼓音范畴的一种变音,音调较清音低,音响较清音强,为一种类乐性音。常见于肺组织含气量增多、弹性减弱时,如肺气肿。正常儿童可叩得相对过清音。

（3）鼓音（tympany）：是一种和谐的乐音，类似击鼓声，比清音强，持续时间也较清音长。正常情况下可见于胃泡区和腹部，病理情况下可见于肺内空洞、气胸、气腹等。

（4）浊音（dullness）：浊音的音调较高，音响较弱，是振动持续时间较短的非乐性叩诊音。正常见于被少量含气组织覆盖的实质性脏器的区域，如叩击心脏或肝脏被肺边缘所覆盖的部分。板指所感觉到的振动也较弱。

（5）实音（flatness）：也称重浊音或绝对浊音。叩击实质性脏器时由于缺乏共鸣，所得的叩诊音音调较浊音更高、音响更弱、振动持续时间更短，如叩击肝脏或心脏表面所产生的声音。病理情况下见于大量胸腔积液或肺实变时。

5. 胸部正常叩诊音

（1）正常胸部叩诊音：正常胸部叩诊为清音。其音响的强弱和高低与肺组织的含气量的多少、胸壁的厚薄以及邻近脏器的影响有关。胸壁厚者、肺组织含气量少者、贴近实质性脏器的区域反响弱。正常人肺上叶的体积较下叶小，含气量较少，且上胸部的肌肉较厚，因此前胸上部较下部的叩诊音相对稍浊；右肺上叶较左肺上叶体积小，且惯用右手者右侧胸大肌比左侧发达，故右肺上部叩诊音较左侧为浊；背部的肌肉、骨骼层次较多，其叩诊音也相对稍浊；右腋下因肝脏影响叩诊音稍浊，而左腋前线下方因胃泡的存在叩诊呈鼓音，又称 Traube 鼓音区（图 9-17）。

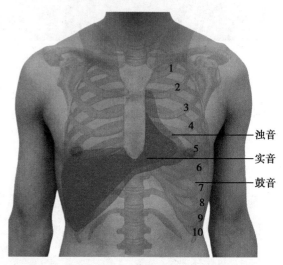

图 9-17　正常胸部叩诊音

（2）肺界的叩诊

1）肺上界：即肺尖的上界。其内侧是颈部肌肉，外侧为肩胛带。叩诊方法是：从斜方肌前缘中点以间接叩诊法开始叩诊，正常应叩得清音，逐渐叩向外侧，当清音变为浊音时，即为肺上界的外侧终点；然后再由上述中央部叩向内侧，当清音变为浊音时即为肺上界的内侧终点。这个清音带的宽度即为肺尖的宽度，正常为 4~6cm，又称 Kronig 峡。右侧较左侧略窄，因右肺尖位置较低，右肩胛带的肌肉较发达。肺上界变窄或叩诊浊音，常见于肺结核所致的肺尖浸润、纤维性变及萎缩，也见于肺尖部的肿瘤、胸膜肥厚、胸膜顶包裹性积液、肺上叶切除术后等。肺上界变宽，叩诊稍呈过清音，常见于慢性阻塞性肺疾病（图 9-18）。

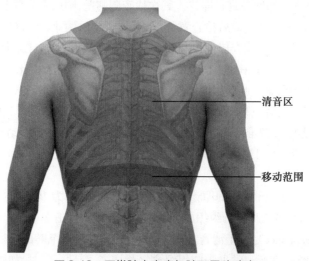

图 9-18　正常肺尖宽度与肺下界移动度

2）肺前界：正常的肺前界相当于心脏的绝对浊音界。右肺前界约位于胸骨线的位置,左肺前界则相当于胸骨旁线自第4~6肋间隙的位置。当心脏扩大、心肌肥厚、心包积液、主动脉瘤、肺门淋巴结明显肿大时,可使左、右两肺前界之间的浊音区扩大,反之,慢性阻塞性肺疾病时该浊音区缩小。

3）肺下界：正常两侧肺下界大致相同,平静呼吸时位于锁骨中线第6肋间隙,腋中线第8肋间隙,肩胛线第10肋间隙上。体型和发育情况可以影响肺下界,矮胖者的肺下界可上升1个肋间隙,瘦长者可以下降1个肋间隙。肺下界的叩诊方法是：嘱患者坐位,平静呼吸,检查者分别在锁骨中线、腋中线、肩胛线上以间接叩诊法自肺区逐个肋间向下叩诊,当叩诊音由清音变为浊音时,即为该部位的肺下界。双侧肺下界下降见于慢性阻塞性肺疾病、腹腔内脏下垂等。双侧肺下界上升见于肺纤维化、腹内压升高使膈肌上升,如鼓肠、腹腔积液、气腹、肝脾肿大、腹腔内巨大肿瘤及膈肌麻痹等。单侧肺下界下移见于一侧气胸、肺大疱等;单侧肺下界上移见于一侧肺不张、胸腔积液、胸膜肥厚等。

4）肺下界移动范围（inferior boundary mobility）：即相当于呼吸时膈肌的移动范围。叩诊方法：患者坐位平静呼吸,在双侧的锁骨中线、腋中线、肩胛线处叩得肺下界并标记,然后嘱患者深吸气后屏气,重新叩得肺下界并做一记号,再让患者深呼气后屏气再次叩得肺下界后并标记,测得深吸气与深呼气时肺下界的距离,即为肺下界的移动度（图9-19）。正常人肺下界的移动范围为6~8cm。一般腋中线及腋后线上的移动度最大。肺下界移动度减弱,可见于肺组织弹性消失,如慢性阻塞性肺疾病;肺组织萎缩,如肺不张和肺纤维化等;肺组织炎症和水肿。胸腔大量积液、积气及广泛胸膜增厚粘连时肺下界及其移动度不能叩得。膈神经麻痹患者,肺下界移动度消失。

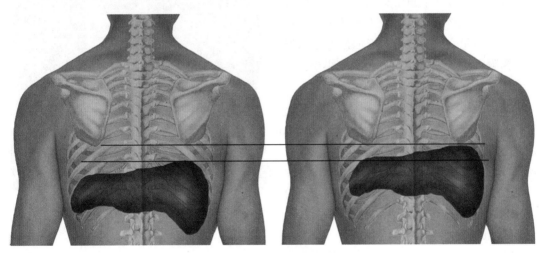

图9-19　肺下界移动度的测定

5）侧卧位叩诊音：侧卧时近床面的胸部可以叩得一条相对浊音带;由于侧卧后腹腔内脏的影响,近床侧的膈肌略升高,在上述浊音带的上方可叩得一底朝向床面、尖指向脊柱的浊音三角区;侧卧时脊柱会出现突向床面侧的轻度侧弯,使朝上侧胸廓的肋间隙变窄,因而在该侧的肩胛下角尖端处,可叩得一相对浊音区。可嘱患者另侧卧位后再行叩诊以证实体位对叩诊音的影响（图9-20）。

6. 胸部异常叩诊音　指在正常肺脏的清音区范围内出现浊音、实音、过清音、鼓音即为异常叩诊音。异常叩诊音的出现提示肺、胸膜、膈肌、胸壁存在病理改变。异常叩诊音的类型取决于病变的性质、范围的大小及部位的深浅。如病变范围直径小于3cm,距体表5cm以上的深部病变或少量胸腔积液时,常不能发现叩诊音的改变。

（1）浊音或实音：在正常肺部叩诊的清音区内出现浊音或实音。其发生机制是病变部位肺组织含气量减少,如肺

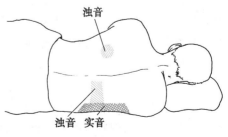

图9-20　侧卧位的叩诊音

炎、肺不张、肺结核、肺梗死、肺水肿及肺硬化等；肺内不含气的占位性病变，如肺肿瘤、肺棘球蚴病或囊虫病、未液化的肺脓肿等；胸腔积液、胸膜增厚等病变。

（2）鼓音：指在正常肺部叩诊的清音区内出现鼓音。产生机制是肺内含气量显著增加或有大空洞，见于严重的肺气肿、肺大疱、膈疝、肺内大空洞等，空洞性病变见于肺结核、肺脓肿、肺囊肿、肺癌。一般在空洞直径大于3~4cm，且靠近胸壁时易叩得鼓音。胸膜腔内积气时肺部亦可叩得异常鼓音，如果空洞巨大且表浅，内壁光滑，可使鼓音带有金属性的回响，称为空瓮音（amphorophony），也见于张力性气胸时。

（3）过清音：见于肺张力减弱而含气量增多时，如慢性阻塞性肺疾病。

（4）浊鼓音：在肺泡壁松弛、肺泡含气量减少时，如肺不张、肺炎充血期或消散期、肺水肿等，局部叩诊可出现一种兼有浊音和鼓音特点的混合性叩诊音，即为浊鼓音。

（5）Ellis线：即胸腔积液曲线，也称Damoiseau curve、Ellis-Garland curve。若胸腔积液为中等量，且无胸膜增厚、粘连，患者坐位时，于患侧胸部可以叩出上缘呈弧状的浊音区，浊音区上界的顶点在腋后线上，由此向内下方下降，最低点位于对侧的脊柱旁，呈外高内低的弧状曲线，为艾利斯氏曲线。该线即是胸腔积液的上缘，该线的形成，一般认为系由于胸腔外侧的腔隙较大，且该处的肺组织离肺门较远，液体所承受的阻力最小之故（图9-21）。

（6）加兰德三角（Garland triangle）：即浊鼓音三角，是胸腔积液时胸水上缘上方靠近脊柱的倒三角形浊鼓音区。其下角由脊柱和艾利斯氏线相交而成，其上界约相当于过艾利斯氏线最高点引向脊柱的假想直线。该三角形浊鼓音区的形成是因为胸水将肺挤向肺门，肺组织变得松弛以及叩诊音在支气管内共鸣所致（图9-21）。

（7）格罗科征（Grocco's sign）：即脊柱旁浊音三角征（也称Rauchfuss-Grocco triangle、Koranyis sign）。指患者健侧胸部下段胸椎旁、艾利斯氏线的延长线与肺底所形成的三角形区域叩诊呈浊音，多见于中等量以上胸水的患者。胸腔积液较多时，胸膜腔内压增高，挤压纵隔向健侧移位，因而在健侧形成三角形浊音区（图9-21）。

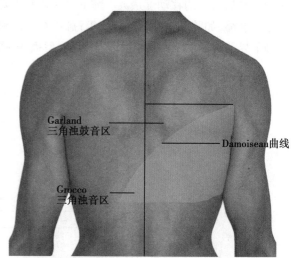

图9-21　中等量胸腔积液的叩诊音区（背面）

（四）听诊

肺部听诊时，室内应保持安静、温暖，一般要充分暴露听诊部位，以避免衣物所致的附加音干扰听诊。医生在听诊前应向患者说明听诊部位，请患者给予合作，患者应安静，不要紧张，避免因肌肉紧张收缩而产生附加音。听诊器的胸件应直接贴于胸壁，对恶病质、儿童以使用钟式胸件为宜，因膜式胸件面积大，不易与皮肤紧密接触，随呼吸动作可能出现摩擦音或其他附加音。患者应坐位或立位，双手自然下垂，肌肉放松，平静呼吸或按要求做张口较深的呼吸运动。极度衰竭的患者可取仰卧和侧卧，但要注意侧卧位时，由于双侧胸廓不对称地扩张和膈肌运动的影响，可使听诊音发生某些变化，必要时可变换体位听诊以对照。听诊一般自肺尖开始，自上而下分别检查前胸部、侧胸部和背部，并应双侧对称部位进行对照听诊。听诊前胸部应沿锁骨中线和腋前线，侧胸部应沿腋中线和腋后线，背部应沿肩胛线，每一个部位至少听1~2个呼吸周期再移动听诊器，不能一侧听吸气期、另一侧听呼气期。

1. 正常呼吸音

（1）肺泡呼吸音（vesicular breath sound）：呼吸时气体进出细支气管和肺泡，冲击肺泡壁，使肺泡由松弛变为紧张，呼气时肺泡由紧张变为松弛，这种肺泡弹性的变化和气流的振动是肺泡呼吸音产生的主要因素。肺泡呼吸音有吸气和呼气两个时相。因为吸气是主动的动作，单位时间内吸入肺泡的气体流量大,气流速度较快,肺泡维持紧张的时间较长,因而肺泡吸气音的音响较强,音调较高,时相较长,在吸气初始音响较弱,而后逐渐增强,在吸气顶点最强;呼气是被动运动,呼出的气体流量逐渐减少,气流速度减慢,肺泡随之变得松弛,所以肺泡的呼气音音响较弱,音调较低,时相较短,在呼气初始音响最强,以后逐渐减弱,在呼出气残留1/3时音响就完全消失。肺泡呼吸音为一种叹息样或柔和吹风样的"fu-fu"声,在大部分肺野内都可听到。正常人除了下面讲到的支气管呼吸音和支气管肺泡呼吸音的听诊部位之外,其余的部位均应听到肺泡呼吸音。

　　肺泡呼吸音的强弱与呼吸运动的深浅、肺组织的弹性、胸壁的厚薄以及年龄和性别有关。男性呼吸音较女性强,这是因为男性呼吸运动的力量较强,胸壁的皮下脂肪较少之故;儿童的呼吸音较老年人强,这是因为儿童的胸壁薄,肺泡富于弹性,而老年人的肺泡弹性差;胸壁肌肉较薄的部位,如乳房下部和肩胛下部的肺泡呼吸音最强,其次是腋窝下部,而肺尖和肺底则较弱,矮胖体型者的肺泡呼吸音较瘦长者为弱。由于存在这些生理差异,在判断一个人的肺泡呼吸音有无增强或减弱时,没有绝对的尺度,只有相对的差别,应两侧对称部位进行对比来判断。

　　(2)支气管肺泡呼吸音(bronchovesicular breath sound):是兼有支气管呼吸音和肺泡呼吸音特点的混合性呼吸音。其吸气音的性质与正常的肺泡呼吸音相似,但音调较高且响亮。其呼气音的性质与支气管呼吸音相似,但音响略弱,音调稍低,时相略短。支气管肺泡呼吸音的吸气、呼气时相大致相等。正常人在胸骨两侧第1、2肋间,肩胛间区的第3、4胸椎水平及肺尖前后部可听到支气管肺泡呼吸音。

　　(3)支气管呼吸音(bronchial breath sound):为气体进出呼吸道时在声门、气管或主支气管形成湍流所产生的声音。该音的音响强,音调高,性质类似面抬高后经口腔呼气所发出的"ha"音。支气管呼吸音的吸气相较呼气相短,声音也较弱,因为吸气是主动动作,声门增宽,气管、支气管扩张,气体进入较快;而呼气是被动运动,声门变窄,气管、支气管的管径也相对变窄,故支气管呼吸音的呼气相时间较长,音响强,音调高。正常人在喉部、胸骨上窝、背部第6、7颈椎及第1、2胸椎附近可以听到支气管呼吸音,越靠近气管区,音响越强,音调降低。

　　(4)气管呼吸音(tracheal breath sound):空气进出气管所发出的声音,粗糙、响亮且高调,吸气与呼吸相几乎相等,于胸外气管上面可听及。

　　四种正常呼吸音的特征比较见表9-2及图9-22。

表9-2　四种正常呼吸音特征的比较

特征	气管呼吸音	支气管呼吸音	支气管肺泡呼吸音	肺泡呼吸音
强度	极响亮	响亮	中等	柔和
音调	极高	高	中等	低
吸:呼	1:1	1:3	1:1	3:1
性质	粗糙	管样	沙沙声,但管样	轻柔的沙沙声
正常听诊区域	胸外气管	胸骨柄	主支气管	大部分肺野

2. 异常呼吸音

(1)异常肺泡呼吸音(abnormal vesicular breath sounds)

1)肺泡呼吸音减弱或消失:指双肺、一侧或局部肺泡呼吸音减弱或消失,必要时可嘱患者做强度不同的呼吸运动进行对比。其发生与肺泡内的空气流量减少、流速减慢及呼吸音传导障碍有关。常见的病因有:①生理因素,如过度肥胖;②肺实质病变,如大叶性肺炎初期、肺结核、肺大疱、肺脓肿、肺肿瘤、各种原因的肺不张等可以引起病变局部的肺泡呼吸音减低或消失;肺水肿、肺气肿、肺纤维化等常是双肺弥漫性病变,因而引起的是双肺肺泡呼吸音减低;③气道狭窄或阻塞,如喉水肿、痉挛、慢性支气管炎、支气管哮喘、阻塞性肺气肿等；④胸廓活动受限，如胸痛（肋骨骨折、胸外伤、胸壁的炎症）、肋骨切除、全身极度衰竭等；⑤呼吸肌疾病，如重症肌无力、膈瘫痪、膈肌升高、呼吸肌麻痹等；⑥胸膜腔的疾病，如胸腔积液、气胸、胸膜肥厚粘连等；⑦腹部疾病，如大量腹水、腹腔巨大肿瘤、晚期妊娠等。

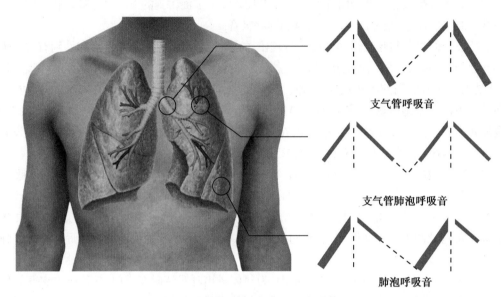

支气管呼吸音

支气管肺泡呼吸音

肺泡呼吸音

图 9-22　正常情况下呼吸音的分布及特点

上述疾病引起肺泡呼吸音减弱或消失的机制是多方面的，如阻塞性肺气肿引起的双肺肺泡呼吸音减低，既有气道阻塞的因素，又有肺泡弹性改变的成分等。

2）肺泡呼吸音增强：主要由于生理或病理因素引起的呼吸运动及通气功能增强。见于以下情况：①生理性肺泡呼吸音增强：见于婴幼儿及胸壁较薄的成年人、运动或体力劳动后；②病理性肺泡呼吸音增强：见于发热、贫血、酸中毒、代谢亢进时，当一侧肺部或胸膜病变时引起肺泡呼吸音减弱，健侧肺脏因代偿会出现肺泡呼吸音增强。

3）呼气音延长：因下呼吸道的部分阻塞、痉挛或狭窄使呼气的阻力增加，或肺组织弹性减退，使呼气的驱动力减弱所致。急、慢性支气管炎、支气管哮喘可以出现呼气延长，主要是小气道狭窄所致。而慢性阻塞性肺气肿的呼气延长，则是呼气阻力增加、肺组织弹性减退双重因素所致。

4）呼吸音粗糙：由于支气管黏膜轻度水肿或炎症浸润造成不光滑或狭窄，使气流进出不畅所形成的粗糙呼吸音，见于支气管炎、支气管肺炎、肺结核、肺脓肿等肺部炎症的早期。

5）断续性呼吸音：听诊时发现呼吸音不连贯，尤其是吸气时，即为断续性呼吸音，也称齿轮状呼吸音。这是由于肺部有局部炎性病灶或小支气管狭窄，气体不能均匀地进入肺泡，以致出现断续不连贯的呼吸音。常见于肺结核或肺炎。当寒冷、疼痛或精神紧张时，亦可听到断断续续肌肉收缩的附加音，但与呼吸运动无关，应注意鉴别。可让患者屏住呼吸，此时呼吸音消失，而肌束颤动的声音仍然存在。

（2）异常支气管呼吸音（abnormal bronchial breath sounds）：又称病理性支气管呼吸音，也称管样呼吸音（tubular breath sound）。指在正常肺泡呼吸音的部位听到的支气管呼吸音。管样呼吸音可因病因、部位、病变范围不同呈现不同的音色。常出现管样呼吸音的疾病有：

1）肺组织实变：实变的肺组织传音良好，支气管呼吸音可以通过实变的肺，传至体表而易于听到。实变的范围越大、越接近体表，其声音就越强；反之则较弱。常见于大叶性肺炎的实变期、肺梗死、重度结核肺浸润或干酪性肺炎。

2）肺内大空腔：当肺内有大空腔并与支气管相通，且周围的肺组织又有致密的肺实变存在时，支气管呼吸音可以在空洞内共鸣,并通过致密的肺组织传到胸壁,可以听到清晰的支气管呼吸音,常见于肺脓肿、空洞型肺结核。如空洞的直径不小于5cm,且内壁光滑并与较大的支气管相通时,空气可以在空洞内产生旋涡振动而共鸣,称为空洞性支气管呼吸音。当内壁光滑、位置表浅的大空洞内含气体,空洞周围肺组织致密时,其产生的管样呼吸音音调高,带有响亮的金属音色,称为金属性支气管呼吸音。管样呼吸音也见于胸膜破口未闭合的气胸,且胸膜腔内压力相当高时。

3)压迫性肺不张:胸腔积液时肺脏受压,因局部肺膨胀不全,形成压迫性肺不张,多位于积液区上方肺被压迫的边缘部位。受压的肺含气量少,肺组织较致密,有利于支气管呼吸音的传导,因而在积液区上方听到管样呼吸音,但音响弱且显得遥远。肺底积液、大量心包积液也会在肺受压的部位听到管样呼吸音。

(3)异常支气管肺泡呼吸音(abnormal bronchovesicular breath sounds):也称病理性混合呼吸音(pathologic mixed breath sounds),指在正常肺泡呼吸音区域内听到的支气管肺泡呼吸音。其发生是肺部实变范围较小且与正常含气的肺组织混合存在,或肺实变位置较深并被正常肺组织覆盖所致。常于支气管肺炎、肺结核、大叶性肺炎初期、细支气管肺泡癌或胸腔积液上方肺膨胀不全的区域听及。

3. **啰音** 啰音(rale)是呼吸音以外的附加音(adventitious sound),除捻发音有时见于老年人或长期卧床者外,一般在正常情况下并不存在,故非呼吸音的改变,只有在支气管及肺发生病变时才出现。啰音按性质不同分为湿啰音和干啰音两种(图9-23)。

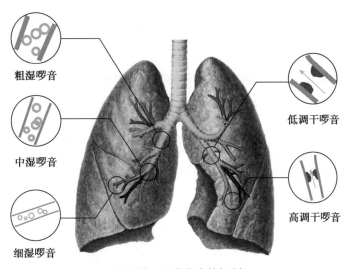

图 9-23 啰音发生的机制

(1)湿啰音(moist rale):是一种水泡样的音响,类似水沸腾冒出水泡时的声音。湿啰音是当气道内有稀薄液体(如渗出物、痰液、黏液、脓液、血液等)时,气体通过并形成水泡且立即破裂或液体振动所产生的音响,也称水泡音(bubble sound)。其包含由于小支气管壁因分泌物黏着而陷闭,当吸气时突然张开重新充气而产生的爆裂音(crackles)。湿啰音是呼吸音之外的附加音,出现于吸气期,吸气初和吸气终末较明显,有时也出现于呼气早期;是断续短暂的声音,常连续多个出现,如同一串水泡,部位较恒定,性质不易变,中、小湿啰音可以同时存在,咳嗽后可减轻或消失。根据其声音的性质强度分为大、中、小湿啰音或响亮、非响亮湿啰音(图9-24、图9-25)。

1)按呼吸道腔径大小和腔内渗出物的多少分为粗、中、细湿啰音和捻发音。①粗湿啰音(coarse rales)又称大水泡音(big bubbles)。发生于气管、主支气管或空洞部位,声音较强,音调较低,多出现于吸气早期(图9-24)。昏迷、溺水、濒死患者咳嗽反射消失或无力咳嗽而不能或无力排痰,分泌物聚集于大气道,于气管处可以听到大水泡音,有时不用听诊器也能听到,称之为痰鸣音。支气管扩张、严重肺水肿、咯血、肺结核或肺脓肿的空洞等患者可以在病变部位闻及大水泡音。②中湿啰音(medium rales)又称中水泡音(middle bubbles)。发生于中等大小的支气管,声音性质介于大、小水泡音之间,多出现于吸气中期(图9-24)。见于支气管炎、支气管肺炎等。③细湿啰音(fine rales)又称小水泡音(small bubbles)。产生于细支气管,常带有一种爆裂性质,音响细小而清脆,多在吸气末出现(图9-24)。持续时间很短。见于细支气管炎、支气管肺炎、肺淤血、肺梗死等。弥漫性肺间质纤维化患者吸气后期出现的细湿啰音,其音调高,近耳似撕开尼龙扣带时发出的声音,称之为Velcro啰音。④捻发音(crepitus)多发生于吸气末,是一种极细小的爆裂音,声音性质与用手在耳边搓捻头发时发出的声音相似(图9-25)。临床常见于:a.生理性:老年人和长期卧床者深吸气时,肺底部出现捻发音,数次深呼吸或咳嗽后可消失,这是由于长期未参加呼吸运动的肺泡,处于关闭或轻度淤血状态,深呼吸时肺泡突然展开而出现捻发音。b.病理性:见于细支气管和肺泡炎症或充血,如肺淤血、肺炎早期、肺泡炎等。其机制是在上述疾病时,细支气管和肺泡壁因分泌物存在而相互黏着陷闭,吸气时被气流冲开而重新充气,发出高音调、高频率的细小爆裂音。

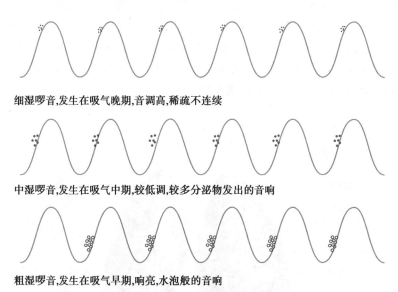

细湿啰音,发生在吸气晚期,音调高,稀疏不连续

中湿啰音,发生在吸气中期,较低调,较多分泌物发出的音响

粗湿啰音,发生在吸气早期,响亮,水泡般的音响

图9-24   湿啰音示意图

2)按啰音的音响强度分为响亮湿啰音和非响亮湿啰音。①响亮湿啰音(intensive rales)声音响亮,犹如发生在耳边。这是由于病灶周围有实变的肺组织,传音良好或因空洞产生共鸣所致。见于肺炎、肺脓肿、空洞性肺结核等。如空洞直径大,内壁光滑,响亮的湿啰音还可带有金属音调。②非响亮湿啰音(nonintensive rales)声音较低,似从远处传来。由于病变周围有较多正常肺泡组织,传导过程中声波逐渐减弱,故听诊时感觉遥远。

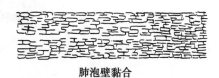

肺泡壁黏合

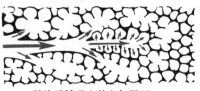

肺泡壁被吸入的空气展开

图9-25   捻发音的发生机制

听到湿啰音后,还要注意其发生部位,是局限性的还是弥漫性的,仅见于单侧肺还是双肺均可闻及。如湿啰音局限于某部位,提示该处的局部病变如肺炎、肺结核、支气管扩张等;如出现于双侧肺底,多见于心力衰竭所致的肺淤血、支气管肺炎等;如遍布两肺,则多见于急性肺水肿或严重的支气管肺炎。

(2)干啰音(rhonchi):是气管、支气管或细支气管狭窄或部分阻塞,空气吸入或呼出时发生湍流,而发出的声音,是呼吸音以外的附加音。造成呼吸道狭窄或不全阻塞的病理基础有气道炎症引起的黏膜充血水肿和分泌物增加、支气管平滑肌痉挛、管腔内肿瘤或异物阻塞,以及管壁被管外肿大的淋巴结或纵隔肿瘤压迫引起的管腔狭窄等(图9-26)。干啰音是一种持续时间较长的带乐性的呼吸附加音,音调较高,基音频率为300~500Hz;持续时间较长,吸气和呼气都可听到,以呼气最明显,有时仅在呼气期出现。干啰音的强度和性质易改变,部位也容易变换,在瞬间内数量可以明显增减。有时局限于小范围,有时双肺都可听到。干啰音产生的部位不同,其性质也不同。发生在较大的支气管时音调较低;发生在较小的支气管时音调较高。根据音调的高低可将干啰音分为低调和高调两种(图9-27)。

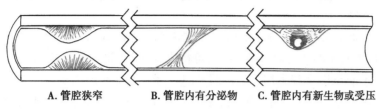

A. 管腔狭窄　　B. 管腔内有分泌物　　C. 管腔内有新生物或受压

图 9-26　干啰音的发生机制

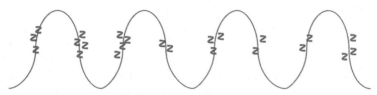

低调干啰音:响亮、低调,粗糙的响声,犹如鼾声,最常于吸气相或呼吸相连续听及;可因咳嗽后消失,常因黏液积聚于气管或大的支气管中所致

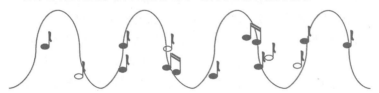

高调干啰音:乐性的响声,犹如短促的尖声,最常于吸气相或呼气相连续听及,通常于呼气时较响亮

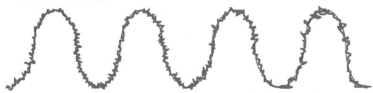

胸膜摩擦音:干性,摩擦性或刺耳的声音,常因胸膜炎症引起;于吸气相或呼气相听及,在前侧胸膜面最响亮

图 9-27　干啰音与胸膜摩擦音示意图

1)低调干啰音(sonorous rhonchi):是较大的支气管内发生的粗且很强的低音调声音,基音频率为100~200Hz,很像人在睡眠时发出的鼾声,也称鼾音;多发生于气管或主支气管。

2)高调干啰音(sibilant rhonchi):也称哨笛音(sibilant)。音调高,基音频率可达500Hz以上,呈"zhi-zhi-"声或带有乐音性。用力呼气时其音调常呈上升性。高调干啰音的性质,因气道狭窄的程度以及病变累及支气管管径不同,可以表现得多种多样。

干啰音是呼吸系统的常见体征,听诊时要仔细分析其性质、发生部位、出现时相。双肺广泛的干啰音见于支气管哮喘、支气管炎、心源性哮喘、花粉症、棉肺尘埃沉着病、嗜酸性粒细胞增多症、霉草肺尘埃沉着病等。局限性、经常存在的干啰音见于支气管内膜结核、支气管肺炎、早期肺癌等。

4. 语音共振　发生机制与语音震颤相同。检查时嘱患者用一般的声音强度重复发"yi-"长音,医生用听诊器听取患者发音后,声波音响传导到胸部的强度和性质。正常情况下可以听到柔和而不清楚的弱音,在气管和大支气管附近听到的声音最强,在肺底部较弱。注意事项与语音震颤相同,也要在胸部两侧对称部位比较。语音共振改变的意义与语音震颤相同,在肺实变、压迫性肺不张、肺内空腔与支气管相通时语音传导增强而响亮;当支气管阻塞、肺气肿、胸腔积液、气胸、胸膜增厚、肥胖、胸壁水肿时则减弱。病变性质不同,语音共振的听诊音性质也略有不同,据此将语音共振分为:

(1)支气管语音(bronchophony):语音共振的强度和清晰度都增加,声音清楚、响亮,见于肺实变、肺空洞。

(2)胸语音(pectoriloquy):是一种更强、更响亮、较近耳的支气管语音,言辞清晰可辨,容易听到,见于大范围的肺实变区域。

(3)羊鸣音(egophony):语音的强度增加,声音带有鼻音的性质,呈"咩 - 咩 -"样,类似"羊叫声"。常在中等量胸腔积液上方肺的受压区域听到,也可在肺实变伴少量胸水的部位听到。

(4)耳语音(whispered):嘱患者用耳语声调发"yi-"音,在胸壁上听诊时,正常人在能听到肺泡呼吸音的部位,只能听到极微弱的声音;当肺实变时,则可清楚地听到增强的音调较高的耳语音。对诊断肺实变有一定价值。

5. 胸膜摩擦音(pleural friction rub)　正常胸膜表面光滑,胸膜腔内有微量液体存在,使得呼吸时脏、壁两层胸膜相互滑动并无音响发生。当胸膜表面由于炎症、纤维素渗出或其他因素而变得粗糙时,随着呼吸就可出现胸膜摩擦音。其声音性质类似在耳边用两手背互相摩擦时发出的声音。摩擦音可以在短时间内出现、消失或再现,也能持续数日或更长时间,可以随体位的变动而消失或复现。有时声音柔和纤细,如同丝织物的摩擦声;有时则很粗糙,如搔抓声、沙沙声。声音断断续续接近体表,呼气与吸气均可听到,一般于吸气末或呼气初较为明显,屏住呼吸即消失,深呼吸或听诊器的体件在胸壁上加压时增强,借此可与心包摩擦音鉴别。胸膜摩擦音可发生于胸膜的任何部位,但最常听到的部位是前下侧胸壁,因呼吸时该区域的呼吸动度最大,肺尖则较少闻及。

胸膜摩擦音常发生于纤维素性胸膜炎、肺梗死、胸膜肿瘤及尿毒症患者。胸膜摩擦音是脏层、壁层胸膜在呼吸运动过程中发生摩擦所致,因此其出现于胸水较少时,如纤维素性胸膜炎的早期或胸水接近完全吸收时。而胸水较多的患者,积液将两层胸膜分开,则听不到胸膜摩擦音。当纵隔胸膜发炎时,在呼吸和心脏搏动时均可听到胸膜摩擦音。

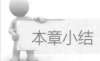

本章小结

1. 症状是对疾病进行诊断、鉴别诊断的线索和依据,是反映病情的重要指标之一。了解症状是医生向患者进行疾病调查的第一步,是问诊的主要内容。

2. 呼吸系统症状包括咳嗽、咳痰、咯血、胸痛、呼吸困难、发热及发绀等,同一疾病可有不同的症状,不同的疾病又可有某些相同的症状,因此,在诊断疾病时必须结合临床所有资料,进行综合分析,切忌仅凭某一个或几个症状就草率做出诊断。

3. 发热是指机体在致热原或各种原因作用下引起体温调节中枢的功能障碍时,体温升高超出正常范围的现象。发热是呼吸系统疾病常见症状之一,病因分为感染性及非感染性两大类,根据热型及伴随症状不同亦有不同的临床意义。

4. 胸部体格检查是诊断疾病的必要步骤,也是与患者交流、沟通、建立良好医患关系的过程,在体格检查过程中既要注重检查质量,也要做好人文关怀。

5. 为了能系统、有次序地进行胸部体格检查,避免遗漏,兹将主要检查的步骤和项目,以及应熟练掌握的内容列于表 9-3,供临床体检时参考。

表 9-3　胸部体格检查的步骤和主要内容

1. 胸部视诊
从前至后,注意胸廓体表标志
大小和形状(前后径和左右径比较)
对称性
皮肤颜色
浅表静脉形态
肋骨

2. 胸部呼吸运动
频率
节律

3. 胸部呼吸动度
对称性
膨隆
辅助呼吸肌的运动

4. 注意呼吸时有无可闻及的声音(如喘鸣)

5. 胸部触诊
对称性
胸廓扩张度
搏动
触觉如捻发感、摩擦感、振动感
语音震颤

6. 胸部叩诊
直接或间接叩诊,双侧比较
肺下界移动度
叩诊音强度、音调、时限和性质

7. 胸部听诊
用鼓形听诊器,从肺尖到肺底
从前至后、自上而下、左右顺序对比
正常呼吸音强度、音调、时限和性质
异常呼吸音、啰音、语音共振、胸膜摩擦音

思考题

1. 呼吸系统常见的症状包括哪些?
2. 发热的病因及热型的临床意义。
3. 在胸部体格检查中如何体现人文关怀?
4. 胸廓扩张度的检查方法及临床意义。
5. 干湿性啰音的形成机制及临床意义。

(徐　涛)

第十章
呼吸系统疾病的影像诊断

呼吸系统疾病人群发病率高且疾病谱繁杂,影像学评估不仅能筛检病变、协助临床诊断,还能明确病变范围、疾病分期,并评估疗效,是临床诊疗管理重要的组成部分。医学影像信息化变革,丰富了呼吸系统影像检查技术体系,除了既往 X 线、CT、MRI、核素显像,近年更涌现了正电子发射型断层显像、CT 血管造影,定量 CT 等多种成像技术。了解各种检查技术适应证,掌握呼吸系统正常、基本病变影像表现,才能为呼吸系统疾病诊疗提供有价值的辅助决策。

第一节　正常影像学表现

一、X 线胸片

胸部 X 线图像是胸部各组织及器官相互重叠的综合影像,明确胸片上各组织结构的正常征象,是胸部疾病诊断的基础。

（一）胸廓

胸廓包括骨骼和软组织,正常胸廓两侧对称。

1. 骨骼

（1）肋骨（ribs）: 共 12 对,位于胸椎两侧,由后上向前下斜行,分为后肋、腋段及前肋三部分,后肋圆厚而密度较高,前肋扁薄而密度较淡（图 10-1）。第 1~10 肋骨前端有肋软骨与胸骨相连,未钙化时不显影,20 岁后第 1 肋软骨首先出现钙化,余肋软骨随年龄增长由下而上依次发生钙化。肋软骨钙化（costal cartilage calcification）表现为沿肋软骨边缘的斑点状或条状高密度影,应与肺内病变区别。肋骨有多种先天变异,如: ①颈肋（cervical rib）; ②叉状肋（bifid rib）; ③肋骨融合（fused rib）等。

（2）锁骨（clavicle）及肩胛骨（scapula）: 锁骨内侧端与胸骨柄构成胸锁关节（sternoclavicular joint）。锁骨内端下缘呈半圆形凹陷,为菱形韧带的附着处,称为"菱形窝"（rhomboid fossa）。肩胛骨在青春期时其下角可出现二次骨化中心,勿误为骨折（图 10-1）。

（3）胸骨（sternum）: 正位胸片上,胸骨大部分重叠于纵隔影内,仅胸骨柄两侧缘可突出于纵隔影之外,侧位片上胸骨可全貌显示（图 10-1）。

（4）胸椎（thoracic vertebrae）: 标准后前位胸片上,仅第 1~4 胸椎清楚可见,心脏大血管后方胸椎隐约可见（图 10-1）。

2. 软组织

（1）胸锁乳突肌及锁骨上皮肤皱褶: 胸锁乳突肌影表现为自胸骨柄斜向后上的均匀带状阴影,外缘清晰锐利。锁骨上皮肤皱褶为与锁骨上缘平行的厚 3~5mm 的薄层软组织影。

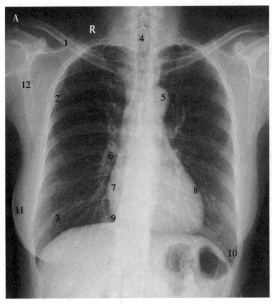
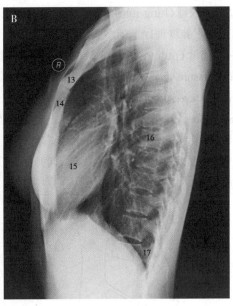

图 10-1　正常胸像

A. 正位胸像；B. 侧位胸像。

1. 锁骨，2. 肋骨，3. 乳头，4. 气管，5. 主动脉结，6. 右下肺动脉，7. 右心缘，8. 左心缘，9. 心膈角，
10. 肋膈角，11. 乳腺，12. 肩胛骨，13. 胸骨柄，14. 胸骨体，15. 心影，16. 胸椎，17. 后肋膈角。

（2）胸大肌：多见于肌肉发达的男性，表现为双肺中野外侧斜向腋窝的扇形高密度影。

（3）女性乳房与乳头：女性乳房影重叠于双肺下野，呈密度由上到下逐渐增高的半圆形阴影，下缘边界清晰向外与腋窝皮肤连续。乳头影多位于第 5 前肋间呈双侧对称的小圆形阴影，单侧出现时易误认为肺内结节（图 10-1）。

（二）气管（trachea）与支气管（bronchi）

气管起于环状软骨下缘，约平第 6~7 颈椎水平，至第 5~6 胸椎水平分为左、右主支气管，其下壁交界处形成隆突（carina），夹角为 60°~80°，一般不大于 90°（图 10-1）。X 线胸片能够显示左、右主支气管，叶以下支气管较难显示。

（三）肺

1. **肺野（lung fields）**　在胸片上含气的肺组织表现为均匀的透亮区域，称为肺野，于深吸气时肺野透亮度增高，呼气时透亮度减低；为便于病变定位，人为将两侧肺野沿第 2、4 前肋下缘分为上、中、下肺野，自肺门向外纵行均分为内、中、外带（图 10-2）。此外，第 1 肋外缘以内的区域为肺尖区，锁骨以下至第 2 肋外缘以内的区域称为锁骨下区。

2. **肺门（hilum of lung）**　肺门影为肺动脉、肺静脉、支气管及淋巴组织的总体投影，其中肺动、静脉的大分支为主要组成部分。在正位胸片上，左肺门比右肺门高 1~2cm，侧位胸片上，右肺门比左肺门位置略偏前。右肺门上部由右上肺动脉及肺静脉分支构成，下部由右下肺动脉构成，正常成人右下肺动脉干宽度不超过 15mm。右肺门上、下部形成的夹角称为肺门角。左肺门由左肺动脉及上肺静脉的分支构成。

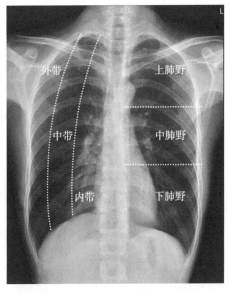

图 10-2　肺野分区

3. 肺纹理（lung markings）   为自肺门向外呈放射状分布的树枝状影,由肺动、静脉及支气管构成。正常下肺纹理比上肺多而粗,右下肺纹理比左下肺多而粗。

4. 肺叶（pulmonary lobe）   由叶间胸膜分隔而成,右肺由水平裂（horizontal fissure）及斜裂（oblique fissure）分为上、中、下三叶;左肺由斜裂分为上、下两叶,左肺上叶又分为上叶及舌叶。

副叶（accessory lobe）:属正常变异,由副裂深入肺叶内形成。包括奇叶（azygos lobe）和下副叶（inferior accessory lobe）。奇叶较常见,由奇静脉与周围胸膜返折形成的奇副裂分隔右肺上叶内侧部形成。

5. 肺段（pulmonary segment）   右肺分为 10 个肺段,左肺分为 8 个肺段,各肺段名称与相应的段支气管一致。肺段呈圆锥形,尖端指向肺门,底部朝向肺外围,各段之间无明确边界（图 10-3）。

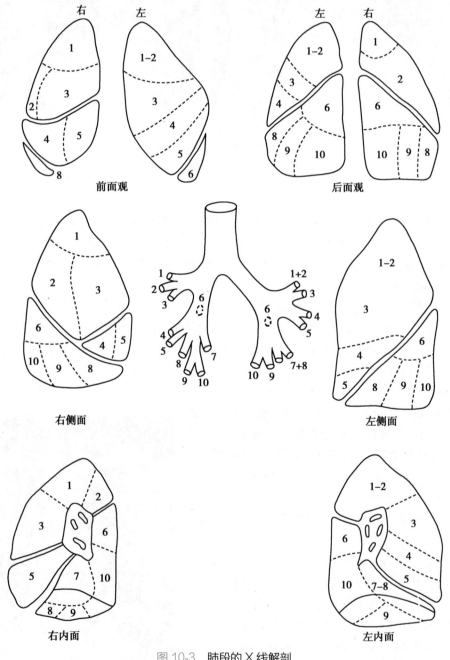

图 10-3   肺段的 X 线解剖
（图中数字 1~10 表示肺段的序号）

（四）纵隔（mediastinum）

纵隔位于胸骨之后，胸椎之前，介于两肺之间，上方为胸廓入口，下为横膈，两侧为纵隔胸膜和肺门，其内包含胸腺、心脏、大血管、气管、主支气管、食管、淋巴组织、神经和脂肪等结构。X线胸片上除气管及主支气管可分辨外，其余纵隔结构缺乏对比，只能观察其与肺部邻接的轮廓。

（五）胸膜（pleura）

胸膜分为包裹肺和叶间的脏层胸膜及贴附于胸壁、纵隔和横膈的壁层胸膜，两层胸膜间为潜在的胸膜腔。正常胸膜菲薄，一般不显影。但在胸膜返折处或X线投照方向与胸膜走行平行时，可表现为致密线影。斜裂胸膜在侧位胸片上呈由后上斜向前下的线状影，水平裂胸膜在正位片上呈由肺外缘至肺门外侧走行的近水平的线状影。

（六）横膈（diaphragm）

横膈由薄层肌腱组织构成，介于胸、腹腔之间，呈圆顶状，通常右膈较左膈高1~2cm。在正位胸片上，横膈内侧与心脏形成心膈角（cardiophrenic angle），心膈角区常可见心包脂肪垫（fat pads），勿误为病变；横膈外侧与胸壁形成清晰锐利的肋膈角（costophrenic angle）。侧位片上横膈与前、后胸壁分别形成前、后肋膈角，后者位置低而深。

二、CT 表现

电子计算机断层扫描（computed tomography，CT）系横断面成像，能够行冠状位、矢状位重建。能排除邻近体部的影像干扰，密度分辨率高，利于发现肺部早期病变。

（一）胸壁

胸壁软组织（包括肌肉、脂肪、女性乳房等）需在CT纵隔窗观察，胸廓骨骼（胸骨、锁骨、肩胛骨、双侧肋骨、胸椎）则需在骨窗观察（图10-4）。

（二）胸膜

叶间胸膜在常规5mm层厚CT肺窗图像上呈横行或弧形无纹理带，高分辨率CT（high resolution computed tomography，HRCT）扫描时叶间裂可清晰显示为致密线影（图10-5）。

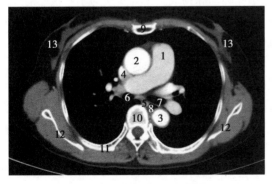

图 10-4　胸部增强 CT 纵隔窗
1. 主肺动脉，2. 升主动脉，3. 降主动脉，4. 上腔静脉，5. 奇静脉，6. 右主支气管，7. 左主支气管，8. 食管，9. 胸骨，10. 胸椎，11. 肋骨，12. 肩胛骨，13. 乳房。

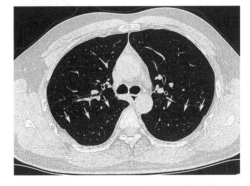

图 10-5　HRCT 示双侧斜裂（白箭）

（三）气管及支气管

常规CT扫描能够显示气管及段以上支气管，薄层扫描可显示肺亚段支气管，定量CT能够计算出气管及支气管管壁厚度及管腔面积（图10-6），CT仿真内窥镜技术可直接显示支气管内壁。

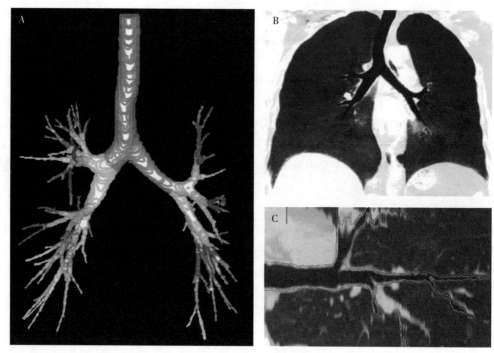

图 10-6　气管、支气管树

A. 薄层扫描容积再现（VR）图；B. 最小密度投影（MinIP）图；C. 定量 CT 支气管曲面重建图。

（四）肺叶、肺段、次级肺小叶

在胸部 CT 上，可依据支气管及伴行血管的分布及一般解剖位置对肺叶和肺段的部位进行判断，薄层 CT 扫描行后处理（VR 像）可直观、立体显示各个肺叶。

次级肺小叶（secondary pulmonary lobule）是肺的基本解剖单位，简称肺小叶，呈圆锥形，尖端指向肺门，底朝向胸膜；主要由小叶核心（lobule core）、小叶实质（lobule parenchyma）和小叶间隔（interlobular septa）组成；每个次级肺小叶包含 3~20 个腺泡，HRCT 亦难以显示腺泡结构。

小叶核心位于肺小叶中央，主要由细支气管及小叶肺动脉构成。小叶实质为小叶核心的外围结构，主要为肺腺泡结构，是功能性肺实质。小叶间隔为包绕肺小叶的疏松结缔组织，内含小叶静脉和淋巴管。HRCT 偶可显示小叶间隔，呈与胸膜垂直的长 1~2cm 的均匀细线状影。

（五）肺动、静脉及肺门

肺动脉与相应支气管伴行，肺静脉走行在肺段间，变异较多，识别困难。

右肺门：在右肺门上部，右上肺动脉的分支分别伴行于右上叶的尖、后、前段支气管，下肺动脉分出回归动脉参与供应右上叶后段。右肺门下部有右中叶动脉、右下叶背段动脉及 2~4 支基底动脉。右肺静脉分为引流右肺上叶和中叶的右上肺静脉干和引流右肺下叶的右下肺静脉干（图 10-7）。

左肺门：左上肺动脉通常分为尖后动脉和前动脉。左肺动脉跨过左主支气管后延续为左下肺动脉，继而先分出左肺下叶背段动脉和舌动脉，然后再分出多支基底动脉。左肺静脉有左上肺静脉干和左下肺静脉干（图 10-7）。

（六）纵隔

胸部 CT 纵隔窗能够清晰显示纵隔内结构。纵隔分区在判断纵隔病变起源和性质上具有重要意义，分区方法有多种；最新的纵隔分区标准为 2014 年国际胸腺肿瘤协会（International Thymic Malignancy Interesting Group，ITMIG）提出的基于多层螺旋 CT 横断位成像的分区标准，该标准将纵隔分为三区，包括血管前区（前纵隔）、内脏器官纵隔（中纵隔）和椎旁纵隔（后纵隔），见表 10-1、图 10-8。

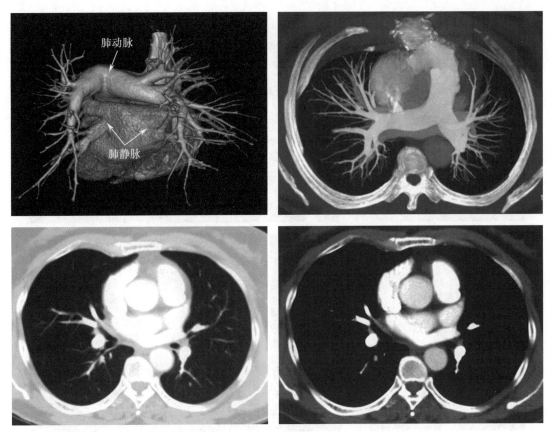

图 10-7 肺动、静脉

表 10-1 国际胸腺肿瘤协会(ITMIG)基于多层螺旋 CT 横断位成像的分区标准

分区	各分区边界	主要结构
血管前区 (前纵隔)	上界:胸廓入口 下界:膈肌 前界:胸骨后缘 后界:心包前部 左右边界:纵隔胸膜壁层	胸腺、脂肪、淋巴结 左头臂静脉
内脏器官纵隔 (中纵隔)	上界:胸廓入口 下界:膈肌 前界:血管前区后界 后界:各胸椎椎体前缘向后 1cm 的连线 左右边界:纵隔胸膜壁层	血管结构:心脏、上腔静脉、升主动脉、主动脉弓、降主动脉、心包内肺动脉和胸导管 非血管结构:气管、隆突、食管和淋巴结
椎旁纵隔 (后纵隔)	上界:胸廓入口 下界:膈肌 前界:内脏器官纵隔后界 后界:垂直于胸椎椎体横突外侧缘连线的垂直面	胸椎、椎旁软组织

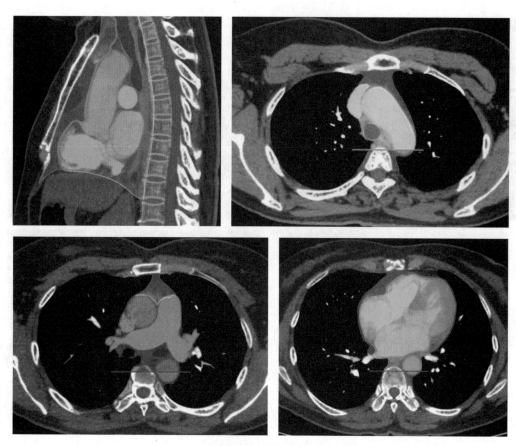

图 10-8   纵隔分区

1. **胸腺**（thymus）   位于血管前区，边缘光滑，10岁以下儿童胸腺外缘常隆起，10岁以上外缘常凹陷，且随年龄增长密度逐渐减低，60岁以上胸腺几乎全部为脂肪组织代替（图 10-9）。

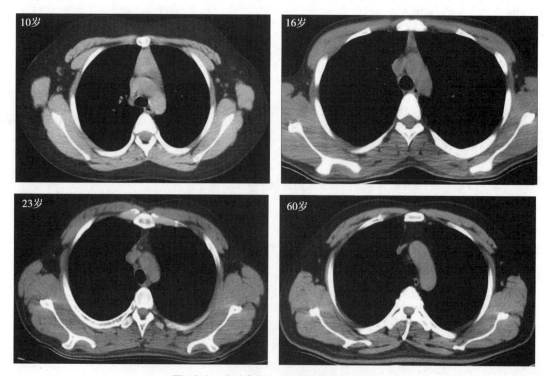

图 10-9   胸腺（小儿、青春期、青年、老年）

2. **心脏**　心腔内血液与心肌密度相等,心包呈线状致密影,两侧心膈角可见心包外脂肪垫。

3. **食管**(esophagus)　位于内脏纵隔,管壁厚度不超过 3mm。

4. **淋巴结**(lymph node)　表现为圆形或类圆形软组织密度影,直径多小于 10mm,增强 CT 能够很好地区分淋巴结与血管断面(图 10-10)。

(七)横膈

膈肌前部表现为波浪状或弧形的软组织密度线影。膈脚显示为椎体两侧、主动脉前方的弧形软组织影,膈脚前方是腹腔,后方是胸腔,有利于鉴别胸、腹腔积液(图 10-11)。

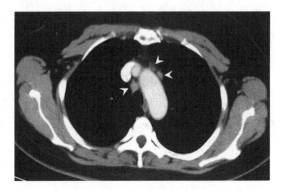

图 10-10　纵隔淋巴结(箭头)

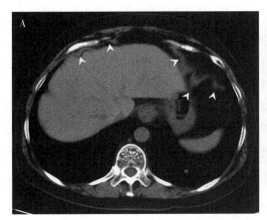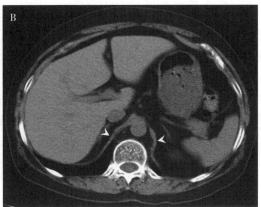

图 10-11　横膈
A.膈肌前部(箭头);B.膈脚(箭头)。

三、MRI 表现

(一)胸壁

磁共振成像(magnetic resonance imaging,MRI)软组织分辨率高,且具有多序列、多参数成像的优势,能够很好地显示并区分胸壁肌肉、脂肪及骨骼。

(二)肺

肺实质是含气组织,因气体的氢质子含量极低,故肺实质在 MRI 上呈极低信号,难以显示肺纹理及小叶间隔。

(三)胸膜

MRI 难以显示正常胸膜,但对胸膜病变很敏感,如胸膜结节、胸膜腔积液等。

(四)纵隔

MRI 在显示纵隔解剖结构及病变组成成分方面明显优于 CT(图 10-12)。

1. **胸腺**　MRI 可清楚显示各年龄段胸腺的形态、大小及信号的变化;应用 MRI 双回波化学位移成像技术能够鉴别胸腺增生和前纵隔肿瘤。

2. **心脏及大血管**　MRI 能够显示心肌及血管

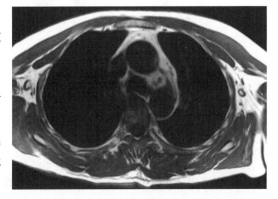

图 10-12　主肺动脉窗水平

壁的解剖形态及信号异常,MRI 电影技术还可以评价心室运动功能及射血分数。利用三维后处理技术还可以显示冠状动脉。

3. 食管　食管壁呈中等信号。

4. 气管及主支气管　气管及支气管壁较薄,不易分辨;管腔内为流动气体,无 MR 信号。

5. 淋巴结　由于心脏大血管的流空效应和脂肪组织特有的信号强度,纵隔内淋巴结多易于显示,表现为类圆形中等信号。

(五) 横膈

膈肌在 MRI 各序列上均显示为 2~3mm 宽的弧形低信号影。

四、核素显像表现

(一) 肺灌注显像(pulmonary perfusion imaging)

显像原理及显像剂:经肘静脉注射颗粒直径大小约为 10~60μm 的显像剂,随肺动脉血流均匀地暂时栓塞嵌顿于肺毛细血管床内,其在肺毛细血管内的分布可反映肺内动脉血流灌注情况。通过平面或断层显像,可观察肺动脉的血流在肺叶、肺段及亚肺段等的分布。当肺动脉血流减少或中断时,显像剂在该区域的分布则相应减少或缺如,肺灌注显像的相应区域出现显像剂分布减低或缺损。肺灌注断层影像是以人体纵轴为长轴,分为横断面、冠状面和矢状面三个断面。通过断层显像,可有效克服肺段间结构的重叠及放射性的干扰(图 10-13)。常用的肺血流灌注显像剂为 ^{99m} 锝(^{99m}Tc)标记的大颗粒聚合人血清白蛋白(macroaggregated albumin,MAA)或人血清白蛋白微球(human albumin microspheres,HAM)。

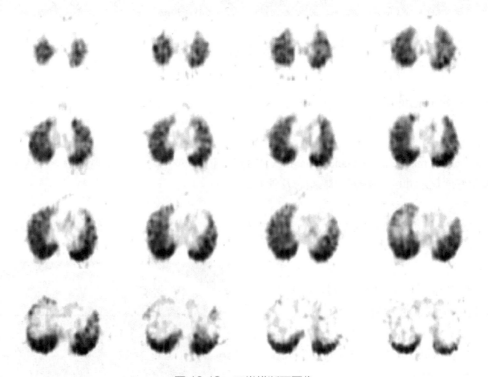

图 10-13　正常横断面图像

(二) 肺通气显像(pulmonary ventilation imaging)

经呼吸道吸入一定量的微米或纳米级放射性显像剂后,采用 γ 照相机或单光子发射计算机断层扫描(single photon emission computed tomography,SPECT)探测放射性显像剂在呼吸道及肺内的沉降情况,来判断气道通畅情况及病变状态,以达到诊断目的。常用的显像剂为放射性气溶胶和锝气体(technegas)。正常肺通气影像(图10-14)显示双肺内放射性显像剂分布基本均匀,周边略低。气溶胶受气道内气流的影响较大,有时在较大气道内沉积较多,以气道分叉处明显,但无明显放射性稀疏缺损区。有时喉头与胃显影。当呼吸道某部位发生狭窄或完全阻塞时,显像剂很少或无法通过阻塞部位,则可在阻塞部位形成沉积,在阻塞远端出现显像剂分布稀疏或缺损。

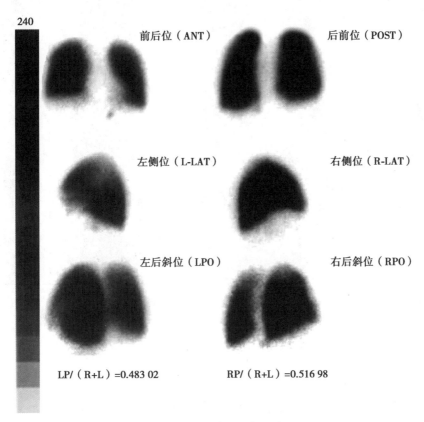

图 10-14 正常肺通气影像

五、正电子发射型断层显像

(一) 正电子发射型断层扫描仪

正电子发射型断层扫描仪(positron emission computed tomography,PET)是当前影像核医学中最先进的显像设备,主要用于显示正电子发射体的放射性核素在组织或脏器中的分布。PET/CT 或 PET/MR 融合结构性成像和功能性成像技术为一体,在现代临床医学中已经成为一个关键的分子影像技术,在肿瘤的诊断、分期、疗效评价、监测复发及转移、评估预后等方面显示出越来越重要的作用。

(二) ^{18}F-FDG PET/CT 正常全身显像

PET/CT 临床最常用的显像剂是 ^{18}F-FDG(2-fluorine-18-fluoro-2-deoxy-D-glucose,2- 氟 -18- 氟 -2- 脱氧 -D- 葡萄糖),是一种葡萄糖类似物,引入机体后在体内的分布与葡萄糖在体内的摄取、利用等代谢过程分布基本一致。如葡萄糖为脑部的最主要能量来源,脑部摄取较高;软腭和咽后壁可出现形态规整的对称性的生理性浓聚;双肺显像剂分布低而均匀;纵隔血池影较浓;肝脏及脾脏显像剂分布稍高,而且也比较均匀;^{18}F-FDG 主要通过泌尿系排泄,因此,双肾、双侧输尿管及膀胱可出现明显的显像剂浓聚;胃可出现生理性浓聚,腹部可见浓淡不均的肠影;全身其他部位轮廓及层次较清楚(图10-15)。

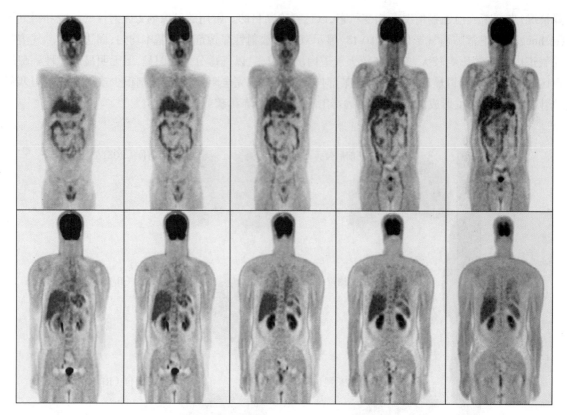

图 10-15 ^{18}F-FDG PET/CT 正常全身显像

第二节　胸部基本病变的影像学表现

一、气管、支气管病变

(一) 气管、支气管异物

X 线片能直接显示气管或支气管内不透 X 线的高密度异物,以及阻塞性肺气肿等间接征象;薄层 CT 扫描结合多种后处理技术能够清晰显示气管、支气管异物的直接及间接征象(图 10-16)。

(二) 气管、支气管狭窄与闭塞

腔内阻塞(肿瘤、异物、炎性狭窄、分泌物等)或外在压迫(邻近肿瘤、肿大淋巴结)都可以引起气管、支气管局限性狭窄(stenosis)或闭塞(obstruction)。

CT 为首先检查方法,可以清晰显示气管、支气管管腔内异物、新生物、管壁增厚以及周围病变等,并可评估气管、支气管病变的范围及深度(图 10-17)。

肺通气显像多呈肺叶、肺段性放射性分布异常,通气显像可判断狭窄与阻塞的部位及程度,当气道完全阻塞时可仅表现为放射性缺损。

(三) 支气管扩张(bronchiectasis)

1. X 线片　可显示较严重的支气管扩张,表现为粗细不均的管状或环状透亮影,可伴有气液平(图 10-18A)。

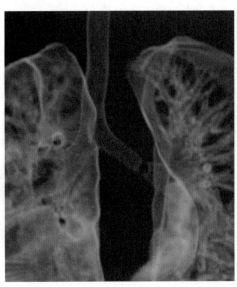
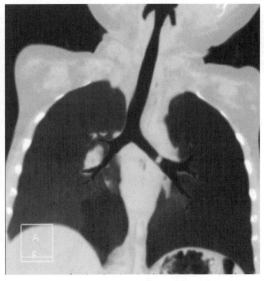

图 10-16　左主支气管异物

气道透明膜重建及 MinIP 图显示左主支气管内类圆形异物影并左肺阻塞性肺气肿。

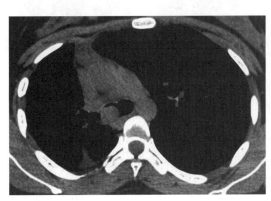
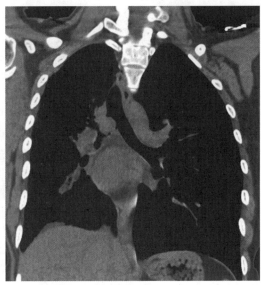

图 10-17　右主支气管内软组织结节致局部管腔狭窄

2. CT　可以更直观地显示支气管壁不规则增厚及管腔囊状、串珠状扩张,横断面上可见"印戒征"(signet ring sign)。当合并感染时,可显示扩张的支气管内的黏液栓和气 - 液平面(图10-18B~D)。

3. MRI　病变区可见支气管走行区索条状、蜂窝状、环状异常信号影,局部可见气 - 液平面。

二、肺部病变

(一) 空气潴留 (air trapping)

空气潴留是慢性阻塞性肺疾病、哮喘、细支气管炎等疾病的早期征象,也可见于正常人,指由于气道的完全或部分性阻塞(后者多见)、或局部肺组织顺应性异常而导致的气道阻塞远端或局部、全部的肺组织内过量气体滞留,多见于呼气末。

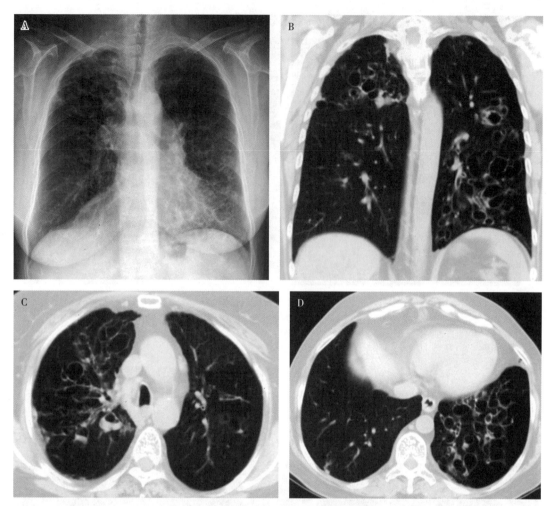

图 10-18　囊状支气管扩张伴黏液栓
A. X 线胸片示右肺上野、左肺中下野肺纹理紊乱，见多发环形透亮影；B~D. CT 轴位及
冠状位图像示右肺上叶、左肺上叶舌段及下叶囊状支扩伴黏液栓。

　　X 线胸片难以显示；在 CT 上，空气潴留表现为受累区域肺组织密度小于周围正常肺组织，且不伴有肺体积减小，呼气相 CT 更利于检出。对比吸气及呼气相 CT 扫描有助于识别轻微或广泛的空气潴留（图 10-19），并与肺血管疾病所致的肺组织血流灌注减低相鉴别。基于双气相定量 CT 能够更准确识别并计算空气潴留的程度和范围。

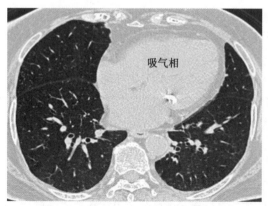
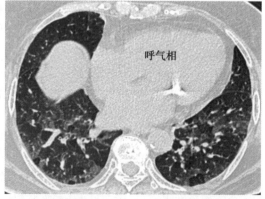

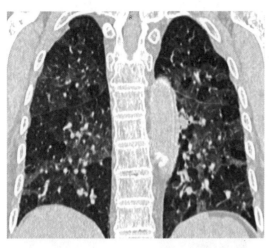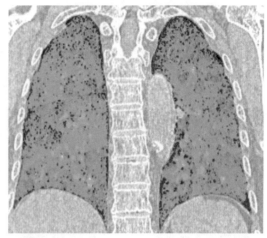

图 10-19　双气相扫描及定量 CT 示空气潴留

（二）肺气肿（emphysema）

肺气肿是指终末细支气管以远的含气腔隙过度充气、异常扩大，可伴有不可逆性肺泡壁的破坏，分为局限性和弥漫性。

1. X 线表现

（1）局限性肺气肿：表现为一侧肺或一叶肺野局限性透亮度增加、肺纹理稀疏；病变侧横膈可下降，纵隔可向健侧移位。

（2）弥漫性肺气肿：常表现为两肺野透亮度普遍增加，可见肺大疱（肺泡壁破裂融合形成薄壁含气囊腔），肺纹理稀疏变细，胸廓前后径及横径增大呈桶状胸，肋间隙增宽，横膈低平，心影狭长呈垂位心，重度者可见肺动脉高压征象（图 10-20）。

2. CT 表现　肺气肿病理上分为小叶中心型、全小叶型、间隔旁型。

（1）小叶中心型肺气肿（centrilobular emphysema）：病变累及肺小叶中央部分（腺泡中央的呼吸性细支气管），常分布在上叶，多与吸烟史有关。CT 表现为肺内小圆形低密度区，无壁，位于小叶中央。病变严重时，肺纹理稀少（图 10-21）。

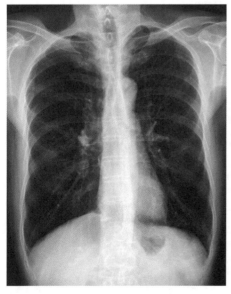

图 10-20　肺气肿

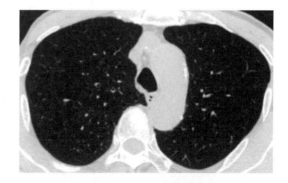

图 10-21　小叶中心型肺气肿

（2）全小叶型肺气肿（panlobular emphysema）：病变累及全部肺小叶（整个腺泡），以下叶分布为主。

CT 表现为广泛密度减低区,肺纹理稀疏(图 10-22)。

(3)间隔旁型肺气肿(paraseptal emphysema):病变累及肺小叶边缘(肺泡管和肺泡囊),多位于胸膜下或沿小叶间隔周围。CT 表现为胸膜下小气囊、肺大疱。肺大疱好发于奇静脉食管隐窝、左心室及前联合线附近(图 10-23)。

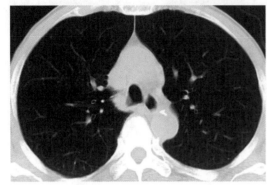

图 10-22　全小叶型肺气肿

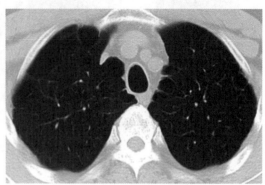

图 10-23　间隔旁型肺气肿

3. 核素显像表现　肺血流灌注显像可见斑片状放射性缺损区,范围小于肺通气显像缺损。肺通气显像可见放射性分布不均匀,表现为片状缺损区。

(三)肺不张(atelectasis)

指支气管完全阻塞后导致所属肺组织内气体吸收,体积缩小。

1. X 线表现

(1)一侧性肺不张:患侧肺野致密不透光,胸廓塌陷,肋间隙变窄,纵隔向患侧移位,健侧肺组织代偿性肺气肿。

(2)肺叶不张:肺叶体积缩小,密度增高,叶间裂移位,血管、支气管聚拢;患侧膈肌抬高,纵隔、肺门向患侧移位,邻近肺叶代偿性肺气肿(图 10-24、图 10-25)。

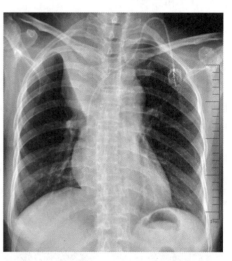

图 10-24　右肺上叶不张

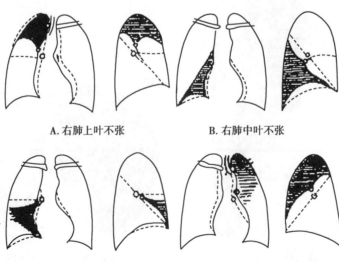

A. 右肺上叶不张　　　　B. 右肺中叶不张

C. 右肺下叶不张　　　　D. 左肺上叶不张

图 10-25　X 线各肺叶不张示意图

2. **CT 表现**　肺叶、肺段肺不张在 CT 表现为叶间裂移位、支气管血管束聚拢,余征象类似 X 线所见,但检查敏感性更高(图 10-26)。

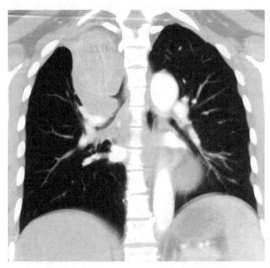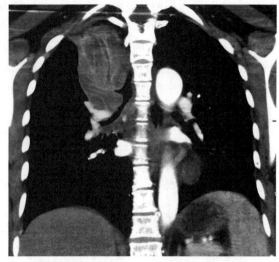

图 10-26　右肺上叶不张

3. **MRI 表现**　可见肺叶或肺段体积缩小,呈条片状长 T1 稍长 T2 信号影。

(四) 肺实变(consolidation)

肺泡腔内的气体被病理性液体、细胞或组织所取代。常见病理改变为炎性渗出、水肿液、血液、肉芽组织或肿瘤组织。肺实变可见于各种肺炎、肺泡性肺水肿,肺出血、肺挫伤、肺梗死、肺结核、肺恶性肿瘤及肺真菌病等。

1. **X 线及 CT 表现**

(1)肺腺泡、肺小叶实变:呈结节状、斑片状边缘模糊高密度影(图 10-27)。

(2)肺段或肺叶实变:呈大片状均匀高密度影,其内常可见含气的支气管影即空气支气管征(air bronchogram),又称支气管气象(图 10-28、图 10-29),病变靠近叶间胸膜时边界清晰锐利,实变的肺体积一般无变化。

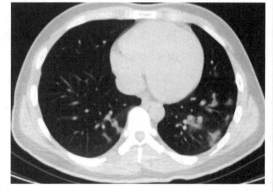

图 10-27　两肺下叶多发小斑片实变影、边缘模糊

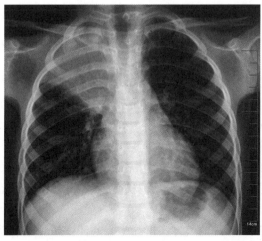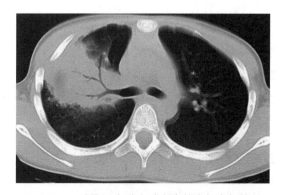

图 10-28　X 线示右肺上叶实变伴空气支气管征　　图 10-29　CT 示右肺上叶实变伴空气支气管征

2. MRI 表现　小片状或大片状异常信号影,T1WI 上呈中低信号,T2WI 上呈高信号。

（五）磨玻璃密度影（ground-glass opacity,GGO）

在病理上,磨玻璃密度影可由肺含气腔隙（呼吸性细支气管 - 肺泡）的部分填充,间质增厚（由液体、细胞和 / 或纤维化所致）,和 / 或多种因素叠加形成;病因广泛,不具特异性。

在 CT 图像上,表现为肺内片状密度增高的模糊影,其内肺血管纹理边缘可见（图 10-30、图 10-31）。磨玻璃密度影多见于感染性疾病（如新型冠状病毒等病毒性肺炎、肺耶氏肺孢子菌肺炎、肺隐球菌感染）,肿瘤性疾病（如非典型腺瘤样增生、原位癌、浸润性肺癌等）,急性肺泡损伤（如肺水肿、肺出血、肺泡炎）,慢性间质性疾病等。

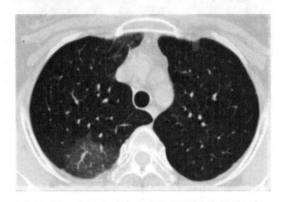 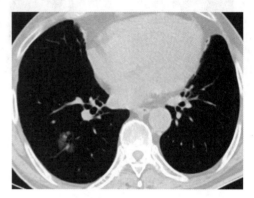

图 10-30　右肺上叶磨玻璃密度影（病毒性肺炎）　　图 10-31　右肺中叶磨玻璃密度影（肺腺癌）

（六）马赛克样密度改变（mosaic attenuation pattern）

指在 CT 图像上表现为不同密度改变的肺区域混杂拼接在一起所形成的征象（图 10-32）。

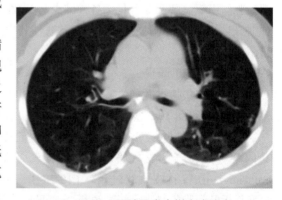

该征象见于多种疾病,主要为三类:①肺实质病变,为最常见病因,肺野内高密度区为病变区、表现为磨玻璃密度影;②小气道病变,约占病因的三分之一,肺野内低密度区为病变区,常继发于气道阻塞所致的空气潴留及反射性灌注减低;③肺血管病变,如慢性肺栓塞、肺动脉高压等,病变区为血流灌注减低所致的低密度区;该征象偶尔可见于正常人,通常范围较小位于胸膜下。

图 10-32　两肺马赛克样密度改变

（七）结节（nodule）与肿块（mass）

肺内的良、恶性肿瘤可表现为软组织结节或肿块,直径 ≤ 3cm 者称为结节,3cm 以上者称为肿块;可单发或多发。结节依其密度不同,可分为实性结节、磨玻璃结节、混合密度结节;肿块密度均较高;结节及肿块除大小之外表现类似。

1. X 线及 CT 表现　良性者生长缓慢,多形态规则,密度均匀,边缘光滑锐利;恶性者生长迅速,边缘多不规则,内密度不均。CT 较 X 线胸片能显示更多细节及特征,依据形态、内部结构、边缘等征象有助于定性（图 10-33~ 图 10-35）。鉴别要点见表 10-2。

（1）分叶征（lobulation）:病变边缘凹凸不平呈细小深分叶或锯齿状。其病理基础为肿瘤自身生长速度不均等及生长过程中遇到的阻力不同,小叶间隔纤维性增生限制肿瘤生长。

（2）毛刺征或棘突征（spiculation sign）:病变边缘见不同程度棘状、毛刺状突起,多细短浓密,形态僵硬,状如绒球。病理基础为肿瘤的恶性生长方式及肿瘤周围间质反应。

（3）空洞（cavity）或空泡征（vacuole）:病灶内直径 1~3mm 的气体密度影为空泡征,>5mm 者称为空洞。

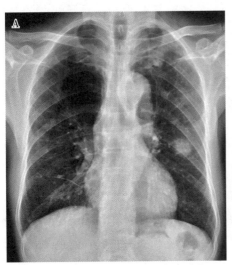
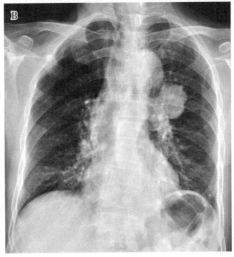

图 10-33　结节与肿块

A. 良性结节,边界清晰光整;B. 恶性肿块,边缘分叶。

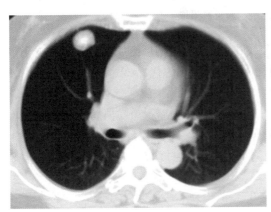
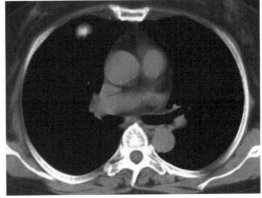

图 10-34　右肺上叶前段类圆形结节伴中心钙化(结核瘤)

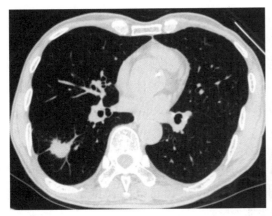
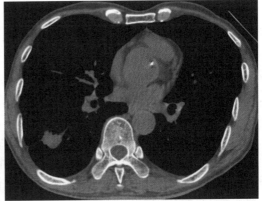

图 10-35　右肺下叶背段分叶状结节伴毛刺、血管集束及胸膜牵拉(肺癌)

表 10-2　良、恶性肺结节的影像特点

	良性	恶性
形态	圆形或类圆形	类圆形,形态多不规则
边缘	清楚,光滑锐利	不规则,可见毛刺征、分叶征
密度	均匀或不均匀,中等偏高	均匀或不均匀,中等偏低
钙化	多见,呈层状、斑点状或斑片状,弥漫分布或中心分布	少见,呈细点状或沙粒状,偏心分布
空洞	新月形或裂隙状小空洞	偏心性空洞,内壁多不规则,可见壁结节
支气管充气征	可见	可见
血管集束征	少见	常见
周围结构	周围肺野清晰或有卫星灶	无卫星灶,部分结节的胸膜侧见小片状浸润
邻近胸膜	增厚粘连,肺窗及纵隔窗均能显示	胸膜皱缩,牵拉凹陷,肺窗显示而纵隔窗不显示
强化	多种形式	轻、中度均匀或不均匀强化
淋巴结肿大	极少	多合并肺门、纵隔淋巴结肿大
生长速度	缓慢	生长快速,倍增时间短
放射性核素	常见不摄取或轻度摄取,少见高摄取	常见高摄取

(4)空气支气管征(air bronchogram):高密度结节或肿块内见含气的低密度支气管影,意味着肿块或结节近端支气管通畅、远端支气管腔及肺泡腔内气体为肿瘤组织替代,少数情况下如淋巴瘤,则系间质扩张所致。

(5)血管集束征(vascular convergence):表现为一支或数支肺小血管受牵拉向病灶聚拢移位,在病灶处中断或贯穿病灶,累及的血管可为肺动脉或肺静脉。

(6)病灶的胸壁侧小片状浸润:表现为病灶胸壁侧小斑片状高密度影,病理基础为小支气管阻塞引起的炎症或肺不张。

(7)增强后结节或肿块呈轻、中度均匀或不均匀强化。

2. MRI 表现　MRI 能显示 <1cm 的结节,病变信号与其组织成分有关,MRI 能更好地显示肿块内的囊变坏死、脂肪成分及血管性成分,但对肿块内的钙化、空泡征及支气管充气征的显示远不如CT。

3. PET/CT 显像　^{18}F-FDG PET/CT 显像是鉴别肺部孤立性结节或肿块良恶性的有效方法。恶性病灶表现为结节状的局限性放射性核素浓聚影,呈高代谢,于 CT 相应部位可见软组织密度结节、肿块影,伴有分叶、毛刺、血管束征等征象;绝大多数良性病灶不摄取或仅轻度摄取放射性核素,但也有小部分良性病变(如活动性肺结核、急性炎症等)出现高摄取,表现为放射性核素浓聚影。对于恶性肿瘤,还可通过观察淋巴结的放射性浓聚,辅助肿瘤的分期。

4. 良、恶性肺结节的鉴别要点(表 10-2)

(八)空洞(cavity)与空腔(intrapulmonary air containing space)

1. 空腔　是肺内生理腔隙的病理性扩张,如肺大疱、含气肺囊肿、肺气囊、囊状支气管扩张等。X线与 CT 表现为边缘清晰光滑的类圆形透亮区,壁菲薄均匀,厚度在 1mm 以下,周围无实变、腔内无液体;当合并感染的时候腔内可见气 - 液平面,周围可见实变影。

2. 空洞　为肺内病变组织发生坏死并经支气管引流排出形成,多见于肺结核,肺脓肿、肺癌、肺真菌病等。分为以下三种类型:

(1)虫蚀样空洞(worm-eaten cavities):指大片坏死组织内的多发小空洞,多见于结核干酪性肺炎,

X 线及 CT 表现为大片密度增高影内多发边缘不规则的虫蚀样的小透亮区(图 10-36)。

(2) 薄壁空洞(thin-walled cavities):洞壁厚度 <3mm,多见于肺结核,部分肺转移瘤也可见,X 线与 CT 表现为边界清楚,内壁光滑的类圆形透亮区(图 10-36、图 10-37)。

(3) 厚壁空洞(thick-walled cavities):洞壁厚度 ≥ 3mm,多见于肺脓肿、肺癌、肺结核。肺脓肿的空洞内多有气液平面,肺癌的空洞内壁常不规则,可见壁结节;空洞内有球形物见于曲菌球,曲菌球与洞壁之间形成半月形空气影,称空气新月征(air crescent sign)(图 10-38、图 10-39)。

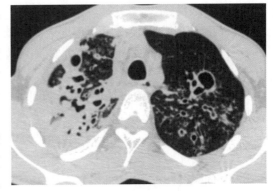

图 10-36　右上肺虫蚀样空洞及左上肺多发薄壁空洞(肺结核)

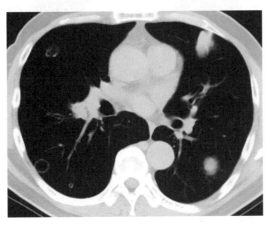

图 10-37　两肺多发薄壁空洞及结节(转移瘤)

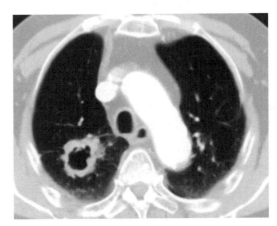

图 10-38　右肺上叶厚壁不规则空洞伴壁结节(肺癌)

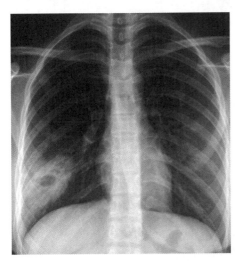

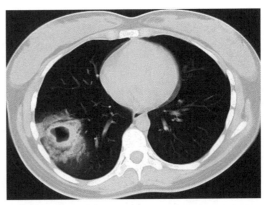

图 10-39　右肺下叶厚壁空洞、内壁光滑(肺脓肿)

(九) 肺间质病变(interstitial abnormalities)

弥漫性肺间质病变分为肺间质纤维化和无肺间质纤维化两类。常见的肺间质纤维化病变有特发性肺间质纤维化、慢性支气管炎、弥漫性肉芽肿疾病、结缔组织疾病、肺尘埃沉着病等,无纤维化的肺间质疾病主要有间质性肺水肿和癌性淋巴管炎等。弥漫性肺间质病变需要 HRCT 检查。

1. X 线表现

（1）两肺纹理增粗、模糊，可见不同于正常肺纹理的僵直索条状阴影。

（2）肺内弥漫分布网状、线状及蜂窝状影；如弥漫性网状纤维影的背景上伴有颗粒状或小结节状影，称为网状结节病变。

（3）间隔线（Kerley's lines）：多见于肺间质水肿、肺静脉高压，肺小叶间隔内有液体或组织增生，可表现为 A、B、C 间隔线。

1）A 间隔线（Kerley's A lines）：位于肺野中带，自外周引向肺门，长约 4cm 的细线，与肺纹理走行不一致。

2）B 间隔线（Kerley's B lines）：位于肋膈角附近，垂直于胸膜水平走行的细线，长约 2cm。

3）C 间隔线（Kerley's C lines）：网状细线，位于下肺野。

2. HRCT 表现

（1）支气管血管束周围间质增厚：呈粗细不均、形态不规则的索条影。

（2）小叶核心增大：为小叶内支气管血管束周围间质增厚，HRCT 呈直径大于 2~3mm 的点状或分支状高密度影；当细支气管内充填分泌物或炎性渗出时，HRCT 显示为胸膜下树枝样小细线伴 3mm 左右的小结节，称为树芽征（tree-in-bud pattern）（图 10-40），常见于弥漫性泛细支气管炎、肺结核的支气管播散等。

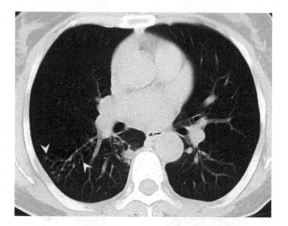

图 10-40　树芽征（箭头）

（3）小叶间隔增厚：呈僵直细线状影，垂直于胸膜，长约 2cm，病变明显时可呈多角形网状影（图 10-41）。

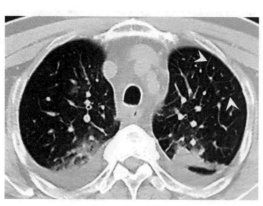
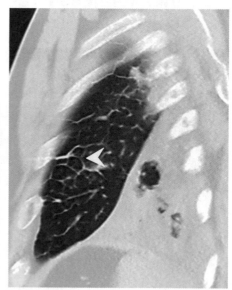

图 10-41　小叶间隔增厚（箭头）

（4）胸膜下弧线影：为胸膜下 1cm 以内，与胸膜平行的弧线状影，病理上是由多个相邻增厚的小叶间隔相连形成（图 10-42）。

（5）蜂窝肺（honeycombing）：代表肺组织结构破坏并纤维化，由多发厚壁囊腔组成，为多种肺疾病晚期表现，肺腺泡正常结构丧失，囊腔大小不等，直径可由数毫米至数厘米，内衬化生支气管上皮。在

X线片上蜂窝征呈密集排列的环形阴影,典型囊腔直径约 3~10mm,壁厚 1~3mm,类似蜂巢;在 CT 上,则表现为胸膜下成簇、单层或多层排列的厚壁含气囊腔影,直径为 3~10mm 不等,偶尔可达 2.5cm,囊壁分界清晰(图 10-43)。蜂窝征是肺纤维化的特征征象,也是诊断普通型间质性肺炎的一项重要依据。

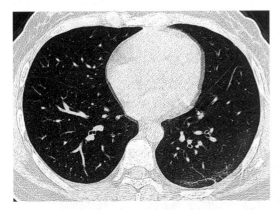

图 10-42　左下肺胸膜下弧线影

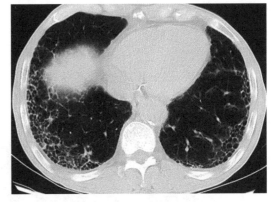

图 10-43　蜂窝肺

　　(6)牵拉性支气管扩张:支气管呈柱状、囊状或串珠状扩张,为肺间质纤维化使肺组织结构扭曲变形所致。(图 10-44)

　　(7)磨玻璃密度影,详见本节肺部病变(五)。

（十）钙化(calcification)

　　钙化在病理上属于变质性病变,为受到破坏的组织发生脂肪酸分解而引起局部 pH 值变化时,钙离子以磷酸钙或碳酸钙的形式沉积下来,一般发生在退行性变或坏死组织内。

　　钙化在 X 线及 CT 上表现为边缘清楚锐利、大小形状不同的致密影,可为斑点状、块状及球状影。

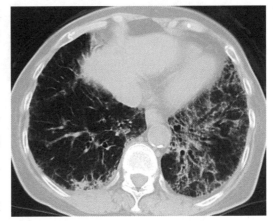

图 10-44　牵拉性支气管扩张

肺结核或淋巴结结核钙化呈单发或多发斑点状;典型错构瘤的钙化呈"爆米花"样(图 10-45);矽肺钙化多表现为两肺散在多发结节状或环状钙化,其肺门淋巴结钙化呈蛋壳样;骨肉瘤的钙化以两肺散在结节状为特点;肺泡微石症的钙化为弥漫粟粒状。

　　钙化在 MRI 上无信号,难以显示。

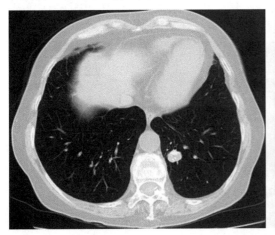

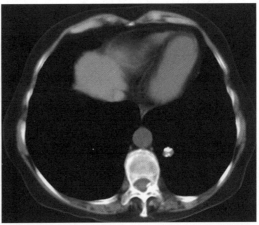

图 10-45　肺错构瘤

三、胸膜病变

(一)胸腔积液(pleural effusion)

任何因素使胸膜腔内液体形成过快或吸收过缓均可产生胸腔积液,如感染、肿瘤、损伤、自身免疫性疾病、心衰、低蛋白血症、放射治疗等。

1. 游离性胸腔积液

(1)X 线表现

1)少量积液:极少量积液仅在侧位片上显示后肋膈角变钝,继之在正位片上显示患侧外肋膈角变钝,随积液量增加,可淹没患侧膈肌及肋膈角,肺野内见外高内低的边缘模糊的弧形致密影,上缘在第4 肋前端以下(图 10-46)。

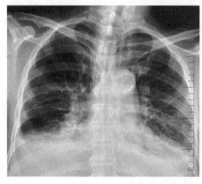
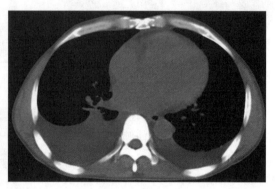

图 10-46　游离性胸腔积液 X 线及 CT 表现

2)中量积液:积液上缘在第 4 肋前端平面以上,第 2 肋前端平面以下,患侧中下肺野呈均匀致密影。

3)大量积液:积液上缘超过第 2 肋前端平面以上,患侧肺野呈均匀致密影,肋间隙增宽,纵隔向健侧移位。

(2)CT 表现:与胸壁平行的弧形水样密度影,可随体位变化而变化(图 10-46)。

(3)MRI 表现:MRI 对液体敏感,可检出极少量的胸腔积液,为胸壁下弧形长 T2 信号影,T1 信号可因积液性质不同而不同。

2. 局限性胸腔积液

(1)包裹性积液:指脏、壁层胸膜粘连致液体局限于胸膜腔某一部位。X 线切线位可见自胸壁突向肺野的边界清晰的半圆形致密影。CT 及 MRI 可直观显示胸膜腔某一位置的局限性水样密度(信号)影(图 10-47)。

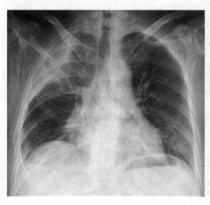
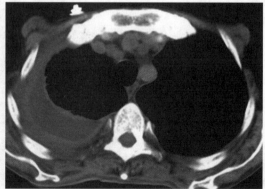

图 10-47　包裹性胸腔积液 X 线及 CT 表现

（2）叶间积液：积液局限于叶间裂。X线片上表现为密度均匀的梭形致密影，边界锐利（图10-48）。CT、MRI表现为沿叶间裂走行的梭形水样密度（信号）影。

（3）肺底积液：积液局限于肺底与横膈之间。X线表现为患侧膈面抬高。CT、MRI可以直观地显示肺底、横膈上方的水样密度（信号）影。

（二）气胸（pneumothorax）

空气进入胸膜腔内即形成气胸，为脏层或壁层胸膜破裂所致。

1. X线表现　肺野外带线状或带状的无肺纹理透亮区，可见压缩肺的边缘呈线状致密影，大量气胸时，气胸区可占据肺野的中外带，内带为压缩的肺，呈均匀软组织密度影，患侧肋间隙增宽，横膈下降，纵隔向健侧移位（图10-49）。

2. CT表现　肺窗上见肺野外带无肺纹理的透亮区，其内可见弧形脏层胸膜呈细线状软组织密度影（图10-49）。

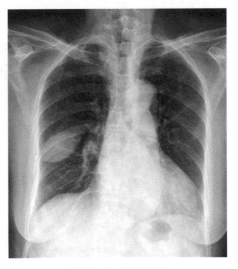

图 10-48　叶间积液

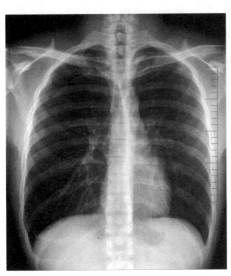
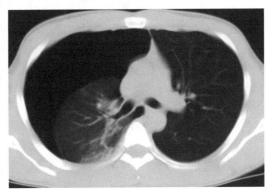

图 10-49　右侧气胸 X 线及 CT 表现

（三）液气胸（hydropneumothorax）

胸膜腔内同时有气体和液体。X线及CT表现为横贯胸腔的气液平面伴肺组织压缩萎陷（图10-50），MRI更容易显示液平。

（四）胸膜肥厚、粘连和钙化

炎症性纤维素渗出、肉芽组织增生、外伤性出血机化均可引起胸膜增厚、粘连及钙化。

1. X线表现　轻度局限性胸膜增厚粘连多发生在肋膈角区，表现为肋膈角变浅、变平，广泛胸膜增厚粘连时，可见患侧胸廓塌陷，肋间隙变窄，沿肺野外侧及后缘可见带状密度增高影，周围组织结构向心性移位。胸膜钙化时在肺野边缘可见不规则点状、条状或片状致密高密度影。

2. CT表现　胸膜增厚常伴随胸膜粘连，肥厚的胸膜多表现为沿胸壁的带状软组织影，厚薄不均，表面不光整，胸膜的广泛粘连导致胸廓塌陷或肺被牵拉（图10-51）。胸膜钙化多呈点状、片状或条带状致密影，其CT值接近骨骼（图10-52）。胸膜增厚达2cm及纵隔胸膜增厚常提示恶性。

3. MRI表现　增厚的胸膜呈带状稍长T1稍长T2信号影，钙化常难以显示。

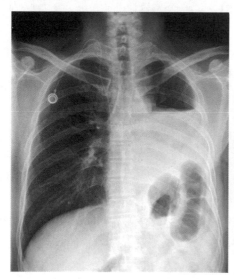
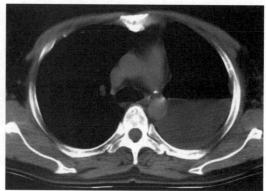

图 10-50　液气胸 X 线及 CT 表现

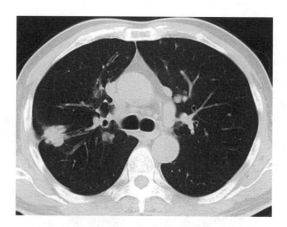

图 10-51　胸膜"凹陷征"

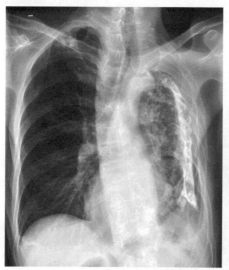
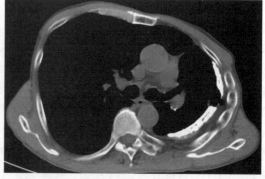

图 10-52　胸膜增厚伴钙化

（五）胸膜肿瘤

胸膜肿瘤主要为原发或转移性肿瘤，原发肿瘤多为胸膜间皮瘤，少数为来自结缔组织的纤维瘤、平滑肌瘤、神经纤维瘤等。此外，胸膜肿块还可见于机化性脓胸、石棉肺形成的胸膜斑，但此二者多伴有钙化。

1. X 线表现　呈半球形、扁丘状或不规则均匀高密度影，边缘清楚，与胸壁呈钝角相交；弥漫性间皮瘤可伴胸腔积液，转移瘤常伴肋骨破坏。

2. CT 表现　呈与胸膜广基底相连的软组织密度肿块影，可见肿块边缘与胸膜延续形成的胸膜尾征，弥漫性胸膜肿瘤多呈广泛胸膜增厚、内缘呈结节状或波浪状，可累及整个一侧胸膜（图 10-53）。

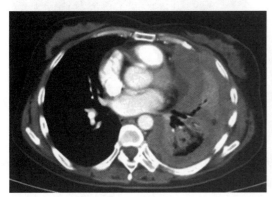
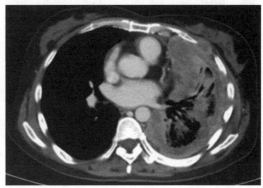

图 10-53　胸膜间皮瘤

3. MRI 表现　胸膜肿瘤在 T1WI 上呈中等信号，T2WI 上呈不同程度高信号。

4. ^{18}F-FDG PET/CT 表现　^{18}F-FDG PET/CT 全身显像对胸膜转移灶的检出有一定的优势，特别是有包裹性积液及胸膜增厚时，CT 诊断胸膜转移有时较困难，而 ^{18}F-FDG PET/CT 显像胸腔积液一般表现为放射性缺损，转移灶表现为局限或弥漫性放射性浓聚影。^{18}F-FDG PET/CT 显像对较小的胸膜转移灶检出的灵敏度高于 CT。

四、纵隔病变

纵隔及肺脏病变均可致纵隔形态、密度及位置的改变，CT 是首选检查方法。

（一）X 线表现

1. 形态改变　多表现为纵隔增宽，X 线片上可表现为局限性或弥漫性、对称性或非对称性增宽，以局限性及非对称性增宽最多见。引起纵隔增宽的病变可为感染性（纵隔脓肿）、出血性（外伤或手术等引起的纵隔血肿）、肿瘤性（纵隔肿瘤、囊肿、肿大淋巴结等）、血管性（心脏大血管异常扩张等）、发育异常（异位脏器、膈疝）等，以肿瘤性最为常见。

2. 密度改变　纵隔气肿时可见纵隔内低密度气带影，常与气胸及皮下气肿并存；腹部空腔脏器疝入纵隔时，则可见纵隔内含气 - 液平影。畸胎瘤所含牙齿、动脉瘤壁钙化、淋巴结钙化均表现为纵隔内高密影。软组织病变与正常纵隔密度多无差异而难以分辨。

3. 位置改变　多表现为纵隔移位，胸腔、肺内及纵隔病变均可使纵隔移位。一侧肺不张、肺叶切除术后、胸膜肥厚粘连等致纵隔向患侧移位。一侧张力性气胸、大量胸腔积液、肺内或纵隔偏侧生长的巨大肿瘤等可致纵隔向健侧移位。

（二）CT 及 MRI 表现

CT 及 MRI 能够明确纵隔病变的性质。纵隔病变可分为四类，即囊性、实性、脂肪性及血管性病变。

1. 囊性病变　CT 上表现为圆形或类圆形液体样密度影，MRI 上因囊内成分不同信号可不同，单纯囊肿呈长 T1 长 T2 信号，黏液性囊肿或囊液富含蛋白时，T1WI 和 T2WI 均呈高信号，囊内含胆固醇结晶或出血时,T1WI 上可呈高信号。心包囊肿多位于右心膈角区,支气管囊肿好发于气管、食管旁或邻近肺门部(图 10-54)。

2. **实性病变**   可见于良、恶性肿瘤及淋巴结增大等,CT 上呈软组织密度(图 10-55),T1WI 上信号强度略高于正常肌肉组织,T2WI 上信号强度较高。恶性肿瘤内坏死囊变,呈长 T1 长 T2 信号。

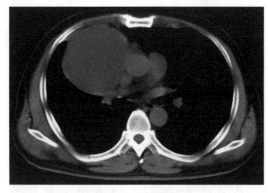

图 10-54   胸腺囊肿

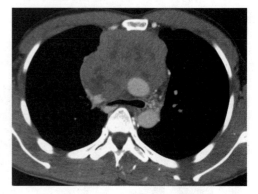

图 10-55   纵隔精原细胞瘤

3. **脂肪性病变**   可见于脂肪瘤或畸胎瘤,脂肪在 CT 上为低密度,可参照皮下脂肪(图 10-56)。在磁共振 T1WI 及 T2WI 上均为高信号,应用脂肪抑制技术,病变可呈低信号。

4. **血管性病变**   增强 CT、CT 血管造影及 MR 对鉴别血管性与非血管性病变很有价值,可准确识别主动脉瘤、主动脉夹层及附壁血栓(图 10-57)。不同性质和速度的血流产生的 MRI 信号不同,动脉瘤瘤壁弹性差,血流在该处流速减慢或形成涡流,致其信号多不均匀;动脉夹层依其血流速度不同,易于分辨真假腔,通常假腔大于真腔,假腔的血流较缓呈较高信号,且常有附壁血栓形成,而真腔血流快,通常为流空信号。

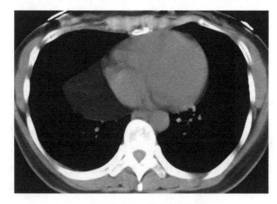

图 10-56   纵隔脂肪瘤

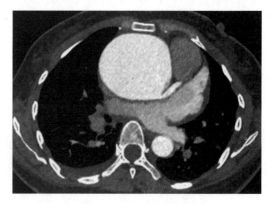

图 10-57   升主动脉瘤

(三) 肺内肿块与纵隔肿块的鉴别诊断(表 10-3)

表 10-3   肺内及纵隔肿块的鉴别要点

	肺内肿块	纵隔肿块
位置	位于纵隔一侧	位于纵隔一侧或两侧
肿块中心	在肺内	在纵隔内
与肺的夹角	锐角	钝角
空气支气管征	可有	无
运动	随呼吸而动	随吞咽而动

五、膈肌病变

引起横膈改变的原因有横膈本身的病变、肺内病变、胸膜病变、纵隔病变以及膈下腹腔内的病变等,主要表现为横膈形态、位置及运动的改变。如膈肌的先天性缺损、局部薄弱或外伤可致膈肌裂口,使腹腔脏器和组织进入胸腔形成膈疝(图 10-58)。膈肌肿瘤可表现为与膈肌广基底相连形态规则或不规则的肿块,可随膈肌同步运动。一侧肺叶切除术后、膈神经麻痹及膈下病变如腹部肿瘤、腹水等可使患侧膈肌升高;重度肺气肿、大量胸腔积液时膈肌位置可下降。肿瘤、外伤或炎症引起膈麻痹时,患侧膈肌吸气时升高,呼气时下降,与健侧相反,称为膈肌矛盾运动。

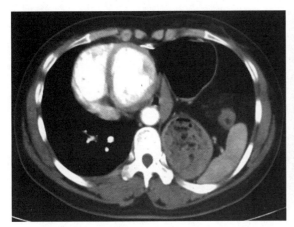
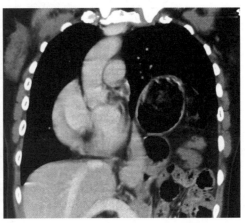

图 10-58　左侧膈疝

本章小结

1. 呼吸系统正常影像学表现包括 X 线胸片表现、CT 表现、MRI 表现、核素显像表现、正电子发射型断层显像表现等;本节重点需要掌握肺野、肺纹理、肺门、肺叶、肺段等相关概念及区域划分的重要解剖学标志;了解常见解剖学变异及伪影;掌握次级肺小叶结构及纵隔分区;了解 MR、核素显像及正电子发射型断层显像表现。

2. 胸部基本病变的影像表现包括气管及支气管、肺、胸膜、纵隔、膈肌病变的影像表现,本节需要重点掌握气管及支气管狭窄、扩张,肺部空气潴留,肺气肿,肺实变、不张,肺磨玻璃密度影,马赛克样密度改变,肺良、恶性结节及肿块影像特点,肺间质性疾病,并掌握其中一些重要的影像征象如空气支气管征,分叶征,毛刺征,血管集束征,树芽征,蜂窝征等;掌握胸腔积液及气胸的影像表现;熟悉纵隔不同分区内的常见病变及膈肌病变。

3. 对呼吸系统的某一类疾病或某一种疾病,可以运用不同的成像技术进行检查,即使是同一成像技术,还可选用不同的检查方法。熟悉掌握各种基本病变在不同成像技术和检查方法中的表现和诊断要点,了解和比较不同成像技术和检查方法各自的优势和限度,明确它们的适应范围、诊断能力和价值,才能针对某一疾病,合理、有序、有效地选用一种或综合应用几种成像技术和检查方法,使疾病在最短时间和最低花费的情况下获得可靠、准确的影像学诊断。

思考题

1. 呼吸系统正常 X 线解剖。
2. 呼吸系统正常 CT 解剖（肺动脉、肺静脉与支气管的 CT 表现，肺叶、肺段、次级肺小叶，纵隔分区）。
3. 肺内良、恶性结节的鉴别。
4. 肺磨玻璃密度影的概念及常见形成原因。
5. 肺内肿块与纵隔肿块的鉴别。

（金晨望　王可铮）

第十一章

呼吸系统常用诊断技术

呼吸系统常用诊断技术包括痰液检测、胸腔积液检查、肺功能检查、支气管镜检查术、胸腔镜技术、肺动脉造影术、支气管动脉造影和栓塞术、超声支气管镜检查术、纵隔镜手术、胸膜穿刺活检术、经皮肺活检术等,熟悉各项技术的适应证、禁忌证及临床意义,可辅助部分呼吸系统疾病的诊断,协助疾病进展或治疗效果的评估,解决临床诊疗过程中的具体问题。

第一节　痰　液　检　测

痰液是气管、支气管和肺泡所产生的分泌物。正常人呼吸道分泌物很少,痰液也很少。当呼吸道黏膜和肺泡受刺激时,分泌物增多,痰液也增多;唾液和鼻咽分泌物虽可混入痰内,但并非痰的组成部分。在病理情况下,如肺部炎症、肿瘤时,痰量增多,痰液性状改变,炎症细胞增多,并可在痰中出现红细胞、肿瘤细胞、细菌、寄生虫等异常改变。因此,可以通过痰液检测辅助某些呼吸系统疾病的诊断,也可辅助对疾病进展或治疗效果的评估。

一、标本采集

(一) 痰标本的采集时间

应在抗生素使用前,一般以晨痰为好。

(二) 痰标本的采集方法

1. **自然咳痰法**　患者自行采集。告知患者在留痰前先用凉开水或无菌生理盐水反复洗漱口咽部 (有义齿的患者应先取下义齿),以减少常居菌的污染,然后用力咳出气管深处痰液(可轻拍背部),吐入无菌痰杯中送检。

2. **支气管镜下采集法**　患者采取仰卧位,吸入麻醉药,由医护人员经鼻插入气管镜:①如需取气管刷洗物,则将毛刷插入双套管毛刷管道,从管道中推出并采集刷取物,然后将刷子拉回鞘内,并将整个细胞刷装置退出双腔镜管道,拿出刷子,放置于装有生理盐水的无菌杯中送检。②如需取支气管肺泡灌洗液,则将痰液收集器连于气管镜,缓慢地注入 10ml 无菌生理盐水于管腔中,经过 3~4 次灌洗后,将痰液收集器中的标本送检。③如取肺组织活检(主要是针对结核分枝杆菌和真菌培养),由医护人员在 X 线引导下操作,将活检镊子缓慢推进到管腔末端,并推出管腔进入肺组织,开启监视屏幕,将活检镊子移入胸膜内 2.5cm 处,张开镊子推入肺组织采集标本,一般需采集 3 份标本,放入含 1~2ml 无菌生理盐水的无菌杯中送检。

3. **气管穿刺法**　非侵入性检测未能获取结果的重症感染,且怀疑需做厌氧菌培养时,应通过气管穿刺或在环甲膜水平以下,直接穿刺取肺分泌物。先麻醉、消毒穿刺部位,将针头刺进甲状软骨表面的皮肤并刺入气管,用注射器或抽取装置抽吸尽可能多的液体,如分泌物很少,则注入 2~4ml 无菌生理盐水诱导咳嗽以便获取足量的标本,标本采集后立即排出空气,插入无菌的橡皮塞或注入厌氧运送培养基内送检。

4. 诱导咳痰   对无痰、少痰或痰浓不易咳出者,可雾化吸入已消毒的高渗盐水,选择单一浓度(3% 或 4.5%)或梯度浓度(3%~4%~5%),流量为 1ml/min,吸入时间控制在 20min 内,以使痰液易于咳出;对于婴幼儿可采取轻压胸骨柄的方法。

5. 体位引流   适于支气管扩张症患者,清晨起床后(体位改变)进行,可采集大量痰标本。

6. 结核分枝杆菌标本收集法   收集 24h 痰液以提高阳性检出率。

(三) 收集痰标本的注意事项

1. 常规细菌培养标本须在 2h 内送至微生物实验室,疑为嗜血杆菌、肺炎链球菌感染时,标本采集后应立即送检。

2. 标本内切勿混入唾液及鼻咽分泌物。

3. 气管冲洗液中的麻醉液可抑制细菌生长导致检出率下降。气管刷采集的标本量很少,需先在无菌杯中加入生理盐水再放标本。

4. 气管镜标本和痰标本一般不适合做厌氧培养,痰标本不理想时可考虑采集支气管肺泡灌洗液标本。

二、检测项目

(一) 一般性状

1. 痰量   正常人一般不咳痰或仅有少量泡沫样痰或黏液样痰。当呼吸道有病变时,痰量可增加,大量痰液提示肺内有慢性炎症或空腔性化脓性病变,如支气管扩张症、肺脓肿、肺结核等。在病程中如痰量逐渐减少,表示病情好转;反之表示病情有所发展。肺脓肿或脓胸向支气管破溃时,痰量可突然增加并呈脓性,因此观察痰量可了解病情的变化。

2. 颜色   正常人可咳出少量无色或灰白色痰,在病理情况下痰色有以下改变:

(1)红色或棕红色:可由混有血液或血红蛋白所致,见于肺癌、肺结核、支气管扩张症、急性肺水肿等。鲜红血丝痰常见于早期肺结核或支气管扩张;粉红色泡沫样痰为急性肺水肿特征;铁锈色痰多由于血红蛋白变性所致,见于大叶性肺炎、肺梗死等。

(2)黄色或黄绿色:由于含有大量脓细胞所致,见于呼吸道化脓性感染,如化脓性支气管炎、肺结核、金黄色葡萄球菌肺炎、支气管扩张及肺脓肿等。铜绿假单胞菌感染或干酪性肺炎时痰液常呈黄绿色。

(3)棕褐色:见于阿米巴肺脓肿和慢性充血性心力衰竭肺淤血。

(4)烂桃样灰黄色:由于肺的坏死组织分解所致,见于肺吸虫病。

(5)黑色:由于吸入大量尘埃或长期吸烟所致,见于煤矿工人、锅炉工人或大量吸烟者的痰液。

3. 气味   正常人痰液无特殊气味。血性痰液呈血腥味,见于肺结核、肺癌等;脓性痰液呈恶臭味,见于肺脓肿、支气管扩张症、晚期肺癌等。

4. 性状

(1)黏液性痰:黏稠、无色透明或略呈灰色,见于支气管炎、支气管哮喘、早期肺炎等。

(2)浆液性痰:稀薄而有泡沫,由于肺部淤血,毛细血管内液体渗入肺泡所致,痰液略带淡红色,见于肺水肿等。

(3)脓性痰:黄色或黄绿色、黄褐色的脓状,主要由大量脓细胞构成,可见于各种化脓性感染。大量脓痰静置后可分为三层,上层为泡沫和黏液,中层为浆液,下层为脓细胞及坏死组织,见于支气管扩张症、肺脓肿或脓胸向肺内破溃等。

（4）血性痰：痰内带血丝或大量鲜红色泡沫样血痰，陈旧性痰呈暗红色凝块。如咳出纯粹的血液或血块称为咯血。为喉部以下的呼吸器官出血所致，见于肺结核、支气管扩张症、肺癌、肺吸虫病等。

（5）混合性痰：由上述两种或三种痰混合而成，如黏液脓性、浆液黏液性痰等。

（6）支气管管型：是纤维蛋白、黏液等在支气管内形成的灰白色树枝状体，如混有血红蛋白则呈红色或红棕色。在新咳出的痰内常呈卷曲状、球形或块状，如将其浮于盐水中则迅速展开成树枝状，见于慢性支气管炎、肺炎等。

（二）显微镜检查

1. 生理盐水涂片检测　在玻片上滴加生理盐水一滴，挑取少许新鲜痰液混合制成厚薄适宜的涂片，在显微镜下观察有形成分的种类、数量和形态变化。

（1）白细胞：正常人痰液中可见少量白细胞，一般无临床意义；呼吸道炎症时常增多。支气管哮喘、过敏性支气管炎、嗜酸性粒细胞支气管炎患者可见嗜酸性粒细胞明显增多；呼吸道化脓性炎症或有混合感染患者可见中性粒细胞（或脓细胞）增多；淋巴细胞增多见于肺结核患者。

（2）红细胞：正常人痰中一般查不到红细胞。脓性或黏液脓性痰中可见少量红细胞，血性痰中可多量出现。疑有出血而痰中无红细胞时，可作隐血试验证实。

（3）上皮细胞：多来自口腔的鳞状上皮细胞或来自呼吸道的柱状上皮细胞。如痰液检查时鳞状上皮细胞 >20%，提示采集标本主要来源于口腔而非来自气管支气管，采集标本不合格。

（4）肺泡巨噬细胞：具有强有力的吞噬功能。吞噬炭粒者称为炭末细胞，见于吸入大量烟尘者和炭末沉着症等。吞噬含铁血黄素者称为含铁血黄素细胞，又称心力衰竭细胞，见于心衰引起的肺淤血、肺梗死及肺出血患者。

（5）硫黄样颗粒：肉眼可见的黄色小颗粒，显微镜下可见中心部位有放线状排列呈菊花形的霉菌颗粒，见于放线菌病等。

（6）寄生虫及虫卵：在患者痰中可查到寄生虫卵甚至成虫。如发现肺吸虫卵可诊断为肺吸虫病；找到溶组织阿米巴滋养体时，可诊断为阿米巴肺脓肿或阿米巴肝脓肿穿破入肺等；偶可见钩虫蚴、蛔虫蚴及肺包囊虫病的棘球蚴等。

（7）结晶：Charcot-Leyden 结晶，为无色透明两端尖长的八面体状结晶，可能来自嗜酸性粒细胞。见于支气管哮喘及肺吸虫病。

（8）Curschmann 螺旋体：由黏液丝扭转而成，中心有一无色发亮的纤维，周围包以一层柔细纤维。见于支气管哮喘等。

2. 染色涂片检查

（1）Wright 染色：主要用于细胞分类及查找肿瘤细胞。细胞学检查主要用于呼吸系统恶性肿瘤的普查和诊断。痰液中找到的癌细胞大多数来自肺部原发性肿瘤，转移性肿瘤较少见，其原发肿瘤部位必须结合临床诊断。肺癌患者痰中可带有脱落的癌细胞，如取材适当、检查方法正确，则阳性率较高，对肺癌有较大的诊断价值。

（2）Gram 染色：多用于一般细菌涂片检查，检查肺炎链球菌、葡萄球菌、肺炎杆菌时较有意义。

（3）抗酸染色：用于标本检查抗酸杆菌，阳性可辅助诊断肺结核。观察抗酸杆菌的数量可为隔离治疗和判断疗效提供依据。

（三）痰培养和药物敏感试验

根据疾病分类进行相应的细菌、真菌和支原体的培养。一般用无菌生理盐水将痰液洗涤 3 次，去除痰中的常居菌后，将痰液接种于血平板、巧克力平板和麦康凯平板，置于 5%~10%CO_2 环境，35℃培养 18~24h，观察菌落生长情况；选不同单个菌落作涂片染色镜检，根据形态特点作出初步判断，然后选择相应的鉴定板做生化鉴定和药敏试验。痰培养和药物敏感试验应争取在应用抗生素之前进行。

（四）其他检查

随着检测技术的发展,针对不同疾病的特殊检查技术,如痰液中的炎症指标和细胞因子(白介素、白细胞三烯、前列腺素)的检查等已逐步应用于临床。

三、临床应用

1. **肺部感染性疾病的病原学诊断**　呼吸道化脓性感染时,痰液呈黄色或黄绿色;厌氧菌感染时痰液有恶臭。取痰液涂片革兰氏染色可大致识别为何种细菌感染。如能严格取材进行痰液培养,则可鉴定菌种;通过药物敏感试验可指导临床用药。

2. **开放性肺结核的诊断**　肺部病变不典型的病例,通过影像学诊断有困难时,可借助痰涂片抗酸染色;若发现结核分枝杆菌,则可诊断为开放性肺结核。如果用集菌法进行结核分枝杆菌培养,除了能了解结核分枝杆菌有无生长繁殖能力,还可以作药物敏感试验和菌型鉴定。此项检查对控制传染源,减少结核病的传播有重要意义。

3. **肺癌的诊断**　肺癌的早期诊断可依据早期临床症状、胸部 X 线检查、痰液涂片查找癌细胞和支气管镜检查等方面配合进行。支气管镜检查可直接吸取支气管分泌物做细胞学检查,或将冲洗液沉淀涂片检查。痰脱落细胞学检查,是确诊肺癌的组织学依据,是当前诊断肺癌的主要方法之一。

4. **肺部寄生虫病的诊断**　痰涂片发现虫体或虫卵可确诊肺部寄生虫病,如肺吸虫、卡氏肺孢子虫病等。

5. **气道慢性炎症性疾病的诊断**　痰涂片嗜酸性粒细胞比例增高,是嗜酸性粒细胞性支气管炎诊断的必要条件之一,同时也可见于支气管哮喘、过敏性支气管炎、嗜酸性粒细胞性肺炎等疾病。

第二节　肺功能检查

肺功能检查是运用呼吸生理知识和现代检查技术,来了解和探索人体呼吸系统功能状态的检查,对于早期检出肺、气道病变,诊断气道病变的部位、鉴别呼吸困难的原因、评估疾病的病情严重程度及预后、评定药物或其他治疗方法的疗效、评估胸肺手术的耐受力、评估劳动强度及耐受力,以及对危重患者的监护等均是必不可少的内容。肺功能检查方法众多,主要包括肺容量检查、肺量计检查、支气管激发试验、支气管舒张试验、肺弥散功能、气道阻力、运动心肺功能、呼吸肌肉功能测定等。以下为临床最常用的检查方法。

一、肺容量检查

肺容量是指肺内气体的含量,即呼吸道与肺泡的总容量,反映了外呼吸的空间。

（一）检查方法

用肺量计可直接检测部分呼吸容量,但用力呼气后残余在肺内的容量,需通过体积描记或气体稀释等方法检查。

（二）常用指标

肺所能容纳的总气量可分为 4 个基础容积:潮气量、补吸气量、补呼气量与残气量。

1. **潮气量（VT）**　在平静呼吸时,每次吸入或呼出的气量。

2. **补吸气量(IRV)**　在平静吸气后,用力吸气所能吸入的最大气量;反映胸肺的弹性和吸气肌的力量。

3. **补呼气量(ERV)**　在平静呼气后,用力呼出的最大气量;反映胸肺的弹性和呼气肌的力量。

4. **残气量(RV)**　呼气后肺内不能呼出的残留气量。

以上4种为基础容积,彼此互不重叠。由2个或2个以上的基础容积可组成另外4种容积:深吸气量、功能残气量、肺活量与肺总量。

5. **深吸气量(IC)**　平静呼气后能吸入的最大气量,IC=VT+IRV。

6. **功能残气量(FRC)**　平静呼气末,肺内所含的气量,FRC=ERV+RV。

7. **肺活量(VC)**　最大吸气后能呼出的最大气量。VC=IRV+VT+ERV 或 VC=IC+ERV。

8. **肺总量(TLC)**　深吸气后肺内所含有的总气量,TLC=IRV+VT+ERV+RV 或 TLC=IC+FRC 或 TLC=VC+RV。

肺容量及其各构成部分(图11-1)。

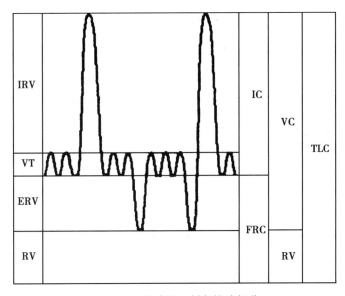

图 11-1　肺容量及其各构成部分

IRV:补吸气量;VT:潮气量;ERV:补呼气量;RV:残气量;IC:深吸气量;FRC:功能残气量;VC:肺活量;TLC:肺总量。

(三) 结果判断

正常人肺容量随年龄、身高、体重和性别等变化,超出正常预计值的上下限为异常。临床上常用实测值占预计值百分比,来表示肺容量是否正常,增加或减少20%以上为异常。

(四) 临床意义

潮气量与呼吸频率决定了分钟通气量,潮气量愈小,则要求较高的呼吸频率才能保证足够的分钟通气量。在限制性肺疾病患者,潮气容积降低,呼吸频率加快。深吸气量降低,见于阻塞性和限制性通气功能障碍。

肺活量是临床常用的肺容积指标。引起肺活量降低的常见疾病有:①肺实质疾病:弥漫性肺间质纤维化、肺炎、肺充血、肺水肿、肺不张、肺肿瘤以及肺叶切除术后等;②肺外疾病但限制肺扩张:胸廓畸形、脊髓前角灰白质炎、膈神经麻痹、胸廓成形术后、广泛胸膜增厚、渗出性胸膜炎、气胸、膈疝、气腹、腹水、腹部巨大肿瘤等;③气道疾病:支气管哮喘、慢性阻塞性肺疾病、支气管扩张、气管或支气管恶性肿瘤,肿大淋巴结压迫支气管等。

功能残气量在生理上起着稳定肺泡内气体分压的作用,减少了通气间歇对肺泡内气体交换的影响。功能残气量增加见于下列情况：①肺弹性降低，如肺气肿；②气道阻塞，如支气管哮喘、慢性阻塞性肺疾病。功能残气量减少见于下列情况：①肺实质疾病，如肺炎、肺不张、肺间质纤维化、肺部巨大占位性病变、肺水肿、肺叶切除等；②肺外疾病但限制肺扩张，如胸廓畸形、腹腔病变（大量腹水、腹部巨大肿瘤）、肥胖、气胸、胸腔积液、广泛胸膜增厚等。残气容积的生理意义与功能残气量相似。限制性疾病导致残气量减少，阻塞性疾病导致残气量增高。

肺内或肺外限制性疾病，如肺不张、肺水肿、肺间质纤维化、气胸、胸腔积液以及神经肌肉疾病都可导致肺总量减少。阻塞性疾病如支气管哮喘、肺气肿等可引起肺总量增加。

二、肺量计检查

肺通气功能是指单位时间随呼吸运动进出肺的气体容积，是一个较好地反映肺通气能力的动态指标。肺量计检查（spirometry）则是临床上最常用的肺通气功能检查方法。

（一）检查方法

受试者口含咬口器、夹鼻夹，避免漏气。呼吸动作（图 11-2）包括：①均匀平静地呼吸；②平静呼气末深吸气至肺总量（TLC）位；③用力爆发呼气并持续至残气量（RV）位；④再次快速深吸气至 TLC 位。

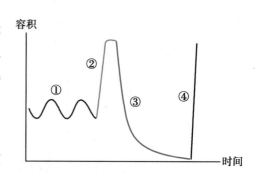

图 11-2　FVC 的检查程序

（二）常用指标

1. 用力肺活量（FVC）　指完全吸气至 TLC 位后以最大的努力、最快的速度作呼气，直至 RV 位的全部肺容积；是肺容量最常用的指标之一，可反映通气功能障碍，特别是限制性通气功能障碍。

2. t 秒用力呼气容积（FEVt）　指完全吸气至 TLC 位后在 t 秒以内的快速用力呼气量。以第 1s 用力呼气容积（FEV_1）最常用，是判断肺通气功能的最重要指标之一，阻塞性或限制性通气功能障碍均可致 FEV_1 的降低。

3. 1秒率（FEV_1/FVC）　是 FEV_1 与 FVC 的比值，常用百分数（%）表示，是判断气流阻塞的主要指标。

4. 最大呼气中期流量（MMEF）　指用力呼出气量为 25%~75% 肺活量间的平均呼气流量，亦可表示为 FEF25%~75%，是评价小气道功能的主要指标。

5. 呼气峰值流量（PEF）　是指用力呼气时的最高气体流量，是反映气道通畅性及呼吸肌肉力量的一个重要指标。

6. 用力呼出 x% 肺活量时的瞬间呼气流量（FEFx%）　根据呼出肺活量的百分率不同，可衍生出用力呼气 25%、50% 和 75% 时的呼气流量（FEF25%、FEF50%、FEF75%），后两者为常用评价小气道功能的指标。

（三）质量控制

良好的质量控制是肺量计检查结果准确的重要保证。在进行肺量计检查前，应先对仪器进行环境和流量校准。在肺量计检查时，应满足相应的质量控制标准（如呼气起始标准、呼气结束标准、可接受的呼气标准和可重复性标准等），以保证结果可靠。

（四）结果评价

肺量计检查的指标众多，应结合受试者的临床资料进行综合评价，不仅要判断肺通气功能是否障碍，还应判断障碍的部位、性质及程度等。

1. 肺通气功能障碍的类型　依通气功能损害的性质可分为阻塞性、限制性及混合性通气障碍，其容积 - 时间（V-T）曲线和流量 - 容积（F-V）曲线如图 11-3 所示。

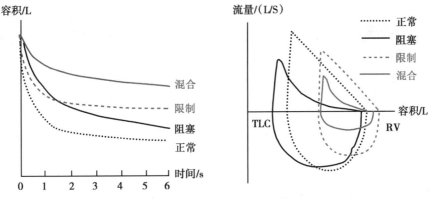

图 11-3　各种类型肺通气功能障碍的 V-T 曲线和 F-V 曲线特征

(1)阻塞性通气障碍:指气道阻塞引起的通气障碍,以 FEV$_1$/FVC 的下降低于正常预计值下限(LLN)为标准。曲线的特征性改变为呼气相降支向容量轴的凹陷,凹陷越明显者气流受限越重。此外,还有一些特殊类型:

1)小气道功能障碍:是气道阻塞的早期表现,FEF25%~75%、FEF50%、FEF75% 可显著下降,说明其对通气功能的影响主要为呼气中、后期的流量受限。当该 3 项指标中有 2 项低于 LLN,可判断为小气道功能障碍。

2)上气道阻塞(UAO):为特殊类型阻塞性通气障碍,其 F-V 曲线特征如图 11-4 所示。

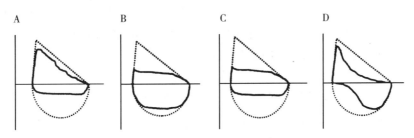

图 11-4　特殊类型阻塞性通气障碍的 F-V 曲线特征

特殊类型阻塞性通气障碍的 F-V 曲线特征:虚线为正常的 F-V 曲线。A 图显示可变胸外型 UAO,以吸气流量受限为特征,吸气相流量呈平台样改变;B 图显示可变胸内型 UAO,以呼气流量受限为特征,呼气相流量呈平台样改变;C 图显示固定型 UAO,呼吸双相流量均显著受限,呼吸双相流量均呈平台样改变;D 图显示单侧主支气管不完全性阻塞,F-V 曲线呈双蝶型改变,流量的受限主要表现在呼吸时相的后期。

(2)限制性通气障碍:指胸、肺扩张受限引起的通气障碍,主要表现为 FVC 明显下降。气流明显受限者 FVC 也可下降,FVC 的判断效能易受影响,故肺容量指标如 TLC、RV 及 RV/TLC 对限制性通气障碍的判断更为精确。

(3)混合性通气障碍:兼有阻塞及限制两种表现,主要为 TLC、VC 及 FEV1/FVC 的下降,而 FEV$_1$ 降低更明显。F-V 曲线显示肺容量减少及呼气相降支向容量轴的凹陷。

2. 肺通气功能障碍的程度　通气功能障碍程度的判断应结合临床资料,其划分目的是协助临床医师判断疾病的严重程度(表 11-1)。

表 11-1　肺通气功能障碍的程度分级

严重程度	FEV$_1$% 预计值
轻度	≥ 70%,但 <LLN 或 FEV$_1$/FVC 比值 <LLN
中度	60%~69%

续表

严重程度	FEV$_1$% 预计值
中重度	50%~59%
重度	35%~49%
极重度	<35%

三、支气管激发试验

支气管激发试验是通过吸入某些刺激物诱发气道收缩反应,以肺功能指标判定支气管收缩的程度,从而测定气道高反应性。磷酸组织胺或乙酰甲胆碱现为临床上最为常用的激发剂,可根据需要配制成梯度浓度稀释液。受试者在试验前应停用可能干扰检查结果的药物或其他刺激。

(一)检查方法

在进行基础肺通气功能检查后,吸入稀释液(常用生理盐水)重复检测肺功能;接着从低浓度(剂量)开始渐次吸入激发剂,吸入后重复检测肺功能,直至肺功能指标下降达到阳性标准(如 FEV$_1$ 较基础值下降 ≥ 20%),或出现明显不适及临床症状,或吸入最高浓度(剂量)为止;最后吸入支气管舒张剂以缓解受试者症状,待肺功能恢复后终止试验。

(二)常用指标及结果判断

FEV$_1$、PEF 较基础值下降 ≥ 20%,或比气道传导率(sGaw)下降 ≥ 35% 可判断为支气管激发试验阳性,即气道反应性增高,反之阴性。对于激发试验阳性者,还可依据使肺功能指标下降达到一定程度的累积激发物剂量进行气道反应性的严重程度判断。

(三)临床意义

支气管激发试验有助于支气管哮喘的诊断及鉴别诊断、病情严重度的判断和治疗效果的分析;并可用于对气道疾病发病机制的研究。

四、支气管舒张试验

支气管舒张试验是通过给予支气管舒张药物,观察阻塞气道的舒缓反应,以用于评价气道可逆性。同样,受试者在试验前,应停用可能干扰检查结果的药物或其他刺激。

(一)检查方法

受试者先测定基础肺功能,然后吸入支气管舒张剂。若吸入的是速效 β$_2$- 肾上腺素受体激动剂如沙丁胺醇,应在吸入药物 15~30min 内重复肺功能检查;若吸入的是短效胆碱能受体拮抗剂,如异丙托溴铵,则在吸入 30~60min 内重复肺功能检查。

(二)常用指标及结果判断

若用药后 FEV$_1$ 或用力肺活量(FVC)变化率较用药前增加 12% 或以上,且 FEV$_1$ 绝对值增加200ml 或以上,则判断支气管舒张试验为阳性,反之阴性。

(三)临床意义

支气管舒张试验可辅助支气管哮喘、COPD 等气道阻塞性疾病的诊断、鉴别诊断和用药疗效判断,并可作为判断气道可逆性的客观指标。

五、肺弥散功能检查

肺弥散功能是指某种肺泡气通过肺泡 - 毛细血管膜,从肺泡向毛细血管扩散到达血液内,并与红细胞中的血红蛋白(Hb)结合的能力。

(一)检查方法

受试者夹上鼻夹、口含咬嘴后平静呼吸 4~5 个周期,待潮气末基线平稳后,指导其呼气完全至残气量位,然后令受试者快速均匀吸气完全至肺总量位,接着屏气(10s),最后均匀持续中速呼气完全至残气量位,建议在 2~4s 内完成呼气。

(二)常用指标

1. 肺一氧化碳弥散量(DLCO) 是指 CO 在单位时间(1min)及单位压力差(1mmHg 或 0.133kPa)条件下,从肺泡转移至肺泡毛细血管内并与 Hb 结合的量(ml 或 mmol),是反映肺弥散功能的主要指标。

2. 肺泡通气量(VA) 吸入气量中能达到肺泡并进行气体交换的容量,用于估算肺内一氧化碳能够扩散,并通过肺泡毛细血管膜的肺容积。正常受试者 VA 近似等于 TLC 减去死腔气量。

3. 肺一氧化碳弥散量与肺泡通气量比值(DLCO/VA) 也称单位肺泡容积的弥散量或比弥散量。由于弥散量受肺泡通气量影响,肺泡通气量减少可导致 DLCO 减少,临床上常用 DLCO/VA 作矫正。DLCO/VA 更容易区分肺部与肺外的病理生理改变。

(三)结果判断

肺弥散功能检查结果是否正常,需与正常预计值进行比较,判断是否在正常范围。若 DLCO、DLCO/VA 等指标低于预计值的 80% 则为异常。肺弥散功能损害严重程度分级见表 11-2。

表 11-2　肺弥散功能损害程度分级

损害程度	DLCO 占预计值百分率 /%
正常	DLCO ≥ 80% 或 LLN
轻度障碍	60% ≤ DLCO<80% 或 LLN
中度障碍	40% ≤ DLCO<60%
重度障碍	DLCO<40%

(四)临床意义

1. DLCO 增加的病理生理状态或疾病 能使肺毛细血管流量增加,正常情况下很少开放的肺毛细血管开放的生理或病理状态,均能使弥散量增加。如世居高原、运动、平卧体位、肥胖、部分左向右分流的先天心脏病变、部分早期的左心衰竭、早期的红细胞增多症及部分弥漫性肺泡出血等,均可引起 DLCO 增加。

2. DLCO 减少的病理生理状态或疾病 弥散距离增加如间质性肺疾病、肺水肿;肺泡破坏引起的肺毛细血管床减少,导致弥散面积减小,如肺气肿、肺叶切除术后等;肺血管病如肺动脉高压、肺血管炎、肺栓塞等;贫血等引起血红蛋白水平下降;少数过度肥胖、右心衰竭、红细胞增多症及弥漫性肺泡出血等均可引起 DLCO 下降。此外一些肺外疾病或药物,如糖尿病、肾功能不全、甲亢、化疗药物及抗心律失常药物的长期使用也会造成 DLCO 的降低。

第三节　支气管镜检查术

支气管镜包括可弯曲支气管镜及硬质气管支气管镜,本节主要阐述可弯曲支气管镜检查术。可弯曲支气管镜包括纤维支气管镜、电子支气管镜(以下均简称支气管镜)。支气管镜检查术是呼吸系统疾病重要的诊断和治疗技术,临床应用广泛,是呼吸与危重症专科医师必须掌握的临床技术。电子支气管镜操作简便,图像清晰,易于储存,便于临床应用,已经逐渐取代传统的纤维支气管镜。

一、适应证及禁忌证

(一) 适应证

支气管镜检查术作为临床常用技术,适应证范围非常广泛,对于呼吸系统疾病具有广泛的诊断和治疗应用价值,适应证主要包括以下几点:

1. 诊断

(1) 疑诊气管、支气管、肺脏肿瘤或肿瘤性病变需要确定病理分型,或确定浸润范围及分期时,应行支气管镜检查术。鉴于近年来肺癌靶向治疗、免疫治疗的进展,支气管镜检查术也适用于对肿瘤进行分子病理学诊断和评价,在治疗过程中对病变再活检以对组织病理类型可能的变化及可能继发的基因突变进行评价,以指导后续治疗。

(2) 不明原因咯血持续 1 周以上的患者,尤其是年龄在 40 岁以上,即使影像学未见明显异常,仍应行支气管镜检查术以明确出血部位及出血原因。

(3) 对于不能明确诊断、进展迅速、抗菌药物效果欠佳、病变持续存在或吸收缓慢、临床诊断为下呼吸道感染或伴有免疫功能受损的患者,应行支气管镜检查术,并采样行相关病原学检查及某些病原标志物检测,有助于临床的正确诊断或病原学诊断。

(4) 器官或骨髓移植后新发肺部病变,或者疑诊移植物抗宿主病、移植肺免疫排斥时,建议行支气管镜检查术协助明确病因。

(5) 临床上难以解释、病情进展或治疗效果欠佳的咳嗽患者,怀疑气管支气管肿瘤、异物或其他病变者,建议行支气管镜检查术。

(6) 原因不明的突发喘鸣、喘息,尤其是固定部位闻及鼾音或哮鸣音,需排除大气道狭窄或梗阻时,建议行支气管镜检查术。

(7) 对于原因不明的弥漫性肺实质疾病,如间质性肺炎、结节病、肺泡蛋白沉积症及职业性肺病等,均建议行支气管镜检查术进行诊断和鉴别诊断。

(8) 对于可疑气道狭窄的患者,支气管镜检查术是重要的诊断和评价狭窄程度、长度、类型及病因的方法,为进一步治疗提供依据。

(9) 对于任何原因引起的单侧肺、肺叶或肺段不张,均建议行支气管镜检查术以明确诊断。

(10) 外伤后可疑气道损伤的患者,推荐行支气管镜检查术,以利于明确诊断并评估损伤部位、性质和程度。

(11) 临床症状及影像学表现怀疑各种气管、支气管瘘,如气管食管瘘、支气管胸膜瘘等,均推荐行支气管镜检查术,以确定其病因、部位、大小及类型。

(12) 临床怀疑气道异物者,建议行支气管镜检查术,以确定诊断,评估取出难度,决定治疗方案。

(13) 原因不明的纵隔淋巴结肿大、纵隔肿物等,应行支气管镜检查术,获取病理学标本,进行诊断。

2. 治疗

(1) 取出气管支气管内异物,较大异物宜用硬质气管镜。

(2) 清除气道内异常分泌物包括痰液、脓液、血块等;去除痰栓、脓栓、血栓等。

(3) 咯血患者,局部给予药物止血。

(4) 肺癌患者局部给予后装放疗或局部注射化学药物。

(5) 困难气道患者引导气管插管。

(6) 气道疾病的相关治疗包括电刀、微波、激光、冷冻等治疗。

（二）禁忌证

可弯曲支气管镜检查术应用至今，已积累了丰富的临床经验，目前无绝对禁忌证，其相对禁忌证范围亦日趋缩小。但下列情况行支气管镜检查术时发生并发症的风险显著高于一般人群，检查前应慎重权衡利弊。

1. 急性心肌梗死后4周内不建议行支气管镜检查术；急性心肌梗死后4~6周内若需行支气管镜检查术，建议请心内科医生会诊，充分评估其发生心脏病的风险。

2. 活动性大咯血时行支气管镜检查术风险较高，若必须行支气管镜检查术，应做好建立人工气道及急救的准备，以应对出血加重可能导致的窒息。

3. 血小板计数 $<20 \times 10^9/L$ 时不推荐行支气管镜检查术。血小板计数 $<60 \times 10^9/L$ 时不推荐行支气管镜下黏膜活检或经支气管肺活检。

4. 妊娠期间不推荐行支气管镜检查术，若病情需要，除非紧急情况，则尽量推迟至分娩或妊娠28周以后进行，并提前与妇产科医生充分沟通，评估风险。

5. 恶性心律失常、不稳定性心绞痛、严重心肺功能不全、高血压危象、严重肺动脉高压、颅内高压、急性脑血管事件、主动脉夹层、主动脉瘤、严重精神疾病以及全身极度衰竭等，并发症风险通常较高，若必须行支气管镜检查术时需权衡利弊，应做好抢救准备。

6. 新近有支气管哮喘发作，待哮喘稳定控制后再进行。

7. 近期急性支气管肺部感染、高热，支气管镜检查可使炎症扩散，宜在炎症控制后再进行支气管镜检查。

8. 对麻醉药物过敏不能用其他药物所替代者。

二、术前准备与麻醉

（一）患者的告知及知情同意

1. 将支气管镜检查术过程中可能出现的问题向患者提供口头或书面指导，可以提高其对操作的耐受性，并签署知情同意书。

2. 检查过程需有家属陪同，以便在出现突发情况时能及时进行医患间的沟通。

（二）术前准备

1. 检查需要详细询问病史，根据病情，必须拍摄正位X线胸片，或者正侧位X线胸片，或者胸部CT。推荐行胸部CT检查，以便于更精准地确定病变部位，有助于决定采样部位及方式。

2. 若无胃肠动力异常或梗阻，局部麻醉时应在支气管镜检查术前4h开始禁食，术前2h开始禁水；全身麻醉时应在支气管镜检查术前8h开始禁食，术前2h开始禁水。

3. 检查前建议建立静脉通道，以方便术中给予镇静及其他药物，并保留至术后恢复期结束。

4. 在检查前不应常规应用抗胆碱能药物（如阿托品等）。该类药物缺乏临床获益证据且存在血流动力学不稳定的潜在风险。

5. 对于拟行支气管镜检查术的患者，建议行凝血酶原时间、部分凝血活酶时间、血小板计数检查，以除外严重凝血功能异常。

6. 根据《中华人民共和国传染病防治法》《艾滋病防治条例》及《软式内镜清洗消毒技术规范》等法律法规，检查前应筛查血源性传播疾病，防止医源性感染。

7. 对于有心脏病病史及其危险因素的患者，检查前应行心电图检查。

8. 对于拟行活检的患者，推荐提前5~7d停用氯吡格雷，提前3~5d停用替格瑞洛，小剂量阿司匹林可继续使用。

9. 对于需提前停用氯吡格雷或替格瑞洛的患者，若植入冠状动脉药物涂层支架未满12个月或植入冠状动脉金属裸支架未满1个月，则应与心内科医生沟通，共同权衡抗血小板药物使用的利弊；若抗血小板药物治疗方案为氯吡格雷或替格瑞洛联合小剂量阿司匹林,则改为单用小剂量阿司匹林;并于操作第 2d 晨起恢复氯吡格雷或替格瑞洛的使用。

10. 对于拟行活检的患者,推荐提前 5d 停用华法林。若术后无明显活动性出血,可在支气管镜检查术后 12~24h 恢复使用,即操作当天夜里或第 2d 晨起恢复使用。

11. 对于需提前停用华法林的患者,可评估停药期间血栓形成风险。若为低风险,则停药期间无须替换为低分子肝素;否则,应替换为低分子肝素抗凝,并于支气管镜操作前 24h 停药。恢复华法林使用后仍应继续同时使用低分子肝素直至 INR 达到治疗范围。

12. 对于拟行活检的患者,达比加群酯及利伐沙班需提前 24h 停药,不需用低分子肝素替换。

13. 对疑诊慢性阻塞性肺疾病的患者推荐进行肺功能检查,若通气功能重度减退(FEV_1 占预计值 %<40%),建议进行动脉血气分析。

14. 慢性阻塞性肺疾病及支气管哮喘患者在支气管镜检查术前应预防性使用支气管舒张剂。

15. 吸氧可能升高 $PaCO_2$,因此对于支气管镜检查术前 $PaCO_2$ 已升高者,操作中吸氧可能进一步提高 $PaCO_2$,应警惕,但不需要术前常规进行吸氧试验确定呼吸中枢的敏感性。

16. $PaCO_2$ 升高并非静脉应用镇静剂的绝对禁忌证,应充分告知患者及其家属、支气管镜检查医生和麻醉医生存在的潜在风险,应谨慎用药并进行密切监测。

17. $PaCO_2$ 升高的患者接受支气管肺泡灌洗术可能导致 $PaCO_2$ 进一步升高,但术后多可自行恢复。

（三）麻醉

麻醉的方法直接影响支气管镜检查成功与否,麻醉好,患者痛苦较少。局部麻醉过程中,被检查者清醒,保留必要的咳嗽反射,可与操作者有一定的交流,同时可避免全身麻醉药物对心血管的抑制作用,是一种常用的方法,包括喷雾法、含漱法、环甲膜穿刺法、气管内滴注法、雾化吸入法。常用麻醉药物 2% 利多卡因,该药穿透性强,作用迅速,维持时间长(20~40min)。麻醉方法:鼻咽部常用 2% 利多卡因喷雾麻醉或超声雾化吸入。气管内麻醉采用支气管镜直接滴入或环甲膜穿刺,注入 2% 利多卡因 5ml,后者麻醉效果准确可靠,但穿刺的针眼难免有少量血液流入气管、支气管内,易与病理性出血混淆。通过支气管镜活检孔插入一硅胶管直达声门处,待声门呈现开放状态时将 2% 利多卡因 3~5ml 注入气管,可获得良好效果。2% 利多卡因麻醉药总量不超过 400mg。

三、主要操作程序

（一）患者体位

目前国内多采用仰卧位,患者舒适,全身肌肉放松,适宜老年体弱、精神紧张的患者检查。如患者有呼吸困难或颈、胸部、脊柱畸形等情况不能平卧可采取坐位,但注意镜检所见标志与仰卧位相反。

（二）插入途径

支气管镜一般采用经鼻或经口腔插入,也可经气管套管或气管切开处插入。插入途径根据患者病情及检查目的要求选择。经鼻腔插入其操作方便,患者痛苦小,能自行咳出痰液,检查中还可以全面了解鼻咽部病变,是最常使用的方法。由于各种原因(如鼻甲肥大、鼻息肉)不能从鼻腔插入者,可选用经口插入,其缺点是容易引起恶心反射及舌翻动,使支气管镜不易固定而导致插入困难,呼吸道分泌物不便自行咳出,需放置咬口器,以免咬损插入部。经气管套管或气管切开处插入,仅用于已行气管插管或气管切开的危重患者气道管理。

（三）检查顺序

术者左手握支气管镜的操作部,用右手将镜前端送入鼻腔,此时边插入镜体边调节角度调节钮,使镜端沿咽后壁进入喉部。窥见会厌与声门,观察声带活动情况,在充分气管麻醉后,通过声门将支气管镜送入气管,在徐徐送镜时注意观察气管黏膜及软骨环情况,直至隆突,观察其是否锐利、增宽及活动情况。确认两侧主支气管管口,一般先检查健侧后检查患侧,病灶不明确时先右侧后左侧,自上而下依次检查各叶、段支气管,注意黏膜外观、通畅情况,有无狭窄及堵塞,有无肿物及分泌物等。健侧支气管检查完毕后,将镜退回到气管分叉(隆突)处,再依次检查患侧各支,如发现病变,根据情况决定做刷检或钳检。在支气管镜检查时应始终保持视野位于支气管管腔中央,避免碰撞管壁,以免刺激管壁引起支气管痉挛,或造成黏膜损伤。

(四) 标本采集

在支气管镜检查过程中,管腔病变肉眼观察虽有一定特征,但为了进一步明确诊断还有赖于取得组织学、细胞学或细菌学的证据。可按肉眼所观察到的病变情况,利用不同的器械采取标本。

常用的标本采集方法:

1. **钳检**　钳检是获得病理标本的重要手段,取材是否得当是镜检成败的关键。对镜下所见的黏膜病变或肿物的钳检阳性率可达 90% 以上。对有苔的病变应先将苔吸出或钳出,暴露病变后,活检钳深入肿物中间或基部钳取为好。在肿物不同部位钳取 3~4 块。若活检前病灶有渗血或钳检后出血过多,可局部滴入稀释肾上腺素止血。

2. **刷检**　细胞刷刷检常常在钳检后进行,分标准刷和保护套管刷两种。前者一般在直视下将细胞刷缓慢插入病变部位,刷擦数次后将其退至支气管镜末端内与支气管镜一起拔出,立即涂片 2~3 张送检。此法操作简单,对镜下可见肿物刷检阳性率一般低于钳检,但对于管壁浸润型钳检不能定位,而刷擦时刷子与肿物接触面积大,获得的细胞阳性率高。为避免或减少上呼吸道细菌污染,采用保护性套管细胞刷,包括有单套管、双套管,加塞或不加塞毛刷等方法。主要用于下呼吸道细菌学检查。

3. 经支气管针吸活检。

4. 经支气管肺活检。

5. 支气管肺泡灌洗。

四、并发症及其预防

虽然支气管镜检查被认为是一种安全的检查治疗方法,但也有个别病例因发生严重的并发症而死亡。随着检查范围不断扩大,其并发症亦增多。其发生率约为 0.3%,严重并发症为 0.1%,死亡率为 0.01%。支气管镜检查室建议配备气管插管及心肺复苏的药品、器械及设备。常见的并发症及预防处理措施如下:

(一) 麻醉药物过敏或过量

丁卡因过敏反应的发生率高于利多卡因。即使使用利多卡因,喷药前也应注意询问患者有无过敏史或先喷少许药液观察有无过敏反应。若出现明显的过敏反应,则不能再用该药麻醉。气道注入麻醉药后约有 30% 吸收至血循环,因此,麻醉药不宜用量过多,如利多卡因每次给药量以不超过 300mg(2% 利多卡因 15ml)为宜。对发生严重过敏反应或出现毒副作用者应立即进行对症处理,如使用血管活性药物、抗抽搐药物,心肺复苏,气管切开,气管插管等抢救。

(二) 喉气管或支气管痉挛

大多数发生在支气管镜先端通过声门时,多见于插管不顺利或麻醉不充分的患者。预防方法除做好局部表面麻醉外,必要时环甲膜穿刺麻醉,操作轻巧熟练,可减少刺激。多在拔出支气管镜后可缓解。严重者应立即吸氧,给予抗组胺药或糖皮质激素。

(三) 出血

支气管镜检查后可能偶有短暂鼻出血,少数痰中带血或咯血,行组织活检者通常会有出血,一般少量出血经吸引后可自行止血,无须特殊处理。出血明显时可予以局部止血,如冰生理盐水、局部止血药物,必要时可同时全身输入止血药物。当出现致命性大咯血时,立即行支气管镜吸引,患者可取侧卧位,及时采取止血措施,必要时行气管插管吸引。经内科积极治疗咯血仍不能停止者,无手术禁忌时可考虑手术治疗。

（四）发热

少数情况下，患者术后发热、肺部浸润或肺炎，可适当口服或静脉给予抗菌药物。

（五）气胸

个别病例由于活检位置过深损伤胸膜发生气胸。预防方法：活检时不要靠近胸膜部位，钳夹时如患者感到相应部位疼痛，表示触及胸膜，应立即松钳，后退少许再试夹。一旦并发气胸，按自发性气胸处理。

（六）低氧血症

支气管镜检查时平均 PaO_2 降低 15~20mmHg（2~2.66kPa），原有肺功能差者可出现明显发绀。故应严格掌握适应证，PaO_2 低于 70mmHg（8.33kPa）时应慎重，术中应给予吸氧，或在高频通气支持条件下进行检查。

（七）心搏呼吸骤停

在支气管镜检查过程中出现意识丧失，心跳停止，其原因可能有原有心脏病基础、情绪不稳定、麻醉不充分、操作手法不当。特别是支气管镜通过隆突时，易出现室颤，死亡发生率为 0.7/ 万人。因此，详细问病史，术前做心电图，支气管镜室需要配备电除颤仪，术中心脏监护观察如遇有意外情况发生，则立即施以心肺复苏措施，可避免致死结果发生。

五、经支气管肺活检术

经支气管肺活检术（transbronchial lung biopsy，TBLB）是较常用的一种操作技术，通过支气管肺活检术，可从气管和支气管腔内病变、周围型肺病变或弥漫性肺浸润组织中获取标本。肺部的大多数疾病，如肿瘤、肉芽肿性疾病、肺间质疾病及某些感染性疾病等需要通过活检采取标本，再经病理学和细胞学检查探明病因，获得诊断。

（一）气管、支气管腔内病变活检

支气管镜下可见的各种腔内病变，如肉芽肿，感染，各种良、恶性肿瘤，以及淀粉样变等。在支气管镜抵达病变部位上方后，先清除表面覆盖的分泌物及血迹，观察病变的性质，估计其可能出血的程度，可采用局部喷洒凝血酶溶液、高频电刀或氩气刀或激光等止血手段。对于出血量可能较大的病灶，应准备好活检后止血的预案，根据病变的部位和性质选择最佳的活检器具。

（二）周围型肺病变活检

1. X 线引导下对周围型肺病变活检　支气管镜可直接插入病变区的段支气管，在 X 线引导下，活检钳、刮匙或毛刷分别循所选择的亚段支气管插入。转动体位，多轴电透，认真核对活检器械位置，对准病灶无误后，张开活检钳，推进少许，在呼气末关闭活检钳，缓慢退出。如无明显出血倾向时，同样方法取活组织 4~6 块。X 线引导的 TBLB 是标准方法，获取标本阳性率高，并发症少。

2. 无 X 线引导下对周围型肺病变活检　术前对 X 线胸部正侧位像、肺 CT 病灶作出准确定位，并需估计出肺段支气管分叉部至病灶中心的距离，作为活检钳进入的深度。在常规插镜至病灶所在段或亚段支气管口时，伸出活检钳，按事先估计的距离，掌握活检钳离开活检孔前端的长度。缓慢向前推进，如遇到阻力，且进钳的深度已够，估计钳顶端已达到病灶边缘。如进钳深度不够而遇到阻力时，很可能触及亚段或亚亚段的分支间隔上，可稍后退活检钳轻轻旋转，并稍加压力穿破间隔再继续推进，遇到阻力时可能接触到病灶。此时稍后退，并在吸气中张开活检钳，再向前推进遇到阻力钳取肺组织，一般重复取 3~4 块。

（三）弥漫性肺病变活检

对弥漫性肺病变，如各种肺间质纤维化、肺泡炎、肺结核、肺癌与各种肺转移癌以及各种肺泡感染或沉积性病变等，一般无须 X 线引导下进行肺活检。活检部位选择以病变较多的一侧下叶，如两侧病变大致相同，则取右肺下叶外或后基底段。当支气管镜达到下叶支气管管口时，经活检孔插入活检钳,通过支气管镜前端至事先选择段支气管,缓慢向前推进,当操作者有活检钳穿破细支气管壁的感觉时,估计钳端已达到肺组织。此时嘱患者作深呼吸,在深吸气末将活检钳张开并向前推进1cm左右,于呼气末将活检钳关闭并缓慢撤出。操作者可感到对肺组织的牵拉感,当活检钳向前推进过程中患者感到胸痛时,可能活检钳触及胸膜,此时可后退1~2cm,再重复上述步骤。一般在不同的段或亚段支气管取肺组织3~5块,将钳取的标本置于10%甲醛液的小瓶中,如为肺组织则呈黑褐色绒毛状,并漂浮于固定液中。若在活检钳推进过程中遇到阻力,但深度不足时,大多是因为活检钳触到了小的支气管分叉处,此时可将活检钳稍作后退,轻轻旋转后再行推进。

TBLB是支气管镜术获取病理学标本重要的方法,检查过程中需要根据直视下病变情况进行判断,尽可能获得病理标本以明确诊断。但需要注意,若病变不能除外血管畸形、不能除外肺包虫囊肿,不能进行TBLB。慢阻肺患者肺功能差,不能耐受发生气胸的风险者也不宜行TBLB。

(四) 经支气管针吸活检术

经支气管针吸活检术(transbronchial needle aspiration,TBNA),是一种被广泛应用的支气管镜检查技术,采用可弯曲的穿刺针,经支气管镜活检通道进入气道内,然后穿透气道壁对气管、支气管腔外病变,如结节、肿块、肿大淋巴结进行针刺吸引,以获取细胞或组织标本进行细胞学和病理学检查。TBNA一般需在X线(CT)引导下进行,操作方法基本与TBLB相仿,穿刺针循所选择的支气管段、亚段、亚亚段推进,通过透视观察,使穿刺针逐渐接近病灶。经过正侧面透视下观察,确认穿刺针位于病灶边缘时,将穿刺针推出进入病灶。将30~50ml空注射器与穿刺针尾相连,抽吸30ml位置时持续20s,同时不断从不同方向及前后适当抽动穿刺针。在拔出穿刺针前,将注射器与穿刺针分离,以除去负压,避免吸入气道内的分泌物。将穿刺针内抽吸物置于固定液中,或直接喷涂于载玻片上,进行组织学或细胞学检查。

对纵隔肿大的淋巴结TBNA检查,术前必须经CT扫描,以明确纵隔肿大淋巴结,按着Wang氏法初步确定穿刺针位置及进针的角度和深度。在穿刺针插入支气管镜活检之前,必须将针尖退入保护套内。当支气管镜到达穿刺部位附近时将穿刺针循活检孔进入,当看到穿刺针前端金属环时,将穿刺针推出5mm左右,然后将镜体连同穿刺针前送至目标位,镜体前端尽可能弯曲朝向穿刺点,让助手在患者鼻部固定支气管镜,操作者在支气管镜活检孔上方1~2cm处捏住穿刺针导管,用一较大力度快速将穿刺针前送,反复此动作,直至穿刺针透过软骨环间壁,如遇到阻力,不能进针,则可能碰到软骨环,宜另选择一穿刺点进针。上述为进针的突刺技术,在用突刺技术有困难时,操作者将穿刺针前推并固定,嘱患者做咳嗽动作,使穿刺针较易透过支气管管壁。在穿刺针达到预定目标内,在抽吸前,应行CT扫描检查,以明确穿刺针的准确位置。如果穿刺针在目标内,则可进行抽吸,如果穿刺针不在目标内,则可根据CT扫描的结果重新调整深度角度或新的穿刺点,直至肯定穿刺针进入了目标内。抽吸和留取活组织标本方法如前所述。

超声引导下行TBNA(EBUS-TBNA)需要超声支气管镜才能完成TBNA。EBUS-TBNA较经验性TBNA更容易获得阳性标本,也更安全、简便。

对于纵隔淋巴结肿大,肺癌转移者TBNA阳性率可达90%左右,恶性淋巴瘤60%~70%,结节病50%~60%。

六、支气管肺泡灌洗术

支气管肺泡灌洗术(bronchial alveolar lavage,BAL)是通过支气管镜对支气管以下肺段或亚肺段水平,反复以无菌生理盐水灌洗、回收的一项技术,对支气管肺泡灌洗液(bronchoalveolar lavage fluid,BALF)进行分析,用于诊断某些呼吸系统疾病如弥漫性肺疾病或肺癌等,或观察治疗效果。

(一) 灌洗部位选择

对弥漫性间质性肺疾病选择右肺中叶(B$_4$或B$_5$)或左肺舌叶,局限性肺病变则在相应支气管肺段进行 BAL。

（二）操作步骤

①在灌洗的肺段经活检孔，通过一细硅胶管注入 2% 利多卡因 1~2ml，行灌洗肺段局部麻醉。②将支气管镜顶端紧密楔入段或亚段支气管开口处，再经活检孔通过硅胶管，快速注入 37℃ 灭菌生理盐水；每次 25~50ml，总量 100~250ml，一般不超过 300ml，诊断性灌洗通常 100ml。③立即用 50~100mmHg 负压吸引回收灌洗液，通常回收率为 40%~60%。④将回收液体立即用双层无菌纱布过滤除去黏液，并记录总量。⑤装入硅塑瓶或涂硅灭菌玻璃容器中（减少细胞黏附），置于含有冰块的保温瓶中，立即送往实验室检查。

（三）注意事项

灌洗过程中咳嗽反射必须充分抑制，否则易引起支气管壁黏膜损伤而造成灌洗液混有血液，影响回收量；支气管镜是否紧密楔入灌洗部位支气管口，防止大气道分泌物混入和防止灌洗液外溢也是保证 BAL 成功的关键步骤。若灌洗液拟送细菌培养，应尽量避免在灌洗液前注入利多卡因行局部麻醉，以免影响阳性率。一份合格的 BALF 应该满足以下标准：没有大气道分泌物，回收率大于 40%，存活细胞大于 95%，红细胞小于 10%（除外创伤或出血），上皮细胞小于 3%~5%，涂片细胞形态完整，无变形，分布均匀。

全肺灌洗术是一种特殊的 BAL，是用于治疗以外源性或内源性物质沉积在肺泡或气道为特征的疾病的一种方法，主要用于肺泡蛋白沉积症的治疗。通常需要在手术室，由呼吸与危重症医学专科医师、麻醉医师、手术护士等共同完成。

支气管镜检查术是临床上重要的诊断与治疗手段，由于其至多只能进入亚段支气管，活检标本较小，观察范围有限，加之操作具有一定风险，因而有其局限性。但是，基于临床需要，根据患者病情个体化地用好支气管镜检查术，有助于正确诊断并能够尽早针对性治疗。

第四节 内科胸腔镜技术

内科胸腔镜诞生于 20 世纪初，1910 年瑞典医生 Jacobaeus 首次用其为胸腔积液患者完成了胸膜腔检查。近年来，随着内科胸腔镜的发展，操作程序得到大大简化，局麻下即可进行。内科胸腔镜是一项侵入性操作技术，将光学内镜通过穿透胸壁的戳卡（Trorca）套管，在直视下观察胸膜腔的变化并可进行胸膜壁层和/或脏层疾病的诊断与治疗，因此对肺胸膜疾病的诊治具有很重要的临床意义。内科胸腔镜可分为半硬式胸腔镜（semi-rigid thoracoscopy）和硬式胸腔镜（rigid thoracoscopy）。前者由可弯曲的前端与硬质的操作杆部组成，更易于操作；后者管腔大，所用的活检钳、吸引管、微型剪刀均可与高频电相连，类似高频电刀，可随时止血，操作极为方便。

一、适应证及禁忌证

（一）适应证

内科胸腔镜检查技术主要分为诊断性及治疗性技术，适应证主要包括以下几点：

1. 诊断

（1）原因不明的胸腔积液。

（2）胸膜占位性病变。

(3)气胸。

(4)肺癌的分期。

(5)弥漫性肺部疾病。

(6)肺外周性病变的诊断。

2. 治疗

(1)胸膜粘连的松解。

(2)胸膜腔内出血的凝固。

(3)胸膜的粘连固定。

(4)脓胸的引流。

(5)胸膜肿瘤的治疗。

(二) 禁忌证

内科胸腔镜是一项微创检查技术。胸膜腔闭塞是本项检查的绝对禁忌证,因此严重胸膜粘连者不宜进行检查。相对禁忌证包括:

1. 出血性疾病或凝血功能异常,以血小板低于 40×10^9 为临界值。

2. 低氧血症。

3. 严重心血管疾病。

4. 持续的不能控制的咳嗽。

5. 极度虚弱者。

6. 对麻醉药过敏不能用其他药物代替者。

二、术前准备

1. 操作者术前必须详细了解病史、体格检查、实验室各项辅助检查情况,认真阅读患者近期胸部 CT 以便明确病变的部位和性质。

2. 术前向患者及家属说明检查的目的、必要性和安全性,取得患者的良好配合,签署手术同意单。

3. 仔细检查胸腔镜各部件是否完好可用,各种附件是否齐备,以防检查途中出现故障。

4. 严格掌握各种适应证,核查血小板计数和出凝血时间检查结果,疑有心肺功能差者须查动脉血气、肺功能和心电图检查。

5. 术前禁饮食 4~6h。

三、主要操作程序

1. **选择穿刺点**　通常患者取健侧卧位。切口选择在患侧腋中线第 4~8 肋间,常用第 6~7 肋间,靠近病变部位即可,勿正对病变处。胸膜粘连时,需最大胸腔空间允许手术操作并能观察胸膜病变,可根据手术当天 B 超或胸部 CT 选择穿刺进镜点。一般通过单个开口即可全面观察胸膜,同时经胸腔镜的活检孔行胸膜活检。必要时可做 2 个开口,一个用于胸腔镜观察,一个用于活检或手术操作。

2. **局部麻醉**　消毒铺巾,穿刺点处给予 2% 利多卡因 10~20ml 局部麻醉,疼痛明显者可静脉给予咪达唑仑和芬太尼镇静,并进行心电、血压、血氧饱和度监测,保持患者自主呼吸良好。

3. **切口、置入胸腔镜和观察胸膜腔**　在穿刺点行 1~2cm 的切口,钝性剥离皮下各层至胸膜,置入穿刺套管,将胸腔镜经套管送入胸膜腔,连接负压吸引,吸出胸液,全面观察胸膜腔。如有蜘蛛网样的粘连影响观察,可予机械分离。按照内、前、上、后侧、下的顺序观察脏层、壁层、膈胸膜和切口周围胸膜。仔细观察病灶的形态和分布,判定病灶的部位、分布、大小、质地、颜色、表面情况、有无血管扩张或搏动,以及病灶有无融合,基底部的大小活动度和与周围组织的关系,并在直视下根据病变进行胸膜活检和/或肺活检及某些治疗。

4. **术后** 术毕拔出胸腔镜和套管,放置胸腔引流管并缝合皮肤。

四、并发症及其预防

1. **胸膜反应** 为减少胸腔镜胸膜活检时出现胸膜反应,应在术前进行充分的局部麻醉,必要时辅以肋间神经阻滞麻醉。对于精神紧张或疼痛明显的患者,应进行必要的镇静。

2. **出血** 活检后出血多数可以自行止血,对于相对微小持续出血,可以适当使用止血药物。出血多者需重新进行胸腔镜检查,寻找出血点,给予必要的止血处理。

3. **活检后气胸、支气管胸膜瘘** 罕见。选择安全的穿刺点和小心地活检可以避免这一并发症。活检时尽量选取壁层上的病变组织,一是可避免脏层胸膜损伤所致的术后气胸,二是脏层胸膜上的病变不易钳取。人工气胸造成的最危险的并发症是空气或气体栓塞,发生率为 0.1%。

4. **切口局部感染或胸腔感染** 少见。术中严格无菌操作,术后作好切口护理,术后 1~3d 拔除胸腔引流管。置管时间延长可能导致感染风险增加。

5. **胸痛** 操作在局麻下进行,整个过程患者清醒,操作时镜头触碰胸壁、胸膜活检以及术后置管引流排气,都有可能引起患者胸痛,但多数患者胸痛都能够耐受。患者出现较严重的胸痛时,要警惕胸腔内出血和引流管置入胸腔太长触碰壁。

6. **复张性肺水肿** 胸腔镜退出后,需注意肺复张后肺水肿的发生。一般胸腔积液吸引后复张性肺水肿的发生率很低。对术中抽出积水超过 100ml 的患者,术毕已放置的胸腔引流管可暂时夹闭,防止液体过多排出,回病房后还要继续吸氧,并间断松开引流管,缓慢排出液体,以防复张性肺水肿的发生。

第五节 肺动脉造影术

肺动脉造影术(arteriography of pulmonary arteries,pulmonary arteriography)是指运用猪尾巴导管或其他导管经外周静脉,送至右心房、右心室从而进入肺动脉主干或分支,向肺动脉内注射造影剂从而使肺动脉显影,从而了解肺血管病变部位,明确病变性质,并根据病情选择合适栓塞材料进行治疗的一项检查。

一、肺动脉造影术的适应证

1. 肺动脉病变所致大咯血(出血量 ≥ 300ml/24h)。
2. 可疑的肺动脉瘤。
3. 先天性肺动、静脉畸形。
4. 可疑的肺动-静脉瘘。
5. 高危急性肺栓塞有全身溶栓禁忌需局部介入者的术前评估。
6. 不明原因的肺动脉高压。

二、肺动脉造影术的禁忌证

1. 麻醉剂过敏。
2. 严重心、肝、肾功能不全及其他严重的全身性疾病。
3. 极度衰弱和严重凝血功能障碍者。
4. 急性感染性疾病或风湿病活动期。
5. 急性心脏疾患,如急性心肌梗死、严重心律失常等。
6. 对含碘对比剂过敏已经不再是血管造影的禁忌证,在此种情况下可酌情用含钆对比剂代替。

三、常见并发症及预防处理

1. **穿刺部位股静脉血栓形成** 肺动脉造影及介入操作前全身肝素化,可静脉注入普通肝素 2 000~5 000U,术中可每间隔 1h 补充 1 000U 普通肝素,以防止血栓形成。

2. **造影剂肾病** 目前多选用等渗性造影剂,且肺动脉造影剂用量偏小,此种情况极为罕见,如总量超过 300ml,应注意术后水化及监测肾功能。

3. **心律失常** 老年、有心脏基础疾病者较为常见,应注意轻柔操作,如心律失常持续或发生循环不稳定,应及时撤出导管。

4. **其他穿刺及导管并发症** 部分初学者穿刺可能误入股动脉或穿通股动脉与股静脉,甚至造成股动静脉瘘,严重者需血管外科协助处理,导管暴力操作可能存在打折、打结、断裂情况,但相对罕见,应注意严格避免暴力操作。

第六节　支气管动脉造影术及栓塞术

支气管动脉栓塞术(bronchial arterial embolization,BAE)是通过导管将栓塞材料选择性地插入某一支气管动脉进行造影评估后通过导管注入栓塞材料以堵塞咯血责任血管,控制出血的一种介入治疗手术。BAE 治疗大咯血和反复咯血的价值已经被普遍认可,止血的机制多数情况下不是直接在主干堵塞责任血管,而是通过栓塞责任血管末端血管床使流入病变的血流减少或停滞,灌注压降低,达到止血目的。

一、支气管动脉栓塞术的适应证

1. 内科治疗不能控制的大咯血(出血量 ≥ 300ml/24h)。
2. 病变虽然适宜外科治疗,但患者正值咯血期、手术风险较大,可先行栓塞术控制出血,然后择期手术。
3. 无外科治疗指征的反复咯血,虽然咯血量不大,但严重影响患者的生活质量。
4. 支气管动脉侧支循环丰富的先天性心脏病大咯血,可采用栓塞止血,但是实施支气管动脉栓塞前必须确认肺内有无其他供血来源。如代偿扩张的支气管动脉是肺的唯一供血来源,则不宜做栓塞治疗。但心脏畸形获得根治、肺循环恢复正常后仍有咯血者,可行支气管动脉栓塞治疗。

5. 所谓隐源性咯血(指经过各种影像学检查和纤维支气管镜检查仍不能明确出血来源者),可先做诊断性支气管动脉造影,然后酌情做栓塞治疗。另外,原发和继发性肺富血供肿瘤所致的咯血,可与支气管动脉灌注化疗同时进行。

二、支气管动脉造影的禁忌证

1. 导管不能有效和牢靠插入支气管动脉内,栓塞剂可能反流入主动脉者。
2. 肺动脉严重狭窄或闭锁的先天性心脏病,肺动脉主要靠体循环供血者,在没有外科手术矫正肺动脉畸形时。
3. 造影发现脊髓动脉显影极有可能栓塞脊髓动脉者。
4. 严重出血倾向,未能控制的全身感染及重要脏器衰竭等。
5. 对含碘对比剂过敏已经不再是血管造影的禁忌证,在此种情况下可酌情用含钆对比剂代替。

三、常见并发症及预防处理

1. **栓塞后轻度反应**　支气管动脉栓塞后可出现发热、胸闷、背痛、胸骨后烧灼感、胸痛、吞咽不适等症状,发生率24%~91%,有些症状与栓塞后组织缺血坏死吸收反应有关,有些与纵隔、食管和肋间组织缺血有关,可采取对症治疗,多在1周内缓解。支气管动脉除了是气管 - 支气管、胸主动脉、肺动脉的滋养血管外,也参与食管、膈肌、纵隔胸膜、脊髓等供血,BAE可能累及这些血管。

2. **栓塞剂反流误栓非靶器官**　严重者有肠系膜动脉栓塞、肾动脉栓塞、肢端动脉栓塞,绝大多数与操作者技术不熟练有关。

3. **异位栓塞**　当存在支气管动脉 - 肺静脉瘘时,注入栓塞剂后可产生体循环动脉异位栓塞,其中以冠状动脉和颈动脉的后果最为严重。当存在较大的支气管动脉 - 肺动脉瘘时,栓塞后可出现肺动脉栓塞和梗死。如果血管造影发现有较大的支气管动脉 - 肺静脉和肺动脉瘘,应选择适当的栓塞剂堵塞瘘口。

4. **脊髓损伤**　为BAE最严重的并发症。早年由于用离子型对比剂的因素,BAE后脊髓缺血并发症发生率比较高(5%~10%)。近年由于非离子性对比剂普及应用及栓塞技术的改进,BAE后脊髓损伤的并发症明显下降(0.5%~1.0%)。当造影发现脊髓动脉与拟栓塞的动脉共干时,应避开此血管的起源做超选择性栓塞。

5. **穿刺部位股动脉血栓形成**　由于患者介入治疗前多使用过止血和(或抗凝药),故较容易形成血栓。为避免此并发症,在插入导管后、做血管造影前从静脉途径给予30mg肝素,或在术中用肝素 - 生理盐水间断注入动脉鞘内。

6. **其他并发症**　支气管动脉栓塞术后可发生肋间皮肤坏死、支气管坏死、食管溃疡、食管 - 支气管瘘等,多少与选择栓塞剂不合适(如用液体栓塞剂,栓塞剂颗粒直径 <300μm)及误栓有关,有些患者与既往曾接受胸部放射治疗有关。在老年患者,由于胸主动脉内膜粥样硬化斑块较多,当操作者操作不当时可造成内膜下注射(夹层动脉瘤形成)。

四、临床疗效

1. **即刻止血效果**　目前BAE已经普遍认可为治疗大咯血的首选方法。即刻止血成功率为73%~99%,复发出血率10%~55.33%。

2. **复发出血**　近年随栓塞材料的发展和栓塞技术的精细化,即刻止血成功率有所提高,但复发出血率自20世纪70年代以来变化却不大,原因在于BAE为姑息性止血手段,并不是治疗原发疾病的措施。一般将BAE后1周内复发出血称早期复发后出血,也有人将术后1个月内复发出血称为早期复发出血。BAE 治疗咯血术后 1 个月内复发出血率达 10%~29%。

3. 复发出血原因 ①栓塞不彻底或病灶为多血管供血,治疗时未能完全栓塞这些血管,这种情况下患者多为早期复发出血。②栓塞剂被吸收,栓塞区血管再通,联合应用永久性栓塞剂(如聚乙烯醇微球)可减少此现象。③病变附近新侧支建立,此情况多见于仅采用主干栓塞治疗。用微导管做接近病灶处栓塞可降低这种并发症。④肺循环参与病变的血液供应:对于彻底栓塞支气管动脉后仍有咯血的患者应做肺动脉造影。⑤原有基础病变(如结核,肿瘤)有进展,出现新的出血灶。

4. 处理 对于复发咯血者可重复做 BAE 治疗。另外,尚应对基础病变(如结核、肿瘤)进行积极治疗,如果基础疾病控制不良,多在 2~5 年内再次甚至多次复发出血。有些病变,如真菌病、其他慢性空洞性病变、肺隔离症等所致大咯血 BAE 仅为一姑息治疗措施,一旦出血停止,应考虑外科治疗。

5. 预后 不同病因所致咯血的 BAE 疗效有所不同。对于活动性肺结核所致咯血,联合 BAE 和积极的抗结核有优良的即刻治疗效果和较低的复发咯血率。BAE 疗效比较差的是曲霉病,原因在于病变多广泛、呈侵袭性,常有非支气管动脉参与病灶的供血,因此强调在 BAE 控制出血后应及早手术切除曲霉球。另外,BAE 治疗肺恶性肿瘤所致的咯血,无论即刻疗效还是远期效果均有限。

第七节 超声支气管镜检查术

支气管腔内超声(endobronchial ultrasound,EBUS)技术始于 20 世纪 90 年代,是将微超声探头通过支气管镜进入气管、支气管管腔,既可直接观察腔内情况,又可通过实时超声扫描,以获得气道管壁层次的组织学特征及周围邻近脏器的超声图像,从而进一步提高诊断水平。EBUS 最初的操作方法是将径向超声探头经标准支气管镜的工作通道与支气管壁接触。按照是否加用水囊及功能可分为外周型及中央型超声探头:外周型超声探头主要用于观察肺外周病变,行经支气管超声引导的经支气管肺活检术(EBUS-TBLB);中央型超声探头通过观察气道周围结构用于早期中央型癌症分期,肿瘤浸润的判断,了解气道重构情况,识别气管软骨破坏等,还可辅助进行辐射状超声探头引导下的经支气管针吸活检术(RP-EBUS-TBNA)。尽管这种 RP-EBUS-TBNA 提高了传统 TBNA 的诊断率,但并非实时的 EBUS-TBNA,通常是由超声探头确定胸内淋巴结气道内穿刺位置后,撤出超声探头,再行TBNA,活检效率仍然不能得到有效提高。通过近年不断发展,目前已开发出一种凸探头 EBUS,该探头直接置于支气管镜顶端,增加了钳子管道内径功能,能够进行实时超声支气管镜引导下经支气管针吸活检(real time EBUS-TBNA),本节将分别简述 EBUS-TBLB 和 EBUS-TBNA。

一、经支气管超声引导的经支气管肺活检术

应用超声支气管镜能清晰显示支气管壁的多层结构与气道周围 4cm 以内的邻近纵隔组织,在确定肿瘤侵犯气道壁的深度及范围上,优于一般的影像学检查方法。在周围支气管内,超声图像因受周围富含气体结构的干扰而不清晰,因此腔内超声主要用于对液性结构或囊性病灶与肺实质的鉴别。正常情况下,充满气体的肺泡组织可完全反射超声波,在 EBUS 图像下呈现"暴风雪"样白色影像。当微小超声探头到达病变部位后,采用 20MHz 超声所形成的高分辨率图像可显示肺外周病变的结构。实性肿瘤表现为均一的暗色影像,周围常包绕一条明亮的分界线,可与正常肺实质区分。炎性病变及肺不张则由于包含了不同的肺结构,而呈不均一的回声;过度充气的支气管肺组织在超声图像上呈亮白色,液体组织则较暗。使用超声支气管镜,通过亚毫米分辨率与细致的显影对支气管管壁结构进行分层,可应用于

对气道浸润或外压的鉴别。对于包绕支气管管壁的肿瘤病灶,应在超声下判断肿瘤的基底与表面,测量其深度,并明确其侵入管壁及纵隔的程度,将超声探头穿过狭窄段,可评估远端气道是否通畅。若发现病灶确已侵入大血管(如主动脉、腔静脉、主肺动脉等),则不宜手术;如果发现病灶尚未浸润至支气管管壁深层,也无邻近的淋巴结受累,则可考虑手术切除或根治性的腔内介入治疗。

(一)适应证

一般而言,凡适合于常规支气管镜检查的气管、支气管病变都适合于超声支气管镜检查。但由于检查费用昂贵,常规支气管镜检查能明确诊断的,不建议首选腔内超声。常见适应证如下:

1. 气管、支气管黏膜下病灶。

2. 气管、支气管狭窄。

3. 疑有管壁或管外浸润性病变者。

4. 周围支气管结节样病灶。

5. 纵隔病变(包括不明原因的纵隔淋巴结肿大)。

6. 纵隔及气道病变的穿刺前定位。

7. 气管、支气管病变治疗后的病情评估。

(二)禁忌证

1. 同常规支气管镜检查的禁忌证。

2. 严重的气管狭窄在腔内超声检查时可能发生窒息,必须慎重。

(三)术前准备

同常规支气管镜检查。

(四)操作步骤

1. 选择合适的支气管镜,在支气管镜到达后,根据影像学结果,将带有导向鞘的微型探头定位到需检查的支气管。

2. 探头先向前推进,直到操作者感觉到阻力然后边拉回边进行扫描。一旦获得病灶的 EBUS 图像并明确病灶的位置,便将探头退出,导向鞘留在原位置。

3. 将活检钳或支气管刷插入导向鞘中,到达标记的位置。在透视引导下用支气管刷来回刷动,采集样品。

4. 支气管刷退出后,将活检钳插入导向鞘中直至活检钳到达的远端。打开钳尖,钳尖进入病变 2mm 或 3mm 时,在影像引导下闭合。获得足够多的活检标本后,将标本放入甲醛中保存,送实验室进行组织学检查。

5. 导向鞘仍留在原处并按压活检部位约 2min 以控制出血。确认止血后,结束操作。

二、超声探头引导下的经支气管针吸活检术

尽管径向探头 EBUS 能使操作者观察到支气管壁以外的结构,但实际上对气道以外的病灶活检时进行引导是不可行的。EBUS-TBNA 是用超声支气管镜或将微超声探头经支气管镜进入气管、支气管管腔,通过实时超声扫描,获得气管、支气管管壁各层次以及周围相邻脏器的超声图像,并以穿刺针透过气管、支气管壁,获取纵隔内肿物或淋巴组织的组织学或细胞学标本的技术。EBUS-TBNA 作为一项新技术,将纵隔镜的高诊断率与 TBNA 的微创性两个优点结合起来。与传统 TBNA 技术相比,EBUS-TBNA 的主要优点是在可视化条件下,定位淋巴结并采样。通过传统 TBNA 技术可到达的所有纵隔淋巴结,同样 EBUS-TBNA 也可到达。此外,EBUS-TBNA 在标准技术方面具有显著优势,能获取直径 <1cm 的纵隔淋巴结样本,而传统 TBNA 技术很难做到。

(一)适应证

1. 纵隔与肺门占位性病变及肿大淋巴结的诊断。

2. 对已知或怀疑的肺癌患者进行纵隔及肺门淋巴结分期。

3. 坏死性或黏膜下的管腔内病变的诊断。

4. 周围肺实质的结节样病灶的诊断。

5. 肺上沟瘤。

6. 纵隔良性囊性病灶（如囊肿及脓肿等）的诊断及引流。

7. 经典 TBNA 穿刺未获阳性结果者。

（二）禁忌证

1. 同常规支气管镜检查的禁忌证。

2. 重度气管狭窄。

3. 麻醉药过敏、不能用其他药物代替者。

4. 所选穿刺点若有明显感染者不适宜进行 EBUS-TBNA。

5. 操作者对 EBUS-TBNA 技术不熟练。

（三）术前准备

1. 患者需行薄层胸部 CT 扫描，以明确病变大小与位置，并确定拟获取标本的部位；进行完善的心脏功能、凝血功能检查，以排除凝血机制障碍导致术中出血的可能。

2. 术前禁食、水 4h 以上，术后 2h 方可进食、饮水。

3. 术前建立静脉输液通道。检查室内备好止血药物等必要的急救。

（四）操作程序

1. 穿刺前首先检查穿刺针穿刺深度，调节锁和外鞘调节旋钮是否推至最高位置并锁住，确保穿刺针是在套管之内，穿刺针内芯稍微向外拔出。

2. 操作者在助手配合下将穿刺针插入超声支气管镜操作通道，插入过程注意保持内镜先端部处于平直状态，推紧连接部的扣锁，使穿刺针固定在内镜内。

3. 松开穿刺针外鞘调节旋钮，调节外鞘位置，确保内镜下看到外鞘头部，再旋紧外鞘调节旋钮。

4. 调整超声支气管镜角度，向上弯曲先端部接触气管内壁获得穿刺目标超声图像及同步显示的内镜图像可用于定位及穿刺点选择，调整内镜位置使穿刺针外鞘楔在软骨环之间。

5. 松开穿刺深度调节锁，设置穿刺深度并锁住，观察超声同时进针，常采用猛刺法，穿刺同时，助手在患者口边固定内镜并稍向患者口内推送内镜。

6. 明确穿刺针在病灶后，穿刺针内芯向下轻推数下，清理针腔，拔出内芯，穿刺针接负注射器，打开负压。

7. 术者在穿刺目标内反复抽吸移动穿刺针，如没有血反吸到注射器，反复针吸 20 次左右。

8. 穿刺结束后，关闭负压注射器，将穿刺针从穿刺目标内拔出，归位至发出咔嗒声，解开穿刺深度调节锁，推至最高位置并锁住。

9. 解开连接部扣锁，取下注射器和穿刺针获取标本。推荐每个目标淋巴结和肿块进行 3 次穿刺。如能拿到合格的组织条标本，2 次穿刺也可以。

第八节　纵隔镜手术

纵隔镜手术（mediastinoscopy）是一种用于上纵隔探查、活检以及纵隔疾病治疗的手术技术。于1959 年由瑞典医师首先报道经胸骨上颈前切口的经颈纵隔镜检查术（cervical mediastinoscopy，CM），又称标准纵隔镜手术,随后发展出扩大的颈部纵隔镜术(extended cervical mediastinoscopy,ECM)以及胸骨旁纵隔镜术(parasternal mediastinoscopy)。其操作简便、安全可靠,敏感性及特异性都很高,是纵隔疾病诊断和治疗的重要手术方法之一。

一、适应证

1. 纵隔淋巴结的活检,用于原发性肺癌、食管癌、头颈部癌、淋巴瘤等疾病的诊断和分期。

2. 性质不明的纵隔占位的诊断,如胸腺瘤、支气管源性囊肿、畸胎瘤等。

3. 对不能切除的纵隔、胸内病灶或肺功能不允许开胸的病例,用纵隔镜来获得组织学诊断,作为化疗或放疗的组织学根据。

4. 纵隔肿物的治疗,包括胸腺切除术、纵隔囊肿的摘除等。

5. 纵隔血肿或脓肿的引流治疗。

6. 肺功能欠佳,不能耐受肺萎陷的食管癌根治术。

二、禁忌证

1. 检查部位曾做过手术,如甲状腺手术、气管切开术者,不宜进行纵隔镜检查术。

2. 因手术后导致组织粘连和解剖结构不清,再行纵隔镜检查则不易看清纵隔内组织结构,又可能引起严重的并发症,如损伤无名血管引起致命的大出血等。

3. 器官移位、胸椎后凸、胸骨后甲状腺肿、胸主动脉瘤、严重贫血或凝血机制不良。心肺功能不全、上腔静脉梗阻者慎用。

4. 全身麻醉禁忌者。

三、手术方式

(一)标准纵隔镜手术

标准纵隔镜手术是指经颈切口到达气管前间隙,进镜过程中向两侧钝性分离至隆突下,两侧沿左右主支气管达上叶支气管起始部,沿途可活检或清扫双侧第2组、4组、10组及第7组淋巴结,但不能对第5、6组及第8、9组淋巴结进行活检。

(二)扩大纵隔镜手术

其麻醉、体位及切口均与标准纵隔镜手术相同,只是在标准纵隔镜手术完成后,自无名动脉与左颈总动脉之间切开筋膜,沿左无名静脉后方与主动脉弓前外侧间隙向下游离至主动脉弓旁及主肺动脉窗区域,以达到对第5、6组淋巴结活检的目的。优点是在对第5、6组淋巴结活检的同时,兼顾传统纵隔镜手术对其余区域淋巴结的活检。缺点是增加手术操作难度,术中风险较高,对术者技术要求也更高。

(三)胸骨旁入路纵隔镜手术

手术取左侧第2或第3肋间,紧贴胸骨左缘进入纵隔,以最短距离到达主肺动脉窗及主动脉弓旁,从而完成第5、6组淋巴结活检。此方式较扩大纵隔镜简单安全,手术径路较短,沿途无大血管阻隔,有助于直视下手术操作,缺点是在同一次手术中不能兼顾标准纵隔镜手术的淋巴结活检范围。另外,术中需要避免乳内动脉损伤。

四、并发症

纵隔镜在人为创造的狭小复杂空间中进行操作,毗邻重要的血管神经,一旦发生损伤,可导致严重后果,甚至危及生命。常见并发症包括神经损伤、气胸、纵隔感染及大出血等。据文献报道纵隔镜手术的总体并发症发生率为 2.0%~5.0%,相关死亡率低于 0.5%。并发症风险与术者经验及纵隔条件有关,经验丰富且操作熟练的术者对纵隔解剖结构熟悉,合理运用外科能量器械,可避免诸如出血等严重并发症发生,出血血管包括体静脉系统(无名静脉、上腔静脉、奇静脉及肺动脉)及体动脉系统(左颈总动脉、无名动脉及主动脉弓),神经损伤包括左侧喉返神经及左侧膈神经。清扫第 4L 组淋巴结时,应用外科能量器械可能传导损伤左侧喉返神经。当纵隔镜术中一旦发生大出血,应迅速中转剖胸及时止血。某些纵隔肿瘤或转移性淋巴结融合并侵犯周围结构,导致"冰冻纵隔"状态,或二次手术形成的广泛纤维瘢痕,也是增加手术并发症风险的原因之一。

第九节　胸膜穿刺活检术

近年来胸部内镜技术如支气管镜、纵隔镜、胸腔镜等发展迅速,为胸膜、肺部疾病的采样提供极大的帮助。但经皮胸腔穿刺因其简便、安全经济、创伤小,可以在诊断上为胸膜病变提供可靠的组织细胞学标本,也可作为各种类型胸腔积液、气胸等胸腔疾病的治疗手段而广泛应用于临床。闭式胸膜活检术是利用特制的胸膜活检针勾取或者切取病变壁层胸膜组织以获取病理组织学诊断的技术。胸腔积液在呼吸系统疾病中占有重要位置,病因多种多样,许多呼吸系统甚至全身性疾病都可以合并胸腔积液,是临床医生经常面对的问题。然而,胸腔积液的诊断有时候非常困难。现代内科胸腔镜技术对胸腔积液病因的评估可以达到 90%~100% 的准确度,然而由于条件和经验的限制,有些地区和医院并不能开展该项技术。闭式胸膜活检术作为诊断胸腔积液的传统技术,对于恶性和结核性胸腔积液的诊断率分别为 60% 和 80%,近几年的研究显示在 B 超或者 CT 引导下的闭式胸膜活检术,诊断率可以提高到 83% 和 88%。在没有开展内科胸腔镜技术的单位,闭式胸膜活检术以创伤小、快速、安全的优点在胸腔积液的诊断中仍具有重要作用。

建议在影像引导下进行闭式胸膜活检术,能够在明显提高诊断率的同时降低发生并发症的风险。经胸壁 B 超及 CT 均是经常采用的引导方式。经胸壁 B 超因无辐射、检查时间短及可移动在临床上广泛应用。B 超在估测胸腔积液的量、了解胸膜腔分隔包裹情况、发现胸膜增厚、结节和胸膜肿瘤方面都有优势。现代可移动式 B 超设备在很多单位都已经配备,可以很方便在床旁实施。胸部增强 CT 扫描可以发现胸腔积液患者局部不正常的胸膜增厚,可提高胸膜活检的阳性率。

一、适应证及禁忌证

(一)适应证

在开展内科胸腔镜技术的单位,闭式胸膜活检术正逐渐被替代;一系列胸腔积液检测技术,如腺苷脱氨酶(ADA)测定、γ 干扰素测定、细胞块免疫组化等广泛开展减少了闭式胸膜活检术的使用。闭式胸膜活检的适应证主要是不明原因的渗出性胸腔积液以及不明原因的胸膜增厚。

(二)禁忌证

1. 胸膜腔完全粘连闭锁者。
2. 出血体质、凝血功能异常、血小板计数 $<50 \times 10^9$/L、正在使用抗凝剂者。
3. 对局部麻醉药物过敏者。
4. 意识、精神障碍及体质衰弱不能配合者。

5. 严重心肺功能障碍、肺动脉高压、穿刺活检部位及周围有肺大疱者。

6. 穿刺活检部位皮肤有感染者。

7. 病变部位不宜穿刺者。

二、术前准备

1. **术前知情同意**　术前向患者及家属说明检查的目的、必要性和安全性,取得患者的良好配合,签署手术同意单。

2. 术前必须详细了解病史、影像学资料确定适应证、排除禁忌证、选择合适的穿刺活检位置并标记。

3. 准备好必备的物品,如胸膜活检包、胸膜活检针等。

三、操作方法

患者体位一般采取骑跨坐位,背对术者,双前臂抱拢置于椅背暴露背部。常规消毒,铺无菌洞巾,2% 利多卡因逐层浸润麻醉至壁层胸膜表面,边注射局部麻醉剂边回抽,至注射器抽得胸腔积液即判断进入胸膜腔。如注射器未抽得胸腔积液不要贸然进行胸膜活检,必要时需在 B 超或 CT 引导下进行。充分局部麻醉后换用专用胸膜活检针进行穿刺。为避免刺破患者的肺脏,有些活检针设计为钝头,这时可用手术刀片的尖端将皮肤略划开 1~2mm 小口,然后将活检针缓慢穿刺入胸膜腔,当感到落空感后,退出针芯,使用注射器从套管针中可抽得胸腔积液,说明套管针已位于胸膜腔,当刚好抽不到胸腔积液时说明针已到达壁层胸膜,通过套管针再置入钩针或切割针。使用钩针时,将外套管针进入胸膜腔至距离壁层胸膜 0.5~1cm,然后将钩针的钩槽转向壁层胸膜面,并将针向预计活检部位的反方向压,需要用一定力量,使其钩槽能够钩住壁层胸膜组织,并迅速将钩针拉出钩下胸膜组织;使用切割针时,则是用外套管针的倒钩钩住壁层胸膜,再旋转推入切割针芯以切下钩住的胸膜组织,最后将外套管针及切割针芯一起拔出。应在同一穿刺点的不同方向反复活检,一般取 3~4 块组织。取出的组织放入预先准备好的装有 4%~10% 甲醛的小瓶内固定送病理组织学检查。活检完毕后,拔除套管针,迅速用无菌纱布压迫穿刺部位 5~10min,并用弹力胶布固定。术后患者卧床休息并密切观察。

四、并发症

闭式胸膜活检的常见并发症与胸腔穿刺类似。常见的并发症有:胸膜反应、气胸、血胸、胸腔感染、复张性肺水肿、邻近脏器损伤等。

第十节　经皮肺活检术

经皮肺活检术(经皮肺穿刺活检术)在临床上主要用于支气管镜等检查无法确诊、经验性治疗疗效不好的肺部非血管性病变,包括肺部良、恶性疾病的诊断和鉴别,恶性疾病的分期以及感染性疾病的诊断。病灶可位于肺外周、肺门、纵隔或胸膜;病灶可为结节或肿块,也可为实变、间质性病变。其中,应用最早也最普遍的是肺外周肿块或结节的诊断。虽然经皮肺穿刺活检也可用于间质性肺疾病的诊断,但由于受到穿刺技术、患者病情、取材次数、取材标本较小等因素的影响,目前还不能广泛推广应用,许多病例仍推荐采用胸腔镜或开胸肺活检以明确诊断。

1883 年,Paul Erlich 最先以盲目进针的方式对 1 例肺炎患者进行了经皮肺穿刺活检,并在活检标本中找到了肺炎双球菌。Menetrier 于 1886 年首次经皮肺穿刺活检确诊肺癌。但在 20 世纪 30~40 年代,这项技术受到了冷落,因为在当时经皮肺穿刺活检的诊断率较低且并发症较高,并出现了数例死亡病例。直到 20 世纪 60 年代,随着 X 线透视应用于肺活检术,经皮肺穿刺活检的成功率大大提高,这项技术重新引起了研究者的注意。1976 年 Haaga 首次采用 CT 引导下经皮肺穿刺活检,使得这项技术的准确性和安全性得到了充分的保证,经皮肺穿刺活检逐渐被认为是安全可靠的诊断方法。

一、适应证及禁忌证

(一) 适应证

1. 新出现或增大的孤立性结节或肿块。
2. 无恶性疾病病史的多发结节;或已知是恶性疾病,但经治疗后肿块消散缓慢。
3. 持续存在的肺部浸润性病灶,经临床经验性治疗效果不好。
4. 肺门处的肿块,而支气管镜检查为阴性。

(二) 禁忌证

经皮肺穿刺活检无绝对禁忌证,各文献报道也不完全一致,一般认为应包括以下几种。

1. 出、凝血功能障碍而不能纠正者。
2. 咳嗽剧烈不能控制者。
3. 恶病质、心肺功能差经过治疗难以改善而不能耐受检查者。
4. 重症肺气肿、对侧气胸,可能难以耐受穿刺后气胸者。
5. 穿刺针道上有肺大疱、肺囊肿者。
6. 肺动脉高压,因检查可增加出血的风险或使肺动脉高压恶化者。
7. 肺内或胸腔内有化脓性病变者。
8. 对侧全肺切除者。
9. 血管病变如动静脉畸形、动脉瘤者。
10. 肺棘球蚴病者。
11. 接受机械通气的患者,因正压通气使发生气胸和空气栓塞的风险增加。

总之,每一例患者术前均必须具备明确的指征以及技术上的可行性,并充分评估效益是否大于风险,应将风险降到最低。

二、术前准备

经皮肺穿刺活检虽然是一种微创的诊断手术,但如操作不当、病例选择不合适也会产生严重的手术并发症,因此充分的术前准备是非常必要的。

(一) 患者准备

术前患者必须完成必要的实验室检查,如血常规、凝血功能、生化、心电图等,同时还要对患者的既往病史有充分了解,特别是心血管系统疾病、血液系统疾病,既往治疗史,尤其是化疗或免疫抑制剂应用史,患者的心理及精神状态分析,患者的影像学资料。术前肺功能检查十分重要,由于许多患者常常有长期吸烟史,或者病灶本身可造成肺功能的恶化,所以一般认为当 FEV_1 占预计值百分比小于 35% 时,需慎重考虑行经皮肺穿刺活检;术前应停用抗凝药物,如华法林等,凝血功能异常者必须先纠正。穿刺前行胸部增强 CT 扫描以排除肺血管畸形和血管性病变,并观察肿块与血管的关系以免误穿血管,此外,增强 CT 扫描也有助于区分活性组织和坏死组织,从而有助于提高经皮肺穿刺活检的准确率,降低假阴性率;高危患者术前最好准备好静脉通路以备应急时使用。术前必须与患者及家属进行充分沟通,使他们能全面了解进行肺穿刺活检的目的、过程与特点、并发症等,特别要强调经皮肺穿刺活检虽然是一种微创的诊断技术但仍存在一定手术风险,同时由于是微创,取材较少可能使疾病的诊断难以定性,且需要反复进行直至诊断明确;在取得患者及家属理解同意后由患者或其法定委托人签署手术知情同意书。

(二) 器械准备

穿刺器械准备根据取材目的的需要选择穿刺活检针,并查清活检针使用期限日期;此外,还需要胸穿包、消毒药水、胶布、胸壁定位指示条、局部麻醉药品、注射器、标本收集瓶、量尺、标记笔、一次性医用帽子和口罩等;对病情较重的患者,或可能出现穿刺后气胸的患者还需要准备氧气、气胸封闭引流装置和可能的抢救治疗药品。根据患者病灶特点、病情轻重、可能摆放的体位选择影像引导设备。

三、操作方法

经皮肺穿刺活检术通常由手术者、助手来共同完成,同时还需要相关影像诊断科室的人员参与,相互配合才能顺利进行手术。以下简单介绍 CT 引导下经皮肺穿刺活检术的操作方法。

(一) 穿刺点与体位的选择

根据手术前患者影像学资料选择患者摆放体位,如为侧卧位或半卧位则需要用枕头或其他物品将躯体相对固定以免摆动,平卧时双手臂伸直置于头部,侧卧时上手臂摆放在头部,下手臂自然伸直紧贴身体;体位的选择主要视病变所在的位置以及与周围组织的关系合理选择,灵活运用。俯卧位时应使肩胛骨展开以充分暴露肩胛间区。仰卧位时可于背部垫枕以打开肋间隙。穿刺定位是决定手术能否成功、并发症是否发生的关键,定位分为三个方面,一是体表穿刺点定位,二是病灶取材点定位,三是进针角度与路径。在应用高速扫描的 CT 机进行穿刺点定位时建议患者采取自然呼吸,因为病灶在患者不同程度呼吸或屏气时位置会有所变化,很难完全一致,而且多数穿刺都是在正常呼吸状态下进行的;对于肺下叶尤其是靠近膈肌的病灶因受呼吸幅度影响很大,所以需要反复定位来确定穿刺点;同时体表穿刺点选择时应注意皮肤有无破损及感染,尽量避开女性乳腺部位;进针路径应避开肺大疱、叶间裂及大血管;选择病灶与胸膜间有粘连和渗出改变的部位,或选择病灶与胸膜距离较近的部位,尽量减少穿刺针对正常肺组织的损伤。对于邻近肺门和纵隔的病灶应静脉注射造影剂以明确病灶与大血管的关系;病灶还要通过 CT 进行密度分析,取材点选择在密度相对较高的部位。体表穿刺点和病灶取材点要相互配合,穿刺点要服从于取材点的要求,由体表穿刺点和取材点来决定进针角度和行针路径。

(二) 消毒与局部麻醉

皮肤消毒、铺巾、2% 利多卡因局部麻醉;行局部麻醉时进针方向和深度应与穿刺的路径一致,重点是皮肤及肋间隙,麻醉进针深度以达邻近壁层胸膜处为宜,不得穿透胸壁。

(三) 进针路径确定

对离胸壁较远的病灶需做二次进针路径确定,紧贴胸壁的病灶则只需一次进针路径确定,可利用麻醉注射器针头或定位针来完成此步骤;摆放好定位标记针后再行 CT 原部位小范围扫描,观察进针路径是否合适及病灶随呼吸变化的情况,如需要再调整进针路径,调整后再行原部位 CT 扫描。穿刺时应在下一肋骨的上缘进针,避免损伤肋间血管和神经;穿刺部位靠近肋软骨和胸骨时应注意避免损伤乳内动静脉。一般来说,距离胸壁较远、较小的病灶(直径小于 2cm)或下肺靠近膈肌的病灶采取分步进针,贴近胸壁并较大的病灶则一步到位;对肺实变或间质性病变应尽量采取与胸壁较小的角度进针以避免刺破或切割大、中血管引起出血。任何病灶的进针方向要尽量避开大血管和心脏,下肺靠近膈肌的病灶也需避开肝脏和脾脏,以防患者突然咳嗽或转动身体时损伤到相应的器官。

（四）切割和抽吸

在路径确立后可置入活检针,通常在置入活检针时再次行原部位小范围 CT 扫描以确定活检针位于拟穿刺病灶内,待明确活检针位于病灶内后开始活检。行抽吸针穿刺活检时进针到 CT 所显示的病灶内高密度部位最远端,然后在后退过程中抽吸至病灶近端时将针快速拔出,如取得的标本数量不够检测分析,可重复上述步骤直至取得满意标本量为止；行切割穿刺活检时,推出穿刺针针芯时动作要轻柔并感觉病灶质地,快速切割并将针杆外套前推,然后迅速拔出。每次穿刺完成后应按压穿刺点数秒,避免胸壁穿刺道出血。

四、并发症

经皮肺穿刺活检的常见并发症为：气胸、出血、空气栓塞、肿瘤沿针道转移等。

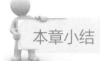

本章小结

1. 痰液检测可辅助某些呼吸系统疾病的诊断,也可辅助对疾病进展或治疗效果的评估,通过学习标本采集方法和检测项目,促进临床上该检查的合理应用。

2. 通过胸腔积液检查分析胸水的性质,结合患者病史、症状分析病因,有辅助疾病确诊意义。

3. 胸腔积液根据性质可分为渗出液和漏出液,需结合胸腔积液的外观、细胞数、生化等进行综合分析。目前多根据 Light 标准区别渗出液和漏出液。

4. 肺功能检查主要包括肺容量检查、肺量计检查、支气管激发试验、支气管舒张试验、肺弥散功能、气道阻力、运动心肺功能、呼吸肌肉功能测定等,可用于早期检出肺、气道病变,诊断气道病变的部位、鉴别呼吸困难的原因、评估疾病的病情严重程度及预后、评定药物或其他治疗方法的疗效、评估胸肺手术的耐受力、评估劳动强度及耐受力,以及对危重患者的监护等。

5. 支气管镜检查术、胸腔镜技术、肺动脉造影术、支气管动脉造影和栓塞术、超声支气管镜检查术、纵隔镜手术、胸膜穿刺活检术、经皮肺活检术等各技术在临床上的实施,为呼吸系统疾病的诊断和处理提供更多可能。

6. 支气管镜检查术作为临床常用技术,适应证范围非常广泛,对于呼吸系统疾病具有广泛的诊断和治疗应用价值。

思考题

1. 请简述痰液检测的主要临床应用。
2. 请简述渗出液与漏出液的鉴别要点及主要病因。
3. 请简述支气管激发试验和支气管舒张试验的常用指标、结果判断及其临床意义。
4. 支气管镜检查的适应证和禁忌证。
5. 支气管动脉栓塞术的适应证和禁忌证。

（秦茵茵　王昌惠）

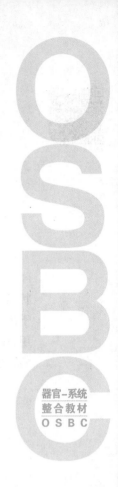

器官-系统
整合教材
O S B C

第三篇
呼吸系统疾病治疗学

第十二章
平喘、镇咳、祛痰药和
呼吸中枢兴奋药

呼吸系统疾病常常伴随三大症状,即咳、痰、喘,主要病因包括炎症及过敏等,从治疗疾病缓解症状出发,通常应用平喘药、镇咳药和祛痰药进行对症治疗。呼吸中枢兴奋药主要作用部位在延髓,用于治疗药物中毒等原因引起的呼吸中枢抑制。本章将详细介绍各类平喘、镇咳、祛痰药物的药理作用、作用机制、临床应用、不良反应及药物相互作用,同时简单介绍呼吸中枢兴奋药。针对原发疾病的病因预防及治疗,参见其他章节。

第一节 平 喘 药

喘息是支气管哮喘和喘息性支气管炎的主要症状,基本病理基础是慢性气道炎症、气道高反应性及可逆性气道阻塞。平喘药是指能够通过抗炎、抗过敏及舒张支气管,达到预防或缓解喘息症状的药物。平喘药物主要分为两大类:①气道抗炎药,包括肾上腺糖皮质激素类药物、白三烯调节药、磷酸二酯酶 -4(PDE-4)抑制药、抗过敏药;②支气管舒张药,包括 β 受体激动药、M 受体阻断药、茶碱类药物等。

一、气道抗炎药

(一)糖皮质激素类药物

糖皮质激素具有很强的抗炎作用,是最有效的抑制气道炎症的药物。给药途径包括吸入、口服和静脉等。吸入给药在呼吸道局部发挥强大的抗炎作用,全身性不良反应轻,故吸入给药为首选给药方式。

1. **药理作用与机制** 糖皮质激素为脂类激素,可直接进入靶细胞内与糖皮质激素受体(glucocorticoid receptor,GR)结合形成复合物,并进入细胞核内与靶基因启动子序列的糖皮质激素反应成分(glucocorticoid response element,GRE)或负性糖皮质激素反应成分(negative glucocorticoid response element,nGRE)相结合,调节炎症相关基因的转录,抑制炎症相关蛋白(如细胞因子类、诱导型一氧化氮合酶、磷脂酶 A_2、环氧酶 -2 等)表达,并增强抗炎蛋白(如脂皮素 -1、$β_2$ 受体)的表达,发挥抗炎作用。糖皮质激素通过以下四方面的药理作用产生抗炎平喘效应:

(1)抑制呼吸道局部炎症反应:①抑制多种细胞因子、趋化因子、黏附分子的产生;②通过诱导抑制性蛋白脂皮素生成,由此抑制磷脂酶 A_2 的活性,从而抑制由花生四烯酸分解而产生的炎症介质,如白三烯类、前列腺素类、血栓素 A_2、血小板激活因子等;③稳定溶酶体膜,抑制溶酶体蛋白水解酶类的释放。

(2)免疫抑制和抗过敏反应：①小剂量糖皮质激素类药物主要抑制细胞免疫的功能：抑制血液中单核细胞、中性粒细胞、T淋巴细胞及肺泡巨噬细胞的功能；减少肺肥大细胞数量；减少嗜酸性粒细胞在支气管的聚集和炎症介质释放；减少支气管上皮中树突状细胞数量；抑制炎症细胞与内皮细胞的相互作用，并降低毛细血管通透性。②大剂量糖皮质激素类药物主要抑制体液免疫的功能：抑制B细胞转化为浆细胞的过程，从而抑制抗体的生成，尤其是IgE抗体等。

(3)抑制气道高反应性：通过抑制炎症介质的产生，降低哮喘患者吸入抗原、二氧化硫、冷空气以及运动引起的支气管收缩反应，预防哮喘的发生。

(4)增加支气管平滑肌对体内儿茶酚胺类物质的敏感性：糖皮质激素可以增强儿茶酚胺类物质对支气管的扩张作用，缓解支气管痉挛，同时易化儿茶酚胺类物质收缩血管的作用，减少血管内液体渗出，缓解黏膜肿胀。

2. 临床应用

(1)支气管哮喘：糖皮质激素吸入给药是长期治疗支气管哮喘的首选给药方案。吸入直径1~5μm的药物颗粒，可使药物沉积在小气道上直接发挥抗炎作用防止哮喘发作。常用药物有倍氯米松（beclomethasone）、布地奈德（budesonide）、丙酸氟替卡松（fluticasone propionate）、氟尼缩松（flunisolide）、环索奈德（ciclesonide）、曲安奈德（triamcinolone acetonide）等。一般情况下，多数成人哮喘患者吸入小剂量激素即可较好地控制哮喘，降低全身不良反应。

对于中度哮喘发作、慢性持续性哮喘大剂量吸入激素联合治疗无效、静脉应用激素治疗后的序贯治疗等情况，可选用半衰期较短的激素进行口服治疗，发挥激素的全身作用，如泼尼松（prednisone）、泼尼松龙（hydroprednisone）和甲泼尼龙（methylprednisolone）。对于激素依赖型哮喘，为减少外源性激素对下丘脑-垂体-肾上腺轴的抑制作用，可采用每天或隔天清晨顿服的口服给药方式给药，泼尼松的维持剂量为≤10mg/d。对于严重的急性哮喘，亦可采用口服激素的给药方式，预防哮喘的恶化、减少因哮喘急诊或住院的机会、预防早期复发、降低病死率。泼尼松龙的推荐剂量为30~50mg/d，5~10d。但具体使用方法要根据病情的严重程度决定，当症状缓解或其肺功能已经达到个人最佳值，可以考虑停药或减量。

严重急性哮喘发作时，应采取静脉给药方式，可给予琥珀酸氢化可的松（400~1 000mg/d）或甲泼尼龙（80~160mg/d）。无激素依赖倾向者，可在短期（3~5d）内停药；有激素依赖倾向者应延长给药时间，控制哮喘症状后改为口服给药，并逐步减少激素用量。

糖皮质激素常与β₂受体激动药联合应用，可迅速缓解哮喘。

(2)慢性阻塞性肺病：通常采用糖皮质激素和β₂受体激动药联合吸入用药，较分别单用的效果好，目前已有福地卡松/沙美特罗，布地奈德/福莫特罗两种联合制剂，能改善症状和肺功能。

3. 不良反应

(1)吸入给药的局部反应：①声音嘶哑、咽部不适和念珠菌感染，吸药后及时用清水含漱口咽部可以减轻症状；②吸入干粉可能引起支气管痉挛。丙酸氟替卡松和布地奈德的全身不良反应较少。长期高剂量吸入激素后可出现皮肤瘀斑、肾上腺功能抑制和骨密度降低等。另有报道表明吸入激素可能与白内障和青光眼的发生有关，故白内障和青光眼患者慎用。对伴有活动性肺结核的哮喘患者，可以在抗结核治疗的同时给予吸入激素治疗。

(2)长期口服激素的不良反应：可以引起骨质疏松症、高血压、糖尿病、下丘脑-垂体-肾上腺轴的抑制、肥胖症、白内障、青光眼、皮肤菲薄导致皮纹和瘀斑、肌无力等不良反应。对于伴有结核病、寄生虫感染、骨质疏松、青光眼、糖尿病、严重忧郁或消化性溃疡的哮喘患者，全身给予激素治疗时应慎重给药并应密切随访。长期甚至短期全身使用激素的哮喘患者可感染致命的疱疹病毒，应尽量避免这些患者感染疱疹病毒。

（二）白三烯调节剂

白三烯调节剂通过抑制花生四烯酸代谢途径相关的炎症介质发挥平喘作用。白三烯调节药是除吸入激素外,唯一可单独应用的长效控制药,可作为轻度哮喘的替代治疗药物和中重度哮喘的联合治疗用药。

1. 药理作用与机制　白三烯类(leukotriene,LTs)是花生四烯酸经 5- 脂氧合酶(5-lipoxygenase,5-LOX)代谢后的产物,其中 LTB_4 与炎症细胞趋化有关;半胱氨酰白三烯类(cysteinyl leukotrienes,CysLTs)与产生炎症效应(如平滑肌痉挛、微血管渗漏、促进黏液分泌等)有关。目前,用于临床的本类药物有 $CysLT_1$ 受体拮抗药和 5-LOX 抑制药两类,统称为白三烯调节药(leukotriene modifier)。除吸入激素外,白三烯调节药是唯一可单独应用的长效控制药,可作为轻度哮喘的替代治疗药物和中重度哮喘的联合治疗用药。

半胱氨酰白三烯受体 1 拮抗药(cysteinyl leukotriene receptor type 1 antagonist,$CysLT_1$ 受体拮抗药)扎鲁司特(zafirlukast)是选择性 $CysLT_1$ 受体竞争性拮抗药,可拮抗 LTC_4、LTD_4、LTE_4 的炎症效应,产生轻度支气管舒张和减轻由变应原、运动和二氧化硫(SO_2)诱发的支气管痉挛等作用,并具有一定程度的抗炎作用。可减轻哮喘症状,改善肺功能,减少哮喘的恶化。

2. 临床应用　扎鲁司特的作用效果不如吸入激素,也不能取代激素。作为联合治疗中的一种药物,扎鲁司特可减少中度或重度哮喘患者每天吸入激素的剂量,并可提高吸入激素治疗的临床疗效。联用扎鲁司特和吸入激素的疗效比联用吸入长效 $β_2$ 受体激动剂(LABA)和吸入激素的疗效稍差,但扎鲁司特服用方便,适用于阿司匹林哮喘、运动性哮喘和伴有过敏性鼻炎哮喘患者的治疗。临床常用剂量为 20mg,每日 2 次。

(三) 磷酸二酯酶 -4(phosphodiesterase-4,PDE-4)抑制剂

罗氟司特(roflumilast)是选择性 PDE-4 长效抑制剂。PDE-4 是炎症和免疫细胞中的一种主要 cAMP 代谢酶,包括中性粒细胞、单核 / 巨噬细胞、$CD4^+$ 和 $CD8^+T$ 细胞、内皮细胞、上皮细胞、平滑肌细胞和成纤维细胞等。PDE-4 抑制剂增加这些细胞内 cAMP 水平,发挥抗炎、舒张支气管作用,通过影响慢性阻塞性肺疾病(COPD)发病机制的多个环节,治疗烟草引起的肺部炎症反应、呼吸道纤毛运动障碍、肺纤维化、肺气肿、气道重塑、氧化应激反应、肺血管重建和肺动脉高压等疾病。罗氟司特经口服给药,血浆蛋白结合率约为 97%。主要在肝脏通过 CYP3A4 和 CYP1A2 酶代谢为 N- 氧化物。罗氟司特 N- 氧化物的活性仅比罗氟司特弱 2~3 倍,也具有较高的 PDE-4 选择性,在人体约 90% 的 PDE-4 抑制作用由罗氟司特 N- 氧化物产生,另外 10% 抑制作用由罗氟司特原形产生。

(四) 炎症细胞膜稳定剂

炎症细胞膜稳定剂能够选择性地抑制肥大细胞钙离子通道,抑制肥大细胞对各种刺激产生的脱颗粒反应,从而抑制组胺的释放。常用药物以色甘酸钠(disodium cromoglycate)为代表,还包括奈多罗米钠(nedocromil sodium)、曲尼司特(tranilast)和酮替芬(ketotifen)。

1. 药理作用与机制　色甘酸钠无直接扩张支气管作用,但可抑制特异性抗原以及非特异性刺激引起的支气管痉挛,其作用主要有以下两方面。

(1)抑制抗原引起的肺肥大细胞释放炎症介质:色甘酸钠与肥大细胞膜上钙通道部位与 Ca^{2+} 形成复合物,加速 Ca^{2+} 通道关闭,抑制 Ca^{2+} 内流,从而稳定肥大细胞膜,阻止抗原诱导的脱颗粒。

(2)抑制非特异性支气管痉挛:二氧化硫、冷空气、甲苯二异氰酸盐、运动等非特异性刺激可诱导感觉神经末梢释放神经多肽(P 物质、神经激肽 A 等),从而诱发支气管平滑肌痉挛和黏膜充血水肿,增高气道反应性。色甘酸钠可抑制感觉神经肽的释放,从而降低气管高反应性,抑制非特异性支气管痉挛。

2. 体内过程　色甘酸钠极性很高,口服仅 1% 被吸收。静脉注射后迅速从血浆消除,$t_{1/2}$ 约 3~4min。粉雾吸入 20mg 后,5%~10% 由肺吸收,15min 内血浆浓度可达 9ng/ml,$t_{1/2}$ 约 80min。

3. 临床应用　色甘酸钠是预防哮喘发作的药物,须在接触哮喘诱因前 7~10d 用药。对外源性(过敏性)哮喘疗效较好,特别对抗原已明确的年轻患者;亦可预防运动性哮喘;对内源性(感染性)哮喘疗效较差。糖皮质激素依赖型哮喘患者,使用色甘酸钠可以减少激素用量。常年发作的慢性哮喘(无

论外源性或内源性),长期应用本品后,半数以上病例有不同程度好转。本品需粉雾吸入给药,一般用药 1 个月起效,8 周无效者可停药。色甘酸钠还可用于过敏性鼻炎、溃疡性结肠炎和直肠炎的治疗。

4. 不良反应 少数患者吸入药物后有咽喉和气管刺激症状,出现胸部紧迫感,甚至诱发哮喘。必要时可同时吸入 β 受体激动药进行预防。

(五) 抗 IgE 药物

抗 IgE 单克隆抗体奥马珠单抗(omalizumab)主要用于经过吸入高剂量糖皮质激素和长效 β_2 受体激动剂(LABA)联合治疗仍无法控制的严重哮喘患者。在针对 11~50 岁哮喘患者的治疗研究中,尚未发现抗 IgE 治疗有明显不良反应,但因该药临床使用的时间尚短,其远期疗效与安全性有待进一步观察。此外,价格昂贵是其临床应用受限的主要原因。

二、支气管舒张药

(一) β_2 受体激动药

1. 药理作用与机制

(1)激动 β_2 受体:兴奋支气管平滑肌细胞膜表面的 β_2 受体,激活腺苷酸环化酶,增加细胞内 cAMP,进一步激活 cAMP 依赖性蛋白激酶 A,通过降低细胞内游离钙离子浓度、抑制肌球蛋白轻链激酶(myosin light chain kinase,MLCK)的活性,引起支气管平滑肌舒张。

(2)抑制过敏介质释放:抑制肥大细胞和嗜碱性粒细胞脱颗粒和介质的释放,降低微血管的通透性,抑制分泌物的生成。

(3)促进排痰:增加气道上皮纤毛的摆动,促进痰液的咳出,缓解哮喘症状。

2. 临床应用

(1)短效 β_2 受体激动药(short acting β_2 agonist,SABA):作用维持 4~6h。常用的药物如沙丁胺醇(salbutamol)、特布他林(terbutaline)等。

1)吸入给药:吸入给药是缓解轻至中度急性哮喘症状的首选给药方式,也可用于运动性哮喘。可供吸入的短效 β_2 受体激动药包括气雾剂、干粉剂和溶液等。吸入给药松弛气道平滑肌作用强,通常在数分钟内起效,疗效可维持数小时。常用剂量为每次吸入 100~200μg 沙丁胺醇或 250~500μg 特布他林,必要时每 20min 重复 1 次。压力型定量手控气雾剂(pMDI)和干粉吸入装置吸入短效 β_2 受体激动剂不适用于重度哮喘发作,但其溶液(如沙丁胺醇、特布他林及其复方制剂)经雾化泵吸入适用于各种程度哮喘发作的治疗。

2)口服给药:适用于夜间哮喘患者的预防和治疗。如沙丁胺醇、特布他林、丙卡特罗片等,通常在服药后 15~30min 起效,疗效维持 4~6h。常用剂量为沙丁胺醇 2~4mg,特布他林 1.25~2.5mg,每日 3 次;丙卡特罗 25~50μg,每日 2 次。缓释剂型和控释剂型的平喘作用维持时间可达 8~12h。特布他林的前体药班布特罗(bambuterol)的作用可维持 24h,可减少用药次数。长期或单一应用 β_2 受体激动剂,可造成细胞膜 β_2 受体的向下调节,表现为临床耐药现象,故应予避免。

3)注射给药:虽然注射给药平喘作用较为迅速,但因全身不良反应的发生率较高,国内较少使用。

4)经皮给药:妥洛特罗(tulobuterol)贴剂给药为透皮吸收剂型,分为 0.5mg、1mg 和 2mg 三种剂量。由于采用结晶储存系统来控制药物的释放,药物经过皮肤吸收,因此可以减轻全身不良反应,每日只需贴敷 1 次,效果可维持 24h。

(2)长效 β_2 受体激动剂(long acting β_2 agonist,LABA):LABA 的分子结构中具有较长的侧链,舒张支气管平滑肌的作用可维持 12h 以上。常用药物有沙美特罗(salmeterol)和福莫特罗(formoterol)。

目前在我国临床使用的吸入型 LABA 有 2 种。①沙美特罗:作用强而持久,对 β_2 受体的作用是 β_1 受体的 5 万倍,故心血管副作用小。沙美特罗气雾剂吸入给药后 30min 起效,平喘作用维持 12h 以上。推荐剂量 50μg,每日 2 次吸入。沙美特罗起效慢,作用时间长,不适合用于哮喘急性发作的治疗,适用于哮喘(尤其是夜间哮喘和运动诱发哮喘)的预防和维持治疗。②福莫特罗:福莫特罗经吸入装置给药后 3~5min 起效,平喘作用维持 8~12h 以上。平喘作用具有一定的剂量依赖性,推荐剂量 4.5~9.0μg,每天 2 次吸入。福莫特罗因起效迅速,可按需要用于哮喘急性发作时的治疗,不推荐长期单独使用 LABA,应与吸入激素联合使用。

近年来推荐联合吸入激素和 LABA 治疗哮喘。两者具有协同的抗炎和平喘作用,可获得相当于(或优于)应用加倍剂量吸入激素时的疗效,并可增加患者的依从性,减少较大剂量吸入激素引起的不良反应,尤其适合于中至重度持续哮喘患者的长期治疗。

3. 不良反应　短效 β₂ 受体激动药吸入给药应按需间歇使用,不宜长期或单独使用,也不宜过量应用,否则可引起低血钾、骨骼肌震颤、心律失常等不良反应。口服给药虽然更为方便,但心悸、骨骼肌震颤等不良反应比吸入给药时明显。

（二）茶碱类药物

1. 药理作用与机制　茶碱类是甲基黄嘌呤类衍生物,具有舒张支气管平滑肌、强心、利尿、扩张冠状动脉、兴奋呼吸中枢和呼吸肌等作用。常用的茶碱类药物有:氨茶碱(aminophylline)、多索茶碱(doxofylline)和茶碱(theophylline)。

（1）扩张支气管平滑肌:作用弱于 β₂ 受体激动药。①非选择性抑制磷酸二酯酶(PDE),提高支气管平滑肌细胞内 cAMP 水平,但作用较弱;②阻断腺苷受体,预防内源性腺苷诱发的支气管收缩;③促进内源性肾上腺素释放,扩张支气管。

（2）抗炎作用:长期应用小剂量茶碱类药物,可抑制肥大细胞、巨噬细胞、嗜酸性粒细胞等炎症细胞的功能,减少呼吸道 T 淋巴细胞浸润,降低毛细血管通透性,抑制支气管炎症,降低气道反应性。

（3）增强膈肌收缩力:茶碱类药物可减轻由于呼吸道阻塞、呼吸负荷增加造成的呼吸肌疲劳,这一作用对慢性病患者尤为重要。

2. 体内过程　本类药物口服吸收快而完全。茶碱的有效血药浓度为 10~20μg/ml,表观分布容积为 0.45L/kg,血浆蛋白结合率约 60%。成人消除 $t_{1/2}$ 约 5~6h,儿童约 3.7h。90% 在肝内代谢,经脱甲基和氧化而失活,10% 以原形由肾排出。

3. 临床应用　茶碱类药物用于严重慢性阻塞性肺疾病(COPD)、严重哮喘(以减少口服皮质激素的使用)和夜间哮喘。由于重度哮喘患者体内儿茶酚胺类物质大量释放,造成细胞膜 β₂ 受体的向下调节,使 β₂ 受体激动药的治疗作用减弱,因此茶碱类药物在重度哮喘患者的治疗中尤为重要。

（1）口服给药:包括氨茶碱和控(缓)释型茶碱。用于轻至中度哮喘发作和维持治疗。口服控(缓)释型茶碱后昼夜血药浓度平稳,平喘作用可维持 12~24h,尤其适用于夜间哮喘症状的控制。联合应用茶碱、激素和抗胆碱药物具有协同作用。氨茶碱和控(缓)释型茶碱与 β₂ 受体激动剂联合应用时,易出现心率增快和心律失常,应慎用并适当减少剂量。

（2）静脉给药:氨茶碱加入葡萄糖溶液中,缓慢静脉注射或静脉滴注,适用于哮喘急性发作且近 24h 内未用过茶碱类药物的患者。由于茶碱的"治疗窗"窄,且茶碱代谢存在较大的个体差异,因而可引起心律失常、血压下降甚至死亡。在有条件的情况下应监测其血药浓度,及时调整浓度和滴速。茶碱有效、安全的血药浓度范围应在 6~15μg/ml。

4. 不良反应　茶碱类药物的不良反应发生率与其血浆浓度密切相关。血浆浓度超过 20μg/ml 时,易发生不良反应。严格掌握用药量、及时调整剂量是避免茶碱中毒的主要措施。

（1）胃肠反应:可引起恶心、呕吐、食欲减退。

（2）中枢兴奋:多见不安、失眠、易激动等反应,必要时可用镇静药对抗。

（3）急性毒性:静脉注射过快或浓度过高,可引起心动过速、心律失常、血压骤降、谵妄、惊厥、昏迷等,甚至呼吸、心跳停止而死亡。静脉注射氨茶碱时应充分稀释,并且缓慢注射,防止急性毒性的发生,儿童更应谨慎。

影响茶碱代谢的因素较多,如发热性疾病、妊娠、抗结核治疗可降低茶碱的血药浓度;而肝脏疾病、充血性心力衰竭以及合用西咪替丁、喹诺酮类、大环内酯类等药物均可影响茶碱代谢而使其排泄减慢,增加茶碱的毒性作用,应酌情调整剂量。多索茶碱的作用与氨茶碱相同,但不良反应较轻。

(三)抗胆碱药物

呼吸道乙酰胆碱受体主要为毒蕈碱受体(muscarinic receptor,M受体),分为M_1、M_2和M_3三种受体亚型。M_1胆碱受体激动可促进副交感神经兴奋,引起气道收缩。M_3胆碱受体存在于大、小气道平滑肌,气道黏膜下腺体和血管内皮细胞上,受体激活时可使气道平滑肌收缩,气道口径缩小,促进黏液分泌与血管扩张。选择性阻断M_1和M_3胆碱受体可使支气管扩张,但舒张支气管的作用比β_2受体激动剂弱,起效也较慢,对近端支气管的扩张作用明显,长期应用不易产生耐药,对老年人的疗效不低于年轻人。常用的吸入性抗胆碱药物有异丙托溴铵(ipratropium bromide)、溴化氧托品(oxitropium bromide)和溴化泰乌托品(tiotropium bromide)等。

异丙托溴铵(ipratropium bromide)对M_1、M_2和M_3受体无选择性,但对气管平滑肌具有较高的选择性,对心血管系统的作用不明显。其舒张支气管的剂量仅为抑制腺体分泌和加快心率剂量的1/20~1/10。吸入后不易被气道吸收,可在气道内形成较高的药物浓度,不影响痰液分泌和痰液黏稠度。异丙托溴铵对伴有迷走神经功能亢进的哮喘和喘息性支气管炎患者有较好疗效,对其他类型哮喘的疗效不如β_2受体激动药,因此可作为β_2受体激动药疗效不满意时的替代药,或与β_2受体激动药联合应用。与沙丁胺醇相比,异丙托溴铵平喘作用较弱,起效慢,但维持作用时间长。异丙托溴铵有气雾剂和雾化溶液两种剂型。经气雾给药,常用剂量为20~40μg,每日3~4次;经雾化泵吸入异丙托溴铵溶液的常用剂量为50~125μg,每日3~4次。溴化泰乌托品是新型长效抗胆碱药物,对M_1和M_3受体具有选择性抑制作用,仅需每天1次吸入给药。本品对有吸烟史的老年哮喘患者较为适宜,但对妊娠早期妇女和患有青光眼或前列腺肥大的患者应慎用。

第二节 镇 咳 药

一、中枢镇咳药

(一)成瘾性镇咳药

吗啡是作用最强的成瘾性镇咳药,但因严重的成瘾性和呼吸抑制等不良反应,仅用于晚期支气管癌或主动脉瘤引起的剧烈咳嗽,或急性肺梗死、急性左心衰竭伴有的剧烈咳嗽。

可待因(codeine)

1. 药理作用与机制 可待因是阿片生物碱的一种,又称甲基吗啡,可选择性抑制延髓的咳嗽中枢,镇咳作用强而迅速,疗效可靠。镇咳强度约为吗啡的1/4,并伴有中等程度的镇痛作用。其镇痛作用弱于吗啡,但强于解热镇痛药。其成瘾性、呼吸抑制、便秘、耐受性等均较吗啡弱。

2. 体内过程 可待因口服后生物利用度为40%~70%,血浆达峰时间约为1h;约15%经脱甲基转化为吗啡,在肝脏与葡萄糖醛酸结合,代谢产物经肾排泄;$t_{1/2}$为3~4h。

3. 临床应用 适用于各种原因引起的剧烈干咳,特别适用于胸膜炎干咳伴胸痛的患者。为避免成瘾,禁止反复应用。可待因不宜用于痰液黏稠、痰量多者,以免影响痰液排出。

4. 不良反应 主要不良反应是成瘾性。治疗剂量时不良反应少见,偶有恶心、呕吐、便秘及眩晕;

大剂量可抑制呼吸中枢,并可发生烦躁不安等兴奋症状。过量可引起小儿惊厥。

可待因的同类药物有福尔可定(pholcodine),又称吗啉吗啡,与可待因有相似的中枢镇咳作用,也有镇静、镇痛作用,成瘾性较可待因弱。可用于治疗新生儿及儿童的剧烈干咳和中度疼痛。使用后不易引起便秘和消化功能紊乱。

(二)非成瘾性镇咳药

目前非成瘾性镇咳药已经逐渐取代成瘾性镇咳药用于临床,但仍需避免用于痰多、痰液黏稠的咳嗽患者。

1. 右美沙芬(dextromethorphan)　右美沙芬镇咳作用与可待因相等或稍强,但无镇痛作用。治疗量对呼吸中枢无抑制作用,亦无成瘾性和耐受性,不良反应少见。口服后15~30min起效,作用持续3~6h。主要用于干咳。除了单独应用外,还常用于多种复方制剂治疗感冒咳嗽。

2. 喷托维林(pentoxyverine)　喷托维林又称咳必清,为人工合成镇咳药。对咳嗽中枢有直接抑制作用,兼有轻度阿托品样作用和局部麻醉作用,大剂量应用时可抑制支气管内感受器和传入神经末梢,解除支气管平滑肌痉挛,降低气管阻力。喷托维林反复应用无成瘾性。适用于上呼吸道炎症引起的干咳、阵咳,禁用于多痰患者。不良反应轻,可见头晕、口干、便秘。青光眼患者慎用。

其他非成瘾性中枢镇咳药包括普罗吗酯(promolate),兼有镇静和支气管平滑肌解痉作用,镇咳作用比可待因弱;福米诺苯(fominoben),兼有呼吸中枢兴奋作用,可用于慢性咳嗽及呼吸困难者;齐培丙醇(zipeprol),兼有局麻、血管平滑肌解痉及黏痰溶解作用。

二、外周镇咳药

1. 苯佐那酯(benzonatate)　苯佐那酯选择性抑制肺牵张感受器,阻断迷走神经反射,抑制咳嗽冲动的传导,产生镇咳作用。苯佐那酯具有较强的局部麻醉作用。主要用于呼吸系统疾病如支气管炎、胸膜炎等引起的咳嗽。常见不良反应有轻度嗜睡、头痛、鼻塞及眩晕等。

2. 苯丙哌林(benproperine)　苯丙哌林主要阻断肺-胸膜的牵张感受器而抑制肺迷走神经反射,产生镇咳作用及支气管平滑肌解痉作用,无呼吸抑制和便秘作用。用于多种原因引起的咳嗽。可有疲乏、眩晕、嗜睡、食欲缺乏及胸闷等不良反应。

其他外周性镇咳药包括:二氧丙嗪(dioxopromethazine),又称双氧异丙嗪,兼有抗组胺、血管平滑肌解痉、抗炎和局部麻醉作用,并有中枢抑制作用,临床用于治疗咳嗽及过敏性疾病。那可丁(noscapine,narcotine)可用于阵发性咳嗽。普诺地嗪(prenoxdiazin)有局部麻醉和血管平滑肌解痉作用。依普拉酮(eprazinone)兼有中枢性镇咳作用,并有镇静、局部麻醉、抗组胺、抗胆碱和黏痰溶解作用。

第三节　祛　痰　药

祛痰药(expectorant)是一类通过降低痰液黏稠度使其易于被咳出的药物。祛痰药可清除呼吸道内积痰,减少对呼吸道黏膜的刺激,间接起到镇咳、平喘作用,有利于控制继发感染。祛痰药主要分为两大类,即痰液稀释药和黏痰溶解药。痰液稀释药通过增加痰液中水分含量稀释痰液,使痰液易于排出。黏痰溶解药通过降低痰液黏稠度或调节黏液成分,使痰液容易排出。

一、痰液稀释药

本类药物口服后,通过刺激胃黏膜的迷走神经末梢,引起轻度恶心,反射性兴奋支气管、支气管内腺体的迷走神经,促使腺体分泌增加,使痰液稀释,易于咳出;吸收后部分从支气管黏膜排出,在支气管腔内形成高渗,由于渗透压作用使管腔内水分增加,也使痰液稀释,易于咳出。

1. **氯化铵(ammonium chloride)**　氯化铵治疗量祛痰作用弱,大剂量则引起恶心、呕吐,也称为恶心祛痰药。适用于干咳或痰液不易咳出者。主要用作祛痰合剂的组成成分。溃疡病、肝肾功能不全者慎用。氯化铵为弱酸性药物,可酸化体液和尿液,用于纠正低氯性代谢性碱中毒。

2. **碘化钾(potassium iodide)和愈创甘油醚(glyceryl guaifenesin)**　刺激支气管分泌,稀释痰液也有恶心祛痰作用。

二、黏痰溶解药

(一)黏痰溶解剂

1. **乙酰半胱氨酸(acetylcysteine)**　乙酰半胱氨酸为巯基化合物,可使黏性痰液中的二硫键裂解,从而降低痰液黏稠度,使痰液容易咳出,对黏稠的脓性及非脓性痰液均有良好效果;对脓性痰中的DNA也有裂解作用。可用雾化吸入或气管内滴入给药,也可口服,用于防治手术后咳痰困难,以及各种疾病引起的痰液黏稠和咳痰困难。乙酰半胱氨酸有特殊的臭味,对呼吸道有刺激性,哮喘患者及呼吸功能不全的老年人慎用。

2. **脱氧核糖核酸酶(deoxyribonuclease,DNAase)**　痰液的脓性越强,其DNA含量越高,黏稠度也随之增高,不易咳出。胰脱氧核糖核酸酶是从哺乳动物胰腺提取的核酸内切酶,可使脓性痰液中的DNA迅速水解成平均4个核苷酸的短片段,降低痰液黏度,易于咳出。与抗菌药合用,可使抗菌药易于到达感染灶,充分发挥抗菌作用。雾化吸入本品5万 U~10万 U,可治疗有大量脓性痰的呼吸道感染。用药后可有咽部疼痛,每次雾化吸入后应立即漱口。长期应用可有变态反应发生,出现皮疹、发热等症状。急性化脓性蜂窝织炎、有支气管胸腔瘘管的活动性结核病患者禁用。

(二)黏液调节剂

本类药物主要作用于气管、支气管的黏液产生细胞,促使其分泌黏滞性较低的分泌物,使呼吸道分泌液的流变性恢复正常,痰液由黏变稀,易于咳出。

1. **溴己新(bromhexine)**　溴己新能抑制呼吸道腺体和杯状细胞合成酸性黏多糖,使之分泌黏滞性较低的小分子黏蛋白,黏度降低,易于咳出。溴己新还有促进呼吸道黏膜的纤毛运动及恶心祛痰作用。溴己新可口服、肌内注射或雾化吸入给药。口服后 1h 起效,3~5h 达到作用高峰,可维持 6~8h。用于支气管炎、肺气肿、硅沉着病、慢性肺部炎症、支气管扩张等有白色黏痰又不易咳出者。偶有恶心、胃部不适,少数患者有转氨酶增高,溃疡病患者慎用。

本类药物还有溴己新的活性代谢产物氨溴索(ambroxol)和溴凡克新(brovanexine)。氨溴索的作用强于溴己新,并且可以增加抗菌药在肺组织的分布,与抗菌药有协同作用,且毒性小,口服或雾化吸入后 1h 内起效,可维持 3~6h;溴凡克新可使痰液中酸性黏多糖纤维断裂,使黏痰液化而易于咳出。

2. **羧甲司坦(carbocisteine)**　羧甲司坦为黏液稀化剂,作用与溴己新相似。主要在细胞水平影响支气管腺体的分泌,可使黏液中黏蛋白的双硫键断裂,使低黏度的涎黏蛋白分泌增加,而高黏度的岩藻黏蛋白分泌减少,从而使痰液的黏滞性降低,有利于痰液排出。羧甲司坦可广泛分布于肺组织中,最后以原形和代谢产物的形式经肾排泄。

羧甲司坦用于慢性支气管炎、慢性阻塞性肺疾病(COPD)及支气管哮喘等疾病引起的咳痰、痰液稠厚、呼吸困难以及痰阻气管所致的肺通气功能不全等,也可用于术后的咳痰困难和肺炎并发症。

第四节 呼吸中枢兴奋药

呼吸中枢兴奋药是指能直接或间接兴奋延髓呼吸中枢的药物。除直接兴奋呼吸和血管运动中枢外,还可刺激颈动脉体和主动脉体化学感受器,反射性兴奋延髓呼吸中枢,增加呼吸深度、升高血压,用于一些传染病、药物中毒、肺疾患、新生儿窒息等引起的呼吸抑制。常用药有尼可刹米(nikethamide)、洛贝林(lobeline)、多沙普仑(doxapram)和二甲弗林(dimefline)。临床用于新生儿窒息、CO 中毒引起的窒息、吸入麻醉剂及其他中枢抑制药(如阿片、巴比妥类)引起的中毒,以及肺炎、白喉等传染病引起的呼吸衰竭。

因中枢兴奋药的效应与作用范围均随着剂量的增加而加大,且作用时间都很短,抢救时常需反复应用,过量易致 CNS 广泛兴奋,甚至引起惊厥,故必须严格控制剂量和用药间隔时间。

1. **尼可刹米(nikethamide)** 尼可刹米系人工合成药,其结构近似烟酰胺,其代谢产物为可拉明(coramine)。尼可刹米直接和间接刺激颈动脉体化学感受器反射性兴奋呼吸中枢,增加呼吸中枢对 CO_2 的敏感性。当呼吸中枢受抑制时其兴奋作用更明显。该药作用温和、短暂(5~10min),安全范围较大,对大脑和脊髓的兴奋作用较弱,不易引起惊厥,对血管运动中枢也仅有较弱的兴奋作用,但大剂量可引起中枢神经系统广泛兴奋而致惊厥。临床上用于传染病及中枢抑制药中毒引起的呼吸抑制,也可用于长时间吸氧治疗及人工呼吸后,促进自主呼吸功能的恢复,常需间歇多次给药。尼可刹米在治疗量下副作用少而轻。过量可引起血压升高、心动过速、咳嗽、呕吐、出汗、肌颤、僵直,甚至惊厥。

2. **回苏灵(dimefline)** 回苏灵是人工合成药,对呼吸中枢有较强的直接兴奋作用,作用快,效力比尼可刹米强 100 倍以上,也较美解眠强。能显著改善呼吸,增强肺换气量,提高动脉血氧饱合度,降低血中 CO_2 分压,对肺性脑病有苏醒作用。鉴于回苏灵的分子结构与 GABA 受体阻断剂荷包牡丹碱相似,推测回苏灵非选择性兴奋 CNS 的效应可能与阻断 GABA 受体有关。回苏灵主要用于治疗各种传染病和药物中毒引起的中枢性呼吸抑制,也可用于肺性脑病。部分患者在应用回苏灵后会出现恶心、呕吐及皮肤烧灼感等。有惊厥史者慎用,孕妇禁用。对吗啡中毒者应慎用,因为吗啡中毒时兴奋脊髓,所以对脊髓有兴奋作用的回苏灵应小量慎用,以免引起惊厥。

3. **洛贝林(lobeline)** 洛贝林是从山梗菜中提取的生物碱,也称山梗菜碱,现已人工合成。洛贝林治疗量对呼吸中枢无直接兴奋作用,而是通过刺激颈动脉体和主动脉体化学感受器,反射性地兴奋呼吸中枢。其作用短暂,仅有数分钟,安全范围大,不易引起惊厥。临床常用于治疗新生儿窒息、小儿感染性疾病引起的呼吸衰竭、一氧化碳中毒等。洛贝林用量过大可兴奋迷走神经,导致心动过缓、房室传导阻滞等。过量时亦可因兴奋交感神经节和肾上腺髓质而致心动过速。

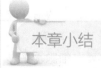

本章小结

1. 气道抗炎药中糖皮质激素是最有效的控制气道炎症反应的药物,其发挥平喘作用的机制包括:抑制呼吸道局部炎症反应、免疫抑制和抗过敏反应、抑制气道高反应性,以及增加支气管平滑肌对体内儿茶酚胺类物质的敏感性。糖皮质激素吸入给药是哮喘治疗的首选,静脉给药可用于中、重度哮喘急性发作的治疗。

2. 支气管扩张药中以 β_2 受体激动药最为常用　β_2 受体激动药可作用于支气管平滑肌细胞膜表面的 β_2 受体，松弛血管平滑肌，同时抑制肥大细胞和嗜碱性粒细胞脱颗粒和介质的释放，增加气道上皮纤毛的摆动，促进痰液的咳出，发挥平喘作用。

3. 镇咳药中可待因是常用的中枢性镇咳药，通过选择性抑制延髓的咳嗽中枢发挥镇咳作用，临床适用于各种原因引起的剧烈干咳，不宜用于痰液黏稠、痰量多者，以免影响痰液排出。

4. 中枢兴奋药（central stimulants）是能提高中枢神经系统（central nervous system，CNS）功能活动的一类药物。中枢兴奋药对中枢各部位均有不同程度的兴奋作用，其中大多药物对呼吸中枢有直接或间接的兴奋作用，临床上主要用于抢救中枢性呼吸衰竭。

思考题

1. 基于支气管慢性炎症为病理基础的哮喘，用哪些药物治疗？为什么？
2. 对季节性过敏性哮喘主要应用哪些药物预防和治疗？为什么？
3. 止咳药的应用应该注意哪些问题？

（石　卓）

第十三章

抗 感 染 药

据世界卫生组织统计,呼吸系统感染是导致人类死亡的常见病因之一。呼吸系统是人体与外环境接触面积最大的系统,外界环境各种微生物、过敏原、尘粒及有害气体等均可通过呼吸道进入机体,从而引起感染等呼吸系统疾病。其中肺部感染最为常见,可由细菌、病毒或寄生虫引起。自抗生素等广泛应用以来,细菌所致呼吸道感染尤其是肺炎的病死率显著下降。目前,呼吸系统感染性疾病的治疗多以针对病原体的药物治疗为主,药物通过对病原微生物的抑制或杀灭作用而治疗呼吸系统感染性疾病。

第一节 概 述

一、抗感染药的分类

根据药物作用靶标,可将治疗呼吸系统感染药分为以下各类:

1. **抗菌药**(antibacterial drugs) 包括 β- 内酰胺类、大环内酯类、氨基糖苷类、林可霉素类与多肽类、四环素类及氯霉素类等抗生素,以及喹诺酮类、磺胺类等人工合成抗菌药。

2. **抗结核病药**(antituberculosis drugs) 包括异烟肼、利福平、链霉素、乙胺丁醇和吡嗪酰胺等。

3. **抗病毒药**(antiviral drugs) 包括利巴韦林、奥司他韦、扎那米韦、洛匹那韦、利托那韦、干扰素、金刚烷胺和金刚乙胺等。

4. **抗真菌药**(antifungal drugs) 包括抗生素类和唑类等。

5. **抗寄生虫药**(antiparasitic agent) 包括甲硝唑、二氯尼特、氯喹等。

二、抗感染药常用术语

1. **化学治疗**(chemotherapy) 指对细菌、病毒、寄生虫等引起感染性疾病以及恶性肿瘤的药物治疗。

2. **抗生素**(antibiotics) 是指由微生物产生,能抑制或杀灭其他微生物的物质,包括 β- 内酰胺类、大环内酯类、氨基糖苷类、林可霉素类与多肽类、四环素类与氯霉素类等。

3. **抗菌谱** 药物抑制或杀灭病原菌的范围。

4. **抑菌药** 仅能抑制病原菌生长繁殖而无杀灭作用的药物,如磺胺类药、四环素、氯霉素、红霉素、林可霉素等。

5. **杀菌药** 不仅能抑制而且能杀灭病原菌的药物,如青霉素、头孢菌素、氨基糖苷类抗生素等。

6. **最低抑菌浓度**（minimal inhibitory concentration，MIC）　指在体外培养细菌 18~24h 后能抑制培养基内病原菌生长的最低药物浓度，是衡量抗菌药抗菌活性大小的重要指标。

7. **最低杀菌浓度**（minimum bactericidal concentration，MBC）　指在体外试验中能够杀灭培养基内细菌或使细菌数减少 99.9% 的最低药物浓度，是表示抗菌药抗菌活性的重要指标。

8. **抗生素后效应**（post antibiotic effect，PAE）　当抗菌药与细菌接触一定时间后，药物浓度逐渐下降，低于最小抑菌浓度或药物全部排出以后，仍然对细菌的生长繁殖继续有抑制作用。PAE 是评价抗菌药活性的重要指标之一。PAE 时间长短反映药物对作用靶位的亲和力、占据程度的大小。与药物浓度及接触的时间长短有关。

三、耐药性

细菌耐药性（resistance to drug）是指由于细菌对所应用抗菌药物出现不敏感，导致药物抗菌作用明显下降的现象。产生原因是细菌等微生物接触抗菌药物，通过进化等方式改变代谢途径或产生出相应的灭活物质抵御抗菌药物的杀灭作用。

（一）分类

依据产生原因，耐药性可分为固有耐药性（intrinsic resistance）和获得性耐药（acquired resistance）。

1. **固有耐药性**　又称天然耐药性，由细菌染色体基因决定，可以传代，如铜绿假单胞菌对多种抗生素均不敏感。

2. **获得性耐药性**　是由质粒介导的，当细菌与抗生素接触后，通过改变自身的代谢途径，使其不被抗生素所杀灭。如金黄色葡萄球菌因产生 β- 内酰胺酶而对青霉素等 β- 内酰胺类抗生素耐药。细菌的获得性耐药变化发生于以下两种情况，一是因不再接触抗生素而使耐药性消失；二是通过质粒将耐药基因转移给染色体，代代相传成为固有耐药性。获得性耐药可通过突变、转导、转化、接合方式将耐药基因在同种和不同种细菌之间转移，促使耐药性和多重耐药性的发展。

（二）产生机制

1. **产生灭活酶**　细菌耐药性产生的最重要机制之一。细菌可产生灭活抗菌药物的酶，引起抗菌药物失活，在作用于细菌之前即使其失去抗菌作用，一般由质粒或染色体介导。如细菌产生的 β- 内酰胺酶可使 β- 内酰胺类抗生素的 β- 内酰胺环裂解而使其失去抗菌作用；氨基糖苷类抗生素耐药机制之一是细菌在接触氨基糖苷类抗生素后产生钝化酶，将乙酰基、腺苷酰基和磷酰基连接到氨基糖苷类的氨基或羟基上，使其结构改变而失去抗菌作用；细菌亦可产生酯酶灭活大环内酯类抗生素。

2. **抗菌药物作用靶蛋白的改变**　细菌与抗生素接触之后，可使其靶蛋白结构改变、产生新的靶蛋白或靶蛋白数量增加，均可使抗生素与细菌结合减少，抗菌作用丧失。如耐甲氧西林金黄色葡萄球菌（methicillin resistant staphylococcus aureus，MRSA）即通过产生新的 PBPs（penicillin binding protein），增加 PBPs 合成及降低其亲和力等产生多重耐药性。

3. **改变细菌外膜通透性**　细菌外膜的非特异性跨膜通道以通道蛋白 OmpF 和 OmpC 为主，一般情况下可允许抗生素等药物分子进入细菌体内。当细菌多次接触抗生素后，突变菌株由于通道蛋白失活而导致 β- 内酰胺类、喹诺酮类等药物进入菌体内减少，从而产生耐药性。多种广谱抗菌药对铜绿假单胞菌无效或作用很弱，主要原因即为抗菌药物不能进入铜绿假单胞菌菌体内所致。

4. **影响主动流出系统**　某些细菌存在主动流出系统（active efflux system），可耗能将进入菌体的药物泵出体外，导致大肠埃希菌、金黄色葡萄球菌、表皮葡萄球菌、铜绿假单胞菌、空肠弯曲杆菌对四环素类、氟喹诺酮类、大环内酯类、β- 内酰胺类等产生多重耐药性。

（三）多重耐药性

多重耐药性（multi-drug resistance，MDR）是指细菌对多种抗菌药物耐药的现象。产生多重耐药性的主要细菌及其机制如下：

1. 甲氧西林耐药金葡球菌(MRSA)及耐甲氧西林凝固酶阴性葡萄球菌(methicillin-resistant coagulase-negative staphylococcus, MRCNS)　金黄色葡萄球菌可在 β- 内酰胺类抗生素诱导下,产生除敏感菌 5 个 PBPs 以外新的 PBP_{2a},既具有 5 个 PBPs 功能,又具有与抗生素亲和力低的特点,故当 5 个 PBPs 位点与抗生素结合后,细菌可通过新产生的 PBP_{2a} 继续发挥作用,形成多重耐药性。

2. 青霉素耐药肺炎链球菌(penicillin resistant streptococcus pneumoniae, PRSP)　是引起社区获得性肺炎的重要致病菌。按照其作用机制,肺炎链球菌应对青霉素高度敏感,PRSP 耐药的主要机制是细菌的 PBPs 发生改变,降低了与青霉素的亲和力。

3. 对第三代头孢菌素耐药的革兰氏阴性杆菌　有可产生超广谱 β- 内酰胺酶(extended-spectrum β-lactamase, ESBL)的革兰氏阴性杆菌,以及产生 I 类染色体介导的 β- 内酰胺酶(class I chromosome mediated β-lactamases)的革兰氏阴性菌。临床发现,对第三代耐药的大肠埃希菌、肺炎克雷伯氏杆菌等均可从同一菌株分离到广谱酶、超广谱酶和染色体介导的 I 类酶 AmpC。

第二节　抗　菌　药

一、β- 内酰胺类

β- 内酰胺类抗生素包括青霉素类、头孢菌素类及其他 β- 内酰胺类抗生素等,其化学结构中均含有 β- 内酰胺环(图 13-1),具有杀菌活性强、毒性低、疗效好及适应证广等优点,是目前临床治疗呼吸系统感染性疾病的重要药物。

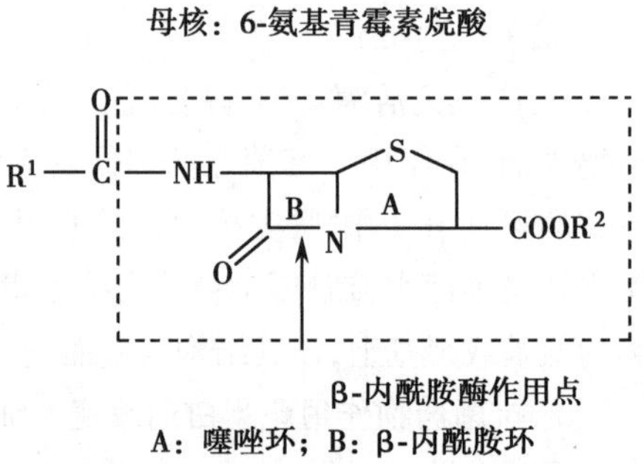

β- 内酰胺类抗生素与天然 D- 丙氨酰 -D- 丙氨酸结构类似,可与青霉素结合蛋白(penicillin binding proteins, PBPs)结合,通过抑制转肽酶等的活性,阻碍细菌细胞壁合成,引起细菌肿胀、裂解死亡。细菌细胞膜上的 PBPs 依据分子量大小而具有不同的功能,据报道,分子量 60 000~140 000 的 PBPs 具有转肽酶活性,与细菌细胞壁合成有关;分子量 4 000~5 000 的 PBPs 具有羧肽酶活性,参与细菌细胞分裂和细胞形态的维持。当 β- 内酰胺类抗生素与细菌不同的 PBPs 结合具有不同的作用,可影响细菌细胞壁

母核: 6-氨基青霉素烷酸

β-内酰胺酶作用点

A: 噻唑环; B: β-内酰胺环

图 13-1　β- 内酰胺环化学结构

的合成,或引起细菌自溶等。因革兰氏阳性细菌有细胞壁,哺乳动物细胞无细胞壁结构,因此,β- 内酰胺类抗生素的特点是主要作用于革兰氏阳性菌,对人与动物的副作用少,对繁殖期细菌作用更强。

(一) 青霉素类

青霉素类(penicillins)药物按照来源,可分为天然青霉素和半合成青霉素两大类。

1. 青霉素 G(penicillin G)　青霉素 G 由青霉菌培养液中获得,是目前治疗革兰氏阳性菌感染的首选药物。临床应用主要为其钠盐或钾盐,在室温下稳定,易溶于水,因其水溶液稳定性较差,故需现用现配。

(1)抗菌作用:青霉素 G 对敏感菌有强大杀菌作用。其抗菌范围主要包括:①革兰氏阳性球菌:对溶血性链球菌、不产酶金黄色葡萄球菌、非耐药肺炎链球菌和厌氧的阳性球菌作用强;②革兰氏阴性球菌:对脑膜炎奈瑟菌、敏感的淋病奈瑟菌有效;③革兰氏阳性杆菌:白喉棒状杆菌、炭疽芽胞杆菌、厌氧的破伤风杆菌、产气荚膜杆菌、肉毒杆菌、放线菌属、真杆菌属、丙酸杆菌均对青霉素 G 敏感;④螺旋体:梅毒螺旋体、钩端螺旋体、回归热螺旋体对青霉素 G 高度敏感。

(2)体内过程:青霉素 G 因易被胃酸及消化酶破坏而不宜口服,临床主要采用肌内注射或静脉滴注给药。肌内注射吸收迅速且完全,注射后 0.5~1.0h 达血药峰浓度,广泛分布于全身各部位,肝、胆、肾、肠道、精液、关节液及淋巴液中均有大量的分布;房水和脑脊液中含量较低,但在炎症反应时可达有效浓度。几乎全部以原形经肾脏迅速排泄,$t_{1/2}$ 为 0.5~1.0h。

(3)临床应用:青霉素 G 是治疗敏感的革兰氏阳性球菌和杆菌、革兰氏阴性球菌及螺旋体感染的首选药;对于链球菌感染,如溶血性链球菌引起的咽炎、扁桃体炎、猩红热、败血症,以及肺炎链球菌引起的大叶性肺炎等均以青霉素 G 作为首选;可用于草绿色链球菌引起的心内膜炎、脑膜炎奈瑟菌引起的脑膜炎、螺旋体感染,与抗毒素血清合用可治疗白喉、破伤风等。

(4)不良反应:青霉素 G 的毒性相对较低,钾盐不可作快速静脉注射。

1)变态反应:最为常见,发生率约占用药人数的 0.7%~10%,严重者可发生过敏性休克(发生率为0.004%~0.015%)。发生原因是青霉素本身及其降解产物青霉噻唑蛋白、青霉烯酸等引起,可刺激机体产生 IgG、IgM 和 IgE 等抗体,导致药疹、接触性皮炎、哮喘和血清病样反应,甚至过敏性休克等各种不同类型的变态反应发生。

为防止变态反应的发生,临床上无论采用何种途径给予青霉素类药物,均应详细询问病史、用药史、药物过敏史及家族过敏史;初次使用、用药间隔 3d 以上或药物批号不同,均须进行青霉素皮肤过敏试验,反应阳性者禁用;皮试时,须同时做好抢救准备,一旦发生过敏性休克,应立即就地抢救,皮下注射或肌内注射肾上腺素 0.5~1.0mg,并给予抗组胺药、糖皮质激素等抗休克药物治疗,以及吸氧等急救措施。

2)赫氏反应(Herxheimer reaction):用青霉素 G 治疗螺旋体所引起的感染时,可出现全身不适、寒战、高热、咽痛、肌痛、心跳加快等现象,称为赫氏反应。可能是青霉素杀死大量螺旋体后释放入体内物质引起的免疫反应,一般不导致严重后果。可选用普鲁卡因青霉素(procaine benzyl penicillin)或苄星青霉素(benzathine benzyl penicillin)治疗螺旋体感染,可避免赫氏反应的发生。

3)青霉素脑病:鞘内注射青霉素 G 可引起蛛网膜炎或严重致命的脑病。因此,应避免鞘内或脑室内给予青霉素。大剂量的非肠道注射青霉素 G 可引起昏睡、意识混乱、抽搐、多灶性肌阵挛,以及局部或全局性癫痫发作,尤其易发生于肾功能不全、中枢神经系统局部病变或低钠血症时。当脑脊液中青霉素 G 浓度超过 10 μg/ml 时,中枢神经系统出现明显功能障碍。此时应及时停用青霉素 G,并给予吸氧、抗惊厥、降低颅内压等对症治疗措施。

2. 耐酸青霉素 青霉素 V(penicillin V)为口服耐酸青霉素的代表药物,耐酸、口服吸收好是其主要优点。抗菌谱与青霉素 G 相同,但抗菌作用弱于青霉素 G,口服后 30% 经肝代谢,代谢产物与原形药物经肾脏排出。临床用于治疗链球菌引起咽炎、扁桃体炎及肺炎链球菌所致鼻窦炎、中耳炎等轻症感染。不良反应可见胃肠道反应及变态反应等。

3. 耐酶青霉素 甲氧西林(methicillin)、苯唑西林(oxacillin)、氯唑西林(cloxacillin)、双氯西林(dicloxacillin)为耐酶青霉素的代表药物。除甲氧西林对酸不稳定外,其余均耐酸,可口服和注射给药。其化学结构的侧链取代基可保护药物的 β- 内酰胺环,免受 β- 内酰胺酶的破坏,因而对产青霉素酶的耐药金葡菌具有强大杀菌作用,对链球菌属的抗菌作用不及青霉素 G,对革兰氏阴性菌无效。主要用于耐青霉素葡萄球菌所致的肺炎等呼吸道感染,以及败血症、心内膜炎等。不良反应为轻微胃肠道症状及变态反应。

4. 广谱青霉素 氨苄西林(ampicillin)和阿莫西林(amoxicillin)为广谱青霉素的代表药物,特点是耐酸、可口服,但不耐酶,对产酶的金葡菌无效。抗菌谱与青霉素 G 相似,对革兰氏阴性菌的作用优于青霉素 G,阿莫西林对肺炎链球菌、肠球菌、沙门菌属等的杀菌作用优于氨苄西林,对铜绿假单胞菌无效。临床用于敏感菌所致呼吸道感染,阿莫西林主要用于由流感嗜血杆菌、溶血性链球菌、肺炎链球菌引起的呼吸道感染;氨苄西林可在支气管分泌液中达到较高浓度,主要经肾脏排泄。

5. 抗铜绿假单胞菌青霉素 羧苄西林(carbenicillin)和哌拉西林(piperacillin)为抗铜绿假单胞菌

青霉素的代表药物。其抗菌机制是药物可多位点与铜绿假单胞菌 PBPs 结合,且可穿透细菌细胞膜。羧苄西林对青霉素 G 敏感的革兰氏阳性菌的作用不及青霉素 G,临床用于治疗变形杆菌和铜绿假单胞菌引起的呼吸系统感染等。哌拉西林在半合成青霉素类中抗菌谱最广、抗菌作用最强,对铜绿假单胞菌具有强大的抗菌作用,对铜绿假单胞菌的抗菌作用较羧苄西林强 8~16 倍;对肺炎链球菌作用优于青霉素 G 和氨苄西林。临床主要用于治疗革兰氏阴性菌引起的肺炎等严重感染。与氨基糖苷类(aminoglycosides)抗生素联合应用效果更佳。常用药物阿洛西林(azlocillin)、美洛西林(mezlocillin)、替卡西林(ticarcillin)等的抗菌活性更强,多用于敏感菌所致呼吸系统感染。

(二)头孢菌素类

头孢菌素(cephalosporin)是从头孢菌素 C 的产生菌(cephalosporium acremonium)中发现的。与青霉素比较,其特点是对 β- 内酰胺酶的稳定性高于青霉素,抗菌谱较青霉素广、抗菌作用强、变态反应少、毒性小,但头孢菌素类抗生素对甲氧西林耐药金葡球菌(MRSA)和肠球菌属的抗菌作用均较差。对青霉素类、其他头孢菌素类等药物过敏史者慎用。

根据头孢菌素的抗菌谱、对 β- 内酰胺酶的稳定性及抗革兰氏阴性杆菌活性,以及对肾毒性和临床应用的差异,目前可将头孢菌素类分为五代。

1. **第一代头孢菌素** 主要代表药物:口服用药物有头孢羟氨苄(cefadroxil)、头孢氨苄(cephalexin)等;注射用药物有头孢唑林(cefazolin)、头孢噻吩(cephalothin)、头孢匹林(cephapirin)等;口服及注射用药物有头孢拉定(cephradine)。

(1)共同特点:①抗菌谱主要包括革兰氏阳性球菌(如肺炎链球菌、链球菌、葡萄球菌),作用强于第二、三代,对革兰氏阴性杆菌作用弱,对铜绿假单胞菌、耐药肠杆菌和厌氧菌无效;②对金黄色葡萄球菌产生 β- 内酰胺酶的稳定性优于第二代和第三代,对革兰氏阴性菌产生的 β- 内酰胺酶不稳定;③临床注射给药用于治疗肺炎链球菌、链球菌、葡萄球菌引起的上、下呼吸道感染及败血症等,口服用于轻度感染和部分中度感染的治疗;④对肾脏有一定毒性。

(2)常用药物:头孢唑林(cefazolin)对革兰氏阳性球菌和杆菌具有较好的抗菌作用,对肺炎链球菌和溶血性链球菌作用强,对大肠埃希菌和肺炎杆菌具有良好抗菌活性,对白喉杆菌、炭疽杆菌、伤寒杆菌、志贺菌属、奈瑟菌属有抗菌作用,但对产青霉素酶的金黄色葡萄球菌作用弱,临床用于治疗敏感细菌所致的呼吸道感染等,对于肺炎、肺脓肿等呼吸道感染的有效率可达 90% 以上。不良反应较少,可有一过性血清转氨酶、碱性磷酸酶和尿素氮升高等。

2. **第二代头孢菌素** 主要代表药物:口服用药物有头孢呋辛酯(cefuroxime axetil)、头孢克洛(cefaclor)等;注射用药物有头孢孟多(cefamandole)、头孢呋辛(cefuroxime)、头孢尼西(cefonicid)、头孢雷特(ceforanide)、头孢替安(cefotiam)等。

(1)共同特点:①抗菌谱对革兰氏阳性菌的作用较第一代弱,对革兰氏阴性菌如大肠埃希菌、克雷伯菌属、痢疾志贺菌、阴沟杆菌等作用较第一代强,而对铜绿假单胞菌无效;②对多数 β- 内酰胺酶稳定;③临床适用于敏感菌引起的呼吸道感染等,可作为一般革兰氏阴性菌感染的治疗药物;④肾毒性低于第一代头孢菌素。

(2)常用药物:头孢克洛(cefaclor)对金黄色葡萄球菌、溶血性链球菌、肺炎链球菌、大肠埃希菌、肺炎杆菌等有抗菌活性,流感嗜血杆菌、卡他莫拉菌及淋病奈瑟菌对其亦敏感,但铜绿假单胞菌无效。临床用于治疗敏感细菌引起的感染性疾病。其对溶血性链球菌引起咽炎、扁桃体炎的疗效与青霉素 V 相似,对溶血性链球菌、肺炎链球菌、葡萄球菌属和流感嗜血杆菌所致的下呼吸道感染有效率可达 90%。用药后可出现胃肠道反应及变态反应等。

3. **第三代头孢菌素** 主要代表药物:口服药物有头孢克肟(cefixime)、头孢他美酯(cefetamet pivoxil)等;注射用药物有头孢噻肟(cefotaxime)、头孢他啶(ceftazidime)、头孢哌酮(cefoperazone)、头孢唑肟(ceftizoxime)、头孢曲松(ceftriaxone)和头孢地嗪(cefodizime)等。

(1)共同特点:①在抗菌谱方面,对革兰氏阳性菌作用弱于第一、第二代头孢菌素,对革兰氏阴性杆菌的作用强于第一、第二代头孢菌素,对铜绿假单胞菌和厌氧菌有不同程度的抗菌作用;②对革兰氏阴性菌产生的广谱 β- 内酰胺酶高度稳定;③临床用于治疗敏感如肠杆菌科等革兰氏阴性菌所致严重下呼吸道感染、败血症等,亦可用于革兰氏阴性杆菌、厌氧菌和革兰氏阳性菌引起的混合呼吸道感染;④具有较强的组织穿透力,体内分布广泛,可在组织、体腔、体液中达有效抗菌浓度,对肾基本无毒性。

(2)常用药物:头孢他啶(ceftazidime)是目前临床应用的头孢菌素中活性最强者之一。对流感嗜血杆菌、铜绿假单胞菌、肠杆菌科细菌具有高度活性,革兰氏阳性厌氧菌、肺炎军团菌、梭形杆菌对其敏感。对多种 β- 内酰胺酶稳定。主要用于大肠埃希菌、流感杆菌、肺炎杆菌、铜绿假单胞菌、葡萄球菌属等所致的呼吸道、肝胆系统、腹腔感染等的治疗。不良反应有嗜酸性粒细胞增多、皮疹,偶见药物热、溶血性贫血及血小板增多等。

4. 第四代头孢菌素 主要代表药物:注射用药物有头孢匹罗(cefpirome)和头孢吡肟(cefepime)。

(1)共同特点:①抗菌谱特点是对革兰氏阳性菌和革兰氏阴性菌抗菌效果好,对肠杆菌的作用优于第三代头孢菌素,对铜绿假单胞菌作用与头孢他啶相似,对金葡菌作用略强于第三代头孢菌素,对多数厌氧菌有效;②对 β- 内酰胺酶高度稳定;③临床主要用于对第三代头孢菌素耐药的革兰氏阴性杆菌引起的重症呼吸系统感染。

(2)常用药物:头孢匹罗(cefpirome)对肠杆菌科细菌有较强抗菌活性,其抗菌作用优于头孢噻肟、头孢拉定。对头孢噻肟或其他第三代头孢菌素耐药的肠杆菌科中某些菌株对该药仍敏感。对大肠埃希菌、铜绿假单胞菌、黏质沙雷菌的外膜具良好通透性。多数革兰氏阳性菌包括金黄色葡萄球菌和表皮葡萄球菌的产青霉素酶菌株对本药敏感,本药对耐甲氧西林金葡菌的抗菌作用差。化脓性链球菌、各种溶血性链球菌和肺炎球菌对本药高度敏感,对肠球菌属的抗菌活性较弱。

用于敏感菌所致各种严重感染,如下呼吸道感染、复杂性尿路感染、败血症等。尤其适用于严重多重耐药菌感染和医院内感染。不良反应均短暂,停药后即消失,可有皮疹、发热和瘙痒等过敏反应及胃肠道反应。

5. 第五代头孢菌素 主要代表药物:注射用药物有头孢洛林(ceftaroline)和头孢吡普(ceftob-iprole)等。

(1)共同特点:①抗菌谱特点是对革兰氏阳性菌抗菌效果优于第四代,对耐甲氧西林金葡菌、耐万古霉素金葡菌具有抗菌作用,对革兰氏阴性菌作用与第四代相似;②对 β- 内酰胺酶高度稳定;③临床主要用于敏感菌所致医院获得性肺炎等的治疗。

(2)常用药物:头孢洛林(ceftaroline)主要用于治疗肺炎链球菌、耐甲氧西林金葡菌、流感嗜血杆菌、肺炎克雷伯菌和大肠埃希菌等引起的社区获得性细菌性肺炎效果好。常见不良反应可见腹泻、恶心、呕吐、便秘等胃肠道反应,以及转氨酶升高、低钾血症、皮疹、静脉炎等。

(三)其他 β- 内酰胺类抗生素

1. 碳青霉烯类 亚胺培南(imipenem)、美罗培南(meropenem)、帕尼培南(panipenem)为代表药物,对革兰氏阳性菌、革兰氏阴性杆菌(包括铜绿假单胞菌)及多数厌氧菌抗菌作用强,对 β- 内酰胺酶高度稳定,但对 MRSA 作用弱。

亚胺培南临床主要用于治疗肺炎克雷伯菌、大肠埃希菌、阴沟肠杆菌等肠杆菌科细菌、铜绿假单胞菌引起的严重下呼吸道感染、败血症,院内获得性肺炎伴免疫缺陷者引起感染,以及需氧菌和厌氧菌的混合感染等。一般临床用亚胺培南与肾脱氢肽酶抑制剂西司他丁(cilastatin)按 1:1 配伍组成复方制剂应用,以延长其半衰期。大剂量可引起惊厥、意识障碍等严重的中枢神经系统不良反应。

2. 头霉素类 本类药物有头孢西丁(cefoxitin)、头孢美唑(cefmetazole)和头孢替坦(cefotetan),头孢西丁为代表药物。其抗菌谱和抗菌活性与第二代头孢菌素相似,突出优点是抗厌氧菌作用强于第三代头孢菌素,对 β- 内酰胺酶高度稳定,组织分布广泛。主要用于需氧和厌氧菌混合感染。

3. 单环 β- 内酰胺类 氨曲南(aztreonam)、卡芦莫南(carumonam)为代表药物。对革兰氏阴性杆菌及铜绿假单胞菌有较强抗菌作用,对 β- 内酰胺酶稳定,临床用于治疗革兰氏阴性杆菌引起的呼吸道感染、败血症等。与氨基糖苷类抗生素联合应用有协同杀菌作用。

4. 氧头孢烯类　代表药物为拉氧头孢(latamoxef)和氟氧头孢(flomoxef)。与第三代头孢菌素相似,抗菌谱广,对革兰氏阴性菌抗菌作用强,对 β- 内酰胺酶稳定。脑脊液中药物含量高,主要用于脑膜炎、呼吸道感染及败血症等的治疗。可有凝血酶原减少、血小板数量减少或功能障碍引起的出血等不良反应。

5. β- 内酰胺酶抑制药　β- 内酰胺酶抑制药(β-lactamase inhibitor)的代表药物包括克拉维酸(clavulanic acid)、舒巴坦(sulbactam)、他唑巴坦(tazobactam)等。其结构与 β- 内酰胺类抗生素相似,本身仅有较弱的抗菌作用,但可通过抑制细菌的 β- 内酰胺酶活性使 β- 内酰胺类抗生素免受水解。克拉维酸对金黄色葡菌球菌、肠杆菌科细菌、嗜血杆菌属、淋病奈瑟菌等产生的 β- 内酰胺酶有较强抑制作用;对沙雷菌属和铜绿假单胞菌的 β- 内酰胺酶抑制作用弱。舒巴坦本身抑菌作用较弱,但对金黄色葡菌球菌、革兰氏阳性杆菌产生的 β- 内酰胺酶抑制作用强。他唑巴坦是舒巴坦的衍生物,为不可逆、竞争性 β- 内酰胺酶抑制药,对铜绿假单胞菌、阴沟杆菌等的 β- 内酰胺酶有抑制作用。

目前,临床常用复方制剂阿莫西林 / 克拉维酸、氨苄西林 / 舒巴坦适用于治疗产 β- 内酰胺酶流感嗜血杆菌、大肠埃希菌等肠杆菌科、甲氧西林敏感金葡菌所致下呼吸道感染、败血症等。羧苄西林与克拉维酸的复方制剂对各种产酶菌,尤其是铜绿假单胞菌有较强的抗菌作用。替卡西林 / 克拉维酸、头孢哌酮 - 舒巴坦及哌拉西林 - 他唑巴坦临床用于治疗产 β- 内酰胺酶肺炎克雷伯氏杆菌、大肠埃希菌等肠杆菌科细菌、铜绿假单胞菌和厌氧菌引起的严重呼吸道感染。但应用此类复方制剂须先做皮试,以免发生过敏反应。

二、氨基糖苷类

氨基糖苷类(aminoglycoside)是一类由氨基糖和氨基环醇以苷键相连形成的抗生素,包括产自链霉菌的链霉素(streptomycin)、卡那霉素(kanamycin)、妥布霉素(tobramycin)、巴龙霉素(paromomycin)、大观霉素(spectinomycin)等,产自小单胞菌的庆大霉素(gentamicin)、西索米星(sisomicin)、小诺霉素(micronomicin)、阿司米星(astromicin)等,以及半合成氨基糖苷类的阿米卡星(amikacin)、奈替米星(netilmicin)、依替米星(etimicin)、阿贝卡星(arbekacin)、异帕米星(isepamicin)等。

(一)氨基糖苷类抗生素的共性

氨基糖苷类抗生素的抗菌谱广,抗革兰氏阴性杆菌活性强,而胃肠道吸收差、肾毒性及耳毒性为其临床应用的突出缺点。

1. 抗菌作用与机制　氨基糖苷类属静止期杀菌类抗生素,其杀菌速率与杀菌时程呈现浓度依赖性,有抗生素后效应及首次接触效应,在碱性环境中抗菌活性增强。其抗菌谱广,抗革兰氏阴性杆菌活性强于青霉素类和第一代头孢菌素类,对铜绿假单胞菌、不动杆菌属等革兰氏阴性杆菌,以及 MRSA 等革兰氏阳性菌均有较好抗菌作用,对肺炎链球菌、溶血性链球菌作用差,对厌氧菌无效。其对需氧革兰氏阴性杆菌的抗菌活性强;一些药物具有抗结核分枝杆菌作用。

其抗菌机制包括抑制细菌蛋白质合成和增加细菌细胞膜通透性。

(1)抑制细菌蛋白质合成:药物进入细胞内可特异性与细菌核糖体 30S 亚基结合,阻碍甲硫氨酰 tRNA 在 A 位结合,抑制 30S 始动复合物形成,亦可抑制 70S 始动复合物的形成;在肽链延伸阶段药物可与细菌核糖体 30S 亚基结合,导致错误的氨基酸插入肽链而生成无功能的蛋白质;在终止阶段阻碍终止因子与核糖体 A 位结合,致使已合成的肽链不能释放,并抑制核糖体 70S 亚基的解离,引起菌体内核糖体循环利用受阻,最终导致细菌体内核糖体耗竭而引起细菌死亡。

(2)增加细菌细胞膜通透性:药物可导致细胞内 K^+、腺嘌呤核苷酸及酶等重要物质外漏以及药物摄取量的增加。

2. **体内过程** 口服难吸收,可采用肌内注射,吸收迅速而完全,达峰时间约 0.5~2h。主要分布于细胞外液、肾皮层、内耳内淋巴液及外淋巴液中药物浓度高;内耳外淋巴液中药物浓度降低缓慢,可能是肾毒性和耳毒性产生的原因之一。可透过胎盘屏障,但不能透过血-脑屏障。主要以原形经肾小球滤过排泄。

3. **临床应用** 氨基糖苷类主要用于革兰氏阴性杆菌的严重感染,但其对社区获得性呼吸道感染的病原菌肺炎链球菌及溶血性链球菌作用差,加之其明显的肾毒性和耳毒性,故对常见的上、下呼吸道细菌性感染不宜选用。

(1)需氧革兰氏阴性杆菌感染:临床用于治疗中、重度需氧革兰氏阴性杆菌所致呼吸道等的严重感染。对革兰氏阴性杆菌引起的败血症、肺炎等需联合应用广谱半合成青霉素、第三代头孢菌素及氟喹诺酮类等抗生素,对中、重度铜绿假单胞菌感染一般需联用具有相同抗菌作用的 β-内酰胺类或其他抗生素。

(2)革兰氏阳性菌感染:联合用药常用于肠球菌属或草绿色链球菌所致心内膜炎、金黄色葡萄球菌等引起败血症、心内膜炎等。与 β-内酰胺类和万古霉素类合用具有协同作用。

(3)结核分枝杆菌和非典型分枝杆菌感染:链霉素可用于结核病的联合治疗,非典型分枝杆菌感染主要选用阿米卡星。

4. **不良反应**

(1)耳毒性:氨基糖苷类所有抗生素均有耳毒性,耳毒性可表现为前庭功能障碍和耳蜗听神经损伤,其中前庭功能障碍可有眩晕、恶心、呕吐、视力减退、眼球震颤和共济失调,发生率顺序为:卡那霉素(4.7%)>链霉素(3.6%)>西索米星(2.9%)>庆大霉素(1.2%)>妥布霉素(0.4%);耳蜗听神经损伤可有耳鸣、听力减退及永久性耳聋,发生率顺序为:卡那霉素(1.6%)>阿米卡星(1.5%)>西索米星(1.4%)>庆大霉素(0.5%)>妥布霉素(0.4%)。奈替米星引起的损伤最轻。用药期间应严密观察患者听力及前庭功能变化。与呋塞米、依他尼酸、布美他尼及顺铂等其他耳毒性药物同服,会增加耳毒性发生风险。

(2)肾毒性:肾毒性可表现为蛋白尿、管型尿、血尿等,甚至氮质血症和肾功能减退,药物所致肾损伤的严重程度顺序为:卡那霉素>庆大霉素>妥布霉素>阿米卡星>奈替米星>链霉素。肾功能减退时,可通过氨基糖苷类血药浓度的升高加重肾毒性和耳毒性。用药期间应监测肾功能变化。

(3)神经肌肉麻痹:可导致心肌抑制、血压下降、肢体瘫痪及呼吸衰竭,严重程度与给药剂量、给药途径相关。

(4)变态反应:可见皮疹、发热、血管神经性水肿。链霉素引起过敏性休克的发生率仅次于青霉素,一旦发生,应静脉注射肾上腺素等抢救。

5. **耐药性** 主要包括影响修饰酶或钝化酶、改变细胞膜通透性及细胞内转运的异常等,还可有氨基糖苷类抗生素的靶位修饰等。

(二)常用药物

1. **链霉素(streptomycin)** 链霉素是 1944 年从链霉菌获得并用于临床的第一个氨基糖苷类抗生素,为氨基糖苷类中对铜绿假单胞菌和其他革兰氏阴性杆菌抗菌活性最低的抗生素。临床用于治疗多药耐药的结核病。链霉素最常见的毒性反应为耳毒性,一般前庭损伤较耳蜗损伤发生率高,且出现早;亦可有神经肌肉阻滞作用及变态反应,多见皮疹、发热、血管神经性水肿,甚至过敏性休克。

2. **庆大霉素(gentamicin)** 庆大霉素是治疗沙雷菌属等革兰氏阴性杆菌感染的主要抗菌药之一。庆大霉素与青霉素或其他抗生素合用,治疗严重的肺炎球菌、铜绿假单胞菌、肠球菌、葡萄球菌或草绿色链球菌所致感染。但 β-内酰胺类能降低庆大霉素的抗菌活性,应避免二药在同一输液瓶内混合使用。庆大霉素对前庭损伤重于耳蜗损伤,较多引起肾毒性;亦可有神经肌肉接头阻滞作用,故不宜作静脉推注或大剂量快速静脉滴注。

3. **妥布霉素(tobramycin)** 妥布霉素对肺炎杆菌、肠杆菌属、变形杆菌属的抗菌作用强于庆大霉素,对铜绿假单胞菌的作用为庆大霉素的 2~5 倍,可与能抗铜绿假单胞菌的青霉素类或头孢菌素类药物合用治疗铜绿假单胞菌引起的感染。

4. 阿司米星(astromicin)　阿司米星在体内分布广泛,肺组织及支气管药物浓度较高,主要以原形从肾排泄。对多种氨基糖苷类灭活酶稳定,对其他氨基糖苷类已耐药的菌株仍有效。临床主要用于下呼吸道感染。

5. 阿米卡星(amikacin)　阿米卡星又称丁胺卡那霉素,为第三代氨基糖苷类抗生素,主要分布于细胞外液,不易透过血-脑屏障,以原形经肾排出。为氨基糖苷类中抗菌谱最广的抗生素,对革兰氏阴性杆菌和金黄色葡萄球菌有较强的抗菌作用,尤其是对肠道革兰氏阴性杆菌和铜绿假单胞菌产生的多种钝化酶稳定,可作为治疗氨基糖苷类耐药菌株感染的首选药物。临床主要用于治疗革兰氏阴性需氧杆菌所致菌血症、下呼吸道感染等。与β-内酰胺类抗生素联合应用具有协同抗菌作用,与羧苄西林或哌拉西林合用对铜绿假单胞菌有协同作用,与头孢菌素合用对肺炎杆菌有协同作用,与阿洛西林合用对肺炎杆菌、大肠埃希菌和金黄色葡萄球菌均有协同作用。

6. 奈替米星(netilmicin)　奈替米星可渗入胸腔、腹腔、滑膜腔及胆汁中,主要经肾小球滤过,$t_{1/2}$为2.5h。对肠杆菌科大多数细菌均具强大抗菌活性,对葡萄球菌等革兰氏阳性球菌的作用强于其他氨基糖苷类抗生素。对多种氨基糖苷类钝化酶稳定,因而对MRSA及耐庆大霉素、西索米星和妥布霉素菌株有较好抗菌活性。临床与β-内酰胺类联合用药对金黄色葡萄球菌、铜绿假单胞菌、肺炎杆菌和肠球菌属可有协同作用。临床主要用于治疗敏感菌所致呼吸道严重感染、菌血症等。

7. 依替米星(etimicin)　依替米星与奈替米星相似。对大肠埃希菌、肺炎克雷伯菌、肠杆菌属、沙雷菌属、奇异变形杆菌、沙门菌属、流感嗜血杆菌和葡萄球菌属等都有较强的抗菌作用,对部分产青霉素酶葡萄球菌、部分MRSA具有一定的抗菌作用。依替米星具有抗菌谱广、抗菌作用强、毒性低的特点,耳毒性、肾毒性和神经肌肉麻痹副作用均较奈替米星、阿米卡星等传统氨基糖苷类药物低。

三、大环内酯类、林可霉素类及多肽类

(一) 大环内酯类抗生素

大环内酯类(macrolides)抗生素是一组由2个脱氧糖分子与一个含14~16个碳原子大脂肪族内酯环构成的一类化合物。按其化学结构可分为:① 14元大环内酯类:红霉素(erythromycin)、竹桃霉素(oleandomycin)、克拉霉素(clarithromycin)、罗红霉素(roxithromycin)、地红霉素(dirithromycin)、替利霉素(telithromycin)等;② 15元大环内酯类:阿奇霉素(azithromycin);③ 16元大环内酯类:麦迪霉素(medecamycin)、乙酰麦迪霉素(acetylmedecamycin)、吉他霉素(kitasamycin)、乙酰吉他霉素(acetylkitasamycin)、乙酰螺旋霉素(acetylspiramycin)、麦白霉素(meleumycin)、罗他霉素(rokitamycin)等。

1. 大环内酯类抗生素共性

(1)抗菌作用与机制:大环内酯类通常为抑菌剂,高浓度时对敏感菌为杀菌剂,在碱性环境中抗菌活性增强。抗菌谱广,对多数革兰氏阳性菌、部分革兰氏阴性菌等有效。对产β-内酰胺酶的葡萄球菌和耐甲氧西林的金黄色葡萄球菌、链球菌、肺炎双球菌、破伤风杆菌、炭疽杆菌、白喉杆菌、淋病奈瑟菌、脑膜炎奈瑟菌、百日咳杆菌、流感杆菌、军团菌属等均有较强抗菌作用;对梅毒螺旋体、钩端螺旋体、肺炎支原体、衣原体、立克次体、弓形虫及非典型分枝杆菌等也有良好的抗菌作用。

本类药物能与细菌核糖体50S亚基的23S rRNA上肽酰转移酶结合,即核糖体的供位(P位),从而阻断t-RNA结合到P位上,抑制新合成肽酰基t-RNA自A位转移至P位,阻断肽链延长,抑制细菌蛋白质合成。

(2)体内过程:红霉素易被胃酸破坏,口服吸收少,故临床一般用其肠溶片或酯化产物。克拉霉素和阿奇霉素等新大环内酯类不易被胃酸破坏,生物利用度提高,血药浓度和组织细胞内药物浓度均增加。药物能广泛分布到除脑组织和脑脊液以外的各种组织和体液,在肝、肾、肺、脾、胆汁及支气管分

泌物中的浓度均可高于血药浓度,并可被多核粒细胞和巨噬细胞摄取。红霉素能扩散进入胎儿血液循环和母乳中,炎症可促红霉素的组织渗透。阿奇霉素的血浆浓度较低,主要集中于中性粒细胞、巨噬细胞、肺、痰液、皮下组织、胆汁和前列腺中,组织 $t_{1/2}$ 为 3d。红霉素在肝代谢,阿奇霉素不在体内代谢。红霉素和阿奇霉素主要以活性形式聚积和分泌在胆汁中,部分药物经肝肠循环被重吸收。克拉霉素及其代谢产物主要经肾排泄。

(3)临床应用:临床可用于链球菌感染、军团菌病、衣原体、支原体感染等,可治疗棒状杆菌属如白喉、棒状杆菌败血症、红癣等感染。红霉素能有效改善急、慢性白喉带菌者状况,成年人有效率可达 90%。常替代青霉素用于对青霉素过敏的葡萄球菌、链球菌或肺炎球菌感染患者。治疗呼吸系统感染性疾病的应用如下。

1)链球菌感染:可用于治疗化脓性链球菌、溶血性链球菌、肺炎链球菌等引起的急性扁桃体炎、急性咽炎等。但在我国肺炎链球菌对大环内酯类耐药率较高,不建议单独应用。

2)军团菌病:治疗嗜肺军团菌、麦克达德军团菌或其他军团菌引起的肺炎。

3)其他病原体感染:衣原体、支原体感染、肺炎支原体、肺炎衣原体所致肺炎、急性支气管炎、慢性支气管炎急性发作等呼吸系统感染。可用于婴儿期衣原体肺炎。

(4)不良反应:最常见的副作用为胃肠道反应,口服红霉素可出现厌食、恶心、呕吐和腹泻等,新大环内酯类的发生率降低。长期大剂量应用可引起胆汁淤积性肝炎,停药后可恢复。大剂量给药或肝肾疾病患者、老年患者用药后可引起耳毒性。偶可出现药物热、皮疹、荨麻疹、嗜酸性粒细胞增多等过敏反应。与阿司咪唑或特非那定等抗组胺药合用,可增加心脏毒性,引起心律失常。

2. 常用药物

(1)红霉素(erythromycin):红霉素是第一个用于临床的大环内酯类抗生素。临床主要用于对青霉素过敏的链球菌和肺炎链球菌、耐青霉素的金黄色葡萄球菌所致呼吸系统感染,是治疗支原体肺炎和军团菌病、百日咳、空肠弯曲菌肠炎的首选药。红霉素亦用于治疗厌氧菌引起的口腔感染和肺炎支原体、肺炎衣原体、溶脲脲原体等非典型病原体引起的呼吸系统感染。服用后常见胃肠道反应。

(2)克拉霉素(clarithromycin):克拉霉素口服吸收迅速完全,在多种组织的药物浓度高于血药浓度,$t_{1/2}$ 为 6h。其抗菌活性为大环内酯类抗生素中最强,对需氧革兰氏阳性球菌、嗜肺军团菌、肺炎衣原体抗菌活性最强,对金黄色葡萄球菌和化脓性链球菌的 PAE 是红霉素的 3 倍。不良反应发生率较红霉素低。

(3)阿奇霉素(azithromycin):阿奇霉素对肺炎支原体的作用为大环内酯类中最强,对革兰氏阴性菌具有较高的抗菌活性,对包柔螺旋体、嗜肺军团菌、流感嗜血杆菌、支原体、衣原体作用强于红霉素。具有明显的 PAE。口服吸收快、组织分布广、细胞内浓度高、胃肠道刺激小及 $t_{1/2}$ 长(68h)为其临床应用的优点,每日给药一次即可。

(二) 林可霉素类

林可霉素类是由链丝菌产生的林可胺类抗生素,包括林可霉素(lincomycin)和克林霉素(clindamycin)。

1. 抗菌作用与机制 为抑菌性抗生素,高浓度有杀菌作用。与大环内酯类抗菌谱相似,对革兰氏阳性或革兰氏阴性厌氧菌有强大杀菌作用;对金黄色葡萄球菌、表皮葡萄球菌、溶血性链球菌、草绿色链球菌和肺炎球菌等革兰氏阳性需氧球菌和脑膜炎奈瑟菌、淋病奈瑟菌等革兰氏阴性需氧球菌抗菌作用强。对肺炎支原体、真菌和病毒无效。克林霉素抗菌活性强于林可霉素。

本类药物能与细菌核糖体 50S 亚基结合,通过阻断肽酰基 tRNA 从"A"位移至"P"位,使新的氨酰基 tRNA 不能进入"A"位而抑制细菌蛋白质合成;其还可作用于细菌核糖体 50S 亚基,阻止 70S 亚基始动复合体形成。由于其在细菌核糖体 50S 亚基上的结合点与红霉素和氯霉素相同或相近,故应避免林可霉素类与红霉素合用以免互相拮抗。

2. 体内过程 口服克林霉素吸收迅速而完全。两药在体内分布广,可在全身各组织和体液迅速达到有效治疗浓度,在骨组织浓度较高。可通过胎盘屏障进入胎儿体内,其乳汁浓度与血浓度相当;还可聚积在多核白细胞和脓肿中,但均不能通过血-脑屏障。主要在肝代谢,克林霉素可经胆汁排入粪便,或经肾小球滤过排入尿中。林可霉素可经胆汁和肾排泄。

3. 临床应用　临床用于需氧革兰氏阳性球菌、厌氧菌感染等,可治疗敏感菌所致呼吸道感染疗效较好。林可霉素类对吸入性肺炎、阻塞性肺炎和肺脓肿的治疗效果优于青霉素类。

4. 不良反应　林可霉素胃肠道反应发生率高于克林霉素。偶见潜在致死性假膜性肠炎,一般口服甲硝唑或万古霉素控制。偶见皮疹、瘙痒、荨麻疹、多形性红斑、剥脱性皮炎或药热,也可出现一过性中性粒细胞减少和血小板减少。少数患者用药后可出现肝功能异常。

（三）多肽类

1. 糖肽类　临床常用的有万古霉素(vancomycin)、去甲万古霉素(norvancomycin)和替考拉宁(teicoplanin)。

（1）抗菌作用与机制:万古霉素仅对革兰氏阳性菌,特别是革兰氏阳性球菌产生强大杀菌作用,包括敏感葡萄球菌及 MRSA。去甲万古霉素和替考拉宁对多数金黄色葡萄球菌的作用强于万古霉素。去甲万古霉素是抗脆弱拟杆菌作用最强的抗生素。肺炎链球菌、草绿色链球菌和化脓性链球菌对本类药物高度敏感。对革兰氏阴性杆菌、厌氧菌无效。万古霉素类与氨基糖苷类合用可产生对肠球菌的协同杀菌作用。

药物可与敏感菌细胞壁前体肽聚糖五肽末端的 D- 丙氨酰 -D- 丙氨酸结合,抑制糖基转移酶等的活性,阻止肽聚糖延长和交联,阻断构成细菌细胞壁结构的高分子肽聚糖合成,造成细菌因细胞壁缺陷而破裂死亡。仅对正在分裂增殖的细菌呈杀菌作用。

（2）体内过程:万古霉素口服难吸收,不能肌内注射。静脉注射后分布到胸膜液、心包液、滑膜液、腹水、水疱液、胆汁、肝、胰、黏膜、骨及脑膜炎时的脑脊液中并达有效浓度,但难以透过非炎性脑膜。药物在体内很少代谢,90% 以上经肾小球滤过由肾排泄,其 $t_{1/2}$ 约为 6h。

（3）临床应用

1）适用于耐青霉素、耐头孢菌素的革兰氏阳性菌所致严重感染,尤其在治疗 MRSA 感染和耐青霉素肺炎球菌感染方面疗效显著,是治疗包括肺炎、脓胸、败血症、心内膜炎等 MRSA 感染的首选药。

2）治疗对青霉素类和头孢菌素类过敏患者的严重葡萄球菌感染,但万古霉素类的杀菌速度不如对葡萄球菌敏感的 β- 内酰胺类抗生素。

（4）不良反应

1）变态反应:可引起斑块皮疹和过敏性休克,也可出现寒战、皮疹及高热。快速静脉注射万古霉素时,可引起红人综合征(red man syndrome)或红颈综合征(red neck syndrome),表现为后颈部、上肢及上身出现的皮肤潮红、红斑、荨麻疹、心动过速和低血压等特征性症状。去甲万古霉素和替考拉宁较少发生。

2）耳毒性:肾功能不全患者或服药剂量过大可致听力减退,甚至耳聋,但及早停药可恢复正常。

3）肾毒性:发生率为 14.3%,根据血药浓度和肾功能适当调整服药剂量可降低肾毒性发生率。

4）其他:口服时可引起恶心、呕吐和眩晕,静脉注射时偶见注射部位发生血栓性静脉炎和疼痛。

2. 噁唑烷酮类　利奈唑胺(Linezolid)是新一类人工合成的噁唑烷酮类抗生素。利奈唑胺可与细菌 50S 亚基的位点结合,阻止 70S 始动复合物形成,通过抑制细菌的蛋白质合成而产生杀菌作用。主要对需氧革兰氏阳性菌具有抗菌作用,用于治疗由金黄色葡萄球菌(甲氧西林敏感和耐药的菌株)或肺炎链球菌引起的院内获得性肺炎、肺炎链球菌或金黄色葡萄球菌(甲氧西林敏感的菌株)引起的社区获得性肺炎等。利奈唑胺因与其他抗菌药物具有不同的作用机制,因此,与其他抗菌药无交叉耐药性。一般副作用较轻,不良反应可见骨髓抑制,包括贫血、白细胞减少、全血细胞减少和血小板减少等;长期治疗可出现周围神经病变、视神经炎和乳酸性酸中毒等。

3. **多黏菌素类** 多黏菌素(polymyxin)是从多黏芽孢杆菌培养液中提取获得的一组多肽类抗生素,主要有 A、B、C、D 和 E 等成分,临床常用的是多黏菌素 B(polymyxin B)和多黏菌素 E(colislin)。

(1)抗菌作用与机制:多黏菌素对大肠埃希菌、肠杆菌属、克雷伯菌属及铜绿假单胞菌等革兰氏阴性菌有强大杀灭作用,对志贺菌属、沙门菌属、流感杆菌等也具有杀菌作用。抗菌机制是其药物分子中含有带正电荷的游离氨基能与革兰性菌细胞膜磷脂中带负电荷的磷酸根结合,破坏膜的通透性,使菌体内氨基酸、核酸等重要成分大量外漏而死亡。

(2)体内过程:口服不吸收,也不经黏膜或创面组织吸收,肌注给药后在肝、肾、心、肺和肌肉组织可达一定浓度。主要经肾排泄,$t_{1/2}$ 约为 6h。肾功能不全者,$t_{1/2}$ 会明显延长。

(3)临床应用:由于毒性较大,主要用于铜绿假单胞菌引起的败血症、院内感染等,亦可局部治疗敏感菌所引起的眼、耳、皮肤、黏膜感染及烧伤时铜绿假单胞菌感染。口服用于肠道术前准备。

(4)不良反应

1)肾毒性:主要为肾小管损伤,可见蛋白尿、血尿,剂量较大可引起急性肾功能衰竭而导致死亡。

2)神经系统毒性反应:可有面部感觉异常、头晕、乏力等,大剂量、快速静滴时可因神经 - 肌肉阻滞导致呼吸抑制。

3)过敏反应:可见瘙痒、皮疹和药热等。

四、四环素类

四环素类(tetracyclines)是一组具有共同的氢化并四苯基本母核结构的广谱抗生素,可分为天然四环素类和半合成四环素类。这类药物在碱性水溶液中易降解,而在酸性水溶液中较稳定,故常用其盐酸盐。

1. **抗菌作用与机制** 四环素类有非常广的抗菌谱,包括革兰氏阳性和阴性菌,以及支原体、衣原体、立克次体、螺旋体和一些原虫(如阿米巴虫)等。四环素类抗菌作用的强弱依次为替加环素(tigecycline)> 米诺环素(minocycline)> 多西环素(doxycycline)> 美他环素(methacycline)> 地美环素(demecycline)> 四环素(tetracycline)> 土霉素(terramycin)。临床疗效的不同主要取决于它们在吸收、分布、排泄方面存在的差异。药物之间有广泛的交叉耐药性。

四环素类是抑菌药,可进入细菌与细菌核糖体 30S 亚单位结合,阻断氨基酰 tRNA 与 mRNA- 核糖体复合物的结合,从而抑制始动复合物的形成以及阻止肽链延长,抑制细菌蛋白质的合成。

2. **体内过程** 四环素类主要是口服给药,也可静脉给药。口服时胃肠道吸收不完全。吸收受饮食、氢氧化铝凝胶(抗酸药)和二价金属阳离子螯合物如 Ca^{2+}、Mg^{2+} 和 Fe^{2+} 以及 Al^{3+} 的影响(可与其形成不被吸收的复合物)。多西环素和米诺环素吸收性最好(95%~100%),四环素、土霉素、美他环素和地美环素略低(60%~80%)。四环素类口服后 2~4h 血药浓度达峰,血浆蛋白结合率为 40%~80%。静脉用四环素类只能暂时升高血药浓度。四环素类在体内分布广泛,可以进入多数组织和液体、通过胎盘进入胎儿,还存在于乳汁中。

四环素类主要在肝代谢,经胆道和肾排泄。胆汁中药物浓度可以是血药浓度的 10 倍。有些可经肝肠循环再吸收,以此维持有效血药浓度。除多西环素外,所有四环素类在肾功能不全患者体内有蓄积作用,并可以加重肾损害。多西环素主要经胃肠道排泄。

3. **临床应用** 可用于支原体肺炎,衣原体病,多西环素等也可用于肺炎链球菌等的敏感革兰氏阳性球菌或阴性杆菌所引起的上呼吸道感染、扁桃体炎、老年慢性支气管炎等。

4. **不良反应**

(1)胃肠道反应:可出现恶心、呕吐、腹泻和食欲下降。早期是由于药物的直接刺激,后期是由于其对肠道菌群的影响。通过减少服药量或饭后服用,反应可减轻。

(2)骨和牙的反应:四环素类对生长期的牙齿和骨骼有影响,由于药物随钙沉积于牙齿和骨骼中,而造成黄染、珐琅发育不良、畸形或生长抑制等。因此,孕妇或 6 岁以下儿童禁用四环素类。

（3）二重感染：长期应用可造成菌群失调,出现由于白色念珠菌和其他耐药菌大量繁殖引起的新的感染。常见为口腔炎、鹅口疮、肠炎或假性肠炎等,一旦出现应立即停药,采用抗真菌治疗,假性肠炎可采用甲硝唑治疗。

（4）肝毒性：可出现恶心、呕吐、黄疸、转氨酶升高、呕血、便血等,特别是在怀孕或肝功已受损的情况下。

（5）肾毒性：使用过期的四环素类可导致肾小管酸中毒和其他的肾损害,并引起血尿素氮增加。服用利尿药时,四环素类可增加血尿素氮含量。除多西环素外,其他四环素类可在肾功能不全者体内蓄积达中毒水平。

（6）过敏反应：少见,表现有皮疹、荨麻疹、光敏性皮炎等,也可造成过敏性肺炎。

五、喹诺酮类

喹诺酮类（quinolones）是含有 4- 喹诺酮母核基本化学结构的人工合成抗菌药。自 20 世纪 60 年代第一个喹诺酮类药物萘啶酸（nalidixic acid）问世以来,目前已有四代喹诺酮类药物。

第一代喹诺酮药物萘啶酸,抗菌谱窄,仅对部分革兰氏阴性菌有抗菌作用,因吸收差、毒性大、抗菌作用弱等缺点,现已少用。

第二代喹诺酮药物,20 世纪 70 年代初开发的吡哌酸（pipemidic acid）抗革兰氏阴性菌作用较萘啶酸强,不良反应较之少,但口服后仅尿药浓度高,因此临床上仅用于治疗革兰氏阴性杆菌引起的尿路和肠道感染。

第三代喹诺酮药物,即氟喹诺酮类药物（fluoroquinolones）,目前临床应用的品种数最多。它们在喹诺酮基本结构的基础上,母环 3 位增加一个羧基,6 位通常被氟取代,7 位则有一个哌嗪基或吡咯啉基的衍生物,有的在 8 位有一个氟。这种氟与哌嗪基的引入增强了药物与细菌的结合能力和对细胞膜的通透性,从而扩大了抗菌谱,提高了抗菌活性。常用药物有环丙沙星（ciprofloxacin）、氧氟沙星（ofloxacin）、左氧氟沙星（levofloxacin）、司帕沙星（sparfloxacin）等。

第四代喹诺酮药物,也属于氟喹诺酮类药物,结构中 8 位引入甲氧基,或 7 位变为氮双环结构,可增强抗厌氧菌的活性或抗革兰氏阳性菌的活性。常用药物有莫西沙星（moxifloxacin）、吉米沙星（gemifloxacin）等。

（一）喹诺酮类抗菌药共性

1. 抗菌作用与机制 喹诺酮类通过抑制细菌的 DNA 回旋酶（DNA gyrase）及拓扑异构酶Ⅳ（topoisomerase Ⅳ）,实现快速杀菌作用（图 13-2）。

DNA 回旋酶在 DNA 的转录和复制过程中起了很重要的作用,是喹诺酮抗革兰氏阴性菌的主要靶点。以大肠埃希菌为例,其 DNA 回旋酶由 2 个 A 亚基和 2 个 B 亚基组成,A 亚基的切口功能可切断处于正超螺旋状态的 DNA,使超螺旋松弛;B 亚基通过介导 ATP 水解提供能量,A 亚基的封口功能封闭切口使 DNA 进入负超螺旋结构。负超螺旋易于解链,可使 DNA 的转录和复制过程顺利进行。哺乳动物细胞内拓扑异构酶Ⅱ的功能类似于细菌体内的 DNA 回旋酶,但喹诺酮类药物对于 DNA 回旋酶具有更高的选择性作用,因此,只在很高浓度时才由于影响哺乳动物的拓扑异构酶Ⅱ而产生不良反应,拓扑异构酶Ⅳ可解除 DNA 结节、打开 DNA 环连体及松弛超螺旋,协助染色体分配子代细菌中。喹诺酮类抗菌药可抑制细菌拓扑异构酶Ⅳ的活性,从而对于金黄色葡萄球菌等革兰氏阳性菌具有抗菌活性。

氟喹诺酮类药物具有较好的杀菌作用,可杀灭大肠埃希菌、沙门菌属、志贺菌属、肠杆菌、弯曲杆菌和奈瑟菌等;对革兰氏阳性菌也有良好的作用,但对耐甲氧西林的菌株无效;一些新的氟喹诺酮类药物可杀灭结核分枝杆菌、衣原体、支原体、军团菌等,吉米沙星等具有抗厌氧菌活性。

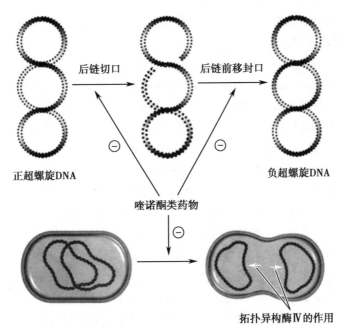

正超螺旋DNA　　　　后链切口　　　　　　后链前移封口　　　　负超螺旋DNA

喹诺酮类药物

拓扑异构酶Ⅳ的作用

图 13-2　喹诺酮类抗菌药的作用机制示意图

2. **体内过程**　口服吸收良好,生物利用度在 70%~95%,其口服给药的血药浓度与静脉给药相似,血浆蛋白结合率低。药物的组织穿透性好,在体液和组织中分布广泛,如在肾、肺、前列腺、白细胞和巨噬细胞中,还可在巨噬细胞中聚集。由于可能在胃肠道发生螯合,所以同时服用含有铝、镁等抗酸药,可以形成难溶性物质而影响喹诺酮类的吸收。多数药物是经肾排泄的,环丙沙星、诺氟沙星和司帕沙星及吉米沙星(gemifloxacin)由肾和肝双向消除。不同的氟喹诺酮类药物的 $t_{1/2}$ 不同,多数药物的 $t_{1/2}$ 为 3~8h,但司帕沙星及芦氟沙星 $t_{1/2}$ 为 15h 以上。

3. **临床应用**　氟喹诺酮类可用于治疗由非典型病原体引起的呼吸道感染,如支原体、衣原体、军团菌等,也用于青霉素及头孢类耐药的肺炎链球菌肺炎。氧氟沙星和环丙沙星等还可用于结核病的治疗。其中,对以革兰氏阳性菌为常见菌的感染,如上呼吸道感染,可采用左氧氟沙星、莫西沙星等。

4. **不良反应**

(1)胃肠道反应:表现为恶心、食欲缺乏、腹泻、口腔异味感等。这些胃肠道症状用抗酸药治疗无效。

(2)神经系统反应:表现为头晕、头痛、失眠、情绪不安等,严重可引起精神异常、抽搐和惊厥等,目前发现氟罗沙星、诺氟沙星、司帕沙星、环丙沙星、依诺沙星、氧氟沙星、培氟沙星和左氧氟沙星等可引起。其机制是本类药物可抑制 γ- 氨基丁酸与其受体结合,导致中枢兴奋和惊厥等。

(3)光敏反应:可出现光照部位皮疹、红斑、皮肤糜烂及脱落等,目前已知司帕沙星、洛美沙星、氟罗沙星、依诺沙星、氧氟沙星、环丙沙星、莫西沙星和加替沙星等可引起。

(4)软骨损害:可引起软骨损伤,出现关节痛和关节水肿等病变,常见于年轻人。

(5)心脏毒性:可引起 Q-T 间期延长、尖端扭转型心动过速和室颤等,目前已发现司帕沙星、加替沙星、左氧氟沙星、氧氟沙星和环丙沙星等可引起心脏毒性。

(6)其他:长期或大剂量应用本类药物还可引起肝毒性、白细胞减少、跟腱炎、低血糖和横纹肌溶解等罕见的并发症,有些氟喹诺酮类药物因上市后在不良反应监测中发现其具有罕见且可能致命的副作用,如加替沙星(gatifloxacin)因可引起血糖变化和心脏毒性等已从美国市场撤出。

由于氟喹诺酮类对软骨发育有影响,故孕妇和 18 岁以下儿童不宜使用。另外,氟喹诺酮类可以经乳汁分泌,因此哺乳期禁用。由于其对神经系统的不良反应,所以有癫痫病史者也要慎用。曲伐沙星与罕见的急性肝炎和肝衰竭有关,故仅限用于住院患者,且应以没有可替换药物或患者无基础肝病为前提条件,治疗周期不得超过 2 周。

(二)常用药物

1. 环丙沙星(ciprofloxacin)　环丙沙星具有较好的抗革兰氏阴性菌和中度抗革兰氏阳性菌作用,对铜绿假单胞菌、大肠埃希菌、流感嗜血杆菌属等抗菌活性高,厌氧菌对其则不敏感。对氨基糖苷类和头孢菌素类耐药的细菌可对环丙沙星敏感。临床主要用于对其他抗生素耐药的敏感菌所致呼吸道感染。$t_{1/2}$ 为 3~5h。不良反应可见神经系统反应、光敏反应、跟腱炎及心脏毒性等。

2. 氧氟沙星(ofloxacin)与左氧氟沙星(levofloxacin)　左氧氟沙星是氧氟沙星的左旋体。与环丙沙星具有相似的抗菌特点,$t_{1/2}$ 为 5~7h。氧氟沙星对结核分枝杆菌、沙眼衣原体和部分厌氧菌有抗菌作用;左氧氟沙星抗菌作用是氧氟沙星的 2 倍,对表皮葡萄球菌、链球菌、肠球菌、支原体、衣原体和厌氧菌抗菌作用强于环丙沙星。不良反应可见神经系统反应、光敏反应、肝脏毒性及心脏毒性等。

3. 司帕沙星(sparfloxacin)　司帕沙星具有明显的肝肠循环,$t_{1/2}$ 超过 16h。特点是进一步提高了抗革兰氏阳性菌包括肺炎链球菌和金葡球菌的作用,对结核分枝杆菌、衣原体、支原体和厌氧菌的抗菌作用强于环丙沙星和氧氟沙星;对革兰氏阴性菌和军团菌等的抗菌作用与氧氟沙星相似。临床用于敏感菌所致呼吸系统感染。较易引起光敏反应,可见中枢神经系统反应和心脏毒性等。

4. 莫西沙星(moxifloxacin)　莫西沙星 $t_{1/2}$ 为 12~15h。其抗革兰氏阳性菌尤其是肺炎链球菌的活性明显提高,对厌氧菌、结核分枝杆菌、衣原体和支原体等的抗菌作用优于环丙沙星、司帕沙星、氧氟沙星和左氧氟沙星。临床用于治疗敏感菌所致呼吸道感染,包括社区获得性肺炎等。不良反应可见胃肠道反应等,较严重的有横纹肌溶解、Q-T 间期延长、尖端扭转型心动过速、肝脏毒性和心衰等。

六、磺胺类

磺胺类药物是第一个系统用于预防和治疗人类细菌感染的化学治疗药物,青霉素及其他抗生素的出现及本身的不良反应削弱了其临床应用。目前多采用联合用药预防和治疗特定的微生物感染。

临床治疗呼吸系统疾病常用的磺胺药为肠道易吸收类磺胺药,根据其 $t_{1/2}$ 的长短可分为以下三类。

短效磺胺($t_{1/2}$ 约 6h)包括磺胺异噁唑(sulfisoxazole,SIZ)、磺胺二甲嘧啶(sulphadimidine)、磺胺吡啶(sulfapyridine)等。

中效磺胺($t_{1/2}$ 接近 12h)包括磺胺嘧啶(sulfadiazine,SD)、磺胺甲噁唑(sulfamethoxazole,SMZ)、磺胺林(sulfametopyrazine)等。

长效磺胺($t_{1/2}$ 超过 24h)包括磺胺间甲氧嘧啶(sulfamonomethoxine,SMM)、磺胺对甲氧嘧啶(sulfamethoxydiazine,SMD)、磺胺多辛(sulfadoxine,sulfamethoxine,SDM)(又称周效磺胺)等。

1. 抗菌作用与机制　磺胺药对肺炎链球菌、溶血性链球菌、脑膜炎奈瑟菌、淋病奈瑟菌、鼠疫耶尔森菌等具有较好抑制作用,对沙眼衣原体、疟原虫、肺孢子菌有抑制效应,但对支原体、螺旋体无效。对立克次体不仅没有抑制作用,反而可以刺激其生长。

磺胺药的抗菌作用机制是干扰细菌叶酸的合成,属于抑菌药。叶酸合成的第一步是氨苯甲酸(PABA)、二氢蝶啶和谷氨酸在二氢叶酸合成酶的作用下合成二氢叶酸;第二步是二氢叶酸被二氢叶酸还原酶还原为四氢叶酸,四氢叶酸作为一碳基团载体的辅酶参与嘌呤和嘧啶核苷酸的合成。由于磺胺药与 PABA 的化学结构相似,是其结构上的拮抗剂,所以二者竞争二氢叶酸合成酶(图 13-3)。磺胺药之所以能选择性作用于细菌,是因为细菌的叶酸为自身合成,而哺乳动物细胞的叶酸由外界提供。然而,由于 PABA 与酶的亲和力比磺胺药大得多,所以如果存在大量的 PABA,如一些感染组织和细胞崩解的产物,就会减弱磺胺药的活性。

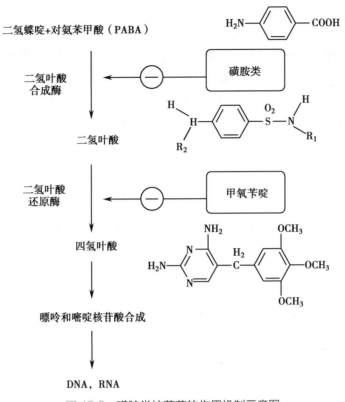

图 13-3 磺胺类抗菌药的作用机制示意图

2. **体内过程** 多数磺胺类药物口服后能在胃肠道迅速吸收,2~6h 血药浓度达峰,血药有效治疗浓度范围是 40~100μg/ml。药物吸收后广泛分布于组织和体液中,肝、肾和中枢神经系统浓度较高。磺胺药主要经肝乙酰化代谢或与醛糖酸结合失活。磺胺药和其代谢产物主要经肾脏排出。

3. **临床应用** 由于耐药菌株增多,临床主要用于敏感菌引起的轻度感染,或一些特定微生物感染。SD 是预防或治疗流行性脑脊髓膜炎的首选药,SD 也可治疗诺卡菌属等敏感菌所致上呼吸道和肺部感染。

磺胺甲噁唑与增效剂甲氧苄啶(trimethoprim,TMP)联合应用,按照 5∶1 比例组成复方制剂,具有的优点为:一是二者药动学过程近似,易于临床应用;二是对细菌四氢叶酸合成具有双重阻断作用,呈现杀菌作用;三是两药合用可扩大抗菌谱,减少耐药菌株出现。临床主要用于治疗肺炎链球菌、流感嗜血杆菌及大肠埃希菌等引起的呼吸道感染,亦可用于肺孢子菌引起的肺炎等。

4. **不良反应** 磺胺药的不良反应较多,一般的不良反应有恶心、呕吐、眩晕等。严重的反应有粒细胞减少、血小板功能不全、溶血性(葡萄糖 -6- 磷酸缺乏)或再生障碍性贫血、白血病样反应、骨髓抑制、过敏反应、肝肾损伤、周围神经炎等。另外由于磺胺药和其乙酰化代谢产物可在肾形成结晶,有时还会出现结晶尿、血尿等,此时可服用碳酸氢钠增加其溶解度,并大量饮水以降低尿药浓度。

七、其他抗菌药

(一)甲氧苄啶

1. **抗菌作用与机制** 甲氧苄啶(trimethoprim,TMP)的抗菌谱与磺胺药相似,但抗菌活性较后者强。对多数常见致病菌均有抑制作用。

TMP 的化学结构与二氢叶酸相似,是二氢叶酸还原酶的竞争性抑制剂,从而阻碍四氢叶酸的合成(图 13-3)。与哺乳动物细胞二氢叶酸还原酶相比,TMP 与细菌二氢叶酸还原酶的亲和力高 5 万 ~10 万倍,因此,TMP 可选择性作用于细菌。由于双重阻断细菌的叶酸代谢,TMP 和磺胺药可以合用,抗菌作用明显增强,甚至可以出现杀菌作用。

2. **体内过程**　口服给药吸收完全,2~3h 血药浓度达峰。吸收后在组织和体液广泛分布,在肺、肝、肾和中枢神经系统浓度较高。大部分原形从肾排出,$t_{1/2}$ 约 10h。由于 TMP 的 $t_{1/2}$ 与 SMZ 和 SD 相似,故常与它们组成复方制剂。另外,由于 TMP 的脂溶性较磺胺药好,体内分布容积较后者大,体外研究结果显示 TMP 和 SMZ 的最佳抗菌浓度是 1∶20,如 TMP 和 SMZ 按 1∶5 应用,其血峰浓度比是 1∶20~1∶30,说明这种配比最理想。

3. **临床应用**　TMP 与磺胺药的复方制剂可用于治疗肺部感染和急慢性支气管炎。

4. **不良反应**　TMP 的不良反应主要有恶心、呕吐、食欲缺乏、血液系统的异常和皮疹等,停药后即可恢复正常。

（二）硝基咪唑类药物

包括甲硝唑(metronidazole)、替硝唑(tinidazole)和奥硝唑(ornidazole)。甲硝唑口服吸收好,体内分布广。其通过分子中硝基被还原成氨基,抑制病原微生物 DNA 合成,发挥抗寄生虫和抗菌作用。甲硝唑对所有厌氧球菌和厌氧革兰氏阴性杆菌(包括脆弱拟杆菌)等均具有较强抗菌活性,对滴虫阿米巴滋养体及破伤风梭菌具有杀灭作用。在临床上用于治疗敏感菌引起的下呼吸道感染等。甲硝唑是治疗包括阿米巴结肠炎和阿米巴肝脓肿等阿米巴病的首选药物。不良反应为胃肠道反应、过敏反应和外周神经炎等,用药期间需禁酒。

第三节　抗结核病药

结核病是由结核分枝杆菌(Mycobacterium tuberculosis,MTB)引起的慢性传染病,可累及全身多个脏器,以肺结核最为常见。目前常用的一线抗结核病药包括异烟肼、利福平、链霉素、乙胺丁醇和吡嗪酰胺,疗效好且不良反应较少,能有效地治疗大部分结核患者;二线抗结核病药有对氨基水杨酸、乙硫异烟胺、卷曲霉素、阿米卡星等,此类药物或因疗效较差,或因不良反应较大,主要用于对一线抗结核病药产生耐药性或不能耐受的患者,或复治时作为替代药使用,或与其他抗结核病药配伍应用。近年又开发出新一代抗结核病药,如氟喹诺酮类、新大环内酯类、利奈唑胺及氯法齐明等,疗效较好,不良反应相对较少。

一、一线抗结核病药

（一）异烟肼(isoniazid,INH)

异烟肼又称雷米封(rimifon),是异烟酸的酰肼,易溶于水,性质稳定。

1. **抗菌作用与机制**　对结核分枝杆菌有强大抗菌作用,对生长旺盛的活动期结核分枝杆菌有杀菌作用,最低抑菌浓度为 0.025~0.05μg/ml。其易于进入吞噬细胞内,故对胞内的结核分枝杆菌也有很强的抗菌作用,而对于静止期结核分枝杆菌无杀灭作用而仅有抑菌作用。

异烟肼抗结核分枝杆菌的作用机制尚未完全阐明,有观点认为其作用机制是抑制分枝菌酸的生物合成。此物质为分枝杆菌所独有,为分枝杆菌胞壁的重要组成成分,这可以解释异烟肼抗菌作用的特异性。异烟肼本身是被分枝杆菌过氧化氢 - 过氧化物酶激活的一种前药,激活型的异烟肼与酰基载体蛋白和 β- 酮酰基载体蛋白合成酶形成共价复合物,阻断分枝菌酸的合成,从而产生抗菌作用。

结核分枝杆菌对异烟肼易产生耐药性,但同时其致病力也降低,且停药一段时间后多可恢复对药物的敏感性。异烟肼与其他抗结核病药无交叉耐药性(除了在结构上与异烟肼有关的乙硫异烟胺)。耐药性产生的机制可能是由于过氧化氢 - 过氧化物酶突变,激活型的异烟肼减少,或由于异烟肼不能渗入细菌体内;有报道提示耐药性产生与 katG 突变或缺失、inhA 和 ahpC 过表达,以及 *kasA* 和 *katG* 基因突变有关。

2. 体内过程 口服或注射均易吸收,服后 1~2h 血浆浓度可达峰值,易扩散入全身的组织细胞和体液中。异烟肼主要在肝内代谢成无效的乙酰异烟肼和异烟酸,其代谢物与少量原形药物均由尿中排出。肾功能不全时,用量一般不需要调整,但严重肝功能不全时,应适当减量。由于遗传差异,异烟肼的代谢分为快代谢型和慢代谢型,前者的 $t_{1/2}$ 平均为 70min,后者 $t_{1/2}$ 为 3 h。每日给予异烟肼对两种代谢型的疗效一般无明显差异,但若采用间隙给药方法,特别是每周给药一次时,则快代谢型的疗效明显低于慢代谢型,而后者的不良反应较多见。

3. 临床应用 用于各型肺结核治疗的首选药。治疗时须与其他抗结核药合用,以防止耐药性产生。

4. 不良反应 异烟肼不良反应的发生率和严重性与剂量及应用的持续时间有关。

(1)肝损害:是异烟肼最常见的毒性反应,多见于异烟肼快代谢型者。可表现为暂时性转氨酶明显升高,少数患者出现黄疸,严重可出现肝小叶坏死,若不及时停药,甚至可引起死亡。肝损伤发生的机制尚不清楚,可能与乙酰异烟肼在肝中进一步代谢成乙酰肼,后者与肝蛋白质结合引起肝坏死有关。用药期间应定期检查肝功能。肝功能不良者应慎用。

(2)中枢症状和周围神经炎:头痛、失眠、疲倦、记忆力减退、精神兴奋、幻觉、肌肉痉挛、视神经炎、视神经萎缩等;产生这些神经毒性的原因,主要是由于维生素 B_6 的缺乏。异烟肼可与维生素 B_6 结合形成维生素 B_6- 腙复合物,从尿中排泄。维生素 B_6 缺乏会使中枢 γ- 氨基丁酸减少,引起中枢过度兴奋。预防性应用维生素 B_6 不仅可防止周围神经炎的发生,也可防止其他神经系统功能异常。癫痫和精神病患者均应慎用。

(3)胃肠道反应:如食欲缺乏、恶心、呕吐、腹痛及便秘等。

(4)血液系统症状:可有贫血、白细胞减少、嗜酸性粒细胞增多等。

(5)内分泌失调:可出现泌乳、月经不调、男子乳房女性化等。

(6)其他:可有过敏反应,偶见发热和皮疹等。

5. 药物相互作用 异烟肼可降低苯妥英钠的代谢,从而增加其血浓度和毒性。抑制双香豆素类抗凝血药和交感胺等的代谢,致使这些药物的血浓度升高,作用增强。与肾上腺皮质激素类药物合用时,可降低异烟肼的疗效。异烟肼与利福平合用,能增加肝毒性。

(二) 利福平(rifampin)

利福平为利福霉素(rifamycin)的人工半合成品。

1. 抗菌作用与机制 有强大的抗结核分枝杆菌作用,能加强链霉素和异烟肼的抗菌活性,兼有抑菌和杀菌作用,对繁殖期和静止期的结核分枝杆菌均有作用。另外,其对多种革兰氏阳性和阴性球菌,如金黄色葡萄球菌、脑膜炎奈瑟菌等均有强大的抗菌作用,对一些阴性杆菌,如大肠埃希菌、变形杆菌、流感杆菌、铜绿假单胞菌等也有抑制作用;高浓度对衣原体和某些病毒也有作用。利福平的抗菌机制为特异性地抑制细菌 DNA 依赖性的 RNA 聚合酶 β 亚单位,阻碍 mRNA 合成。利福平单独使用易产生耐药性,而与其他类抗菌药无交叉耐药性(除结构类似的其他利福霉素衍生物外)。

2. 体内过程 口服易吸收,服药 2h 后血浆浓度可达峰值,广泛分布到全身组织和体液,可进入结核空洞、脑脊液、痰液及胎盘。此药从胃肠道吸收以后,很快由胆汁排泄,随后进行肝肠循环。主要在肝中代谢,其去乙酰化型代谢物的抗菌活性相当于原形药物的 1/10。$t_{1/2}$ 为 1.5~5h,肝功能不全时会延长。服药期间,尿、便、唾液、痰、泪液和汗液等呈橘红色(为药物及其代谢物的颜色),应事先告知患者。

3. 临床应用 可用于治疗各型结核病。但不能单用,应与其他抗结核病药并用,以防止产生耐药性。也可用于治疗某些非典型性分枝杆菌感染、麻风病和耐药金黄色葡萄球菌严重感染。由于胆汁中浓度高,也可用于严重的胆道感染。不能服用异烟肼,或对异烟肼耐药而对利福平敏感的菌株引起的活动性结核患者密切接触者,可用利福平预防。

4. 不良反应　常见恶心、呕吐、腹痛和腹泻等胃肠道症状,一般较轻。个别患者可见疲乏、嗜睡、头晕、头痛和运动失调等。少数患者有药热和皮疹等过敏反应,较严重者出现肝损害。可见转氨酶升高、胆汁淤积性黄疸、肝脏增大,停药后可恢复,但已有死亡病例报告,应予以注意。肝损伤罕见于正常肝功能者,但慢性肝病、营养不良、酒精中毒患者、儿童和老人单用利福平或与异烟肼并用时,肝损伤发生率增加。间隙用药,利福平尚可引起"流感样综合征",表现为发热、寒战、肌痛、贫血、血小板减少,有时伴有急性肾小管坏死。

5. 药物相互作用　因利福平是肝微粒体酶的强诱导剂,所以可使许多药物,包括洋地黄毒苷、奎尼丁、普萘洛尔、美托洛尔、维拉帕米、氯贝丁酯、茶碱、氟烷、美沙酮、巴比妥类、肾上腺皮质激素、口服避孕药、口服抗凝剂、磺酰脲类口服降血糖药、氟康唑、蛋白酶抑制剂等的消除增加,$t_{1/2}$ 缩短,从而影响这些药物的作用。利福平与酮康唑和环孢素等合用,可引起此类药物血清药物浓度明显降低;反之,酮康唑也可使利福平血清水平下降。

(三) 乙胺丁醇(ethambutol)

乙胺丁醇是人工合成的抗结核病药。

1. 抗菌作用与机制　对结核分枝杆菌有抗菌作用,在 pH 中性时作用最强,有效抑菌浓度为 1~5μg/ml。它对于抗异烟肼和抗链霉素的结核分枝杆菌也有效。其抗菌机制可能是:①与二价金属离子如 Mg^{2+} 络合,干扰细菌 RNA 的合成;②抑制分枝菌酸掺入分枝杆菌细胞壁,使细菌生长受到抑制;③抑制阿聚糖的合成,阿聚糖也是分枝杆菌细胞壁的必要成分。乙胺丁醇单用时可产生耐药性,但较慢,故应与其他抗结核药合用。它们之间无交叉耐药性。

2. 体内过程　口服吸收迅速,2~4h 血浆浓度即达峰值,峰浓度为 2~5μg/ml,$t_{1/2}$ 为 3~4h。约 50% 以原形由肾排泄;部分在肝中代谢,代谢产物醛及二羧酸衍生物的形式由尿排出,肾功能减退时排泄量减少,有引起蓄积中毒的危险,故肾功能不良者慎用。

3. 临床应用　主要用于治疗各型结核病,特别是经链霉素和异烟肼治疗无效的患者。由于治疗量时毒性小,耐药性产生慢,目前已取代对氨基水杨酸成为一线的抗结核药。

4. 不良反应　最严重的不良反应是球后视神经炎,引起弱视,视野缩小和红绿色盲等。其发生率与剂量有关,剂量越大,发生率越高,目前所用治疗量此情况已很少见,即使出现也很轻微,停药后可恢复,应定期检查视力。偶有一般胃肠道、过敏和神经系统反应。偶见高尿酸血症。对高尿酸血症、有痛风病史患者、老年人及孕妇应慎用。

(四) 链霉素(streptomycin)

链霉素属氨基糖苷类,是第一个有效的抗结核病药,在体内仅有抑菌作用。结核分枝杆菌对链霉素易产生耐药性,长期应用,耳毒性发生率高,为了延缓耐药和降低毒性,常规与其他抗结核药合用。详见氨基糖苷类抗生素共性。

(五) 吡嗪酰胺(pyrazinamide)

1. 抗菌作用与机制　吡嗪酰胺在体内有较强的抑菌作用,疗效较异烟肼、链霉素和利福平弱,但较对氨基水杨酸强。单用极易产生耐药性,与其他抗结核药无交叉耐药性,联合应用且可延缓耐药性的产生。

其抗菌作用机制尚不清楚,可能是通过渗入到含结核分枝杆菌的巨噬细胞内,经由分枝杆菌吡嗪酰胺酶作用,转化为活性形式吡嗪酸。耐药性产生的原因是由于基因突变,使吡嗪酰胺不能转变成吡嗪酸。另外,可能影响了吡嗪酰胺的摄取。

2. 体内过程　口服易吸收,$t_{1/2}$ 为 8~11h。主要通过肾小球滤过,很快由尿排泄,部分为原形药,部分为代谢物。吡嗪酰胺经水解成吡嗪酸,随后羟化成主要代谢物 5- 羟吡嗪酸。

3. 临床应用　与其他抗结核药联合用于结核病。

4. 不良反应 最严重的毒性反应是肝损伤,可出现转氨酶升高、黄疸,偶见死于肝坏死。应定期检查肝功能,肝病患者禁用。此药尚能抑制尿酸盐排泄,可能诱发急性痛风发作。

二、其他抗结核病药

(一) 对氨基水杨酸(para-aminosalicylic acid,PAS)

1. 抗菌作用与机制 对氨基水杨酸对结核分枝杆菌仅有抑制作用,单用价值不大,其作用远比链霉素、异烟肼和利福平弱。作用机制尚未阐明,由于 PAS 的结构与 PABA 相似,其抗菌作用又可被 PABA 对抗,故其作用机制可能类似于磺胺类。细菌对本药产生耐药性较慢。

2. 体内过程 口服易于吸收,1.5~2h 血浓度达高峰,$t_{1/2}$ 约 1h。主要在肝中代谢,大部分变成灭活的乙酰化物和其他代谢物,部分以原形,迅速从肾排出。肾功能不良时,PAS 排泄明显延缓,故此类患者不宜使用。

3. 临床应用 属二线抗结核病药,主要与异烟肼和链霉素等合用增强疗效,延缓耐药性产生。与利福平合用,可明显抑制后者的吸收,两者不宜同时口服,必要时可静脉滴注 PAS。因 PAS 抗结核效果差,不良反应又多,现已多被利福平和乙胺丁醇所取代。

4. 不良反应 常见不良反应为胃肠道刺激。少见消化性溃疡和出血。乙酰化物溶解度低,尿中浓度高,少数患者可析出结晶并损害肾,加服碳酸氢钠可防止。偶见过敏反应,表现为发热、关节痛、皮疹、肝脾肿大、肝炎和白细胞减少,常发生于用药后的 3~8 周,需暂时性或永久性停药。偶尔影响甲状腺摄取碘,出现甲状腺肿和黏液水肿,停药后可恢复。

(二) 乙硫异烟胺(ethionamide)

1. 抗菌作用与机制 乙硫异烟胺是异烟酸的衍生物,治疗结核病的疗效不如异烟肼和链霉素,而与 PAS 相仿。本药与链霉素和 PAS 无交叉耐药性,但与氨硫脲有交叉耐药性。乙硫异烟胺的化学结构与异烟肼相似,其作用机制也与阻断分枝菌酸的合成有关。

2. 体内过程 口服后易吸收,如服用 0.5g,2~3h 血药浓度可达峰值。与 PAS 一样,其能抑制异烟肼在肝中乙酰化。

3. 临床应用 本药疗效较差,不良反应较多,单用耐药性产生快,故仅用于一线药物治疗无效或不能耐受其他抗结核病药的患者,并且应与其他抗结核病药合用以增强疗效和避免病菌产生耐药性。

4. 不良反应 不良反应较多,以胃肠道最为常见,主要表现为食欲缺乏、恶心、呕吐、腹痛和腹泻等,如不能耐受,可减量或停药,待症状消失后继续服用。另外,易损害肝,引起转氨酶升高和黄疸,故应定期检查肝功能。少数患者可出现精神抑郁、头痛、末梢神经炎等。也有致畸的报道,故孕妇不宜使用。

(三) 卷曲霉素(capreomycin)

1. 抗菌作用与机制 卷曲霉素为卷曲链丝菌产生的多肽类抗生素,对结核分枝杆菌有抑制作用,较异烟肼弱,其抗菌作用机制是抑制细菌的蛋白质合成。单用可产生耐药性,与卡那霉素和新霉素交叉耐药。该药是一个重要的治疗耐药性结核病的可注射药剂。

2. 体内过程 口服不吸收,须注射给药。肌注 1g 后 1~2h 血药浓度可达峰值,主要经肾小球滤过以原形排出,肾功能不良时清除 $t_{1/2}$ 延长,$t_{1/2}$ 为 3~6h。

3. 临床应用 用于复治耐药的结核病患者;使用链霉素无效的患者,改用卷曲霉素常常有效。

4. 不良反应 不良反应与链霉素相似,可引起短暂蛋白尿、听力与前庭功能障碍,也可产生肾功能障碍和过敏反应,但毒副反应较链霉素小。有报道临床上可见低钾血症。注射给药可引起明显的局部疼痛,也可发生无菌性脓肿。

(四) 利福定(rifamdin)

1. 抗菌作用与机制 利福定又称异丁基哌嗪利福霉素,是我国首先应用于临床的新型半合成利福霉素类抗生素。其抗菌谱与利福平相似,对结核分枝杆菌有强大的抑制作用,对麻风杆菌、金黄色葡萄球菌、大肠埃希菌和沙眼病毒等也有抑制作用。它对结核分枝杆菌的作用比利福平强,用量为利福平的1/3时,可获得近似或更高的疗效。本品与利福平有交叉耐药性,故不适于后者治疗无效的病例。它与异烟肼、对氨水杨酸、乙胺丁醇和氨硫脲等合用,可起协同作用,并可延缓耐药性的产生。其抗菌和耐药的机制与利福平相同。

2. 体内过程　口服迅速吸收,2~4h血药浓度可达峰值,$t_{1/2}$为5.6~7h。体内分布以肝和胆汁中浓度最高。

3. 临床应用　用于各型肺结核,包括对多种抗结核病药已产生耐药的患者。

4. 不良反应　偶见轻微的消化道反应,如恶心、呕吐和腹泻等。肝、肾功能不良者及孕妇应慎用。应用本品时,应定期检查血、尿常规、肝、肾功能。

(五) 利福喷丁(rifapentine)

1. 抗菌作用与机制　利福喷丁又称环戊哌嗪利福霉素,为半合成的利福霉素类抗生素。其抗菌作用及作用机制与利福平相似,体外对结核分枝杆菌的抗菌效力为利福平的2~10倍,与利福平类抗生素有交叉耐药性,本品与异烟肼和乙胺丁醇等合用有协同作用。对革兰氏阳性菌也有较强的抗菌活性,但对革兰氏阴性菌的作用差。对衣原体的作用不及利福平,但优于四环素和红霉素,对厌氧菌也有较强的作用。

2. 体内过程　血浆蛋白结合率较高,为88%。体内分布广,肝、肾和肺中药物浓度高,骨和脑组织中也有较多的分布。主要以原形和代谢物的形式从粪便中排出,$t_{1/2}$平均为18h。

3. 临床应用　本品与其他抗结核病药联合用于治疗结核病,还可用于耐药的金黄色葡萄球菌感染。

4. 不良反应　不良反应与利福平相似,但较轻微,可出现胃肠道反应、白细胞及血小板减少、转氨酶升高、皮疹、头晕和失眠等。严重肝病或肝功能异常者以及孕妇禁用,白细胞显著减少者慎用。

第四节　抗 病 毒 药

临床上部分呼吸系统感染性疾病是由病毒引起,如2019年由新型冠状病毒(SARS-CoV-2)引起的新型冠状病毒肺炎(coronavirus disease 2019,COVID-19)等严重威胁着人类健康。

病毒是由核酸和蛋白质衣壳组成的。在病毒增殖过程中,病毒吸附蛋白可吸附于宿主细胞表面受体并穿入细胞引起细胞的感染。由于大多数病毒缺乏酶系统,必须利用宿主的酶系统才能繁殖,所以作为抗病毒药(antiviral drug),阻止病毒的增殖过程的某一环节,如病毒的吸附、穿入、脱壳、生物合成及组装、成熟与释放的某个阶段,均可起到防治病毒性疾病的作用。但由于病毒在繁殖的过程中容易发生变异,使研究和筛选仅选择性地作用于病毒而对宿主没有影响的药物有很大难度,这也是抗病毒药物疗效不令人满意的主要原因之一。目前,常用于呼吸系统疾病的抗病毒药物有利巴韦林、奥司他韦、扎那米韦、洛匹那韦、利托那韦、干扰素、氯喹、金刚烷胺和金刚乙胺等。

一、抗病毒药的作用机制

病毒进入体内的吸附、穿入、脱壳、生物合成、组装、成熟及释放,为一个病毒的复制周期。根据作用于病毒增殖的不同阶段,抗病毒药的作用环节如图 13-4 所示。

（一）阻止吸附

病毒的附着是病毒在宿主细胞中增殖的第一个环节。在这一时期,特异性的免疫球蛋白和各种病毒疫苗在体内诱导产生相应抗体,阻止病毒表面位点与宿主细胞的特异部位结合,因而起到预防病毒感染宿主细胞的作用。

（二）阻止穿入及脱壳

病毒必须穿入宿主细胞并脱去蛋白衣壳后,其核酸才能发挥指令作用。有些药物,如金刚烷胺可特异性阻止流感病毒的穿入及脱壳,预防流感。

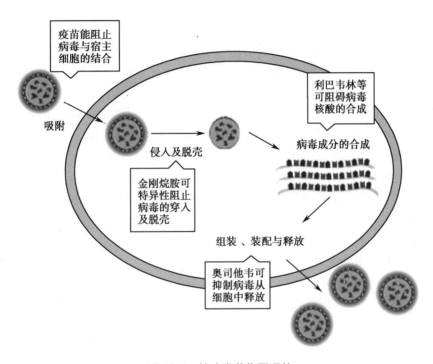

图 13-4　抗病毒药作用环节

（三）抑制生物合成

病毒复制需要依赖宿主细胞提供原料,才能合成病毒核酸及蛋白质,如利巴韦林等能抑制肌苷单磷酸脱氢酶等,减少细胞内鸟苷三磷酸,从而阻碍病毒核酸和蛋白质的合成。

（四）影响组装、成熟与释放

奥司他韦可通过抑制流感病毒神经氨酸酶的活性,抑制病毒从被感染的细胞中释放,减少病毒的传播。

（五）增强宿主细胞的抗病毒能力

干扰素等药物可刺激宿主细胞某些酶激活,降解病毒 mRNA,以及抑制病毒的增殖等。

二、常用的抗病毒药

（一）利巴韦林（ribavirin）

1. 药理作用与机制　利巴韦林又称为病毒唑,属于核苷类广谱抗病毒药。利巴韦林对多种 DNA 和 RNA 病毒有抑制作用。其作用机制为药物进入宿主细胞内的磷酸化产物,竞争性抑制单磷酸脱氢酶、流感病毒 RNA 多聚酶和 mRNA 鸟苷转移酶,从而减少细胞内鸟苷三磷酸,阻碍病毒 RNA 和蛋白质的合成。对多种病毒,如呼吸道合胞病毒、流感病毒、甲肝病毒及腺病毒感染等具有抑制作用。

2. 体内过程　口服吸收迅速,生物利用度约为45%,1.5h后血浆药物浓度达峰。利巴韦林在呼吸道分泌物中的浓度多高于血药浓度。其可透过胎盘,能进入乳汁。在肝脏代谢,主要经肾排泄,$t_{1/2}$为0.5~2h。

3. 临床应用　主要用于呼吸道合胞病毒引起的病毒性肺炎与支气管炎,以及腺病毒等引起的呼吸道感染,与洛匹那韦或利托那韦合用,治疗新型冠状病毒肺炎。

4. 不良反应　临床雾化给药一般耐受较好。口服或静脉给药可见胃肠道反应、乏力、咳嗽、皮疹、瘙痒、恶心、失眠、呼吸困难等;最主要的不良反应是贫血等骨髓抑制;利巴韦林有致突变性、致畸性和对胚胎的毒性,故对妊娠妇女禁用。

(二) 干扰素(interferon,IFN)

1. 药理作用与机制　干扰素是机体细胞在病毒感染或某些诱导剂刺激下产生的一类具有生物活性的糖蛋白,有广谱的抗病毒及免疫调节作用。干扰素主要有α-干扰素、β-干扰素、γ-干扰素,几乎所有细胞均能在接受刺激后产生INF-α、INF-β,T淋巴细胞和自然杀伤细胞产生γ-干扰素。在体内IFN作用于细胞表面的IFN特异受体,影响相关基因,产生抗病毒蛋白(antivirus protein,AVP)。该蛋白通过诱导蛋白激酶、磷酸二酯酶等,阻断病毒蛋白的合成、翻译与装配,从而抑制病毒的复制与繁殖。AVP还可以选择性地抑制宿主细胞的mRNA的传递和蛋白质的合成,干扰病毒的复制。干扰素尚能增强T细胞的活力,促进宿主细胞的免疫应答。

2. 临床应用　用于急性病毒感染性疾病,如流感及其他上呼吸道感染性疾病。α-干扰素可用于治疗新型冠状病毒肺炎。

3. 不良反应　常见头痛、发热、倦怠、肌痛、全身不适,偶见骨髓抑制和肝功能异常,停药可恢复,大剂量可出现共济失调、精神失常等。

(三) 奥司他韦(oseltamivir)

1. 药理作用与机制　奥司他韦的活性代谢产物是强效的选择性流感病毒神经氨酸酶抑制剂。神经氨酸酶是分布于病毒被膜上的一种糖蛋白,它可以协助成熟病毒脱离宿主细胞感染新的细胞。奥司他韦的活性代谢产物可以抑制甲型和乙型流感病毒的神经氨酸酶,抑制病毒从被感染的细胞中释放,从而减少甲型或乙型流感病毒的传播。

2. 体内过程　口服易吸收,大部分被肝、肠酯酶转化为活性代谢产物,其活性代谢产物可进入肺、气管、支气管、鼻黏膜及中耳等部位。主要经肾排泄,$t_{1/2}$为6~10h。

3. 临床应用　用于治疗甲型和乙型流行性感冒,并减少并发症,主要是气管与支气管炎、肺炎、咽炎等,也是目前治疗禽流感甲型H1N1病毒的有效药物之一。

4. 不良反应　主要的不良反应为胃肠道反应,包括恶心、呕吐、腹泻、腹痛等,此外还有中枢神经系统的不良反应,如眩晕、头痛、失眠、乏力等。

(四) 扎那米韦(zanamivir)

1. 药理作用与机制　扎那米韦为唾液酸的衍生物,通过抑制流感病毒的神经氨酸酶,从而影响病毒在宿主细胞内的聚集和释放。扎那米韦对甲型流感病毒和乙型流感病毒均有抑制作用。

2. 体内过程　静脉给药消除迅速,$t_{1/2}$为1.6h,多以原药形式经肾排泄。经鼻给药后,尿中原药排泄量比静脉给药少,$t_{1/2}$为3.4h;吸入给药$t_{1/2}$为2.9h。

3. 临床应用　用于治疗成年及12岁以上青少年的甲型和乙型流感病毒感染。

4. 不良反应　因雾化给药可能诱发哮喘或慢性阻塞性肺病急性发作,故临床不用于此类疾病者。其他不良反应较轻,包括头痛、眩晕、胃肠功能紊乱、皮疹等。

(五) 金刚烷胺(amantadine)和金刚乙胺(rimantadine)

金刚烷胺和金刚乙胺是人工合成的饱和三环癸烷的氨基衍生物,金刚乙胺是金刚烷胺的α-甲基衍生物。主要作用是能特异性地抑制甲型流感病毒,作用机制是防止甲型流感病毒吸附于宿主细胞,影响病毒的吸附、穿入和脱壳过程，干扰病毒 RNA 转录的早期阶段。口服易吸收，体内代谢少，原形经肾排泄，金刚烷胺 $t_{1/2}$ 约为 11~15h，金刚乙胺 $t_{1/2}$ 约为 24h。因此，金刚乙胺适合于在流感流行期作预防药，特别是预防甲型流感。不良反应有恶心、厌食、头晕、失眠等，目前临床因其副作用大、耐药率高已少用。孕妇慎用。

(六) 阿昔洛韦 (Acyclovir)

阿昔洛韦为一种人工合成的嘌呤核苷类衍生物。

1. 药理作用与机制 广谱抗病毒药。是目前抗 I 型和 II 型单纯疱疹病毒最有效的药物之一；对水痘 - 带状疱疹病毒、EB 病毒等均有抑制作用。药物进入病毒感染的细胞后，经病毒腺苷激酶或细胞激酶作用转化为三磷酸无环鸟苷，通过干扰病毒 DNA 聚合酶、引起 DNA 链的延伸中断，抑制病毒的复制。

2. 体内过程 口服吸收差，广泛分布至各组织与体液中，包括脑、肾、肺等。药物可通过胎盘。在肝内代谢，经肾排泄。

3. 临床应用 主要用于单纯疱疹病毒所致的各种感染，可用于初发或复发性皮肤、黏膜、外生殖器感染及免疫缺陷者发生的 HSV 感染。为治疗 HSV 脑炎的首选药物，降低发病率及降低死亡率均优于阿糖腺苷。还可用于带状疱疹、EB 病毒感染及免疫缺陷者并发水痘等感染。局部仅用于皮肤，阿昔洛韦的皮肤吸收较少。

4. 不良反应 常见的不良反应为注射局部的炎症或静脉炎，口服给药可见皮肤瘙痒或荨麻疹。偶见昏迷、意识模糊、幻觉和癫痫等中枢神经系统症状。

(七) 更昔洛韦 (ganciclovir)

更昔洛韦作用与阿昔洛韦类似，对巨细胞病毒抑制作用强。药物在巨细胞病毒感染细胞内优先磷酸化，其三磷酸盐的水平比非感染细胞高 100 倍，通过竞争性地抑制病毒 DNA 聚合酶、进入病毒 DNA 内使病毒 DNA 延长的终止等，抑制病毒的 DNA 合成。不良反应有骨髓抑制，发生率高，临床可用于严重的巨细胞病毒等所致呼吸道感染。

第五节 抗真菌药

近年由于广谱抗生素、免疫抑制剂及糖皮质激素的广泛应用，使深部真菌感染日益增多。呼吸系统的真菌感染属于深部真菌感染，其真菌感染的症状容易被掩盖，较难诊断且危害较大，且可危及生命。治疗真菌感染的药物可以分为五类，包括抗生素类 (两性霉素 B 及其衍生物等)、三唑类 (氟康唑、伊曲康唑、伏立康唑)、嘧啶类 (氟胞嘧啶)、丙烯胺类 (特比萘芬) 及棘白菌素类 (卡泊芬净、米卡芬净、阿尼芬净)。

一、抗生素类

两性霉素 B (amphotericin B)

两性霉素 B 是从链霉菌的培养液中提取的抗真菌抗生素，因具有亲脂和亲水两种特性而得名。

1. 抗菌作用与机制 属于广谱的抗真菌药，对深部真菌有效。当达到人体可耐受的高限浓度时可呈现杀菌作用。主要作用机制是与真菌细胞膜的类固醇结合，导致膜的通透性增加，使真菌细胞内的氨基酸、电解质等物质外渗，从而导致真菌生长停止或死亡。哺乳动物的细胞膜也含有类固醇，两性霉素 B 也对其产生同样的作用,两性霉素 B 对人的毒性较大可能与此有关;而细菌的细胞膜上不含有类固醇,故细菌对两性霉素 B 不敏感。将两性霉素 B 制成新型药物制剂,如脂质体、脂质体复合物、胶体分散剂可提高其疗效,并降低其毒性。

2. 体内过程　口服、肌注均难吸收,主要采用静脉滴注给药。不易透过血 - 脑屏障,大部分药物与组织结合后缓慢释放,在肝代谢,由肾排泄,消除缓慢,$t_{1/2}$ 为 24h。

3. 临床应用　临床主要用于各种深部真菌感染,如新型隐球菌、球孢子菌、荚膜组织胞浆菌、芽生菌、孢子丝菌、播散性白念珠菌等所致深部真菌感染。病情严重时方可作为治疗的首选药,疗效良好。

4. 不良反应　不良反应较多,毒性较大。静滴初期及静滴的过程中可产生寒战、高热,同时伴有头痛、厌食、恶心、呕吐,有时可致血压下降等。为减轻反应,可减少用量,减慢滴速,防止高热反应;静脉滴注前可预防性地服用解热镇痛药(对乙酰氨基酚)和 H_1 受体阻断药;如反应严重,滴注时可加入生理剂量的氢化可的松或地塞米松。该药可致肝、肾损害、低血钾和贫血。应定期作血尿常规、血钾、肝肾功能和心电图检查。

二、三唑类

(一) 氟康唑(fluconazole)

1. 抗菌作用与机制　氟康唑属于唑类广谱抗真菌药,对白念珠菌、新型隐球菌及球孢子菌均有明显抑菌活性。氟康唑的主要抑菌机制为特异性地与真菌细胞膜上的细胞色素 P450 酶结合,抑制 P450酶,从而使真菌细胞损失正常的甾醇,而 14α- 甲基甾醇在真菌细胞中蓄积,起抑菌作用。本品对人类细胞 P450 影响很小,故肝毒性不大。

2. 体内过程　口服吸收良好,与静脉给药效价相同,不受食物及酸性胃液影响,生物利用度达90%,血浆蛋白结合率低,组织分布广泛,可透过血脑屏障,脑脊液及眼内浓度较高。体内代谢少,80%以原形经肾排泄,$t_{1/2}$ 约为 30(20~50)h。

3. 临床应用　用于念珠菌属、球孢子菌属和隐球菌属等真菌感染。

4. 不良反应　毒性较低,患者一般耐受性良好,最常见的不良反应为恶心、呕吐、腹痛、腹泻等胃肠反应及无症状的肝内转氨酶升高,其次是皮疹。过敏者禁用,孕妇慎用,肾功能不全者减量。

(二) 伊曲康唑(itraconazole)

1. 抗菌作用与机制　伊曲康唑属于广谱抗真菌药,对念珠菌、隐球菌、青霉菌、曲霉菌、孢子菌等均有较好的抗菌活性,对耐药的念珠菌也有效。伊曲康唑对人类细胞 P450 的亲和力较低,而可以抑制真菌细胞色素 P450 酶系统,使真菌细胞膜的通透性增加,同时真菌细胞壁的甲壳质合成障碍,真菌细胞内容物漏出,亦可被宿主细胞吞噬而消化。

2. 体内过程　口服吸收良好,血浆蛋白结合率高达 99%,体内分布广泛,组织中浓度高于血浆浓度 2~3 倍。在肝内代谢,从胆汁及尿中排出,$t_{1/2}$ 为 20~30h。

3. 临床应用　临床用于治疗深部、皮下及浅表真菌感染,如孢子菌、念珠菌、隐球菌、曲霉菌、芽生菌及组织胞质菌等的感染。

4. 不良反应　主要为胃肠反应、头晕、头痛、低血钾、高血压和水肿等,可有排尿困难,偶有一过性转氨酶升高。肝炎、心肾功能不全患者及孕妇禁用。

(三) 伏立康唑(voriconazole)

1. 抗菌作用与机制　伏立康唑属于广谱抗真菌药,其作用机制是抑制真菌细胞色素 P450 酶介导的 14α- 甾醇去甲基化,从而抑制麦角甾醇的生物合成,使真菌细胞膜的结构和功能丧失,最终导致真菌死亡。抗真菌作用为氟康唑的 10~500 倍。

2. 体内过程　口服吸收迅速,生物利用度为 96%,食物可影响其吸收。在肝内代谢,代谢物从尿中排出，$t_{1/2}$ 为 6h。

3. **临床应用** 用于对氟康唑、两性霉素 B 耐药的深部真菌感染。

4. **不良反应** 常见的为发热、皮疹、恶心、呕吐、腹泻、头痛等。

三、嘧啶类

氟胞嘧啶（flucytosine）

1. **抗菌作用与机制** 氟胞嘧啶对念珠菌、隐球菌和地丝菌有良好的抑制作用，对部分曲菌及分枝孢子菌、瓶真菌也有作用。氟胞嘧啶通过胞嘧啶通透酶的作用进入敏感的真菌细胞内，在真菌特有的胞嘧啶脱氨酶的作用下脱去氨基，转变为具抗代谢作用的 5- 氟尿嘧啶，影响 DNA 合成，故对真菌呈现选择性毒性作用。

2. **体内过程** 口服吸收迅速而完全。分布广泛，炎症的脑脊液中及感染的腹腔、关节腔和房水中均有较多的分布。

3. **临床应用** 适用于治疗白念珠菌、隐球菌和着色霉菌等敏感菌株所致的深部真菌感染，疗效弱于两性霉素 B。

4. **不良反应** 可致恶心、呕吐、厌食、腹痛、腹泻等胃肠道反应，以及皮疹、氨基转移酶升高、白细胞或血小板减少等，偶见幻觉、定向力障碍等。

四、丙烯胺类

特比萘芬（terbinafine）

1. **抗菌作用与机制** 特比萘芬有广谱抗真菌作用，对白色念珠菌有抑菌作用，有作用快、疗效高、复发少、毒性低等特点。作用机制是在真菌细胞内聚集，抑制真菌细胞膜上的角鲨烯环氧化酶，使鲨烯经羊毛固醇向麦角固醇被阻断，干扰真菌细胞膜的结构与功能。

2. **体内过程** 口服可吸收，分布广泛，皮肤浓度高于血浆浓度。在体内代谢后由尿排泄，肝肾功能不全患者血药浓度会升高。

3. **临床应用** 可与两性霉素 B 等联合用于深部曲霉菌感染、侧孢感染、假丝酵母菌感染和肺隐球酵母菌感染。

4. **不良反应** 不良反应轻微，主要为胃肠反应和皮疹，可有一过性转氨酶升高。

五、棘白菌素类

卡泊芬净（caspofungin）

1. **抗菌作用与机制** 卡泊芬净是一种半合成棘白菌素类抗真菌药，对许多种致病性曲霉菌属和念珠菌属真菌具有抗菌活性。能特异性抑制真菌细胞壁的一种基本成分 β(1,3)-D- 葡聚糖的合成，从而破坏真菌结构，使之溶解。哺乳动物的细胞中不存在 β(1,3)-D- 葡聚糖。

2. **体内过程** 多用于静脉滴注，在给药后的最初 30h 内，很少有排出或生物转化，代谢缓慢，在体内代谢后由尿及粪便排泄。

3. **临床应用** 适用于治疗对其他治疗无效或不能耐受的念珠菌败血症或侵袭性曲霉菌病等。

4. **不良反应** 常见的不良反应为发热、头痛、恶心、腹泻、呕吐、转氨酶升高、贫血、皮疹、瘙痒症等，以及注射部位反应，包括静脉炎和血栓性静脉炎。

第六节　抗寄生虫药

一、抗阿米巴药

阿米巴病是由溶组织阿米巴原虫所引起。阿米巴原虫在人体肠道寄生时,有包囊和滋养体两个不同时期,其中包囊是传染根源,而滋养体可侵入肠黏膜,破坏肠壁,引起肠壁溃疡,也可随血流进入其他组织或器官,引起肠外阿米巴病。肺、胸膜阿米巴病是阿米巴原虫感染所致的肺及胸膜化脓性炎症。目前抗阿米巴药主要作用于滋养体,对包囊几乎无作用,治疗肠外阿米巴病的药物包括甲硝唑、二氯尼特、氯喹等。

(一)甲硝唑(metronidazole)

1. 药理作用　甲硝唑可以杀灭阿米巴滋养体,是治疗阿米巴病首选药物;对革兰氏阳性厌氧芽孢杆菌、革兰氏阴性厌氧杆菌和厌氧球菌有较好的抗菌作用。

2. 体内过程　口服吸收良好,吸收后广泛分布于各组织和体液中,且能通过血-脑屏障,口服后1~2h 血药浓度达高峰。甲硝唑及其代谢产物的 60%~80% 经肾排出,10% 随粪便排出,$t_{1/2}$ 约为 7h。

3. 临床应用　可用于治疗肠外阿米巴病,并可用于厌氧菌引起的呼吸道感染。

4. 不良反应　包括胃肠道反应如恶心、口中金属味、腹泻、腹痛;白细胞暂时性减少;神经系统症状如头痛、肢体麻木、感觉异常、共济失调和惊厥等。

(二)替硝唑(tinidazole)

替硝唑与甲硝唑结构和作用相似,临床用于厌氧菌所致败血症、肺支气管感染和肺炎等预防用药,以及肠道外阿米巴病等的治疗,临床可替代甲硝唑治疗幽门螺杆菌所致的消化性溃疡等。不良反应较甲硝唑少见,主要为胃肠道症状,以及头痛、眩晕和皮疹等。

(三)依米丁(emetine,吐根碱)和去氢依米丁(dehydroemetine)

依米丁与去氢依米丁注射后分布于肝、肺、肾及脾,主要由肾脏排泄,排泄缓慢,易产生蓄积作用。作用机制为抑制肽链的延长,可引起寄生虫和哺乳动物细胞蛋白质合成受阻。因此,可对阿米巴原虫滋养体有直接杀灭作用,能杀灭肠壁及组织中的滋养体,不能消灭肠腔中的滋养体。同时,抑制哺乳动物蛋白质合成的作用导致副作用。临床上主要用于甲硝唑或氯喹无效的肠外阿米巴病者。不良反应有注射部位局部反应、胃肠道反应、神经肌肉反应及心脏反应等,心脏不良反应常表现为心前区疼痛、低血压、心律失常和心衰等。

(四)二氯尼特(diloxanide)

二氯尼特为目前最有效的作用于阿米巴原虫包囊的药物,可以直接杀死阿米巴原虫,对肠外阿米巴病可在甲硝唑控制症状后,再用二氯尼特控制复发。作为治疗无症状带阿米巴包囊者的首选药。不良反应包括恶心、呕吐、腹泻以及瘙痒、荨麻疹等症状。

(五)氯喹(chloroquine)

氯喹为抗疟药,主要用于控制疟疾症状。具有杀灭肺和肝脏阿米巴滋养体的作用,仅用于甲硝唑无效或禁忌的肠外阿米巴病,如阿米巴肺脓肿。口服吸收迅速,在肝、脾、肾和肺中的浓度高于血浆浓度达 200~700 倍。治疗肠外阿米巴病用药量大,疗程长,可能会有较重的不良反应,常见恶心、呕吐、头晕、目眩和荨麻疹等,大剂量可致视网膜病变,大剂量或快速静脉给药能引起低血压,剂量过大可由于严重心律失常导致死亡。

二、抗血吸虫药

吡喹酮(praziquantel)

吡喹酮是人工合成的吡嗪喹啉衍生物。

1. 药理作用 吡喹酮对血吸虫成虫具有强效杀灭作用,对幼虫作用弱。作用机制是在较低有效浓度时会通过增强肌肉活动等引起虫体痉挛性麻痹,脱离宿主组织;在较高浓度则可引起虫体表皮损伤,暴露出表皮抗原,由宿主免疫反应参与介导了虫体的破坏和死亡。

2. 体内过程 口服易吸收,2h达血药峰浓度,约80%与血浆蛋白结合。依据剂量的不同,其血浆 $t_{1/2}$ 为 0.8~3h。

3. 临床应用 临床用于治疗血吸虫病,在美国被批准用于治疗血吸虫病和肝吸虫感染。可用于肺吸虫病、肝脏华支睾吸虫病和绦虫病的治疗。

4. 不良反应 服用后可出现短暂与剂量相关的不良反应,如腹部不适,特别是疼痛和恶心、腹泻、头痛、头晕和困倦等;用药后可见发热、瘙痒、荨麻疹、皮疹、关节痛和肌痛等,可能是虫体死亡及抗原释放的结果。实验发现大剂量吡喹酮会增加大鼠的流产率,建议孕妇禁用。

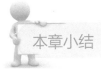

本章小结

1. β-内酰胺类抗生素通过抑制细菌细胞壁转肽酶活性而具有杀菌活性强、毒性低、适应证广及临床疗效好的优点,广泛用于革兰氏阳性菌和阴性菌感染的治疗。其中青霉素 G 是引起过敏性休克最多见的抗生素之一。

2. 氨基糖苷类通过抑制细菌蛋白质合成而对革兰氏阴性杆菌作用强,而肾毒性、耳毒性及神经肌肉阻断为其临床应用的突出不良反应,故主要用于革兰氏阴性杆菌的严重感染。

3. 大环内酯类抗生素通过抑制细菌蛋白质合成对多数革兰氏阳性菌、部分革兰氏阴性菌等有效,临床可用于治疗化脓性链球菌等引起的呼吸系统感染,阿奇霉素对肺炎支原体作用为大环内酯类中最强者。

4. 四环素类抗生素可用于支原体肺炎、衣原体病,也可用于敏感的革兰氏阳性球菌或革兰氏阴性杆菌所引起的上呼吸道感染、扁桃体炎、老年慢性支气管炎等。

5. 氟喹诺酮类药物广泛应用于临床,氟喹诺酮类可用于治疗由敏感菌引起的呼吸道感染。氧氟沙星和环丙沙星还可用于结核病的治疗;对以革兰氏阳性菌为常见菌的感染(上呼吸道感染),可采用左氧氟沙星、司帕沙星以及较新的抗革兰氏阳性菌活性较强的品种。磺胺类药物可用于敏感菌引起的轻度感染或特殊感染;其可与甲氧苄啶组成复方制剂,用于急性支气管炎、肺部感染等。

6. 抗结核病药物中异烟肼、利福平、链霉素、乙胺丁醇和吡嗪酰胺等的疗效好、不良反应较小,临床常联合用药治疗结核病。

7. 抗病毒药奥司他韦、扎那米韦可用于治疗甲型和乙型流感,利巴韦林可用于呼吸道合胞病毒引起的病毒性肺炎与支气管炎以及流感,干扰素可用于急性病毒感染性疾病如流感病毒感染。

8. 治疗真菌感染的药物可以分为五类,包括抗生素类(两性霉素 B)、三唑类(氟康唑、伊曲康唑唑)、嘧啶类(氟胞嘧啶)、丙烯胺类(特比萘芬)及棘白菌素类(卡泊芬净)。

思考题

1. 简述 β- 内酰胺类抗生素的抗菌机制。

2. 简述各代头孢菌素类的代表药物及其临床应用特点。

3. 简述大环内酯类抗生素的抗菌机制及其治疗呼吸系统感染的临床应用。

4. 简述氟喹诺酮类的共同特性及应用注意事项。

5. 简述抗真菌药物和抗病毒药的主要作用机制。

（陈　霞）

第十四章
呼吸系统常用抗肿瘤药

治疗肺癌的抗肿瘤药分为细胞毒类抗肿瘤药和非细胞毒类抗肿瘤药。前者主要通过影响肿瘤细胞的核酸生物合成、破坏 DNA 的结构、抑制 DNA 和蛋白质合成等环节抑制肿瘤细胞增殖和/或诱导肿瘤细胞凋亡。后者是以肿瘤分子病理过程的关键调控分子为靶点的小分子靶向药,如表皮生长因子酪氨酸激酶抑制剂、间变性淋巴瘤激酶抑制剂和血管内皮生长因子单克隆抗体等。此外,作用于 T 细胞免疫检查点的抑制剂,通过启动机体内的免疫应答反应杀伤肿瘤细胞,临床用于非鳞状细胞癌、驱动基因阴性或未知患者的治疗。

第一节　化学治疗药

一、影响核酸生物合成的药物

核酸的基本组成单位是核苷酸。核苷酸则由碱基、戊糖和磷酸组成。组成核苷酸的碱基有五种:腺嘌呤(A)、鸟嘌呤(G)、胞嘧啶(C)、尿嘧啶(U)和胸腺嘧啶(T)。构成 DNA 分子核苷酸的戊糖是 β-D-2 脱氧核糖,构成 RNA 分子的戊糖是 β-D-2 核糖。碱基和核糖或脱氧核糖通过糖苷键缩合形成核苷或脱氧核苷。核苷或脱氧核苷再通过酯键结合就构成核苷酸或脱氧核苷酸。分别形成组成 RNA 的腺苷酸(AMP)、鸟苷酸(GMP)、胞苷酸(CMP)和尿苷酸(UMP),组成 DNA 的脱氧腺苷酸(dAMP)、脱氧鸟苷酸(dGMP)、脱氧胞苷酸(dCMP)和脱氧胸苷酸(dTMP)。核苷酸以一定的排列顺序以磷酸二酯键相连形成 DNA 或 RNA。

有些化合物其结构与叶酸、嘌呤、嘧啶相似,特异性干扰核酸的代谢,影响核酸生物合成,称为抗代谢药。此类药物主要作用于 S 期细胞,抑制 DNA 的合成,属细胞周期特异性药物。临床用于肺癌治疗的抗核酸代谢药包括:①二氢叶酸还原酶抑制剂如甲氨蝶呤等;②胸苷酸合成酶抑制剂如吉西他滨等。

(一)二氢叶酸还原酶抑制剂——甲氨蝶呤

1. 药理作用与机制　甲氨蝶呤(methotrexate,MTX)是叶酸类似物,与叶酸竞争二氢叶酸还原酶,抑制二氢叶酸(FH$_2$)转变成四氢叶酸(FH$_4$),从而使 5,10- 甲酰四氢叶酸产生不足,导致脱氧胸苷酸(dTMP)合成受阻,DNA 合成障碍,发挥强大而持久的抑制作用。MTX 也可阻止嘌呤核苷酸的合成,故亦能干扰蛋白质的合成。口服、肌内或静脉注射 MTX 后,数分钟内叶酸还原酶即受到不可逆性抑制,使细胞阻断在 S 期。MTX 是否影响细胞从 G$_1$ 期进入 S 期,目前认识尚不一致。此外,由于还原型叶酸不足,可导致嘌呤及胸腺嘧啶核苷酸合成的障碍,从而引起 DNA、RNA 及蛋白质合成的抑制。

2. 体内过程　MTX 可口服、肌内注射、动脉、静脉注射或滴注以及鞘内注射。一般剂量口服吸收良好,1~4h 在血浆中达高峰。MTX 在血液中有 50% 与血浆蛋白结合,其分布容积占体重的67%~91%。药物吸收后 50%~90% 在 24h 内由尿中以原形排出。在肝、肾及胸腔积液中可潴留数周。

3. 临床应用　MTX 是较早应用于临床的抗肿瘤药,对儿童急性白血病和绒毛膜上皮癌疗效较好。在肺癌的治疗中主要用于小细胞肺癌的治疗。

4. 不良反应

(1)胃肠道反应:包括口腔炎、咽喉炎、口唇溃疡、恶心、呕吐、腹痛、腹泻、消化道出血。常见食欲减退,偶见假膜性或出血性肠炎等。静脉注射前应用昂丹司琼可以预防。

(2)骨髓抑制:长期口服小剂量可导致明显骨髓抑制,表现为白细胞和血小板减少,贫血和血小板下降并伴皮肤或内脏出血。防治措施:可用集落刺激因子防止白细胞下降。血小板生成素(TPO)和重组人白介素 -2 可用于升高血小板。

(3)肺纤维化:长期用药可引起咳嗽、气短、肺炎或肺纤维化。防治措施:检测血药浓度,预防和控制药物的积累剂量。一旦发现肺毒性,立即停药,并积极给予吸氧、皮质激素和抗生素对症治疗。

(4)肝功能损害:包括黄疸、丙氨酸氨基转移酶、碱性磷酸酶、γ- 谷氨酰转肽酶等增高。长期口服可导致肝细胞坏死、脂肪肝、肝纤维化甚至肝硬化。防治措施:化疗期间定期监测肝功能。给药后短期内出现的转氨酶升高,多属一过性,停药后可迅速恢复。给予护肝药物,大多数仍可继续接受治疗。对于出现较迟的肝功能损害,应予重视,最好停药。

(5)肾毒性:大剂量应用时,其代谢产物沉积在肾小管而致高尿酸血症肾病,出现血尿、蛋白尿、尿少、氮质血症甚或尿毒症。可以水化利尿,必要时透析,避免同时用肾毒药。

(6)脱发、皮肤发红、瘙痒或皮疹防治措施:应加强头皮的保护,防止暴晒。化疗引起的皮肤损害及脱发是可逆的,一般化疗完全停止后 6~8 周可逐渐长出。

(7)感染:白细胞低下时可并发感染。

在临床使用中应注意以下几个问题:①对 MTX 过敏的患者禁用;②孕妇及哺乳期妇女禁用;③长期服用有潜在的导致继发性肿瘤的危险;④长期应用较大剂量可导致闭经和精子减少或缺乏,有时呈不可逆性;⑤长期应用较大剂量可导致全身极度衰竭或恶病质;⑥并发感染及心、肺、肝、肾功能不全时禁用本品。周围血象如白细胞低于 $3.5 \times 10^9/L$ 时不宜应用。

(二)核糖核苷酸还原酶抑制剂——吉西他滨

1. 药理作用与机制　吉西他滨(gemcitabine,GEM)为嘧啶类抗肿瘤药物。吉西他滨作为一种前药进入体内后在脱氧胸苷激酶的作用下发生磷酸化反应转化成吉西他滨一磷酸盐(dFdCMP)、吉西他滨二磷酸盐(dFdCDP)和吉西他滨三磷酸盐(dFdCTP),其中 dFdCDP 和 dFdCTP 为活性产物。dFdCTP 可与 dCTP 竞争结合进入 DNA 链,插入至 DNA 链中脱氧胞苷的位点,阻止 DNA 链合成,使 DNA 断裂导致细胞死亡。dFdCDP 抑制核糖核苷酸还原酶,减少 DNA 合成修复所需的脱氧核苷酸的量(尤其是dCTP)。此外,dFdCDP 还可以抑制 dCTP 诱导的脱氧胞苷脱氨酶对 dFdCMP 的脱氨作用,而 dFdCTP 直接抑制脱氧胞苷脱氨酶,二者协同促进 dFdCMP 转化成活性代谢物 dFdCDP 和 dFdCTP,减慢细胞内代谢物的降解,具有自我增效的作用,主要作用于 S 期,也可阻断细胞增殖由 G1 期过渡至 S 期。

2. 体内过程　吉西他滨在体内代谢成无活性代谢物 2-deoxy-2,2-diflurouradine(dFdU),并自血浆中迅速清除。静脉注射后,仅有不超过 10% 以原形排泄。血浆中以吉西他滨及 dFdU 两种形式存在。99% 的药物从尿中排泄。吉西他滨几乎不与血浆蛋白结合。

3. 临床应用　吉西他滨在肺癌的治疗中主要用于治疗局部进展期或已转移的非小细胞肺癌。可单药用于治疗Ⅳ期无驱动基因非鳞癌和鳞癌非小细胞肺癌的治疗。

4. 不良反应

(1)骨髓抑制:可出现贫血、白细胞降低和血小板减少。

(2)胃肠道反应:恶心、呕吐常见,但多不严重,且易被抗呕吐药物控制。腹泻及口腔炎亦常有报道。

(3)肝功能损害:常见肝功能异常,但通常较轻,非进行性损害,一般无须停药。可同时给予多烯磷脂酰胆碱、谷胱甘肽、硫普罗宁等保肝药。

(4)泌尿系统毒性:常见轻度蛋白尿及血尿,偶见类似溶血尿毒综合征(HUS)的临床表现。若有微血管病性溶血性贫血的表现,如血红蛋白及血小板迅速下降,血清胆红素、肌酐、尿素氮、乳酸脱氢酶上升,应立即停药,肾功能仍不好转则应给予透析治疗。

(5)皮肤反应:皮疹常见但多不严重,常伴瘙痒。脱发亦较常见,多属轻度。防治措施:过敏反应可给予肾上腺素或苯海拉明。

(6)呼吸道反应:常见气喘,滴注过程中可发生支气管痉挛。少数情况下可出现肺水肿、间质性肺炎或成人呼吸窘迫综合征。其发生原因尚不清楚。若有发生应立即停止用药,早期给予支持治疗,有助于纠正不良反应。

(7)生殖毒性:影响分娩或胚胎及胎儿的发育,孕妇及哺乳期妇女应避免使用。

(8)其他常见流感样症状:表现为发热、头痛、畏寒、肌肉疼痛、虚弱、畏食,也可有咳嗽、鼻炎、乏力、出汗。曾有过敏反应的报道。

二、影响 DNA 结构与功能的药物

破坏 DNA 结构或抑制拓扑异构酶活性可以破坏或阻止正常染色体的形成,从而达到杀灭肿瘤的目的。可用于治疗肺癌的药物包括:①影响 DNA 交联的烷化剂,如环磷酰胺和卡莫丝汀;②破坏 DNA 的铂类配合物,如顺铂和卡铂;③破坏 DNA 的抗生素,如丝裂霉素;④拓扑异构酶(topoisomerase)抑制剂,如喜树碱类和鬼臼毒素衍生物。

烷化剂(alkylating agent)是一类化学性质高度活泼的化合物,含有一个或两个烷基,分别称为单功能或双功能烷化剂。烷基能与细胞的 DNA、RNA 或蛋白质中亲核基团起烷化作用,并形成交叉联结或引起脱嘌呤,使 DNA 链断裂。在下一次复制时,又可使碱基配对错码,造成 DNA 结构和功能的损害,严重时可致细胞死亡。属于细胞周期非特异性药物。

1. 药理作用与机制 环磷酰胺(cyclophosphamide,CTX)为氮芥与磷酸胺基结合而成的化合物。CTX 体外无活性,进入体内后经肝微粒体细胞色素 P450 氧化,裂环生成中间产物醛磷酰胺,在肿瘤细胞内分解出磷酰胺氮芥而发挥作用。与氮芥相同,CTX 可与鸟嘌呤第 7 位氮共价结合,产生 DNA 的双链内的交叉联结或 DNA 的同链内不同碱基的交叉联结,延缓 G_1 期向 S 期的转变。属于周期非特异性药。

2. 体内过程 CTX 口服后易被吸收,约 1h 后血浆浓度达最高峰,生物利用度为 74%~97%,与血浆蛋白结合不足 20%,在体内 $t_{1/2}$ 为 4~6.5h,48h 内可由肾脏排出 50%~70%(大部为代谢物,仅 10% 为原形)。CTX 可由脱氢酶转变为羧磷酰胺而失活,或以丙烯醛形式排出,导致泌尿道毒性。CTX 不易透过血脑屏障,脑脊液中的浓度仅为血浆的 20%。

3. 临床应用 CTX 抗瘤谱广,为目前广泛应用的烷化剂。在肺癌的治疗中主要用于小细胞肺癌的治疗。此外,对恶性淋巴瘤疗效显著,对多发性骨髓瘤、急性淋巴细胞白血病、乳腺癌、卵巢癌、神经母细胞瘤和睾丸癌亦有效。

4. 不良反应

(1)骨髓抑制:最为常见,给药后 10~14d 白细胞最低,在第 20d 左右恢复正常。血小板减少比其他烷化剂少见。对骨髓抑制、细胞浸润骨髓、曾经接受过放疗或化疗患者慎用。

(2)胃肠道反应:食欲减退、恶心,大剂量可引起呕吐。静脉注射前应用昂丹司琼可以缓解症状。

(3)脱发:较多见,一般在用药后 2~4 周出现,严重者头发可全部脱光,一般停药后 1~2 个月可再生。应加强头皮的保护,防止暴晒。

(4)其他:少数患者可有头晕、不安、幻视、肝脏损伤;久用可继发肿瘤、闭经或精子减少,妊娠初期使用可致畸胎。另外还有皮肤及指甲色素沉着、黏膜溃疡、荨麻疹等。

在临床使用中应注意以下几个问题:①大量给药时易产生膀胱刺激症状。对于有痛风病史、泌尿系统结石史或肾功能损害者应慎用;②常规剂量不产生心脏毒性,高剂量时可产生心肌坏死,偶可发生肺纤维化;③对肝功能不良者慎用。

三、破坏 DNA 的铂类配合物

(一) 顺铂

1. **顺铂**(cisplatin,顺氯胺铂,DDP)　由 M.Peyrone 于 1845 年合成,1893 年由配位化学的创始人 A.Werner 解析,但其用途不清。20 世纪 60 年代,美国密西根州立大学化学系的 B.Rosenberg 教授和其同事在研究电场对细菌生长的影响时,偶然发现用铂电极电解时,产生的溶液对大肠埃希菌的二分裂具有抑制作用,并于 1965 年发表在《Nature》杂志上。随后,该课题组发现顺铂具有很好的抗肿瘤作用,并于 1969 年再次发表在《Nature》上。1971 年顺铂进入临床试验,1978 年经美国 FDA 批准上市。由于顺铂对睾丸癌的治愈率几乎是 100%,且对肺癌、头颈癌、骨癌和早期卵巢癌也有很好疗效,因此也被誉为"抗癌药里的青霉素"。顺铂的研发,带动了金属配合物在医学领域的发展,对于癌症治疗具有革命性的意义。目前顺铂仍然是治疗小细胞肺癌和非小细胞肺癌的一线药物。

2. **药理作用与机制**　顺铂为二价铂与一个氯原子和二个氨基结合成的金属配合物。进入体内后,先将所含氯解离,然后与 DNA 链上的碱基形成交叉联结,从而破坏 DNA 的结构和功能。属细胞周期非特异性药物。

3. **体内过程**　顺铂静脉注射后迅速分布到外周组织,其中在肝、肾、膀胱中分布最多。在血浆中分布呈双相型,快相 $t_{1/2}$ 为 41~49min,慢相 $t_{1/2}$ 为 57~73h。注射 1h 后血浆含量为 10% 左右,其中 90% 与血浆蛋白结合。

4. **临床应用**　抗瘤谱广,对多种实体瘤有效,对乏氧肿瘤细胞亦有效。在肺癌的治疗中是小细胞肺癌和非小细胞肺癌治疗的一线药物。与依托泊苷、紫杉醇、多西他赛、培美曲赛或长春碱联合配伍使用是小细胞肺癌和Ⅲ期非小细胞肺癌同步化放疗的首选方案;与 EGFR-TKIs 联合使用用于 EGFR 突变阳性的Ⅳ期非小细胞肺癌的治疗;与 ALK-TKIs 联合使用用于 ALK 融合基因阳性Ⅳ期非小细胞肺癌的治疗;与克唑替尼,贝伐珠单抗联合使用用于 ROS1 融合基因阳性的非小细胞肺癌的治疗。

5. **不良反应**

(1)胃肠道反应:顺铂是目前致吐性最强的化疗药物之一。可出现食欲减退、恶心、呕吐、腹泻等。此反应与剂量有关。一般于注射后 1~2h 发生,持续 4~6h 或更长,停药 2~3d 后消失。用药期间给予甲氧氯普胺、地塞米松或昂丹司琼等可抑制或减轻消化道反应。

(2)肾脏毒性:是最严重的毒性反应。表现为血尿、血清肌酐升高及清除率降低,与用药剂量有关。常发生于给药后 7~14d。有肾脏疾病史、肾功能不良的患者禁用或停用本品。防治措施:大剂量给药期间,给予水化和利尿措施,补充电解质。

(3)神经毒性:表现为耳鸣、耳聋、不可逆的高频听力丧失等。此反应与用药总量有关。有中耳炎病史者禁用本品。少数患者还可有球后视神经炎、感觉异常及味觉丧失。防治措施:减量或停药,辅以神经营养药物。

(4)骨髓抑制:主要表现为白细胞和血小板减少。防治措施同甲氨蝶呤。

(5)其他:少数患者有心电图 ST-T 改变、过敏、肝功能损害等。防治措施:对症治疗。

(二) 卡铂

1. **药理作用与机制**　卡铂(carboplatin,碳铂,CBP)为第二代铂类配合物。仍待深入研究,主要是引起靶细胞 DNA 的链间及链内交联,破坏 DNA 而抑制肿瘤的生长。

2. 体内过程　CBP 与血浆蛋白结合率低,但稳定性较高。主要经肾小球滤过排出。其血浆半衰期 $t_{1/2}$ 为 29h。

3. 临床应用　抗恶性肿瘤活性较强,毒性较低。临床应用与顺铂相似。与顺铂有不完全交叉耐药,既往用过顺铂无效的患者,改用卡铂仍有可能取得疗效。

4. 不良反应　主要不良反应为骨髓抑制。肾毒性、肝毒性及神经毒性均比顺铂低;但骨髓抑制作用略高于顺铂。

四、破坏 DNA 的抗生素类药物

丝裂霉素

1. 药理作用与机制　丝裂霉素(mitomycin C,自力霉素,MMC)由链霉菌培养液中提取。化学结构具有苯醌、乙酰亚胺基及氨甲酰三个活性基团,具有烷化作用。MMC 分子上的烷化基团可与 DNA 链中的鸟嘌呤 N7 结合,亦可与胞嘧啶碱基结合,形成链间交叉联结,抑制 DNA 复制,也能使部分 DNA 链断裂。主要作用于晚 G_1 期和早 S 期。在酸性和乏氧条件下也有作用。属细胞周期非特异性药物。

2. 体内过程　虽然 MMC 口服后亦能吸收,但血中浓度只能达到静脉注射的 1/20,故一般采用静脉给药。MMC 主要从肾小球过滤,静脉注射后有相当剂量由尿中排出,数小时内有 10% 以原形排出。肝、脾、肾、脑及心脏等组织也参与 MMC 的失活。因其可经肝肾代谢,严重肝、肾功能低下者禁用。

3. 临床应用　在肺癌的治疗中与其他抗肿瘤药联合用于晚期或转移性非小细胞肺癌的治疗。此外,丝裂霉素抗瘤谱广,还可用于胃癌、乳腺癌、慢性粒细胞性白血病、恶性淋巴瘤等。

4. 不良反应

(1)骨髓抑制:为剂量限制性毒性,表现为白细胞和血小板下降。因 MMC 有蓄积性毒性,后续疗程的骨髓抑制将更明显和持久。可采取支持疗法,促进骨髓功能恢复。防治措施同甲氨蝶呤。

(2)胃肠反应:部分患者有食欲减退、恶心、呕吐、腹泻、口腔炎,但一般较轻。防治措施同甲氨蝶呤。

(3)局部反应:药液漏出血管外时有局部刺激作用,重者可引起组织坏死和静脉炎。注射时可先用生理盐水注射,确认针头在血管内后再注入药液。另外,腔内给药可引起化学性胸膜炎,引起胸痛。可同时腔内注入适量地塞米松及利多卡因,以减轻症状。

五、拓扑异构酶抑制剂

(一) 伊立替康

1. 药理作用与机制　伊立替康(irinotecan,CPT-11)为半合成水溶性喜树碱类衍生物。真核细胞 DNA 的拓扑结构由两类关键酶 DNA 拓扑异构酶Ⅰ(DNA-topoisomerase Ⅰ,TOPO-Ⅰ)和 DNA 拓扑异构酶Ⅱ(TOPO-Ⅱ)调节。这两类酶在 DNA 复制、转录及修复中,以及在形成正确的染色体结构、染色体分离浓缩中发挥重要作用。CPT-11 及其代谢产物 SN38 为 TOPO-Ⅰ 抑制剂,其与 TOPO-Ⅰ 及 DNA 形成的复合物能引起 DNA 单链断裂,阻止 DNA 复制及抑制 RNA 合成,为细胞周期 S 期特异性药物。

2. 体内过程　伊立替康静脉注射后,大部分迅速转化为活性代谢物 SN38,平均消除半衰期为 6~12h。活性代谢产物 SN38 的消除半衰期为 10~20h。药物主要经胆道排泄,24h 尿中排泄量为原药量的 20%,而 SN38 尿排泄仅为 0.1%~0.2%。

3. 临床应用　与顺铂或卡铂联合使用用于广泛期小细胞肺癌的治疗。

4. 不良反应

(1)急性胆碱能综合征：表现为多汗、流泪、流涎、瞳孔缩小、视物模糊、痉挛性腹痛。轻度者可自行缓解，严重者需给予阿托品治疗(0.25mg，皮下注射)。对出现严重胆碱能综合征者，第2次用药时应预防使用阿托品。

(2)胃肠道反应：恶心、呕吐、延迟性腹泻多见，为剂量限制性毒性，发生率为80%~90%。腹泻多在24h后出现，平均持续4d左右。出现腹泻时给予洛哌丁胺(易蒙停)治疗。严重腹泻时需静脉补液。

(3)骨髓抑制：主要为中性粒细胞减少。

(4)肝功能损害：对胆红素超过正常上限1.5倍者应禁用本品。

(5)其他：脱发、口腔黏膜炎、乏力、皮肤毒性(包括手足综合征)等。口腔炎可以给予黏膜保护药和局部止痛药。不吃对口腔黏膜有刺激性的食物，需要时应用抗感染、抗真菌药物。应避免在阳光下暴晒，保持手足皮肤湿润，并口服维生素 B_6 和塞来昔布预防手足综合征，必要时使用抗真菌或抗生素治疗。

此外，临床使用时应注意：①禁忌证：对喜树碱类药物或其任何成分过敏者，妊娠和哺乳期妇女，慢性肠炎、肠梗阻、间质性肺炎和肺纤维化患者；大量胸腔积液或腹腔积液患者；②用药期间密切观察患者有无感染、出血倾向，若发生此类情况应减量或停药，并作相应处理；③本品代谢产物 SN38 在尿中易形成结晶，引起肾脏损害。故用药期间应多饮水，并碱化尿液；④老年患者生理功能减退，使用本品时应谨慎；⑤本品对光不稳定，滴注时应避光。

(二) 依托泊苷

1. 药理作用与机制　依托泊苷(etoposide，vepeside，鬼臼乙叉苷，足草乙苷，VP-16)为植物西藏鬼臼(Podophyllumemodi Wall)的有效成分鬼臼毒素(podophyllotoxin)的半合成衍生物。依托泊苷属细胞周期非特异性药物，对 S 期和 G2 期细胞有较大的杀伤作用。依托泊苷作用于 DNA 拓扑异构酶Ⅱ，形成药物 - 酶 -DNA 稳定的可逆性复合物，抑制 TOPO- Ⅱ活性，阻碍 DNA 修复从而干扰 DNA 结构和功能。此外，依托泊苷能与微管蛋白相结合，抑制微管聚合，从而破坏纺锤体的形成。

2. 体内过程　静脉注射后，74%~90% 的药物与血浆蛋白结合。主要经由尿中排出，72h 内排出 45%，其中 15% 为代谢物，仅 15%~16% 由粪中排出。口服生物利用度为 50%，血中浓度仅为静脉注射的 52%。口服药物后 0.5~4h 血药浓度可达高峰，$t_{1/2}$ 为 4.9h。

3. 临床应用　临床主要用于治疗肺癌，特别是对小细胞肺癌有良好效果。口服疗效优于静脉注射。与顺铂 / 卡铂联合配伍使用是小细胞肺癌和非小细胞肺癌同步化放疗的首选方案。

4. 不良反应

(1)骨髓抑制：骨髓抑制及心、肝、肾功能有严重障碍者禁忌使用。

(2)胃肠道反应：恶心、呕吐、食欲缺乏、口腔炎、腹泻。偶有腹痛、便秘。

(3)皮肤反应：脱发明显，有时可致全秃，但具可逆性。这些不良反应的预防措施见甲氨蝶呤。

(4)神经毒性：手足麻木，头痛等。防治措施：可给予甲钴胺、维生素 B_1 和维生素 B_6 等营养神经的药物。

(5)过敏反应：可出现皮疹、红斑、瘙痒等过敏症。可以静脉给予肾上腺素，每 15~20min 一次，直至反应消退；如有低血压而用肾上腺素无效，静脉给予苯海拉明 50mg。孕妇及哺乳期妇女慎用。依托泊苷不能与葡萄糖液混合使用。

六、干扰转录过程和阻止 RNA 合成的药物

此类药物可嵌入 DNA 碱基对之间，干扰转录过程，阻止 mRNA 的合成，属于 DNA 嵌入剂。

多柔比星

1. 药理作用与机制 多柔比星(doxorubicin,阿霉素,adriamycin,ADM)为蒽环类抗生素,能嵌入 DNA 碱基对之间,干扰和阻止 RNA 转录过程,抑制 RNA 合成,也能阻止 DNA 复制。因多柔比星既能抑制 DNA 的合成又能抑制 RNA 的合成,所以对细胞周期各阶段均有作用,为细胞周期非特异性药物。S 期细胞对它更为敏感。

2. 体内过程 多柔比星静脉注射后血浆浓度迅速下降,大部分由胆汁排出,4d 内胆道排出 40%,48h 由尿中排出 10%。

3. 临床应用 多柔比星抗瘤谱广,疗效高。在肺癌的治疗中可用于未分化小细胞肺癌和非小细胞肺癌的后续治疗。

4. 不良反应

(1)心脏毒性:多柔比星可导致严重的心肌损伤和心力衰竭。与放射治疗或与丝裂霉素合用,会加重心脏毒性。与自由基清除剂维生素 E、解救剂 ATP、辅酶 Q_{10}、维生素 C 等并用可减轻心脏毒性。停药指征:①心电图显示诸如室上性心动过速、P 波低平、ST 段降低、心律失常、房性或室性期前收缩;②继发性弥散性心肌病变、充血性心力衰竭。

(2)骨髓抑制。

(3)胃肠道反应:恶心、呕吐、口腔黏膜炎、食欲缺乏。

(4)高尿酸血症:部分患者初次应用多柔比星时,可因大量瘤细胞破坏而致高尿酸血症,引起关节疼痛或肾功能损害。治疗时应嘱患者多饮水,适当应用别嘌醇,必要时查血清尿酸或肾功能。

(5)皮肤反应:色素沉着、皮疹、脱发。首次用药后第 2~4 周开始脱发,停药后 3~5 个月内头发重新长出。

(6)其他:肝肾功能损害、乏力、发热、出血、静脉炎。药液外漏可引起局部组织坏死。用药后尿呈红色。给予多烯磷脂酰胆碱、谷胱甘肽、硫普罗宁等保肝药多可继续治疗;肾毒性可以水化利尿,必要时透析,避免同时服用肾毒性药。

本品能透过胎盘,孕妇及哺乳期妇女禁用。老年患者、2 岁以下幼儿或原有心脏病者、肝功能不良者应减量或慎用。此外,既往曾用过足量柔红霉素或多柔比星者则不能再用本药。

七、抑制蛋白质合成与功能的药物

药物可干扰微管蛋白聚合和核蛋白体的功能以及影响氨基酸供应,从而抑制蛋白质合成与功能。此类药物包括:①微管蛋白活性抑制剂如长春碱类和紫杉醇类等;②干扰核蛋白体功能的药物如三尖杉生物碱类;③影响氨基酸供应的药物如 L-门冬酰胺酶。用于肺癌治疗的药物主要是微管蛋白活性抑制剂。

长春碱类

1. 药理作用与机制 长春碱(vinblastin,长春花碱,VLB)及长春新碱(vincristin,VCR)为夹竹桃科长春花植物所含的生物碱。长春瑞滨(vinorelbine,NVB)为长春碱的半合成衍生物。

长春碱类与微管蛋白结合,抑制微管聚合,从而阻止纺锤体形成,使细胞有丝分裂停止于中期,对有丝分裂产生抑制作用。VLB 与秋水仙碱相似,可引起核崩溃、呈空泡状固缩。但它也作用于细胞膜,干扰细胞膜对氨基酸的转运,使蛋白质的合成受抑制;VCR 还可干扰蛋白质代谢及抑制 RNA 多聚酶的活力,并抑制细胞膜类脂质的合成和氨基酸在细胞膜的转运。因此除作用于 M 期外,对 G1 期也有作用。NVB 作用近似 VCR,可拮抗 G2-M 期。除了作用于有丝分裂的微管以外,NVB 对轴突微管也有亲和力,产生神经毒性,但较 VCR 轻。

2. 体内过程 VLB 进入血浆后可与血浆、血小板、红细胞及白细胞结合。用药后 33% 以代谢物形式经胆道由粪中排出,21% 以原形从尿中排出。VCR 静脉注射后在血中浓度迅速下降,然后缓慢消除,由经胆道由粪中排出。尿中排出不足 5%。NVB 进入血液后 80% 与血浆蛋白结合。使用 72h 尿中排出不足 12%,3~4 周后 50%~70% 由粪中排出。所以肾功能异常的患者可用此药,但因主要由胆道排出,有胆管阻塞的患者应减量。三种长春碱类的临床药动学参数见表 14-1。

表 14-1　三种长春碱类的临床药动学参数

	长春新碱(VCR)	长春碱(VLB)	长春瑞滨(NVB)
$t_{1/2\alpha}$/min	2~6	2~6	2~6
$t_{1/2\beta}$/h	2.27	1.64	1.9
$t_{1/2\gamma}$/h	85	24.8	40
V_d/(L/kg)	8.42	27.3	27
清除率 / $[V_d(L/h\cdot kg)]$	0.053	0.740	0.8

3. 临床应用　长春瑞滨可用于各型肺癌的治疗。可以单用或与顺铂 / 卡铂或吉西他滨配伍用于Ⅳ期无驱动基因非小细胞肺癌和非鳞癌非小细胞肺癌的治疗。

4. 不良反应

(1)神经系统毒性:以周围神经病变多见,如深反射消失、感觉异常、肌无力,也可见喉神经麻痹、腓神经麻痹、肠麻痹、暂时性尿潴留,严重者出现大小便失禁。中枢神经受累可出现癫痫发作和一过性失明。发现神经系统毒性反应应立即减量或停药,并辅以神经营养药物。

(2)消化道反应:恶心、呕吐、腹痛、便秘,严重时出现肠麻痹,这与 VCR 影响自主神经系统有关。用药前给予轻泻剂及饮足够的水分有助于减轻此症。

(3)骨髓抑制。

(4)其他:局部刺激、脱发、皮疹、发热、男性生殖功能紊乱等。

临床使用时应注意:①本类药物刺激性较强,注射时避免药液外漏;②年老体弱、有心血管病患者慎用 VCR;③在进行肝脏的放疗时忌用 NVB。

八、抗微管药物

(一)紫杉醇类

紫杉醇于 1967 年从紫杉的枝叶和果实中提取获得,但直到 1979 年 P.B.Schiff 和 S.B.Horwitz 博士阐明了紫杉醇的独特药理机制后,才引起科学家们的兴趣。1980 年完成了紫杉醇的制剂研究,随后开展了毒理学研究。1992 年 12 月 29 日美国 FDA 批准紫杉醇上市,用于治疗卵巢癌,现已在欧洲、美洲、南非等 40 多个国家上市,开启了天然植物抗癌药的研究。据估计,全世界有 50 多万种植物中蕴藏着丰富的抗癌天然产物,人们期待着有更多更好的抗癌生物资源及天然产物可发掘,并提供给临床以战胜癌症。

1. 药理作用与机制　紫杉醇(paclitaxel,taxol,PTX)是从短叶紫杉或我国红豆杉的树皮中提取的有效成分,为一种新型的抗微管药物。能特异性地结合到小管的 β 位上,导致微管聚合成团块和束状,通过防止多聚化过程使微管稳定化而抑制微管网的正常重组。通过促进微管聚合,抑制微管解聚,从而使纺锤体失去正常功能,细胞有丝分裂停止。由于紫杉醇类独特的作用机制对耐药细胞也有效,是近年来受到广泛重视的抗恶性肿瘤新药。

2. 体内过程　静脉滴注后,血浆中药物清除呈双相消除,消除 $t_{1/2}$ 为 5.3~17.4h,与血浆蛋白结合率为 89%~98%。血浆 C_{max} 与剂量及滴注时间有关。主要经肝代谢,随胆汁进入肠道,经粪便排出体外。

3. 临床应用　单药用于无驱动基因Ⅳ期鳞癌、非鳞癌非小细胞肺癌的治疗。紫杉醇可以与卡铂联合用于非小细胞肺癌的同步化或序贯化治疗以及不可手术的Ⅲ期原发性非小细胞肺癌的治疗。

4. 不良反应 紫杉醇的不良反应主要包括骨髓抑制、神经毒性、心脏毒性和过敏反应。紫杉醇的过敏反应可能与赋形剂聚氧乙基蓖麻油有关。

(二)多西他赛

1. 药理作用与机制 多西他赛（docetaxel，TXT）为 M 期周期特异性药物，可促进小管聚合成稳定的微管并抑制其解聚，从而使小管的数量显著减少，并可破坏微管网状结构。

2. 体内过程 与血浆蛋白结合率超过 95%。多西他赛及其代谢产物主要从粪便排出，从粪便和尿排出的量分别为所给剂量的 75% 和 6%，仅有少部分以原形排出。

3. 临床应用 与顺铂/卡铂联合使用是治疗Ⅳ期无驱动基因鳞癌和非鳞癌非小细胞肺癌的一线药物。单药使用作为二线药物用于非小细胞肺癌和小细胞肺癌的治疗。临床研究结果表明多西他赛在延长生存期和改善患者生活质量方面优于长春瑞滨或异环磷酰胺。主要用于治疗晚期乳腺癌、卵巢癌、头颈部癌。对胃癌、胰腺癌、黑色素瘤等，也有一定疗效。

4. 不良反应

(1)骨髓抑制。

(2)过敏反应：表现为潮红、皮疹、胸部紧缩感、背痛、呼吸困难、药物热和寒战。大多发生于开始输液后的几分钟。

(3)皮肤反应：较常见，表现为局限于手、足、双臂、面部或胸部的凸起皮疹，可伴瘙痒，少数情况下发生脱皮。

(4)液体潴留：发生率为 61%，包括水肿、胸腔积液、心包积液、腹水和体重增加等，停药后可消失。预防性口服地塞米松可减少液体潴留及降低过敏反应的发生率及严重性。

(5)胃肠道反应：恶心、呕吐、腹泻、口腔黏膜炎，多为轻度到中度。

(6)神经系统毒性：较常见，如感觉迟钝、烧灼感等，多不严重。

(7)肝功能损害：谷草转氨酶（AST）、谷丙转氨酶（ALT）、胆红素和碱性磷酸酶升高。给予多磷脂酰、谷胱甘肽、硫普罗宁等保肝药多可继续治疗。

(8)其他：低血压、脱发、乏力、肌痛、色素沉着、局部刺激、静脉炎。有报道用药期间出现心动过速、心房颤动、心律失常、高血压或心力衰竭等。

第二节 分子靶向药物

分子靶向药物是主要针对恶性肿瘤病理生理发生和发展的关键分子靶点进行设计并进行治疗干预的药物，其可以促进肿瘤细胞死亡而不影响肿瘤周围的正常组织细胞。与化疗药物相比，分子靶向药物针对性强，疗效突出，耐受性好、相对毒性反应轻。目前临床上与细胞毒类抗肿瘤药物联合应用于驱动基因阳性的原发性肺癌的治疗。

一、表皮生长因子酪氨酸激酶抑制剂

酪氨酸激酶信号转导途径是癌症发生的重要转导途径。表皮生长因子受体（epidermal growth factor receptor，EGFR）是一种跨膜受体，当 EGF 与 EGFR 胞外结构域结合时即可以形成受体二聚体并激活胞内酪氨酸激酶结构域，引发激酶自磷酸化和下游分子的磷酸化，激活包括增殖和存活在内的多种细胞功能。由于 EGFR 在肿瘤细胞的生长、修复和存活等方面具有极其重要的作用,它的过度表达常与预后差、转移快、生存短等相关。EGFR 酪氨酸激酶抑制剂(EGFR-TKIs)可能通过促凋亡、抗血管生成、抗分化增殖和抗细胞迁移等方面发挥抗癌作用,用于 EGFR 驱动的原发性肺癌的治疗。目前已经有三代产品应用于临床:第一代:吉非替尼(gifitinib)、厄洛替尼(erlotinib);第二代:阿法替尼(afatinib)、来那替尼(neratinib)和达克替尼(dacomitinib);第三代:奥希替尼(osimertinib)。

（一）吉非替尼、厄洛替尼

1. 药理作用与用机制　*EGFR* 突变,特别是外显子 19 缺失和外显子 21 L858R 突变,会导致酪氨酸激酶结构域的活化。吉非替尼和厄洛替尼是第一代针对此突变位点的强效 EGFR-TKIs。其抗肿瘤的机制为:①通过竞争结合 EGFR-TK 催化区域上 Mg-ATP 结合位点,阻断其信号传递抑制分子内酪氨酸的自身磷酸化,阻断酪氨酸激酶活化和 EGFR 激活,从而抑制细胞周期进程;②抑制有丝分裂原活化蛋白激酶的活化,促进细胞凋亡,加速细胞死亡,并抑制浸润和转移;③抑制肿瘤血管生成。

2. 体内过程　吉非替尼单次口服生物利用度为 59%,血浆蛋白结合率为 90%。服药后 3~7h 达到血药峰浓度。饭后给药比空腹给药 C_{max} 和 AUC 均提高 32% 和 37%。本品进入血浆后转变为 5 种代谢物(M_{1-5}),经与肝酶代谢特别是和 CYP3A4 酶的活性相关。单次口服后 10d 内有 90% 主要由粪便中排出,尿中排出量不足 4%。

3. 临床应用　是治疗既往接受过化学治疗或不适于化疗以及铂类抗肿瘤药治疗失败后的 *EGFR* 突变的Ⅳ期非小细胞肺癌治疗的一线药物。该类药物在治疗初期表现出良好的治疗作用,但是在用药后 1 年左右,EGFR 产生继发性外显子 20(T790M)的突变,该位点的突变可导致吉非替尼和厄洛替尼的耐药,应考虑换药。

4. 不良反应　常见消化系统不良反应,如腹泻、恶心、轻度或中度呕吐,以及口腔黏膜炎、皮疹和痤疮等,少见胰腺炎。吉非替尼所致的间质性肺炎平均发病率约 1%。

（二）阿法替尼、来那替尼和达克替尼

第二代 EGFR-TKIs 药物阿法替尼、来那替尼和达克替尼的研发是针对第一代 EGFR-TKIs 药物治疗后产生的继发性 EGFR 外显子 20(T790M)突变进行设计。但是,临床结果显示其对吉非替尼和厄洛替尼耐药患者的有效率不到 10%。这类药物剂量安全范围小。在低于抑制 T790M 突变的 EGFR 的剂量范围内对野生型 EGFR 即可产生明显的抑制效应。因此,此类药物在临床上不可以单独应用治疗非小细胞肺癌。通常与化学治疗药物配伍使用。

（三）奥希替尼

1. 药理作用与作用机制　奥希替尼是第三代 EGFR-TKI,可与 EGFR 突变体(T790M、L858R 和外显子 19 缺失)发生不可逆性结合。体外试验显示,在临床浓度下,塔格瑞斯还可抑制 HER2、HER3、HER4、ACK1 和 BLK 的活性。

2. 体内过程　奥希替尼每日 1 次口服 15d 后达到稳态,暴露蓄积量约为 3 倍。口服后 6h 达到血浆峰浓度。部分患者在给药后的首个 24h 内会出现数个峰值。奥希替尼主要通过 CYP3A4 和 CYP3A5 代谢,其中 CYP3A4 介导的代谢可能为次要途径。其代谢产物 AZ7550 和 AZ5104 仍然具有药理学活性。AZ7550 和奥希替尼具有相似的药理学性质,而 AZ5104 对突变型和野生型 EGFR 均有更强的效力。此外,奥希替尼还可能存在体外研究并未完全明确的其他代谢途径。

3. 临床应用　本品适用于既往经吉非替尼、厄洛替尼和阿法替尼治疗时或治疗后出现疾病进展,并且经检测确认存在 EGFR T790M 突变阳性的局部晚期或转移性非小细胞性肺癌(NSCLC)成人患者的治疗。是该类患者的一线治疗药物。

4. 不良反应　常见不良反应为腹泻、皮疹、皮肤干燥和指(趾)甲毒性。导致中断治疗的最常见不良事件为心电图 QTc 期延长和中性粒细胞减少。有肺炎和肺栓塞等严重不良反应事件的报道。老年患者发生严重不良反应的概率大于青年人。

二、间变性淋巴瘤激酶抑制剂

间变性淋巴瘤激酶（anaplastic lymphoma kinase,ALK）属于胰岛素受体超家族中高度保守的酪氨酸激酶。*ALK* 基因突变的形式有过量表达、与其他基因形成融合基因、发生点突变等。*ALK* 基因融合突变是非小细胞肺癌（NSCLC）常见的一种驱动基因。其在细胞内通过激活多种细胞内信号系统（JAK/STAT,PI3K/AKT,MEK/ERK）驱动细胞异常的增殖。中国非小细胞肺腺癌中 *ALK* 融合突变阳性的比例为 5.3%。年轻患者（小于 60 岁）以及不吸烟的人群中发生率较高。目前应用于临床的有三代产品：①第一代：克唑替尼（crizotinib）；②第二代：色瑞替尼（ceritinib）、艾乐替尼（alectinib）和布加替尼（brigatinib），与第一代药物相比较，第二代 ALK-TKIs 的治疗效果更好，特别是对有脑转移的患者疗效更佳；③第三代：劳拉替尼（lorlatinib）。

（一）克唑替尼

1. 药理作用与用机制　克唑替尼是 Met/ALK/ROS 的 ATP 竞争性的多靶点蛋白激酶抑制剂。分别在 ALK、ROS 和 MET 激酶活性异常的肿瘤患者中有显著临床疗效。

2. 体内过程　口服给药 250mg，一日 2 次，15d 内达稳态水平，平均蓄积比号 4.8。本药为 P- 糖蛋白（P-gp）底物，主要经 CYP3A4/5 代谢。经粪便和尿液排泄。

3. 临床应用　用于 Ⅳ 期 *ALK* 融合基因阳性、*ROS1* 融合基因阳性的非小细胞肺癌的一线治疗药物。克唑替尼主要在肝脏代谢，肝损害很可能升高克唑替尼的血浆浓度。因此，肝损害的患者使用克唑替尼进行治疗时应谨慎。

4. 不良反应　肝毒性，间质性肺病 / 非感染性肺炎、QT 间期延长、心动过缓，感觉过敏、头痛、眩晕、皮疹、视力损伤等。

（二）艾乐替尼和色瑞替尼

艾乐替尼和色瑞替尼是第二代 ALK-TKIs。临床主要应用于对克唑替尼耐药的患者。用于克唑替尼引起的 I1171X、L1196M 和 G1269Ar 突变的晚期非小细胞肺癌的治疗。

（三）劳拉替尼

劳拉替尼是第三代 ALK-TKIs。可用于对第一代和第二代 ALK-TKIs 耐药的患者。特别是对 I1171X、F1174X、G1202R 位点突变的晚期非小细胞肺癌的治疗。

三、重组人血管内皮抑素

重组人血管内皮抑素（rh-endostatin,恩度）是内源性肿瘤新生血管抑制剂,主要通过抑制形成血管的内皮细胞迁移来达到抑制肿瘤新生血管的生成,阻断了肿瘤的营养供给,从而达到抑制肿瘤增殖或转移目的。

重组人血管内皮抑素联合长春瑞滨 / 顺铂用于中国晚期非小细胞肺癌（NSCLC）患者的治疗。联合应用可以克服肿瘤化疗过程中产生的耐药性,使非小细胞肺癌患者生存率提高 1 倍。

本品的主要不良反应是轻度疲乏、胸闷、心慌,绝大多数不良反应经对症处理后可以好转,不影响继续用药,极个别病例上述症状持续存在而停止用药。过敏体质或对蛋白类生物制品有过敏史者慎用。

四、血管内皮生长因子单克隆抗体

血管内皮生长因子（vascular endothelial growth factor,VEGF）酪氨酸激酶信号途径是影响血管形成的最主要因素之一。VEGF 受体酪氨酸激酶抑制剂如贝伐珠单抗,阻断 VEGF 酪氨酸激酶信号转导途径,抑制肿瘤内部血管形成,使肿瘤细胞断绝营养来源,最终导致肿瘤组织萎缩消失。与以 EGFR 为靶点的靶向治疗相比,以 VEGF 为靶点的靶向治疗克服了前者容易产生耐药性的缺点。

　　贝伐珠单抗

　　贝伐珠单抗(bevacizumab)是针对 VEGF 的重组人源化 IgG1 单克隆抗体,可与 VEGF 结合,阻碍 VEGF 与其受体在内皮细胞表面相互作用。贝伐珠单抗不仅可以抑制肿瘤的血管生成,还可以使残存的肿瘤血管正常化,同时抑制新生的或复发的血管生成。与顺铂/卡铂联合用于 *EGFR* 突变阳性晚期、转移性或复发性非小细胞肺癌的治疗。

　　由于不能区分贝伐珠单抗在血清中是处于游离状态还是与 VEGF 配体结合状态,需要通过测定总的血清浓度来评估其药动学特点。对 491 例接受治疗的患者进行测定,结果表明当治疗剂量为每周 20mg/kg 时,其半衰期约为 20d(11~50d)。贝伐珠单抗的清除随体重、性别及肿瘤负荷不同而不同。对体重进行调整后的结果显示,男性廓清率高于女性,肿瘤负荷大的患者廓清率高于负荷小者。另一个随机研究中并未显示用量与临床疗效有相关性。剂量不需按年龄和性别进行调整。尚无肝肾功能损伤病例报告。

第三节　免疫检查点抑制剂

　　正常情况下,免疫系统可以识别并清除肿瘤微环境中的肿瘤细胞。同时肿瘤细胞为了生存和生长,会采用不同策略抑制人体的免疫系统,从而在机体对抗肿瘤免疫应答的各阶段得以幸存。肿瘤细胞的这一特征被称为免疫逃逸。肿瘤免疫逃逸可以发生在机体肿瘤免疫应答的各个环节,也被称为肿瘤 - 免疫循环:①肿瘤抗原释放;②肿瘤抗原呈递;③启动和激活效应性 T 细胞;④T 细胞向肿瘤组织迁移;⑤肿瘤组织 T 细胞浸润;⑥T 细胞识别肿瘤细胞;⑦清除肿瘤细胞。这些环节任何地方出现异常均可以导致抗肿瘤 - 免疫循环失效,出现免疫逃逸。不同肿瘤可以通过影响不同环节抑制免疫系统对肿瘤细胞的有效识别和杀伤从而产生免疫耐受,甚至促进肿瘤的发生、发展。肿瘤免疫治疗就是通过重新启动并维持肿瘤 - 免疫循环,恢复机体正常的抗肿瘤免疫反应,从而控制与清除肿瘤的一种治疗方法。

　　T 细胞的激活首先需要通过 T 细胞受体(T cell receptor,TCR)和抗原肽 -MHC 复合物结合识别刺激信号,然后通过协同刺激受体与其配体结合触发细胞内信号系统调节。T 细胞膜上的协同刺激受体有两类:一类是 T 细胞激活受体如 CD28,增强 T 细胞的活性;另一类是 T 细胞抑制受体包括 CTLA-4 和 PD-1,其激活可以抑制 T 细胞的免疫应答能力,这一类分子也被称为免疫检查点分子(immune checkpoint molecules)。T 细胞这一特征对于维持自身耐受、防止过度自身免疫反应以及通过控制免疫应答的时间和强度保证组织损伤最小化等至关重要。肿瘤微环境会诱导浸润的 T 细胞高表达 CTLA-4 和 PD-1 分子,也会促进 PD-1 的配体 PD-L1 和 PD-L2 的高表达,导致肿瘤微环境中 CTLA-4 和 PD-1 通路持续激活,T 细胞功能被抑制,无法杀伤肿瘤细胞,形成免疫逃逸。免疫检查点抑制剂(immune checkpoint inhibitor)可以有效抑制肿瘤微环境诱导的免疫检查点分子的高表达,增强 T 细胞的免疫应答反应,从而起到抑制肿瘤细胞生长的作用。目前研究较多,临床效果较好的是 PD-1/PD-L1 抑制剂。

　　已经上市的 PD-1/PD-L1 抑制剂有纳武单抗(nivolumab)、帕博利珠单抗(pembrolizumab)、阿替利珠单抗(altezolizumab)、度伐利尤单抗(durvalumab)和阿维单抗(avelumab)。其中纳武单抗、帕博利珠单抗和阿替利珠单抗可用于非鳞状细胞癌驱动基因阴性或未知患者的治疗和局限期 SCLC 患者的三线治疗。度伐利尤单抗适用于在接受铂类药物为基础的化疗同步放疗后未出现疾病进展的不可切除、Ⅲ期非小细胞肺癌患者的治疗。常见不良反应为咳嗽、疲劳、非感染性肺炎或放射性肺炎、上呼吸道感染、呼吸困难和皮疹。阿维单抗适用于成年和儿童 12 岁及以上有转移 Merkel 细胞癌（MCC）患者。最常见的不良反应为疲乏、肌肉骨骼痛、腹泻、恶心、输注相关反应、皮疹、食欲减退和周围水肿。

用药注意事项：由于此类药物可引起免疫介导的肺炎、结肠炎、肝炎、肾炎和肾功能不全、甲状腺功能减退和甲状腺功能亢进等。对轻度损伤建议暂停直至缓解。对中重度反应则需要永久性停药。此外，此类药物还可以引起胚胎 - 胎儿毒性、皮疹。孕妇、老人和儿童慎用。

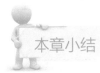 本章小结

抗肿瘤药物的分类及临床应用

分类	药物	临床应用
化学治疗药物		
影响核酸生物合成	甲氨蝶呤	小细胞肺癌
	吉西他滨	局部进展期或已转移的非小细胞肺癌
影响 DNA 结构与功能	环磷酰胺	小细胞肺癌
破坏 DNA 的铂类配合物	顺铂	小细胞肺癌和非小细胞肺癌治疗的一线药物
	卡铂	既往用过顺铂无效的患者
破坏 DNA 的抗生素类药物	丝裂霉素	与其他抗肿瘤药联合用于晚期或转移性非小细胞肺癌的治疗
拓扑异构酶抑制剂	伊立替康	与顺铂或卡铂联合使用治疗广泛期小细胞肺癌
	依托泊苷	对小细胞肺癌有良好效果
阻止 RNA 合成	多柔比星	未分化小细胞肺癌和非小细胞肺癌的后续治疗
抑制蛋白质合成与功能	长春碱类	各型肺癌的治疗。单用或与顺铂 / 卡铂或吉西他滨配伍用治疗Ⅳ期无驱动基因非小细胞肺癌和非鳞癌非小细胞肺癌
抗微管	紫杉醇类	单药用于无驱动基因Ⅳ期鳞癌，非鳞癌非小细胞肺癌的治疗
	多西他赛	与顺铂 / 卡铂联合使用治疗Ⅳ期无驱动基因鳞癌和非鳞癌非小细胞肺癌
分子靶向药物		
表皮生长因子酪氨酸激酶抑制剂（EGFR-TKIs）	吉非替尼 厄洛替尼	其他药物治疗失败后的 EGFR 突变的Ⅳ期非小细胞肺癌治疗的一线药物
	阿法替尼 来那替尼 达克替尼	与化学治疗药物配伍使用治疗非小细胞肺癌
	塔格瑞斯	EGFR T790M 突变阳性的局部晚期或转移性非小细胞性肺癌（NSCLC）成人患者的治疗
间变性淋巴瘤激酶抑制剂（CALK-TKIs）	克唑替尼	Ⅳ期 ALK 融合基因阳性、ROS1 融合基因阳性的非小细胞肺癌的一线治疗药物
	艾乐替尼 色瑞替尼	对克唑替尼耐药的患者
	劳拉替尼	对第一代和第二代 ALK-TKIs 耐药的患者

续表

分类	药物	临床应用
重组人血管内皮抑素	恩度	联合长春瑞滨/顺铂用于 NSCLC 患者的治疗
血管内皮生长因子单克隆抗体	贝伐珠单抗	与顺铂/卡铂联合用于 EGFR 突变阳性晚期、转移性或复发性非小细胞肺癌的治疗
免疫检查点抑制剂（PD-1/PD-L1 抑制剂）	纳武单抗 帕博利珠单抗	非鳞状细胞癌驱动基因阴性或未知患者的治疗；局限期 SCLC 患者的三线治疗

思考题

1. 简述顺铂抗肿瘤作用机制、临床应用和不良反应。
2. 简述依托泊苷抗肿瘤作用机制、临床应用和不良反应。
3. 简述顺铂和依托泊苷联合应用治疗小细胞肺癌的药理学基础。
4. 简述影响核酸生物合成药物的作用机制和临床应用。
5. 简述小分子靶向药物的临床应用。

（艾　静）

第十五章
呼吸系统常用治疗技术

呼吸系统疾病除了传统的药物治疗外,还有很多的治疗技术,包括氧疗、雾化、机械通气、体外膜氧合、支气管镜及胸腔镜、康复和营养等。这些治疗技术可以达到治疗疾病、减少并发症、促进患者康复的目的。掌握这些治疗技术是临床医师应该具备的能力。同时,工作中也应该注意医生、护士、呼吸治疗师、胸部物理治疗师、康复治疗师和营养师的紧密合作,以达到更好的效果。本章节介绍临床比较常用的与呼吸相关的治疗技术。通过本章节学习,我们可以了解这些技术在临床中应用的适应证、禁忌证和并发症等,更好地为患者服务。

第一节　氧　气　疗　法

氧疗指吸入氧气治疗,是通过提高吸入气中的氧浓度,增加肺泡氧气浓度,促进氧弥散,提高血氧分压和血氧饱和度,缓解和纠正机体缺氧的医疗措施。对于缺氧的机体,除了应消除引起缺氧的原因外,吸氧治疗是主要的治疗方法之一。

一、氧疗的目的

1. 提高血氧,改善氧供提高肺泡氧分压和动脉血氧分压,纠正低氧血症,确保对机体组织的氧供应,缓解组织缺氧,从而改善人体的内环境,促进代谢过程的良性循环。

2. **降低呼吸功**　低氧血症或缺氧可刺激呼吸中枢,作为代偿性反应,呼吸频率加快、通气量增加,引起呼吸肌做功增加,导致呼吸氧耗增加,可能形成恶性循环,导致低氧血症进一步加重。提高吸入氧浓度,可降低机体通气的需要,从而降低呼吸功。

3. **减少心肌做功**　低氧血症或缺氧可引起心血管系统发生代偿性反应,心率增快、心输出量增加、外周血管收缩、血压升高,其结果是心肌做功增加,心肌氧耗增加,可能加重心肌的氧供和氧耗的失衡。提高吸入氧浓度,纠正低氧血症,可缓解心血管系统的代偿性反应,减少心肌做功。

4. 不增加相关的副作用。

二、氧疗的适应证

各种原因引起的缺氧和病理状态下机体对氧供需求明显增加。

1. 单纯的低氧血症,PaO_2 低于正常,$PaCO_2$ 尚正常。通常原因是换气功能异常,肺通气量正常。

2. 存在低氧血症,PaO_2 低于正常,$PaCO_2$ 高于正常。通常原因是通气不足。

3. 无低氧血症,但机体处于高危缺氧状态或机体不能耐受低氧。

三、氧疗的副作用及其预防

（一）氧中毒

1. 主要症状   胸闷、胸痛、胸部灼热感，继而出现呼吸增快、干咳、恶心、呕吐、烦躁。导致的原因是长时间、高浓度的氧吸入导致肺实质的改变。

2. 氧中毒的分型

（1）肺型氧中毒：发生在吸入氧之后，出现胸骨后疼痛、咳嗽、呼吸困难，肺活量减少、氧分压下降，肺部呈炎性渗出性改变，有炎性细胞浸润、充血、水肿、出血及肺不张，如不及时降低吸氧浓度，可最终导致肺纤维化的发生。

（2）脑型氧中毒：吸氧的短时内出现视觉障碍、听觉障碍、恶心、抽搐、晕厥等神经症状，严重者可昏迷乃至死亡。

（3）神经型氧中毒：见于高压氧治疗，过高的 PaO_2 对颅内血管的影响，出现意识丧失、抽搐、癫痫大发作。

3. 预防措施   避免长时间、高浓度氧疗及经常做血气分析，动态观察氧疗的治疗效果。目前认为吸入 60%~70% 的氧在大气压为 760mmHg（101.325kPa）下可安全使用 24h；40%~50% 的氧则能安全使用 48h；如吸氧浓度 >40%，2~3d 后氧中毒的可能性大为增加。

（二）呼吸抑制

1. 主要症状   呼吸抑制，呼吸频率下降并失去规律性，呼吸深度降低。多见于 Ⅱ 型呼吸衰竭者（PaO_2 降低、$PaCO_2$ 增高），由于 $PaCO_2$ 长期处于高水平，呼吸中枢失去了对二氧化碳的敏感性，呼吸的调节主要依靠缺氧对周围化学感受器的刺激来维持，吸入高浓度氧，解除缺氧对呼吸的刺激作用，使呼吸中枢抑制加重，甚至呼吸停止。

2. 预防措施   对 Ⅱ 型呼吸衰竭患者应给予控制性氧疗：低浓度、低流量（1~2L/min）给氧，维持 PaO_2 在 60~65mmHg（7.98~8.65kPa），SpO_2 在 90%~92% 即可。

（三）肺不张

吸入高浓度氧气后，肺泡内氮气被大量置换，一旦支气管有阻塞，其所属肺泡内的氧气被肺循环血液迅速吸收，引起肺不张。

1. 主要症状   烦躁、呼吸急促、心率增快、血压上升，继而出现呼吸困难、发绀、昏迷。

2. 预防措施   吸氧浓度要 ≤ 60%，鼓励患者做深呼吸，多咳嗽、咳痰及经常改变体位，防止分泌物阻塞气道，加用呼气末正压通气（positive end expiratory pressure，PEEP）。

（四）呼吸道干燥

氧气是一种干燥气体，吸入后可导致呼吸道黏膜干燥。

1. 主要症状   呼吸道分泌物黏稠，不易咳出，且有损气道黏膜纤毛运动。

2. 预防措施   氧气吸入前先湿化再吸入，以此减轻干燥刺激作用。

（五）晶状体后纤维组织增生

晶状体后纤维组织增生仅见于新生儿，以早产儿多见。

1. 主要症状   视网膜血管收缩、视网膜纤维化，最后出现不可逆转的失明。

2. 预防措施   应控制氧浓度和吸氧时间，避免长时间高浓度吸氧。

四、供氧方式

（一）医院供氧方式的选择

现代医院供氧采取集中供氧为主，氧气瓶直接进病房或手术室的方式，因难以保证供氧时间的持续性和供氧压力的稳定性而被逐渐替代。集中供氧基本分为以下三种方式：

1. 由瓶氧经氧气汇流排减压集中供氧。

2. 由液氧贮槽经液氧汽化器汽化、减压、稳压后集中供氧。

3. 由变压吸附制氧设备生产医用氧气，连续供氧。

无论以上何种方式都要求保证供氧时间的持续性和压力的达标性，并注意防止管道泄漏，做好防火工作。

(二) 家庭供氧方式的选择

家庭供氧方式主要包括氧气瓶、氧气袋和家用制氧机，其中家用制氧机根据工作原理不同，可以分为物理制氧和化学制氧两大类。化学制氧机结构简单，操作方便；物理制氧(如膜分离、变压吸附)不需要化学物质，以空气为原料，是理想的供氧方式。家庭供氧装置须向小型、节氧方向发展，方可满足患者日常进行呼吸康复锻炼的需要，并减轻患者的经济负担。

1. 氧气瓶、氧气袋供氧　所贮存的氧气纯度高，氧气袋与氧气瓶结合使用，可以方便携带，扩大了吸氧区域，便于患者于运动过程中吸氧。但这种供氧方式存在氧源供应的问题，必须至医院或专门机构补充氧气；于家庭储存须防泄漏、防火、防震，有一定的家居安全风险。

2. 化学制氧机　主要包括以下三种形式：

(1)化学制剂制氧：过碳酸钠和二氧化锰；主要用于急救，因维护费用高、容器清洗频繁、产氧量不均匀不适用于长期氧疗。

(2)电解水制氧：指电解槽在直流电的作用下使水发生分解，在阴极表面产生氢，阳极表面产生氧。耗电能较大，存在燃爆危险。

(3)电子双极式制氧：制氧机寿命低，产氧量小，产生的氧气中含有酸性、碱性气体，对环境污染严重。

3. 医用分子筛制氧机　是指由分子筛吸附装置、过滤装置、流量计、湿化瓶等部分组成，主要供家庭使用的小型便携式医用分子筛制氧机。产氧原理是变压吸附，利用不同压力下吸附剂对空气中氧、氮的吸附容量和选择性不同，进行氮、氧分离。变压吸附式制氧机产氧浓度可以达到95%，且能够通过调整流量实现对氧浓度的控制，即使在大气稀薄的地区也能实现高浓度供氧。国内家用制氧机市场以变压吸附式制氧机占主要优势。

五、氧疗常用方法

(一) 鼻导管吸氧法

此种吸氧方法设备简单，使用方便。鼻导管法有单腔和双腔两种：单腔法选用适宜的型号塞于一侧鼻前庭内，并与鼻腔紧密接触(另一侧鼻孔开放)，吸气时只进氧气，故吸氧浓度较稳定；双腔法为两个较细小的鼻塞同时置于双侧鼻孔，鼻塞周围尚留有空隙，能同时呼吸空气，患者较舒适，但吸氧浓度不够稳定。鼻导管吸氧法一般只适宜低流量供氧，若流量比较大就会因流速和冲击力很大使人无法耐受，同时容易导致气道黏膜干燥。氧浓度的计算方法：海平面条件下，吸氧浓度(%)=21+4×氧流量(L/min)，例如，吸氧2L/min，吸氧浓度(%)=21+4×2(L/min)=29%。

(二) 面罩吸氧法

面罩吸氧法可分为开放式和密闭面罩法。开放式是将面罩置于距患者口鼻1~3cm处，适宜小儿，可无任何不适感。密闭面罩法是将面罩紧密罩于口鼻部并用松紧带固定，适宜较严重缺氧者，吸氧浓度可达40%~50%，感觉较舒适，无黏膜刺激和/或干吹感觉。但氧耗量较大，存在进食和排痰不便的缺点。面罩又分为普通面罩、部分重复呼吸面罩及非重复呼吸面罩(表15-1)。

表 15-1　供氧方式的比较

供氧方式	氧气浓度	适应证	备注
鼻导管吸氧	25%~40%	需低流量氧、有自主呼吸的患者	供氧浓度受患者的呼吸频率、潮气量、张口呼吸度影响
开放式面罩法	低于 30%	适用于有自主呼吸、需氧流量低、不能配合面罩吸氧的儿童	须监测血氧饱和度
普通面罩吸氧	35%~50%	需低流量氧、有自主呼吸的患者	供氧浓度受患者的呼吸频率、面罩贴合度影响
部分重复呼吸面罩	50%~60%	保存氧气	
非重复呼吸面罩	65%~95%	需高流量氧、有自主呼吸的患者	贴合好的面罩可提供较高吸入氧浓度
氧气头罩	30%~90%	<1 岁的婴儿	有较大噪声
氧气帐篷	25%~50%	需氧流量低于 30% 的儿童	有较大噪声，帐篷内视野不清晰

（三）贮氧鼻导管吸氧法

贮氧鼻导管在患者呼气时贮存氧气，当患者下次吸气时把已贮存的氧气吸入肺内。此过程可以节约氧气，减少浪费。贮氧鼻导管建议用于需要吸氧浓度 ≥ 4L/min 的患者。

（四）文丘里面罩

文丘里面罩（Venturi mask）的原理是氧气经狭窄的孔道进入面罩时在喷射气流的周围产生负压，携带一定量的空气从开放的边缘流入面罩，由面罩边缝的大小决定空气与氧的比率，吸氧浓度恒定，基本无重复呼吸。治疗 Ⅱ 型呼吸衰竭患者时使用文丘里面罩，能准确地控制好氧浓度。

（五）经气管导管氧疗法

使用细导管经鼻腔或经颈部小切口置入气管内的供氧方法，称气管内氧疗（transtracheal oxygen therapy）。主要适用于慢性阻塞性肺疾病（chronic obstructive pulmonary disease，COPD）、间质性肺疾病等所致慢性呼吸衰竭，需长期吸氧的患者。由于是经导管直接向气管内供氧，故可显著提高疗效，只需较低流量的供氧即可达到较高的效果，且耗氧量小。

（六）电子脉冲氧疗法

通过电子脉冲装置可控制在吸气期自动送氧，而呼气期则自动停止送氧。较切合呼吸的生理状态，并节约氧气。适宜配合鼻导管、气管内氧疗。

（七）经鼻高流量氧疗

经鼻高流量氧疗（high-flow nasal cannula，HFNC）即指通过无须密封的鼻塞导管直接将一定氧浓度的空氧混合高流量气体输送给患者的一种氧疗方式。经鼻高流量氧疗最初是作为替代经鼻持续正压通气的呼吸支持手段而广泛应用于新生儿呼吸窘迫综合征，且取得了肯定的疗效。随着高流量氧疗在成人的应用越来越多，医务人员在使用过程中也认识到它不同于普通氧疗及无创机械通气的独特优势。

（八）机械通气给氧法

使用各种呼吸机进行机械通气时，利用呼吸机上的供氧装置进行氧疗。可根据病情需要调节供氧浓度（21%~100%）。

（九）高压氧舱治疗

在密闭的高压氧舱内给患者吸入高于大气压的纯氧气的治疗方法。

六、特殊类型的氧疗

(一) 长期氧疗

长期氧疗被认为是最能改善 COPD 预后的主要因素之一。可通过家庭制氧机获得。长期氧疗的目的是纠正低氧血症,有利于延长 COPD 患者的生存期,降低病死率,改善患者生活质量、精神状态、减轻红细胞增多症,预防夜间低氧血症,预防肺源性心脏病和右心衰竭的发生,以及减少医疗费用,包括住院次数和住院天数。长期氧疗的指征:

1. 慢性呼吸衰竭稳定期　经过戒烟、药物治疗后处于稳定期的 COPD 患者,静息状态下存在动脉低氧血症,即呼吸空气时,其动脉血氧分压(PaO_2)$\leq$ 55mmHg(7.3kPa)或动脉血氧饱和度(SaO_2)$\leq$ 88%。这是长期氧疗最主要的适应证。

COPD 患者的 PaO_2 为 55~65mmHg(7.3~8.7kPa),伴有以下情况之一者,也应进行长期氧疗:①继发性红细胞增多症(血细胞比容 >0.55);②具有肺心病的临床表现;③肺动脉高压。

2. 睡眠相关性低氧血症　由全身或神经系统疾病导致的睡眠低氧,此种低氧不能被其他睡眠相关呼吸疾病解释。清醒时已有低氧血症的患者睡眠时可加重,主要发生于睡眠的快速眼动相,可伴有肺动脉压升高、心律失常、精神改变及睡眠异常。

许多 COPD 患者日间 PaO_2>60mmHg(8.0kPa),而夜间睡眠时可出现严重的低氧血症,特别是合并阻塞性睡眠呼吸暂停的患者,其缺氧更为明显。当二者并存时被称为重叠综合征。

(二) 运动性低氧血症治疗

运动可以促进患者的功能康复,但部分患者在运动中却可发生低氧血症或低氧血症加重,运动时动脉血氧分压(PaO_2)$\leq$ 55mmHg(7.3kPa)或动脉血氧饱和度(SaO_2)$\leq$ 88%,运动反过来缺氧又限制活动。对于这些患者,建议使用可携氧装置在运动时给予氧疗(吸入氧浓度 >50% 或氧流量 >6L/min)。

第二节　雾化吸入治疗

药物雾化治疗的目的是输送治疗剂量的药物到达靶向部位。对于肺部病变患者,雾化给药与其他给药方式相比,具有可达到较高的局部药物浓度、起效快、应用方便及全身不良反应小等优点。应根据各种雾化器的性能特点,选择合适的患者、药物、治疗时间和剂量,做好雾化用药监护和用药教育,指导患者正确使用,才能达到雾化治疗的效果,减少雾化治疗的不良反应。

一、雾化治疗的分类

小容量雾化器(small volume nebulizer,SVN)是目前临床最为常用的雾化吸入装置,其储液容量一般小于 10ml,根据发生装置特点及原理不同,常用雾化器可分为射流雾化器(jet nebulizer)、超声雾化器(ultrasonic nebulizer)和振动筛孔雾化器。

(一) 射流雾化器

射流雾化器驱动力为压缩空气或氧气,根据文丘里效应,高速气流通过细孔喷嘴时,在其周围产生负压而将雾化器内的液体卷入,并粉碎成大小不等的气溶胶。缺点:有噪声;需有压缩气体或电源(多为交流电源)驱动;鼻 - 鼻窦喷射雾化器在治疗时需关闭软腭,屏住呼吸,较难掌握,因此患者掌握吸入方法之前,应有医务人员进行指导。

影响其性能及药物输送的因素包括以下几点:

1. 驱动的气流和压力　不同设计的射流雾化器都有其特定的最佳气流,通常为 2~8L/min(气源压力 50psi),如果驱动气流或气源压力低,产生气溶胶的直径易较大。

2. 罐内药量　SVN 罐内药物溶液过满,会减少药物输出,一般推荐 4~5ml。

3. 驱动气体的密度　驱动气体的密度低,气流输送呈层流,易于气溶胶输送。氦氧混合气因其密度低,可被选择用于危重症哮喘患者雾化治疗的驱动气源。

4. 湿度和温度　随着雾化治疗时水分的蒸发,气溶胶温度下降,会增加溶液的黏滞度,从而减少药物输出。

5. 呼吸形式　指导患者进行平静呼吸即可,能配合的患者间歇进行深呼吸。当患者呼吸浅快时,吸入气溶胶剂量下降,建议增加药物剂量。

6. 有的雾化器持续产生气溶胶,在呼气相容易造成丢失、浪费,建议接上延长管或储雾袋。

(二) 超声雾化器

药液在超声作用下剧烈震动,形成无数细小气溶胶颗粒释出。剧烈震荡可使药液加温,可能影响药物稳定性。超声雾化产生的气溶胶大小与超声频率成反比。超声雾化器的优点是释雾量大、安静无噪音。缺点:工作时会影响混悬液(如糖皮质激素雾化吸入制剂)雾化释出比例;可使容器内药液升温,影响蛋白质或肽类化合物的稳定性;药物微粒输出效能降低;不适用于哮喘等喘息性疾病的治疗。

(三) 振动筛孔雾化器

通过压电陶瓷片的高频震动,使药液穿过细小的筛孔挤出,形成细小颗粒。筛孔的直径决定了气溶胶大小。振动筛孔雾化器雾化效能高,残余量少(0.1~0.5ml)。振动筛孔雾化器每次使用后需及时清洗,以防阻塞。振动筛孔雾化效率较高;残留药量较少;噪音小、小巧轻便;储药罐可位于呼吸管路上方,方便增加药物剂量。缺点:需要电源(电池);耐久性尚未确认,可供选择的设备种类较少。

二、适应证及禁忌证

(一) 适应证

1. 支气管哮喘。

2. COPD。

3. 急性毛细支气管炎。

4. 过敏性肺炎。

5. 其他　结节病、急性咽喉炎、急性支气管炎等。

(二) 禁忌证

1. 痰菌阳性肺结核。

2. 严重呼吸衰竭患者需要在机械通气治疗下行雾化治疗。

3. 不推荐以静脉制剂替代雾化吸入制剂使用。

4. 不推荐传统"呼三联"(地塞米松、庆大霉素、α-糜蛋白酶)方案,"呼三联"药物无相应雾化吸入制剂,无充分安全性证据,剂量、疗程及疗效均无统一规范。

5. 不推荐雾化吸入中成药。

6. 不推荐使用的其他药物。包括:抗病毒药物、干扰素、低分子肝素、氟尿嘧啶、顺铂、羟喜树碱、生物反应调节剂。

三、雾化治疗影响因素

药物在呼吸道沉积的影响因素包括气溶胶大小、气溶胶的形成和运动方式，以及患者的气道结构和呼吸形式。

肺内沉积的气溶胶大小最佳范围为 1~5μm。选择雾化器时，必须清楚雾化装置产生的气溶胶大小。根据患者的配合程度选择雾化器。如患者无法配合雾化治疗，建议选择 SVN 或加压定量吸入器加储雾罐；如患者吸气无力，建议不要选择干粉吸入器。雾化治疗前，应排除痰液阻塞和肺不张等因素，以提高药物肺内沉积。加压定量吸入器需要患者缓慢深吸气(4~5s)，而干粉吸入器需要快速深吸气(吸气流量 ≥ 30L/min)；吸气末屏气 5~10s 可以增加气溶胶沉积。雾化器连接首选咬嘴，当无法配合咬嘴时，可选择面罩，指导患者经口吸入药物。持续雾化治疗可选用面罩以改善患者的依从性。使用面罩时，注意面罩的密闭性，以减少药物对面部及眼睛的刺激。

四、雾化器的临床应用

(一) SVN

SVN 是临床常用的雾化装置，主要用于危重症监护治疗室和急诊科，现在更广泛用于临床和家庭治疗，特别适用于婴幼儿和无法进行呼吸配合的患者。药液被高压气流和挡板冲撞粉碎，形成药雾颗粒。其中射流雾化器适用于下呼吸道病变或感染、气道分泌物较多，尤其伴有小气道痉挛倾向、低氧血症严重气促患者，气管插管患者常用。早期超声雾化器是大容量雾化器，用来化痰或诱发痰液。目前市场上已有小容量的超声雾化器，主要用于支气管扩张剂的输送。超声雾化器有超声波或加热破坏药物的倾向，有可能破坏蛋白质、糖皮质激素，因此不能用于含蛋白质和激素等的药物。

(二) 加压定量吸入器

加压定量吸入器为便携式雾化器，通过按压阀门，将一定量的药物与液态推进剂混合的气溶胶喷出。加压定量吸入器的吸入技术通常包括两种：闭口技术和张口技术。闭口技术方法是患者将咬嘴放在嘴唇间，按压阀门的同时深吸气。张口技术方法是将加压定量吸入器放置在离口前近 4cm(约两指宽度)处，按压阀门的同时深吸气。研究显示张口技术与闭口技术相比，成人下呼吸道药物沉积从 7%~10% 增加到 14%~20%；原因是加压定量吸入器喷射出来的气溶胶由药物、推进剂、表面活性剂混合物组成，直径较大，随着喷射距离的增加，表面活性剂和推进剂挥发使气溶胶直径减小；另外，气流速度随喷射距离的增加而降低，使气溶胶在口腔内的撞击减少。但是其他研究结果未显示出张口技术的优势，如果患者配合不佳，张口技术会造成药物喷到眼睛等其他部位。因此，通常在加压定量吸入器治疗时，建议加用辅助装置，如腔体状储雾罐、单向阀储雾罐，使气溶胶直径减小、速度减慢，可增加气溶胶肺内沉积量 2~4 倍；同时也可以解决患者手控按压装置和吸气的协调性问题。塑料材质的储雾罐易产生静电，吸附气溶胶，每次使用后用洗涤剂清洗可减少静电发生，金属材质的储雾罐则无此问题。

加压定量吸入器与带咬嘴的储雾罐联用的操作步骤：将瓶体在掌心温热一下后，再摇动 4~5 下。取掉加压定量吸入器的盖子，接于储雾罐尾部开口，使之密闭。患者缓慢呼气后，将储雾罐头端的咬嘴放于嘴中，并用唇密闭包裹住。摁压加压定量吸入器至储雾罐的同时患者做深慢的吸气，吸气后屏气 5~10s。当使用单向阀储雾罐时，可通过观察活瓣的活动监测患者是否经口呼吸。

影响加压定量吸入器性能及药物输送的其他因素包括：

1. 喷嘴的清洁加压定量吸入器需要及时清洁、避免异物堵塞喷嘴口，避免将其浸入水中。

2. 使用前充分混合药物由于加压定量吸入器在静止时，有效药物成分和推进剂会分开，所以在静止后第一次使用前需要摇晃装置使药物混合,否则会减少输出剂量。

3. 驱动间隔时间频繁按压加压定量吸入器易导致气溶胶形成湍流而聚集,减少药物输送,因此在两次按压之间间隔 15~60s。

(三)干粉吸入器

干粉吸入器不含推进剂,以干粉形式输送,由患者吸气驱动,其气溶胶大小不会因为时间和距离的变化而发生变化,因此较加压定量吸入器更稳定。大多干粉吸入器需要使用载体(乳糖或葡萄糖),与药物混合,使干粉易于分散并从装置中涌出。干粉吸入器主要用于哮喘和 COPD 患者的治疗,目前也用于某些蛋白质、多肽类药物和疫苗的吸入。由于气流速度和气流方式不同,药雾在口腔的沉积会有差异。研究显示干粉吸入器治疗时,其肺内沉积率和药物治疗反应与加压定量吸入器相似。干粉吸入器包括单剂量干粉吸入器和多剂量干粉吸入器等,不同干粉吸入器具体操作步骤不同,临床医师和 / 或护士必须学会操作并教会患者使用。

影响干粉吸入器性能及药物输送的因素包括:①不同干粉吸入器的内在阻力不同,阻力越高需要患者产生的吸气流量越大;②干粉吸入器暴露于潮湿环境,易导致粉末结块,因此患者不易将呼出的潮湿气体吹入。

五、雾化治疗的不良反应

(一)药物的不良反应

某些药物可以产生肺部或全身不良反应,如肾上腺素类药物可能出现头痛、失眠、心动过速、颤抖、焦虑;抗胆碱能药物吸入易导致口干、皮肤干燥、尿潴留、可加重眼部症状(如青光眼)等;持续吸入皮质类固醇激素导致口腔白色假丝酵母菌感染,肺部继发感染。乙酰半胱氨酸、抗生素、类固醇激素、色甘酸钠、利巴韦林和蒸馏水,雾化治疗期间可能导致气道阻力增加,出现哮鸣音。如治疗期间发现任何不良反应,应立即停止治疗。

(二)气溶胶相关的不良反应

1. **感染**　气溶胶相关的感染包括雾化器和吸入药物的污染,以及病原菌在患者间的传播。雾化器可通过空气传播细菌而导致院内感染。感染源包括患者气道分泌物、残存的溶液和治疗者的手。主要病原菌为革兰氏阴性菌,如铜绿假单胞菌、军团菌等。为减少感染的发生和传播,雾化器需要及时消毒、每位患者之间更换。且建议使用后冲洗、干燥。多剂量药物开瓶后的储存及使用均存在污染的风险,因此建议使用单一剂量药物。进行雾化治疗时,操作者需接触患者、治疗前后洗手,减少患者间病原菌的交叉传播。

2. **气道高反应**　SVN 产生的气溶胶通常是冷的或高浓度的,易导致反应性的气道痉挛,特别是有肺部疾病史的患者。雾化治疗过程中,药物蒸发、加温、残留药物浓度的增加,可能引起或加重药物副作用。由于加压定量吸入器气溶胶含有的推进剂或表面活性物质,干粉吸入器含有的药物载体(乳糖或葡萄糖),均易诱导患者出现气道高反应,因此治疗过程中需密切观察患者,防止气道痉挛的发生,如治疗前后听诊呼吸音、测定峰流量或 1s 用力呼出容积、观察患者的呼吸形式是否改变。

3. **雾化药物的二次暴露**　患者治疗所用的雾化药物,在旁观者和提供治疗者血浆中监测到一定的药物浓度,即工作场所雾化药物二次暴露。旁观者因反复受支气管扩张剂二次暴露,而增加了发生哮喘风险。因此为减少治疗者及旁观者的药物二次暴露风险,治疗时需要采取一定的安全措施,如尽量选择加压定量吸入器加单向阀储雾罐、干粉吸入器等由呼吸驱动的雾化器等。机械通气的患者进行雾化治疗时,40% 气溶胶通过呼吸机呼气端排到外界环境中,建议机械通气雾化治疗时在呼气端连接过滤器。

第三节　机械通气治疗

机械通气(mechanical ventilation,MV)是治疗急、慢性呼吸衰竭的一个重要手段。MV的目的是维持通气、改善换气、减少氧耗和降低呼吸功。按照呼吸机与患者之间连接方式的不同,分为无创机械通气(non-invasive mechanical ventilation,NIV)和有创机械通气(invasive mechanical ventilation,IMV)两种类型对机械通气进行简述。气体进出肺部是依靠肺泡与气道之间的压力差来实现的。正常的呼吸过程中,吸气时吸气肌(主要是膈肌)的收缩,引起胸腔扩大、肺泡压力下降为负压造成肺泡内和大气之间存在压力差,空气自上呼吸道、下呼吸道进入肺部;呼气时主要依靠肺的弹性回缩力使得肺泡收缩,肺泡内气体压力高于大气压,从而使肺内气体流出。目前机械通气过程绝大多数都是正压通气,吸气时外界提供一个高于肺泡气的气压,使得气体流向肺内;呼气时外界气体压力下降,低于肺泡内压力,使得气体流出。

一、无创机械通气

NIV可分为无创正压通气(non-invasive positive pressure ventilation,NIPPV)与无创负压通气两种方式。NIPPV是指不经过人工气道(气管插管或气管切开),依靠口、鼻面罩将呼吸机与患者相连接,由呼吸机提供正压支持而完成的人工辅助通气方式,是目前主要的无创通气方式。无创负压通气主要包括铁肺和胸甲两种类型。铁肺是一个密闭的金属桶状容器,患者头颈部以下全部置于其中,依靠一个电动风箱产生负压帮助患者呼吸,发明之初被广泛应用于脊髓灰质炎的救治。由于铁肺使用不便,且常常造成腹腔静脉系统淤血引起"铁肺性休克",所以不久后就被胸甲式负压通气机取代。胸甲是一个坚硬的胸甲状罩子,紧贴躯干部位,但是仅在胸部产生负压,以帮助患者呼吸。但是由于其使用不便及经常发生贴合不紧而失效,在更有效率的正压通气机发明后,也遭到了淘汰。基于上述原因,目前所说的NIV,基本上默认为NIPPV。

(一)适应证、禁忌证和并发症

1. 适应证　包括:①呼吸频率>25次/min;②中、重度呼吸性酸中毒:pH值7.25~7.35,$PaCO_2$45~60mmHg(6~8kPa);③伴有辅助呼吸肌用力呼吸和反常呼吸的中重度呼吸困难。

在临床中具体包括但不限于以下情况:①COPD急性发作期;②稳定期COPD存在呼吸衰竭;③心源性肺水肿;④免疫功能受损合并呼吸衰竭;⑤辅助撤机;⑥辅助支气管镜检查及术后呼吸衰竭;⑦支气管哮喘急性严重发作;⑧肺炎;⑨轻度急性呼吸窘迫综合征(acute respiratory distress syndrome,ARDS),且其他脏器损伤较轻;⑩胸壁畸形或神经肌肉疾病;⑪胸部创伤;⑫睡眠呼吸暂停综合征;⑬肺康复训练;⑭拒绝气管插管的呼吸衰竭等。

2. 禁忌证

(1)NIPPV的绝对禁忌证:①呼吸停止;②心搏停止;③非呼吸器官衰竭(如严重脑病、严重消化道出血或手术,伴或不伴有不稳定心绞痛的血流动力学不稳定);④上呼吸道梗阻;⑤不能清除分泌物;⑥颜面或头部手术或创伤。

(2)NIPPV的相对禁忌证:①心血管不稳定(如低血压、心律失常、急性心肌梗死);②不配合的患者;③大量黏稠分泌物;④固定的鼻咽部畸形;⑤过度肥胖。

3. 并发症　NIPPV的并发症主要与面罩压迫、漏气或正压通气造成的胃肠胀气有关,主要包括面部皮肤破损、口鼻干燥、眼角膜溃疡、胃部胀气、反流误吸、低血压和气胸等。处理相关的并发症可以选择合适的面罩,调整面罩松紧度减少漏气;预置胃管胃肠减压,防止反流误吸;降低压力增加回心血量,适量补液维持血压;出现气胸时及时闭式胸腔引流处理。

(二) NIPPV 的连接

无创通气机和患者之间是通过鼻、面罩进行连接的,其连接方式是无创的,区别于有创通气经气管插管或气管切开与患者的连接方式。目前无创通气机与患者之间连接方式有口鼻面罩、鼻罩、鼻枕、口含、全面罩及头盔。选择何种连接方式,应该以患者的病情、耐受性及现有条件综合考量。一般 COPD 患者多选择口鼻面罩或全面罩,睡眠呼吸暂停综合征的患者多选择鼻罩或鼻枕,由于面部结构无合适口鼻面罩的患者,可选择全面罩。也有研究发现 ARDS 患者选择头盔能较面罩降低气管插管概率。

(三) NIPPV 的通气模式和参数

持续气道正压通气(continuous positive airway pressure,CPAP) 和双相气道正压通气(bi-level positive airway pressure,BiPAP) 是无创通气最常用的两种模式。CPAP 模式是呼吸机通过鼻罩或口鼻面罩对气道维持一个持续的气道正压,使其对抗上气道塌陷、内源性呼气末正压(intrinsic positive end-expiratory pressure,PEEPi) 或心源性肺水肿。在阻塞性睡眠呼吸暂停综合征的治疗中,还经常会使用自动持续气道正压通气(Auto-CPAP) 模式,该模式是在 CPAP 模式基础上,增加了自动计算功能,可根据上气道阻塞变化情况自动进行计算,并调整呼吸机的压力,使患者上气道能保持开放从而避免氧饱和度的周期性下降。使用 CPAP 治疗阻塞性睡眠呼吸暂停综合征时,需要用多导睡眠监测进行压力滴定以确定最佳 CPAP 数值,一般在 $14cmH_2O$ 以下,如果压力超过 $14cmH_2O$,则需要换用 BiPAP 模式呼吸机进行治疗。使用 Auto-CPAP 治疗阻塞性睡眠呼吸暂停综合征时,呼吸机压力可以根据上气道阻塞变化自动在 $4\sim20cmH_2O$ 进行调节。

BiPAP 模式呼吸机工作时提供两个压力,即吸气相压力(inspiratory positive airway pressure,IPAP) 和呼气相压力(expiratory positive airway pressure,EPAP),压力根据患者吸气相和呼气相在 IPAP 和 EPAP 不停地转换。BiPAP 有两种工作方式:自主通气模式(S 模式) 和后备控制通气模式(T 模式)。T 模式下需要设置后备控制通气频率(RR)。当患者自主呼吸间隔时间低于设定值时,呼吸机按照 S 模式工作,只提供 IPAP 和 EPAP;当自主呼吸间隔时间高于设定值时,呼吸机按照 T 模式工作,除了提供 IPAP 和 EPAP 以外,还提供后备频率。现在的无创呼吸机,基本上都整合了 S 模式和 T 模式,即 S/T 模式,在设置时只需要将 IPAP、EPAP 和频率设置好即可。在使用 S/T 模式 BiPAP 呼吸机治疗 COPD 时,可以从 IPAP $10cmH_2O$、EPAP $4cmH_2O$、RR 12 次/min、吸入氧流量 $5\sim10L/min$ 开始,根据指脉氧饱和度、动脉血氧分压和二氧化碳分压逐步调节呼吸机参数,一般 IPAP 为 $15\sim25cmH_2O$,EPAP 为 $6\sim10cmH_2O$。治疗轻度 ARDS 时,最好使用带空氧混合器的无创呼吸机,便于精确调节吸入氧浓度,初始参数以较高的 EPAP($8\sim10cmH_2O$),根据氧饱和度和血气分析结果调节 IPAP 和吸入氧浓度,如果 $1\sim2h$ 内改善不明显,应该及时更换为 IMV。

CPAP 和 BiPAP 两种模式可以根据需要相互转换,如心源性肺水肿患者,在早期可根据情况使用 CPAP 模式,如在治疗中出现高碳酸血症或呼吸困难不能缓解,可以更换为 BiPAP 模式进一步治疗,在疾病得到控制后,可逐渐过渡到 CPAP 模式进行维持并脱机。无创通气的参数调整原则是从较低水平开始,患者耐受后逐渐上升,直到达到满意的氧分压和二氧化碳分压水平。

(四) NIPPV 与 IMV 的转换

NIPPV 与 IMV 的转换通常包括两种情况:① NIPPV 治疗失败需要进行 IMV 维持患者通气和氧合;②作为 IMV 撤机的序贯治疗,NIPPV 可以缩短气管插管时间,进而减少感染等并发症。

患者应用 NIPPV 治疗 $1\sim2h$ 后病情未改善,氧合或二氧化碳不能改善或进一步恶化,意识状态进一步恶化,应考虑转为 IMV。在治疗过程中,对病情的判断应该是动态的,及时、准确地判断 NIPPV 的治疗效果,对患者治疗效果有极大的影响。应用 NIPPV 治疗前,需要对是否能治疗成功进行判断。预测 NIPPV 治疗成功的因素包括：呼吸频率 <30 次 /min，pH 值 >7.30，氧合及 $PaCO_2$ 改善，人机同步性好，牙齿完整，漏气少，气道分泌物少，急性生理学和慢性健康状况评价 Ⅱ（acute physiology and chronic health evaluation Ⅱ，APACHE Ⅱ）评分 <29 分，格拉斯哥昏迷评分（Glasgow coma score）>15 分以及无肺炎或 ARDS。预测 NIPPV 治疗失败的因素包括：高呼吸频率、耐受性差、无牙、气道分泌物多、营养状况差、意识情况差、高 APACHE Ⅱ评分和原发病为肺炎或 ARDS。在判断为 NIPPV 治疗无效时，应及时转换为 IMV 治疗。

IMV 中，呼吸机相关性肺炎（ventilator-associated pneumonia，VAP）的发生与延长机械通气时间和增高死亡率密切相关。VAP 的发生与否，取决于气管与气管插管的相互作用、相关危险因素、入侵的细菌流行情况和宿主免疫能力。在出现肺部感染控制窗时进行有创 - 无创序贯治疗，可缩短人工气道，降低 VAP 发生率。

（五）NIPPV 的撤机

由于 NIPPV 连接的无创伤性，口、鼻面罩佩戴与摘取较为简单，脱机过程相对简单。临床中常用的脱机方法包括逐步降低 IPAP 和 EPAP 压力，当 IPAP 为 6cmH₂O 和 EPAP 为 5cmH₂O 时，可以考虑脱机；另外也可以使用逐渐延长脱离口鼻面罩的时间来逐步达到脱机。鼻导管吸氧或高流量氧疗（high-flow oxygen therapy）可作为脱机后的呼吸治疗方式。

二、有创机械通气

IMV 是通过有创的人工气道（如气管插管或气管切开）进行机械通气的方法。维持代谢所需的肺泡通气是 IMV 基本目的，应用气管插管或气管切开保持呼吸道通畅，使用正压通气维持足够的潮气量，以保证患者的肺泡通气量。IMV 可以纠正低氧血症和改善氧运输，运用 PEEP 等方法，可以使得肺内气体分布均匀，改善通气 / 血流比例失调，减少肺内分流，进而提高动脉血氧分压。IMV 还可以减少呼吸肌负担，降低氧耗，改善缺氧，减少呼吸功，减轻心脏负荷。在临床中，IMV 可以逆转急性呼吸衰竭、呼吸窘迫和低氧血症，预防和逆转肺不张并维持功能残气量，并使得给予患者镇静和肌松成为可能，同时还可以降低全身和心肌氧耗，尽可能降低相关并发症与死亡率。呼吸机需根据患者病情设置合适的呼吸参数与报警参数，湿化器需设置湿化温度，并且选择合适的呼吸管路和人工气道。

（一）适应证、禁忌证和并发症

1. 适应证

（1）窒息或心搏骤停。

（2）COPD 急性加重伴呼吸困难、呼吸急促和急性呼吸性酸中毒（高碳酸血症和动脉血 pH 值降低），另包括下列至少一种情况：

1）急性心血管状态不稳定。

2）精神状态改变或持续不配合。

3）大量或异常黏稠分泌物。

4）不能保护下呼吸道。

5）颜面或上呼吸道急性不能进行有效的 NIPV。

（3）神经肌肉疾病导致急性通气功能不全且伴有以下任一情况：

1）急性呼吸性酸中毒。

2）肺活量进行性下降至 15ml/kg 以下。

3）最大吸气压力进行性下降到 –20cmH₂O 以下。

（4）急性缺氧性呼吸衰竭伴有呼吸急促、呼吸窘迫，给予高流速吸氧设备提高吸入氧浓度后不能改善的持续性缺氧状态，出现以下任一情况：

1）急性心血管状态不稳定。

2）精神状态改变或持续不配合。

3）不能保护下呼吸道。

（5）需要气管内插管维持或保护气道，或处理分泌物，存在下列因素可机械通气：

1）气管导管内径 ≤ 7mm 且每分钟通气量 >10L/min。

2）气管导管内径 ≤ 8mm 且每分钟通气量 >15L/min。

若无上述情况，除非其他治疗措施已经尝试无效，以下情况可能不是紧急气管插管和 IMV 的指征：①呼吸困难、急性呼吸窘迫；②急性恶化的 COPD；③免疫抑制的急性缺氧性呼吸衰竭患者；④低氧血症是单一病症；⑤创伤性脑损伤；⑥连枷胸。

2. 禁忌证　IMV 没有绝对禁忌证，下述情况可视为相对禁忌证：

（1）未经引流的气胸。

（2）大咯血。

（3）肺大疱。

（4）心肌梗死引起的心力衰竭。

（5）休克。

（6）肺脓肿与严重的活动性肺结核。

3. 并发症　IMV 由于存在人工气道，且正压通气的过程是一个反生理过程，存在一些并发症，在进行机械通气过程中，应该考虑到发生并发症的可能，进行进一步的预防和治疗。

（1）肺气压伤 / 容量伤：机械通气时，由于气道压力过高和 / 或容量过大，可导致肺间质气肿、纵隔气肿、皮下气肿、张力性气胸、心包积气和空气栓塞等严重并发症，统称为肺泡外气体（extra-alveolar air）。发生气压伤 / 容量伤的原因：较高的跨肺压（肺泡压与胸膜腔内压力之差）作用在肺泡，使之过度膨胀引起的肺泡水肿、破裂，导致气压伤 / 容量伤的发生。在肺部原有疾病基础之上，更加容易出现气胸的发生。机械通气过程中发生的气胸绝大多数都是张力性气胸，处理时需及时进行胸腔闭式引流，负压吸引促进肺复张，适当降低潮气量和吸气压力，必要时行支气管镜下腔内封堵或胸腔镜下治疗。

（2）气道阻塞（airway obstruction）：IMV 中，由于有人工气道的存在，发生气道阻塞的可能性较低。但是，如果存在气管插管位置过深、插管扭曲或压扁、气道湿化不足造成痰痂形成、严重的颈部皮下气肿或出血压迫气道等情况，则可能出现气道阻塞。出现气道阻塞时，患者出现明显焦虑、烦躁、发绀和低氧血症。气道阻塞处理原则是尽快保持气道开放，恢复正常通气，需要根据引起气道阻塞的原因紧急处理。

（3）VAP：是机械通气 48h 后新发生的肺炎，是机械通气中的常见并发症，可由此引起败血症和多脏器功能障碍。预防并减少 VAP 的发生，可以提高抢救成功率和缩短机械通气时间。由于人工气道的存在，使得下呼吸道与外界直接开放，失去了上呼吸道的过滤、湿化和温化功能。患者长期卧床、腹胀、留置胃管等，又存在反流误吸的可能。上述因素均导致了 VAP 的发生率上升。VAP 的临床表现主要是在机械通气 48h 后，出现发热、气道分泌物增加，胸片提示新发阴影，痰培养提示有新的致病菌等。预防 VAP 的措施：①保持呼吸机管道的清洁；②所有涉及呼吸道操作均要严格无菌；③加强患者翻身叩背，促进痰液引流；④患者保持 30°~45° 半卧位，可减少反流误吸；⑤行 EN 时，应使用胃肠营养泵持续泵入，避免一次注入胃肠营养过多；⑥加强口腔护理，及时处理鼻咽和口咽部的分泌物，减少反流。对于已经发生 VAP 的患者，应该根据患者情况及监护室流行病原菌种类给予经验性抗感染治疗，并及时予以分泌物培养，明确病原菌后再针对性调整抗生素。

（4）肺不张（atelectasis）：引起肺不张的原因包括气管插管过深进入一侧主支气管出现对侧肺不张，痰栓阻塞也是造成肺不张的常见原因。出现肺不张后，支气管镜检查常常能发现原因并及时处理。

（5）氧中毒（oxygen intoxication）：指长期高浓度吸氧引起的肺部病变。高浓度氧可在体内产生超量的氧自由基，损害细胞酶系统，导致肺泡表面活性物质减少，纤毛活动被抑制，肺毛细血管充血，通透性增加,引起肺泡内渗液,出现肺水肿。长期氧中毒可出现肺纤维化。氧中毒的危险性由两个因素所决定:吸入氧浓度与吸氧时间。高浓度氧一般指吸入氧浓度>60%,氧中毒的时间因素受个体差异的影响较大,一般来说以纯氧连续48h为限。氧中毒的早期症状主要是刺激性咳嗽,以干咳为主,伴呼吸急促、血压下降、胸骨后锐痛等。胸部X线提示双侧弥散性浸润,可伴有肺不张,后期可出现肺间质纤维化的表现。目前尚无逆转氧中毒的方法,应以预防为主,尽量避免连续吸入纯氧。需要注意的是,不能因为有发生氧中毒的可能,而不给予患者高浓度氧,导致患者出现严重的低氧血症。

(6)通气不足(hypoventilation)和通气过度(hyperventilation):通气不足和通气过度是机械通气过程中常见的并发症,可相应表现为呼吸性酸中毒和呼吸性碱中毒。引起通气不足的原因主要包括分泌物引流不畅、气道阻塞、潮气量设置过低或呼气时间不够,需要分析原因对症处理。通气过度会造成呼吸性碱中毒,主要原因是呼吸机设置不当,或者患者由于紧张、疼痛等原因导致呼吸频率过快,进而增加每分钟通气量,导致排除二氧化碳过多。如为呼吸机设置不当引起的过度通气,可以通过调整模式、潮气量或呼吸频率等降低每分钟通气量,如因紧张、疼痛引起的呼吸频率过快,则需要在调整呼吸参数的同时,使用镇静或镇痛治疗。

(7)低血压:在机械通气早期导致低血压很常见,主要原因是正压通气后,胸腔内压从生理状态的负压变为正压,使得回心血流减少,进而导致心输出量减少,引起动脉血压下降,一般通过补液可以改善。机械通气过程中如出现张力性气胸或动态肺过度通气,也会出现低血压,此时除了血压下降外,也会有相应的临床表现。

(8)腹胀:机械通气中容易发生腹胀,发生主要原因包括:①气囊漏气,刺激吞咽反射亢进,将气体吞入胃部;②气管食管瘘,气体经瘘口直接进入食管和胃部;③静脉回流障碍导致肝脾肿大,进而引起胃肠道淤血,胃肠蠕动功能下降导致腹腔积气、腹胀。处理胃肠胀气,应该选择合适的气管插管,保持正确的气囊压力,减少漏气,及时发现并处理气管食管瘘,留置胃管,使用胃肠动力药和消化酶,尽量保留胃肠道功能。

(二)IMV的通气模式与参数

机械通气的模式近年来有较大发展,出现了很多智能、复合和新型通气模式。传统的通气模式在临床中使用频率最高,目前可分为容量控制型模式和压力控制型模式,这两种模式各有其优缺点,新型的通气模式往往结合了两者优点,理解传统的通气模式可以进一步理解新型通气模式。

容积辅助/控制通气(V-A/C)模式指的是定容型的辅助/控制通气模式,对应的也有压控辅助/控制通气(P-V/C)模式。呼吸机可以预设潮气量、吸气流速、吸气时间、吸气压力和呼吸频率,呼吸频率是指呼吸机的最低工作频率,患者自主呼吸频率大于呼吸机最低工作频率时,以患者频率工作,患者呼吸频率低于呼吸机最低工作频率时,呼吸机以最低工作频率进行工作。患者呼吸努力可触发呼吸机送气,每次送一个潮气量或按照设定的吸气流速、吸气时间送气。另外需要设定的参数包括呼吸机触发敏感度、PEEP和吸入氧浓度。根据患者不同的病情,呼吸机参数设置也不同。需要使用大于正常呼吸时,潮气量可设为10~15ml/kg,呼吸频率可设置为10~15次/min,另外设置相应的PEEP;存在肺过度通气但无肺泡陷闭时,潮气量一般设置为8~12ml/kg,严重肺过度通气时,潮气量设置为6~8ml/kg。吸气流速一般为45~60L/min,吸气时间为0.8~1.2s,呼吸频率设定为6~14次/min,触发敏感度为2~3L/min或2~3cmH₂O,吸入氧浓度为0.4~1.0。A/C模式主要应用于各种呼吸衰竭的救治、呼吸机力学的精确监测、改善肺泡和呼吸道分泌物的引流、防治肺部感染等。如果患者完全没有自主呼吸,A/C模式可以满足患者的需求,但是在使用中若患者自主呼吸频率较高,呼吸机每次均按照设定的潮气量供气,容易造成分钟通气量过高,造成过度通气;若患者自主呼吸频率低,呼吸机按照最低工作频率工作,但潮气量设置不足,则容易造成通气不足。通气过度与通气不足都可造成患者病情变化。

1. **同步间歇指令通气(synchronized intermittent mandatory ventilation,SIMV)模式** 是指呼吸机按照设定的呼吸频率进行通气,在两次通气之间,允许患者进行自主呼吸,患者自主呼吸时的潮气量由患者自主吸气努力水平决定,为了辅助患者自主呼吸,也可设置压力支持(pressure support)。按照呼吸机送气模式的不同,同步间歇指令通气可分为定容型同步间歇指令通气(V-SIMV)和定压型同步间歇指令通气(P-SIMV)两种模式。SIMV 模式与 A/C 模式的区别主要在于两次呼吸机送气之间的自主呼吸,A/C 模式是按照每次均给一个完整的设定潮气量来工作,而 SIMV 模式则是按照患者自身的吸气努力来进行工作。使用 SIMV 情况下,由于自主呼吸的调节作用,发生过度通气的概率较低。同时,由于自主呼吸的调节作用,可以改善重力部位的肺不张,从而改善通气/灌注(V/Q)失调。自主呼吸也可以增加呼吸肌的锻炼,避免呼吸肌的失用性萎缩,但是如果 SIMV 参数设置不当,可能会出现呼吸功的增加,造成呼吸肌疲劳。由于自主呼吸的存在,SIMV 也可以降低平均气道压、减少对血流动力学的影响、降低气压伤的发生、改善人机配合,且可以维持适当的中枢驱动。但是,若患者自主呼吸消失,可能会出现通气不足造成二氧化碳上升,pH 值下降;当 SIMV 参数设置不当,辅助过度时,造成呼吸性碱中毒。鉴于以上情况,SIMV 主要适用于由一定自主呼吸能力的患者,自主呼吸过强或过弱均不是首选。自主呼吸过强的患者,应该及时更换为完全自主通气模式。

2. 压力支持通气(pressure support ventilation,PSV)模式　是一种部分通气支持方式,由患者自主呼吸触发呼吸机送气、维持通气压力和决定吸呼气转换,在吸气过程中给予设定的压力支持。PSV 模式主要用于有一定呼吸能力且通气阻力不大的呼吸衰竭患者。PSV 的实施包括触发、压力维持和切换三个阶段。触发一般是压力触发或流量触发,压力维持阶段保持一个定压的过程,切换一般是根据流量转换,吸气流速下降至峰流速一定百分比时进行转换。PSV 是一种自主通气模式,其潮气量受压力支持水平、压力上升坡度、自主呼吸能力、吸呼气转换水平的影响。PSV 模式下,患者呼吸频率和深度随着需求量的增减而变换,相对而言比较稳定,其通气量有一定的自主调节范围,人机配合较为舒适,对 V/Q 影响较小,气体在肺内重分布最接近生理状态,对血流动力学影响较小,并且发生气压伤的概率较小。在 PSV 模式下,患者的呼吸频率完全由患者本身决定,如患者突然发生呼吸停止,呼吸频率下降到呼吸机备用安全频率以下时,呼吸机会自动转为备用的安全模式,保证患者在此情况下基本的通气需求。PSV 模式也常常与 SIMV 模式联合应用,以帮助患者进行撤机。

其他的通气模式包括双相气道正压通气(biphasic intermittent positive airway pressure,BIPAP)、成比例辅助通气(proportional assist ventilation,PAV)、指令分钟通气(mandatory minute ventilation,MMV)、压力调节容积控制通气(pressure-regulated volume control ventilation,PRVCV)、神经调节辅助通气(neurally adjusted ventilatory assist,NAVA)等。这些模式多数是加入了智能计算功能,使得呼吸机更加适合患者的病情变化,在掌握基本的呼吸模式基础之上,可以更加进一步了解和深入学习。

(三) IMV 的撤机

给患者进行机械通气不是临床治疗的目的,通过机械通气使得患者战胜呼吸衰竭,能成功撤机(weaning)才是目的。短时间过渡性的机械通气,如全麻术后的机械通气,一般不存在脱机困难,但是长期机械通气,容易出现呼吸机依赖,撤机是困扰临床医师的大问题。引起呼吸衰竭的原因很多,但是都可以归类于肺衰竭和泵衰竭。肺衰竭原因包括气流阻塞性疾病和肺实质性疾病,泵衰竭的原因包括呼吸中枢受抑制、神经-肌肉功能异常或呼吸肌衰竭。患者出现呼吸机依赖撤机困难时,也应该从上述方面来分析原因。

(四) PEEP

呼气末正压(positive end-expiratory pressure,PEEP)是呼吸机在患者呼气末维持气道的基线压力为正压。PEEP 可以保持气道和肺泡开放,使呼气末肺容量增加,增加功能残气量,提高肺泡-动脉血氧分压差,对抗 PEEPi,降低左室跨壁压改善心功能,降低呼吸功,促进肺间质与肺泡水肿的消退,从而改善肺泡弥散和通气/血流比例,减少肺内分流达到改善氧合和顺应性的目的。当 PEEP 应用不当时,可能增加肺循环阻力(PVR),降低胸腔负压减少回心血流、影响心功能,升高平台压和峰压,导致肺过度通气,间接增加气压伤发生机会。在 COPD 患者中应用 PEEP 主要目的是维持小气道开放、对抗内源性 PEEP 和降低呼吸功。PEEP 的设置应该与上述目的相符合,一般在 6~12cmH$_2$O 范围内。在

ARDS 患者中应用 PEEP 的主要目的是扩张陷闭的肺泡、维持肺泡开放、减轻肺水肿、改善气体在肺内的分布和纠正 V/Q 比例失衡等。在设置 PEEP 时,需要反复调整寻找最佳 PEEP,期待以最小的代价达到最大的效果。

机械通气是救治急慢性呼吸衰竭重要的手段,无论是 NIPPV 或 IMV,均有其适用的人群和病症,在选择机械通气治疗时,要充分考虑到适应证、禁忌证和并发症,使得患者获得最大利益。

第四节　支气管镜介入治疗

自 20 世纪 90 年代中期以来,随着支气管镜下介入治疗方法的增多,逐渐出现并形成介入呼吸病学(interventional pulmonology)的概念,介入呼吸病学是针对呼吸系统疾病的诊断和侵入性治疗操作的一门科学与艺术,是呼吸病学的一个分支,和呼吸危重症一起,对呼吸病学各专业方向都起到了支撑作用。现在介入呼吸病学所涉及的技术包括且不限于:硬质支气管镜、可弯曲支气管镜下支气管超声、经支气管穿刺针吸活检术、支气管腔内激光、电凝术、氩等离子体凝固术、冷冻治疗、支气管球囊扩张成形术、气道内支架置入术、经支气管腔内后装放疗、光动力治疗、经皮气管切开术、内科胸腔镜和以影像引导的胸部介入诊疗技术等。本节着重阐述几项可弯曲支气管镜下常用的治疗技术。

一、气道异物取出术

(一) 概述

所有自口或鼻开始至声门及声门下呼吸道的异物,均可称为气道异物。根据异物的位置,气道异物可分为鼻腔异物、声门上异物、声门下及气管异物和支气管异物。本节所说的气道异物是狭义上的概念,指声门下、气管和支气管的异物。造成气道异物的原因有很多,与患者不良的饮食习惯(如进食时哭闹、嬉笑、抛食等)、小儿牙齿发育不良、进食较硬食物(如果仁、瓜子等)等有关。另外也可见于全麻或昏迷患者将牙齿、义齿、呕吐物误吸入气管,术中器械、切除的组织误吸入气管,吞咽功能障碍患者等。气道异物多见于 3 岁以下儿童,占 70%~80%,男孩发病率高于女孩,农村儿童高于城市儿童。异物进入呼吸道,患者可出现突然不能说话、咳嗽(呛咳),并有呼吸道窘迫症状,也可能只有轻微咳嗽,异物长时间存在于气道内,可能引起肉芽增生、感染或肺不张等症状。异物可分为有机异物和无机异物两大类,有机异物产生的炎症反应更为明显。如花生或青草在吸入数小时后就可以出现宿主反应,在临床上更难取出,更容易形成肉芽组织和出血等并发症。无机异物中,对于尖锐异物,如玻璃、金属或骨片等,可引起气道食管瘘、气道纵隔瘘或气道血管瘘。一旦怀疑发生气道异物,则应该安排进一步的检查。在胸部 X 线上发现不透 X 线的异物可以直接诊断,但是由于多数气道异物可透 X 线,所以多数情况下胸部 X 线只能发现气体陷闭、肺不张、纵隔移位或肺部浸润影,此时须结合胸部 CT 明确诊断。病史或影像学提示存在气道异物的情况下,应安排支气管镜检查,在明确气道异物的诊断的同时,可以直接在支气管镜下行气道异物取出术。

成人可在局部麻醉、镇静或全身麻醉下进行支气管镜下气道异物取出术,儿童因配合支气管镜检查困难,需要在全麻下进行操作。麻醉的原则是维持气道通畅,保证氧合充分,减少并发症的发生。较大的异物或边缘尖锐的异物,可以在全麻硬质支气管镜下进行操作,普通异物可以在可弯曲支气管镜下进行操作。

（二）术前准备

行异物取出术前需进行胸部 CT 检查,明确异物的位置、大小与形态,是否存在肉芽增生包裹,远端是否存在肺不张,尖锐的异物必要时需进行胸部增强 CT 或肺动脉 CT 血管成像(CTA)检查,明确其与血管、纵隔的关系。术前还需要根据患者的年龄、异物的类型选择合适的支气管镜,另外还需选择合适的异物钳或异物网篮等抓取异物的工具。

（三）操作方法

在使用可弯曲支气管镜取异物时,患者取平卧位,口内放置咬口,支气管镜经咬口进入气道,防止牙齿意外损伤支气管镜。在气道内检查发现异物后,要注意观察异物的位置、大小、质地、活动度、与周围组织和血管的关系,并选择合适的异物钳或异物篮进行抓取异物,在取异物的同时,不要造成新的气道或血管损伤。必要时可使用冷冻探头冷冻异物取出,也可以使用激光对异物进行切割后分次取出。使用可弯曲支气管镜取异物报道成功率在 56%~100%。在取较大的异物或边缘锐利的异物时,可使用硬质支气管镜。在硬质支气管镜下取异物,可在患者全麻和肌松情况下,经口插入合适的硬质支气管镜,维持患者通气的情况下从容进行操作,更加容易取出气道异物。

二、高频电凝术和氩等离子体凝固术

（一）概述

气管支气管良、恶性阻塞可致气道狭窄,进而导致急性呼吸困难、窒息甚至死亡。我国良性气道狭窄的主要原因是结核、气管切开、外伤手术等。恶性气道狭窄的类型可分为腔内型、外压型和混合型三种(图 15-1),外压型是由于腔外新生物压迫所致,所以不适合做腔内的冷、热消融治疗,放置气道支架是首选,而腔内型和混合型的气道狭窄,可进行腔内冷、热消融治疗或支架治疗等。呼吸介入中最常用的两种热消融治疗方法是高频电凝术(high frequency electrocoagulation)和氩等离子体凝固术(argon plasma coagulation)。

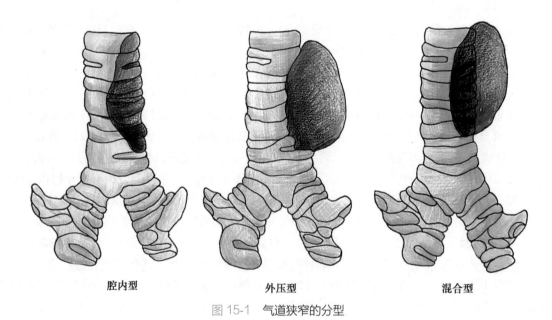

|　腔内型　|　　外压型　　|　混合型　|

图 15-1　气道狭窄的分型

（二）适应证、禁忌证和并发症

1. 适应证　包括:①良、恶性气道病变伴:呼吸困难、不能控制的咳嗽、窒息的可能、喘鸣、因气道阻塞导致不能脱离呼吸机、阻塞性肺炎或肺不张;② 50% 以上的气管、支气管狭窄;③反复咯血;④使用封堵等常用方法治疗无效的支气管胸膜瘘等。

2. **禁忌证** 包括：①外压型狭窄；②病变侵犯相邻的大血管（如肺动脉）有形成瘘的可能；③病变侵犯食管有形成瘘的可能；④病变侵犯纵隔有形成瘘的可能；⑤狭窄段可以外科手术切除；⑥短期预后不良不能缓解症状；⑦不能耐受支气管镜检查；⑧凝血功能异常；⑨气道完全阻塞超过3个月等。

3. **并发症** 主要并发症包括出血和气道烧伤，其余的如气道穿孔、纵隔气肿、皮下气肿、气胸、气体栓塞等较为少见，如果操作不当也可以损伤支气管镜。

(三) 作用原理

1. **高频电凝术** 是使用电流产生热达到破坏组织的技术。1913年就有医生将电凝术用于胃肠道肿瘤的治疗。高频电凝术使用高频交流电（105~107MHz），根据不同的能量，达到凝固、气化或切除组织的目的。

高频电凝治疗用的钝头电极、圈套器和针型电刀可适用于工作孔道2.0mm以上的支气管镜。发生器可控制高频电流，根据需要可以选择不同的操作模式和功率，以达到凝固、气化或切割等效果。电凝术或氩等离子体凝固术时，需要在患者身上连接一个电极板接地。在进行高频电凝、氩等离子体凝固及激光等热治疗时，患者吸入氧浓度应该控制在40%以下，以避免发生气道内燃烧。

高频电凝的凝固需要高电流低电压，气化需要高电压低电流，切除组织则需要凝固与气化两种情况同时存在。当组织被加热，细胞内水分蒸发，在温度达到70℃时组织凝固，超过200℃时组织碳化。气道内的电凝术可以快速达到组织消融的目的，进而解除气道阻塞，恢复通气。

操作者可以使用闭合的活检钳或钝头的电凝电极来对病变组织进行探查，以明确病变组织的大小、活动性、出血可能性等。对于细长而扁平的病变，适合使用钝头电极进行凝固治疗；息肉样或带蒂的病变，适合使用高频圈套器进行治疗；对于膜性气管狭窄，则适合使用针型电凝头进行切割治疗。各种不同操作器具的组合使用，能更加快速、安全、有效的治疗病变部位。

2. **氩等离子体凝固术** 是一种非接触式的电外科技术，其作用类似于电凝和激光技术，可以用来去除阻塞的病灶或控制出血。术前需要根据需要设置参数，一般选择将能量设置为30~40W，氩气流速设置为0.8~1.0L/min。导管前端距离病变部位应在1cm以内，当氩气通过导管前端喷射时，高压电流同时通过导管传导至氩气，氩气被电离形成等离子体，等离子体作用于病变表面形成电凝效果。由于氩等离子体是以气流的形式喷射到病变表面，其烧灼时面积较大，止血效果较好。治疗支气管腔内病变时，当氩等离子体凝固作用于病变表面形成焦痂后，应该用活检钳清理后再继续治疗。

三、冷冻治疗

(一) 概述

使用低温对患者进行治疗在古代就有记载，希波克拉底描述了使用低温治疗骨伤。1851年，Arnott首先应用冷冻方法治疗肿瘤。气道内冷冻治疗主要利用了气体从高压区迅速扩张至低压区的焦耳-汤姆逊效应，冷冻的气体主要使用了液氮、氧化亚氮或二氧化碳。压缩二氧化碳气体在冷冻探针尖端释放时，可将局部温度下降到−69℃，在周围形成冰球，达到冷冻治疗的效果。冷冻治疗时，肿瘤组织或肉芽组织细胞质形成冰晶，在融化过程中会出现细胞破裂，导致细胞坏死，所以冷冻治疗中对同一个点一般采取重复冻融3次以达到效果。冷冻治疗可以彻底破坏气道黏膜、黏膜下腺体和浆膜，但可以保留结缔组织和软骨形成的支撑结构，冷冻后14d气道内冻伤可愈合，柱状上皮再生。冷冻设备由控制台、冷冻探针、连接控制器、传输线和高压气瓶组成，做冷冻治疗的支气管镜工作孔道直径应≥2.6mm。

(二) 适应证、禁忌证

1. **适应证** 包括气管、支气管阻塞性病变，其标准与高频电凝固和氩等离子体凝固术相似，但是不适合需要紧急开通气道阻塞的操作。最适合冷冻治疗的疾病类型是良性或恶性息肉样的病变，冷冻探针尖端可以在病变表面，也可以插入病变内部以产生最大冷冻效果。

2. 禁忌证   同支气管镜检查禁忌。

（三）操作方法

在支气管镜下，通过工作孔道将冷冻探针插入气道，并将探针直接接触肿瘤区域，支气管镜前端距探针前端约为 1cm，踩住冷冻踏板，约 30s 探针前端会形成一个冰球，冷冻 1min，然后放开冷冻踏板，待探针前端复温后，再进行一次冷冻，每个区域反复冻融 3 次以达到冷冻效果。

四、气管、支气管支架置入术

（一）概述

19 世纪，英国牙医 Charles R.Stent 制造出用于牙科专用的模型和夹板，用于支撑牙科的移植和吻合术，此后人们用他的名字 Stent 来命名管状的中空结构支撑物为支架。随着技术的发展，气管支架从早期的橡胶或银质支架，逐渐被硅胶、合金以及由聚合物与金属组成的混合材料支架所代替。1965 年，Montgomery 率先使用橡胶硅酮材质的 T 形管治疗声门下气管狭窄取得成功。

支架植入术适用于多种良性和恶性疾病造成的气管支气管狭窄，约 30% 的肺癌患者在诊断时就有肿瘤导致的中央气道狭窄，在植入支架前，应该首先慎重考虑患者有无手术治愈的可能，如果能手术切除则首选手术切除。对于危及生命的新生物压迫、浸润或腔内生长导致的气道狭窄，支架是解除气道狭窄最快的方法，而对于气管发生支持结构改变，气管软化为主的表现，只有放置支架能维持气管正常结构。表 15-2 是对于支架狭窄程度的评估，如果狭窄程度 <75%，患者临床症状一般不明显。

表 15-2   支架狭窄程度分级

数字化分级	狭窄程度 /%
0	无狭窄
1	<25
2	26~50
3	51~75
4	76~90
5	91~ 完全阻塞

（二）适应证、禁忌证和并发症

1. 适应证   包括：①声门下区狭窄，如感染后、气管插管或气管切开后、声门下和喉囊肿、声门下血管瘤、膜状狭窄、气管第一软骨环闭锁、创伤等；②气管、支气管良性疾病导致的气管、支气管狭窄，如创伤、感染、肺移植、全身性疾病、气管支气管软化、良性肿瘤、主动脉压迫、脊柱侧弯压迫、食管支架压迫、先天性气管食管瘘等；③恶性肿瘤导致的气管、支气管狭窄，如外源性压迫、黏膜下层疾病导致的内源性压迫、气管食管瘘等。

2. 禁忌证   主要由以下几个因素来评估：①患者状况；②阻塞程度和持续时间；③狭窄的部位；④人员配置情况。对于危及生命的气管狭窄，如果患者能通过气管支架获益、人员配置情况满足放置支架的要求，则无绝对禁忌证。

3. 并发症   包括：①支架植入位置不当导致失败；②支架移位；③支架阻塞和继发感染；④支架断裂或穿孔等。在恶性气道狭窄中，开通气道是首要考虑的问题，由于患者预期寿命一般不长，支架再狭窄或断裂等远期并发症相对少见，主要的并发症都发生在放置的时候，如放置位置不当导致失败或支架移位。对于良性气道狭窄,由于患者生存时间长,相对而言并发症主要是长期放置支架导致的,如支架的再狭窄、支架断裂等。在原发病得到控制或出现严重并发症时,也可以考虑将支架取出。

(三)支架的分类

不同的病变、阻塞的部位与类型,决定了需要不同的支架进行治疗。目前支架主要分为橡胶和硅酮支架、球膨胀金属和合金支架、自膨胀金属和合金支架、Hybird 支架等。

1. 橡胶和硅酮支架　目前在临床中主要应用的是 Montgomery T 形管和 Dumon 支架两种类型,主要应用于需要长期放置支架的良、恶性气道狭窄或气管食管瘘。Montgomery T 形管是一个 T 形结构的中空管道,其上下连接气管的声门端和隆突端,另外一支从颈部气管切开造口处穿出皮肤,起到固定作用,主要应用于声门下狭窄的患者。Dumon 支架则是一个中空的管状支架或 Y 形支架,主要放置于气管中下段、隆突部位、左主支气管、右主支气管或右中间支气管,可应用于各种类型的良、恶性气道狭窄或气管食管瘘。

2. 球膨胀金属和合金支架　主要起源于血管支架,支架使用的材质为钽或不锈钢,在植入时需要 X 线辅助定位,在植入气道后需要用球囊来辅助支架的扩张定型,但是随着呼吸压力改变或咳嗽,支架可能出现变形,不能回复到原来扩张时的直径,从而导致继发阻塞。因此,目前球膨胀金属和合金支架在临床中应用较少。

3. 自膨胀金属和合金支架　使用记忆合金材质,通过导管植入的自膨胀支架在进入体内后,受温度影响,支架释放后自行膨胀到预设的直径,自支架上可以覆膜以减少肉芽的增殖与生长。

4. Hybird 支架　指包含了聚合物、金属或合金技术的混合支架。使用了镍钛记忆合金、钽丝、硅酮、聚酯纤维等复合材质,其使用与覆膜金属支架类似,可以通过支气管镜或 X 线引导下放置,主要作用是防止肿瘤或肉芽向支架内侵袭性生长。

随着设备和技术的发展,支气管镜下介入治疗种类繁多,本节只介绍了临床中常用的几项技术。在临床中选择任何一项新技术时,均应根据安全、有效、经济、适当四个原则,做出最能保障患者利益的选择。

第五节　外科治疗

传统胸外科手术中最常见的是胸腔打开、切除肋骨、巨大的瘢痕等这些令人恐惧的场景,但又是难以避免的,即便如此,在过去几十年的发展中传统胸外科手术依然拯救了无数患者。随着医学技术的不断革新,如今 3~5 个小孔便可轻松完成一台复杂的胸外科手术,以更小的创伤,达到与传统手术同样的治疗效果,这便是微创医疗技术的独特优势。胸外科常见手术治疗包括:胸腔闭式引流术、肺减容术、胸腔镜外科技术、肺切除术、气管切除重建术等。

一、胸腔闭式引流术

胸腔闭式引流术(closed thoracic drainage)是一种通过闭式引流装置,将胸膜腔内的液体或气体利用负压吸引的原理引流到体外的方法。其主要目的在于引流胸腔内液体、气体,恢复和保持胸膜腔内的压力,维持纵隔压力,促进肺膨胀。同时,还可以防止逆行感染,便于观察胸腔引流液的量、性质和颜色。

（一）适应证

1. 自发性气胸,肺压缩 >50% 者,或经过胸腔穿刺抽气后肺不能复张的气胸患者。

2. 外伤性血、气胸或乳糜胸。

3. 大量胸腔积液或持续性胸腔积液,需彻底引流,便于诊断和治疗者。

4. 脓胸、支气管胸膜瘘或食管瘘。

5. 胸外科手术术后引流。

（二）禁忌证

凝血功能障碍或有出血倾向者。

（三）闭式引流装置及原理

胸腔闭式引流的装置由闭式引流管及水封瓶组成。基本原理为:当胸膜腔内因积液或积气形成高压时,胸腔内的液体或气体可排至引流瓶内。当胸腔内逐渐恢复成负压时,水封瓶内的液体被吸至引流管下端形成负压水柱,阻止空气进入胸膜腔内。

（四）操作方法

1. **术前准备**　向患者及其家属详细说明,取得患者配合和家属理解,签署有创操作同意书;准备好消毒、局部麻醉用品;准备好合适的引流管:单纯气胸可选用口径较细的引流管,引流液体一般选用外径约 0.8cm 透明塑料管或硅胶管,外接闭式引流袋或水封瓶。若是张力性气胸患者,应先穿刺抽气减压。

2. **体位及安置部位选择**　根据 X 线胸片、CT 等影像学资料以及超声检查协助定位,尤其是局限性或包裹性积液的引流。常规患者取半卧位,气胸引流穿刺点常规选在第 2 肋间锁骨中线;胸腔积液引流穿刺点选在第 7 ~ 8 肋间腋中线附近。

3. **局部麻醉**　在所选择肋间的下一肋骨上缘使用 2% 利多卡因进行皮内注射,形成皮肤麻醉液结节,然后自皮肤、皮下、肌层以及壁层胸膜逐层麻醉。麻醉至壁层胸膜后,再稍进针并行试验性穿刺,待抽出液体或气体后即可确诊。

4. **手术步骤**

(1)沿肋间做 2~3cm 的切口,用两把弯血管钳交替钝性分离胸壁肌层,于肋骨上缘穿破壁层胸膜进入胸腔。此时有明显的突破感,同时切口中有液体溢出或气体喷出。

(2)用止血钳撑开、扩大创口,用另一把血管钳沿长轴夹住引流管前端,顺着撑开的血管钳将引流管送入胸腔,其侧孔应进入胸内 3~5cm。引流管远端接水封瓶或闭式引流袋,观察水柱波动是否良好,必要时调整引流管的位置。

(3)缝合皮肤,固定引流管,同时检查各接口是否牢固,避免漏气。

(4)伤口处覆盖无菌纱布,用胶布固定后嘱患者静卧。

（五）拔管指征

1. 胸部听诊呼吸音清晰。

2. 胸腔引流量 24h 在 50ml 以内,且引流胸腔积液为淡黄色。

3. 胸部 X 线等影像学检查提示肺膨胀良好,胸腔内已无明显积液或集气。

4. 排外引流管阻塞外,引流瓶水柱已完全无波动者。

（六）注意事项

1. 术前确认患者无凝血功能异常等操作禁忌。

2. 术中需注意观察患者反应,患者有无出现头晕、面色苍白、冷汗、心悸、胸部压迫感、呼吸困难、晕厥等。如出现上述胸膜反应症状,应立即停止操作,并皮下注射 0.1% 肾上腺素 0.3~0.5ml,或进行其他对症处理。

3. 术后患者取半卧位,以利引流。

4. 水封瓶因位于胸部以下,不可倒转,维持引流系统密闭,结头牢固固定,保持引流管长短适宜,翻身活动时防止受压、打折、扭曲、脱出。

5. 保持引流管通畅,注意观察引流液的量、颜色、性状,并做好记录。若引流液量增多,应及时通知医师。

6. 更换引流瓶时,应用止血钳夹闭引流管防止空气进入。注意保证引流管与引流瓶连接的牢固紧密,切勿漏气。操作时严格无菌操作。

7. 搬动患者时应注意保持引流管低于胸膜腔。拔出引流管后 24h 内要密切观察患者,有无胸闷、憋气、呼吸困难、皮下气肿等症状。观察局部有无渗血、渗液,如有变化要及时报告医师处理。

二、肺减容术

肺减容术(lung volume reduction,LVR)是治疗某些肺内或支气管疾病的有效手段。根据病变的性质、范围和患者肺功能的情况,可以切除一侧全部肺脏(即全肺减容术);也可以进行肺部分切除(包括肺叶切除、肺段切除或楔形切除);还可以切除两个肺叶,或做肺叶 + 肺段(或楔形)切除;有时也可一次(或分期)做两侧肺叶或肺段切除。对某些患者常在切除肺叶或全肺的同时,切除纵隔淋巴结、胸膜壁层或部分膈肌。原则上,肺切除的范围应该足够,使肺内病灶被完全切除,不能残留复发;但又应尽量少切,使能保存尽量多的正常肺组织,以维持较好的肺功能。

肺减容术成功的关键在于肺血管的处理。因为:①肺血管壁较体循环血管壁脆弱,容易撕破,尤以肺动脉为著;②大的肺静脉损伤时,由于负压的吸引,可产生严重的空气栓塞;③肺血管与心脏直接相通,一旦大出血,迅速降低心排出量,而易导致心搏骤停。因此,要求肺切除手术的操作一定要轻柔、谨慎、细致和准确。

(一)适应证

1. **肺裂伤**　肺严重裂伤,无法进行修补术者,应作局部肺叶或全肺减容术。

2. **支气管肺内肿瘤**　对于恶性肿瘤的切除范围,意见尚未一致,多数人认为只要没有远距离转移,切除肿瘤所在的一叶或两叶肺和肺门、气管旁以及隆突下的淋巴组织,能得到与全肺切除同样的疗效,而手术损伤和并发症却可减少,术后肺功能也能保存得更多一些。对于局限于一叶的转移癌,或肿瘤性质未定,不能排除良性瘤或结核瘤者,则应做肺叶切除术。总之,在考虑切除范围时,应全面估计肿瘤类型、部位、转移情况、呼吸、循环功能以及患者对手术的耐受力等情况。如肺癌患者已有恶病质,剧烈胸痛,发热;X 线检查见隆突已增宽,癌肿影与胸壁、纵隔已连成一片,没有间隙,或已见胸腔积液;气管镜检查见隆突增宽、固定,肿瘤离隆突不到 2cm;乳酸脱氢酶测定高于 400U 等情况,手术切除的可能性将很小,或不能切除。如肺癌有远距离转移,或已侵入膈神经、喉返神经及纵隔血管者,禁忌手术。

3. **肺结核**(pulmonary tuberculosis)　肺结核的外科治疗是肺结核综合治疗的一个组成部分,只适用于一部分肺结核患者。应选择适当时机,且必须和其他疗法密切配合,才能缩短治疗时间,扩大治疗范围,降低复发率。在选择治疗方法时,必须全面考虑患者的一般情况、病变类型、病程发展过程和对以往治疗的反应,并根据最近 3 周内的 X 线正、侧位片慎重决定。一般情况下,肺结核患者应先进行一定时期的药物治疗,如病灶不能治愈,而又适合外科手术的,即应及时手术,不要等到一切抗结核病药物都试用无效后才做手术,以免错过时机。此外,在考虑手术方法时,必须估计手术效果、患者负担、肺功能丧失的程度和余肺病灶复发的可能性,采用最安全、最简易而收效好的手术。目前,肺减容术的危险性和并发症虽已大为减少,但不宜做肺减容术者不应勉强,仍可采用萎陷手术。

(1)结核球:直径 ≥ 2cm,药物治疗 6 个月以上不见消失,甚至中心发现液化空洞或有扩大趋势者,均应切除。球形病灶性质不肯定者,则不宜等待,应即作切除手术。

(2)干酪病灶:干酪病灶或一堆干酪病灶直径 >2cm,药物治疗 6 个月以上无效,继续排菌者,应考虑手术。

（3）空洞：由于支气管结核引起肉芽增生或瘢痕造成管腔狭窄，使远侧空洞形成张力性空洞；或因病变时间较久，空洞周围纤维组织增生，形成厚壁空洞，均应切除。一般空洞经药物积极治疗 6~12 个月仍不关闭者，无论痰中是否排菌，都应考虑手术，以免日后咯血、播散。

（4）支气管结核：经药物积极治疗 6 个月以上无效，甚至因管腔狭窄（或完全阻塞）造成肺不张；或因广泛管壁破坏，形成支气管扩张者，应作切除。

（5）毁损肺：一侧或一叶肺全部或绝大部分被破坏，形成干酪病灶、空洞、肺萎缩、纤维化、支气管扩张和肺气肿等，应考虑切除。如对侧尚有干酪病灶、结核球或空洞等病变，则应慎重研究手术问题。

（6）外科萎陷疗法后 6~12 个月空洞仍不闭合，查痰抗酸菌阳性或间断阳性，患者一般健康状况允许时，可再做肺减容术。

4. 支气管扩张症（bronchiectasis）　支气管造影证实病变局限，有明显症状者，应手术切除有病的肺段、肺叶或全肺；如症状不明显，可不必手术。如双侧支气管均有局限性病变，且范围较小，可分期切除，先切病变较重的一侧；术后如仍有症状，经造影再次证实来自对侧者，再作第 2 期手术。范围过于广泛，无手术机会者，只能用体位引流和中西药物治疗。

5. 肺脓肿（lung abscess）　经积极内科治疗 3 个月以上，临床症状和 X 线片不见好转者，应做肺叶或全肺减容术。因炎症范围往往广泛，不宜考虑肺段切除，以免残留病肺。对个别极度虚弱的患者，中毒症状严重，不能耐受切肺手术而病变位于肺表浅部者，可先做切开引流术。

6. 其他　先天性肺囊肿、肺大疱或肺隔离症，如出现症状，均宜做肺叶、肺段或局部切除术。

（二）禁忌证

（1）年龄 >75 岁。

（2）严重弥漫性肺气肿，核素扫描未见明显靶区。

（3）严重肺动脉高压：平均肺动脉压 >40mmHg（5.33kPa），肺动脉收缩压 >50mmHg（6.67kPa）。

（4）大剂量肾上腺皮质类固醇激素依赖者。

（5）合并严重支气管炎、哮喘、支气管扩张。

（6）术前 3~6 个月未戒烟者。

（7）伴有晚期癌症，严重冠心病，严重肥胖。

（8）二氧化碳潴留导致 $PaCO_2 \geqslant 50mmHg$（6.67kPa），属呼吸机依赖者。

（9）在决定做肺减容术前，都应进行肺功能测定。如术前肺活量和最大通气量占预计值 60% 以上者，行肺减容术比较安全；在 60% 以下者，应慎重对待。此外，如患者有慢性心、肾功能不全，则难以耐受手术。

（三）介入性肺减容术

微创减容的方法包括：①封堵减容，用一个支气管的筛子或者其他的填充物使远端的支气管阻塞，造成肺气肿的区域纤维化。但肺气肿靶区若筛住，会导致相应的区域引流不畅，支气管分泌物难以引流，容易导致感染。②支气管旁路法，此方法是为了解决 COPD 的阻塞问题，开出另外一个非解剖性的通路进行通气。在支气管镜引导下，在支气管壁上打开一个通道，直接打到肺内，安置一个支架，增加了通气和解决了阻塞的问题，但是现在这种方法只能用于均质性的肺气肿，对非均质的肺气肿还不太适合。③单向阀减容，是针对非均质肺气肿所设计，其原理是用一个单向的活瓣经支气管镜或其他方法把它放在肺的段、亚段支气管里，可使无功能的肺组织形成瘢痕，是一种介入的切除手术。

1. 适应证　包括：①签署书面知情同意书；②年龄 35~80 岁，性别不限；③常规药物治疗仍存在呼吸困难患者；④影像学示不均质肺气肿；⑤戒烟 3 个月；⑥肺功能示：第 1s 用力呼气量（FEV_1）<45%，残气量（RV）>200%。

2. 禁忌证　包括：①年龄 >80 岁；②影像学不支持者；③肺功能示：$PaCO_2$>55mmHg（7.33kPa）；④目前存在肺感染患者；⑤合并其他疾病；⑥患有室性心律失常；⑦肺动脉高压；⑧6min 步行距离 ≤ 140m。

三、胸腔镜外科技术

（一）胸腔镜手术

胸腔镜手术指在二维影像下通过胸部多个小切口主要使用器械进行的电视胸腔镜手术（video assisted thoracic operation）。它改变了胸外科疾病的治疗理念，被誉为 20 世纪胸外科界的重大突破之一，是胸部微创外科的代表性手术，也是未来胸外科发展的方向。1910 年著名的瑞典内科教授 Jacobeus 首先在临床上使用胸腔镜。20 世纪 30~40 年代在欧洲和美国掀起了胸腔镜热潮。1992 年，第 1 例胸腔镜肺叶切除术完成。20 世纪 90 年代初，电视胸腔镜外科手术（video-assisted thoracic surgery，VATS）在全球范围广泛运用。1992 年，我国协和医院任华等用胸腔镜在犬身上进行胸腔镜前期临床训练。1993 年成功实施 VATS 肺大疱切除术。胸腔镜手术具有以下优点：

1. **手术创伤小**　普通开胸手术的创伤较大，切口通常在 20cm 以上，胸壁损伤严重，切断了胸壁各层肌肉，且还要强行撑开肋间 10~20cm，术后疼痛问题一直难以解决。而胸腔镜手术一般在胸壁上开 1~3 个 1.5cm 长的小切口，不需要断肌肉、肋骨，即可完成手术，且无须撑开肋间，大大减少了手术创伤，胸腔镜手术后当天患者即可下床活动。

2. **术后疼痛轻，恢复快**　普通开胸手术因胸壁创伤大，术中强行撑开肋间，术后疼痛明显，胸痛可持续数月至数年，大部分患者术后活动受限。开胸手术一般术后 10~20d 出院，而胸腔镜手术多数可在术后 3~7d 出院。胸腔镜手术因无须撑开肋间，患者术后疼痛明显减轻，手术当天即可下床活动，术后 2~4 周可恢复正常工作。

3. **对肺功能影响小**　胸腔镜手术由于不切断胸壁肌肉，不撑开肋骨，与常规开胸手术相比很大程度上保留了胸廓的完整性和患者的呼吸功能，因此患者术后肺功能情况和活动能力均优于常规开胸手术患者。

4. **对免疫功能影响小**　手术不同程度会降低机体的免疫功能，手术创伤越大对免疫功能的影响就越大，胸腔镜和传统开胸相比可明显减少手术创伤和对免疫功能的影响。

5. **术后并发症少，更美观**　胸腔镜手术 1~3 个微小的手术切口较 20cm 以上的巨大切口，明显减少了手术瘢痕对美容和功能的影响。减轻了患者术后的心理负担。

（二）适应证

1. **诊断性手术适应证**　可应用于多种胸腔疾病包括胸膜、肺部、纵隔、心包疾病以及胸外伤的诊断。可清晰、全面地观察胸腔内情况，可照相和录像，并能获得足够的组织进行病理学检查。

2. **治疗性手术适应证**

（1）胸膜疾病：肺大疱切除治疗自发性气胸、血胸、脓胸、乳糜胸、胸膜肿瘤所致胸腔积液、胸膜结核球、胸膜纤维瘤胸膜活检等。

（2）肺部疾病：肺良性肿块切除、肺癌根治、终末肺气肿的肺减容。

（3）食管疾病：食管平滑肌瘤、食管憩室、食管癌、气管食管瘘、贲门失迟缓症、食管裂孔疝修补、胃底折叠术。

（4）纵隔疾病：胸腺及其他部位纵隔肿瘤，包括畸胎类肿瘤、神经源性肿瘤、纵隔囊肿、食管囊肿、气管囊肿、心包囊肿等。

（5）其他：手汗症胸交感神经链切断、乳糜胸、心肺外伤、胸廓畸形、重症肌无力的胸腺扩大切除等。

3. **禁忌证**

（1）既往有患侧胸部手术史，或者胸膜感染史，胸膜肥厚粘连严重，胸腔镜不能进入者。

（2）一般情况差，心肺功能严重损害、恶病质，不能耐受手术者。

（3）肺功能严重下降，不能耐受单肺通气者。

（4）循环系统严重疾患。

1)近 3 个月内发生严重急性心肌梗死者。

2)近期内有严重的心绞痛发作者。

3)全心衰竭伴心脏明显扩大,心功能Ⅲ级以上者。

4)有严重的室性心律失常者。

(5)凝血功能障碍者。

(6)小儿病例年龄 <6 个月,体重 <8kg 不宜行胸腔镜手术。

(7)合并严重传染性疾病,如病毒性肝炎、获得性免疫缺陷综合征(AIDS)。

(8)各种原因所致气管、支气管严重畸形,无法行双腔气管插管或单侧支气管插管者。

(9)休克患者,经输血未能缓解者。

(10)其他:①弥漫性胸膜间皮瘤,手术无法彻底切除者;②肿瘤侵及胸壁;③肿瘤巨大者;④广泛性转移;⑤中心型肺癌;⑥直径 >5cm 的 T_2 期肺癌;⑦缩窄性心包炎等。

四、肺切除术

肺切除术(pulmonary resection)是治疗某些肺内或支气管疾病的有效手段。根据病变的性质、范围和患者肺功能的情况,可以切除一侧全部肺脏(即全肺切除术),也可以进行肺部分切除(包括肺叶切除、肺段切除或楔形切除)。还可以切除两个肺叶,或做肺叶加肺段(或楔形)切除。

(一)适应证

1. 肺结核空洞

(1)厚壁空洞(thick-walled cavity)内层有较厚的结核肉芽组织,外层有坚韧的纤维组织,不易闭合。

(2)张力空洞支气管内有肉芽组织阻塞,引流不畅。

(3)巨大空洞病变广泛,肺组织破坏较多,空洞周围纤维化并与胸膜粘连固定,不易闭合。

(4)下叶空洞萎陷疗法不能使其闭合。

2. 结核性球形病灶(结核球) 直径 >2cm 时干酪样病灶不易愈合,有时溶解液化成为空洞,故应切除。有时结核球难以与肺癌鉴别,或并发肺泡癌或瘢痕组织发生癌变,故应警惕及早做手术切除。

3. 毁损肺 肺叶或一侧全肺毁损,有广泛的干酪病变、空洞、纤维化和支气管狭窄或扩张。肺功能已基本丧失,药物治疗难以奏效。且成为感染源,反复发生化脓菌或真菌感染。

4. 结核性支气管狭窄或支气管扩张瘢痕狭窄 可造成肺段或肺叶不张。结核病灶及肺组织纤维化又可造成支气管扩张,继发感染,引起反复咳痰、咯血。

5. 反复或持续咯血 经药物治疗无效,病情危急,经纤维支气管镜检查确定出血部位,可将出血病肺切除以挽救生命。

6. 其他适应证 包括:①久治不愈的慢性纤维干酪型肺结核,反复发作,病灶比较集中在某一肺叶内;②胸廓成形术后仍有排菌,如有条件可考虑切除治疗;③诊断不确定的肺部可疑块状阴影或原因不明的肺不张。

(二)禁忌证

1. 肺结核正在扩展或处于活动期,全身症状重,红细胞沉降率(血沉)等基本指标不正常,或肺内其他部位出现新的浸润性病灶。

2. 一般情况和心肺代偿能力差。

3. 临床检查及肺功能测定提示病肺切除后将严重影响患者呼吸功能者。年龄大不是禁忌证,应根据生命重要脏器的功能决定手术。

4. 合并肺外其他脏器结核病,经过系统的抗结核治疗,病情仍在进展或恶化者。

(三)并发症

1. 支气管胸膜瘘 结核病患者的发生率显然比非结核病者为高。

原因包括：①支气管残端有内膜结核，致愈合不良。②残端有感染或胸膜腔感染侵蚀支气管残端，引起炎性水肿或缝线脱落致残端裂开。③支气管残端处理不当，如残端周围组织剥离过多致供血受损；或残端缝合后未妥善覆盖有活力的带蒂软组织促进愈合；或残端过长，致分泌物潴留感染；或术后残腔未妥善处理；或支气管残端闭合不良，致发生残端瘘。

若胸膜腔内有空气液平，经排液 10~14d 后仍持续存在，加上患者有发热、刺激性咳嗽，术侧在上卧位时加剧，咳出血性痰液，应疑及并发支气管胸膜瘘。向胸膜腔内注入亚甲蓝液 1~2ml 后，如患者咳出蓝色痰液即可确诊。

瘘的处理取决于术后发生瘘的时间。早期可重新手术修补瘘口，先将残端解剖游离，将支气管口上的上皮去除干净，缝合新鲜的残端，再妥善包埋在附近的组织下。较晚者宜安置闭式引流，排空感染的胸膜腔内液体。若引流 4~6 周瘘口仍不闭合，需按慢性脓胸处理。

2. 顽固性含气残腔 大多不产生症状，此腔可保持无菌，可严密观察和采用药物治疗，经几个月逐渐消失。少数有呼吸困难、发热、咯血或持续肺泡漏气等征象，则需按支气管瘘处理。

3. 脓胸 结核病肺切除后遗留的残腔易并发感染引起脓胸，其发病率远较非结核病者为高。诊治原则可参见脓胸。

4. 结核播散 若在术前能采用有效的抗结核病药物做术前准备，严格掌握手术的适应证和手术时机，特别是痰菌阴性者，本并发症并不多见。相反，痰菌阳性痰量多，活动性结核未能有效控制，加上麻醉技术、术后排痰不佳以及并发支气管瘘等因素，均可导致结核播散。

五、气管切除重建术

（一）步骤

1. 切口 自颈正中舌骨下缘到气管切开口上缘切开皮肤、皮下组织及颈阔肌。

2. 显露喉气管前壁 自正中分开带状肌，显露喉气管前壁。分离时注意保护一侧皮肤与带状肌，不能将其分离。

3. 切开喉气管腔，切除瘢痕 自正中切开甲状软骨，环状软骨及气管前壁。黏膜下切除瘢痕组织。如声门后壁瘢痕狭窄严重，可将后联合及环状软骨板正中裂开。

4. 制备胸骨舌骨肌皮瓣 在喉气管正中切口旁做长方形皮肤切口，皮肤面积按重建前壁面积边缘略大 3~4mm，切开皮肤及皮下组织。分离皮片周围皮肤及皮下组织，显露出胸骨舌骨肌及胸锁乳突肌前缘。用细丝线将皮瓣与胸骨舌骨肌两侧各缝合 3 针，防止在分离胸骨舌骨肌时脱落。

5. 游离胸骨舌骨肌皮瓣 将带皮瓣胸骨舌骨肌完全游离，直至胸骨舌骨肌能够翻转 180° 无明显张力，保留胸骨舌骨肌在胸骨及舌骨附着点不分离。分离肌肉时尽量保护血管，减少损伤，保证肌肉及皮瓣有良好血供。

6. 放置支撑器 按照气管切口到杓状隆突之间距离修剪硅橡胶 T 形管，将 T 形管置入喉气管腔。

7. 缝合甲状软骨 用 3-0 肠线将甲状软骨缝合。

8. 旋转缝合胸骨舌骨肌瓣 将胸骨舌骨肌皮瓣翻转 180°。皮瓣朝向喉气管腔，皮缘与喉气管狭窄区的裂口边缘用细丝线对位缝合。结扎线朝管腔外。

9. 缝合切口 皮瓣缝合后，翻转的胸骨舌骨肌与对侧带状肌用细丝线缝合，生理盐水冲洗，放引流条，缝合颈阔肌、皮下组织和皮肤。无菌敷料包扎。

10. 拔出硅橡胶 T 形管 硅橡胶 T 形管于术后 1~3 个月拔出。

（二）适应证

1. 严重喉气管狭窄。

2. 喉气管前壁缺损。

3. 喉次全切除术喉重建。

4. 甲状腺癌气管壁部分切除重建术。

（三）禁忌证

颈部皮肤及肌肉瘢痕严重，难以分离者。

（四）并发症

1. **皮下气肿**　喉气管裂开切口缝合不严，呼吸道不畅或术后呛咳严重可发生皮下气肿。若发生皮下气肿，宜将颈部皮肤缝线拆去并使呼吸道畅通及给镇咳药。

2. **喉气管腔内肉芽增生**　喉气管形成术缝合口处有时可生长肉芽。支撑器顶端不光滑，也可磨损而生长肉芽。肉芽大者可阻塞呼吸道，并形成新的瘢痕狭窄。一般于拔除支撑器后均应行直达喉镜、支气管镜或纤维支气管镜检查，如发现有肉芽可用咬钳咬除。

3. **喉气管再狭窄**　严重的喉气管瘢痕狭窄往往不是1次手术就能成功的，如吻合口狭窄、手术形成的呼吸道不够大；硅橡胶T形管管口不光滑，损伤呼吸道黏膜，形成新的瘢痕狭窄等均可再狭窄使手术失败。

4. **损伤喉返神经**　一侧喉返神经损伤可引起声音嘶哑及发音困难，是因为该侧声带麻痹所致。如为挫伤，麻痹的声带能在数月后自然恢复；如为结扎或切断伤，则声带呈永久性麻痹。但麻痹的声带逐渐强直在中间位置，其功能可由健侧声带代偿，声音嘶哑逐渐恢复。如双侧喉返神经均受损伤，则由于两侧声带皆强直在中间位置，不能开放，引起窒息，需做气管切开并长期使用气管套管。

5. **肺部感染**　麻醉插管气囊漏气、插管周围没有填纱条、血液流入下呼吸道，术后又没有充分吸痰，可导致肺部感染。术中应注意防止血液向下流，术后及时吸痰，气管内滴药及全身应用抗生素。

第六节　呼吸系统疾病的康复治疗

呼吸康复已成为慢性呼吸系统疾病患者治疗中不可缺少的部分，可以调整因呼吸功能受损引发的一系列临床问题，减轻因呼吸疾病造成的日常活动能力障碍，改善患者因呼吸问题导致的社会活动参与度或活动能力上的缺失。因此，呼吸康复应贯穿于患者疾病管理的全过程。

不同严重程度的患者，呼吸康复的目的不同。对于ICU内的住院患者，主要是增强呼吸肌力量、助其早日撤机；对于普通病房的住院患者，主要是缓解症状；对于门诊患者，主要是提高生活质量、防止疾病再加重。无论是轻、中度患者，还是重度患者，均可从呼吸康复中获益。

一、运动训练

作为呼吸康复的核心，运动训练受到广泛关注。运动训练是指以生物力学、人体运动学等为基础，采用主动和被动运动，通过改善、代偿和替代的途径，旨在调节运动组织（如肌肉、骨骼、关节、韧带等）的血液循环和代谢，促进肌肉与神经功能，提高肌肉力量、肌肉耐力、心肺功能和平衡功能，减轻异常压力或施加必要的治疗压力，纠正躯体异常和功能障碍。大量临床研究证明，运动训练是提高COPD患者日常生活能力最有效的物理治疗手段。在运动训练进程中，监督人员应密切关注患者的症状和体征，及时调整运动处方，评估康复进展情况，以期达到最佳的训练效果。

（一）运动处方

运动处方（exercise prescription）是指根据患者的临床和功能状况评估结果，以处方形式为患者安排的运动治疗方案,其基本内容包括运动方式、运动量(强度、时间、频率)、疗程和注意事项。为了增加运动处方的合理性,应在临床医师、康复医师与运动治疗师共同协商讨论的基础上,依据个体化、循序渐进、持之以恒、主动参与和全面锻炼的基本原则来制订科学、安全、有效的运动处方。对于具有心脏病、骨关节功能障碍等疾病的患者,训练前应询问病史或健康状况,进行全面的体格检查和功能评定,判断是否存在运动禁忌证。

在运动方式方面,可以根据患者的病情、喜好和运动能力选择游泳、步行、打太极拳、阻力训练等自由活动,卧位康复操等床上限制性活动以及被动活动,避免单调、枯燥。在运动量方面,应注意三者的相互调整,如强度过大时,时间可适当缩短、频率可适当减小。关于运动强度,多因疾病而异。对于脏器疾病患者,一般采用中等强度,但最适合的运动强度应通过运动试验判定,常用运动时心率、最大吸氧量来表示。对于骨关节功能障碍等类似疾病患者,一般以每次运动后局部有轻微酸胀感及不出现疼痛为宜。对于神经系统所引起的瘫痪部位,以活动后不发生肌肉明显疲劳感为宜。关于运动持续时间,一般建议 20~60min,结合患者的病情和耐受程度决定时间长短。关于运动频率,一般每日或隔日 1 次,但对神经系统或骨关节功能障碍患者,除每天运动 1 次外,还应增加自我锻炼时间。

对于慢性呼吸系统疾病患者,可参考美国运动医学会运动训练指南(表 15-3)。慢阻肺为最常见的适于进行运动训练的呼吸系统疾病,其方案应包含尽可能多的肌群,可以选择地面或活动平板步行,也可以选择脚踏车运动,同时联合手臂循环运动等方式,但需注意运动中的呼吸困难症状。健康人可从 8~12 周的运动训练中获益,COPD 患者往往需要更长的康复过程才能体现出实质性效果。为了更好地达到运动效果,应根据患者的具体情况制订适当的个体化运动处方。

表 15-3　美国运动医学会运动训练指南

心肺运动耐力训练	
运动	大肌群的动力性运动
方式	平地或器械步行
频率	3~5 次 / 周
时限	20~60min/ 次
强度	储备心率的 50%~85% 最大心率的 65%~90% RPE=12~16(等级评分) RPE=4~8(等级 – 比率评分)
肌肉力量与肌肉耐力训练	
运动	阻力训练,低阻抗、重复训练
方式	各种阻力或液压举重器械 等张举重器械 非力量器械训练
频率	2~3 次 / 周
时限	每组 8~10 个动作(包括主要肌群活动),每次重复 3~20 组
强度	依据个人具体情况和意愿
灵活性训练	
运动	全部主要肌群的静态伸展运动
频率	至少 2~3d/ 周,5~7d/ 周较理想
时限	每个伸展动作 15~30s,每组 2~4 个伸展动作
强度	达到伸展极限但无疼痛

注:RPE(rate of perceived exertion),主观疲劳量表。

（二）力量训练

力量训练是指在康复过程中，通过主动或被动运动的方式，采取不同的肌肉收缩形式来恢复或增强肌肉力量的训练，具有防治肌肉萎缩、促进神经损伤后肌肉力量恢复、矫治关节畸形、维持关节稳定的作用。

1. 训练方式

（1）助力训练：指借助外力辅助和患者主动肌肉收缩完成的肢体活动，外力包括器械（如滑轮和重量）、健侧肢体或他人帮助，常适用于肌肉力量Ⅰ~Ⅱ级的患者。

（2）主动训练：指患者主动独立完成，无外力作用的肢体活动，以增强肌力和耐力、改善关节功能、心肺功能和全身状况，适用于肌肉力量Ⅲ级的患者。

（3）阻力训练：指患者主动进行对抗阻力的活动，阻力可以来自器械或他人，以提高肌肉力量和肌肉耐力，适用于肌肉力量Ⅳ~Ⅴ级的患者。阻力训练介于力量训练和耐力训练之间，主要有渐进阻力训练和循环阻力训练两种方式。渐进阻力训练是指阻力训练强度逐渐增加的训练方法，一般先测定训练肌肉的最大收缩力，然后按照最大收缩力的50%、75%和100%进行顺序训练，每一强度每组10次，间隔休息2~3min。循环阻力训练是指中等负荷抗阻、持续、缓慢、大肌群、多次重复的训练方法，以40%~50%最大收缩力为运动强度，每组在10~30s内重复8~15次收缩，间隔休息15~30s，10~15组为一循环，每次训练2~3个循环，每周训练3次。训练应以大肌群为主，强调单侧缓慢的全关节范围的阻力训练，逐步适应后可按5%的增量逐渐增加运动量。运动训练时，保持自然呼吸，不要憋气，心肺功能差者注意训练监护。

（4）等长训练：指肌肉收缩时，肌纤维长度不变，张力增加，关节角度不变的活动，又称为静力性运动，如提、拉、蹲等动作，既可作为关节固定时的肌肉收缩训练，也可作为避免关节弧疼痛点（如髌骨软骨病）的肌力训练。无论是中等强度还是高强度运动，肌肉血流量均相对减少，肌肉无氧代谢增加，运动持续时间较短。

（5）等张训练：指肌肉收缩时，肌纤维长度缩短或延长，张力基本保持不变，关节角度变化的活动，又称为动力性运动。根据肌肉收缩时肌纤维长度变化的方向，可分为向心性收缩和离心性收缩。

向心性收缩可使肌纤维长度缩短，如屈肘时肱二头肌收缩，其基本目的是产生肢体运动，收缩速度较快，神经控制环路较简单。离心性收缩可使肌纤维长度延长，如下楼时股四头肌收缩，其基本目的是控制肢体运动，收缩速度较慢，神经控制较复杂，涉及多种反馈抑制。在进行肌力训练时，需要充分利用向心性收缩和离心性收缩，虽然离心性收缩的增强肌肉力量效果优于向心性收缩，但较容易造成肌肉损伤。

（6）等速训练：指运动中速度和力矩恒定，肌肉在任何一点都能达到最大收缩力的活动，采用电脑控制的专门设备，根据运动过程的肌肉力量大小变化调节外加阻力，使关节按照预先设定的速度完成运动。与等长训练和等张训练相比，等速训练的最大特点是肌肉能得到充分的训练且不易受到损伤。

（7）其他训练：除了上述训练方式，常用的还有电刺激训练和悬吊训练等。电刺激训练是指采用电刺激的方式诱发肌肉收缩活动，以预防肌肉萎缩和关节粘连，为主动训练做准备，适用于肢体瘫痪、肌力0~Ⅰ级而无法运动者。悬吊训练是一种助力训练，指利用绳索、挂钩、滑轮等简单装置，将运动的肢体悬吊起来，以减轻肢体的自身重量，然后在水平面上进行训练。

2. 注意事项　训练前，应首先评估训练部位的关节活动范围和肌肉力量情况，根据评估结果，选择适当的训练方法（表15-4）。在肌肉力量训练前，应对患者进行讲解，鼓励其进行充分的准备活动。患者应在无痛的前提下进行肌肉力量训练，根据情况合理调整训练强度，并对训练情况进行详细记录，避免出现代偿运动和过度训练，注意训练过程中的心血管和呼吸系统反应。

表 15-4 肌肉力量训练方法的选择原则

肌肉力量	训练方法
0 级	被动运动、功能电刺激训练
Ⅰ~Ⅱ级	等长训练、助力训练、功能电刺激训练
Ⅲ级	主动训练、等长训练、等张训练、助力训练
Ⅳ~Ⅴ级	主动训练、阻力训练、等长训练、等张训练、等速训练

（三）耐力训练

耐力是指持续运动的能力,相当于运动强度、时间或重复次数的乘积,包括肌肉耐力、全身耐力、速度耐力和专门耐力。由于全身运动耐力的决定因素是机体有氧代谢的能力,取决于心肺功能和骨骼肌代谢功能,因此临床上常把全身耐力训练称为有氧训练。

1. **训练方式** 有氧训练(aerobic training)是指采用中等强度的大肌群、动力性、周期性运动,持续一定时间,以提高机体氧化代谢运动能力或全身耐力的训练方式。关于运动方式,可进行针对不同部位的耐力训练,如上肢的手摇车训练和重复提举物体训练、核心肌群训练、下肢的步行训练、上下楼梯训练和功率自行车训练,以及涉及全身的体操训练等。关于运动强度,可以用吸氧量、代谢当量、心率或主观疲劳量表等相关指标来表示。运动训练时,一般将基本训练目标强度称为靶强度(target intensity)。关于运动时间,除准备活动和整理活动外,靶强度的运动时间为 15~40min。在没有医学监护的条件下,一般采用减小运动强度和延长运动时间的方法,提高训练安全性。关于运动频率,一般为每天或隔天 1 次(3~5 次 / 周)。关于运动量,达到一定的程度才能产生训练效果,一般认为每周总运动量(以热卡表达)为 700~2 000cal(相当于步行或慢跑 10~32km)。另外,肌肉耐力训练是指小负荷、多次重复或持续较长时间,以提高肌肉耐力的训练方式,可采用哑铃、沙袋、拉力器等器械。

2. **注意事项** 通常将一次训练分为三个部分,包括准备运动、运动训练和整理运动。准备运动和整理运动类似,可考虑进行医疗体操、关节活动、肌肉拉伸、呼吸训练或小强度的有氧训练,一般强度为运动训练的 50% 左右,时间为 5~10min。运动训练可分为持续训练、间歇训练和循环训练,一般强度为靶强度,时间为 15~40min。对于慢性呼吸系统疾病患者,应首先确定患者的心血管状态,根据具体情况选择适当的运动方式,保证充分的准备和整理运动,避免发生过度训练和运动损伤,降低意外风险。

（四）拉伸训练

拉伸训练是对肌肉和韧带进行牵伸延长的训练方法,主要用于治疗肌痉挛、肌腱、韧带或关节囊挛缩、痉挛性疼痛。拉伸训练较多应用于下肢,包括髂胫束、股四头肌和小腿三头肌等,一般每次保持 5~10s,重复 10~20 次。在训练过程中,需要反复进行无显著疼痛的拉伸,避免因暴力而发生肌腱或韧带损伤。

二、物理治疗技术

呼吸康复物理治疗技术是在评估的基础上,通过体位改变、呼吸训练、姿势矫正等策略达到改善肺容量、清除气道分泌物和减轻呼吸做功等效果的治疗方式。需要注意的是,无论采用何种物理治疗技术,均应在操作前询问患者病史,明确是否存在禁忌证。

（一）改善肺容量

肺容量(lung volume)是指肺内气体的含量,即呼吸道与肺泡的总容量,反映了外呼吸的空间。作为肺通气和换气功能的基础,维持稳定的肺容量具有重要的临床意义。肺扩张治疗是用来防治肺不张,改善肺容量的常用方法,它通过调动患者的主动吸气潜能或使用治疗用具所提供的被动吸气动力来提高吸气驱动压力,从而增加吸入潮气量,改善肺内气体分布。传统的治疗方法包括深吸气训练、吹气球、呼吸机辅助呼吸等。近年来,国际上开发了一些新技术,如诱发性肺量计训练(incentive spirometry,IS)和手动膨肺技术(manual hyperinflation,MHI)。IS 是以目标为导向的治疗装置,经视觉反馈,患者可观察到每次吸气所达到的气体量,鼓励患者进行持续最大吸气动作来激发最大的跨肺压,从而使肺泡得到最佳充盈。作为重症常规呼吸管理方法之一,MHI 逆转了自然呼吸状态下的压力梯度,吸气时缓慢充气升高气道压力,使气流进入肺泡,肺泡压升高,压力由肺泡传到胸腔,使胸膜腔内压同步轻微上升,随后的屏气作用相似。同时,肺扩张产生的压力差能够促进细支气管的痰液松动,使支气管分泌物排出。

(二) 辅助清除气道分泌物

肺泡通气是氧转运链中的重要步骤,而遗留在气道的分泌物或黏液栓可能干扰气体交换。气道廓清技术主要涉及呼吸、手法、机械设备三方面,包括咳嗽、体位引流、叩击和主动循环呼吸技术等方法,可以有效增加用力肺活量和呼气流速,提高每次通气量,增大动脉氧分压,帮助慢性呼吸系统疾病患者排痰,并在一定程度上改善患者的心肺功能。

1. 咳嗽训练　一般来说,咳嗽是排出分泌物的有效的手段之一,分泌物可以通过呼出的气流抵抗重力作用并向头侧移动。咳嗽时,有较大的吸气量和较高的呼气流速,可以清除第六或第七节段支气管(肺段支气管)的分泌物。有效咳嗽可以分为 4 个阶段:第 1 阶段需要吸入足够的空气为有力咳嗽提供必要的气体,吸气量至少要达到当前肺活量的 60%;第 2 阶段涉及关闭声门(声带)以及腹部和肋间肌肉准备;第 3 阶段是主动收缩相关呼吸肌;第 4 阶段是声门打开和用力呼出空气。

除了训练患者形成有效的咳嗽反射,还可进行辅助咳嗽技术和哈咳技术。关于辅助咳嗽技术,需让患者仰卧于硬板床上或坐在有靠背的轮椅上,面对治疗师,治疗师的手置于患者的肋骨下角处,嘱患者进行深吸气,并尽量屏住呼吸,当其准备咳嗽时,治疗师的手用力向上向里推,帮助患者快速呼气,引起咳嗽。若痰液过多,可配合使用吸痰器。关于哈咳技术,嘱患者深吸气,在用力呼气时,说"哈"引起哈咳,可减少支气管痉挛的诱发,提高咳嗽、咳痰的有效性。对于不能按照要求进行咳嗽的患者,可考虑应用气管刺激技术和气管内吸痰技术。在进行咳嗽训练时,最好使用多次哈气排出分泌物,有脑血管破裂、栓塞或血管瘤病史者应避免用力咳嗽。相关证据表明,无论是在机械通气期间还是拔管后,咳嗽训练均能预防重症患者再插管。

2. 体位引流　又称支气管引流,是一种患者被放置在特定体位,待引流的每一个肺叶均处于较高位置,通过重力协助分泌物从外周向更大、更中央的气道移动的特定技术,能够有效促进分泌物排出。体位引流之前,使用雾化吸入支气管扩张剂或黏液溶解剂以促进排痰。对于能够咳出分泌物的患者,可用组织杯或试样杯接痰。另外,应准备好吸痰设备以辅助从人工气道或患者的口腔或鼻腔处清除分泌物。

3. 振荡排痰　目前,最常采用的方法为机械振动排痰法与手动叩击排痰法。机械振动排痰法主要借助机械设备,而手动叩击排痰法是通过胸壁震动气道使附着在肺、支气管内的分泌物松动脱落,刺激患者咳嗽,排出痰液。若采用手动叩击排痰法,患者需取半坐位或侧卧位,治疗师将手弯成杯状,利用腕部力量,从患者肺的下叶部开始,自下而上叩击,力度视患者的病情而定,频率为 30~40 次 /min,边拍边鼓励患者咳嗽,使痰液从周边肺野流向中心气道,必要时进行吸痰。在治疗过程中,注意观察患者的面部表情、生命体征、咳嗽、咳痰情况,出现呼吸困难或颅内压增高症状时,立即停止操作,待症状缓解后再进行。

4. 主动循环呼吸技术　主动循环呼吸技术是一种患者可控、无须借助外力、简单易学的呼吸训练和排痰方法,其主要由三个部分组成:①呼吸控制(即腹式呼吸和缩唇呼吸):呼吸时,膈肌放松和收缩使得腹腔内压变化,从而增加潮气量和保证最大吸气量,通过缩唇形成微弱阻力,延长呼气时间,增加气道压力,延缓气道塌陷;②胸廓扩张运动:相较于正常呼吸,具有较大的主动吸气量,增加了外周气道和呼气流量,更易松动气道分泌物;③用力呼气技术:相较于咳嗽,呼气时胸内形成较小的气道压力、一定的纵向剪切力和呼吸道管壁振动力,可以降低痰液的黏稠度,更利于痰液排出。为避免受到干扰,患者应于安静环境,穿着宽松的衣物,采取舒适放松的体位进行训练,但需注意不适宜进行腹式呼吸训练的患者不建议进行胸廓扩张运动。

（三）减轻呼吸做功

呼吸系统疾病、胸外科疾病和继发性呼吸障碍常伴随呼吸困难,这种功能状态会增加呼吸肌做功,降低呼吸效率,造成肺功能下降,严重影响患者的生活质量。在临床治疗中,治疗师会通过实施胸廓放松技术,建立正常呼吸模式和强化呼吸肌力量及耐力来增强呼吸控制,减轻呼吸做功。

1. **胸廓放松训练**　呼吸困难可能是由于胸廓活动受限,可动范围较小,无法满足通气模式的需要。在异常呼吸模式形成之前,松动肋间肌、增强胸廓活动可以激发胸壁在三个通气平面的扩张潜力。因此,胸廓放松训练是正常呼吸模式的前提,也是其他干预活动的基础,能够减轻无效呼吸、疲劳、疼痛等情况,提高其他交换效能。胸廓放松训练主要是通过肩部、胸部的放松或直接松解/牵伸过度紧张的肌群,刺激肌肉感受器来缓解由呼吸肌过度紧张引起的呼吸困难症状。

2. **呼吸训练**　为了扩张气管、减轻呼吸困难、提高呼吸效率,患者需要建立正确有效的呼吸模式,主要包括腹式呼吸和缩唇呼吸。腹式呼吸又称膈式呼吸,关键在于协调参与呼吸运动的膈肌和腹肌的活动。腹式呼吸时,患者可用三种体位(卧、坐、立)进行训练,采取吸鼓呼缩的呼吸方式,双手分别置于胸前及腹部,呼吸时胸部尽量避免活动,用鼻缓慢吸气,吸气时腹部尽量鼓起,充分吸气后稍作停顿或不停顿,然后缓慢呼气,腹部尽量回缩,同时手向上向内轻轻按压,帮助膈肌上升,做深长呼气。一般先由治疗师辅助指导,适应后由患者独立完成,每天3~5组,每组持续15~20min,6~10次/min,以不感觉憋气为宜。训练过程中,若患者出现气促、呼吸困难等不适症状,应及时中止训练。

除了腹式呼吸,缩唇呼吸是呼吸困难患者常用的另一种呼吸模式,通过保持气道较长时间开放,增加肺通气量,延长呼气过程,从而减低呼吸速度,减少呼吸做功,达到全身放松,尤其是对于重度气道阻塞患者。缩唇呼吸时,患者采用舒适体位,闭口经鼻吸气约2s,然后缩唇呈吹口哨样缓慢呼气4~6s,缩唇程度由患者自行调整,以能轻轻吹动前方30cm的白纸为宜,尽量将肺内气体呼出。吸气与呼气时间比为1:2或1:3,每天2组,每组持续10~15min,8~10次/min。在训练过程中,要求患者全程缓慢放松呼吸,感受呼吸模式,避免过度疲劳。

3. **呼吸肌训练**　呼吸肌是人体呼吸运动的重要动力来源,其功能强弱直接影响人体肺功能。与身体其他部位骨骼肌相同,呼吸肌可通过训练获得功能改善。呼吸肌训练是一种吸气肌或呼气肌持续、规范的训练,通过改善最大吸气压和最大呼气压以增加呼吸肌群的力量与耐力。临床上,常将呼吸肌训练分为力量训练和耐力训练,前者以高强度低频率为主,后者以低强度高频率为主。大量临床研究显示,最佳的呼吸肌训练频率为每周至少3次,每次20~30min,至少持续4周,但仍需因人而异。需要强调的是,训练处方应在患者能接受的范围内,若患者感到疲劳,则应适当更改训练处方。在训练过程中,避免患者过度使用呼吸辅助肌群,易增加气道阻塞,诱发支气管痉挛。对于呼吸困难患者,首先考虑辅助呼吸法和吸氧疗法,维持呼吸通畅。

（四）矫正呼吸相关姿势和体态

慢性呼吸系统疾病患者的姿势和体态改变与上胸部呼吸模式的过度使用、下胸部肋骨的扩张不足以及有效的呼吸模式减少密切相关,如慢性过度通气继发桶状胸、长期咳嗽继发肩胛带姿势异常等。因此,治疗师应详细评估并记录患者的姿势和体态状况,同时考虑患者的特定功能丧失情况及疼痛程度。根据评估结果,选择适当的物理治疗方法,常用的方法包括姿势放松技术、姿势矫正技术和运动控制训练以及胶带固定。

1. **姿势放松技术**　主要涉及胸部、肩部和骨盆。关于胸部和肩部放松,可应用渐进性肌肉放松训练,其是指肌肉进行最大化收缩后,将产生最大化放松。治疗师将手放在患者的肩胛带上,要求患者耸肩对抗治疗师的手并尽可能长时间保持。在整个治疗过程中,口头命令是非常重要的。另外,患者可通过向前和向后的肩部环绕运动来放松肩胛带,学会感知肩部紧张和放松的区别,并能独立地进行自我监测和调整。关于骨盆放松,治疗师常用语言和触觉引导的方法来帮助患者,使其骨盆恢复到更利于通气的位置。一般来说,轻微的骨盆相对后倾可以促进腹式呼吸,相对前倾可以促进胸廓扩张。

2. **姿势矫正技术和运动控制训练**　姿势矫正是利用姿势稳定肌的支持能力进行运动学习与训练,同时避免更强的原动力来代偿,以频繁轻柔地重复矫正运动或体位为原则进行运动控制,从而改变呼吸模式和调整呼吸困难程度。在这一方面,主要关注骨盆和膈肌。关于骨盆,最初的重点应该是矫正坐位时的骨盆后旋姿势,减少腰椎和胸椎后凸畸形,可考虑借助器具或结合其他治疗方法来维持适当姿势。关于膈肌,由于呼吸运动通常与肢体活动过程中躯干的体位控制相适应,因此应给予重点关注和训练。

3. **胶带固定**　在姿势再训练早期,适用于矫正坐姿的胶带可以提供本体感受反馈。胶带具有多种使用方法,横向胶带可以提升肩峰的侧缘,肩胛骨下缘胶带可以促进前锯肌运动,腋下胶带可以提升肩胛骨并减轻神经张力。需要注意的是,所有的胶带应依据患者的个人情况和需求来设计实施,对可能的皮肤反应和疼痛问题予以提示,确保使用舒适,若出现不适情况,应及时解除。

(五) 改善呼吸相关胸廓活动度

随着疾病的进展,呼吸系统疾病患者的肌源性胸痛的发生率不断上升,疼痛所导致的胸廓活动受限可能会抑制气道分泌物清除并增加呼吸做功。在呼吸系统疾病患者中,传统的扳法通常是治疗胸廓活动受限的禁忌,常用的改善方法包括关节松动技术、神经组织牵拉易化技术和主动活动技术。在治疗过程中,需要谨慎选择体位以尽量减少呼吸困难和疼痛。

1. **关节松动技术**　在一些慢性呼吸系统疾病患者中,即使选择了良好的体位和适宜的通气策略,仍不能改善低效的通气模式,这可能与胸壁缺少足够的活动范围有关。因此,无论是原发性肺功能障碍患者还是继发性肺功能障碍患者,均可从胸廓松动技术中获益。

在进行胸廓松动时,应首先将患者置于适当体位。仰卧位时,可于胸椎下垂直放置毛巾卷等物品增加前胸壁活动,同时,肋间肌和胸肌的拉伸更易促进上胸部扩张。为了更大程度地拉伸胸壁,要求患者视线追随所做的运动,进行超过头部的肩关节前屈,辅以适当的通气策略,若无法进行这一动作,可考虑采用类似于蝴蝶的姿势,即抬高手臂使肩关节屈曲、外展、外旋和肘关节弯曲。侧卧位时,可于负重侧下胸部下放置毛巾卷等物品松动胸廓侧面。为更大程度地扩张侧肋部,要求患者肩关节前屈或外展,配合吸气和向上凝视,若上肢不能活动,可对患者实施被动的躯干反向旋转技术。在坐或站等直立位时,可以使用相同的方法。若这些松动技术不能使患者的胸廓有足够的活动度以诱导有效的呼吸模式,可考虑使用肌筋膜松解术、软组织松解术等方法,结合适当的体位和通气策略。根据患者的耐受程度放置毛巾卷或枕头,应保证肩膀和骨盆与床面直接接触。在患者处于适当体位后,可以进行主动或被动拉伸,但应注意患者是否存在骨骼肌肉问题或皮肤损伤。

2. **神经组织牵拉易化技术**　当对患者胸廓神经组织进行诱发试验评估显示高激惹或受限时,治疗的主要目的应是牵拉和易化紧张部位的邻近结构并改善体位,以减少敏感组织的负荷。在治疗期间和治疗后,应注意监测治疗效果。若效果不够充分,可能需要于受限部位对神经组织进行轻柔松动而不是拉伸。

3. **主动活动技术**　主动或被动双臂屈曲和脊柱伸展可与深呼吸相结合,以提高肋骨的活动性。在坐位、四点跪位或靠墙的体位下,均可以完成自我主动活动,治疗师或家庭成员应协助进行运动并提供反馈信息。经开胸手术后,若患者因局部疼痛出现肩部或胸廓活动受限,可能需要对胸肋关节或肋横突关节进行轻柔的被动活动。另外,患者可能会限制切口侧手臂活动,应鼓励其在可忍受的疼痛范围内尽早活动,但初始阶段应避免外展和外旋,以减少对瘢痕组织的牵拉。

(六) 易化呼吸相关肌肉

呼吸系统疾病患者可能存在急性或慢性颈部、胸部或肋骨关节疼痛,这些情况会限制胸廓扩张能力,降低肺活量。对于限制性通气功能障碍患者,易化呼吸相关肌肉的物理治疗技术将辅助延长呼吸肌。研究显示,当采用本体感觉神经肌肉促进技术时,前三角肌和胸大肌的伸展可以增加肺活量和肩部运动范围。常用的辅助呼吸肌易化技术主要涉及胸锁乳突肌、斜角肌、斜方肌、膈肌等。一般来说,用于主动肌和拮抗肌的放松技术可能会增加持续性伸展和肌筋膜舒解效用。作为长期维持治疗的一部分,应尽可能教导者进行自我伸展和活动。

三、围手术期呼吸康复

目前,对于外科手术的评价标准不仅评判手术技术,而且关注患者的术后健康状况、恢复进度和社会活动参与情况等。因此,对于手术风险、术后并发症以及术后生存质量的评估至关重要。大部分需要进行手术的患者都可能存在长期不良生活习惯导致的健康问题,其与术后并发症的发生密切相关。在整个围手术期中,呼吸康复的介入对预防术后并发症,确保手术达到预期效果以及维持患者健康状况具有重要的作用。

在围手术期,应告知患者和家属当前的疾病状况以及可能引发的各种生理和病理改变,阐述手术风险以及术后可能出现的问题,强调手术前后进行呼吸康复的重要性,教导患者呼吸康复的常用方法,必要时可给予患者心理干预和营养建议。通过呼吸控制、有效咳嗽和运动训练等,能够帮助患者调节呼吸频率和呼吸模式,更加高效地清除气道分泌物,维持正常的关节活动度和肌肉力量。术后应尽早活动,包括床上翻身、坐起、体位转移以及站立步行等,直立位能够帮助患者改善通气,优化通气血流比。

关于运动训练,术前有助于维持良好的心肺适能,降低术后并发症的发生率,术后有利于长期的生存预后。运动方案主要包括有氧训练、力量训练与拉伸训练,需要根据患者的具体情况制定个体化运动处方,可参考美国运动医学会指南推荐的下述处方:①有氧训练处方:采用快走、功率自行车、四肢联动等方式,强度为 Borg 量表评分 4~6 分(0~10 分),频率为 4~8 周(至少 2 周,具体可依据手术时间安排),时间为 30~60min;②力量训练处方:采用上下肢大肌群阻力训练方式,强度为 Borg 量表评分 4~6 分(0~10 分),频率为 2 次 / 周;③拉伸训练处方:以上下肢大肌群为主,强度为拉伸至稍感不适,频率为 2 次 / 周。在运动中,应密切监测患者的血压、心率及血氧饱和度,若出现头晕、头痛、心慌等不适症状,应立即停止运动。

术前呼吸康复能够提升患者的氧转运能力,增加心肺储备功能,激发自主效能,提高手术耐受能力,减少术后并发症的发生。术后呼吸康复能够有效清除患者的气道分泌物,改善肺不张,预防肺部感染,缩短住院时长和降低医疗费用,维持并提高肌肉力量和耐力,减轻焦虑和压力,促使患者尽早恢复日常生活。虽然现阶段的呼吸康复仍存在一定的局限性,尚未形成国际共识和指南,但随着临床研究的不断深入,相信会有更完善的呼吸康复方案能够服务于更多的患者。

第七节 呼吸系统疾病的营养支持治疗

营养与呼吸作用关联密切,良好的营养状况在生命早期可预防某些呼吸系统疾病的发生;营养不良使肺功能和机体免疫力下降,增加呼吸系统疾病的发生率;同时呼吸系统疾病也会增加营养不良的发生率。

一、呼吸系统疾病的预防性营养因素

(一) 生命早期的营养干预

1. 喘息、哮喘 喘息是一种慢性气道炎性疾病,是婴幼儿期最常见的呼吸道症状之一。喘息性疾

病是全球儿童最常见的公共健康问题,近10年我国发病率及病死率呈明显上升趋势,在生命全周期中呈持续性伤害。哮喘患儿中老年后仍有47%~64%可能罹患哮喘,重症患儿50岁时发展为COPD的风险增加75%。在生命早期的营养干预可预防和降低儿童哮喘、喘息的发生。

(1)维生素D、鱼油和锌:遗传学研究表明,维生素D的多态性受体与儿童哮喘易感性有关。维生素D对胎儿发育过程有影响,影响肺成熟和免疫系统发育;维生素D可以通过饮食、补充剂或阳光来获得。怀孕期间孕妇膳食中高维生素D摄入量或补充维生素D可降低后代哮喘和喘息的风险,婴幼儿从0~3岁患哮喘和喘息的风险降低26%;如孕早期孕妇血清25-羟基维生素D[25(OH)D]水平≥30ng/ml,则哮喘和喘息的风险降低46%。在怀孕期间补充含有长链n-3多不饱和脂肪酸(long-chain n-3 polyunsaturated fatty acids,LCn-3PUFA)的孕期鱼油补充剂(2.4~2.7g/d)可减少儿童的哮喘、喘息发生,使后代患哮喘的风险降低63%。孕妇孕期锌摄入量和儿童气喘之间也存在负相关。除了产前补充,为了更充分地防止早期的气喘或者哮喘等疾病,可在出生后补充足够的维生素D,以保持25(OH)D水平在足够的范围内。

(2)母乳喂养:母乳喂养对预防哮喘有益,可减少早期喘息发作;对5~18岁青少年哮喘有保护作用,对有哮喘家族史的3月龄婴儿,完全母乳喂养可降低哮喘风险;但对持续哮喘的保护作用有限。

WHO建议在出生后1h内尽早开始母乳喂养,前6个月完全母乳喂养,并持续母乳喂养至2岁或2岁以上。因为母乳喂养对子代有许多其他的益处。母乳可显著降低支气管肺发育不良(broncho-pulmonary dysplasia,BPD)的风险,BPD的一个重要原因是氧化应激,可能由机械通气、感染等原因造成。母乳是一种免疫复合溶液,含有被动免疫生物活性成分(来自分泌型IgA和IgG等),还含有积极刺激婴儿免疫系统的因子。可同时提供保护和刺激信号,促进免疫功能发育,降低过敏性疾病的易感性。同时母乳还含有抗氧化成分,包括大量生育酚、胡萝卜素等,可减轻早产儿的氧化应激,可减少早产儿BPD的发生。此外,早产儿BPD的发生与糖类和维生素A缺乏有关,母乳可提供此类营养物质,帮助减少BPD的发生。

(3)孕期体重与饮食模式:孕妇肥胖和怀孕期间体重过度增加会增加儿童哮喘的风险,怀孕期间的母亲肥胖与子代哮喘或喘息概率增加是相关的;产妇体质量指数(BMI)每增加1kg/m²,儿童哮喘概率增加2%~3%。孕期每天摄入≥1瓶软饮料与患哮喘的概率增加有关。有限证据表明,孕期摄入饱和脂肪酸(saturated fatty acid)和西式饮食模式与气喘存在负相关。儿童时期的快餐消费可能会降低母乳喂养对哮喘的保护作用。西方饮食中富含脂肪和加工食品,会增加儿童哮喘或喘息的风险,含糖饮料(水果饮料和苏打水)与哮喘之间存在关联。

母亲孕期摄入致敏性食物(如花生、牛奶)与后代过敏和哮喘的减少有关。丹麦一项大型国家出生队列研究也发现,怀孕期间摄入花生、坚果和/或鱼类与后代哮喘风险降低有关。但不建议为降低哮喘发病风险在孕期改变既有膳食模式和饮食习惯。

2. 婴幼儿呼吸道感染(respiratory tract infection) 营养、免疫因素是呼吸道感染发病的内在因素。维生素D是一种免疫-神经内分泌调节素,缺乏时降低机体免疫力,增加感染风险;当维生素D不足时可影响机体支气管功能进而影响呼吸道清除能力。所以在怀孕期间孕妇补充维生素D对婴儿呼吸道感染有保护作用,出生时缺乏维生素D的儿童在出生后第1年患流感和呼吸道合胞病毒(respiratory syncytial virus,RSV)感染的风险增加。建议产前补充从孕早期开始,每日补充剂量需高于800IU/d。

3. 维生素D的适宜摄入量和食物推荐 维生素D是一种脂溶性类固醇,主要包括维生素D_2(麦角钙化醇)和维生素D_3(胆钙化醇)两种形式,维生素D_2的膳食来源主要为植物、菌类和酵母,通过紫外线照射麦角甾醇产生;维生素D_3及其代谢产物$25(OH)D_3$主要来源于动物肝脏、鲑鱼、鲭鱼、鲱鱼等鱼类、奶类及制品、蛋黄;也可紫外线照射皮肤产生。在日光照射获得的内源性维生素D合成最小的环境条件下,每天膳食摄入600~800IU(1μg=40IU,1IU=25ng)维生素D所对应的25(OH)D水

平 >20ng/ml。维生素 D 常见食物来源及含量见表 15-5；根据中国营养学会 2016 年版《中国居民膳食营养素参考摄入量》中各年龄段维生素 D 推荐摄入量,每日需保证各类食物的基本摄入量推荐见表 15-6。

表 15-5　维生素 D 的主要食物来源及其含量

食物	维生素 D 含量
鱼肝油	10~250μg/ 茶匙维生素 D_3
鲭鱼 / 鲐鱼 / 青花鱼(未烹饪、烤、熏)	3.5~12.8μg/100g 维生素 D_3
香菇(鲜)	2.5μg/100g 维生素 D_2
香菇(干)	40μg/100g 维生素 D_2
鲭鱼 / 鲐鱼 / 青花鱼(罐头)	3.2~7.4μg/100g 维生素 D_3
沙丁鱼(罐装)	3.3~10.8μg/100g 维生素 D_3
三文鱼(烟熏)	3.7~11.0μg/100g 维生素 D_3
三文鱼(生鲜)	4.7~11.3μg/100g 维生素 D_3
鳟鱼(烟熏)	3.8~7.4μg/100g 维生素 D_3
鳟鱼(生鲜)	4.36~7.9μg/100g 维生素 D_3
牛奶	0.01~1.4μg/100g 维生素 D_3
乳制品(酸奶,布丁,巧克力牛奶、奶酪)	0.1~1.2μg/100g 维生素 D_3
鸡蛋(生)	0.8~3.2μg/100g 维生素 D_3
鸡蛋黄	0.5μg/ 个维生素 D_3 或维生素 D_2
奶油	7.0~8.4μg/100g 维生素 D_3
黄油	0.9~12μg/100g 维生素 D_3
素奶油	0.1~0.5μg/100g 维生素 D_3
牛肉(生)	0.1~0.5μg/100g 维生素 D_3
羊肉	0.1~0.4μg/100g 维生素 D_3
鸡肉	0.1~0.63μg/100g 维生素 D_3
猪肉	0.1~0.63μg/100g 维生素 D_3
维生素 D 强化食品	
强化谷类食品	0.25~42μg/100g 维生素 D_3
谷类饮料	0.1~0.5μg/100g 维生素 D_3
面包	0.1μg/100g 维生素 D_3
意大利面和面条	0.1~0.2μg/100g 维生素 D_3
婴儿食品,代餐,功能性食品,营养制剂	0.2~1 190μg/100g 维生素 D_3

表 15-6　维生素 D 的推荐摄入量及各类食物推荐摄入量

人群 (年龄 范围)	维生素 D/(μg/d)	谷类 / (g/d)	蔬菜 / (g/d)	水果 / (g/d)	乳类 / (g/d)	大豆 / (g/d)	肉类 / (g/d)	蛋类 / (g/d)	水产品 / (g/d)
2~	10	85~100	200~250	100~150	500	35~105	15~25	20~25	15~20
4~	10	100~150	250~300	150	350~500	105	25~40	25	20~40
7~	10	150~200	300	150~200	300	105	40	25~40	40
11~	10	225~250	400~450	200~300	300	105	50	40~50	50
14~	10	250~300	450~500	300~350	300	105~175	50~75	50	50~75
18~	10	200~300	300~500	200~350	300	105~175	40~75	40~50	40~75
65~	15	200~250	300~450	200~300	300	105	40~50	40~50	40~50

(二)成人日常膳食及膳食补充剂

1. 成人哮喘、肺癌与 COPD

(1)维生素：哮喘是年轻人中最普遍的慢性疾病之一，且哮喘与小细胞肺癌和肺鳞状细胞癌的风险有关。来自随机对照试验的有限证据表明，补充维生素 D 可以改善吸烟者或戒烟者的肺功能，并且降低哮喘风险。维生素 D 可有益调节淋巴细胞、肥大细胞、抗原呈递细胞和结构细胞的活动，抑制过度的炎症反应。

癌症患者出于对抗疾病的意愿使用膳食补充剂。有研究提示部分一定剂量下补充剂可能有害，维生素与呼吸系统疾病的关系见表 15-7。

表 15-7　维生素与呼吸系统疾病的关系

参考 文献	Jian Liu 2017	Na Yu 2015	Adrian2017	David2017	Foumani2019	Adrian2014	Khan2017
疾病	肺癌	肺癌	哮喘	哮喘	COPD	COPD	COPD
研究 类型	meta 分析	meta 分析	meta 分析	系统综述和 meta 分析	RCT	RCT	RCT
干预 方式			为期 4~12 个 月的干预		在 8 周内补充 50 000IU 维生素 D₃/ 周；4 个月内补 充 50 000IU 维生素 D₃/ 月；安慰剂	干预 12 个月， 口服 3mg 维 生素 D₃/2 月	为期 6 个 月的每日 2 000IU 的 维生素 D 摄 入
研究 对象	813 801 例	10 261 例	轻到中度哮喘 患者(435 名儿 童和 658 名成 人)	1 078 例	63 例	干预组 122 名，安慰剂组 118 名	120 名急性 发作 COPD 患者(年 龄 46.28 岁 ± 8.83 岁)
结果	高维生素 D(或钙)摄 入量与肺 癌风险降 低和预后 改善相关	高 β- 胡萝 卜素和维 生素 A 摄 入可降低 肺癌的风 险	维生素 D 的 使用降低了使 用全身皮质类 固醇哮喘患者 的恶化率	维生素 D 补 充降低了使 用全身皮质 类固醇哮喘 患者恶化速 度	干预组的生活质量 优于对照组，维生 素 D₃ 的补充可提 高 COPD 患者生活 质量	维生素 D₃ 的 摄入可缓解 25 (OH)D₃ 低 于 50nmol/L 的 COPD 患 者的病情加重	维生素 D 的 摄入可降低 COPD 患者 的急性发作 次数

（2）ω-3 脂肪酸：COPD 的主要病理特征是阻塞性毛细支气管炎和肺气肿，以及黏液分泌增加。这主要是由慢性吸入刺激物，如吸烟、空气污染物和生物质燃料等引起。ω-3 脂肪酸参与限制和解决炎症过程，可改善 COPD 患者的临床结局。ω-3 脂肪酸的主要食物来源有豆油、菜籽油、亚麻籽、核桃、深海鱼和鱼油等。

（3）膳食模式：西方膳食模式，包括大量摄入精制谷物、加工肉、红肉以及甜点，具有促炎作用。同时高脂肪食物的摄入会增加气道炎症。食用高脂肪混合膳食已被证明能增加哮喘患者餐后 4h 的痰中性粒细胞，激活多种基因参与"免疫系统过程"，如 Toll 样受体 4（TLR4），表明气道炎症增加。例如，在印度，食用快餐、咸点心、油炸小吃、脂肪、坚果、干果、碳酸饮料可能与哮喘有关。而减少饮食饱和脂肪摄入与中性粒细胞减少有关。在严重哮喘的成年人中，较高的脂肪和较低的纤维摄入量与气道炎症的增加有关。

地中海饮食的特点是大量摄入蔬菜、豆类、水果、坚果、全谷类谷物和不饱和脂肪酸，油脂类以橄榄油为主，饮食中含有大量的鱼肉，畜禽类肉及其制品的摄入量很低；适度的乳制品，主要是奶酪或酸奶。研究表明地中海饮食模式具有抗炎作用。以地中海饮食为主要膳食模式的波兰居民，其肺癌的发生风险较低。不同膳食模式与呼吸系统疾病之间的关系见表 15-8。

表 15-8　膳食模式与呼吸系统疾病的关系

参考文献	Mohammad 2017	Barros1 2008	Abdel 2019	PAUL 2012	Gnagnarella 2013	Cristina 2003	Yanlai 2016	Hodge 2016
疾病	COPD	哮喘	哮喘	哮喘	肺癌	肺癌	肺癌	肺癌
研究类型	病例对照研究	横断面调查	横断面研究	RCT	队列研究	病例对照研究	meta 分析	队列研究
调查方法	食物频率问卷	食物频率问卷	食物频率问卷	食物频率问卷	食物频率问卷	食物频率问卷		食物频率问卷
研究对象	84 例 COPD 和 80 例对照，平均年龄 57 岁	174 例，平均年龄 40 岁 ±15 岁	105 例，年龄 19~64 岁	38 例	4 336 例参与者，178 例肺癌患者	342 例肺癌，292 例对照，年龄 ≥35 岁	13 548 例肺癌和 108 748 例对照	澳大利亚墨尔本的 41 514 名居民，基线年龄 27~75 岁
结果	COPD 患者和对照组之间的 DASH 评分存在显著差异。COPD 患者的维生素 C、维生素 E 和膳食纤维摄入量较低	严格坚持地中海饮食可降低哮喘风险。新鲜水果的摄入量越高，患哮喘的概率越低。乙醇的摄入量越高，则相反	西方饮食模式的哮喘控制更差	地中海饮食提高哮喘患者的生活质量和肺活量	食用红肉会增加肺癌的风险，地中海饮食降低肺癌的风险	胡萝卜、西红柿、橄榄油可以降低肺癌风险	健康的饮食模式与较低的肺癌风险相关	地中海饮食与肺癌风险存在负相关

2. 上呼吸道感染（upper respiratory tract infection，URTI）　多由病毒和细菌感染引起，可诱发支气管炎、肺炎等下呼吸道感染甚至全身各个系统的感染性疾病，严重者可引起死亡。适当补充某些营养素以及选择良好的膳食模式有预防作用或可缩短病程。

（1）益生菌：益生菌可减少上呼吸道感染急性发作的人数、平均时长，以及缩短抗生素的使用天数。益生菌数量充足时，其含有的乳酸菌可促进机体上皮屏障紧密连接和黏附连接的表达和调节，从而恢复上皮屏障的缺陷。一项系统综述显示，使用鼠李糖乳杆菌 GG 可以适度缩短呼吸道感染的持续时间。

（2）黄酮类化合物（flavonoid）：是广泛存在于植物性食物如蔬菜和水果中的一类天然活性物质。有研究表明：与对照组相比，补充类黄酮 0.2~1.2g/d，可以使上呼吸道感染的发生率降低 33%，且没有明显的不良反应。

（3）镁：研究表明，补充镁可以改善呼吸肌力量和重组的内源性脱氧核糖核酸酶的黏液溶解活性。有研究报告了镁在囊性纤维化中的用途：通过补充镁 300mg/d，时长为 8 周，发现镁补充剂对呼吸肌力量和内源性脱氧核糖核酸酶的黏液溶解活性具有明显的改善作用。

（4）膳食模式：研究表明，水果、蔬菜及抗氧化剂可以降低气道炎症，水果和蔬菜摄入量与哮喘儿童鼻灌洗时的 IL-8 蛋白呈负相关。对于哮喘的成年人，摄入富含抗氧化剂番茄红素的番茄汁，可减少气道中性粒细胞内流和痰中性粒细胞弹性蛋白酶活性。肠道微生物群负责产生一些最重要的代谢物，这些代谢物影响免疫和代谢反应，并可由不同的饮食模式调节。水果和蔬菜是膳食纤维的丰富来源，由肠道细菌发酵，产生代谢物，如短链脂肪酸（short-chain fatty acid，SCFA）。这些代谢物具有免疫调节机制，如激活代谢物敏感的 G 蛋白偶联受体（G-protein-coupled receptor，GPCR）以及表观遗传和基因转录调控，并影响过敏性气道疾病动物模型气道炎症和气道反应性。高纤维饮食可以防止气道过敏反应，这与结肠细菌和放线菌种类的增加以及厚壁菌门（Firmicutes）和变形杆菌的减少有关。高脂肪饮食还会改变肠道微生物的组成，特别是侵袭性细菌的扩张和定植，保护细菌的减少，以及短链脂肪酸浓度的降低。

二、呼吸系统疾病的营养管理

1. 营养与呼吸系统疾病的关系

（1）营养不良的病理生理学与临床结局：呼吸系统疾病患者由于通气和系统炎症反应，机体代谢率增加，能量消耗增加，对于蛋白质的需求增加。同时伴有胰岛素抵抗和高血糖状态，代谢负担加重。在呼吸系统疾病急性发作期（如急性呼吸系统感染、急性呼吸衰竭、机械通气状态下），及慢性呼吸系统疾病（COPD、结核病、肺肿瘤、肺纤维化）的长期消耗，机体分解代谢明显高于合成代谢，患者存在疾病消耗增加和 / 或经口摄食不足，无法达到充足的营养供给，往往存在不同程度的营养不良。营养不良一方面影响疾病治疗效果、延迟疾病恢复甚至导致疾病进展，另一方面使机体发生药物性肝损害的风险增加。营养不良与呼吸系统疾病相互影响，互为因果关系。

研究发现，多达 60% 的 COPD 住院患者和 45% 的 COPD 门诊患者有营养不良风险。营养状况是 COPD 预后的重要决定因素。超过 85% 的肺结核患者伴有营养不良，营养风险发生率高（72.4%~82%），营养不良导致细胞免疫受损，从而使个体从结核分枝杆菌潜伏感染到活动性肺结核的可能性增加，并将影响转归。肺癌是营养不良发生率最高的肿瘤之一，尤其在晚期肺癌患者中营养不良发生率可达 30% 以上。

因疾病所致机体代谢消耗和细胞因子对于肌肉的直接作用，慢性呼吸系统疾病患者（如 COPD、肺结核）往往存在体重丢失和全身蛋白质周转的增加，从而导致体重丢失中更多比例的是去脂体质（瘦体质）丢失。COPD 患者大多超重或肥胖，瘦体质较低；肺结核患者蛋白质及脂肪储存明显降低。瘦体质与慢性呼吸系统疾病患者呼吸困难严重程度、肺功能及生活质量显著相关。瘦体质指数低的患者，其最大吸气量、呼气流量峰值、手握力、CAT 评分下降明显。同时，营养不良会导致患者的呼吸肌功能恶化、呼吸困难和运动能力下降。男性瘦体质指数 $<17kg/m^2$，或者女性瘦体质指数 $<15kg/m^2$ 与慢性呼吸系统疾病患者的死亡风险增加相关。同时近 6 个月无意识的体重下降 >5% 会增加死亡风险。

（2）营养不良对肺功能的影响：营养不良与肺部疾病彼此影响，营养不良会使肺功能下降。有研究指出，营养不良会使肺功能下降，导致换气功能不佳，换气动力降低，易发生呼吸性酸碱中毒、并发或加重肺部感染。

1)呼吸肌肉耗损,导致换氧功能不全。当呼吸系统疾病患者体重减轻时,呼吸肌肉会损耗参与供能、成等比例下降,并且出现呼吸肌肉强度下降。

2)换氧动力降低:营养不良会改变呼吸调控能量,此类患者的换氧动力下降,新陈代谢率降低。这对于需要依赖换氧机制来获得足够换氧量的患者,影响非常大。若营养状况恢复即可改善。

3)呼吸系统的免疫力降低:营养不良会使呼吸系统的免疫力降低,营养不良导致肺部免疫防御机制受损使得肺部感染概率上升,而防御机制如下:①抗氧化防御机制受损:含硫氨基酸、铜、硒及维生素不足时,可能导致人体抗氧化的保护机制受损,使得自由基过量,直接与脂质、蛋白质、核酸作用或间接由致炎细胞的作用引起感染。②表面活性剂减少:肺表面活性剂是维持肺泡稳定及减少呼吸做功的重要物质,且可避免水分穿透肺泡,表面活性剂减少时,可能导致肺塌陷及肺炎。③免疫防御能力降低:肺泡直接与空气接触,所以常暴露在许多污染源、病原、感染原之下,因此防御能力非常重要。营养不良时会导致局部防御能力受损,使得呼吸道发病率、严重度增加。

4)营养不良对使用呼吸辅助机器患者、COPD 患者的呼吸肌影响最大。

(3)营养不良增加经济负担、降低临床治疗效果:存在营养风险和营养不良会导致呼吸系统疾病(如 COPD、肺癌)患者的临床结局和预后变差,同时会增加其经济负担。术前营养不良会使肺癌患者对手术的耐受力降低,平均术后住院时间明显延长。COPD 患者的营养不良发生率为 3.8%,不依赖机械通气的 COPD 患者营养不良与更高的医疗资源利用率和医疗费用有关(图 15-2)。

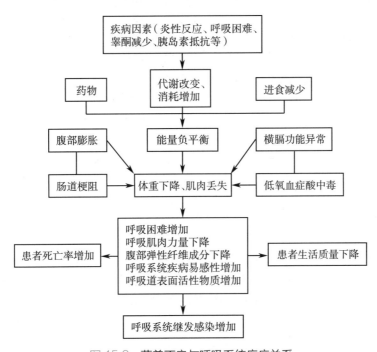

图 15-2　营养不良与呼吸系统疾病关系

2. 呼吸系统疾病的营养筛查与评价

(1)营养风险筛查:营养风险(nutritional risk)是指由于营养问题导致并发症的风险。营养筛查的目的是发现有营养风险(不是营养不良)的患者,当给予这些患者营养支持时,临床结局将明显得到改善。只要有"营养风险",即有因营养问题导致并发症的风险,就要开始营养治疗,是"抢先"治疗。

1)成人营养筛查:欧洲 ESPEN 指南推荐营养风险筛查 2002(nutritional risk screening 2002,NRS 2002)。现以 NRS2002 为例说明成人营养风险筛查。

A. 第一步营养筛查,见表 15-9。

表 15-9　NRS2002 营养不良危险因素筛查表(第一步)

筛查内容	是	否
BMI<18.5kg/m^2 ?		
患者在近 3 个月内是否有体重减轻?		
患者在最近 1 周内膳食摄入量是否减少?		
患者是否患有严重的疾病?（如是否在接受强化治疗?）		

若以上任何一个问题的回答为"是",进行第二步筛查。

若每个问题的回答都为"否",患者在以后每周进行一次预筛查。

若患者准备进行大手术,应进行预防性营养干预计划,这样可减少营养不良的风险。

B. 第二步营养筛查,见表 15-10。

表 15-10　NRS2002 营养不良危险因素筛查表(第二步)

营养状况		疾病状况	
正常 0 分	营养状况正常	正常 0 分	营养需求正常
轻度 1 分	3 个月内体重减轻 >5% 或前 1 周进食量少于需求量的 50%~75%	轻度 1 分	髋骨骨折合并急性并发症的慢性疾病如:肝硬化、COPD、肿瘤、糖尿病、血液透析
中度 2 分	2 个月内体重减轻 >5% 或 BMI(18.5~20.5)kg/m^2 或上周膳食摄入为需求量的 25%~50%	中度 2 分	腹部大手术、 卒中、 严重肺炎、恶性贫血
重度 3 分	1 个月内体重减轻 >5% 或 BMI<18.5kg/m^2 或上周膳食摄入为正常摄入量的 0%~25%	重度 3 分	头部损伤 骨髓移植 ICU 患者(APACHE>10)

评分:＋分:　　　 ＝总分:

年龄:年龄≥70 岁加 1 分　　　＝总分:

总分≥3 分:患者有营养不良的风险,应进行营养干预。

总分 <3 分:患者每周进行一次上述的营养筛查。如患者准备进行大手术,应进行预防性营养干预计划,这样可以减少营养不良的风险。

2) 儿科营养筛查:2008 年中华医学会肠外肠内营养学分会儿科协作组、中华医学会儿科学分会、中华医学会小儿外科学分会共同起草了《中国儿科肠外肠内营养支持临床应用指南》,并指出儿科营养风险筛查系通过测量身高、体重,并观察及其变化来实现(表 15-11)。

表 15-11　儿科营养风险筛查表

分级	年龄别体重	年龄别身高	身高别体重
正常	90~100	>95	>90
轻度营养不良	75~89	90~94	80~89
中度营养不良	60~74	85~89	70~79
重度营养不良	<60	<85	<70

年龄别体重:是反映近、远期营养状况的敏感指标,年龄的体重 <-2SD(standard deviation,SD),提示能量和营养素供给不足。

年龄别身高:身高增长缓慢或停止则反映有较长时间的营养亏空存在。年龄的身高 <-2SD 或

<P3 提示生长落后或身材矮小。

身高别体重：即身高的标准体重，其优点是不依赖于年龄。<-2SD 或 <P3 提示营养低下即"消瘦"，可能是急性饥饿或长期摄入不足造成的。

（2）营养状况评价：是营养师根据患者饮食史、临床表现、生化检测、人体测量等进行的综合性营养评价。主观全面评定（subjective global assessment，SGA）是 ASPEN 推荐的临床营养评估工具，其目的是发现营养不良，并对营养不良进行分级。MNA 是专门为老年人开发的营养筛查与评估工具，包括两步，第一步为营养筛查，第二步为营养评估。患者参与的主观全面评定（patient-generated subjective global assessment，PG-SGA）是专门为肿瘤患者设计的肿瘤特异性营养评估工具，由患者自我评估和医务人员评估两部分组成。

3. **呼吸系统疾病的营养治疗** 对呼吸系统疾病患者行营养支持的目标是维持和 / 或增加体重、适当增加机体肌肉含量。营养干预可能对营养不良的呼吸系统疾病患者有效，如果与运动方案相结合，效果会更好。在肺肿瘤术后应尽早恢复经口摄食或给予口服营养补充（oral nutritional supplement，ONS）。推荐对于肺肿瘤放化疗患者中存在营养风险和营养不良者可进行营养治疗，推荐首选肠内营养。

（1）肠内营养（enteral nutrition，EN）：当经口摄入普通饮食不能满足机体需求时，应口服 EN 补充剂。对呼吸系统疾病患者行营养支持时不能增加呼吸系统的负担，应该选择高脂肪低糖类配方 EN 制剂，以限制二氧化碳的产生，同时保持足够的蛋白质摄入量，以维持机体的肌肉质量。行肺功能康复计划和运动计划时，应该通过增加瘦体质和刺激食欲来增加 EN 治疗的效果，从而促进体重增加和肺功能改善。

高含量的脂肪比传统标准脂肪饮食更能让 COPD 患者受益。对于重度 COPD 患者，高脂肪 EN 制剂有助于减少二氧化碳的产生，从而减少通气时间和降低呼吸商，改善临床症状。为预防食欲减退和不必要的通气作用的影响，应该根据患者的临床症状和活动情况，给予每天 EN 制剂的剂量和热量，以确保能量摄入平衡。共识建议 EN 制剂的脂肪供能比应为 35%~65%，作为主要的能量来源。为了增加肌肉质量和蛋白质合成，蛋白质摄入量至少为每天体重的 1.5g/kg。

COPD 患者的口服营养补充剂还应包括维生素、矿物质和抗氧化剂，以及推荐的脂肪、蛋白质和糖类。研究发现 COPD 患者的维生素、维生素 C、维生素 E 等抗氧化剂水平降低。建议患者每天服用推荐剂量的维生素。同时对于长期使用类固醇的患者，需要补充钙和维生素 D。膳食功能可以帮助维持 COPD 患者的肠道功能，特别是老年患者。膳食纤维还可以帮助消化和改善呼吸功能。目前推荐每日膳食纤维 20~35g。患者在增加膳食纤维时应保持足够的水分避免便秘；减少盐的摄入量，以防止液体潴留，加重呼吸困难。

（2）肠外营养（parenteral nutrition，PN）：放疗后出现严重黏膜炎不能耐受 EN，且需要营养治疗的肺癌患者，推荐进行 PN。在稳定的 COPD 患者中，以葡萄糖为主要供能物质的 PN 会导致呼吸二氧化碳负荷增加。尤其是当葡萄糖负荷超过代谢能力时对 COPD 患者有害。应优先选择脂质作为能量来源以降低呼吸商，脂肪供能比至少为 35%，最多不能超过 65%。PN 对 COPD 患者预后的有益作用尚未证实。有限的证据表明对 EN 不耐受的 COPD 患者不能从 PN 中获益。

（3）免疫调节饮食：主要是指抗炎元素如二十碳五烯酸（EPA）、二十二碳六烯酸（DHA）和 γ- 亚麻酸（GLA）和抗氧化剂（如维生素 C、维生素 E 和 β- 胡萝卜素）丰富的饮食。可以通过在饮食中加入冷水鱼来增加膳食 ω-3 脂肪酸的摄入，如鲑鱼、沙丁鱼、金枪鱼、鲱鱼、比目鱼和鲭鱼。此外，大豆、核桃、亚麻籽和菜籽油富含 ω-3 脂肪酸。

ω-3（EPA 和 DHA）可以减少白三烯的产生、减少炎症的发生、减少前列腺素 E_2 的合成、降低肺泡 - 毛细血管膜的通透性；抗氧化剂能清除自由基，从而减轻炎症。但并不能降低急性肺损伤和急性呼吸窘迫综合征患者的死亡率；不能延长 28d 无呼吸机天数或 28d 非 ICU 天数。

4. **新型冠状病毒肺炎（coronavirus disease 2019，COVID-19）患者营养治疗**

（1）普通新型：COVID-19 患者常伴有食欲下降、进食不足或无法进食。应采取序贯营养支持的原

则,开展营养治疗;应根据患者机体总体情况、液体出入量、肝肾功能以及糖脂代谢情况制订具体营养治疗方案。具体如下:

1) 少量多餐,每天提供 6~7 次利于吞咽和消化的流质食物,以蛋类、大豆及其制品、奶类及其制品、米粉等为主,注意补充足量优质蛋白质;在病情逐渐缓解的过程中,可摄入半流质状态、易于咀嚼和消化的食物;随着病情好转,逐步向普通膳食过渡。

2) 如膳食未能完全满足患者的营养需求,可在医生或临床营养师指导下,适当口服 EN 制剂。

3) 在经口营养无法开展时,首选 EN,使用时需考虑通路建立以及消化道功能状况,酌情制订方案;可放置鼻胃管或鼻腔肠管,应用重力滴注或 EN 输注泵泵入营养液。

4) 如 EN 短时间内不能达到营养治疗目标的 60%,需考虑开展补充性肠外营养或全肠外营养。

5) 在肠内 PN 支持早期阶段,应给予推荐营养供给量的 60%~80%,病情减轻后再逐步补充能量及营养素,直至达到营养治疗目标。

(2) 重症:COVID-19 重症患者发热、C 反应蛋白升高、蛋白质减少的比例显著高于非重症患者,提示能量消耗、蛋白质分解代谢更严重,因此其营养治疗也有别于其他患者,要求更多的蛋白质供给。推荐能量 15~30kcal/(kg·d)。有条件的医院建议应用能量代谢车计算患者能量供给。给予蛋白质 1.2~2.0g/(kg·d),增加支链氨基酸供给。糖 / 脂比为 (50~60):(40~50)。推荐结构脂肪乳或中长链脂肪酸,提高鱼油(ω-3 多不饱和脂肪酸为主)和橄榄油(ω-9 单不饱和脂肪酸为主)比例。非蛋白质能量 / 氮比为 (100~150kcal) /1g。

对于 COVID-19 患者及时给予早期 EN 具有重要意义。进入重症监护病房 48h 内启动的早期肠内营养(early enteral nutrition,EEN)与 48h 后启动的 EN 相比,具有显著改善临床预后的优势。重症患者口服摄食少于推荐目标量能量和蛋白质的 60% 时,建议及时给予 ONS,其推荐剂量除日常饮食外,额外补充 400~600kcal/d。合理的 ONS 使患者在营养、功能、临床以及经济学方面获益。

COVID-19 患者出现严重的胃肠道不良反应时,PN 成为一种必需措施。PN 推荐使用全合一制剂取代多瓶输注。重症患者宜采用个体化的 PN 处方配制全合一制剂,并将鱼油、橄榄油作为 PN 处方中脂肪乳剂的一部分加以考虑,注重微量营养素的补充。PN 不仅改善营养状况,而且在疾病治疗和成功脱离呼吸机方面有积极作用,有助于患者度过危险期,促进康复。病情稳定后及时给予滋养性 EN,逐步过渡至正常 EN。

COVID-19 重症患者 PN 配方要求提高脂肪、氨基酸比例,降低葡萄糖比例,优先选择中长链脂肪乳剂,提高 ω-3 和 ω-9 脂肪酸比例。EN 制剂首选普通配方。合并糖尿病的新冠肺炎重症患者选用糖尿病专用特殊医学用途配方食品。呼吸功能不全患者选择低糖类高脂肪的特殊医学用途配方食品,采用少食多餐方式来避免餐后呼吸困难和腹胀的发生。富含 ω-3 多不饱和脂肪酸、谷氨酰胺和核苷酸等免疫营养素的营养制剂通过抑制炎症反应、改善免疫功能,促进重症患者的康复。益生菌、益生元等对胃肠胀气、腹泻等有一定作用,微生态平衡也有一定的疗效,在病情稳定的情况下可酌情应用。但要严格掌握适应证,权衡利弊。

病情及胃肠功能逐步好转后可增加深色蔬菜、水果及豆类等富含维生素 C、维生素 E、类胡萝卜素、硒等抗氧化匀浆饮食的摄入,以减少肌肉有关的氧化应激损伤。

5. 体外膜氧合营养支持 体外膜氧合(extracorporeal membrane oxygenation,ECMO)是一种用于严重呼吸和 / 或心力衰竭患者的治疗方式。营养支持可以改善 ECMO 患者的预后和康复。

对于危重患者使用 EEN 的安全性仍不确定,特别是那些处于休克状态和使用大剂量血管加压素的复发状态的患者。传统观点认为在 ECMO 支持期间应延迟或者停止 EN。但最近的欧洲指南基于专家的意见,指出早期 EN 在 ECMO 患者中是安全和可行的。

鼻饲是接受 ECMO 支持患者最常见的营养支持途径。据报道,PN 在接受 ECMO 支持患者中的比率为 4%~30%。在接受 ECMO 治疗的患者中使用 PN 仍然存在争议,因为脂质渗入氧合器可能会引起氧合器失效。可以通过定期监测三酰甘油来确定风险,或者采用无脂 PN。对于接受 PN 的

ECMO患者,可常规每天监测一次血脂的氧合气体交换。

　　美国肠内和肠外营养学会指南建议在所有危重患者中使用营养风险评分工具来确定能量和蛋白质的剂量。间接量热法被认为是确定危重成人能量消耗的金标准,被推荐为循证营养指南的第一线选择。根据一般危重患者指南,推荐ECMO患者能量20~25kcal/kg。ESPEN指南建议,当患者进入危重疾病的恢复阶段,推荐能量25~30kcal/kg。对于脱离呼吸机仍在接受治疗ECMO的患者,可将能量供应增加到30kcal/kg,目前没有研究测量接受ECMO患者的能量消耗。

　　对接受ECMO的患者,蛋白质供给应≥1.2g/(kg·d),当蛋白质供给量达到需求量的80%以上,可以降低危重非ECMO患者死亡率。

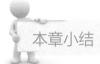

本章小结

　　1. 氧疗是提高血氧分压和血氧饱和度,缓解和纠正机体缺氧最常用的医疗措施。根据病情,选择不同的吸氧方式和吸氧浓度,才能保证治疗效果和安全。

　　2. 雾化吸入治疗是用雾化的方法使药物达到靶向部位。了解不同雾化方法的原理、区别和优缺点,为患者选择合适的雾化治疗方式。

　　3. 机械通气是治疗急、慢性呼吸衰竭的重要手段。了解无创正压通气和有创机械通气的适应证、禁忌证和并发症,熟悉各种机械通气的模式与参数设置,以及如何撤机。

　　4. 支气管镜是呼吸疾病诊断和治疗中最重要的工具之一。了解常用的支气管镜治疗性技术,包括气道异物取出、高频电和APC、冷冻以及气管支气管支架置入术的适应证、禁忌证和并发症等。

　　5. 了解外科技术在呼吸系统疾病中的基本应用。

　　6. 呼吸康复已经成为慢性呼吸系统疾病患者治疗中不可或缺的部分,可以调整因呼吸功能受损引发的一系列临床问题,减轻因呼吸疾病造成的日常活动能力障碍,改善患者因呼吸功能减弱造成的社会活动度降低或活动能力的缺失。

　　7. 呼吸系统疾病患者营养不良发生率较高,营养不良会使呼吸系统疾病患者经济负担增加、临床治疗效果降低。呼吸系统疾病患者应该开展早期营养状况评价,营养治疗应选择高脂肪低碳水化合物的配方。

思考题

　　1. 氧疗的目的是什么? 氧疗的副作用如何预防?

　　2. 雾化治疗如何分类? 有哪些适应证和禁忌证?

　　3. 无创正压通气适用于哪些疾病?

　　4. 简述气道狭窄的类型。

　　5. 营养不良对肺功能有哪些影响?

（罗壮 张伟 郭琪 胡雯）

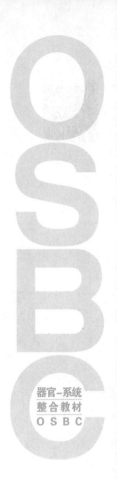

器官-系统
整合教材
OSBC

第四篇
呼吸系统疾病与临床

第十六章

急性上呼吸道感染和
急性气管支气管炎

呼吸道由鼻腔、咽、喉、气管、支气管组成,是气体进出的通道。呼吸道具有对吸入气体进行加温、湿润、过滤、清洁、防御等保护作用。呼吸道功能受损、机体免疫力下降或致病原大量吸入等原因可引起呼吸道炎性病变,包括急性上呼吸道感染和急性气管支气管炎。其中急性上呼吸道感染(简称上感)是由各种病毒和/或细菌侵犯上呼吸道引起的急性炎症的总称,以病毒感染最为常见。急性气管-支气管炎是由感染、物理、化学刺激或过敏因素引起的气管支气管黏膜的急性炎症。

第一节　急性上呼吸道感染

一、概述

（一）概念

急性上呼吸道感染(acute upper respiratory tract infection,AURTI)简称上感,为外鼻孔至环状软骨下缘包括鼻腔、咽或喉部急性炎症的总称。发病不分年龄、性别、职业和地区,免疫功能低下者易感。通常病情较轻、病程短、可自愈,预后良好。

（二）流行病学

上感全年皆可发病,以冬春季节多发,散发为主,亦可在气候突变时小规模流行。主要通过患者喷嚏、咳嗽和含有病毒的飞沫空气传播,也可通过与污染的手和用具接触传播。感染后产生的免疫力较弱而短暂,病毒间也无交叉免疫,故可反复发病。

二、病因与发病机制

急性上感中 70%~80% 由病毒引起,包括鼻病毒(在高峰季节近 80% 的急性上呼吸道感染是由鼻病毒感染引起的)、冠状病毒、腺病毒、流感和副流感病毒、呼吸道合胞病毒、埃可病毒、柯萨奇病毒等。另外约 20%~30% 为细菌引起,可单纯发生或继发于病毒感染,如口腔定植菌溶血性链球菌,其次为流感嗜血杆菌、肺炎链球菌和葡萄球菌等,偶见革兰氏阴性杆菌。淋雨、受凉、气候突变、过度劳累等可降低呼吸道局部防御功能,致使病毒或细菌迅速繁殖诱发本病,或者直接接触携带病原体的患者亦可诱发。但是否发病,取决于传播途径和人群易感性。老幼体弱、免疫功能低下或有慢性呼吸道疾病,如鼻窦炎、扁桃体炎者更易发病。学龄前儿童每年上呼吸道感染次数为 4~8 次,成年人平均每年 2~4 次。

三、病理

组织学上可无明显病理改变,亦可出现上皮细胞损伤,以及炎症因子参与发病,使上呼吸道黏膜充血和分泌物增多、单核细胞浸润、浆液性及黏液性炎性渗出。继发细菌感染者可有中性粒细胞浸润及脓性分泌物。黏膜局部充血导致临床上出现鼻塞、咽喉疼痛,咽鼓管水肿可导致听力障碍或诱发中耳炎。

四、临床表现

临床表现有以下类型。

(一) 普通感冒(common cold)

俗称"伤风",由鼻病毒、腺病毒、副流感病毒、呼吸道合胞病毒、肠道病毒和冠状病毒等引起,以鼻病毒最为常见。起病较急,主要表现为鼻部症状,如喷嚏、鼻塞、流清水样鼻涕,也可表现为咳嗽、咽干、咽痒或烧灼感甚至鼻后滴流感。后三种表现与病毒诱发的炎症介质导致的上呼吸道传入神经高敏状态有关。2~3d后鼻涕变稠,可伴咽痛、头痛、流泪、味觉迟钝、呼吸不畅、声嘶等,有时可由于咽鼓管炎致听力减退。严重者有发热、轻度畏寒和头痛等。体检可见鼻腔黏膜充血、水肿、有分泌物,咽部可为轻度充血。一般5~7d痊愈,出现并发症者可致病程迁延。

(二) 急性病毒性咽炎和喉炎

急性病毒性咽炎由鼻病毒、腺病毒、流感病毒、副流感病毒以及肠病毒、呼吸道合胞病毒等引起,临床表现为咽痒和灼热感,一般咽痛不明显,咳嗽少见。当吞咽疼痛时,常提示有链球菌感染。查体咽部明显充血水肿,颌下淋巴结肿大且触痛。急性喉炎多由鼻病毒、流感病毒、副流感病毒及腺病毒等引起,临床表现明显声嘶、讲话困难,可有发热、咽痛或咳嗽,咳嗽又使咽痛加重。查体可见喉部充血、水肿,局部淋巴结轻度肿大和触痛,有时可闻及喉部的喘息声。

(三) 急性疱疹性咽峡炎

多由柯萨奇病毒A引起,多于夏季发作,以儿童多见,偶见于成人。表现为明显咽痛、发热。查体可见咽部充血,软腭、悬雍垂、咽及扁桃体表面有灰白色疱疹及浅表溃疡,周围伴红晕,以后形成疱疹。病程约1周。

(四) 急性咽结膜炎

主要由腺病毒、柯萨奇病毒等引起,表现为急性滤泡性结膜炎,并伴有上呼吸道感染和发热的病毒性结膜炎。多发于夏季,由游泳传播,儿童多见。表现发热、咽炎、结膜炎三大症状。一般病程4~6d。

(五) 急性咽扁桃体炎

病原体多为溶血性链球菌,其次为流感嗜血杆菌、肺炎链球菌和葡萄球菌等。起病急,咽痛明显,伴发热、畏寒,体温可达39℃以上。查体可见咽部明显充血,扁桃体肿大充血,表面可有黄色脓性分泌物,有时伴颌下淋巴结肿大、压痛。

五、辅助检查

(一) 血常规

病毒感染者白细胞计数正常或偏低,伴淋巴细胞比例升高。细菌感染者可有白细胞计数与中性粒细胞增多和核左移现象。

（二）病原学检查

一般无须进行病原学检查。必要时可用鼻拭子、咽拭子病毒核酸检测、血清学诊断等方法确定病毒的类型。细菌培养可判断细菌类型并做药物敏感试验以指导临床用药。

（三）X 线胸片检查

如需鉴别肺炎时可考虑，一般无须此项检查。

六、并发症

少数患者可并发急性鼻窦炎、中耳炎、气管支气管炎。以咽炎为表现的上呼吸道感染，部分患者可继发溶血性链球菌引起的风湿热、肾小球肾炎等，少数患者可并发病毒性心肌炎，应予警惕。有基础疾病的患者如慢阻肺、哮喘和支气管扩张等，可诱发急性加重。心功能不全患者可出现心衰加重。

七、诊断与鉴别诊断

根据鼻咽部症状和体征，结合血常规和胸部 X 线检查可作出临床诊断。特殊情况下可进行细菌培养和病毒分离，或病毒血清学等检查确定病原体。诊断流程图见图 16-1。但须与初期表现为上感样症状的其他疾病鉴别。

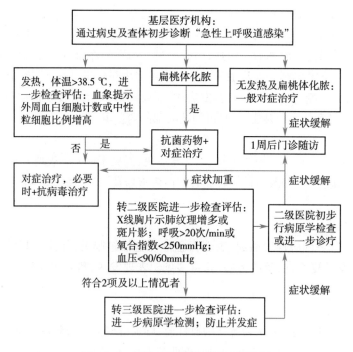

图 16-1　急性上呼吸道感染诊断流程

（一）过敏性鼻炎

起病急，常表现为鼻黏膜充血和分泌物增多，伴有突发性连续喷嚏、鼻痒、鼻塞和大量清涕，咳嗽较少，一般无发热。多由过敏因素如螨虫、灰尘、动物毛皮、温度等刺激引起。脱离过敏原后，数分钟至 1h 内症状即消失。可见鼻黏膜充血、水肿；鼻分泌物涂片可见嗜酸性粒细胞增多，可通过过敏原检测明确过敏原。

（二）流行性感冒

为流感病毒引起，时有小规模流行，病毒发生变异时可有大规模暴发。起病急，鼻咽部症状较轻，全身症状重。采集患者血、鼻、咽或下呼吸道标本分泌物等进行病毒抗原检测、病毒核酸检测、病毒分离和血清学检测等可明确诊断。本节末附有流行性感冒的介绍。普通感冒与流感的鉴别诊断详见表16-1。

表 16-1 普通感冒与流感的鉴别诊断

项目	普通感冒	流感
病原	鼻病毒、冠状病毒、腺病毒、流感和副流感病毒以及呼吸道合胞病毒、埃可病毒和柯萨奇病毒等	流感病毒
季节性	季节性不明显	有明显季节性
发热程度	不发热或轻、中度热,无寒战	多高热(39~40℃),可伴寒战
发热持续时间	1~2d	3~5d
全身症状	呼吸道卡他症状为主,全身症状少或没有	呼吸道卡他症状轻,全身症状重,头痛、全身肌肉酸痛、乏力
并发症	少见	可以出现中耳炎、肺炎、心肌炎、脑膜炎或脑炎等
治疗方案	通常不经治疗或对症治疗即可治愈	需要抗病毒治疗
病死率	较低	较高,死亡多由于流感引起原发病(肺部疾病、神经系统疾病及心脏等)急性加重或出现并发症(肺炎、心肌炎、脑膜炎或脑炎等)

（三）急性气管支气管炎

表现为咳嗽、咳痰,鼻部症状较轻,细菌感染者外周血白细胞计数可升高,X线胸片示肺纹理增强。

（四）急性传染病前驱症状

部分病毒感染性疾病,如麻疹、脊髓灰质炎、脑炎、肝炎和心肌炎等,疾病前期表现类似。初期可有鼻塞、头痛等类似症状。但这些疾病常常有流行季节和地区,并具有一些特异性的症状和体征,必要时需进行必要的实验室检查,以免误诊。

八、治疗

由于目前尚无特效抗病毒药物,以对症治疗为主。

（一）对症治疗

1. **一般治疗** 发热、病情较重或年老体弱者应卧床休息,多饮水,保持室内空气流通,防止受凉。

2. **解热镇痛药** 有头痛、发热、全身肌肉酸痛等症状者,可酌情使用解热镇痛药等。见表16-2。

表 16-2 常用解热镇痛类药物用法及注意事项

药品类别	药物名称	用法	注意事项
乙酰苯胺类	对乙酰氨基酚	6~12岁儿童0.25g,>12岁儿童或成人0.5g,每4~6h一次	用于解热连续使用不超过3d,用于镇痛连续使用不超过5d
水杨酸类	阿司匹林	儿童每次5~10mg/kg,3~4次/d;成人0.3~0.6g/次,必要时每4~6h重复1次	用于解热连续使用不超过3d,用于镇痛连续使用不超过5d
	赖氨匹林	成人0.9~1.8g/次,2次/d;儿童10~25mg/(kg·d),肌肉或静脉注射	-

续表

药品类别	药物名称	用法	注意事项
芳基乙酸类	双氯芬酸	缓释控释剂型：成人 50mg/次，1~2 次/d	-
		口服常释剂型：成人 25~50mg/次，2~3 次/d	24h 用量不超过 150mg
	吲哚美辛	缓释剂型：25~50mg，2 次/d	-
芳基丙酸类	布洛芬	口服常释剂型：儿童每次 5~10mg/kg，3 次/天，成人 0.2~0.4g/次，每 4~6h 一次	最大限量为 2.4g/d，用于解热连续使用不超过 3d，用于镇痛连续使用不超过 5d
		口服溶液剂型：<12 岁儿童按体重每次 5~10mg/kg，必要时每隔 4~6h 重复 1 次	24h 用药不超过 4 次
		缓释控释剂型：>12 岁儿童及成人每次 0.3~0.6g，2 次/d	

3. **抗鼻塞抗过敏药物**　有鼻塞、鼻黏膜充血、水肿、咽痛等症状者，可应用盐酸伪麻黄碱等选择性收缩上呼吸道黏膜血管的药物。有频繁喷嚏、多量流涕等症状者，可酌情选用马来酸氯苯那敏、氯雷他定或苯海拉明等抗组胺药物。

4. **镇咳**　对于咳嗽较剧烈者，可给予氢溴酸右美沙芬、可待因等镇咳药。痰多者可给予祛痰治疗。

5. **缓解症状**　临床常用药物均为复方非处方药（OTC）制剂。鉴于这类药物常有头晕、嗜睡等不良反应，故宜在睡前服用，驾驶员和高空作业者避免使用。临床常用抗感冒药复方制剂的组成成分及作用见表 16-3。

表 16-3　临床常用抗感冒药复方制剂的组成成分及作用

药品名称	解热镇痛	抗过敏	收缩血管	镇咳	中枢兴奋剂	抗病毒	其他
美扑伪麻片	对乙酰氨基酚	氯苯那敏	伪麻黄碱	右美沙芬	-	-	-
复方氨酚伪麻缓释胶囊	-	氯苯那敏	伪麻黄碱	-	-	-	-
氨酚伪麻美芬片Ⅱ	对乙酰氨基酚	-	伪麻黄碱	右美沙芬	-	-	-
氨麻苯美片	对乙酰氨基酚	苯海拉明	伪麻黄碱	右美沙芬	-	-	-
复方氨酚烷胺片/胶囊	对乙酰氨基酚	氯苯那敏	-	-	咖啡因	金刚烷胺	人工牛黄
酚咖片	对乙酰氨基酚	-	-	-	咖啡因	-	-
氨咖黄敏胶囊	对乙酰氨基酚	氯苯那敏	-	-	咖啡因	-	人工牛黄

（二）抗病毒药物治疗

一般无须抗病毒药物。

（三）抗生素治疗

单纯病毒感染无须使用抗生素。有外周血白细胞升高、咽部脓苔、咳黄痰和流鼻涕等细菌感染证据，可根据当地流行病学情况和经验选用抗生素。

（四）中药治疗

中医学将上感分为风寒、风热、暑湿三种证型。可采取辨证施治给予疏散风寒、风热或解表化湿功效的中药治疗。

九、预后与预防

一般预后良好，但要警惕并发症。当药物治疗后症状不缓解，或出现耳鸣、耳痛、外耳道流脓等中耳炎症状，或恢复期出现胸闷、心悸，眼睑水肿、腰酸或关节疼痛者，应及时就诊。

预防措施包括加强锻炼、增强体质、改善营养、饮食生活规律、避免受凉和过度劳累有助于降低易感性，是预防上呼吸道感染最好的方法。年老体弱易感者应注意防护，疾病流行期时应戴口罩，避免出入人口密集的公共场所，保持良好的呼吸道卫生习惯，咳嗽或打喷嚏时用上臂或纸巾、毛巾等遮住口鼻，咳嗽或打喷嚏后洗手，尽量避免触摸眼睛、鼻或口；出现呼吸道感染症状应居家休息，及早就医。

［附］流行性感冒

一、概念及流行病学

流行性感冒（influenza）简称流感，是由流感病毒引起的急性呼吸道传染病。具有流行面广、传染性强及发病率高等特点。1918—1919 年，由 H1N1 甲型流感病毒引起的流感全球性大流行，造成了 4 000 万~5 000 万人死亡。此后多次出现流感的暴发流行，1957—1958 年由 H2N2 甲型流感病毒引起的流感，死亡人数约 200 万。1968—1969 年，H3N2 甲型流感病毒引起的流感，造成约 100 万人死亡。1997 出现了"高致病性禽流感"的暴发流行，截至 2018 年 7 月，累计确诊 1 625 例 H7N9 禽流感，其中 623 例死亡，病死率为 38%。同时还有散发感染 H9N2、H5N6 和 H10N8 等禽流感报道，且多为重症，病死率极高。2009—2010 年新型甲型 H1N1 流感大流行期间，我国内地累计确诊 127 885 例，其中 31 651 例接受住院治疗，805 例死亡。据估计，全球每年有 291 243~645 832 例患者死于季节性流感相关性呼吸道疾病。

二、病原体

流感病毒为单股负链 RNA 病毒，属正黏病毒科。流感病毒的结构从内到外由核心、衣壳和膜组成，包膜分为内、外两层。内层为基质蛋白（M1），外层为脂质包膜，镶嵌有两种突出病毒表面呈辐射状的糖蛋白刺突（spike），分别是柱状的血凝素（hemagglutinin，HA）和蘑菇状的神经氨酸酶（neuraminidase，NA）。依据核蛋白和基质蛋白 M1 抗原性的不同，分为甲（A）、乙（B）、丙（C）和丁（D）四型。甲型流感病毒又根据 HA 和 NA 蛋白抗原性不同而分为不同的亚型，至今已鉴定出 18 个 HA 亚型和 11 个 NA 亚型。甲型流感病毒常引起大流行，病情较重；乙型流感病毒抗原性比较稳定，人类是其唯一的宿主，可在局部地区流行；丙型流感病毒抗原性最稳定，对人类危害较小。

抗原变异是流感病毒独特的、最显著的特征。流感病毒可出现抗原漂移和抗原转变，前者编码表面抗原（HA、NA）基因点突变累积导致抗原位点的改变，为量变，变异幅度小；后者由于基因组重排导致新的亚型出现,为质变,变异幅度大。甲型流感可以出现大型变异(H、N 均变异),亚型变异(H 大变异,N 不变或小变异)和变种变异(H、N 均小变异)。根据抗原变异的大小,人体对变异的新病毒可完全无效或部分无效,引起流感流行。且由于流感病毒抗原性变化较快,人类无法获得持久的免疫力。流感大流行时无明显季节性,散发流行以冬、春季较多。

三、发病机制和病理

流感病毒主要通过空气中的含病毒颗粒人 - 人传播。甲、乙型流感病毒与含有唾液酸受体的呼吸道上皮细胞表面相结合而启动感染。通过内吞作用进入细胞,在细胞核内病毒基因组进行转录和复制,产生大量新的子代病毒颗粒。再通过神经氨酸酶的作用从细胞释放,进而继续侵入其他细胞。流感病毒感染人体后,可以诱发细胞因子风暴,导致全身炎症反应,出现急性呼吸窘迫综合征、休克及多脏器功能衰竭。

流感的病理变化主要表现为呼吸道纤毛上皮细胞呈簇状脱落、上皮细胞化生、固有层黏膜细胞充血、水肿伴单核细胞浸润等病理变化。重症肺炎可发生弥漫性肺泡损害伴急性间质性肺炎,气管、支气管和肺泡上皮不同程度的坏死脱落,肺组织内中性粒细胞、淋巴细胞和单核细胞浸润,广泛微血栓和血栓形成,透明膜形成。随着病程发展,肺组织纤维化形成,细支气管及肺泡上皮增生,鳞状上皮化生,一般鳞状上皮化生的肺泡位于细支气管周围,呈灶状分布。并发脑病时表现为脑内血管阻塞、微血栓形成、血管周围出血和水肿,尤其以脑中线区深部核团、脑干部位显著,但无单核细胞浸润的炎症表现。并发心脏损害时出现心肌细胞肿胀、间质出血,淋巴细胞浸润、坏死等炎症反应。

四、临床表现

流感起病急,有明显的流行和暴发。高热、头痛、乏力和全身肌肉酸痛等全身症状明显,而呼吸道卡他症状轻微。部分患者可伴有眼结膜充血、胸骨后不适以及呕吐、腹痛、腹泻或便秘等胃肠道症状。无并发症者病程多呈自限性,病程第 3~4d 后体温逐渐消退,全身症状好转,但咳嗽和疲倦感可迁延日久,恢复常需 1~2 周。

肺炎是流感最常见的并发症,分为原发性流感病毒性肺炎、继发性细菌性肺炎和混合性肺炎。一般在病程第 2~4d 后出现,或治疗后病情短暂好转,但又重新出现发热、咳嗽、咳脓性痰、呼吸困难等症状,肺部有湿性啰音及肺实变体征,全身炎症反应,严重者可致休克、弥散性血管内凝血、循环衰竭,甚至死亡。

流感患者和隐性感染者是主要传染源。被感染的禽类动物也可能是传染源。潜伏期一般 1 周以内,多为 1~3d。从潜伏期末到急性期都有传染性,健康成人感染流感病毒后 3~5h 即可释放病毒,病初 2~3d 传染性最强。免疫功能受损患者排毒时间可超过 1 周,感染 H5N1、H7N9 禽流感病例可达 1~3 周。流感主要通过咳嗽、咳痰和打喷嚏等飞沫传播,也可经口腔、鼻腔、眼睛等黏膜直接或间接接触传播。通过接触共用物品也可能引起感染。人感染禽流感主要通过直接接触受感染的动物或受污染的环境而获得。

人群普遍易感,病后短期内有一定免疫力,由于流感病毒常常发生变异,故可反复感染。重症病例常见于以下人群:①妊娠或产后 2 周健康女性;② 65 岁及以上人群;③肥胖者(体重指数 >30);④伴有以下基础疾病者:慢性阻塞性肺病、心血管系统疾病(高血压除外)、肾病、肝病、血液系统疾病、神经系统及神经肌肉疾病、代谢性疾病(如糖尿病)以及免疫抑制者(如肿瘤、长期使用激素、免疫抑制剂或 HIV 病例);⑤长期居住于护理院或养老院者。

五、辅助检查

1. **血常规**　白细胞总数不高或减低,淋巴细胞相对增加。合并细菌感染时白细胞计数和中性粒细胞显著增多。

2. **病毒抗原检测**　该方法敏感性主要取决于标本质量、流感病毒亚型、病毒滴度以及采集技术。主要用于急诊早期筛查诊断。

3. **病毒核酸检测**　采用逆转录 PCR(RT-PCR)或实时荧光定量 PCR(quantitative real-time,PCR)检测标本中的流感病毒核酸,特异性和敏感性极高,并能快速区分病毒类型和亚型,可用于流感早期诊断。

4. **病毒分离**　鼻咽分泌物、下呼吸道分泌物或口腔含漱液可用于分离流感病毒。该方法操作技术要求高且耗时久,不适用于早期快速诊断。

5. **血清学检查**　疾病初期和恢复期双份血清抗流感病毒抗体滴度有 4 倍或以上升高有助于回顾性诊断,对早期诊断意义不大。

6. **影像学检查**　轻症者影像学一般无明显异常,重症病例病变广泛、多发,初期支气管血管周围、胸膜下实变影及磨玻璃影,进展快,可迅速进展为弥漫性病变,对于重症患者需动态监测影像学变化即可确诊。

六、诊断

依据流行病学、临床表现和病原学检查结果即可确诊。流行病学是指发病前 7 日内患者曾到过流感暴发疫区;或与确诊(或疑似)流感患者共同生活或有密切接触史;或有与禽类动物接触史;或曾到过活禽市场。

因为流感的临床症状无特异性,应注意与普通感冒、细菌性肺炎、SARS、新型冠状病毒感染、传染性单核细胞增多症、巨细胞病毒感染、军团菌肺炎、衣原体肺炎和支原体肺炎等鉴别。流感与普通感冒部分症状相似,但有所区别。普通感冒与流感的鉴别诊断详见表 16-1。

七、治疗

(一) 隔离

对疑似和确诊患者需要进行隔离,轻型流感患者及疑似患者可采取居家隔离,重症患者则应在医院隔离治疗。

(二) 对症治疗

可应用解热药、缓解鼻黏膜充血药、止咳祛痰药等。

(三) 支持治疗和预防并发症

注意休息、多饮水、增加营养,予易消化的饮食。维持水、电解质平衡。密切观察、监测并预防并发症。呼吸衰竭时给予呼吸支持治疗,病情危重机械通气不能维持氧合时可采用体外膜氧合(ECMO)。继发细菌感染时及时使用抗生素。

(四) 抗病毒治疗

神经氨酸酶抑制剂能抑制流感病毒复制,降低致病性,减轻症状,缩短病程,减少并发症,应在发病 48h 内使用。此类药毒性低,较少耐药且耐受性好。①奥司他韦(oseltamivir)对流感病毒和禽流感病毒 H5N1、H7N9 和 H9N2 有抑制作用,成人剂量每次 75mg,每日 2 次,连服至少 5d,重症患者建议服用到病毒检测两次阴性为止。②帕拉米韦(peramivir)300~600mg 静脉滴注,每日 1 次,重症病例疗程 5d 以上。③扎那米韦(zanamivir)为局部用药,其在上呼吸道积聚,可抑制病毒复制与释放,无全身不良反应,每次 10mg,每日 2 次吸入,连用 5d,重症病例可延长至 10d 以上,可用于成年患者和 7 岁以上青少年患者。

离子通道 M2 阻滞剂金刚烷胺(amantadine)和金刚乙胺(rimantadine)因其副作用较大,目前临床应用较少。

中医药抗流感的基本原理是"祛邪"与"扶正",从整体上改善机体状态,减轻病理损害,具有多靶点抗病毒、耐药性低和退热效果佳等特点,在缓解病例流感症状、缩短住院时间以及减少不良反应等方面有一定作用。在近年来多次流感流行中发挥了重要作用,积累了丰富的临床实践经验。

八、预防与预后

(一) 预防

由于流感是病毒性传染病,没有特效的治疗手段,因此预防措施非常重要。主要预防措施包括:

(1)一般措施:保持良好的个人生活及卫生习惯是预防流感等呼吸道传染病的重要手段,包括均衡营养、多饮水、充足睡眠、适当保暖、避免着凉、增强体质和免疫力;勤洗手,保持环境清洁和通风;尽量减少到人群密集场所活动,避免接触呼吸道感染患者;在日常生活中应避免接触病死禽,尽量避免直接接触活禽;注意饮食卫生,提高自我防护意识,出现发热及呼吸道症状,应戴上口罩,尽快就医。

(2)流感疫苗接种:流感疫苗是预防流感的有效手段,在流感流行季节前接种流感疫苗,由于流感疫苗会出现变异,建议每年都要接种流感疫苗。通常推荐 9~10 月进行接种。

(3)预防性使用抗流感病毒药物:抗病毒药物不应常规或广泛使用于暴露前的预防。流感流行季节,暴露前需要抗流感病毒化学预防的人群包括:流感并发症高危人群(流感疫苗效果不佳或无疫苗)、流感并发症极高危人群(造血干细胞或肺移植手术后 6~12 个月内)、短期内疫苗未起效的人群、暂时无法接种疫苗的人群,以及流感风险岗位的工作人群如急诊医护人员等,应在暴露后 48h 内预防性使用抗病毒药物。如果暴露时间超过 48h,预防用药改为全剂量经验性抗病毒治疗,持续用药直到整个流感活动消失。当出现症状时,应开展流感检测,并调整抗病毒药物为治疗剂量。用于预防的神经氨酸酶抑制剂包括口服的奥司他韦和吸入扎那米韦等。

(二) 预后

与病毒毒力、自身免疫状况有关。单纯流感预后较好,年老体弱者易患流感肺炎且病死率较高。

第二节　急性气管 - 支气管炎

一、概念

急性气管 - 支气管炎(acute tracheobronchitis)是由感染、物理、化学刺激或过敏因素引起的急性气管 - 支气管黏膜炎症。多散发,无流行倾向,年老体弱者易感。症状主要为咳嗽和咳痰,常发生于寒冷季节或气候突变时,也可由急性上呼吸道感染迁延不愈所致。

二、病因和发病机制

(一) 微生物

病原体与上呼吸道感染类似。病毒常为流感病毒(甲、乙型)、呼吸道合胞病毒、副流感病毒、鼻病毒腺病毒、冠状病毒和单纯疱疹病毒。细菌常为流感嗜血杆菌、肺炎链球菌、卡他莫拉菌等。近年来衣原体和支原体感染有增加趋势,在病毒感染的基础上继发细菌感染亦较多见。

(二) 理化因素

冷空气、粉尘、刺激性气体或烟雾(如二氧化硫、二氧化氮、氨气、氯气等)吸入,可刺激气管 - 支气管黏膜引起急性损伤和炎症反应。

(三) 过敏反应

机体对吸入性致敏原如花粉、有机粉尘、真菌孢子、动物毛皮及排泄物等过敏,或对细菌蛋白质过敏。

三、病理

气管、支气管黏膜充血水肿,淋巴细胞和中性粒细胞浸润,同时可伴纤毛上皮细胞损伤脱落和黏液腺体肥大增生。合并细菌感染时,分泌物呈脓性。炎症消退后,气道黏膜的结构和功能可恢复正常。

四、临床表现

(一) 症状

通常起病较急,全身症状较轻,可有发热。初为干咳或少量黏痰,随后痰量增多,咳嗽加剧,偶伴痰中带血。咳嗽、咳痰可延续 2~3 周,如迁延不愈,可演变成慢性支气管炎。伴支气管痉挛时,可出现程度不等的胸闷气促。

(二) 体征

一般无明显阳性表现,或在两肺闻及散在干、湿性啰音,部位不固定,咳嗽后可减少或消失。

五、实验室和其他辅助检查

(一) 血常规

周围血白细胞计数可正常,细菌感染者,可伴白细胞总数和中性粒细胞百分比升高,血沉加快,痰培养可见致病菌。

(二) X 线胸片

大多为肺纹理增粗,少数无异常发现。

六、诊断与鉴别诊断

根据病史、咳嗽和咳痰等症状,两肺散在干、湿性啰音等体征,结合血常规和 X 线胸片,可作出临床诊断。病原学检查有助于病因诊断,需与下列疾病相鉴别。

(一) 流行性感冒

起病急骤,发热较高,全身中毒症状(如全身酸痛、头痛、乏力等)明显,呼吸道局部症状较轻。流行病史、分泌物病毒分离和血清学检查有助于鉴别。

（二）急性上呼吸道感染

鼻咽部症状明显，咳嗽轻微，一般无痰。肺部无异常体征。胸部 X 线正常。

（三）其他

其他肺部疾病如支气管肺炎、肺结核、肺癌、肺脓肿、麻疹、百日咳等多种疾病可有类似表现，应进一步检查，以资鉴别。

七、治疗

（一）一般治疗

多休息，多饮水，避免劳累。

（二）对症治疗

1. **镇咳** 对于频繁或剧烈咳嗽，影响学习、生活、工作和睡眠，甚至可能引起气胸、肋骨骨折、晕厥等并发症者，可酌情应用右美沙芬、喷托维林或苯丙哌林等镇咳剂。但对于痰多者不宜用强力镇咳药，以免影响痰液排出。可待因和右美沙芬不宜使用时间过长，可能出现药物依赖。兼顾镇咳与祛痰的复方制剂目前在临床应用较为广泛。详见表 16-4。

2. **祛痰** 羧甲司坦、溴己新、乙酰半胱氨酸、氨溴索和标准桃金油等均具化痰作用。详见表 16-4。

3. **解除气道痉挛** 对于支气管痉挛（喘鸣）的患者，可给予解痉平喘治疗，如氨茶碱、β_2 受体激动剂、胆碱能阻滞剂、吸入用糖皮质激素等。详见表 16-4。

（三）抗生素治疗

仅在有细菌感染证据时使用。可首选新大环内酯类或青霉素类药物，亦可选用头孢菌素类或喹诺酮类等药物。美国疾病控制与预防中心推荐服用阿奇霉素 5d、克拉霉素 7d 或红霉素 14d。多数患者口服抗生素即可，症状较重者可肌内注射或静脉滴注给药，少数患者需根据病原体培养结果指导用药。

表 16-4　急性气管 - 支气管炎治疗常用药物

药物类型	药物	推荐剂量
镇咳药物	右美沙芬片	每次 30mg 口服，3~4 次 /d
	可待因片	每次 1/2~1 片口服，1~3 片 /d
	喷托维林	每次 25mg 口服，3~4 次 /d
	苯丙哌林	每次 20~40mg 口服，3~4 次 /d
	复方甲氧那明胶囊（每粒含盐酸甲氧那明 12.5mg，那可丁 7mg，氨茶碱 25mg，马来酸氯苯那敏 2mg）	每次 1 粒口服，3 次 /d
	美敏伪麻溶液（每毫升含氢溴酸右美沙芬 1mg，盐酸伪麻黄碱 3mg，马来酸氯苯那敏 0.2mg）	每次 10ml 口服，3~4 次 /d
	复方甘草片（每片含甘草浸膏粉 112.5mg、阿片粉 4mg，樟脑 2mg，八角茴香油 2mg，苯甲酸钠 2mg）	每次 3~4 片口服，3 次 /d
	复方甘草氯化铵合剂口服液（每毫升含甘草浸膏 0.035ml，氯化铵 30mg，盐酸麻黄碱 0.5mg，樟脑 0.09mg）	每次 5~10ml 口服，3 次 /d

续表

药物类型	药物	推荐剂量
	愈美片(每片含氢溴酸右美沙芬 15mg、愈创木酚甘油醚 100mg)	每次 2 片口服,3 次 /d
祛痰药物	溴己新片	每次 8~16mg 口服,2~ 3 次 /d
	氨溴索片 / 溶液	每次 30mg/10ml 口服,3 次 /d
	标准桃金娘油	每次 300mg 口服,3 次 /d
	桉柠蒎肠溶软胶囊	每次 300mg 口服,3 次 /d
	N- 乙酰半胱氨酸泡腾片	每次 600mg 口服,2 次 /d
	羧甲司坦片	每次 250~500mg 口服,3 次 /d
	厄多司坦	每次 300mg 口服,2 次 /d
解痉药物	沙丁胺醇气雾剂	每次 100~200μg(1~2 喷),每 4~6h 一次,24h 内不超过 8~12 喷
	吸入用沙丁胺醇溶液	每次 2.5mg 雾化吸入,4~6 次 /d
	特布他林雾化液	每次 5mg 雾化吸入,3 次 /d
	布地奈德混悬液	每次 1~2mg 雾化吸入,2 次 /d
	异丙托溴铵溶液	每次 0.5mg 雾化吸入,3~4 次 /d
	氨茶碱片	每次 1~2 片口服,3 次 /d

八、预后

多数患者预后良好,少数体质弱者可迁延不愈,应引起足够重视。

九、预防

增强体质,避免劳累,防止感冒。改善生活卫生环境,避免接触污染空气及过敏物质。

诊 治 精 要

1. 急性上呼吸道感染,是包括鼻腔、咽或喉部急性炎症的一组疾病的总称,包括普通感冒、病毒性咽炎、喉炎、疱疹性咽峡炎、咽结膜炎、急性咽 - 扁桃体炎。主要病原体是病毒,少数为细菌。通常病情轻、病程短、多可自愈,预后好。须与初期表现为上感样症状的其他疾病鉴别。

2. 流行性感冒是由流感病毒引起的一种急性呼吸道传染病,具有流行面广、传染性强以及发病率高等特点,需要隔离及给予抗流感病毒治疗。流感全身症状重,局部症状轻;普通感冒全身症状轻,局部症状重,要注意二者的鉴别诊断。

3. 急性气管-支气管炎症状主要为咳嗽和咳痰,常发生于寒冷季节或气候突变时,也可由急性上呼吸道感染迁延不愈所致。治疗上以止咳、化痰等对症治疗为主,有明确的感染征象者需要给予抗感染治疗。

思考题

1. 急性上呼吸道感染的临床分型和治疗原则。

2. 流感的临床表现及治疗原则。

3. 普通感冒和流感的鉴别诊断。

4. 急性气管-支气管炎的病原学。

5. 急性气管-支气管炎的临床表现及治疗原则。

（袁雅冬）

第十七章

肺　炎

　　肺炎是指终末气道、肺泡和肺间质的炎症,是呼吸系统最常见的疾病之一。肺炎根据患病场所分为社区获得性肺炎和医院获得性肺炎,其中社区获得性肺炎是全球第六大死因,在全球所有年龄组都有较高的发病率和死亡率。肺炎根据病因分为细菌性肺炎、病毒性肺炎、非典型病原体所致肺炎、肺真菌病、其他病原体所致肺炎和理化因素所致肺炎,其中细菌感染是肺炎的主要病因,但近年来病毒性肺炎呈现逐渐增多趋势。肺炎的典型临床表现包括发热、咳嗽、咳痰、胸痛等症状和肺实变体征。抗感染治疗是肺炎治疗的关键环节,包括经验性治疗和针对病原体的目标治疗。不同病原体所致肺炎在临床上有一定特点,熟悉这些特点有助于推断可能的病原体,作为抗微生物治疗的重要参考。本章将讨论肺炎的发生、临床特点、不同病原体所致肺炎的临床特征、诊断和鉴别诊断以及治疗。

第一节　肺炎概述

　　肺炎(pneumonia)是指终末气道、肺泡和肺间质的炎症。主要临床症状为发热、咳嗽、咳痰,可伴有胸痛或呼吸困难。社区获得性肺炎(community acquired pneumonia,CAP)和医院获得性肺炎(hospital acquired pneumonia,HAP)年发病率分别为(5~11)/1 000人口和(5~10)/1 000住院患者,CAP患者门诊治疗者病死率<1%~5%,住院治疗者约12%,入住重症监护室(intensive care unit,ICU)者约30%。由HAP引起的相关病死率为15.5%~38.2%。发病率高和死亡率高的原因与社会人口老龄化、吸烟、伴有基础疾病和免疫功能低下有关。此外,也与病原体变迁、新病原体出现、医院获得性肺炎发病率增加、病原学诊断困难、不合理使用抗菌药物导致细菌耐药性增加有关。

一、病因及发病机制

(一)病因
　　肺炎可由病原微生物、理化因素、免疫损伤、过敏和药物等因素引起。本章主要讲授病原微生物所致的肺炎。

(二)发病机制
　　正常的呼吸道免疫防御机制,使下呼吸道保持相对无菌。是否发生肺炎取决于两个因素:病原体和宿主因素。如果病原体数量多、毒力强,而宿主呼吸道局部和/或全身免疫防御系统受损,即可发生肺炎。罹患肺炎表明宿主防御功能出现缺陷、接触到微生物毒性较强或者量较大。病原体可以通过以下途径引起肺炎:①空气吸入;②上呼吸道定植菌误吸;③肺外感染部位的血行播散(例如右心感染性心内膜炎、肝脓肿);④邻近感染病灶蔓延。HAP患者常常是通过误吸含有定植菌的口咽分泌物或吸入含有病原微生物的气溶胶(如结核分枝杆菌、曲霉、病毒等),尤其是留置胃管或人工气道的患者更易发生 HAP。

二、病理学变化

病原体到达下呼吸道后,滋生繁殖,病理表现为肺泡毛细血管充血、水肿,肺泡内纤维蛋白渗出及细胞浸润。

三、分类

肺炎可按解剖学、病因学和患病环境加以分类。

(一)解剖学分类

1. 大叶性(肺泡性)肺炎　病原体先在肺泡引起炎症,经肺泡间孔(Cohn 孔)向其他肺泡扩散,致使部分肺段或整个肺段、肺叶发生炎症。X 线影像显示为肺段或肺叶的实变阴影。

2. 小叶性(支气管性)肺炎　病原体经支气管入侵,引起细支气管、终末细支气管及肺泡的炎症。X 线影像显示为沿着肺纹理分布的不规则斑片状阴影,密度浅而模糊,无实变征象,多发生于肺下野。

3. 间质性肺炎　是指以肺间质为主的炎症,累及支气管壁和支气管周围组织,有肺泡壁增生及间质水肿,X 线影像表现为网格状、线网状、磨玻璃状阴影。

按解剖分类简单易行,但病因未明。

(二)病因学分类

可分为细菌性肺炎、病毒性肺炎、非典型病原体所致肺炎、肺真菌病、其他病原体所致肺炎,以及理化、过敏、药物因素所致肺炎等,细菌性肺炎是最常见的肺炎。此分类方法病因明确,能针对病因治疗,但在临床实践中寻找病因常遇困难。

(三)患病环境分类

可分为社区获得性肺炎和医院获得性肺炎。

1. 社区获得性肺炎　是指在医院外罹患的感染性肺实质(含肺泡壁,即广义上的肺间质)炎症,包括具有明确潜伏期的病原体感染在入院后于潜伏期(通常为 48h)内发病的肺炎。病原体以肺炎链球菌、流感嗜血杆菌等细菌,支原体、衣原体、军团菌等非典型病原体及呼吸道病毒(甲、乙型流感病毒,腺病毒,呼吸道合胞病毒和副流感病毒等)感染多见。

2. 医院获得性肺炎　亦称医院内肺炎(nosocomial pneumonia),是指患者入院时不存在,也不处于病原感染的潜伏期,而于入院 48h 后在医院(包括老年护理院、康复院等)内发生的肺炎。HAP 还包括呼吸机相关性肺炎(ventilator associated pneumonia,VAP),是指气管插管或气管切开的患者,接受机械通气 48h 后发生的肺炎及机械通气撤机、拔管后 48h 内出现的肺炎。我国 HAP/VAP 常见病原体包括鲍曼不动杆菌、铜绿假单胞菌、肺炎克雷伯杆菌、大肠埃希菌等革兰氏阴性杆菌,革兰氏阳性菌中的金黄色葡萄球菌也是较为常见的病原体。

根据患病环境分类能大致判断病原菌类别,有助于指导及时进行经验性治疗。

四、影像学检查

肺实质炎症表现为肺内大小不一的斑片状模糊影,实变者常见空气支气管征。肺间质炎症表现为肺纹理增多、网状及小结节状影,伴或不伴胸腔积液。不同病原体所致的肺炎表现有各自特点。

五、临床表现

(一) 症状

常见症状为咳嗽、咳痰，或原有呼吸道症状加重，可出现脓性痰或血痰，伴或不伴胸痛，多数患者有发热。病灶范围广时可出现呼吸困难。

(二) 体征

早期肺部体征可无明显异常。重症者可有呼吸频率增快、鼻翼扇动、发绀。肺实变时有典型的体征，如触诊语颤增强、叩诊实音、听诊可闻及支气管呼吸音和湿性啰音。并发胸腔积液者，患侧胸廓饱满，胸部叩诊浊音、语颤减弱、呼吸音减弱或消失。

六、诊断和鉴别诊断

(一) 诊断

肺炎的诊断程序包括确定肺炎诊断、评估严重程度、确定病原体。

1. 确定肺炎诊断　结合患者的病史、临床表现和胸部影像学表现可作出临床诊断。CAP 的诊断标准为：在医院外发病或虽已入院但在致病病原体潜伏期内发病的患者，符合以下 1~4 项中任何 1 项加第 5 项，并除外肺结核、肺部肿瘤、非感染性肺间质性疾病、肺水肿、肺不张、肺栓塞、肺嗜酸性粒细胞浸润症及肺血管炎等后，可建立临床诊断：①新近出现的咳嗽、咳痰或原有呼吸道疾病症状加重，并出现脓性痰，伴或不伴胸痛；②发热；③肺实变体征和 / 或闻及湿啰音；④WBC>10×10^9/L 或 <4×10^9/L，伴或不伴中性粒细胞核左移；⑤胸部 X 线检查显示片状、斑片状浸润性阴影或间质性改变，伴或不伴胸腔积液。

2. 评估严重程度　重症肺炎进展迅速，是导致患者死亡的常见原因，因此在诊断时评估肺炎的严重程度非常重要。临床医生根据肺炎患者的病情严重程度确定患者是在门诊、入院还是 ICU 治疗。重症肺炎目前还没有普遍认同的诊断标准，各国标准不尽相同，但均注重肺部病变的范围、器官灌注和氧合状态。如果肺炎患者肺部病灶范围广或短期内迅速扩大、需要通气支持(急性呼吸衰竭、持续低氧血症和 / 或伴高碳酸血症)、循环支持(血流动力学障碍、外周灌注不足)和需要加强监护与治疗，可认为是重症肺炎。目前我国推荐使用 CURB-65 作为判断 CAP 患者是否需要住院治疗的标准。CURB-65 共五项指标，满足 1 项得 1 分：①意识障碍；②血尿素氮 >7mmol/L；③呼吸频率 ≥ 30 次 /min；④收缩压 <90mmHg 或舒张压 ≤ 60mmHg；⑤年龄 ≥ 65 岁。评分为 0~1 分，原则上门诊治疗即可；2 分建议住院或严格随访下的院外治疗；3~5 分提示为重症肺炎，建议住院或者 ICU 治疗。随着 CURB-65 评分的增高，患者的死亡率也相应提高。美国感染疾病学会和美国胸科学会(IDSA/ATS)2007 年制定的重症 CAP 的诊断标准如下：主要标准：①需要气管插管行有创机械通气；②脓毒症休克经积极液体复苏后仍需要血管活性药物治疗。次要标准：①呼吸频率 ≥ 30 次 /min；②氧合指数(PaO_2/FiO_2) ≤ 250(1mmHg=0.133kPa)；③多肺叶浸润；④意识障碍和 / 或定向障碍；⑤血尿素氮 ≥ 20mg/dl(7.14mmol/L)；⑥白细胞减少(WBC<4.0×10^9/L)；⑦血小板减少(血小板 <10.0×10^9/L)；⑧低体温(T<36℃)；⑨需要积极液体复苏纠正的低血压。符合 1 项主要标准或 ≥ 3 项次要标准可诊断为重症肺炎，需密切观察、积极救治，有条件者收入 ICU 治疗。

3. 确定病原体

(1) 意义：对感染因素导致的肺炎建立病原学诊断有助于选择合适的抗感染药物，以获得更好的疗效，控制抗生素的耐药和药物不良反应。

(2) 方法：由于应用抗菌药物后可能影响细菌培养结果，应尽量在抗菌药物应用前采集标本，避免污染，及时送检，保证标本的质量以获得可靠的病原学结果。目前常用的方法包括痰病原学检查，经支气管镜或人工气道吸引、防污染样本毛刷(PSB)、支气管肺泡灌洗、经皮细针抽吸活检、经支气管镜活检和开胸肺活检、血培养和胸腔积液培养,以及尿抗原试验(主要是军团菌和肺炎链球菌)和血清学检查等。

(3)检测结果诊断意义的判断:可认为致病菌的情况:①痰涂片和痰培养的结果一致;②痰标本革兰氏染色涂片发现有白细胞吞噬现象;③痰定量培养分离的致病菌或条件致病菌浓度 ≥ 10^7 菌落形成单位(cfu/ml)或半定量培养(4区划线法)为4+;④痰定量培养分离的致病菌或条件致病菌浓度介于 10^4cfu/ml 和 10^7cfu/ml 之间者建议进行重复痰培养;若连续分离到相同细菌,且浓度在 10^5~10^6cfu/ml 连续两次以上者;⑤经支气管镜或人工气道吸引的标本培养的病原菌浓度 ≥ 10^5cfu/ml 或 PSB 标本细菌浓度 ≥ 10^3cfu/ml,或支气管肺泡灌洗标本(BAL)细菌浓度 ≥ 10^4cfu/ml 或防污染 BAL 细菌浓度 ≥ 10^3cfu/ml;⑥活检组织培养到病原菌;⑦血或胸腔积液培养到病原菌;⑧军团菌和肺炎链球菌尿抗原阳性;⑨急性期和恢复期双份血清的支原体、衣原体、嗜肺军团菌和病毒特异性 IgG 抗体滴度呈4倍或4倍以上升高。

(二) 鉴别诊断

1. **肺结核**　结核分枝杆菌引起的炎症性病灶是一种特殊类型的肺炎,慢性起病,多有全身中毒症状,如潮热、盗汗、体重下降等,白细胞正常或仅有轻度升高,X 线表现为双肺上叶多见的渗出、浸润或空洞病灶,痰中可找到结核分枝杆菌,一般抗菌治疗效果不佳。

2. **肺癌**　主要是与肺癌伴阻塞性肺炎及细支气管肺泡癌鉴别。肺癌所致阻塞性肺炎的特点包括:抗菌治疗后不易完全消散吸收;消散后易于同一部位反复再发;消散后原本被肺炎掩盖的肿块影或肿大的肺门淋巴结显露。细支气管肺泡癌有一种类型可呈肺叶或肺段实变和浸润,伴支气管充气征,在影像学上与肺炎十分相似,称为"肺炎型"肺癌,极易被误诊。但细支气管肺泡癌的实变多靠近肺门、纵隔,而外周相对浅淡模糊。肺炎则相反,实变多位于肺外周。结合患者常有咳大量泡沫痰,伴进行性加重的呼吸困难,白细胞不高或仅轻度升高,影像学显示实变的"肺炎"中出现支气管的截断征,以及抗菌治疗无效,均有助于细支气管肺泡癌的鉴别诊断,确诊有赖于痰脱落细胞、支气管镜或肺活检。

3. **肺血栓栓塞症**　可呈团片状或"马赛克"样炎性阴影,多有静脉血栓的危险因素,可伴有咯血、呼吸困难、晕厥等症状。影像学检查提示区域性肺血管纹理减少,呈现明暗相间的"马赛克"征,有时可见尖端指向肺门的楔形阴影。动脉血气常提示低氧血症,D 二聚体升高,CT 肺动脉造影、放射性核素肺通气/灌注扫描有助于确诊。

4. **肺脓肿**　胸部影像学上可见含气带液平的脓腔,易于鉴别。

5. **非感染性肺部浸润**　肺炎还需与间质性肺病、肺水肿、肺不张、肺血管炎、过敏性肺炎及结缔组织疾病和血液系统疾病肺浸润等非感染性肺部疾病相鉴别。

七、治疗

(一) 肺炎(非重症)的治疗

1. **一般治疗**　注意休息,多饮水,避免吸烟,加强营养。

2. **对症治疗**　祛痰、止咳,有胸痛者可酌情给予止痛。有发热者给予冰袋冷敷、酒精擦浴、降温毯等物理方式降温,高热者给予对乙酰氨基酚、布洛芬、阿司匹林等药物退热,但应慎重使用退热药以免干扰对病情变化的正确判断,并注意及时补足液体量和电解质,防止因大量出汗引起水电解质紊乱和低血容量性休克。

3. **抗感染治疗**　是肺炎治疗的关键环节,包括经验性治疗和针对病原体的目标治疗。经验性治疗主要是根据本地区、本单位的流行病学资料、发病环境,选择可能覆盖病原体的抗菌药物;目标治疗是根据病原学及药物敏感试验结果选择抗菌药物。此外,还要结合患者的年龄、病情的严重程度、基础疾病、脏器功能、是否有误吸、联合用药情况、治疗场所(普通病房或 ICU)等情况来选择抗菌药物。若临床考虑诊断病毒性肺炎,则应给予抗病毒药物治疗。

对于无合并症或耐药危险因素的门诊患者，尽量使用生物利用度好的口服药物，由于我国肺炎链球菌对大环内酯类耐药率高，故对肺炎链球菌肺炎不单独使用大环内酯类药物治疗，建议口服阿莫西林克拉维酸钾或多西环素，仅在当地肺炎链球菌耐药率 <25% 时考虑经验性使用大环内酯类。对于有合并症的门诊 CAP 患者，推荐口服阿莫西林 / 克拉维酸钾或头孢菌素联合大环内酯类或多西环素，或者呼吸喹诺酮(莫西沙星、吉米沙星和左氧氟沙星)单用。对于需要住院的 CAP 患者，建议 β- 内酰胺类联合大环内酯类，或单用呼吸喹诺酮类。HAP 常用第二、三代头孢菌素，β- 内酰胺类 /β- 内酰胺酶抑制剂、喹诺酮类或碳青霉烯类药物。对于有耐甲氧西林金黄色葡萄球菌(methicillin resistant staphylococcus aureus,MRSA)感染危险因素的患者，可选用万古霉素或利奈唑胺；对于有铜绿假单胞菌感染危险因素的患者，可选用哌拉西林 / 他唑巴坦、头孢他啶、头孢吡肟、氨曲南、亚胺培南、美罗培南等药物。

抗菌药物治疗应尽早进行，一旦疑诊肺炎应马上给予首剂抗菌药物。抗感染治疗一般可于热退 2~3d 且主要呼吸道症状明显改善后停药，但疗程应视病情严重程度、缓解速度、并发症以及不同病原体而异，不能以肺部阴影吸收程度作为停用抗菌药物的指征。通常轻、中度 CAP 患者疗程 5~7d，重症以及伴有肺外并发症患者可适当延长抗感染疗程。非典型病原体治疗反应较慢者疗程延长至 10~14d。金黄色葡萄球菌、铜绿假单胞菌、克雷伯菌属或厌氧菌等容易导致肺组织坏死，抗菌药物疗程可延长至 14~21d。

大多数 CAP 患者在初始治疗后 72h 临床症状改善，但影像学改善滞后于临床症状。应在初始治疗后 72h 对病情进行评估，评估内容包括以下方面：呼吸道及全身症状、体征；一般情况、意识、体温、呼吸频率、心率和血压等生命体征；血常规、血生化、血气分析、CRP 等指标。经治疗后达到临床稳定，可以认定为初始治疗有效。临床稳定标准需符合下列所有五项指标：①体温 ≤ 37.8℃；②心率 ≤ 100 次 /min；③呼吸频率 ≤ 24 次 /min；④收缩压 ≥ 90mmHg；⑤氧饱和度 ≥ 90%(或者动脉氧分压 ≥ 60mmHg，吸空气条件下)。经初始治疗有效者可继续原有抗感染药物治疗，对达到临床稳定且能接受口服药物治疗的患者，改用同类或抗菌谱相近、对致病菌敏感的口服制剂进行序贯治疗。若初始治疗后患者症状或体征无改善或恶化时，应及时复查 X 线胸片或胸部 CT，重新评估诊断是否正确，排除阻塞及远处迁徙等因素，并更换抗感染药物。

（二）重症肺炎的治疗

1. 抗感染治疗

（1）抗菌药物治疗原则：重症肺炎进展快，病死率高，抗菌药物治疗策略应采用"重锤猛击"和"降阶梯"原则进行治疗。在获得病原学结果之前，应早期给予足量的广谱抗菌药物联合治疗，尽可能覆盖可能的致病菌；经过最初经验性"猛击"治疗，待病情稳定后可根据临床反应和病原学结果，调整抗菌药物，改用针对性强、相对窄谱的抗菌药物。"猛击"和"降阶梯"实际上是一个整体治疗的两个不同阶段，相当于"经验性治疗"与"目标治疗"。

（2）初始抗菌药物的选择：对于无铜绿假单胞菌或 MRSA 感染风险者，可选用 β- 内酰胺类联合大环内酯类，或呼吸喹诺酮类(静脉用)。对于有铜绿假单胞菌感染风险者，可选用：①具有抗铜绿假单胞菌活性的 β- 内酰胺类(头孢吡肟、头孢他啶、头孢哌酮 / 舒巴坦、哌拉西林 / 他唑巴坦、亚胺培南、美罗培南等)联合大环内酯类，必要时还可以联用氨基糖苷类；②具有抗铜绿假单胞菌活性的 β- 内酰胺类联合呼吸喹诺酮类(莫西沙星除外)；③环丙沙星或左氧氟沙星联合氨基糖苷类。对于有 MRSA 感染风险者，还要联用万古霉素或利奈唑胺。有真菌感染风险的高危人群联用抗真菌药物治疗。

2. 其他治疗

（1）机械通气：重症肺炎患者可出现气体弥散障碍、肺内动静脉分流及通气、血流比例失调，导致严重低氧血症，常常伴有明显的呼吸窘迫症状，需要机械通气支持。对于中度低氧血症患者，可试行无创机械通气或高流量湿化氧疗，但需密切观察；对于严重低氧血症或已出现急性呼吸窘迫综合征(acute respiratory distress syndrome,ARDS)的患者，建议尽快行气管插管或气管切开有创机械通气。若重症肺炎患者出现 ARDS 且常规机械通气不能改善，可以使用体外膜氧合(ECMO)。

（2）糖皮质激素治疗：糖皮质激素对不合并脓毒性休克的重症肺炎患者的益处并不确定，因此不推荐常规使用糖皮质激素；合并脓毒性休克且液体复苏无效者，可适量短程使用小剂量糖皮质激素，推荐琥珀酸氢化可的松 200mg/d，脓毒性休克纠正后应及时停药，用药一般不超过 7d。

（3）脓毒性休克的治疗：遵循脓毒性休克处理原则，积极补充血容量，必要时应用血管活性药物。

（4）脏器保护与支持治疗：重症肺炎易继发多器官功能障碍，应加强脏器功能监测和保护。合并脓毒性休克患者应及时进行血流动力学监测及液体管理；避免使用肾毒性药物，对于有急性肾功能障碍者可考虑持续肾脏替代治疗（continuous renal replacement therapy，CRRT）；纠正低蛋白血症、维持水电解质酸碱平衡、加强营养支持治疗等。

八、预防

加强锻炼，增强体质，戒烟、避免酗酒、保证充足睡眠、保持口腔健康，有助于预防肺炎的发生。保持良好手卫生习惯，有咳嗽、喷嚏等呼吸道症状时戴口罩或用纸巾、肘部衣物遮挡口鼻有助于减少呼吸道感染病原体播散。年龄大于 65 岁者可注射流感疫苗或肺炎疫苗；年龄小于 65 岁但合并有心血管疾病、肺疾病、糖尿病、酗酒、肝硬化和免疫抑制者也可注射肺炎疫苗。

肺炎诊断与治疗流程图见图 17-1。

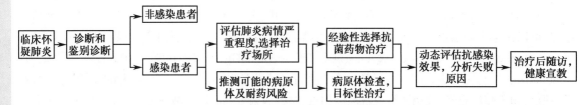

图 17-1 肺炎诊断与治疗流程图（中国成人社区获得性肺炎诊断和治疗指南 2016 年版）

第二节 细菌性肺炎

一、肺炎链球菌肺炎

肺炎链球菌肺炎（pneumococcal pneumonia）是由肺炎链球菌（Streptococcus pneumoniae，SP）或称肺炎球菌（Pneumococcus）引起的肺炎，是最常见的细菌性肺炎。通常起病急，以高热、寒战、咳嗽、血痰及胸痛为主要表现，胸部影像学表现为肺段或肺叶的急性炎性实变。因抗菌药物的广泛使用，使本病的起病方式、症状及 X 线表现越来越不典型。

（一）病因和发病机制

肺炎球菌为革兰氏阳性球菌，呈双排列或短链状排列，有荚膜，其毒力大小与荚膜中的多糖结构及含量有关。根据荚膜多糖的抗原特性，肺炎球菌可分为 86 个血清型。成人致病菌多属 1~9 型和 12 型，以第 3 型毒力最强，儿童则多为 6、14、19 及 23 型。肺炎球菌不产生毒素，其致病力主要是荚膜对组织的侵袭作用，首先引起肺泡炎，肺泡壁水肿，出现白细胞和红细胞渗出，之后含菌的渗出液经Cohn 孔向其他肺泡扩散，甚至累及几个肺段或整个肺叶。病变多开始于肺的外周，肺叶间分界清楚，易累及胸膜，引起渗出性胸膜炎、胸腔积液。

（二）病理

病理改变以肺泡内弥漫性纤维素渗出为主的纤维素性炎症为特征。典型的病理发展过程可分为以下四个时期：

1. **充血水肿期** 发病第 1~2d。肉眼观，病变肺叶肿大，重量增加，呈暗红色。镜下，病变肺叶肺泡壁毛细血管扩张、充血。由于血管通透性增加，肺泡腔内较多的浆液性渗出，混有少数红细胞、中性粒细胞和巨噬细胞。细菌在此渗出物中大量繁殖生长，并迅速播散，累及相邻的肺泡，使病变迅速扩大，波及整个肺段或大叶，可达胸膜。

2. **红色肝样变期** 发病后第 3~4d 的变化。肉眼观，病变肺叶肿大，暗红色，质地实变，切面灰红，似肝脏，故称红色肝样变期。镜下，肺泡壁毛细血管仍扩张充血，肺泡腔有大量红细胞及一定量的纤维素、中性粒细胞和少量巨噬细胞的渗出物。纤维素连接成网利于限制细菌的扩散，并有利于吞噬细胞吞噬病原菌。本期渗出物中仍能检出多量肺炎球菌。肺泡腔内的红细胞被巨噬细胞吞噬、崩解后形成含铁血黄素混入痰中，出现较为特征的铁锈色痰液。当病变波及胸膜时，出现纤维素性胸膜炎，患者常感胸痛，并随呼吸或咳嗽而加重。

3. **灰色肝样变期** 发病后第 5~6d 进入此期。肉眼观，肺叶仍肿大，但充血消退，红色逐渐变为灰白色，质实如肝，故称灰色肝样变期（图 17-2）。镜下，肺泡腔纤维素渗出物比前一期增多，并有大量中性粒细胞，但肺泡壁毛细血管受压（图 17-3）。渗出物中肺炎球菌大多已经被消灭，不易检出。

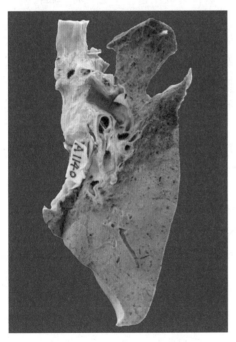

图 17-2 大叶性肺炎的肉眼观
（灰色肝样变期）

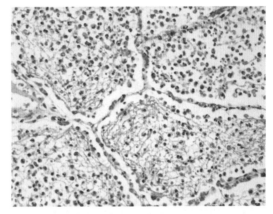

图 17-3 大叶性肺炎显微镜下病理改变（灰色肝样变期）
肺泡腔内纤维素渗出增多，纤维素网中见大量中性粒细胞，
肺泡壁毛细血管受压。

4. **溶解消散期** 发病后 1 周左右，病变进入此期。机体抗菌防御功能进一步加强，病原菌被吞噬消灭。肺泡腔内中性粒细胞变性坏死，释放的蛋白溶解酶，使渗出物中的纤维素被溶解。溶解物由气道咳出，也可经淋巴管吸收。肉眼，病变肺部质地变软，实变病灶消失，最终肺组织可完全恢复正常。

肺炎球菌肺炎的病理分期是一个动态演变的过程，彼此间无绝对界限，同一肺叶的不同部位可呈现不同阶段的病变。其典型经过，只是在未经及时治疗的病例才能见到。随着临床上抗菌药物的广泛和早期使用，这种典型的病理分期已很少见。病程中没有肺泡壁和其他肺结构的破坏或坏死，病变消散后肺组织结构多无损坏，不留纤维瘢痕，并发症已很少见。极个别患者肺泡内纤维蛋白吸收不完全,甚至有成纤维细胞形成,形成机化性肺炎。

(三) 临床表现

1. 症状　患者多为原来健康的青壮年或老年与婴幼儿,男性较多见。发病前常有受凉、淋雨、疲劳、醉酒、病毒感染史,多有上呼吸道感染的前驱症状。起病急,主要表现为突发寒战、高热,体温在数小时内升至 39~40℃,咳脓痰,可带血或呈铁锈色,炎症累及胸膜者可伴有患侧胸痛,可放射至肩部或腹部,咳嗽或深呼吸时加重,病变范围广时可出现呼吸困难。全身症状可有头痛、全身肌肉酸痛、乏力,少数出现恶心、呕吐、腹痛或腹泻等胃肠道症状,严重者可出现感染性休克。老年患者起病相对隐匿,少有肺炎的典型症状,咳嗽、咳痰少,中低热多见,甚至可无发热,仅有疲劳或精神状态的改变。

2. 体征　患者呈急性热病容,面颊绯红,鼻翼翕动,呼吸急促,皮肤灼热、干燥,口角及鼻周可有单纯疱疹,病变广泛时可出现发绀。早期肺部体征可无明显异常,可闻及呼吸音增粗或少许湿啰音。肺实变时叩诊呈浊音,病变部位触觉语颤增强并可闻及支气管呼吸音。消散期随炎症吸收,空气重新进入肺泡,可闻及湿啰音,甚至湿啰音较前增多。胸痛和胸腔积液可使患侧呼吸音减低和胸廓扩张度、肺下界移动度减弱。

自然病程一般 1~2 周,发病 5~10d 后体温可自行骤降或逐渐下降;使用有效的抗菌药物治疗后,可使体温在 1~3d 内恢复正常,患者的其他症状和体征也随之逐渐消失。

(四) 实验室检查

1. 外周血象　多数患者白细胞总数和中性粒细胞比例升高,伴有核左移。年老体弱、酗酒、免疫功能低下者白细胞总数可不高,但中性粒细胞比例仍增高。

2. 痰液检查　①痰涂片:痰液涂片作革兰氏染色和荚膜染色镜检,如发现典型的革兰氏染色阳性、带荚膜的双球菌或链球菌,即可初步作出病原学诊断。②痰培养:一般 24~48h 可以确定病原体,但需注意肺炎球菌属苛氧菌,标本须在采集后 2h 内送检,否则会影响检出率。

3. 细菌抗原或抗体检测　PCR、荧光标记抗体检测和尿肺炎球菌抗原检测阳性可协助病原学诊断。

4. 血培养　10%~20% 的患者可能合并菌血症,故重症患者应做血培养,若血培养为肺炎球菌可确诊。

(五) 影像学检查

1. X 线检查　X 线表现与病理分期密切相关,通常 X 线征象要晚于临床症状出现。充血水肿期可无阳性发现,或仅见肺纹理增多,透光度略降低。病变进展到实变期(即红色肝样变及灰色肝样变期),表现为沿肺叶或肺段分布的大片状致密影(图 17-4),有时其内可见透亮支气管影,即空气支气管征。溶解消散期随着病变的吸收,实变影密度逐渐减低,呈散在、大小不一的斑片状影,最后可完全吸收。极少数患者吸收不完全而成为机化性肺炎。

2. CT 检查　CT 表现与 X 线检查类似,但 CT 在充血期即可发现病变区呈磨玻璃密度改变,且能更清楚显示病灶范围及充气支气管征(图 17-5)。

(六) 并发症

肺炎球菌肺炎的并发症近年来越来越少见。部分严重脓毒症患者可出现急性呼吸窘迫综合征和脓毒性休克,尤其是老年人;其他并发症包括胸膜炎、脓胸、心包炎、脑膜炎和关节炎等。

(七) 诊断和鉴别诊断

1. 诊断　根据典型的症状和体征,结合胸部影像学表现呈肺段或肺叶实变可作出初步诊断,病原学检测是确诊的主要依据。

2. 鉴别诊断　不同病原体所致肺炎的胸部影像学各有特点,如葡萄球菌肺炎的胸部影像学表现具有多形性和多变性,可表现为肺段或肺叶的炎症浸润影或实变影,也可早期形成空洞,或呈小叶状浸润,其中有单个或多发的液气囊腔;病毒性肺炎一般以间质性肺炎为主,可表现为肺纹理增多,磨玻璃影,小片状浸润或广泛浸润、实变。确诊需依靠病原学结果。

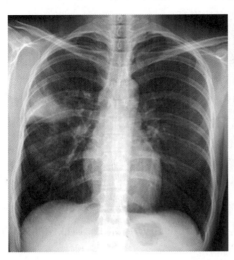
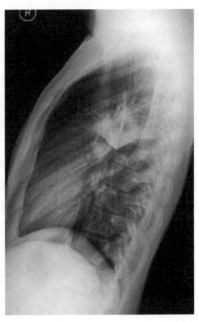

图 17-4　大叶性肺炎 X 线表现

右肺上叶实变影,近叶间裂处边界清楚。

(八) 治疗

1. 抗菌药物治疗　青霉素 G 是敏感菌株的首选药物,用药途径及剂量视患者病情轻重和有无并发症而定。轻症患者,可用 240 万 U/d,分 3 次肌内注射;病情稍重者,青霉素 G 240 万 ~480 万 U/d,分次静脉滴注,每 6~8h 一次;重症及并发脑膜炎者,可增至1 000 万 ~3 000 万 U/d,分 4 次静脉滴注。但自 20 世纪 90 年代以来,肺炎链球菌对青霉素、大环内酯类、磺胺的耐药日渐增加,已成为全球性威胁;对青霉素过敏者,或感染耐青霉素菌株者,建议选用呼吸喹诺酮类、头孢曲松或头孢噻肟等药物。感染多重耐药菌

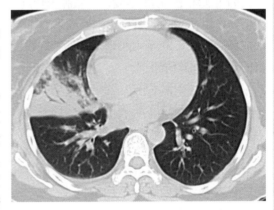

图 17-5　大叶性肺炎 CT 表现

株者可选用万古霉素、替考拉宁或利奈唑胺。疗程持续到体温正常后 3~5d。

2. 一般治疗　卧床休息,多饮水,补充足够的蛋白质、热量和维生素;密切监测病情变化,防止休克。

3. 其他治疗　胸痛剧烈者可酌情使用少量镇痛药;紧张、烦躁不安、失眠或谵妄者可酌情使用少量镇静剂,但禁用抑制呼吸的镇静药;有低氧血症患者给予吸氧;维持水电解质酸碱平衡等。

4. 并发症的处理　经抗菌药物治疗后,高热常在 24h 内消退,或数日内逐渐下降。若体温降而复升或 3d 后仍不降者,应考虑肺炎球菌肺炎的肺外感染,如脓胸、心包炎或关节炎等,并及时处理并发症;若持续发热应寻找其他原因。10%~20% 肺炎球菌肺炎伴发胸腔积液,应酌情抽取胸水检查及培养以确定其性质。若治疗不当,约 5% 伴发脓胸,应积极引流排脓。

二、葡萄球菌肺炎

葡萄球菌肺炎(staphylococcal pneumonia)是由葡萄球菌引起的肺部急性化脓性炎症。常发生于有基础疾病或免疫功能低下的患者,如糖尿病、血液病(白血病、淋巴瘤、再生障碍性贫血等)、艾滋病、

肝病、营养不良、酒精中毒、静脉吸毒或原有支气管 - 肺病者,流感后、病毒性肺炎后或儿童患麻疹时也易罹患,皮肤感染灶中的葡萄球菌也可经血液循环到达肺部引起葡萄球菌肺炎。该病起病急骤,主要表现为高热、寒战、胸痛、脓血痰,可早期出现循环衰竭。胸部影像学表现为坏死性肺炎,如肺脓肿、肺气囊肿和脓胸。病情较重,若治疗不当或不及时,病死率高。

(一) 病因和发病机制

葡萄球菌为革兰氏染色阳性球菌,可分为凝固酶阳性的葡萄球菌(主要为金黄色葡萄球菌,简称金葡菌)及凝固酶阴性的葡萄球菌(如表皮葡萄球菌和腐生葡萄球菌等),凝固酶阳性者致病力强。其致病物质主要是毒素与酶,如溶血毒素、杀白细胞素、肠毒素等,具有溶血、组织坏死、杀白细胞等作用。葡萄球菌的致病力可用血浆凝固酶来测定,阳性者致病力较强,金葡菌凝固酶为阳性,是化脓性感染的主要原因,但其他凝固酶阴性的葡萄球菌也可引起感染。

葡萄球菌肺炎常发生于免疫功能低下或缺陷的患者,如糖尿病、血液病(白血病、淋巴瘤等)、艾滋病、肝病、营养不良或原有支气管 - 肺病者(如支气管扩张症、流感后)。近年来医院内获得性葡萄球菌感染呈增多趋势,占 HAP 的 11%~25%。感染途径主要为经呼吸道吸入感染,另外,静脉吸毒、中心静脉导管置入及皮肤感染灶(疖、痈、蜂窝织炎、伤口感染)中的葡萄球菌可经血液循环(血源性感染)抵达肺部,引起多处肺部感染,形成单个或多发性肺脓肿。

(二) 病理

经呼吸道吸入的感染常呈大叶性肺炎,或广泛的融合性的支气管肺炎分布。病理改变以肺组织广泛的出血坏死、化脓、多发性小脓肿为特点。脓肿压迫或坏死物、脓性分泌物堵塞细支气管,形成单向活瓣作用,可在细支气管远端形成张力性肺气囊肿。气囊肿压力过高破裂或胸膜下小脓肿破裂,可形成脓胸或脓气胸,有时可形成支气管胸膜瘘。若继发于败血症之后,则除肺脓肿外,常引起其他器官的迁徙性化脓病灶。

(三) 临床表现

1. 症状 起病急骤,寒战、高热,体温常高达 39~40℃,呈稽留热型,咳嗽、咳脓痰,量多,带血丝或呈脓血状,常有胸痛、呼吸困难和发绀。全身毒血症状明显,全身肌肉酸痛、乏力、精神萎靡、衰弱,病情严重者早期可出现周围循环衰竭。老年患者、院内感染者起病较隐匿,症状不典型,可表现为体温逐渐上升、咳脓痰等。血源性感染者较少咳脓性痰。

2. 体征 早期肺部可无阳性体征,常常与严重的毒血症状和呼吸道症状不平行,随着病情进展逐渐出现双肺散在湿性啰音,病变范围较大或融合时可有肺实变体征,出现气胸或脓气胸时有相应体征。血源性葡萄球菌肺炎,应注意肺外迁徙性感染病灶的检查,如心脏瓣膜赘生物性心脏杂音,静脉吸毒者多有皮肤针口等。

(四) 实验室检查

1. 外周血象 白细胞总数和中性粒细胞比例显著升高,可高达(30~50)×10⁹/L,伴核左移,白细胞内可见中毒颗粒。体弱、免疫功能低下者白细胞总数可不高,但中性细胞比例仍增高。

2. 痰液检查 痰涂片镜下见革兰氏染色阳性的球菌,有时可见白细胞吞噬现象。痰培养可鉴定为葡萄球菌。

3. 血、胸腔积液、肺穿刺组织培养 结果阳性者可确诊为葡萄球菌肺炎。

(五) 影像学检查

1. X 线检查 X 线表现根据病变范围、病程长短、支气管引流情况、纤维组织增生程度以及有无胸膜并发症而不同。X 线检查常表现为肺段或肺叶实变,其内常见空洞及气液平形成,或呈小叶状浸润,其中有单个或多发的液气囊腔(图 17-6)。病灶溃破胸膜后易形成气胸或液气胸征象。X 线表现的另一特征是易变性,表现为短期内一处的炎性浸润消失而在另一处出现新的病灶,或很小的单一病灶发展为大片阴影。

2. CT 检查 CT 表现为两肺多发斑片及结节状模糊影,其内液化坏死呈低密度,或出现空洞,以

胸膜下区分布为主,可伴胸腔积液或胸膜增厚、粘连(图 17-7)。若治疗有效,可见病变逐渐消散,2~4
周后完全消失,偶可遗留少许纤维条索影或肺纹理增多等。

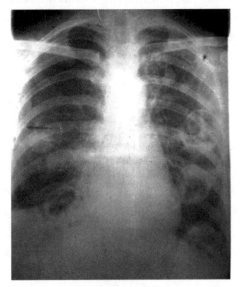

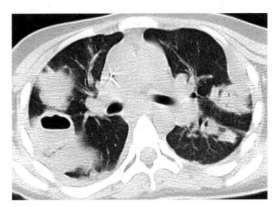

图 17-6　葡萄球菌肺炎 X 线表现:双肺多
　　　　　发的气囊腔

图 17-7　葡萄球菌肺炎 CT 表现:双肺多发斑片及
　　　　　结节状实变影,伴空洞及气液平形成

(六) 并发症

葡萄球菌肺炎常可并发脓胸、气胸、脓气胸,少数患者还可并发化脓性心包炎、脑膜炎等。

(七) 诊断

结合典型的临床表现(包括高热、咳脓血痰和全身毒血症状)、外周血象以及胸部影像学表现可作
出初步诊断,下呼吸道分泌物、胸腔积液、血液和肺组织的细菌培养检查是确诊的依据。注意迁徙性
病灶的诊断。

(八) 治疗

1. 治疗原则　加强支持治疗,早期清除和引流原发病灶,选用敏感的抗菌药物。

2. 抗菌药物的选择　以前对于医院外感染的葡萄球菌肺炎推荐选用青霉素 G,但近年来金黄色
葡萄球菌对青霉素 G 的耐药率已高达 90% 左右,故已不推荐常规选用青霉素 G,建议选用耐青霉素
酶的半合成青霉素或第一、二代头孢菌素或加酶抑制剂的复合制剂,如苯唑西林钠、氯唑西林、头孢呋
辛钠、阿莫西林克拉维酸等,也可联合氨基糖苷类使用。近年来已有 MRSA 在医院内暴发流行的报
道,对于 MRSA,可选用万古霉素、替考拉宁或利奈唑胺等。

三、其他细菌性肺炎

(一) 肺炎克雷伯菌肺炎

肺炎克雷伯菌(Klebsiella pneumoniae)是革兰氏阴性杆菌,也是引起 CAP 和 HAP 的病原中常见
的一种革兰氏阴性杆菌。肺炎克雷伯菌肺炎多见于免疫功能受损患者,例如糖尿病、酗酒、恶性肿瘤、
肝胆疾病、慢性阻塞性肺疾病、接受糖皮质激素治疗及肾衰竭患者等。起病急,主要表现为寒战、发
热、咳嗽、咳痰、胸痛、呼吸困难,全身毒血症状明显。其痰液无臭、黏稠,痰量中等,由血液和黏液混合
而呈现砖红色胶冻样,被认为是本病的特征,但临床上较少见。体检见患者呈急性病容,呼吸急促或
伴发绀,严重者可有全身衰竭、休克、黄疸等,病变范围较大者可有肺实变体征。胸部 X 线表现包括大
叶性实变或小叶浸润和脓肿形成。大叶实变多位于右上叶,重而黏稠的炎性渗出物可使叶间裂呈弧

形下坠,此为肺炎克雷伯菌肺炎的典型 X 线征象;部分患者可伴有胸腔积液和脓胸,有时可见蜂窝状脓肿形成。痰或下呼吸道分泌物涂片可见大量短粗革兰氏染色阴性杆菌;呼吸道标本培养、血培养或胸腔积液培养出肺炎克雷伯菌可确诊。肺炎克雷伯菌容易产超广谱 β - 内酰胺酶(extended-spectrum beta-lactamases, ESBLs),抗菌药物可选择第二代或加酶抑制剂的第三代头孢菌素或半合成青霉素,重症患者联合氨基糖苷类或氟喹诺酮类;若为产 ESBLs 的肺炎克雷伯菌则需应用碳青霉烯类抗生素。

(二) 铜绿假单胞菌肺炎

铜绿假单胞菌肺炎由铜绿假单胞菌(Pseudomonas aeruginosa)感染所致,多见于医院内感染,病情严重,多发生于有肺部结构性基础疾病(如支气管扩张、囊性纤维化)、免疫功能低下、气管插管或气管切开机械通气的患者,近年来发病率明显增加,病死率高。铜绿假单胞菌是一种条件致病菌,在正常人皮肤、呼吸道和肠道均存在,完整的皮肤和黏膜屏障可抵御其侵入。当机体免疫屏障受损时,口咽部寄植的铜绿假单胞菌吸入是下呼吸道感染最主要的发病机制。铜绿假单胞菌肺炎呼吸道症状有咳嗽、咳翠绿色或黄绿色脓痰,痰量较多,呼吸困难、发绀常见;合并败血症时皮肤可见中央坏死性出血疹;病情严重者可出现呼吸衰竭、肾功能不全、心力衰竭、休克等。肺部查体可闻及湿性啰音。胸部 X 线可表现为支气管肺炎型、肺实变型和肺脓肿等不同类型。因为痰培养铜绿假单胞菌分离率较高,因此痰培养阳性者需结合患者具体情况来判断是定植还是感染。铜绿假单胞菌肺炎的经验性抗感染治疗药物包括具有抗假单胞菌活性的 β- 内酰胺类,如替卡西林、哌拉西林、阿洛西林、美洛西林、头孢哌酮、头孢他啶、头孢吡胺、头孢吡肟、氨曲南,或加酶抑制剂的复合制剂如替卡西林 / 克拉维酸、哌拉西林 / 他唑巴坦、头孢哌酮 / 舒巴坦,或碳青霉烯类如亚胺培南、美罗培南,或氨基糖苷类如阿米卡星、依替米星,或喹诺酮类如环丙沙星、左氧氟沙星等。国内多重耐药铜绿假单胞菌的分离率逐年增加,在获得培养和药敏结果后,应及时根据临床治疗反应和药敏结果调整抗菌药物,通常需要联合使用抗生素,疗程 2~3 周。

(三) 鲍曼不动杆菌肺炎

鲍曼不动杆菌为非发酵革兰氏阴性杆菌,广泛存在于自然界,属于条件致病菌。该菌容易在医院内环境定植且一旦定植即不易根除,是医院内感染的重要病原菌。感染的患者多是长期住院、危重疾病及机体免疫功能低下患者,以及使用各种侵入性操作和长期使用广谱抗菌药物治疗的患者,特别是重症监护室内患者。在欧洲和美国的 ICU 中,鲍曼不动杆菌已经占所有革兰氏阴性菌医院感染病例的 10% 以上,并且在不断增加。鲍曼不动杆菌主要引起呼吸道感染和肺炎,也可引发菌血症、泌尿系感染、继发性脑膜炎、手术部位感染、呼吸机相关性肺炎等。痰分泌物可能是鲍曼不动杆菌肺炎院内传播的最重要的细菌来源,但消毒不彻底的呼吸道人工管道和雾化器、面罩、湿化瓶、呼吸机管道以及医务人员的手等也是造成鲍曼不动杆菌呼吸道感染的重要途径。患者常有发热、咳嗽,痰黏稠,黄脓状,量较多。少数患者有血性痰,呼吸困难明显。查体患者衰竭明显,肺部可闻及湿性啰音。肺部影像常呈支气管肺炎的特点,亦可为大叶性或片状浸润阴影,偶有肺脓肿及渗出性胸膜炎表现。鲍曼不动杆菌肺炎的临床和 X 线表现不具有特异性,与其他革兰氏阴性菌肺炎鉴别较困难,痰培养分离到鲍曼不动杆菌有助于诊断,但要注意除外定植和污染。

对于非多重耐药的鲍曼不动杆菌感染,根据药敏结果选用 β- 内酰胺类抗菌药物;对于多重耐药鲍曼不动杆菌感染,根据药敏选用头孢哌酮 / 舒巴坦、氨苄西林 / 舒巴坦或碳青霉烯类,可联合应用氨基糖苷类或氟喹诺酮类抗菌药物等;对于广泛耐药的鲍曼不动杆菌感染,可有以下几种选择:①含舒巴坦的复合制剂联合以下一种:米诺环素(或多西环素)、多黏菌素 E、氨基糖苷类或碳青霉烯类;②多黏菌素 E 联合以下一种:含舒巴坦的复合制剂或碳青霉烯类;③替加环素联合以下一种:含舒巴坦的复合制剂、碳青霉烯类、多黏菌素 E、喹诺酮类或氨基糖苷类;④三药联合方案:舒巴坦的复合制剂 + 多西环素 + 碳青霉烯类 + 利福平 + 多黏菌素或妥布霉素等。

近年来鲍曼不动杆菌引起的院内感染明显增多,仅次于铜绿假单胞菌,且常常对多种甚至全部常用抗菌药物耐药,治疗较困难,病死率较高。注重院内感染防控十分重要,主要预防措施包括积极治疗原发病;对多重耐药和泛耐药患者实行床旁甚或单间隔离;病房要严格进行空气消毒和各种呼吸治疗器械的消毒;严格医务人员的手卫生;对有鲍曼不动杆菌感染或原有感染患者的遗物用品应彻底清洗消毒;医院要建立不动杆菌院内感染流行的监测和报告方法;限制抗菌药物的滥用和长期应用等。

（四）厌氧菌肺炎

厌氧菌肺炎常由吸入厌氧菌引起,表现为坏死性肺炎,易并发肺脓肿或脓胸。常见病原菌包括消化链球菌、产黑色素拟杆菌、梭形杆菌及产气荚膜梭状芽孢杆菌等,通常与其他需氧菌和兼性厌氧菌在肺部形成混合感染。免疫力低下或者发生吸入性肺炎患者易发生厌氧菌肺炎,脆弱类杆菌也可由远处感染灶通过血源途径到达肺部引起肺炎。本病易发生于有口咽分泌物吸入条件者,多见于老年人和男性。起病急缓不一,可呈一般急性细菌性肺炎表现,患者常有畏寒、发热、咳嗽、咳黄脓性恶臭痰,部分患者可伴有胸痛、咯血和呼吸困难;也可以呈亚急性、慢性病程,多数肺脓肿和脓胸患者可有体重下降或贫血。肺部体征表现为实变征,可闻及湿性啰音,侵及胸膜者可有胸腔积液体征,慢性肺脓肿常有杵状指（趾）。厌氧菌肺炎患者外周血白细胞总数和中性粒细胞比例增高,并发肺脓肿和脓胸者升高更明显。胸部 X 线表现可见沿肺段和肺叶分布的实变影,多见于上叶后段和下叶背段,其中可见单个或多个脓腔,壁厚,常有液平,空腔大小不一,大者可达 10cm 以上,血行感染者常为双侧、多发的斑片影,可融合,可伴有脓胸或脓气胸改变。痰或胸腔积液培养出厌氧菌有诊断价值。

临床上治疗厌氧菌肺炎可选用硝基咪唑类（如甲硝唑、替硝唑）、林可霉素类（如林可霉素、克林霉素）、碳青霉烯类（如亚胺培南、美罗培南）、β- 内酰胺类（如青霉素 G、头孢西丁、头孢替坦等）以及 β- 内酰胺类 /β- 内酰胺酶抑制剂等,用药至胸片病变消散或仅留纤维条索,总疗程 2~4 周,有脓肿和脓胸形成者疗程更长,同时应积极给予体位引流和胸腔闭式引流。

第三节　其他病原体所致肺炎

一、肺炎支原体肺炎

肺炎支原体肺炎（mycoplasmal pneumonia）是由肺炎支原体（mycoplasma pneumoniae,MP）引起的呼吸道和肺部急性炎症病变。MP 是引起 CAP 的重要病原体,约占成人 CAP 病原体的 2%~12%,在流行期比例更高,也可引起咽炎和支气管炎。MP 经飞沫由呼吸道吸入感染,儿童和青少年易感,秋、冬季节易发病,但季节性差异并不显著。

（一）病因和发病机制

支原体是介于细菌和病毒之间、兼性厌氧、能独立生活的最小微生物。MP 主要通过呼吸道飞沫传播,MP 通常存在于纤毛上皮之间,不侵入肺实质。MP 入侵呼吸道后,通过表面蛋白与呼吸道上皮细胞膜上的神经氨酸受体结合,吸附于宿主呼吸道上皮细胞表面,逃避黏膜纤毛的清除作用及吞噬细胞的吞噬,同时 MP 可抑制纤毛活动和破坏上皮细胞。

MP 对上皮细胞的直接损害与 MP 在增殖过程中产生的毒性产物有关,如过氧化氢及超氧离子、神经毒素、磷脂酶等可使宿主细胞受损、坏死及脱落,破坏气道黏膜的完整性,并且抑制纤毛运动,影响呼吸道的清理功能。除此之外,MP 还可能通过间接作用即免疫反应损害宿主,但 MP 诱发的免疫反应复杂,涉及面广,可能通过细胞免疫、体液免疫及各种免疫细胞及细胞因子产生免疫损伤,具体机制目前尚未完全明确。

（二）病理

主要病理改变为急性气管 - 支气管炎、细支气管炎和间质性肺炎。支气管黏膜充血、水肿，有中性粒细胞浸润，细胞坏死、脱落。肺泡内可含有少量渗出液，可发生灶性肺不张和肺实变。肺泡壁和间隔中有中性粒细胞、单核细胞和浆细胞浸润，胸膜腔可有纤维蛋白渗出和少量渗出液。

（三）临床表现

1. **症状** 潜伏期 2~3 周，起病较缓慢，主要表现有乏力、头痛、咽痛、咳嗽、发热、肌痛等。阵发性刺激性干咳为本病最突出的症状，有时可见黏液痰或黏液脓性痰。发热一般呈中度发热，可持续 2~3 周，体温恢复正常后常仍有咳嗽。少数病例呈重症肺炎表现，可引起 ARDS。呼吸道以外的症状中，以皮疹、耳痛以及消化道症状（如食欲不振、恶心、腹泻等）较常见，极少数患者可伴发心包炎、心肌炎、脑膜脑炎、脊髓炎、溶血性贫血、弥散性血管内凝血、关节炎、肝炎等。

2. **体征** 咽部充血、耳鼓膜充血常见，少数人有皮疹和颈部淋巴结肿大。肺部多无阳性体征，有时可闻及湿啰音。

（四）实验室检查

1. **外周血象** 白细胞总数正常或略增高，以中性粒细胞为主。

2. **血清学检查** ①冷凝集试验：起病 2 周后，约 2/3 的患者冷凝集试验阳性，滴度 ≥ 1∶32，若滴度逐步升高更有诊断价值。但该试验特异性较低，临床诊断价值有限。②肺炎支原体抗体测定：若血清支原体 IgM 抗体 ≥ 1∶64，或恢复期抗体有 4 倍或以上增高，可确诊。血清学检查常用于回顾性诊断。

3. **其他病原学检查** 单克隆抗体免疫印迹法、核酸杂交技术和 PCR 检测 DNA 均有较高的敏感性和特异性，可用于早期诊断。

（五）影像学检查

1. **X 线检查** 胸部 X 线表现缺乏特异性，常有如下表现：①早期表现为肺纹理增多及网状影，以间质性炎症改变为主；②炎症累及肺实质时，可出现沿小叶、肺段或肺叶分布的大小不一实变影，实变影密度多较浅淡，其内常可见肺纹理影；③若支气管分泌物阻塞管腔，可出现区域性肺不张，表现为宽或窄的带状影；④少数可合并胸腔积液。

2. **CT 检查** CT 表现同 X 线检查，CT 对磨玻璃密度影、气腔实变及小叶间隔增厚的显示明显优于胸片。

（六）诊断与鉴别诊断

1. **诊断** 根据临床表现、胸部 X 线表现和血清学检查结果可作出诊断。

2. **鉴别诊断**

（1）细菌性肺炎：临床表现较肺炎支原体肺炎更重，X 线的肺部浸润阴影更明显，且白细胞总数常高于正常。

（2）流感病毒性肺炎：发生在流行季节，起病较急，肌肉酸痛明显，确诊依赖于病原学检查。

（3）军团菌肺炎和肺炎衣原体肺炎：军团菌肺炎发热等全身症状更重，临床鉴别诊断较困难，需通过病原学和血清学检查鉴别。

（4）肺结核：慢性起病，多有全身中毒症状，如潮热、盗汗、体重下降等，X 线多表现为双肺上叶的渗出、浸润或空洞病灶同时存在，痰中找到结核分枝杆菌可确诊。

（七）治疗

肺炎支原体肺炎具有自限性，多数病例不经治疗也可自愈。但早期适当使用抗菌药物可减轻症状和缩短病程。首选药物为大环内酯类，如红霉素、罗红霉素和阿奇霉素，但我国成人 CAP 患者中分离出的支原体对红霉素耐药率达 58.9%~71.7%，对阿奇霉素耐药率为 54.9%~60.4%。对大环内酯类不敏感者可选择呼吸喹诺酮类（如左氧氟沙星、莫西沙星）和四环素类（如多西环素、米诺环素）。因 MP 无细胞壁，青霉素或头孢菌素类无效。疗程一般 2~3 周，注意不宜将肺部阴影完全吸收作为停用抗菌药物的指征。

（八）预后

本病通常预后良好。但老年患者和合并某些慢性疾病（如慢性阻塞性肺疾病），或继发细菌性肺部感染的患者，预后较差。

二、军团菌肺炎

军团菌病（Legionnaires' disease,LD）是由军团菌引起的一种以肺炎为主要表现的全身性疾病。军团菌属共有 58 种及 3 个亚种,临床分离株大多数为嗜肺军团菌（legionella pneumophila,LP）。军团菌肺炎是指由军团杆菌引起的细菌性肺炎。起病急骤,以肺炎为主要表现,常伴多系统损害。军团菌肺炎在非典型肺炎中是病情最重的一种,未经有效治疗者的病死率高达 27%。病情轻重不一,轻者能痊愈,重者呈中毒性肺炎表现,病死率高。军团菌通过空气传播,经呼吸道吸入引起呼吸道感染。流行于夏秋季节,亦可常年发病。各年龄人群均可发病,但老年人、有慢性基础疾病和免疫力低下者更易发生。

（一）病因和发病机制

军团菌是一种需氧革兰氏阴性杆菌,广泛存在于温暖潮湿的环境,在天然水源、中央空调冷却塔、人工冷热水管道、下水道污水以及湿润的土壤中均可生长繁殖。人类的军团菌感染主要是吸入了含军团菌的气溶胶和尘土。直径小于 5μm 的颗粒可直接进入呼吸性细支气管和肺泡,巨噬细胞吞噬这些颗粒后,军团菌在细胞内大量繁殖导致宿主细胞死亡,并释放出大量酶和毒素导致肺组织的急性损伤。这些酶和毒素还可以由肺泡逆行经支气管、淋巴管及血液播散到其他部位导致肺外多系统的损害。

（二）病理

肺部的主要病理改变为多中心急性纤维素性化脓性肺泡炎及急性渗出性肺泡损害,肺泡腔内有纤维蛋白、炎症细胞渗出,肺泡间质炎性细胞浸润、水肿,严重者有肺实质的破坏。免疫力低下者病变严重,可发生广泛的肺泡损害伴透明膜形成。

（三）临床表现

1. **症状**　潜伏期为 2~10d,起病初感头痛、肌痛、乏力、食欲不振等,24~48h 后体温升高至 39~40℃,呈稽留热型,伴寒战、咳嗽,咳少量黏痰,有时见脓痰或血痰,部分患者有胸痛、呼吸困难、心动过缓。军团菌肺炎的肺外多系统损害较普通肺炎常见,包括消化道症状（如恶心、呕吐、水样腹泻、消化道出血等）、肾脏损害（如血尿、蛋白尿、氮质血症等）、神经系统症状（如头痛、精神症状、定向力障碍、神志改变等）、心血管系统损害（如心内膜炎、心肌炎、心包炎、低血压、休克、弥散性血管内凝血）等。重症患者可出现呼吸、循环或肾衰竭。

2. **体征**　急性热病容、出汗、呼吸急促、发绀,可有相对缓脉,肺部病变部位多有实变体征,可闻及湿性啰音。病程中出现的神经系统体征随病情缓解而消失。

（四）实验室检查

1. **血常规及生化检查**　外周血白细胞总数增高,伴核左移,淋巴细胞减少;尿常规检查部分患者有蛋白尿、血尿,少数有颗粒管型;其他改变包括动脉血气 PO_2 降低、尿素氮和肌酐升高、肝功能异常、低血钠、低血磷等。

2. **病原学检测**

（1）呼吸道分泌物涂片:呼吸道分泌物 Giemsa 染色可见到细胞内外的军团杆菌。因革兰氏染色军团菌不着色,因此痰涂片革兰氏染色见较多中性粒细胞而无细菌时要考虑军团菌感染可能。

（2）呼吸道分泌物培养:最佳培养基是活性炭酵母浸液琼脂（BCYE）,生长缓慢,2d 后才能见到菌落,多数需要 5d,观察 10d 无生长方可报告培养阴性。应用含军团菌抗体的琼脂培养基及免疫放射自显影技术或克隆杂交技术,可更好地检测和计数军团菌菌落。

(3)血清学检查:急性期及恢复期双份血清标本呈4倍或4倍以上升高时有诊断意义。多数军团菌感染患者在感染后第3周左右才产生抗体,1个月左右达到高峰,因此军团菌血清抗体滴度检测对流行病学调查及回顾性分析有一定价值,但对于早期诊断应用价值不高。

(4)尿抗原检测:多数患者在感染后2~3d尿抗原检测即可为阳性,在治疗后2~3个月转阴。若尿液中检测到军团菌可溶性抗原为阳性可明确诊断。该方法虽然便捷快速,但是由于目前应用的尿抗原检测法仅针对Lp1型敏感,对于非Lp1型军团菌的敏感度低于50%,若仅依靠尿抗原检测进行诊断,可能造成漏诊。

(5)核酸检测:使用RT-PCR检测呼吸道标本(痰、肺泡灌洗液)、胸腔积液、肺活检组织、血清、尿液等样本进行检测,若扩增出军团杆菌特异性基因片段可明确诊断。近年来高通量基因检测(next generation genome sequencing,NGS)开始应用于临床,通过同源序列对比可对军团菌进行检测,敏感度高,不仅可以确诊军团菌,同时可以对军团菌肺炎患者可能同时存在多种细菌混合感染进行检测。但其检测价格过于昂贵,可进行该项检测技术的实验室也十分有限,因此不能做为常规方法用于临床。

(五)胸部影像学检查

军团菌肺炎的胸部X线及CT表现与一般细菌性肺炎相似,无明显特异性。多表现为斑片状实变影,偶有空洞形成及胸腔积液。肺内病灶吸收较慢,一般2周左右才开始明显吸收,1~2个月才完全消散,少数可延迟至数月。

(六)诊断与鉴别诊断

1. 诊断　军团菌肺炎的症状缺乏特异性,当成人CAP患者出现相对缓脉的发热、急性发作性头痛、非药物引发的意识障碍或嗜睡、非药物引起的腹泻、休克、急性肝肾功能损伤、低钠血症、低磷血症、对β-内酰胺类药物无应答时,要考虑到军团菌肺炎的可能,需积极进行病原学筛查。

1992年中华医学会呼吸病学分会制订的诊断标准如下:①临床表现有发热、寒战、咳嗽、胸痛等症状;②X线胸片有浸润性阴影或伴胸腔积液;③呼吸道分泌物、痰、血或胸腔积液在活性炭酵母浸液琼脂培养基(BCYE)或其他特殊培养基中培养有军团菌生长;④呼吸道分泌物的荧光抗体检查军团菌阳性;⑤间接免疫荧光法检测急性期和恢复期两次军团菌抗体呈4倍或以上升高;⑥尿LP-1抗原测定阳性。凡具有1、2项+3、4、5项中任何一项者,可诊断为军团菌肺炎。

2. 鉴别诊断

(1)其他革兰氏阴性杆菌肺炎:无流行性,无多系统侵犯,氨基糖苷类、β-内酰胺类及碳青烯类抗菌药物有效,军团菌特殊检查阴性。

(2)肺结核:起病缓慢,有结核中毒症状,无多系统侵犯,上叶多见,痰中可查到结核分枝杆菌。红霉素治疗无效。

(七)治疗

早期应用有效的抗菌药物是成功治疗军团菌肺炎的关键,红霉素为首选药物,可用1.0g静脉滴注,每6~12h一次,根据病情轻重而定。若治疗反应满意,2d后改为0.5g,每6h口服,一般疗程为3周,以防吸收延缓或感染复发。严重感染、免疫抑制患者或单一红霉素效果不佳者,可联合利福平或大环内酯类或喹诺酮类。鉴于红霉素的副作用,目前更推荐使用新大环内酯类或氟喹诺酮类,疗效确切,不良反应少。

目前国内外对于轻中重度军团菌感染的一线治疗方案为早期应用大环内酯类或喹诺酮类单药治疗,但不同地区对药物选择方案不同。我国2016版成人社区获得性肺炎诊断及治疗指南推荐首选药物为:阿奇霉素、红霉素、左氧氟沙星、吉米沙星、莫西沙星;次选药物:多西环素、克拉霉素、米诺环素及复方新诺明。在联合用药方面,我国及英国指南推荐危重症军团菌肺炎可应用喹诺酮联合大环内酯类或利福平进行治疗,但需要警惕喹诺酮与大环内酯类药物联用时可能出现的心脏电生理异常。免疫正常宿主一般疗程为2周,免疫抑制宿主建议治疗持续3周或以上,较短的疗程可能导致复发。

军团菌肺炎的支持治疗同一般细菌性肺炎,积极纠正低氧血症、维持水电解质酸碱平衡,必要时机械通气。

（八）预后

早期的军团菌肺炎被认为病死率高,未被及时诊断和治疗者达 20%,随着临床医生对军团菌感染的重视,早期经验性应用覆盖军团菌的抗菌药物治疗,以及早期实验室诊断方法的兴起,死亡率明显下降。但是某些情况仍提示预后较差:入院时 APACHE Ⅱ 评分 >15 分,需要气管插管有创通气,高龄,合并恶性肿瘤、免疫抑制,合并其他细菌感染等。如有肾脏继发受累则预后更差。

[附] 庞蒂亚克热

军团菌病的另一种类型称为庞蒂亚克热（Pontiac fever）,又称非肺炎型军团菌病,是接触了污染了军团菌的气溶胶而出现的类流感样症状,潜伏期平均约 36h,临床表现为发热,大部分患者伴有头痛、寒战、全身不适、腹泻和神经系统症状,也可有轻度干咳和呼吸困难。无肺炎的 X 线表现和多系统损害症状是本病的特点。血清中军团菌抗体滴度明显升高。庞蒂亚克热属于自限性疾病,不需抗菌药物治疗,必要时可予对症处理,1 周内完全康复。

三、病毒性肺炎

病毒性肺炎（viral pneumonia）是由病毒侵犯肺实质引起的肺部炎症,常由上呼吸道病毒感染向下蔓延所致。临床表现主要为发热、头痛、全身酸痛、干咳等,严重者出现呼吸衰竭,甚至死亡。好发于冬春季节,暴发或散发流行,免疫功能正常或低下者均可患病。近年来,新的变异病毒不断出现（如 SARS 冠状病毒、新型冠状病毒、H1N1、H5N1、H7N9 病毒等）,产生暴发流行,死亡率较高,成为公共卫生防御的重要疾病之一。2009 年以来,新甲型 H1Nl 流感病毒已经成为季节性流感的主要病毒株,与季节性病毒 H3N2 共同流行。2020 新型冠状病毒肺炎在全球范围内暴发流行,成为全球性重大公共卫生事件。

（一）病因和发病机制

常见的病毒包括流感病毒、副流感病毒、腺病毒、呼吸道合胞病毒、巨细胞病毒、冠状病毒、鼻病毒、麻疹病毒、水痘 - 带状疱疹病毒等。病毒性肺炎主要为吸入性感染,通过人与人的飞沫传播,主要是由上呼吸道病毒感染向下蔓延所致,常伴气管 - 支气管炎。正常呼吸道防御机制的存在使气管隆突以下的呼吸道保持无菌,当呼吸道局部和全身免疫防御系统受损时,如果病毒数量多、毒力强,就会发生病毒性肺炎。少数病毒可通过密切接触传播,如 SARS 病毒、新型冠状病毒（SARS-CoV-2）,在密闭环境中也可以通过气溶胶传播。

（二）病理

单纯病毒性肺炎的病理改变主要表现为间质性肺炎。肉眼病变常不明显,肺组织因充血、水肿而体积轻度增大。镜下主要表现为沿支气管、细支气管壁及其周围和小叶间隔以及肺泡间隔分布的间质性炎症。通常表现为肺泡间隔明显增宽,肺间质血管充血、水肿以及淋巴细胞、单核细胞浸润;肺泡水肿,被覆含蛋白及纤维蛋白的透明膜,使肺泡弥散距离增加,肺泡腔内一般无渗出物或仅有少量浆液（图 17-8）。病变较重者,支气管、细支气管上皮的灶性坏死较常见,肺泡腔内可出现由浆液、少量纤维素、红细胞及巨噬细胞组成的炎性渗出物,甚至可发生组织坏死。病变吸收

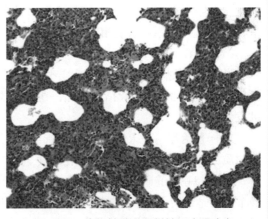

图 17-8　病毒性肺炎显微镜下病理改变

后可遗留肺纤维化。

（三）临床表现

1. 症状 病毒性肺炎的临床表现与病毒种类和机体免疫状况有关，多数情况下症状较轻。但大多起病急，全身症状明显，如发热、头痛、全身肌肉酸痛、乏力等。呼吸道症状有咳嗽，以干咳为主，偶有少量黏液痰。小儿、老年人、有基础疾病、肥胖、孕产妇和免疫力低下者易发生重症肺炎，可出现呼吸困难、发绀、嗜睡、精神萎靡，甚至休克、心力衰竭、呼吸衰竭或 ARDS。

2. 体征 多数患者无肺部阳性体征，病情严重者可有呼吸急促、心率增快、发绀，肺部闻及干、湿性啰音。

（四）实验室检查

1. 外周血象 白细胞总数可正常或稍高，也可偏低，淋巴细胞常降低。

2. 痰液检查

（1）痰涂片：白细胞以单核细胞为主。

（2）痰培养：无致病菌生长。

3. 病原学检查 下呼吸道分泌物或肺活检标本培养分离到病毒可确诊，但病毒培养较困难，不易常规开展；病毒抗原或核酸检测阳性有助于诊断，近年来已广泛应用于病原体的确定，尤其是对于新发变异病毒或少见病毒，PCR 检测病毒核酸有确诊价值。可通过取鼻咽拭子、下呼吸道标本进行病毒抗原及核酸检测。急性期和恢复期双份血清抗体滴度有 4 倍或以上升高有意义，但主要用于回顾性诊断。

（五）影像学检查

X 线征象常与症状不相平行，往往症状严重而无明显的 X 线异常表现。一般以间质性肺炎为主，表现为肺纹理增多、网状及小结节状影，病情严重者可出现双肺弥漫性结节性浸润或大片致密影如"白肺"。不同的致病原其 X 线表现有不同的特征。CT 常表现为支气管血管束增粗模糊、磨玻璃密度影、小叶间隔增厚、网织结节及点片状影（图 17-9）。

（六）诊断与鉴别诊断

1. 诊断 临床有急性呼吸道感染的症状，外周血白细胞正常或降低，胸部 X 线有间质性肺炎表现，抗菌治疗无效，排除细菌性或其他病原体感染，需考虑病毒性肺炎的诊断。确诊有赖于病原学检查，包括病毒分离、血清学检查及病毒抗原、核酸的检测等。

2. 鉴别诊断 病毒性肺炎需与细菌性肺炎、支原体性肺炎，衣原体肺炎、肺结核、卡氏肺孢子菌肺炎、真菌性肺炎等相鉴别。一般根据发病季节、流行病学史及临床表现，结合实验室检查和 X 线胸片表现，可与其他呼吸系统疾病相鉴别。

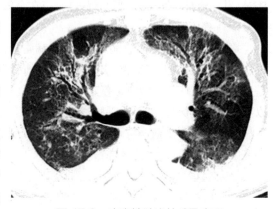

图 17-9 病毒性肺炎的 CT 表现

（七）治疗

目前对多数病毒缺乏有效的特异性治疗，但病毒性肺炎首先仍应进行积极的抗病毒治疗。此外，还需采取一系列综合治疗措施，包括一般对症处理和支持疗法等，同时需预防继发细菌、真菌感染和并发症的发生。

1. 一般治疗 卧床休息，房间保持空气流通，注意隔离消毒，预防交叉感染。给予足量维生素及蛋白质，多饮水及少量多次进易消化饮食。

2. 保持呼吸道通畅 及时清除上呼吸道分泌物，可给予雾化或湿化气道，祛痰药物治疗。对有喘息症状者适当给予支气管扩张剂治疗，并早期进行持续氧疗，如出现低氧血症经常规氧疗（鼻导管或鼻面罩）无法纠正，可考虑给予高流量湿化氧疗、无创或有创机械通气支持治疗。

3. 抗病毒治疗 及时开始抗病毒治疗是影响预后的关键因素,最佳时间是在症状出现的48h内使用抗病毒治疗。目前已证实较为有效的病毒抑制药物有:①利巴韦林:具有广谱抗病毒活性,包括呼吸道合胞病毒、腺病毒、副流感病毒和流感病毒。②阿昔洛韦:具有广谱、强效和起效快的特点,主要用于疱疹病毒、水痘病毒感染,尤其对免疫缺陷或应用免疫抑制剂者应尽早应用。③更昔洛韦:可抑制DNA合成,主要用于巨细胞病毒感染。④奥司他韦、扎那米韦及帕那米韦:为神经氨酸酶抑制剂;玛巴洛沙韦,为RNA聚合酶抑制剂,对甲、乙型流感病毒有效,耐药发生率低,及时使用可缩短症状的持续时间,降低下呼吸道出现并发症的发生率,缩短患者住院时间。⑤阿糖腺苷:具有广泛的抗病毒作用,多用于治疗免疫缺陷患者的疱疹病毒与水痘病毒感染。⑥金刚烷胺:为M2离子通道阻滞剂,有阻止某些病毒进入人体细胞及退热作用,对甲型流感病毒有效,但易产生耐药。

4. 抗菌药物的应用 原则上不宜应用抗菌药物预防继发性细菌感染,一旦明确已合并细菌感染,应及时选用敏感的抗菌药物。

5. 糖皮质激素的应用 糖皮质激素(以下简称"激素")可以减轻病毒性肺炎患者的肺泡渗出,降低毛细血管通透性,减少肺实质和间质的炎症反应,但同时激素不利于病毒感染的控制,可能导致继发感染和其他不良反应。欧洲和亚洲对H1N1肺炎的观察证明应用激素未能有效改变患者的治疗效果,还导致病死率升高、机械通气和住院时间延长、院内感染发生率升高。因此,激素对病毒性肺炎的疗效以及使用的时机、剂量、疗程等仍然存在争议,因不同的病毒而不同。在2003年SARS暴发流行时,激素曾经广泛应用,大剂量激素冲击疗法使绝大多数患者从中获得了满意疗效,但是激素的副作用也相当明显,许多患者出现股骨头坏死等后遗症。2020年新型冠状病毒疫情期间部分患者也使用了激素治疗,我国《新型冠状病毒肺炎诊疗方案(第八版)》建议对于氧合指标进行性恶化、影像学进展迅速、机体炎症反应过度激活状态的重症患者,酌情短期内(一般建议3~5d,不超过10d)使用激素,建议剂量相当于甲泼尼龙0.5~1mg/(kg·d)。因此,是否使用激素及激素使用的剂量、疗程都需要根据临床病情进行斟酌使用,使用激素期间应密切关注患者的血糖、血压、血脂、水电解质情况、骨质疏松、股骨头坏死等情况。

(八)预后和预防

病毒性肺炎的预后与年龄、机体免疫功能状态有密切关系。正常人获得性感染有自限性,肺内病灶可自行吸收,婴幼儿以及免疫力低下者特别是器官移植术后、艾滋病患者以及合并其他病原体感染时预后差。

预防措施主要为提高机体抵抗力,注意个人和公共卫生,减少吸入和接触病毒机会。同时接种疫苗是降低流感病毒、新型冠状病毒相关的发病率和死亡率的重要措施。但是目前除了流感病毒和新型冠状病毒,还没有获得批准的其他病毒的疫苗。流感疫苗适用范围很广,免疫力低下者,患有复杂基础病的老年人、年龄较小的儿童及长期接触流感患者的医务人员尤为适用。

[附]急性传染性病毒性肺炎

近20年来全球多次暴发急性传染性病毒性肺炎,给人民生命安全和身体健康带来巨大威胁,给全球公共卫生安全带来巨大挑战,且未来仍是人类社会的重大威胁。本教材主要介绍严重急性呼吸综合征、高致病性人禽流感病毒性肺炎和新型冠状病毒肺炎这三种传染性较强、病死率高的病毒性肺炎。

严重急性呼吸综合征

严重急性呼吸综合征(severe acute respiratory syndrome,SARS)是由SARS冠状病毒(SARS-asssociated coronavirus,SARS-CoV)引起的一种具有明显传染性、可累及多个器官系统的急性病毒性肺炎。2002年首次暴发流行,具有传染性强、群体发病、病死率较高等特点。其主要临床特征为急性起病、发热、干咳、呼吸困难、白细胞不高或降低、有肺部浸润和抗菌药物治疗无效。人群普遍易感,多见于青壮年。

（一）病因和发病机制

SARS 冠状病毒,简称 SARS 病毒,是一种 RNA 病毒,在环境中较其他已知的人类冠状病毒稳定,室温 24℃ 条件下病毒在尿液里至少可存活 10d,在痰液中和腹泻患者的粪便中能存活 5d 以上,在血液中可存活 15d。但病毒暴露在常见的消毒剂和固定剂中即可失去感染性,56℃ 以上 90min 可灭活病毒。

SARS 病毒通过短距离飞沫、气溶胶或接触污染的物品传播。发病机制尚不清楚,推测可能是通过其表面蛋白与肺泡上皮细胞上的相应受体结合,导致肺炎的发生。

（二）病理

病理改变以弥漫性肺泡损伤和炎症细胞浸润为主,早期的特征是肺水肿、纤维素渗出、透明膜形成、脱屑性肺炎以及灶性肺出血等病变;机化期可见到肺泡内含细胞性的纤维黏液样渗出物及肺泡间隔的成纤维细胞增生,仅部分病例出现明显的纤维增生,导致肺纤维化甚至硬化。

（三）临床表现

1. **症状**   潜伏期一般 2~10d,起病急骤,常以发热为首发症状,体温一般高于 38℃,可伴有畏寒、寒战、头痛、乏力、肌肉酸痛等全身毒血症状,可有咳嗽,多为干咳,少痰,严重者逐渐出现呼吸急促,甚至呼吸窘迫。部分患者可出现恶心、呕吐、腹泻等消化道症状,但多无上呼吸道卡他症状。

2. **体征**   肺部体征常不明显,部分患者可闻及少许湿啰音,或有肺实变体征。偶有胸腔积液的体征。

（四）实验室检查

1. **外周血象**   白细胞计数正常或降低,常有淋巴细胞减少,部分重症患者可有血小板减少。

2. **外周血 T 淋巴细胞亚群计数**   发病早期可见 $CD4^+$、$CD8^+$ 细胞计数降低,二者比值正常或降低。

3. **病原学检测**

（1）早期诊断:用 PCR 方法检测呼吸道分泌物、血、尿、粪便等标本中的 SARS 病毒 RNA,或用酶联免疫吸附法（ELISA）检测患者血清或血浆标本中的 SARS 病毒的核衣壳抗原。

（2）确诊相关的检查:平行检测进展期和恢复期双份血清 SARS 病毒特异性 IgM、IgG 抗体,抗体阳转或出现 4 倍及以上升高,有助于诊断和鉴别诊断。此外,病毒培养分离阳性可作为确诊的标准,但由于实验条件要求高,且阳性率低、检测时间长,不作为临床常规诊断的方法。

4. **其他检查**   包括肝功能、肾功能、心肌酶、血电解质、动脉血气分析等,在重症 SARS 患者中容易出现异常,需要动态监测。

（五）影像学检查

胸部 X 线早期可无异常,一般 1 周内可逐渐出现肺纹理增粗,不同程度的片状、斑片状磨玻璃影,少数为肺实变影。病变呈进展趋势,可在 2~3d 内融合成大片阴影,波及一侧肺野或双肺,重症病例发展为 ALI 或 ARDS 的表现。CT 可见小叶内间隔和小叶间隔增厚（碎石路样改变）、细支气管扩张和少量胸腔积液。至恢复期肺部病变逐渐吸收好转,部分患者有肺纤维化改变。

（六）诊断与鉴别诊断

1. **诊断**   诊断的总体原则是综合考虑流行病学史、临床表现、胸部 X 线变化、一般实验室检查和 SARS 病原学检测,并注意与其他类似的疾病相鉴别。中华医学会制定的 SARS 诊疗指南中的诊断标准如下:

（1）临床诊断:对于有 SARS 流行病学依据,有症状,有肺部 X 线影像改变,并能排出其他疾病诊断者,可以作出 SARS 临床诊断。

在临床诊断基础上,若分泌物 SARS-CoV RNA 检测阳性,或血清 SARS-CoV 抗体阳转或抗体滴度有 4 倍及以上增高,可作出确定诊断。

(2)疑似病例:在 SARS 流行期间,对于缺乏明确流行病学依据,但具备其他 SARS 支持证据者,可以作为疑似病例,需进一步进行流行病学追访,并安排病原学检查以求印证。

对于有流行病学依据,有临床症状,但尚无肺部 X 线影像学变化者,也应作为疑似病例。对此类病例,需要进行病原学检查,动态复查 X 线胸片或胸部 CT,通过观察,多数可以明确判断。

(3)医学隔离观察病例:在 SARS 流行期间,对于近 2 周内有与 SARS 患者或疑似 SARS 患者接触史,但无临床表现者,应自与前者脱离接触之日计,进行医学隔离观察 2 周。

重症 SARS 的诊断标准:符合下列标准中的 1 条即可诊断:①呼吸困难,成人休息状态下呼吸频率 ≥ 30 次/min,且伴有胸片显示多叶病变,或病灶总面积在正位胸片上占双肺总面积的 1/3 以上,或病情进展,48h 内病灶面积增大超过 50%,且在正位胸片上占双肺总面积的 1/4 以上。②出现明显的低氧血症,氧合指数小于 300mmHg。③出现休克或多器官功能障碍综合征。

2. 鉴别诊断 多种肺部感染性疾病的临床表现和影像学异常与 SARS 有类似之处。普通感冒、流感、细菌或真菌性肺炎、军团菌肺炎、支原体肺炎、艾滋病或其他免疫抑制患者合并肺部感染、一般病毒性肺炎、非感染性间质性肺疾病等是需要与 SARS 鉴别的重点疾病。

(七)治疗

目前尚无肯定有效的抗病毒药物治疗,一般治疗请参阅本节病毒性肺炎。重症患者需密切监护,酌情给予氧疗、无创或有创机械通气,酌情使用糖皮质激素,但需注意剂量和疗程,同时加强器官功能的支持治疗,一旦出现休克或多器官功能障碍综合征应及时给予相应治疗。

(八)预后和预防

1. 预后 SARS 属于自限性疾病,大多数患者预后较好,部分遗留有肺纤维化。死亡病例多为有基础疾病或年龄大于 55 岁者。

2. 预防 SARS 被列为法定乙类传染病并参照甲类传染病进行管理。要针对传染源、传播途径、易感人群三个环节,采取以管理和控制传染源、预防控制医院内传播为主的综合性防治措施,努力做到"早发现、早报告、早隔离、早治疗"。

(1)传染源管理:对于 SARS 患者,做到早发现、早报告、早隔离、早治疗;对于密切接触者,应在最短时间内开展流行病学调查,并实施医学观察。

(2)切断传播途径:①选择符合条件的医院和病房收治 SARS 患者。②发生流行时,设立 SARS 定点医院和发热门诊。③定点医院和发热门诊应符合规范要求,配备必要的防护、消毒设施和用品,并有明显的标志。④开辟专门病区、病房及电梯、通道,专门用于收治 SARS 患者。⑤加强室内通风,强调呼吸道防护、洗手及消毒、防护用品的正确使用、隔离管理、病区生活垃圾和医疗废物的妥善处理,加强医务人员 SARS 预防控制(消毒、隔离和个人防护)等防治知识的培训。⑥医护人员工作中做好个人防护。

(3)保护易感人群:疾病流行季节公共场所佩戴口罩,加强室内通风,保持良好个人卫生,勤洗手。参加体育锻炼,增强体质,避免吸烟和大量饮酒,避免过度疲劳,科学饮食。

高致病性人禽流感病毒性肺炎

人禽流行性感冒(以下简称禽流感)是由禽甲型流感病毒某些亚型中的一些毒株引起的急性呼吸道传染病,可引起肺炎和多器官功能障碍。1997 年以来,高致病性禽流感病毒(H5N1)跨越物种屏障,引起许多人患病和死亡。近年又获得 H9N2、H7N2、H7N3、H7N9 等亚型禽流感病毒感染人类的证据。尽管目前人禽流感只是在局部地区出现,但是考虑到人类对禽流感病毒普遍缺乏免疫力、人类感染 H5N1 型禽流感病毒后的高病死率以及可能出现的病毒变异等,WHO 警告此疾病可能是人类潜在威胁最大的疾病之一。

(一)流行病学特点

1. 传染源 为携带 H5N1 禽流感病毒的禽类,可能存在环境 - 人传播和母婴垂直传播,少数和非持续证据支持人际间的有限传播。

2. 传播途径　主要通过呼吸道飞沫传播,通过密切接触感染禽类的分泌物或排泄物,或通过接触病毒污染的环境。

3. 易感人群　发病前 10d 内接触过禽类或者到过活禽市场,尤其是中老年人。

（二）病因和发病机制

禽流感病毒属正黏病毒科甲型流感病毒属。可分为 16 个 H A（外膜血凝素）亚型和 9 个 NA（神经氨酸酶）亚型。感染人的禽流感病毒亚型为 H5N1、H9N2、H7N7、H7N2、H7N3、H7N9 等,其中感染 H5N1 的患者病情重,病死率高,故称为高致病性禽流感病毒。

其发病机制尚未完全明确,一般认为 H5N1 病毒感染气道上皮细胞后,在细胞内复制繁殖,通过细胞受体或细胞因子的作用,引起组织器官的炎症反应,导致以肺脏为主的多系统损害,除表现为弥漫性肺损伤以外,同时可伴有心脏、肝脏、肾脏等组织器官损害。其发病机制正在被逐渐认识,由于病毒在不断变异,其致病性、感染能力、与受体的结合能力、体内复制能力、对靶细胞的破坏能力,以及免疫系统的互动可能处于动态演变过程中。

（三）病理

病理改变主要为急性弥漫性肺泡损伤,伴急性间质性肺炎。早期以急性渗出为主,肺泡腔内充满纤维蛋白性渗出物、中性粒细胞、红细胞,肺泡壁及小气道表面广泛透明膜形成,部分肺泡塌陷,少数肺泡腔代偿性扩张;晚期以增生和纤维化为主,部分细支气管及肺泡上皮坏死、脱落、增生及鳞状上皮化生。

（四）临床表现

1. 症状　潜伏期 1~7d,大多数在 2~4d。许多患者在病初表现为流感样症状,如鼻塞、流涕、咽痛、头痛、肌肉酸痛、全身不适等,部分患者有恶心、呕吐、腹痛、腹泻等消化道症状。主要表现为高热、咳嗽、咳痰、呼吸困难,其中呼吸困难多呈进行性加重,短期内出现急性呼吸衰竭。重症患者可出现高热不退,病情发展迅速,几乎所有患者都有临床表现明显的肺炎,常出现急性肺损伤、急性呼吸窘迫综合征（ARDS）、肺出血、胸腔积液、全血细胞减少、多脏器功能衰竭、休克及瑞氏（Reye）综合征等多种并发症。可继发细菌感染,发生脓毒症。

2. 体征　肺部体征主要与肺部受累的部位和范围有关,可发现受累肺叶或肺段区域实变体征,包括叩浊、语颤和语音传导增强、吸气末细湿啰音及支气管呼吸音等。在病程初期常见于一侧肺的局部,但随病情进一步恶化,可扩展至双肺多个部位,肺内可闻及细湿啰音。

（五）实验室检查

1. 外周血象　白细胞总数不高或降低,重症患者多有白细胞总数及淋巴细胞减少,可有血小板降低。

2. 病原学检查

（1）病毒抗原检测:取患者呼吸道标本采用免疫荧光法（或酶联免疫法）检测甲型流感病毒核蛋白抗原（NP）或基质蛋白（M1）、禽流感病毒 H 亚型抗原,但阳性率较低,阴性者不能除外感染。

（2）病毒基因检测:可用 RT-PCR 法检测禽流感病毒亚型特异性 H 抗原基因,是目前的主要确诊方法。

（3）病毒分离:从患者呼吸道标本中（如鼻咽分泌物、口腔含漱液、气管吸出物或呼吸道上皮细胞）分离禽流感病毒,分离率低,临床较少应用。

（4）血清学检查:发病初期和恢复期双份血清禽流感病毒亚型毒株抗体滴度 4 倍或以上升高,有助于回顾性诊断。

（六）胸部影像学检查

病变早期,胸部 X 线及 CT 表现为肺内出现片状实变影或磨玻璃密度影,多局限于一个肺段或肺叶。重症患者肺内病变进展迅速,短期内可发展为大片状或融合斑片状影,累及多个肺叶或肺段,严重时发展为"白肺"样改变。少数患者可合并胸腔积液。

（七）并发症

如症状不缓解，病情仍持续发展，则可发生一系列并发症，包括呼吸衰竭、气胸、纵隔气肿、心肌炎、心力衰竭和肾衰竭等。重症肺炎恢复者可见原有病变部位肺纤维化。

（八）诊断

根据流行病学接触史、临床表现及实验室检查结果可作出诊断。要注意与其他肺炎相鉴别，鉴别诊断主要依靠病原学检查。

（九）治疗

凡疑诊或确诊的患者都需要住院隔离，进行临床观察和抗病毒治疗。除了给予吸氧、解热镇痛、止咳祛痰等对症治疗以外，尽量在发病 48h 内给予奥司他韦或扎那米韦、帕那米韦、玛巴洛沙韦。奥司他韦成人剂量 75mg，每天 2 次，连续 5d。重症患者 150mg，每天 2 次，疗程 7~10d。扎那米韦给药方法为经鼻吸入 10mg，每日 2 次，疗程 5d；预防剂量为经鼻吸入 10mg，每日 1 次，疗程 7~10d。重症患者需密切监护，常需机械通气支持，积极防治多器官功能衰竭。

（十）预后和预防

1. **预后** 影响预后的因素包括年龄、基础疾病、合并症等。重症患者预后差。

2. **预防** ①尽量避免直接接触活禽类及其粪便，若接触过活禽或其粪便须尽快使用肥皂水清洁双手。②不要购买活禽自行宰杀，不购买无检疫证明的鲜、活、冻禽畜及其产品。③生禽、畜肉和鸡蛋等要煮熟后使用，加工处理生禽、畜肉和蛋类后要彻底清洁双手。④勤洗手，咳嗽和打喷嚏时遮掩口鼻；若有发热及呼吸道症状，戴上口罩，尽快就诊。⑤加强体育锻炼，增强抵抗力。

新型冠状病毒肺炎

新型冠状病毒肺炎（coronavirus disease 2019，COVID-19）简称"新冠肺炎"，是由新型冠状病毒（SARS-CoV-2）引起的一种具有明显传染性、可累及多个器官系统的急性呼吸道传染病。2020 年新冠肺炎在全球多个国家和地区暴发流行。其主要临床特征为以发热、干咳、乏力为主要症状，白细胞正常或降低，胸部影像学早期呈现多发小斑片影及间质改变，进而发展为双肺多发磨玻璃密度影、浸润影，甚至"白肺"，抗生素治疗无效。

（一）流行病学特点

1. **传染源** 主要是新型冠状病毒感染的患者和无症状感染者，在潜伏期即有传染性。

2. **传播途径** 经呼吸道飞沫和密切接触传播是主要的传播途径，接触污染的物品也可造成感染。在相对封闭的环境中，长时间暴露于高浓度气溶胶情况下存在经气溶胶传播的可能，粪便、尿液对环境污染可能造成气溶胶或接触传播。

3. **易感人群** 人群普遍易感。

（二）病因和发病机制

新型冠状病毒属于 β 属冠状病毒，有包膜，颗粒呈圆形或椭圆形，长为多形性，直径 60~140nm。对紫外线和热敏感，75% 的乙醇、含氯消毒剂、过氧乙酸和氯仿均有有效灭活病毒，氯己定不能灭活病毒。

目前发病机制尚未完全明确。现有初步研究认为，SARS-CoV-2 首先通过外表面的刺突蛋白结合气道上皮细胞表面的血管紧张素转化酶 2（angiotensin-converting enzyme 2，ACE-2）进入细胞，继而感染人体呼吸道上皮细胞，导致机体免疫功能紊乱与细胞因子水平失衡，出现细胞因子风暴综合征（CSS），致肺毛细血管内皮细胞及肺泡上皮细胞等靶细胞出现弥漫性损伤并发展为 ARDS、脓毒性休克及多器官功能衰竭（MOF）甚至死亡。

（三）病理

肺脏呈不同程度的实变，肺泡腔内见浆液、纤维蛋白性渗出物及透明膜形成；渗出细胞主要为单核和巨噬细胞，易见多核巨细胞。Ⅱ型肺泡上皮细胞显著增生，部分细胞脱落。Ⅱ型肺泡上皮细胞和巨噬细胞内可见包涵体,肺泡间隔血管充血水肿,可见单核和淋巴细胞浸润及血管内透明血栓形成,肺组织灶性出血、坏死,可出现出血性梗死。部分肺泡腔内可见渗出物机化和肺间质纤维增生。肺内各级支气管黏膜部分上皮脱落,腔内可见渗出物和黏液。小支气管和细支气管易见黏液栓形成。

重症患者还会出现其他器官的损害,包括心肌肥大、变形和坏死;脾脏淋巴细胞减少,细胞变形和坏死;肾小管上皮细胞水肿、变性和剥脱,肾小球毛细血管透明血栓形成;骨髓抑制;肝细胞变性、局灶性坏死、胆汁淤积等。

（四）临床表现

1. **症状**　潜伏期 1~14d,多为 3~7d。以发热、干咳、乏力为主要表现,部分患者以嗅觉、味觉减退或丧失为首发症状,少数患者伴有鼻塞、流涕、咽痛、肌痛和腹泻等症状。重症患者多在发病 1 周后出现呼吸困难和 / 或低氧血症,严重者可快速进展为急性呼吸窘迫综合征、脓毒性休克、难以纠正的代谢性酸中毒和出凝血功能障碍及多器官功能衰竭等。极少数患者还可有中枢神经系统受累及肢端缺血性坏死等表现。值得注意的是重型、危重型患者,病程中可为中低热,甚至无明显发热。

2. **体征**　早期肺部体征常不明显,若疾病进展部分患者可出现肺实变体征,如叩浊、语颤和语音传导增强、吸气末细湿啰音及支气管呼吸音等。

（五）实验室检查

1. **外周血象**　白细胞总数正常或降低,可见淋巴细胞计数减少。重型、危重型患者可见外周血淋巴细胞进行性减少。

2. **其他血液检查**　部分患者可出现肝酶、乳酸脱氢酶、肌酶和肌红蛋白增高;部分危重患者肌钙蛋白增高。多数患者 C 反应蛋白和血沉升高,降钙素原正常。重型、危重型患者可见 D- 二聚体升高,炎症因子升高。

3. **病原学检查**

（1）病原学检查:采用 RT-PCR 或 / 和 NGS 方法在鼻咽拭子、痰和其他下呼吸道分泌物、血液、粪便等标本中可检测出 SARS-CoV-2 病毒核酸。检测下呼吸道标本(痰或气道抽取物)更加准确。标本采集后需尽快送检。

（2）血清学检查:可检测新型冠状病毒特异性 IgM 抗体、IgG 抗体,IgM 抗体多在发病 3~5d 后开始出现阳性,IgG 抗体滴度恢复期较急性期有 4 倍及以上增高,但发病 1 周内阳性率均较低。抗体检测可能会出现假阳性,一般不单独以血清学检测作为诊断依据,需结合流行病学史、临床表现和基础疾病等情况进行综合判断。

（六）影像学检查

胸部 X 线和 CT 早期表现为多发小斑片影及间质改变,以肺外带明显。进而发展为双肺多发磨玻璃影、浸润影,严重者可出现肺实变(图 17-10),胸腔积液少见。

（七）并发症

危重型新型冠状病毒肺炎可导致全身多器官功能障碍或衰竭,累及呼吸、循环、肝脏、肾脏、凝血功能等器官和系统,主要包括呼吸衰竭、脓毒性休克、应激性心肌病、应激性胃黏膜病变、肝功能损害、急性肾损伤、静脉血栓栓塞症、凝血功能异常等。

（八）诊断

根据我国国家卫生健康委员会《新型冠状病毒肺炎诊疗方案(试行第八版修订版)》诊断标准如下:

1. **疑似病例**　结合下述流行病学史和临床表现

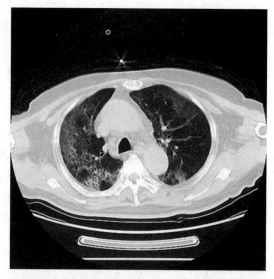

图 17-10　新型冠状病毒肺炎的 CT 表现:双肺多发磨玻璃密度影

综合分析,有流行病学史中的任何 1 条,且符合临床表现中任意 2 条。无明确流行病学史的,符合临床表现中任意 2 条,同时新型冠状病毒特异性 IgM 抗体阳性(近期接种过新型冠状病毒疫苗者不作为参考指标);或符合临床表现中的 3 条。

(1)流行病学史:①发病前 14d 内有病例报告社区的旅行史或居住史;②发病前 14d 内与新型冠状病毒感染的患者或无症状感染者有接触史;③发病前 14d 内曾接触过来自有病例报告社区的发热或有呼吸道症状的患者;④聚集性发病(2 周内在小范围如家庭、办公室、学校班级等场所,出现 2 例及以上发热 / 或呼吸道症状的病例)。

(2)临床表现:①发热和 / 或呼吸道症状等新冠肺炎相关临床表现;②具有上述新型冠状病毒肺炎影像学特征;③发病早期白细胞总数正常或降低,淋巴细胞计数正常或减少。

2. **确诊病例** 疑似病例同时具备以下病原学或血清学证据之一者:①新型冠状病毒核酸检测阳性;②未接种新型冠状病毒疫苗者,新型冠状病毒特异性 IgM 抗体和 IgG 抗体均为阳性;③血清新型冠状病毒特异性 IgG 抗体由阴性转为阳性或恢复期较急性期呈 4 倍及以上升高。

(九) 临床分型

无症状者诊断为无症状感染者,有症状者分型为:

1. **轻型** 临床症状轻微,影像学未见肺炎表现。

2. **普通型** 具有发热、呼吸道症状,影像学可见肺炎表现。

3. **重型** 成人符合下列任何一条:①出现气促,呼吸频率 ≥ 30 次 /min;②静息状态下,指氧饱和度 ≤ 93%;③动脉血氧分压(PaO_2)/ 吸氧浓度(FiO_2)≤ 300mmHg(1mmHg=0.133kPa)。高海拔(海拔超过 1 000 米)地区应根据以下公式对 PaO_2/FiO_2)进行校正:PaO_2/FiO_2 × [大气压(mmHg)/760]。

4. **危重型** 符合以下情况之一者:①出现呼吸衰竭,且需要机械通气;②出现休克;③合并其他器官功能衰竭需 ICU 监护治疗。

重型 / 危重型高危人群包括:大于 65 岁老年人;有心脑血管疾病(含高血压)、慢性肺部疾病(慢性阻塞性肺疾病、中度至重度哮喘)、糖尿病、慢性肝脏、肾脏疾病、肿瘤等基础疾病者;免疫功能缺陷(如艾滋病患者、长期使用皮质类固醇或其他免疫抑制药物导致免疫功能减退状态);肥胖(体质指数 ≥ 30);晚期妊娠和围产期女性;重度吸烟者。

重型 / 危重型早期预警指标(成人):①低氧血症或呼吸窘迫进行性加重;②组织氧合指标恶化或乳酸进行性升高;③外周血淋巴细胞计数进行性降低或外周血炎症标志物如 IL-6、CRP、铁蛋白等进行性升高;④ D- 二聚体等凝血功能相关指标明显升高;⑤胸部影像学显示肺部病变明显进展。

(十) 治疗

疑似及确诊病例应在具备有效隔离条件和防护条件的定点医院隔离治疗,疑似病例应单人单间隔离治疗,确诊病例可多人收治在同一病室。危重型病例应当尽早收入 ICU 治疗。

一般治疗请参阅本节病毒性肺炎。目前尚无针对 SARS-CoV-2 的特效抗病毒药,可根据当地情况试用具有潜在抗病毒作用的药物,如 α- 干扰素、利巴韦林、洛匹那韦 / 利托那韦、磷酸氯喹、阿比多尔等药物,其中利巴韦林建议与干扰素或洛匹那韦 / 利托那韦联合使用,要注意上述药物的不良反应、禁忌证与其他药物的相关作用等问题。避免盲目或不恰当使用抗菌药物,如果临床怀疑细菌感染,可考虑经验性使用抗菌药物,尤其是重型和危重型患者。

对于重型和危重型病例,在对症治疗基础上,积极防治并发症,治疗基础疾病,预防继发感染,及时进行器官功能支持,必要时给予高流量氧疗、无创或有创机械通气、血流动力学监测、连续性肾脏替代治疗(CRRT)、血液净化治疗、康复者恢复期血浆治疗、免疫治疗、体外膜氧合(extracorporeal membrane oxygenation,ECMO)等,酌情短期(一般建议 3~5d,不超过 10d)小剂量(相当于甲泼尼龙 0.5~1mg/(kg·d))使用糖皮质激素。

(十一) 预后与预防

1. **预后** 多数患者预后良好,少数患者病情危重,多见于老年人、有慢性基础疾病者(例如高血压、糖尿病、心脑血管疾病、COPD、肥胖、恶性肿瘤)、晚期妊娠和围产期女性、肥胖人群。

2. 预防　积极接种新型冠状病毒疫苗,在疾病流行季节,公共场所佩戴口罩。勤洗手,避免使用未清洗的手触摸眼、鼻和口,避免与他人近距离接触,避免前往拥挤之处。采取呼吸道卫生防护措施(即咳嗽和打喷嚏时捂口鼻,立即将纸巾弃置于带盖的垃圾桶中,并清洗双手)。若出现发热、咳嗽和呼吸困难,应尽早就医,并向医务人员提供既往旅行史和接触史(旅行者或疑似/确诊病例)。

四、肺真菌病

肺真菌病是最常见的一种深部真菌病。近年来由于广谱抗生素、糖皮质激素、免疫抑制剂和化疗药物的广泛使用,造血干细胞移植、实体器官移植的广泛开展,各种导管的体内植入或留置,以及免疫缺陷病如艾滋病患者的增多,临床上肺真菌病(pulmonary mycosis)的发病率明显上升,也日益成为导致器官移植受者、恶性肿瘤患者以及其他危重病患者的重要死亡原因之一。

肺真菌病是不包括真菌寄生和过敏所致的支气管肺部真菌感染,分为原发性和继发性2种类型。原发性感染是指吸入带有真菌孢子的粉尘,或口咽部寄植的真菌侵入肺部而致病。继发性感染是指体内其他部位的真菌感染经血行或淋巴系统播散至肺,或邻近脏器的真菌感染蔓延到肺所致。真菌按形态特征可分为五种:①酵母菌,如新型隐球菌;②酵母样菌,如白念珠菌;③双相菌,如组织胞浆菌;④丝状真菌,如曲霉菌和毛霉菌;⑤细菌样菌,如放线菌和奴卡菌。按致病性分为致病性真菌,如组织胞浆菌、球孢子菌等,可侵袭正常的肺组织;条件致病性真菌,如念珠菌、曲霉菌、隐球菌、毛霉菌、奴卡菌等,感染多有易患因素,如免疫功能低下、恶性肿瘤、粒细胞降低、应用糖皮质激素或免疫抑制剂、细胞毒性药物或放射治疗、长期使用广谱抗菌药物、长期放置静脉导管和内脏导管、器官移植、艾滋病、糖尿病、尿毒症、慢性肺部疾病等。在我国,引起肺真菌病常见的真菌主要是念珠菌属、曲霉属、隐球菌属、接合菌(主要指毛霉菌)和肺孢子菌等。

肺部真菌感染的临床表现多无特异性,症状和影像学可有多种多样的表现,除侵袭性肺曲霉感染和肺孢子菌肺炎有较为特征性的影像学表现可作为诊断的重要依据外,其他仅凭临床表现和影像学难以确诊。病原微生物检查,由于正常人体可存在一部分真菌定植,因此一般的痰涂片和培养对真菌诊断作用有限,目前组织病理学检查仍然是确诊肺部真菌感染的金标准。但在临床实践中,肺组织标本通常不易获取,过分强调确诊可能耽误治疗,基于实际,肺真菌病的诊断要充分结合宿主因素、临床特征、微生物学检查和组织病理学四部分因素,根据不同情况,参考表17-1,分别作出拟诊、临床诊断及确诊三个不同级别的诊断,并分别给予经验性、先发(pre-emptive)或靶向治疗。经验性治疗强调选用广谱、有效、安全、性价比高的药物,先发和靶向治疗则分别根据病原微生物和组织病理检查结果所示的真菌种类选择抗真菌药物。

表 17-1　肺真菌病的分级诊断标准

	宿主因素	临床特征#	微生物学	组织病理学
确诊	+*	+	+**	+
临床诊断	+	+	+	−
拟诊	+	+	−	−

注:# 包括影像学特征;* 原发性者可无宿主因素;** 肺组织、胸液、血液真菌培养阳性。

(一)肺念珠菌病

肺念珠菌病(pulmonary candidiasis)又称为支气管-肺念球菌病(broncho-pulmonary candidiasis),是由白念珠菌或其他念珠菌所引起的急性、亚急性或慢性下呼吸道真菌感染或肺炎。病原体主要为白色念珠菌(C.albicans),其次为热带念珠菌(C.tropicalis)、光滑念珠菌(C.glabrata)和克柔念珠菌(C.krusei),近年来,也有近平滑念珠菌(C.parapsilosis)、高里念珠菌(C.guillermondii)、葡萄牙念珠菌

（C.lusitaniae）及星形念珠菌（C.stellatoidea）病的报道。随着经验性抗白念珠菌药物使用的增加，白念珠菌感染所占比率呈下降趋势，而近平滑念珠菌、热带念珠菌和光滑念珠菌等非白念珠菌感染呈上升趋势。

肺念珠菌病多因定植于口咽、上呼吸道的念珠菌在机体抵抗力降低时吸入至下呼吸道所致。粒细胞缺乏、静脉导管留置、静脉内高营养、糖尿病、严重营养不良、长期应用广谱抗菌药物致菌群失调及接受免疫抑制剂治疗的患者易发生血源性念珠菌感染，同时亦可播散至肺部而发生血源性肺念珠菌病。早期病变以急性化脓性炎症或多发性小脓肿形成为主，其内可找到菌丝和孢子。

肺念珠菌病临床有两种类型：

1. **支气管炎型** 全身情况较好，症状轻，一般不发热。主要表现为阵发性剧咳，咳白色黏液痰或脓痰，可出现喘憋、气短。检查发现口腔、咽部及支气管黏膜上被覆散在点状白膜，肺部偶尔可闻及干啰音。X 线检查仅提示双肺中下野纹理增多。

2. **肺炎型** 呈急性肺炎或败血症表现，出现畏寒、发热、咳嗽、咳白色黏液胶冻样痰或脓痰，有酵母臭味，甚至有咯血、呼吸困难等症状，大多见于免疫抑制或全身情况极度衰弱的患者。肺部可闻及干、湿啰音。X 线表现见两中、下肺野弥漫性斑片状、小片状或片状阴影，也可呈大片状阴影，波及整个肺叶或双肺，或有小片状阴影的大片融合，甚至脓肿形成。少数可呈间质性改变，或呈粟粒状阴影，偶可并发胸膜炎。

微生物学诊断需要：①合格的痰或支气管抽吸物标本经直接镜检发现酵母样假菌丝或菌丝，真菌培养 2 次阳性，念珠菌生长，且 2 次培养为同一菌种（血行播散者除外）；或 ②支气管肺泡灌洗液经直接镜检发现酵母样假菌丝或菌丝，真菌培养阳性，念珠菌生长；或③血清标本真菌细胞壁成分 1,3-β-D 葡聚糖抗原（G 试验）连续 2 次阳性。

确诊仍需组织培养或组织病理学检查。胸腔积液或血液念珠菌培养阳性也能确立诊断。

治疗方面应去除诱因。白念珠菌感染首选氟康唑，静脉滴注 200~400mg/d，首剂加倍，参考病情严重程度确定剂量。亦可选择伊曲康唑、两性霉素 B（或含脂质体制剂）、棘白菌素类（卡泊芬净、米卡芬净或阿尼芬净）、伏立康唑、泊沙康唑。因目前非白念珠菌对氟康唑的耐药率有上升趋势，实验室在培养分离出念珠菌后应鉴定出菌种。各种念珠菌感染的推荐治疗用药参见表 17-2。疗程视治疗反应而定，要求肺部病灶基本吸收方能停药。

表 17-2　念珠菌感染的抗真菌药物选择

菌种	推荐药物
白念珠菌	氟康唑，伊曲康唑，两性霉素 B，卡泊芬净
光滑念珠菌	两性霉素 B，伏立康唑，卡泊芬净，伊曲康唑 *，氟康唑 *
近平滑念珠菌	氟康唑，伊曲康唑，两性霉素 B，伏立康唑，卡泊芬净
热带念珠菌	氟康唑，伊曲康唑，两性霉素 B，伏立康唑，卡泊芬净
克柔念珠菌	卡泊芬净，伏立康唑，伊曲康唑 *，两性霉素 B
高里念珠菌	氟康唑，伊曲康唑，伏立康唑，卡泊芬净
葡萄牙念珠菌	氟康唑，伊曲康唑，伏立康唑，卡泊芬净

注：* 剂量依赖性敏感。

（二）肺曲菌病

肺曲菌病（pulmonary aspergillosis）致病菌主要为烟曲霉，少数为黄曲霉、土曲霉、黑曲霉等。烟曲霉菌常寄生在上呼吸道，空气中到处有曲霉属孢子，吸入曲霉孢子不一定致病，如大量吸入可能引起急性气管 - 支气管炎或肺炎。肺曲菌病大多数是在原有肺部疾患的基础上发生，或因长期使用抗菌药物、糖皮质激素及免疫抑制剂后继发感染。

　　肺曲霉病临床表现复杂,主要分为三种类型,患者的免疫力状态对临床曲霉病的类型有明显影响:①寄生型:多见于免疫应答相对正常的患者,主要包括肺曲霉球、寄生性支气管曲霉病,以前者常见;②过敏型:见于免疫应答过高的患者,包括变应性支气管肺曲霉病(allergic bronchopulmonary aspergillosis,ABPA)、外源性过敏性肺泡炎(extrinsic allergic alveolitis);③侵袭型:见于免疫应答极度低下的患者,包括气管支气管曲霉病、侵袭性肺曲霉病、慢性坏死性肺曲霉病。本节主要介绍侵袭性肺曲霉病、气管支气管曲霉病、变应性支气管肺曲霉病及肺曲霉球。

　　1. 侵袭性肺曲霉病(invasive pulmonary aspergillosis,IPA)　是肺曲霉病中最严重的类型,肺组织破坏严重,诊断困难,治疗棘手,病死率高。除肺部病变外,尚可合并曲霉败血症和其他器官受累,也称播散性或系统性曲霉病,多见于中性粒细胞缺乏症等免疫功能严重受损的患者。病理改变多为局限性肉芽肿或广泛化脓性肺炎,伴脓肿形成。病灶呈急性凝固性坏死,伴坏死性血管炎、血栓及霉栓。IPA 的临床症状主要表现为持续性发热、咳嗽、胸痛等,病变广泛时出现呼吸困难,甚至呼吸衰竭,部分患者可有咯血(与曲菌丝容易侵犯血管,形成局部栓塞和出血有关)。IPA 的胸部 X 线和CT 表现为以胸膜为基底的多发楔形片状、结节、团片或空洞影,部分患者影像表现具有特征性:早期出现胸膜下楔形片状影及结节影,数天后病灶周围可出现晕轮征(halo sign,即结节周围薄雾状渗出影,为凝固性坏死病灶周围出血所致)。10~15d 后病灶发生液化、坏死并出现空洞,空洞常呈新月形(图 17-11)。

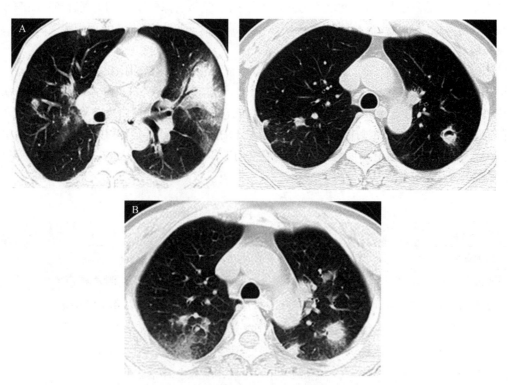

图 17-11　侵袭性肺曲霉病的 CT 表现

A. 男,42 岁,急性非淋巴细胞白血病,化疗后出现发热、咳嗽 3d;B. 抗真菌治疗后 7d 复查的 CT 表现。

　　组织培养和组织病理学检查是确诊 IPA 的金标准,但临床实施有困难。胸腔积液或血液曲霉菌培养阳性(需注意结合临床除外标本污染)也有确诊价值,但阳性率不高。由于 IPA 进展快,病死率高,一旦临床高度怀疑,应尽早给予经验性或抢先治疗,因此 IPA 强调分级诊断。合格痰液经直接镜检发现菌丝,曲霉菌培养 2 次阳性,或支气管肺泡灌洗液经直接镜检发现菌丝,曲霉菌培养阳性,或血液标本曲霉菌半乳甘露聚糖抗原(GM)(ELISA)检测连续 2 次阳性均有助于微生物学诊断。

2. **气管支气管曲霉病**(tracheobronchial aspergillosis)　病变主要局限于大气道,支气管镜检查可见气道壁假膜、溃疡、结节等改变。常见症状为频繁咳嗽、胸痛、发热和咯血。此病需经支气管镜检查确诊。

3. **变应性支气管肺曲霉病**(allergic bronchopulmonary aspergillosis,ABPA)　主要由烟曲霉过敏引起的气道高反应性疾病。临床表现无特异性,可有发热、咳嗽、咳棕黄色脓痰或血痰、体重减轻、胸痛及乏力等。大多数患者有喘息和哮鸣音,易与支气管哮喘混淆而误诊。典型的影像学表现为一过性或游走性肺部浸润影伴中心性支气管扩张和黏液栓形成。痰中易查见大量嗜酸性粒细胞及曲霉丝,烟曲霉培养阳性。诊断标准包括:①反复哮喘发作,一般解痉平喘治疗难以奏效;②外周血嗜酸细胞增高 ≥ 1 × 10^9/L;③ X 线表现一过性或游走性肺部浸润;④血清总 IgE 浓度 ≥ 1 000IU/ml;⑤曲霉抗原皮试出现即刻阳性反应(风团及红晕);⑥血清烟曲霉 IgG 抗体阳性;⑦特异性抗曲霉 IgE 和 IgG 滴度升高;⑧中央性囊状支气管扩张。满足两项以上指标即可诊断。

4. **慢性坏死性肺曲霉病**(chronic necrotizing pulmonary aspergillosis,CNPA)　也称为半侵袭性肺曲霉病,曲霉直接侵袭肺实质,是一种亚急性或非血管侵袭性病变。患者表现为肺部空洞性病变、长期呼吸道症状和血清抗曲霉属抗体阳性。未治疗患者 1 年生存率仅 50%。

5. **肺曲霉球**　常继发于肺结核空洞、支气管肺囊肿、支气管扩张和肺脓肿,系曲霉在原有慢性肺疾病空洞或空腔内繁殖,与纤维蛋白、黏液及细胞碎屑凝聚而成。一般不侵犯组织,但在免疫力低下时可发展成侵袭性肺曲霉病。最常见的症状为咯血,严重者可发生致死性大咯血,伴慢性咳嗽。影像学具有诊断价值,表现为在原有空洞或空腔内出现球形影,该球形影呈游离悬钟状,与洞壁间有一新月形空隙,即"空气新月征",位置常可随体位而改变,CT 增强后不强化(图 17-12)。

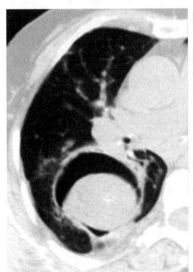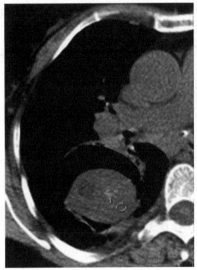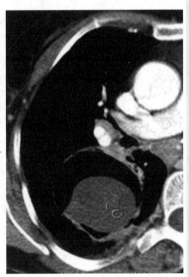

图 17-12　肺曲霉球的 CT 表现
右肺下叶空洞内球形软组织样密度影,并形成空气新月征。

侵袭性肺曲霉病、气管支气管曲霉病和慢性坏死性肺曲霉病治疗药物首选伏立康唑,首日剂量 6mg/kg,随后 4mg/kg,每 12h 一次;病情好转后可改为口服序贯,200mg,每 12h 一次。补救治疗药物包括两性霉素 B(含脂质体制剂肾毒性更小)、泊沙康唑、伊曲康唑、卡泊芬净或米卡芬净。危重患者或补救治疗时可考虑联用 2 种不同种类的抗真菌药物。疗程至少 6~12 周;对于免疫抑制患者,整个免疫抑制期间均应持续治疗,直至病情缓解。对于病情稳定患者,可口服伏立康唑长期治疗。

ABPA 的治疗以糖皮质激素为主,抗曲霉菌治疗为辅。急性期泼尼松推荐剂量为 0.5mg/(kg·d),2 周后改为隔天 1 次。慢性期 7.5~10mg/d 维持治疗。疗程需持续 3~6 个月。吸入糖皮质激素有助于控制哮喘症状,但不能防止嗜酸性粒细胞浸润和黏液阻塞。既往对抗真菌药物的使用存在争议,近年倾向在糖皮质激素使用基础上联合伊曲康唑口服,有利于清除气道的曲霉菌,并减少激素的用量,200mg/d,病程大于 16 周。也可用伏立康唑和泊沙康唑口服。

曲霉球的处理,无症状的患者可定期随访胸片,无须特殊治疗。严重威胁生命的大咯血患者需手术切除。不能耐受手术者,可行支气管动脉栓塞止血。有症状,不能耐受手术或拒绝手术者,可试用药物治疗,支气管内和脓腔内注入抗真菌药或口服伊曲康唑可能有效。

(三)肺隐球菌病

肺隐球菌病(pulmonary cryptococcosis)为吸入环境中新生隐球菌所引起的亚急性或慢性肺真菌病,主要侵犯肺和中枢神经系统,也可以侵犯骨骼、皮肤、黏膜和其他脏器。以往认为多见于长期应用广谱抗生素、类固醇激素、免疫抑制剂及 AIDS 等免疫缺陷性疾病和慢性消耗性疾病患者,且有鸽粪(含大量富含肌酐的胍类,是新生隐球菌生长的重要营养物质)及潮湿土壤接触史。但近年发现不明原因发病者增多,许多患者无前述病史、用药史及接触史,50% 患者为免疫功能正常的宿主,且临床多无症状。

感染途径为经呼吸道气溶胶吸入。免疫机制健全者,形成无症状的肉芽肿病变为主;伴基础疾病或免疫抑制患者,组织学仅见少数炎症细胞而见大量病原菌。

临床症状轻重不一,与机体免疫状态有关,可毫无症状。轻者可有发热,乏力,体重减轻,干咳少痰,胸痛和轻度气急,偶有少量咯血。重症患者有高热、显著气急和低氧血症。影像学表现病灶多位于胸膜下,具有多形态、多病灶和大小不一的特点,可表现为:①孤立性块影:多见于原发性肺隐球菌病(约占 80%);②单发或多发性结节影,直径 0.4~4cm,多累及下叶;③单发或多发性大片、斑片状浸润影伴小透亮区;④弥漫性粟粒影;⑤间质性肺炎型(少见)。后二者常见于免疫功能低下者。也可表现为空洞病灶。影像学表现缺乏特异性,可出现结节、斑片、团块或实变影,易被误诊为肺结核或肺癌。

诊断需要组织学和微生物学证据。合并脑膜炎者脑脊液墨汁染色涂片镜检,以及血液、胸腔积液培养或墨汁染色发现隐球菌有助于确定诊断,但后二者阳性率低。血液、脑脊液、胸腔积液标本隐球菌抗原阳性也有助于诊断。

肺隐球菌病一旦确立诊断,均需评估是否存在隐球菌脑膜炎等肺外播散。对免疫功能缺陷的肺隐球菌病患者,需常规行腰穿脑脊液及可疑皮肤病变的检查,以排除全身播散的可能。

治疗上,对免疫功能正常的无症状者,可临床观察随访,或口服氟康唑 200~400mg/d,或伊曲康唑口服液 400mg/d,疗程 3~6 个月;有症状的轻症患者可用氟康唑 400mg 静滴,1 次/d,持续 8~10 周后改为口服,总疗程 6~12 个月。重症、播散型肺隐球菌病(合并隐球菌脑膜炎)或病变虽然局限,但患者存在免疫受损时,推荐两性霉素 B 联合氟胞嘧啶或氟康唑治疗,疗程 8 周 ~6 个月,两性霉素 B 疗程2 周。

(四)肺孢子菌肺炎

人肺孢子菌肺炎(pneumocystis carinii pneumonia,PCP)由耶氏肺孢子菌感染引起,主要发生于免疫功能低下如艾滋病及长期使用免疫抑制剂的患者,是免疫低下患者最常见、最严重的机会感染性疾病。肺孢子菌(PC)广泛寄生于人及鼠、犬、猫、羊、兔、猴等动物,以滋养体、包囊和孢子(囊内体)3 种形态存在。人感染途径为空气传播和体内潜伏状态肺孢子菌的激活。感染后肺孢子菌在肺内繁殖并逐渐充满整个肺泡腔,引起肺泡上皮细胞空泡化、脱落,肺间质充血水肿、肺泡间隔增宽,间质中淋巴细胞、巨噬细胞、浆细胞和中性粒细胞等炎性细胞浸润。

肺孢子菌肺炎的潜伏期一般为 2 周左右,HIV 感染患者潜伏期约 4 周。不同个体临床表现差异较大,主要有以下两种表现形式:

1. 流行型或经典型 主要发生于早产儿及营养不良患儿,年龄多在 2~6 个月。起病隐匿,进展缓慢。初期以低热、纳差、腹泻、体重减轻、拒睡为表现,逐渐出现干咳、气急并进行性加重,发生呼吸困难、鼻翼扇动及发绀。病程持续 3~8 周,如不及时治疗,病死率为 20%~50%。

2. 散发型或现代型 多见于免疫缺陷患者。HIV 感染者并发肺孢子菌肺炎时进展较缓慢,化疗或器官移植术后患者并发肺孢子菌肺炎时病情进展迅速。初期表现为食欲不振、体重下降,继而出现高热、干咳、呼吸困难及发绀。发现和治疗不及时的患者病死率高达 70%~100%。

PCP 患者常有症状和体征分离现象,即症状重而体征常缺如。少数患者可有数次复发,尤其是 HIV 感染者。PCP 的胸部 CT 影像学特征为两肺肺门周围出现毛玻璃样肺间质病变征象,呈蝶状阴影分布,肺尖及肺底较少受累(图 17-13)。需注意的是有 10%~39% 的早期 PCP 患者 X 线表现正常或接近正常。

PCP 的确诊有赖于病原体的检出。目前尚无法对肺孢子菌进行培养,主要通过涂片银染色镜检发现。PC 主要在肺泡内繁殖,滋养体附着于肺泡上皮细胞,进入支气管多为包囊。因此,难以检查到滋养体,多仅发现包囊。可以使用痰标本、支气管灌洗液或肺组织切片检测,若发现包囊有利于诊断。临床上,对免疫缺陷患者,如出现发热、干咳、进行性呼吸困难,胸部 X 线检查呈以肺门为中心的间质性肺炎时应高度怀疑本病,可给予复方磺胺甲噁唑等试验性治疗协助诊断。

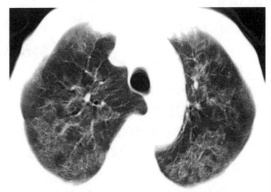

图 17-13 肺孢子菌肺炎的 CT 表现

治疗 PCP 的首选药物是复方磺胺甲噁唑。对于高度怀疑而未明确者,也是首选的试验性治疗药物。急性重症患者(呼吸空气时 $PaO_2 \leq 70mm\ Hg$)给予 SMZ-TMP(按 SMZ $75mg/(kg \cdot d)$ + TMP $15mg/(kg \cdot d)$)静脉滴注,分 2 次给药,或 SMZ-TMP 3~4 片,每 6~8h 口服一次,疗程 21d。非急性轻中症患者给予 SMZ-TMP 2 片,每 8h 口服一次,连用 21d;此外,还可以选用戊烷脒、克林霉素联合伯氨奎、卡泊芬净、氨苯砜(dapsone)、阿托喹酮(atovaquone)、三甲曲沙(trimetrexate)等作为备选方案。对于中、重症 PCP,在抗 PCP 治疗的 24~72h 内应开始糖皮质激素治疗,可口服泼尼松 40mg,2 次/d,连用 5d,随后 40mg/d 连用 5d,然后 20mg/d 连用 11d,或等效剂量静脉激素制剂,可缓解缺氧,改善症状,减轻肺纤维化并降低磺胺药物的不良反应,改善预后。

(五)肺毛霉菌病

肺毛霉病是由毛霉目(mucorales)中一些致病性真菌引起的肺部严重感染。毛霉好侵犯下呼吸道,而根霉好侵犯上呼吸道鼻和鼻窦。主要感染途径为呼吸道吸入。免疫防御机制损害是本病的主要危险因素。由于此菌在自然界几乎无处不在,亦可在口咽部寄生,故自与外界相通部位标本中分离到毛霉菌不一定有临床意义。

临床表现方面,开始为急性支气管炎症状。突然发病,严重者出现发热、咳嗽、痰中带血、胸闷、气急、呼吸困难、胸痛等,当累及肺动脉时,可引起致命性大咯血。检查两肺有广泛湿性啰音及胸膜摩擦音。一般呈进展性,大多在 3~30d 内死亡。X 线检查大多呈迅速进展的大片肺实变阴影,可形成空洞,或为肺梗死阴影,少数呈小结节状阴影。

病理组织切片中发现血管壁内菌丝即可确诊。痰液直接涂片或培养可找到毛霉,但诊断价值需结合临床。

目前唯一有效的治疗是两性霉素 B 联合氟胞嘧啶或泊沙康唑,两性霉素 B 每日或隔日静滴一次,总量为 3g。控制和治疗基础疾病特别是糖尿病酸中毒和中性粒细胞减少对肺毛霉菌病的治疗十分重要。对于肺部局限性病变、毛霉菌球或慢性肺部病灶可做肺叶切除,术前、术后给予两性霉素 B 治疗。

(六)其他少见肺部真菌病

肺组织胞浆菌病、肺马尔尼菲青霉菌病及肺诺卡菌病等较为少见。

五、呼吸系统的寄生虫感染疾病

虽然肺寄生虫病远较病毒、细菌及真菌等所致的肺疾病少见,以往多见于寄生虫病流行较为严重的热带和亚热带的发展中国家,但近年来各种肺部寄生虫病发病呈增多趋势,主要和各种免疫功能低下人群不断增多有关,如艾滋病、白血病、淋巴瘤、接受糖皮质激素及其他免疫抑制治疗等。

肺部寄生虫疾病包括发育过程中幼虫需要经过肺脏的寄生虫和成虫以肺脏为寄居场所的寄生虫感染性疾病。

肺及胸膜阿米巴病

肺及胸膜阿米巴病是指由阿米巴原虫侵入肺、支气管、胸膜所引起的阿米巴肺炎、肺脓肿、支气管胸膜瘘,胸膜炎及脓胸。属于肠外阿米巴病,少见,大多数是由阿米巴肝脓肿穿过横膈直接蔓延而来,少数为阿米巴滋养体经血流到肺所形成。临床特征为高热、咳嗽和咳巧克力色脓样痰。多发生于壮年,男多于女。随着人们生活水平的改善,阿米巴肺脓肿的发生率已大为降低。

（一）病因及发病机制

病原体为溶组织阿米巴原虫,有滋养体和包囊两期。阿米巴包囊经口进入人体,在小肠虫体逸出后形成阿米巴滋养体,繁殖并寄生于结肠,并可穿过肠壁入血,经门脉系统至肝。肺阿米巴病多由阿米巴肝脓肿直接蔓延至右肺而形成脓肿,亦可由滋养体入血后经血循环至肺形成脓肿。

（二）病理

肉眼观,脓肿坏死区边界欠清,脓液黏稠呈半流质状,因合并出血外观类似巧克力酱。镜下可发现不同程度的坏死、纤维化、单核细胞浸润。在脓肿和正常肺组织交界处可发现阿米巴滋养体。

（三）临床表现

1. **症状**　患者有饮用生水、吃生菜的历史,有流行区的生活史。患者大多有阿米巴肝脓肿病史,急性起病者,常有高热,伴或不伴寒战、乏力、盗汗、食欲不振等中毒症状。慢性起病者或疾病慢性期多无显著发热,但营养不良、消瘦、贫血发生较多。呼吸道症状有咳嗽、咳痰、胸痛,部分患者可有血痰、咯血或咳典型巧克力色脓样痰,如脓肿破入胸腔,则发生剧烈胸痛和呼吸困难甚至发生胸膜休克。

2. **体征**　胸部体征常见右下肺部叩诊呈浊音或实音,呼吸音减低,干、湿性啰音及胸腔积液征。合并肝脓肿者常伴有肝大、肝区叩痛等体征。

（四）实验室检查

1. **一般实验室检查**　急性期血白细胞计数和中性粒细胞中度升高。病程长者白细胞大多正常或减少,血红细胞减少。其他异常有血沉增快等。

2. **病原学检查**　痰、胸腔积液、粪便中寻找阿米巴滋养体或其包囊是确诊依据。

3. **血清学检查**　①间接血凝试验;②间接荧光抗体试验;③酶联免疫吸附试验。血清阿米巴抗体阳性等。

（五）影像学检查

阿米巴肺脓肿大多数是由阿米巴肝脓肿穿过横膈直接蔓延而来,因此脓肿多位于右肺下叶,常为单发,多与肝脓肿互相连通。早期影像学表现为右肺下叶大片状密度增高影,边缘模糊,继而可出现厚壁空洞,内壁光整或不规则,可见气液平,多向下与肝脓肿相通,累及胸膜时可出现胸腔积液、脓胸或脓气胸。慢性期则洞壁变薄,周围可有较广泛纤维条索影和胸膜增厚。

（六）诊断与鉴别诊断

1. **诊断**　临床发现肺脓肿且有下列表现者,应怀疑有肺阿米巴病的可能:①有饮用生水、吃生菜的历史,有流行区的生活史;②发病前有腹泻,同时伴有明确的阿米巴肝脓肿或肠道阿米巴病者;③临床表现有发热、营养不良、消瘦、咳嗽、胸痛,咳典型巧克力色脓样痰,病变位于右中下肺野。

痰液、胸腔积液及肝脓肿穿刺液中若发现阿米巴滋养体可确诊。对于临床疑似患者若同时血清阿米巴抗体阳性则高度提示本病,可行甲硝唑诊断性治疗。

2. 鉴别诊断 需与细菌性肺脓肿、肺结核、肺炎相鉴别。

(七) 治疗

1. 一般治疗 休息、加强营养、高蛋白饮食。体位引流排痰。有胸腔积液或脓胸者应做胸腔穿刺或胸腔闭式引流。

2. 药物治疗

(1)甲硝唑:首选药,每次0.4~0.8g,每日3次,5~10d为1个疗程,必要时可再重复,但0.8g为大剂量,须慎用。重症感染可静脉给药。用药期间禁饮酒,不良反应有恶心、呕吐、厌食、头痛,偶有白细胞减少,甚至发生过敏反应。

(2)替硝唑:剂量:2g/d,睡前顿服,3d为1个疗程,间歇2~7d,按病情可用2~3个疗程。

(3)吐根碱类:有吐根碱,适用于急重病例紧急控制病情者,剂量为1mg/kg,成人一般为0.06g/d,深部肌肉注射,6d为一疗程。不良反应较大,如心肌损害、血压下降、心律失常。禁用于器质性心脏病、肾功能不全及妊娠患者。

(4)氯喹:此药在肝、脾、肺、肾浓度较血浆高200~700倍。成人0.6g/d(基质),连服2d后改为0.3g/d,2~3d为一疗程。

(5)喹诺酮类:此类药物抗阿米巴作用的机制尚不十分明确。成人口服吡哌酸1.5~2g/d,分3~4次口服,7d为一疗程;诺氟沙星0.6~0.8g/d;氧氟沙星0.3~0.6g/d。

3. 手术治疗 适应证为内科久治无效者,慢性不可逆性纤维化病变,肝-支气管胸膜瘘者,肺不张。

(八) 预后和预防

1. 预后 多数可治愈,病死率为10%~15%。

2. 预防 控制传染源,加强患者的粪便管理,严密防止粪便污染水源。注意饮食饮水卫生,避免食用生菜、避免饮用生水,养成良好个人卫生习惯,饭前便后洗手。

肺 吸 虫 病

肺吸虫病(paragonimiasis)是由主要寄生在肺部的一组并殖吸虫所引起的人畜共患寄生虫病。临床表现咳嗽、胸痛、咳棕褐色痰等症状,可寄生于多种组织器官,如脑、脊髓、胃肠道、腹腔和皮下组织等而产生相应症状。城市人群发病相对较少。在我国肺吸虫病主要传染源有卫氏并殖吸虫(Paragonimus Westermani)和四川肺并殖吸虫(Paragonimus szechuanensis)。

肺吸虫病在我国分布很广,人和动物(犬、猫、猪和野生动物)是肺吸虫的终宿主。肺并殖吸虫可通过多种途径感染人体,在流行区主要因生食、腌食、醉食、半熟食含有活囊蚴的溪蟹、蝲蛄或饮用囊蚴污染的溪水而感染,偶可通过生食带有肺吸虫幼虫的野猪肉片而感染。在流行区有症状者多在5~20岁。

(一) 病因和发病机制

肺吸虫病的病原体为并殖吸虫囊蚴,并殖吸虫主要寄生在人的肺脏,其虫卵随痰液或粪便排出后先在水中发育成毛蚴,继而侵入第1宿主(淡水螺)发育成尾蚴,尾蚴又侵入第2宿主(甲壳类动物)发育成囊蚴,人在进食未经煮熟的带有囊蚴的淡水蟹和蝲蛄、沼虾,或食用半熟的被囊蚴感染的野生动物肉,或生饮被囊蚴污染的溪水后即被感染。

活囊蚴进入人胃后,经过消化液的作用在小肠孵化为幼虫,穿透肠壁进入腹腔,部分可穿过膈肌到达胸腔及肺,并在肺内发育成为成虫,形成炎性囊肿。

肺脏的病变主要由幼虫、成虫移行、定居而产生的机械损伤以及其代谢产物等抗原物质产生的免疫反应而引起。

（二）病理

早期虫体在肺移行时，主要的病理改变为急性支气管炎、肺间质水肿、出血和淤血，虫体周围可见片状肺炎，伴有嗜酸性粒细胞和中性粒细胞浸润为主的微小脓肿。后期由类上皮细胞、巨噬细胞、嗜酸性粒细胞和浆细胞形成肉芽肿。晚期在虫体附近可形成局灶性纤维化。

（三）临床表现

肺吸虫病临床表现多变，人体感染肺吸虫后症状轻重与入侵虫种、受累器官、感染程度、机体反应等多种因素有关。临床症状一方面是由肺吸虫导致的直接损伤而引起，另一方面由机体的炎症反应所致。常表现为荨麻疹、腹泻、腹痛、胸痛、发热、全身不适、盗汗、咳嗽、咳铁锈色痰、呼吸困难等。部分患者可表现为反复发作的支气管炎或支气管肺炎，病程可以迁延数十年之久。

体检可有营养不良、皮下结节、肺实变体征，也可无任何阳性发现。

按侵犯的器官不同，可分为四型：

1. **胸肺型**　肺为卫氏肺吸虫最常寄生的部位，咳嗽、血痰、胸痛最常见，典型的痰为铁锈色或棕褐色，可持续数年不断，如伴肺部坏死组织则呈烂桃样血痰，其中可找到虫卵。肺吸虫移行入胸腔时，常引起胸痛、渗出性胸腔积液或胸膜肥厚等改变。

2. **腹型**　腹痛尤以右下腹痛最多见，轻重不一。亦可有腹泻、肝脾大、血便等。脐周围有压痛，偶可扪及结节及肿块，大便中可找到成虫和虫卵。

3. **结节型**　以皮下或肌肉最多见。四川并殖吸虫引起的肺吸虫病主要表现为皮下结节或包块，发生率为 50%~80%，多发于腹、胸、背、腹股沟、股、阴囊、精索、头颈、眼眶，多数为 1~3mm 大小，能游走，包块为典型的嗜酸性肉芽肿，可找到虫体，但无虫卵。卫氏并殖吸虫患者结节多位于下腹部至大腿间皮下深部肌肉内，可扪及 1~6mm 肿块，结节内可发现成虫或虫卵。

4. **脑型**　常为卫氏并殖吸虫引起，多见于儿童及青壮年，早期患者可有头痛、呕吐、视盘水肿等颅内压增高的表现。稍后可有癫痫、幻觉、瘫痪、失语、偏盲、感觉异常等定位症状，如侵犯脊髓则有运动障碍、截瘫、尿潴留等。

（四）实验室检查

1. **一般实验室检查**　白细胞计数多增多，为 $(10~40) \times 10^9$/L。嗜酸性粒细胞比例显著增高，为 5%~20%，个别可达 80% 以上。但嗜酸性粒细胞增高与感染轻重不成比例，血沉多增快。

2. **病原学检查**　痰、胸腔积液、粪便、经皮或开胸活检组织病理检查可检查出肺吸虫虫卵。

3. **胸腔积液穿刺检查**　胸腔积液为无菌性，蛋白及乳酸脱氢酶含量增高，嗜酸性粒细胞增多，葡萄糖含量常降低。

4. **免疫学检查**　可行皮内试验及血清抗体测定。

（五）影像学检查

1. **X 线表现**　病变多位于两肺中下野内带，游走期为云絮状、边缘模糊、密度不均、圆形或类圆形密度增高影，病灶位置变迁较多，反映肺吸虫在肺部不断移行所引起的过敏性炎症反应和出血性病灶；囊肿期表现为在片状浸润影中出现蜂窝状透光区或实性结节状影，这是肺吸虫在肺内移行形成隧道所致，在诊断上具有特征性；瘢痕期以条索影及钙化灶为主。肺门或纵隔淋巴结肿大时可表现为肺门影增大，纵隔影增宽。胸膜及横膈病变表现为胸膜增厚、粘连，横膈局限性隆起。心脏及心包病变常表现为心影增大或心脏边缘不规则及成角现象。

2. **CT 表现**　最常见的肺部征象为炎性浸润，而炎性灶内出现不规则囊状空洞影（图 17-14），为其特征性征象。游走期肺内可出现边缘模糊的片絮状影，以中下肺野内侧多见，其内可出现管状透光区，即"隧道征"，常伴胸膜病变，如胸腔积液、胸膜增厚粘连等；囊肿期表现为实性结节状影（当囊内含液体时）或空泡状低密度影（当囊内液体经支气管排出后），囊腔常多个聚集在一起；瘢痕期肺内可见大小不等的斑条状影及钙化灶。

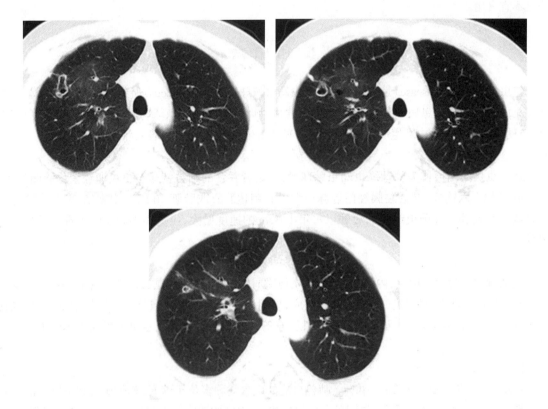

图 17-14 肺吸虫 CT 表现
右肺上叶不规则囊状空洞影(隧道征),周围斑片模糊影。

(六) 诊断及鉴别诊断

1. 诊断 根据流行病学资料,有在流行区食用生的或半生的溪蟹、蝲蛄等甲壳类动物,饮用过生的溪水,有典型临床症状(胸肺型、腹型、结节型、脑型)和影像学表现,并结合血嗜酸性粒细胞增高,痰找虫卵阳性或皮下结节、包块病理检查可见虫卵或童虫、成虫,即可确诊。

2. 鉴别诊断 临床需和肺结核、结核性胸膜炎、结核性腹膜炎、慢性肺真菌感染、肺血管炎、肿瘤、肺脓肿和支气管扩张症等鉴别。

(七) 治疗

1. 药物治疗

(1)吡喹酮:是治疗肺吸虫病的首选药物。适用于各期患者,对成虫、童虫、虫卵均有作用,口服吸收迅速。剂量为25mg/kg,每日 3 次,疗程为2d。临床治愈率为 95%~100%。不良反应轻微,常短期存在,主要有恶心、头痛、眩晕、荨麻疹及腹部不适。

(2)硫双二氯酚(bithionol):又名别丁,近期治愈率为 84%~100%,一年后复查约有 5% 复发,可进行第 2 个疗程。副作用主要为腹泻、腹痛、恶心、呕吐及肛门刺激症状等。

(3)三氯苯咪唑(triclabendazole):近来有报道和吡喹酮疗效相仿,但副作用更少。在治疗后 3 个月咯血消失,胸片改变恢复正常。

2. 手术治疗 对脑型有一定压迫症状的患者,在药物治疗配合下可采取手术治疗。皮下结节和包块可手术摘除。

(八) 预后和预防

1. 预后 本病早期治疗后预后良好。

2. 预防 控制传染源,注意饮食卫生,不吃生的淡水甲壳类,特别是溪蟹和蝲蛄,避免饮用自然水域的生水。此外,传统的腌、醉等制作方式并不足以杀死藏在虾蟹体内的肺吸虫囊蚴,因此醉虾、醉蟹等也不宜食用。

肺 包 虫 病

包虫病(hydatid disease)是人感染棘球绦虫幼虫棘球蚴(echinococcus)所致的慢性寄生虫病,是牧区常见的一种人畜共患病。肺包虫病(肺包虫囊肿,肺棘球蚴病、肺棘球蚴囊肿)为细粒棘球绦虫(犬绦虫)幼虫棘球蚴在肺内寄生所致,是肺部较常见的寄生虫病,感染者以青壮年农牧民多见。

（一）病因和发病机制

肺包虫病的病原体为棘球绦虫幼虫棘球蚴,感染者吞食的细粒棘球绦虫虫卵经消化液的作用,在小肠孵化出六钩蚴,穿透黏膜经门静脉或淋巴管到达肝脏或肺脏,在组织中寄生,发育成熟为棘球蚴或包虫囊肿。在肺组织中的囊肿以每年 1~5cm 的速度增大,压迫周围肺组织出现一系列临床表现。

（二）病理

包虫囊肿分为内外两层,内层为虫体,含质地脆弱的角质层及生发层,幼虫及囊液均由生发层产生,外层为宿主的纤维包膜。周围有炎症反应,早期为大量的巨噬细胞及嗜酸性粒细胞浸润,晚期由于囊肿增大,出现肺不张、肺淤血及阻塞性肺炎等。囊肿破裂后囊液溢出可引起机体严重的过敏反应。

（三）临床表现

包虫病中,肺包虫病占 20%~30%。肺包虫病的包虫囊肿多位于肺底,和肺血管和淋巴管的分布相一致。75%~90% 为单发囊肿,早期可无任何症状,常因囊肿渗漏或破裂后出现的临床症状而就诊。囊肿渗漏主要表现为过敏反应,出现反复发作的荨麻疹、支气管痉挛。囊肿破裂主要表现为咳嗽、呼吸困难、咯血、肺囊肿或咳囊液等,若囊肿破入胸腔尚可出现胸腔积液或液气胸。偶有巨大囊肿压迫周围结构引起 Horner 综合征、吞咽困难或上腔静脉压迫综合征等。

（四）实验室检查

1. **血常规**　可有嗜酸性粒细胞增多。

2. **囊肿内含物检查**　若囊肿破裂,可在痰、胃液及胸腔积液中找到囊肿碎片、子囊及蚴虫等。

3. **免疫学检查**

（1）包囊皮内试验:是目前最常用的免疫学检查,敏感性高,但特异性差。阳性率 60%~90%,假阳性率为 10% 左右。

（2）补体结合试验:敏感性及特异性均较差,晚期囊肿退化或棘球蚴死亡,抗体效价减低,本试验可转阴性,故可用做患者治疗后血清学监测。

（3）对流免疫电泳实验,敏感性高,约 89%,假阳性率低,特异性高。

（4）间接血凝试验:对包虫病的平均阳性率为 83%,假阳性率为 4%。

（5）酶联免疫吸附试验:如采用提纯抗原,敏感性为 82.5%,特异性达 95.9%。如采用粗制抗原,敏感性为 93%,但假阳性率为 16.4%。

（五）胸部影像学检查

1. **X 线表现**　表现为边缘模糊的斑片状影或边界清晰的类圆形密度增高影,数目及大小不一,右肺多于左肺,多分布于肺中下野外带。

2. **CT 表现**　囊肿早期表现为边缘模糊的斑片状影,囊肿形成后表现为单发或多发的圆形或椭圆形密度增高影,边缘光滑锐利,呈水样密度或稍高,CT 值 –10~20Hu,当囊腔内有多个子囊形成时囊内可出现蜂窝状分隔,且子囊密度总是低于母囊;囊肿破裂与支气管相通后可出现囊内积气,表现为囊肿上份新月形透光区或出现气液平,少数囊内可见水上浮莲征象;囊肿破入胸腔可出现气胸或液气胸;继发感染时可出现囊壁增厚、模糊,囊内密度增高。

（六）诊断及鉴别诊断

1. 诊断 根据流行病学,牧区生活史及与狗、羊等动物的密切接触史,可疑的囊肿破裂症状、过敏史、胸部影像学改变,结合皮内试验和血清学试验阳性,则可诊断。

2. 鉴别诊断 需和支气管囊肿、肺癌、肺转移癌、肺脓肿、肺结核、纵隔肿瘤、包裹性胸腔积液等相鉴别。

（七）治疗

治疗措施的选择取决于临床症状的轻重、囊肿的位置、囊肿是否破裂等。

1. 手术治疗 外科手术为治疗本病的主要方法,约90%患者可以手术治疗,原则是避免囊液外溢、完整摘除内囊并尽可能保留周围健康肺组织。手术方法有内囊摘除,又可分为内囊完整摘除、内囊穿插抽液后摘除和肺叶切除。肺叶切除适用于肺组织大块毁损、严重感染、包虫囊外囊内钙化及疑有肺癌者。

2. 药物治疗 适用于病变严重、不愿接受或无法耐受手术者。70%~83%肺包虫病患者药物治疗有效,疗程不少于6个月,治疗结束后仍需密切随诊2年。常用药物包括阿苯哒唑。阿苯哒唑成人剂量为400mg,每日2次,30d为一疗程,单独药物保守治疗时共需治疗4个疗程,每个疗程之间间隔15d。在手术切除治疗前应药物治疗6周,手术后常规治疗3个疗程。副作用有皮疹、脱发、白细胞减少、肝功能损害等。有资料显示阿苯达唑与吡喹酮合用比单药治疗效果好。另有经皮穿刺外引流并注入驱虫药物治疗痊愈的报道,但缺乏大量的研究结果。

（八）预后和预防

1. 预后 积极治疗后预后良好。病变晚期合并呼吸功能衰竭、严重感染等则预后不良。

2. 预防 严格控制传染源、合理处理病畜及其内脏,提倡深埋或焚烧。对家犬和牧犬应定期进行药物驱虫。加强个人防护,树立良好的卫生习惯,不吃不洁净的生菜、不饮生水、勤洗手。

诊 治 精 要

1. 肺炎是呼吸系统最常见的疾病之一,社区获得性肺炎是全球第六大死因,在全球所有年龄组都有较高的发病率和死亡率。

2. 肺炎可按解剖、病因和患病环境加以分类。按解剖学分为大叶性(肺泡性)肺炎、小叶性(支气管性)肺炎和间质性肺炎;按病因分为细菌性肺炎、病毒性肺炎、非典型病原体所致肺炎、肺真菌病、其他病原体所致肺炎以及理化、过敏、药物因素所致肺炎等;按患病环境分为社区获得性肺炎和医院获得性肺炎。

3. 肺炎的典型症状包括咳嗽、咳痰、发热,可伴有胸痛或呼吸困难。

4. 肺炎的诊断程序包括确定肺炎诊断、评估严重程度、确定病原体。结合患者的病史、临床表现和胸部影像学表现可作出肺炎的临床诊断;根据CURB-65评分对严重程度进行初步评估;根据病原学检查结果确定肺炎的病因。

5. 不同病原体所致肺炎在临床上有一定特点,熟悉这些特点有助于推断可能的病原体,作为抗微生物治疗的重要参考。

6. 及时抗感染治疗是肺炎治疗的关键环节,包括经验性治疗和针对病原体的目标治疗。经验性治疗主要是根据本地区、本单位的流行病学资料、发病环境,选择可能覆盖病原体的抗菌药物;目标治疗是根据病原学及药物敏感试验结果选择抗菌药物。

思考题

1. 肺炎如何进行分类？
2. 社区获得性肺炎的诊断标准。
3. 试述重症肺炎的诊断标准和治疗原则。
4. 请从临床表现、X 线征象和治疗药物等方面比较肺炎球菌肺炎、葡萄球菌肺炎、肺炎支原体肺炎的异同点。
5. 肺曲霉病分为哪几种类型？

（郭述良）

第十八章

肺 脓 肿

肺脓肿是多种病原菌引起的肺部化脓性感染，早期为化脓性肺炎，继而发生坏死、液化和脓肿形成。临床表现为高热、咳嗽，脓肿破溃进入支气管后咳出大量脓痰。胸部 X 线及 CT 显示含气液平面的空洞为特征。根据持续时间，急性肺脓肿指发病时间小于 6 周的肺脓肿，慢性肺脓肿则持续时间长，常超过 3 个月以上。按发病机制可分为吸入性肺脓肿、继发性肺脓肿、血源性肺脓肿。肺脓肿病情常较急，但有时呈亚急性或慢性表现。诊断需与原发或转移性肺癌、肺结核、肺梗死、肺囊肿合并感染相鉴别。肺脓肿的治疗原则是选用敏感药物抗感染和脓液引流。抗生素治疗后肺脓肿的预后常较好，少数肺脓肿患者需手术治疗。

第一节　概　　述

肺脓肿（lung abscess）是由多种病原体引起的肺部化脓性炎症、组织坏死、液化继而形成空洞，在影像学上可表现为空洞伴液平。临床特征为高热、咳嗽、咳大量脓臭痰。本病可见于任何年龄，男多于女，自抗菌药物广泛应用以来，肺脓肿的发病率已明显降低。

第二节　病因和发病机制

病原体常为上呼吸道、口腔的定植菌，包括需氧菌、厌氧菌和兼性厌氧菌，多为混合性感染，其中厌氧菌占主要地位。部分真菌和寄生虫也可以引起肺脓肿。

肺脓肿根据发病机制分为以下三种：

一、吸入性肺脓肿

吸入性肺脓肿是最常见的类型，约占 60%。病原体经口腔、上呼吸道吸入致病，误吸是常见病因。当有意识障碍，如麻醉状态、醉酒、镇静药物过量、癫痫发作、脑血管意外时，或由于受寒、极度疲劳等诱因，全身免疫力与气道防御清除功能降低，可吸入病原菌致病。此外，还可由于鼻窦炎、牙槽脓肿等脓性分泌物被吸入致病。吸入性肺脓肿常为单发，其部位与支气管解剖结构和体位有关。由于右主支气管较陡直且管径较粗大，吸入物易进入右肺，故右肺发病多于左肺。仰卧位时好发于上叶后段或下叶背段；坐位时好发于下叶后基底段；右侧卧位时好发于右上叶前段或后段。病原菌多为厌氧菌。

二、继发性肺脓肿

多继发于肺部其他疾病，如支气管扩张、支气管囊肿、支气管肺癌、肺结核空洞等。支气管异物阻塞也是导致肺脓肿，尤其是小儿肺脓肿的重要原因。肺部邻近器官化脓性病变，如膈下脓肿、肝脓肿、肾周围脓肿、脊柱旁脓肿、食管穿孔等累及肺部也可引起肺脓肿。常见病原菌为金黄色葡萄球菌、铜绿假单胞菌、肺炎克雷伯菌、大肠埃希菌等。

三、血源性肺脓肿

身体其他部位感染灶，如皮肤创伤、疖、痈、心内膜炎、骨髓炎和腹腔、盆腔感染等引起的菌血症，菌栓经血行播散到肺，导致小血管栓塞、肺组织化脓、坏死而形成肺脓肿。血源性肺脓肿常为多发，多发生于两肺的边缘部。常见病原菌为金黄色葡萄球菌、表皮葡萄球菌和链球菌。

第三节　病理学变化

细支气管受感染阻塞，小血管炎性栓塞，肺组织化脓性炎症、坏死，形成肺脓肿，继而坏死组织液化破溃到支气管，脓液部分排出，形成有液平的脓腔（图 18-1）。如脓肿靠近胸膜，可发生局限性纤维素性胸膜炎。急性肺脓肿经积极治疗病灶可完全吸收或仅剩少量纤维瘢痕。若治疗不充分或支气管引流不畅，导致大量坏死组织留在脓腔内，炎症持续存在则转为慢性，脓腔周围肉芽肿组织和纤维组织增生，腔壁变厚，并可累及周围细支气管，致其变形或扩张。

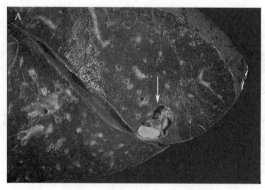
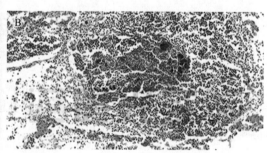

图 18-1　肺脓肿病理
A. 肉眼观；B. 镜下观。

第四节 临 床 表 现

一、临床症状

急性肺脓肿起病急骤,有畏寒、高热,体温达 39~40℃,伴咳嗽、咳黏液痰或黏液脓痰,累及胸膜者有胸痛,病变范围较广时可出现气促。同时可有精神不振、乏力、食欲减退等全身症状。如感染不能及时控制,发病后 1~2 周咳嗽加剧,咳出大量脓臭痰及坏死组织,每天可达 300~500ml。约 1/3 患者有不同程度咯血。如治疗及时,一般在咳出大量脓痰后体温下降,全身中毒症状随之减轻,数周后一般情况逐渐恢复正常。若肺脓肿破溃到胸膜腔出现脓气胸,可出现突发性胸痛、气急。

急性肺脓肿若未能及时有效治疗,迁延 3 个月以上即为慢性肺脓肿。患者常有慢性咳嗽、咳脓痰、反复发热、咯血,并常有消瘦、贫血等消耗症状。

血源性肺脓肿常有肺外感染病灶,先有原发病灶引起的畏寒、高热等全身脓毒症的表现,经数日至数周后才出现咳嗽、咳痰,痰量不多,极少咯血。

因病情迁延或疗效不佳,肺脓肿可出现相关并发症,如破入胸腔引起脓胸、胸膜纤维化、肺塌陷、呼吸衰竭、支气管胸膜瘘、胸膜皮肤瘘、咯血、慢性贫血。

二、体征

肺部体征与肺脓肿的大小和部位有关。疾病早期病变较小或位于肺深部时,多无异常体征;病变较大时,可出现肺实变体征,可闻及支气管呼吸音;肺脓肿脓腔较大时支气管呼吸音更明显,可出现空瓮音;病变累及胸膜时可闻及胸膜摩擦音或胸腔积液的体征。慢性肺脓肿常有杵状指(趾)。血源性肺脓肿多无异常体征。

第五节 辅 助 检 查

一、实验室检查

(一) 外周血象

急性肺脓肿白细胞总数达 $(20\sim30) \times 10^9$/L,中性粒细胞比例在 90% 以上,核左移明显,常有中毒颗粒。慢性肺脓肿患者的白细胞总数可稍增高或正常,可有轻度贫血。

(二) 细菌性检查

痰涂片革兰氏染色,痰、胸水和血培养包括需氧菌、厌氧菌培养和细菌药物敏感试验,有助于确定病原体和指导选择有效的抗生素。

二、影像学检查

(一) 胸部 X 线

吸入性肺脓肿在早期呈大片浓密模糊的浸润阴影,边缘不清,分布在一个或数个肺段,与细菌性肺炎相似。脓肿形成后,大片浓密炎性阴影中出现圆形或不规则透亮区及液平面。经脓液引流和抗菌药物治疗后,脓腔周围炎症逐渐吸收,脓腔缩小直至消失,或残留少许纤维条索影。慢性肺脓肿脓腔壁增厚,内壁不规则,周围炎症略消散,伴纤维组织增生,并有不同程度的肺叶收缩和胸膜增厚,纵隔可向患侧移位(图 18-2)。并发脓胸者患侧胸部呈大片外高内低浓密阴影;伴发气胸可见气液平面。

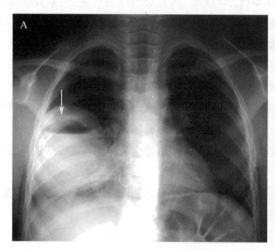 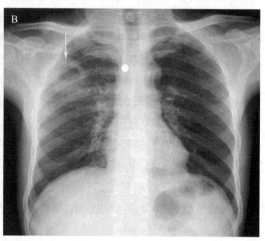

图 18-2　吸入性肺脓肿胸部 X 线

A. 急性期,脓腔中可见液平;B. 慢性期,脓腔中液平消失,周围渗出吸收。

血源性肺脓肿在一侧或两侧肺边缘部,见多发的、散在的小片状炎症阴影,或边缘呈整齐的球形病灶,其中可见脓腔及液平面。炎症吸收后可呈现局灶性纤维化或小气囊(图 18-3)。

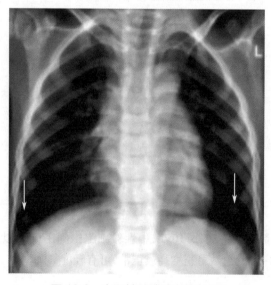

图 18-3　血源性肺脓肿胸部 X 线

(二) 胸部 CT

表现为浓密球形病灶,其中有液化,或呈类圆形的厚壁脓腔,脓腔内可见液平面,脓腔内壁常呈不规则状,周围有模糊炎性阴影(图18-4)。伴脓胸者有胸腔积液改变。

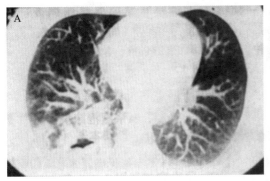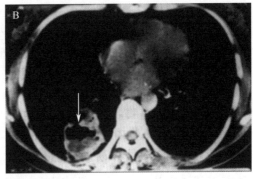

图 18-4　肺脓肿胸部 CT 表现

A. 肺窗;B. 纵隔窗。

胸部 CT 能更准确地定位及区别肺脓肿和有气液平的局限性脓胸,发现体积较小的脓肿和葡萄球菌肺炎引起的肺气囊(图18-5),并有助于指导体位引流和外科手术治疗。

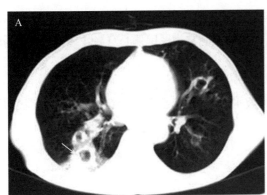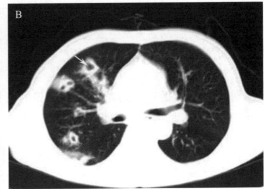

图 18-5　血源性肺脓肿胸部 CT 表现

A. 下肺,近胸膜多发肺气囊改变;B. 上肺,肺气囊改变。

(三) 纤维支气管镜检查

有助于明确病因、病原学诊断和治疗。如有气道内异物,可取出以解除阻塞使气道恢复通畅;如疑为肿瘤,可取组织活检以明确诊断;可以取下呼吸道分泌物进行需氧和厌氧菌培养以明确病原菌;可以借助纤维支气管镜吸引脓液、冲洗支气管,促进支气管引流和脓腔愈合。

第六节　诊断与鉴别诊断

一、诊断

(一) 急性吸入性肺脓肿

诊断依据:①有口腔手术、昏迷、呕吐、异物吸入等病史;②急性发作的畏寒、高热、咳嗽和咳大量脓臭痰；③外周血白细胞总数和中性粒细胞比例显著升高；④胸部 X 线表现为大片浓密炎性阴影中有脓腔及液平。血、痰培养（包括需氧和厌氧菌培养）有助于病原学诊断。

（二）血源性肺脓肿

诊断依据：①有皮肤创伤感染、疖、痈等化脓性病灶，或静脉吸毒者患心内膜炎，出现发热不退、咳嗽、咳痰等症状；② X 线胸片显示两肺多发小脓肿。

二、鉴别诊断

（一）细菌性肺炎

早期与细菌性肺炎在症状和 X 线胸片表现上很相似，但细菌性肺炎一般无病原体吸入病史，无大量脓臭痰，X 线胸片以片状淡薄炎性病灶为主，无脓腔形成。如细菌性肺炎经正规的抗菌药物治疗后仍高热不退、咳嗽加剧并出现大量脓臭痰，需考虑肺脓肿。

（二）空洞性肺结核

该病如果并发化脓性感染，需与肺脓肿鉴别。肺结核起病缓、病程长，常有结核中毒症状，无咳大量脓臭痰，胸片见慢性结核病的多形性变化，痰中找到结核分枝杆菌可明确。

（三）支气管肺癌

支气管肺癌阻塞支气管常引起远端肺化脓性感染，但形成肺脓肿的病程相对较长，毒性症状不明显，脓痰量较少。肺鳞癌可发生液化坏死形成空洞，但癌性空洞常为厚壁偏心空洞、内壁不规则，周围少炎性浸润，肺门可见肿大淋巴结。

（四）肺囊肿继发感染

肺囊肿呈圆形，腔壁薄而光滑，继发感染时可见液平面，周围炎症反应轻，无明显中毒症状和脓痰。如有以往的 X 线胸片作对照，更易鉴别。

第七节　治　疗

肺脓肿的治疗原则是选择敏感药物抗感染和脓液引流。

一、一般治疗

卧床休息，加强营养，高热者给予物理或药物降温，有缺氧表现时给予吸氧。

二、抗菌药物治疗

（一）吸入性肺脓肿

多为以厌氧菌感染为主的混合性感染，一般对青霉素敏感（脆弱类杆菌除外），故经验性治疗首选青霉素，根据病情，每日 240 万 ~1 000 万单位分次静脉滴注。如青霉素疗效不佳，可选用或联合使用克林霉素（1.8~3.6g/d 静脉滴注）或甲硝唑（1~2g/d 静脉滴注）。也可选用其他抗生素如碳青霉烯类、β- 内酰胺类或 β- 内酰胺酶抑制剂。

（二）血源性肺脓肿

多为葡萄球菌和链球菌感染,可选用耐 β- 内酰胺酶的青霉素或头孢菌素;耐甲氧西林金黄色葡萄球菌（MRSA）感染应选用万古霉素、替考拉宁或利奈唑胺。

（三）其他类型肺脓肿

若为革兰氏阴性菌感染,可选用第二代或第三代头孢菌素、氟喹诺酮类药物,必要时联合氨基糖苷类;若为阿米巴原虫感染的肺脓肿,选择甲硝唑治疗。

一般初始治疗 48~72h 后病情有所改善,大约 1 周后体温可降至正常。抗生素治疗的疗程为 8~12 周,直到临床症状完全消失,X 线胸片显示脓腔和炎症消失,或仅残留少量纤维条索影。

三、脓液引流

有效的痰液引流可提高疗效,缩短病程。主要有以下几种方法:

（一）祛痰

痰液黏稠者可用祛痰药或雾化吸入生理盐水稀释痰液,以利于痰液引流。

（二）体位引流

患者一般状况较好时,可采用体位引流排痰。引流的体位应使脓肿处于高位,轻拍患部,每日 2~3 次,每次 10~15min。但要注意对有大量脓痰且体质虚弱者应进行监护,防止大量脓痰涌出时因咳痰无力导致窒息。

（三）支气管镜冲洗

痰液引流不畅者,可经支气管镜冲洗及吸引,必要时可在病变部位局部注入抗菌药物。

（四）经皮导管引流

不是常规引流方法,但对于难治性肺脓肿,尤其是靠近胸壁的脓肿不失为一种有效、安全的治疗方法。对于抗感染治疗 10~14d 仍无效、中毒症状明显、脓腔大于 6cm、老年患者或免疫抑制、可能有支气管阻塞的肺脓肿可考虑使用。可在 X 线、CT 或超声引导下进行穿刺。

四、手术治疗

绝大多数患者不需手术治疗。手术适应证为:①慢性肺脓肿经内科治疗 3 个月以上,脓腔仍不缩小,感染不能控制或反复发作;②大咯血经内科治疗无效或危及生命;③并发支气管胸膜瘘或脓胸经抽吸、引流和冲洗疗效不佳者;④支气管阻塞导致引流不畅者,如肺癌。

第八节 预后与预防

在抗生素前时期,1/3 的肺脓肿患者死亡,1/3 自然痊愈,1/3 发展为慢性疾病如反复发作性肺脓肿、慢性脓胸、支气管扩张或其他慢性化脓性病变。目前抗生素治疗后肺脓肿的预后常较好。超过 90% 肺脓肿在单独内科治疗后可痊愈,除非是癌继发的支气管阻塞引起的肺脓肿。大多数原发性肺脓肿患者经抗生素治疗后病情改善,治愈率为 90%~95%。但免疫力低下的高龄患者或支气管阻塞的肺脓肿患者病死率可高达 75%。

为减少肺脓肿的发生,预防吸入很重要。对无吞咽反射的患者应早期鼻饲防止误吸,插管和保护呼吸道。仰卧患者倾斜 30° 可减少误吸。呕吐患者应该侧卧。老年衰弱患者的口腔卫生和牙齿护理可减少吸入性肺脓肿的发生。积极治疗皮肤痈疖或肺外化脓性病灶,不挤压痈疖,可以防止血源性肺脓肿的发病。

肺脓肿诊断与治疗流程见图 18-6。

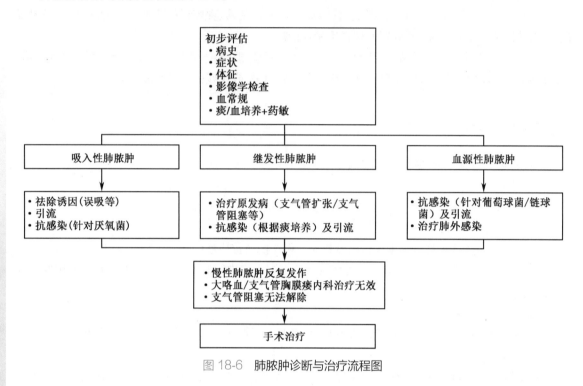

图 18-6　肺脓肿诊断与治疗流程图

诊 治 精 要

1. 肺脓肿是由多种病原体引起的肺部化脓性炎症,组织坏死及液化,临床表现为高热、咳嗽、咳大量脓臭痰,影像学上可表现为空洞伴液平。自抗菌药物广泛应用以来,肺脓肿的发病率已明显降低。

2. 按发病机制肺脓肿可分为吸入性肺脓肿、继发性肺脓肿、血源性肺脓肿。吸入性肺脓肿常由误吸引起,最为常见,占 60% 以上,病原菌常为厌氧菌。继发性肺脓肿常继发于肺部其他疾病,如支气管扩张、支气管囊肿、支气管肺癌等,常见病原菌为金黄色葡萄球菌、铜绿假单胞菌、肺炎克雷伯菌、大肠埃希菌等。血源性肺脓肿常由身体其他部位感染灶,如皮肤创伤、疖、痈、心内膜炎、骨髓炎感染等引起的菌血症,菌栓经血行播散到肺导致。血源性肺脓肿常为多发,多发生于两肺的边缘部。常见病原菌为金黄色葡萄球菌、表皮葡萄球菌和链球菌。

3. 肺脓肿诊断应根据诱因、特征性临床表现、影像学等,需与细菌性肺炎,空洞性肺结核,支气管肺癌,肺囊肿继发感染相鉴别。

4. 肺脓肿的治疗原则是选择敏感药物抗感染和脓液引流,大部分患者病情控制,如急性肺脓肿若未能及时有效治疗,迁延 3 个月以上即为慢性肺脓肿。

5. 为减少肺脓肿的发生,预防误吸是关键,老年衰弱患者的口腔卫生和牙齿护理可减少吸入性肺脓肿的发生。

思考题

1. 肺脓肿分为哪几种临床类型?

2. 急性肺脓肿的临床特点有哪些?

3. 急性吸入性肺脓肿如何治疗?

4. 简述血源性肺脓肿胸部 CT 影像特征,常见病原体及治疗。

5. 肺脓肿的手术适应证有哪些?

(蒋雄斌)

第十九章
支气管扩张症

支气管扩张症是由于支气管及周围组织发生慢性化脓性炎症所致支气管壁变形和持久的病理性扩张。支气管扩张症并非罕见疾病,但在我国却未引起足够重视,严重影响患者生活质量,并对家庭乃至社会造成巨大经济负担。目前随着诊断技术的提高,尤其是胸部高分辨CT的广泛使用,支气管扩张症的诊断率已明显提高,却仍然缺乏有效治疗手段。

第一节 概　述

一、概念

支气管扩张症(bronchiectasis)指感染、理化、免疫或遗传等原因引起支气管壁结构破坏,导致支气管不可逆性的扩张、变形及反复化脓性感染的气道慢性炎症。临床表现为慢性咳嗽、咳大量脓痰和/或反复咯血,可伴有气道阻塞,可导致呼吸功能障碍及慢性肺源性心脏病。

二、流行病学

目前,支气管扩张症已经成为包括慢性阻塞性肺疾病和支气管哮喘在内的三大慢性气道炎症性疾病之一,也日益受到全球的关注。调查研究显示,2004—2013年英国非囊性纤维化支气管扩张症的发病率(女性由21.2/10万上升至35.2/10万,男性由18.2/10万上升至26.9/10万)和患病率(女性由350.5/10万升至566.1/10万,男性由301.2/10万升至485.5/10万)均呈上升趋势。2001—2013年美国每年新增7万例非囊性纤维化支气管扩张症患者,2013年美国的非囊性纤维化的支气管扩张症的居民发病率为29/10万,患病率为139/10万。基于2002—2004年在我国城市人口进行的有关支气管扩张症的横断面调查研究显示,在我国40岁及以上成人中,医生诊断的支气管扩张症的总患病率为1.2%,即每10万人中就有1 200人患有支气管扩张症,且随着年龄的增长,发病率增高。我国尚缺乏支气管扩张症的大型流调数据,患病率可能远高于1.2%。

第二节　病因与发病机制

一、病因

支气管扩张症是由多种疾病导致气道结构破坏的共同终点,其原因多种多样。作为疾病临床评估的一部分,仔细询问病史,寻找原发病因,进行病因的鉴别诊断,不但有助于采取针对性的诊疗措施,而且避免不必要的侵入性、昂贵费时的辅助检查。即使经过全面检查,仍有大部分(50%~70%)支气管扩张症患者无法明确病因,称之为"特发性支气管扩张症"。已知病因的支气管扩张可分为先天性和继发性,其中继发性病因更为多见。

(一) 感染因素

下呼吸道感染是儿童及成人支气管扩张症最常见的病因。导致支气管扩张的下呼吸道感染包括细菌性肺炎、百日咳、支原体及病毒感染(麻疹病毒、腺病毒、流感病毒和呼吸道合胞病毒等)、结核和非结核分枝杆菌引起的支气管和肺感染等。询问支气管扩张症患者的病史时应特别关注既往感染史,尤其是婴幼儿时期呼吸道感染病史。

(二) 异物吸入

儿童异物吸入是最常见的气道阻塞的原因,成人也可因异物吸入导致支气管扩张症,但相对少见。异物误吸所致支气管扩张通常发生于右肺且位于下叶或上叶后段。另外,吸入胃内容物或有害气体也可能继发支气管扩张,因此对支气管扩张症患者还应询问有无胃内容物或有害气体吸入的病史。

1. 儿童误吸　年幼儿童可能误吸种子、爆米花或未经咀嚼的食物。发生窒息、咳嗽或者无法解释的喘息或咯血时,应怀疑有异物。一项回顾性研究发现,在呼吸系统症状超过1个月且胸片显示右肺中叶或左肺舌叶异常的儿童中,早期积极行胸部CT、支气管镜检查及肺泡灌洗液的培养,并指导采取适当干预措施(如支气管镜下取出异物、治疗感染),从而减少支气管扩张症发生,临床获得良好的预后。

2. 成人误吸　通常与意识状态有关(如脑卒中、癫痫发作、中毒或全身麻醉)。异物通常是未经咀嚼的食物或者是牙齿的一部分。发生误吸后可能发生阻塞性肺炎,通常不完全恢复且随后易发生肺脓肿。治疗延迟或无效及营养不良均可能促使肺炎迁延不愈,导致局灶性支气管扩张(图 19-1)。

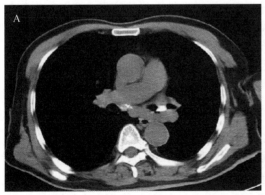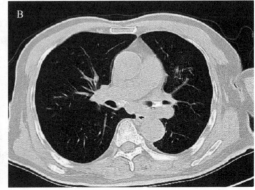

图 19-1　支气管异物 CT 示意图

(三) 免疫功能缺陷

大多数支气管扩张症患者,在儿童时期即存在免疫功能缺陷,成年后发病。病因未明的支气管扩张症患者中 6%~48% 存在抗体缺陷,最常见的疾病为普通变异性免疫缺陷病(common variable imm-unodeficiency,CVID)。CVID 是一种异源性免疫缺陷综合征,以全丙种球蛋白减少血症、反复细菌感染和免疫功能异常为特征。其他尚有 X- 连锁无丙种球蛋白血症(X-linked agammaglobulinemia,XLA)及 IgA 缺乏症等,由于气管 - 支气管分泌物中缺乏 IgA 和 / 或 IgG 中和抗体,易导致反复发生病毒或细菌感染。除原发性免疫功能缺陷外,已证实获得性免疫缺陷综合征(acquired immune deficiency syndrome,AIDS)、类风湿关节炎等免疫相关性疾病也与支气管扩张症有关。

（四）纤毛功能异常

气道黏膜纤毛上皮的清除功能是肺部抵御感染的重要机制。多种疾病如原发性纤毛不动(primary ciliary dyskinesia,PCD)综合征、杨氏综合征(Young's syndrome)患者,存在纤毛清除黏液功能障碍,导致支气管反复感染而发生支气管扩张。

（五）先天性结构缺损

1. 支气管先天发育不全

(1)支气管软骨发育不全(Williams-Campbell 综合征):患者先天性支气管发育不良,表现为有家族倾向的弥漫性支气管扩张。

(2)结缔组织异常、管壁薄弱、气管和主支气管显著扩张。

(3)马方综合征(Marfan's syndrome):为常染色体显性遗传,表现为结缔组织变性,可出现支气管扩张,常有眼部症状、蜘蛛指(趾)和心脏瓣膜病变。

2. 淋巴管性发育异常　黄甲综合征。

3. 血管性异常　肺隔离症。

（六）其他疾病

对于支气管扩张症患者应评估是否存在变应性支气管肺曲菌病(allergic bronchopulmonary aspergillosis,ABPA)。支气管哮喘也可能是加重或诱发成人支气管扩张症的原因之一。弥漫性泛细支气管炎多以支气管扩张为主要表现。欧美国家的支气管扩张症患者,尤其是白色人种,囊性纤维化较为多见,此病在我国罕见。支气管扩张也可发生于类风湿关节炎、干燥综合征、系统性红斑狼疮、强直性脊柱炎和嗜酸性肉芽肿性多血管炎(Churg-Strauss 综合征)等结缔组织疾病,以及炎症性肠病等疾病,可能的原因是免疫抑制导致慢性气道炎症,继而引起支气管扩张。另外,α1- 抗胰蛋白酶缺乏也可增加支气管扩张发生的风险。

二、发病机制

先天性支气管扩张症较少见,主要由于发育异常引起。继发性支气管扩张症发病基础多为支气管阻塞及支气管感染,两者相互促进,并形成恶性循环,破坏管壁的平滑肌、弹力纤维甚至软骨,削弱支气管管壁的支撑结构,逐渐形成支气管持久性扩张(图 19-3),其具体机制包括:

（一）气道防御功能低下

大多数支气管扩张症患者存在免疫功能缺陷,易导致反复发生病毒或细菌感染。由于呼吸道反复感染、气道黏液阻塞,最终气道破坏,导致支气管扩张。部分患者是因为纤毛功能障碍引起气道反复感染。

1. PCD 综合征　是一种常染色体隐性遗传病,支气管纤毛存在动力臂缺失或变异等结构异常,使纤毛清除黏液的功能障碍,导致化脓性支气管感染、支气管扩张、慢性鼻炎、浆液性中耳炎、男性不育、角膜异常、窦性头痛和嗅觉减退。Kartagener 综合征是其中一个亚型,表现为内脏转位、支气管扩张和鼻窦炎三联征。

2. 杨氏综合征　由于呼吸道纤毛无节律运动或不运动,常导致支气管廓清功能下降,易出现支气管反复感染而发生支气管扩张。

（二）感染和气道炎症恶性循环导致支气管扩张

1. 感染　是支气管扩张症最常见原因，是促使病情进展和影响预后的最主要因素，尤其是儿童，因气管和肺组织结构尚未发育完善，下呼吸道感染将会损伤发育不完善的气道组织，并造成持续、不易清除的气道感染，最终导致支气管扩张。60%~80% 的稳定期支气管扩张症患者气道内有潜在致病微生物定植，病情较轻者可以没有病原微生物定植，病情较重者最常见的气道定植菌是流感嗜血杆菌，而长期大量脓痰、反复感染、严重气流阻塞及生活质量低下的患者，气道定植菌多为铜绿假单胞菌。细菌定植及反复感染可引起气道分泌物增加，痰液增多，损害气道纤毛上皮，影响气道分泌物排出，加重气道阻塞，引流不畅并进一步加重感染。

2. 气道炎症　气道细菌定植也会造成气道壁和管腔内炎症细胞浸润，造成气道破坏。感染、黏液阻塞等因素使支气管扩张症患者气道存在持续炎症反应，以支气管管腔内中性粒细胞募集及支气管壁和肺组织内中性粒细胞、单核巨噬细胞、CD4+T 细胞浸润为特征。肥大细胞可能也参与了支气管扩张感染的炎症反应，支气管扩张患者气道肥大细胞脱颗粒较明显，且与病情严重程度相关。这些炎症细胞释放多种细胞因子，包括 IL-6、IL-8、肿瘤坏死因子 - α（tumor necrosis factor，TNF-α）及内皮素 -1 等，进一步引起白细胞，特别是中性粒细胞浸润、聚集，并释放髓过氧化物酶、弹性蛋白酶、胶原酶及基质金属蛋白酶等多种蛋白溶解酶和毒性氧自由基，导致支气管黏膜上皮细胞损害，出现脱落和坏死、气道水肿、黏液腺增生和黏液分泌增多，气道纤毛功能受损，黏液排出不畅，气道阻塞，容易发生细菌定植或感染，并可造成支气管壁组织破坏，周围相对正常的组织收缩将受损气道牵张，导致特征性的气道扩张，在病程较长的支气管扩张症中，支气管周围的肺组织也会受到炎症破坏，从而导致弥漫性支气管周围纤维化。

（三）风湿系统疾病

风湿系统疾病（如类风湿关节炎和干燥综合征）也可并发支气管扩张。类风湿关节炎和干燥综合征的临床表现通常在出现明显支气管扩张之前就已经很严重。合并类风湿关节炎的支气管扩张症患者死亡率更高，但目前尚不清楚类风湿关节炎和干燥综合征发生支气管扩张的具体机制。有报道称，相对于不伴支气管扩张的类风湿关节炎患者和正常对照者，伴支气管扩张的类风湿关节炎患者中存在频率增加的囊性纤维化跨膜转运调节因子（cystic fibrosis transmembrane conductance regulator，CFTR）的等位基因。

第三节　病理与病理生理

一、支气管扩张的发生部位

支气管扩张可呈双肺弥漫性分布，亦可为局限性病灶。支气管扩张左肺多于右肺，其原因为左侧支气管与气管分叉角度较右侧为大，加上左侧支气管较右侧细长，并由于受心脏和大血管的压迫，这种解剖学上的差异导致左侧支气管引流效果较差。另外，右中叶支气管开口细长，并有 3 组淋巴结环绕，引流不畅，容易发生感染并引起支气管扩张。结核引起的支气管扩张，多分布于上肺尖后段及下叶背段。ABPA 患者常表现为中心性支气管扩张。

二、形态学改变

根据病理解剖形态不同,支气管扩张症可分为 3 种类型:①柱状扩张(图 19-2):支气管呈均一管形扩张且突然在一处变细,远处的小气道被分泌物阻塞;②囊状扩张(图 19-3):扩张支气管呈囊状改变,支气管末端的盲端也呈无法辨认的囊状结构;③不规则扩张:支气管腔呈不规则改变或串珠样改变。显微镜下可见支气管炎症和纤维化、支气管壁溃疡、鳞状上皮化生和黏液腺增生。病变支气管相邻肺实质也可有纤维化、肺气肿、支气管肺炎和肺萎陷。

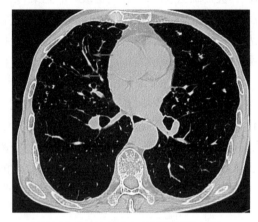

图 19-2　柱状支气管扩张 CT 表现

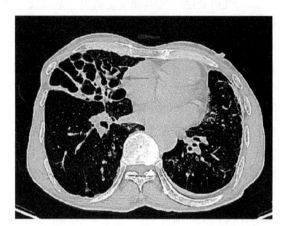

图 19-3　囊状支气管扩张 CT 表现

三、病理生理

感染性损害、引流不畅、气道梗阻或宿主防御功能缺陷是诱发支气管扩张的重要因素。随后发生的免疫炎症反应,即中性粒细胞、中性粒细胞蛋白酶、活性氧中间产物及炎症细胞因子,会引起气道透壁性炎症、黏膜水肿、壁龛形成、溃疡和新生血管形成,最终导致主支气管和细支气管管壁出现永久性异常扩张和破坏。支气管扩张症中进行性的气道破坏,可能部分程度上与中性粒细胞弹性蛋白酶的活性不受拮抗有关。一项研究表明,中性粒细胞弹性蛋白酶与黏结合蛋白聚糖 -1(syndecan-1)形成复合体时,可受到保护,不被 α1- 抗胰蛋白酶灭活。纤毛清除黏液能力受结构性支气管扩张、气道脱水、黏液过多和黏度的影响,超过 70% 的支气管扩张症患者每天咳大量痰。痰液滞留不仅严重影响支气管扩张症患者的生活质量,还会对气道上皮纤毛细胞功能造成不利影响,可导致呼吸道纤毛运输减少,分泌物清除能力下降,且在发生脓性分泌物时更为严重,痰液中的细菌可引起继发感染和病情加重,导致肺功能下降和严重程度评分增加。

支气管扩张症患者存在阻塞性动脉内膜炎,造成肺动脉血流减少,在支气管动脉和肺动脉之间存在着广泛的血管吻合,支气管循环血流量增加。压力较高的小支气管动脉破裂可造成咯血,多数为少量咯血,少数患者可发生致命性大咯血,出血量可达数百甚至上千毫升。咯血量与病变范围和程度不一定成正比。

因气道炎症和管腔内黏液阻塞,多数支气管扩张症患者肺功能检查提示不同程度气流阻塞,表现为阻塞性通气功能受损,并随病情进展逐渐加重。病程较长的支气管扩张症,因支气管和周围肺组织纤维化,可引起限制性通气功能障碍,伴弥散功能减退。通气不足、弥散障碍、通气 / 血流失衡和肺内分流的存在,导致部分患者出现低氧血症,引起肺动脉收缩,同时存在的肺部小动脉炎症和血管床毁损,导致肺循环横截面积减少并导致肺动脉高压,少数患者会发展成为肺心病。

第四节　临床表现

一、临床症状

部分患者可有幼年的支气管肺炎病史,以后常有反复发作的呼吸道感染,但大部分患者询问不出特殊病史。患者的症状很大程度取决于病变的范围、部位以及是否合并慢性感染。

(一) 呼吸系统症状

1. **咳嗽、咳脓痰**　咳嗽是支气管扩张症最常见的症状,且多伴有咳痰,痰液可为黏液性、黏液脓性或脓性。合并感染时咳嗽和咳痰量明显增多,可呈黄绿色脓痰,合并厌氧菌感染时带有臭味,重症患者痰量可达每日数百毫升。收集痰液并于玻璃瓶中静置后可出现分层现象:上层为泡沫,下悬脓性成分,中层为混浊黏液,最下层为坏死沉淀组织。但目前这种典型的痰液分层表现较少见。

2. **反复咯血**　50%~70%患者可出现间断咯血,主要由于支气管动脉肥厚、扭曲以及支气管新生血管形成等原因引起。咯血可从痰中带血至大量咯血,咯血量与病情严重程度、病变范围并不完全一致。部分患者可仅表现为咯血而没有大量脓痰,病变多位于引流较好的上叶支气管,称为"干性支气管扩张"。

3. **反复感染**　由于支气管结构和功能异常,且免疫力低下,易反复继发肺部感染。特征为同一肺段反复发生肺炎,且治疗效果欠佳。

4. **慢性气道阻塞的症状**　重症、长期迁延不愈的患者可出现喘息、呼吸困难等气道阻塞的症状,甚至并发慢性呼吸衰竭、肺动脉高压及右心衰竭而出现相应症状。

(二) 全身症状

长期反复感染可出现全身毒血症症状,如发热、盗汗、消瘦、食欲减退、贫血,甚至气促、发绀等。并可能继发焦虑、抑郁等心理疾病。

(三) 并发症

支气管扩张症患者因存在反复气道感染,且存在引流不畅,严重时可继发肺脓肿,感染侵犯胸膜亦可造成类肺炎性胸腔积液甚至脓胸。病程较长或支气管扩张病变范围较大时可出现肺通气、弥散功能进行性下降,从而导致慢性呼吸衰竭(Ⅰ型或Ⅱ型),急性加重期可诱发急性呼吸衰竭或慢性呼吸衰竭失代偿。随着病程延长,后期可合并肺动脉高压、慢性肺源性心脏病。

二、体征

肺部听诊可闻及湿性啰音,以肺底部最为多见。部分患者可见发绀。晚期合并肺心病的患者可出现右心衰竭的体征。慢性患者由于长期缺氧,可出现杵状指(趾)。

第五节 辅 助 检 查

一、影像学检查

(一) 正侧位 X 线胸片

早期患者可无异常,或仅表现为肺纹理的局部增多、增粗现象。支气管柱状扩张的典型表现为"双轨征",囊状扩张则表现为"卷发影"或"蜂窝状改变"(图 19-4)。X 线胸片的敏感度及特异度均较差,难以发现轻症或特殊部位的支气管扩张。

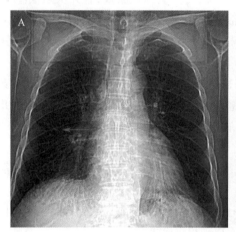
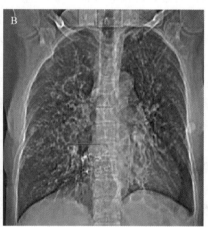

图 19-4　支气管扩张胸片表现

(二) 胸部高分辨 CT

胸部高分辨 CT(HRCT)是目前诊断支气管扩张症的"金标准",敏感性和特异性可分别高达 96% 和 93%,已基本取代支气管造影(图 19-5),推荐 HRCT 的层厚 ≤ 1mm。根据胸部 HRCT 的表现诊断支气管扩张症,至少符合下述一条:①支气管直径大于伴行的肺动脉直径;②支气管沿其走行方向,管径无逐渐缩小趋势;③靠近胸膜 1cm 仍可见支气管。柱状扩张时,异常增厚的支气管壁在 CT 上表现为"轨道征",在横断面上,支气管扩张为环状结构,直径比邻近的肺动脉宽,表现出"印戒征"。不规则扩张则在 CT 上表现为"串珠征"。

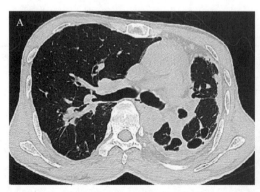
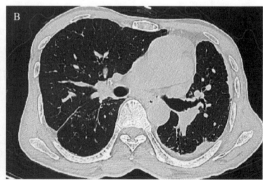

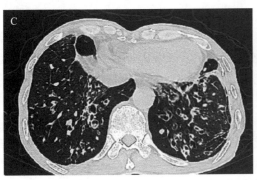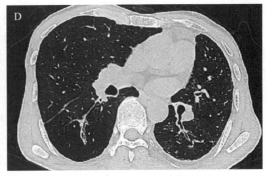

图 19-5　支气管扩张 CT 表现

二、其他检查

1. **微生物学检查**　支气管扩张症患者均应行下呼吸道微生物学检查,应留取深部痰标本或通过雾化吸入获取痰标本,标本应在留取后 1h 内送至微生物室。如患者之前的培养结果均阴性,应至少在不同日留取 3 次以上的标本,以提高阳性率。急性加重时应在应用抗菌药物前留取痰标本,痰培养及药敏试验对抗菌药物的选择具有重要的指导意义。

2. **炎性标志物**　血常规中白细胞和中性粒细胞计数、ESR、C 反应蛋白可反映疾病活动性及感染导致的急性加重。急性加重时白细胞计数和中性粒细胞百分比升高。

3. **支气管镜检查**　可发现位于段支气管以上的支气管扩张的直接征象,即弹坑样改变,对支气管扩张的诊断意义不大,同时经支气管镜吸痰进行痰培养、痰涂片,一方面可以为抗感染治疗方案提供病原学依据,另一方面也可以帮助咳嗽能力差的老年患者进行痰液引流,并在局部进行冲洗和药物注射。

4. **肺功能检查**　对所有患者均建议行肺通气功能检查(FEV$_1$、FVC、呼气峰流速),至少每年复查 1 次,支气管扩张症患者肺功能表现为阻塞性通气功能障碍较为多见,部分患者气道激发试验阳性证实存在气道高反应性;多数患者弥散功能进行性下降,且与年龄及 FEV$_1$ 下降相关;对于合并气流阻塞的患者,尤其是年轻患者应行舒张试验,评价用药后肺功能的改善情况,40% 患者可出现舒张试验阳性。

5. **其他**　根据临床表现,可选择性进行血清 IgE 测定、烟曲霉皮试、曲霉沉淀抗体检查,以除外 ABPA。血气分析可用于评估患者肺功能受损状态,判断是否合并低氧血症和 / 或高碳酸血症。血清免疫球蛋白(IgG、IgA、IgM)和血清蛋白电泳检查:支气管扩张症患者气道感染时,各种免疫球蛋白均可升高,合并免疫功能缺陷时则可出现免疫球蛋白缺乏。必要时可检测类风湿因子、抗核抗体、抗中性粒细胞胞浆抗体(anti-neutrophil cytoplasmic antibody,ANCA),以除外结缔组织病及血管炎引起的继发性支气管扩张。支气管扩张加重的患者应考虑行病毒感染检测。

第六节　诊断与鉴别诊断

一、诊断

根据患者反复咳嗽、咳痰和 / 或咯血及反复下呼吸道感染的临床表现,体检闻及肺部固定、持久的局限性湿啰音,结合胸部 HRCT 提示支气管扩张的影像学特征及诱发支气管扩张的常见病因等,即可明确支气管扩张症的诊断。

支气管扩张症可以根据临床表现进行分期。稳定期：至少连续4周气道症状不超过正常日间的症状变异范围；急性加重期：包括咳嗽、痰量变化、脓性痰、呼吸困难或者运动耐受度、乏力或不适、咯血在内的6项症状中的3项及以上出现恶化，时间超过48h，且临床医生认为需要处理的情况。

支气管扩张症的患者应积极寻找可能的潜在病因：①继发于下呼吸道感染，如结核、非结核分枝杆菌、百日咳、细菌、病毒及支原体感染等，是我国支气管扩张症最常见的原因，对所有疑诊支气管扩张的患者需仔细询问既往病史；②病变局限的支气管扩张患者，可进行支气管镜检查以确定是否存在局部的气道阻塞，从而导致支气管扩张。③弥漫性支气管扩张的患者，需寻找是否存在先天性结构功能障碍和免疫功能失调。风湿免疫性疾病和炎症性肠病的患者出现慢性咳嗽时，需考虑是否继发性支气管扩张症。

二、鉴别诊断

(一) 慢性阻塞性肺疾病

中年发病，症状缓慢进展，多有长期吸烟史，活动后气促，肺功能可有不完全可逆的气流受限（吸入支气管舒张剂后 $FEV_1/FVC<70\%$）。需要强调的是，典型的支气管扩张症患者，肺功能检查出现不完全可逆气流受限时，不能诊断为慢性阻塞性肺疾病。

(二) 肺脓肿

肺脓肿可出现咳嗽、咳大量脓臭痰，一般起病急，全身中毒症状明显。表现为高热、乏力等，影像学检查可见肺空腔液平，周围有炎症浸润影（图19-6）。急性肺脓肿时，炎症经有效抗感染治疗后可吸收消退，慢性肺脓肿则通常有急性肺脓肿的既往史。

(三) 肺结核

肺结核可出现咳嗽、咳痰、咯血，多伴有低热、盗汗、乏力、消瘦等全身中毒症状，影像学检查可发现病灶多位于上叶或下叶背段（图19-7），痰找抗酸杆菌可帮助明确诊断，慢性肺结核基础上可继发支气管扩张。

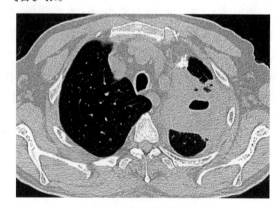

图 19-6　肺脓肿 CT 表现

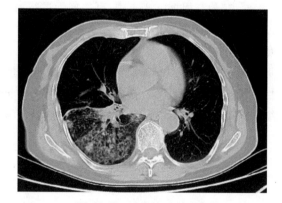

图 19-7　肺结核 CT 表现

(四) 囊性纤维化

囊性纤维化多有家族史，见于年轻患者（<40岁），易发于白种人，是因 *CFTR* 基因突变，导致多系统病变的遗传性疾病，典型的三联症为：汗液中 Cl^- 和 Na^+ 含量增高、胰腺功能损害和反复肺部感染。支气管扩张症患者的汗液中 Cl^- 和 Na^+ 含量正常，缺乏 *CFTR* 基因的突变。

(五) 支气管肺癌

男女均可发病，好发于40岁以上的男性吸烟患者，亦可存在咳嗽、咳痰、咯血等症状，合并肺炎时可有发热或本身存在肿瘤性发热,胸部影像学检查常有肺部结节、肿块表现,部分腺癌可表现为肺部实变、磨玻璃渗出,支气管镜检查或肺穿刺组织活检及痰细胞学检查等可供鉴别。

（六）弥漫性泛细支气管炎

有慢性咳嗽、咳痰、活动时呼吸困难及慢性鼻窦炎,胸部 X 线和 CT 上有弥漫分布的边界模糊的小结节影（图 19-8),类风湿因子、抗核抗体、冷凝集试验可阳性,确诊需病理学证实。大环内酯类抗生素持续治疗 2 个月以上有效。

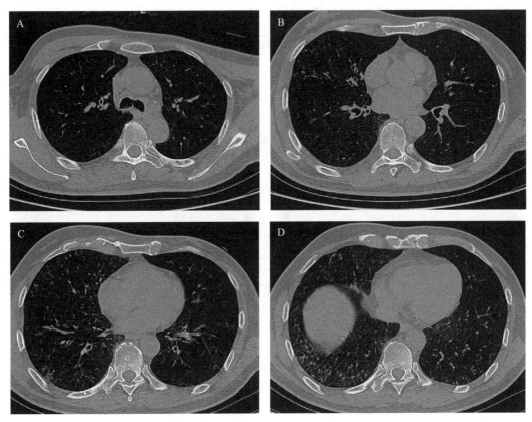

图 19-8 弥漫性泛细支气管炎 CT 表现

第七节 治　疗

一、治疗原则

支气管扩张症的治疗目标包括:减少咳嗽、咳痰和呼吸困难等症状,减少急性加重次数,维持或改善肺功能,改善患者生活质量。治疗原则包括:确定并治疗潜在病因以阻止疾病进展,预防或控制气道急慢性感染,促进痰液引流。欧洲呼吸协会（European Respiratory Society,ERS）2017 年首次在支气管扩张症的国际指南中指出:支气管扩张症治疗的主要原则是抑制急性和慢性支气管感染,改善纤毛清除黏液能力和减少结构性肺病的影响。支气管扩张症急性加重与气道、全身炎症加重以及肺功能进行性损害有关,是医疗支出的主要部分和治疗重点。支气管扩张症的治疗流程见图 19-9。

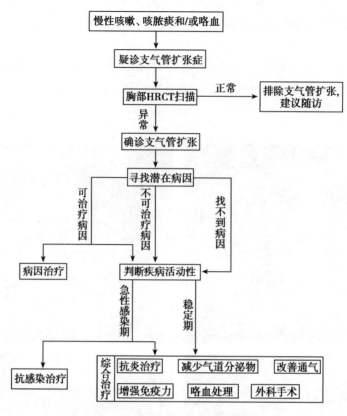

图 19-9　支气管扩张症的治疗流程

二、基础疾病治疗

确定支气管扩张症的潜在病因至关重要,可治疗的基础疾病包括:常见的免疫缺陷、ABPA、非结核分枝杆菌感染、气道异物或外压引起的气道阻塞、炎症性肠病、类风湿性关节炎和误吸等。

三、抗菌药物的治疗

(一) 支气管扩张症急性加重期的抗菌药物治疗

支气管扩张症急性加重时出现症状恶化,即咳嗽、痰量增加或性质改变、脓痰增加和 / 或喘息、气急、咯血及发热等,应考虑应用抗菌药物。仅有黏液脓性、脓性痰液或仅痰培养阳性不是应用抗菌药物的指征。支气管扩张症急性加重一般是由定植菌群引起,最常分离出的细菌为流感嗜血杆菌和铜绿假单胞菌。其他革兰氏阳性菌,如肺炎链球菌和金黄色葡萄球菌也可定植于患者的下呼吸道。

许多支气管扩张症患者频繁应用抗菌药物,易于造成细菌对抗菌药耐药,且支气管扩张症患者气道细菌定植部位易于形成生物被膜,阻止药物渗透,因此推荐对患者进行痰培养及药敏试验。急性加重期开始抗菌药物治疗前应送痰培养,在等待培养结果时,即应开始经验性抗菌药物治疗。

急性加重期初始经验性治疗可根据有无铜绿假单胞菌感染的危险因素:①近期住院;②频繁(每年 4 次以上)或近期(3 个月以内)应用抗生素;③重度气流阻塞(FEV$_1$<30% 预计值);④口服糖皮质激素(最近 2 周每日口服泼尼松 <10mg),至少符合 4 条中的 2 条,及既往细菌培养结果选择抗菌药物(表 19-1)。支气管扩张症急性加重期抗菌药物治疗的最佳疗程尚不确定,建议所有急性加重期的治疗疗程为 14d 左右。

表 19-1　支气管扩张症急性加重期初始经验性治疗推荐使用的抗菌药物

高危因素	常见病原体	抗菌药物选择
无铜绿假单胞菌感染的高危因素	肺炎链球菌、流感嗜血杆菌、卡他莫拉菌、金黄色葡萄球菌、肠杆菌科细菌（肺炎克雷伯菌、大肠埃希菌）	氨苄西林/舒巴坦、阿莫西林/克拉维酸、第二代头孢菌素、第三代头孢菌素、莫西沙星、左氧氟沙星
有铜绿假单胞菌感染的高危因素	上述病原体＋铜绿假单胞菌	具有抗假单胞菌活性的 β-内酰胺类抗生素（如头孢他啶、头孢吡肟、哌拉西林/他唑巴坦、头孢哌酮/舒巴坦、亚胺培南、美罗培南等）、氨基糖苷类、喹诺酮类（环丙沙星或左氧氟沙星）可单独应用或联合应用

（二）支气管扩张症稳定期的抗菌药物治疗

1. 大环内酯类药物的应用　大环内酯类药物除抗生素作用外，具有抗炎和免疫调节作用，数项研究证实在既往 1 年发作 1~3 次以上急性加重的支气管扩张症患者中长期应用（6~12 个月）大环内酯类药物（阿奇霉素、红霉素）可减少急性加重次数，尤其适用于无合并铜绿假单胞菌感染依据的支气管扩张症患者。使用的剂量为阿奇霉素 250mg/d 或 250mg/500mg 每周 3 次，红霉素 400mg 每日 2 次。需注意相应的消化系统不良反应、耐大环内酯类药物细菌比例升高等问题。

2. 雾化吸入抗生素　支气管扩张症患者的病变气道存在多种细菌的定植，其中以铜绿假单胞菌、肺炎链球菌、流感嗜血杆菌、卡他莫拉菌最为常见。与全身使用抗生素相比，吸入抗生素在气道局部的浓度高而全身副作用小，是非常有潜力的药物。一项随机对照研究发现，在使用吸入庆大霉素（80mg/次，每日 2 次）治疗期间，急性加重次数减少，咳嗽咳痰症状减轻，生活质量得到改善，运动耐力增强，且没有出现耐药性，但在停止治疗后没有持续的获益。两项大型的随机对照研究 RESPIRE1 及 RESPIRE2 发现吸入环丙沙星可以延长至首次急性加重的时间。总之，数项Ⅲ期临床研究的结果提示雾化吸入或吸入环丙沙星（脂质体、干粉）、多黏菌素等抗生素对于减少急性加重及改善症状存在潜在的益处，但仍需更多的循证医学证据支持。

（三）铜绿假单胞菌根除治疗

慢性气道感染可导致支气管扩张症患者急性加重次数增多和生活质量恶化，依据现有临床证据推荐，建议对初次或新分离到的铜绿假单胞菌再次行痰培养，确认为持续性感染后行根除治疗，对减少急性加重次数及住院次数有获益。根除铜绿假单胞菌可选方案如下：

1. 口服喹诺酮类药物如环丙沙星 750mg 每日 2 次治疗 2 周，再次培养铜绿假单胞菌阴性即可停药；如仍为阳性需更改为静脉抗生素治疗，后予吸入抗生素治疗如多黏菌素、妥布霉素或庆大霉素，总疗程 3 个月。

2. 予静脉使用抗生素如 β-内酰胺类联合氨基糖苷类抗生素治疗 2 周，再次培养铜绿假单胞菌阴性即可停药；如仍为阳性需更改为吸入抗生素治疗如多黏菌素、妥布霉素或庆大霉素，总疗程 3 个月。

3. 口服喹诺酮类药物或静脉使用抗生素，联合吸入抗生素治疗 2 周，再次培养铜绿假单胞菌阴性即可停药；如仍为阳性需继续使用吸入抗生素治疗，总疗程 3 个月。

四、促进痰液引流

体位引流、祛痰药物、翻身拍背、支气管镜吸痰等可帮助痰液的排出，在支气管扩张患者急性感染期和稳定期均有重要的作用。近年来研究表明雾化吸入黏液溶解剂可改变黏液黏度和/或加强纤毛清除黏液从而帮助祛痰。

（一）体位引流

采用适当的体位,依靠重力的作用促进某一肺叶或肺段中分泌物的引流。治疗时可能需要采取多种体位,患者容易疲劳,每日多次治疗一般不易耐受,通常对氧合状态和心率无不良影响。禁忌证包括无法耐受所需的体位、无力排出分泌物、抗凝治疗、胸廓或脊柱骨折、近期大咯血和严重骨质疏松者。

（二）震动拍击

腕部屈曲,手呈碗形在胸部拍打,或使用机械震动器使聚积的分泌物易于咳出或引流,可与体位引流配合应用。

（三）侧位打开声门缓慢呼气(slow expiration with the glottis opened in the lateral posture, ELTGOL)

一项随机、安慰剂对照的临床研究,将反复慢性咳痰的支气管扩张症患者按照 1:1 随机分配到 ELTGOL 技术干预组和安慰剂训练组,每日 2 次,进行为期 1 年的治疗。结果发现在 ELTGOL 技术干预组干预开始和 24h 后,痰量均高于安慰剂组。与安慰剂组比较,ELTGOL 组的急性加重减少,圣乔治呼吸问卷(the St George's Respiratory Questionnaire,SGRQ)和莱斯特咳嗽问卷评分均有显著改善。因此,对于支气管扩张症患者,1 年以上的每日 2 次的 ELTGOL 技术可促进分泌物的清除,减少急性加重,改善生活质量和减少咳嗽的影响。

（四）药物祛痰

临床常用多糖纤维分解剂,如溴己新,每次口服 8~16mg,每日 3 次;或氨溴索,每次口服 30mg,每日 3 次;或稀化黏素,每次口服 300mg,每日 3 次。或羧甲司坦治疗 6 个月后根据疗效决定是否继续使用。

（五）支气管镜吸痰

经体位引流效果欠佳者,可用支气管镜吸痰,镜下予以生理盐水冲洗,可使黏稠痰液易于排出。

（六）雾化或吸入祛痰药物

目前在支气管扩张症患者中进行雾化祛痰药物的 RCT 研究涉及药物包括甘露醇、高渗盐水、重组人 DNA 酶(rhDNase)等。

1. **干粉甘露醇**　甘露醇是一种天然糖醇,其增加黏液清除能力的作用机制尚不完全清楚,可能机制为通过改变渗透梯度而使水进入气道管腔,因此改善湿度,降低黏液的表面张力及流体特性,从而促进纤毛和咳嗽对黏液的清除。它不仅能在急性期及 24h 后改善非囊性纤维化的支气管扩张症患者的黏液清除能力,还能改善囊性纤维化患者黏液清除能力以及 FEV_1。研究显示,与安慰剂组比较,雾化 320mg 每日 2 次甘露醇干粉 12 周的祛痰效果更好,具有显著性差异,而 SGRQ 评分却没有显著改善。另外一项研究发现,与雾化低剂量甘露醇 50mg 每日 2 次相比,雾化干粉甘露醇 400mg 每日 2 次 1 年并未减少急性加重次数,但可显著延长至首次急性加重的时间,SGRQ 评分也有显著性改善,而不良反应类似。

2. **高渗盐水**　与雾化生理盐水相比,为期 1 年进行雾化 6% 高渗盐水不减少急性加重次数,生活质量改善类似,肺功能改善也没有显著性差异。在不合并铜绿假单胞菌感染的支气管扩张症患者中,与雾化生理盐水相比,雾化吸入 7% 高渗盐水 3 个月后患者的痰液黏度、排痰容易程度、肺功能(FEV_1、FVC)和 SGRQ 评分均显著改善,明显降低医疗保健费用。

3. **rhDNase**　一项研究中显示,与安慰剂对照组相比,雾化 rhDNase 24 周的支气管扩张症患者急性加重更频繁,FEV_1 下降则更多。

4. **其他**　除了上述 RCT 研究涉及的雾化祛痰药物外,N- 乙酰半胱氨酸(N-Acetylcysteine,NAC)是一种经典的黏液溶解剂。国内一项前瞻性 RCT 研究提示,与安慰剂组对照,口服 NAC 治疗 1 年可以减少支气管扩张症患者急性加重的风险,减少 24h 痰量,改善生活质量,且无严重不良反应事件发生。吸入 NAC 可通过直接进入黏液,改变黏液理化性质而发挥黏液清除效果,被认为是一种可行的选择,其特点是可以直达解剖部位,局部药物浓度高,避免了肝脏和肠道代谢,且可能有助于抗生素渗透生物被膜,增强抗生素的效力。需要注意的是 NAC 中酸性成分可能会增加少数患者支气管痉挛的敏感性,因此亟待在支气管扩张症患者中进行雾化吸入 NAC 的 RCT 研究以证实雾化吸入 NAC 是否在支气管扩张症患者中获益。

雾化祛痰的安全性方面:给药前均需进行药物耐受性试验,如出现甘露醇诱导的支气管痉挛或雾化 7% 和 6% 高渗盐水后患者的 FEV_1 分别下降 10% 和 15%,提示患者并不适合雾化上述药物进行祛痰。

综上所述,ERS 成人支气管扩张症管理指南建议,对于咳痰困难、生活质量差以及标准气道清除技术无法控制症状的患者,推荐长期黏液溶解剂(≥ 3 个月)治疗(弱推荐,证据级别低),不推荐在支气管扩张症患者中雾化使用人重组 DNA 酶(强推荐,证据级别中等)。

五、改善气流受限

支气管扩张时,气道壁的炎症浸润引起小气道的阻塞,而大部分的支气管树由小气道组成,最终结果引起气道阻塞和气流受限,且大多数支气管扩张症患者合并慢性阻塞性肺疾病或存在气道反应性增高,可应用支气管扩张剂如吸入短效或长效 β_2 受体激动剂或抗胆碱药治疗气流受限。

中性粒细胞引起的气道慢性炎症及黏膜屏障的受损是支气管扩张症的重要机制,因此吸入激素也被尝试用于治疗支气管扩张症。2009 年的一项系统综述总结了 6 项单中心的随机对照研究,吸入激素不改善肺功能的恶化及急性加重事件,且引起肾上腺功能减退、咽喉炎、构音障碍和牙龈炎等不良反应的发生率增加。类似于其他结构性肺病(如慢性阻塞性肺疾病、支气管哮喘),吸入激素也可能使支气管扩张症患者获益。2012 年一项随机对照研究的结果提示中等剂量的福莫特罗 / 布地奈德吸入剂(每日总剂量 640/18μg)可以使支气管扩张症患者的呼吸道症状得到显著的改善,而副作用显著低于高剂量的布地奈德组(每日总剂量 1 600μg)。2019 年英国胸科协会(British Thoracic Society,BTS)认为吸入激素可能改善支气管扩张症患者的症状(如痰量减少),但可能会引起局部及全身副作用,因此不建议常规使用吸入激素改善支气管扩张症患者的症状,而推荐用于合并慢性阻塞性肺疾病、支气管哮喘或其他有吸入激素适应证的支气管扩张症患者。

六、咯血的处理

少量咯血时,休息、镇静、止咳等对症处理即可。大咯血是支气管扩张症致命的并发症,一次咯血量超过 200ml 或 24h 咯血量超过 500ml 为大咯血,严重时可导致窒息。预防咯血窒息应视为大咯血治疗的首要措施,大咯血时首先应保证气道通畅,嘱其患侧卧位休息,改善氧合状态,稳定血流动力学状态。出现窒息时采取头低足高 45° 的俯卧位,用手取出患者口中的血块,轻拍健侧背部促进气管内的血液排出。若采取上述措施无效,应迅速进行气管插管,必要时行气管切开。

药物治疗:首选垂体后叶素,垂体后叶素是从动物脑腺垂体中提取的水溶性成分,包含等量的催产素和血管加压素,其止血作用主要依赖于血管加压素。加压素在人体内存在两种受体,V1 受体分布于血管平滑肌,V2 受体分布于肾脏的远曲小管和集合管细胞。加压素和 V1 受体结合后,可激发血管收缩反应产生止血效应,直接收缩小动脉及毛细血管(尤其对内脏血管),可降低门静脉压和肺循环压力,有利于血管破裂处血栓形成而止血。一般静脉注射后 3~5min 起效,维持 20~30min。用法:垂体后叶素 5~10U 加 5% 葡萄糖注射液 20~40ml,稀释后缓慢静脉注射,约 15min 注射完毕。继之以 10~20U 加生理盐水或 5% 葡萄糖注射液 500ml 稀释后静脉滴注 0.1U/(kg·h),出血停止后再继续使用 2~3d 以巩固疗效。对有高血压、冠心病、心功能不全、妊娠患者,及应用本药有严重副作用而禁用垂体后叶素的患者,可考虑使用血管扩张药物,如普鲁卡因、硝酸甘油等。一般止血药物如氨甲苯酸、酚磺乙胺等,适用于凝血机制障碍引起的咯血,仅作为大咯血的辅助治疗。

　　介入治疗或外科手术治疗:内科药物保守治疗无效时,支气管动脉栓塞术和/或手术是大咯血的一线治疗方法:①支气管动脉栓塞术:经支气管动脉造影向病变血管内注入栓塞材料行栓塞治疗,对大咯血的治愈率为90%左右,随访1年未复发的患者可达70%。最常见的并发症为胸痛,脊髓损伤发生率及致死率低。②经气管镜止血:大量咯血不止者,可经气管镜确定出血部位后,用浸有稀释肾上腺素的海绵压迫或填塞于出血部位止血,或在局部应用凝血酶或气囊压迫控制出血。③手术:反复大咯血用上述方法无效、对侧肺无活动性病变且肺功能储备尚佳又无禁忌证者,可在明确出血部位的情况下考虑肺切除术。适合肺段切除的人数极少,绝大部分要行肺叶切除。

七、并发症的治疗

　　1. **肺脓肿**　应选择可覆盖支气管扩张症常见病原菌(如铜绿假单胞菌)及厌氧菌抗菌药物,并加强祛痰治疗,可采用体位引流,必要时行支气管镜冲洗、经皮导管引流。

　　2. **类肺炎性胸腔积液**　一旦考虑类肺炎性胸腔积液,且积液厚度大于1cm,应尽早行胸腔穿刺明确积液性质及行病原学涂片、培养检查。加用抗感染治疗,应选择可覆盖支气管扩张症常见病原菌(如铜绿假单胞菌)及厌氧菌抗菌药物。

　　3. **慢性呼吸衰竭**　对于存在慢性呼吸衰竭的支气管扩张症患者,建议与慢性阻塞性肺疾病采取相同的治疗标准,使用低流量的长期家庭氧疗(1~2L/min),对于伴有高碳酸血症的患者则应使用无创通气,使用祛痰药物及物理治疗手段排出痰液,保持气道通畅,并可使用支气管扩张剂缓解呼吸困难症状。

　　4. **慢性肺源性心脏病**　治疗支气管扩张症原发疾病,尽量延缓疾病进展;家庭氧疗;对有体循环淤血表现患者可予小剂量利尿治疗,注意监测电解质、痰液黏稠程度等情况;急性加重期时血流动力学不稳定患者,可加用正性肌力药物,如多巴酚丁胺、多巴胺、米力农等。

八、增强免疫力

　　接种流感疫苗和肺炎链球菌疫苗,提高支气管扩张症患者的免疫力,减少支气管扩张症患者急性感染的发生。

九、外科治疗

　　目前大多数支气管扩张症患者应用抗菌药物治疗有效,不需要手术治疗。手术适应证包括:①积极药物治疗仍难以控制症状者;②大咯血危及生命或经药物、介入治疗无效者;③局限性支气管扩张,术后最好能保留10个以上肺段。手术的相对禁忌证为非柱状支气管扩张、痰培养铜绿假单胞菌阳性、切除术后残余病变及非局灶性病变。

十、肺康复治疗

　　活动能力受限的支气管扩张症患者应当由有资质和经验的物理治疗师制订肺康复锻炼计划并日常练习,进行有氧训练、力量及呼吸肌肉训练。肺康复治疗可改善患者活动耐力及生活质量。

第八节 患者教育及管理、预防、预后

一、患者教育及管理

对于支气管扩张症患者,教育的主要内容是使其了解支气管扩张的特征,并及早发现急性加重,应当提供书面材料向患者解释支气管扩张症这一疾病,以及感染在急性加重中的作用;病因明确者应向其解释基础疾病及其治疗方法,还应向其介绍支气管扩张症治疗的主要手段,包括排痰技术、药物治疗及控制感染,帮助其及时识别急性加重并及早就医;不建议患者自行服用抗菌药物;还应向其解释痰检的重要性;制订个性化的随访及监测方案。

二、预防

儿童时期下呼吸道感染及肺结核,是我国支气管扩张症最常见的病因,因此应积极防治儿童时期下呼吸道感染,积极接种麻疹、百日咳疫苗,预防、治疗肺结核,以预防支气管扩张症的发生。支气管扩张症患者应戒烟,可使用一些免疫调节剂,如卡介菌多糖核酸等,以增强抵抗力,有助于减少呼吸道感染和预防支气管扩张症急性加重。

三、预后

取决于支气管扩张的范围和有无并发症。支气管扩张范围局限者,积极治疗可改善生活质量和延长寿命。支气管扩张范围广泛者易损害肺功能,甚至发展至呼吸衰竭而引起死亡。大咯血也可严重影响预后。

诊 治 精 要

1. 支气管扩张症为慢性疾病,以咳嗽、咳脓痰、呼吸困难为主要表现,但可出现急性咯血、反复感染等病情改变。

2. 支气管扩张症一般具有典型的影像学表现,包括"卷发影""印戒征""轨道征"等,胸部高分辨 CT 是其诊断金标准。

3. 因支气管扩张症可表现出慢性气道疾病或肺炎的症状,故其诊断时需要与慢性阻塞性肺疾病、肺脓肿、肺结核等疾病相鉴别。

4. 目前支气管扩张症的治疗目标是确定并治疗潜在病因以阻止疾病进展,促进痰液引流,控制感染,维持或改善肺功能,减少急性加重,提高生活质量。

5. 支气管扩张症急性加重期初始抗生素选择应根据有无铜绿假单胞菌感染的危险因素合理选择抗生素,疗程建议为 14d 左右。

6. 不建议常规使用吸入激素改善支气管扩张症患者的症状,但可用于合并慢性阻塞性肺疾病、支气管哮喘或其他有吸入激素适应证的支气管扩张症患者。

7. 可应用支气管扩张剂如吸入短效或长效 β_2 受体激动剂或抗胆碱药治疗支气管扩张症患者的气流受限。

思考题

1. 简述支气管扩张症的定义。
2. 简述支气管扩张症的影像学表现。
3. 简述支气管扩张症的治疗。

（李 雯）

第二十章
慢性阻塞性肺疾病

慢性阻塞性肺疾病（chronic obstructive pulmonary disease，COPD，简称慢阻肺）是一种具有气流受限特征的疾病，气流受限不完全可逆、呈进行性发展，与肺部对有害气体或有害颗粒的异常炎症反应有关。慢阻肺与慢性支气管炎和肺气肿密切相关。通常，慢性支气管炎是指在除外慢性咳嗽的其他已知原因后，每年咳嗽、咳痰 3 个月以上，并连续 2 年或 2 年以上。肺气肿则指肺部终末细支气管远端气腔出现异常持久的扩张，并伴有肺泡壁和细支气管的破坏而无明显的肺纤维化。当慢性支气管炎、肺气肿患者肺功能检查出现气流受限、并且不能完全可逆时，则诊断慢阻肺。肺源性心脏病（cor pulmonale，简称肺心病）是指由支气管 - 肺组织、胸廓或肺血管病变致肺血管阻力增加、肺动脉高压，继而损害右心室结构和 / 或功能的疾病。慢性阻塞性肺疾病是引起慢性肺心病的首要病因。

第一节　慢性支气管炎

一、定义

慢性支气管炎（chronic bronchitis，简称慢支炎）是因长期的物理化学性刺激、反复感染等综合因素引起的气管、支气管黏膜及其周围组织的慢性非特异性炎症。临床以咳嗽、咳痰为主要症状以及反复发作的慢性过程为特征，该病多见于老年，疾病晚期可引起阻塞性肺气肿和慢性肺源性心脏病。它是一种严重危害人民健康的常见病，据我国 1973 年全国部分普查资料统计，慢支炎患病率约为 3.82%，并且随年龄增长而增加，50 岁以上者可高达 15% 左右。1992 年国内普查的部分统计资料表明，慢支炎的患病率为 3.2%。

二、病因与发病机制

本病的病因复杂，迄今尚不完全清楚，可能系以下多种因素长期相互作用的结果。

（一）感染

病毒和细菌感染是慢支炎发生和发展的重要因素。细菌感染前多先有病毒感染，病毒以鼻病毒、流感病毒为最多见，其次是冠状病毒、腺病毒等。常见的细菌有肺炎链球菌、流感嗜血杆菌、卡他莫拉菌等。反复的病毒感染破坏了呼吸道局部黏膜的防御功能，造成黏膜上皮细胞的损伤，为细菌的继发感染创造了条件，而下呼吸道细菌的定植也是引起慢支炎的病因之一。

（二）物理化学性刺激

1. 吸烟　吸烟是慢性支气管炎最主要的发病因素,烟叶中的主要成分有尼古丁、焦油、氰氢酸等。吸烟可引起支气管黏膜充血、水肿、支气管痉挛、气道阻力增加;支气管黏膜鳞状上皮化生,支气管上皮纤毛变短、不规则、纤毛运动障碍;支气管杯状细胞增生,黏膜腺体增生、肥大,分泌增多、黏液集聚;削弱肺泡吞噬细胞的吞噬灭菌作用,降低呼吸道的防御功能,有利于细菌的繁殖。因此,吸烟和慢性支气管炎的发病关系密切,吸烟年龄越早,吸烟时间越长,吸烟量越大,发病的危险性就越高。研究还发现吸烟者慢支炎的患病率为不吸烟者的2~4倍。

2. 大气污染　慢支炎的发病率与大气污染的严重程度成正比。污染物有二氧化硫、一氧化碳、氯气、二氧化氮等,可损伤气道上皮细胞,使纤毛运动减弱,巨噬细胞吞噬能力降低,导致气道净化能力下降;同时刺激黏膜下感受器,使副交感神经功能亢进、支气管平滑肌收缩、杯状细胞增生、腺体分泌亢进和气道阻力增加。当大气中的烟尘或二氧化硫超过 1 000μg/m³ 时,慢支炎的急性发作次数就显著增多。其他粉尘如二氧化硅、煤尘、棉屑、蔗尘等也刺激支气管黏膜,并引起肺纤维组织增生,使肺组织清除功能遭受损害,为细菌入侵创造了条件。

3. 寒冷空气　可刺激腺体分泌黏液增加,反射性地引起支气管局部的小血管痉挛、缺血,使呼吸道防御功能降低,黏膜上皮纤毛的清除功能减弱,为病原体的侵入和繁殖创造条件。所以寒冷地区、高原地区慢支炎的发病率较高,而已患病者也多在寒冷季节复发和加重。

（三）机体内在因素

1. 过敏因素　变态反应对慢性支气管炎的发病和发展起着一定作用。过敏原可来自外界,如花粉、皮毛、灰尘等,这些患者血中免疫球蛋白 E(IgE)含量可增高。细菌过敏原也起重要作用。

2. 自主神经功能失调　大多数患者有自主神经功能失调现象,部分患者的副交感神经功能亢进,气道反应性较正常人增高。

3. 年龄因素　老年人呼吸道防御功能下降,喉头反射减弱,单核 - 吞噬细胞系统功能衰退,可使慢支炎发病增加。

4. 营养因素　维生素 C 缺乏,可引起机体对感染的抵抗力降低,血管通透性增加;维生素 A 缺乏,可使支气管黏膜的柱状上皮细胞修复能力减弱,溶菌酶活力降低,易罹患慢性支气管炎;维生素 D 缺乏,可阻断炎症细胞与炎性介质之间的放大环,抑制基质蛋白降解和气道重塑。

三、病理和病理生理

慢性支气管炎的病理基础,是气道及其周围组织的一种慢性非特异性炎症,炎症涉及多种炎性细胞和细胞因子。早期表现为上皮细胞的纤毛发生粘连、倒伏、脱失,上皮细胞空泡变性、坏死、增生和鳞状上皮化生;杯状细胞增多和黏液腺肥大和增生,分泌旺盛,大量黏液潴留;黏膜和黏膜下层充血,浆细胞、淋巴细胞浸润及轻度纤维增生。急性发作时可见大量中性粒细胞浸润及黏膜上皮细胞坏死、脱落。病情进一步发展,炎症由支气管壁向其周围组织扩散,黏膜下层平滑肌束断裂和萎缩。病变晚期,黏膜萎缩,支气管周围组织增生,支气管壁中的软骨可发生不同程度的萎缩变性,造成管腔僵硬或塌陷。当病变蔓延至细支气管和肺泡壁时,肺组织结构破坏或纤维组织增生。电镜观察可见 Ⅰ 型肺泡上皮细胞肿胀,Ⅱ 型肺泡上皮细胞增生;毛细血管基底膜增厚,内皮细胞损伤,血栓形成和管腔纤维化、闭塞;肺泡壁纤维组织弥漫性增生。

早期一般无明显病理生理改变,少数患者可检出小气道(直径小于2mm 的气道)功能异常。随病情进展,逐渐出现气道狭窄、阻力增加和气流受限。若采用常规肺功能仪检出气流受限,则提示病情已进入慢性阻塞性肺疾病阶段。

四、临床表现

(一) 症状

本病多见于中年以上人群,缓慢起病,部分患者可因上呼吸道感染后症状迁延不愈而起病,病程长。开始时症状轻,患者多不重视。主要症状为咳嗽、咳痰,或伴有喘息。

1. 咳嗽　长期、反复、逐渐加重的咳嗽是慢支炎的一个主要特点。初期晨间咳嗽较重,白天较轻,晚期夜间亦明显,睡前常有阵咳发作。早期的咳嗽有力,多为单声咳或间歇咳;病情发展时咳声变重浊、低声无力,多为连声阵咳,夜间多见。病初以冬春季明显,以后咳嗽逐年加重,甚至全年咳嗽不断。

2. 咳痰　痰液一般为白色黏液性或浆液泡沫性,偶可带血,以清晨排痰尤多。其原因为夜间睡眠时咳嗽反射迟钝,气道腔内痰液堆积,加上副交感神经兴奋,支气管分泌物增多,清晨起床后因体位变动引起刺激排痰。当急性发作伴有细菌感染时,痰量增多,且痰液由白色泡沫痰变为黄色黏液脓性痰。晚期患者因支气管黏膜腺体萎缩,咳痰量反而可减少,痰液黏稠且不易咳出。

3. 气短与喘息　病程初期多不明显,当病程进展并发慢阻肺时则逐渐出现轻重程度不同的气短,且以活动时明显。

(二) 体征

早期或病情较轻时,胸部检查多无阳性体征;在急性发作时可在背部或双肺底听到少许哮鸣音和湿性啰音,咳嗽后可减少或消失。

五、实验室和辅助检查

1. 血常规　在急性感染时白细胞总数和中性粒细胞数增高。但年老体衰或免疫功能低下者也可不升高。

2. 痰液检查　急性发作期痰液外观多呈脓性,涂片检查可见大量中性粒细胞。合并哮喘者可见较多的嗜酸性粒细胞。痰培养可见肺炎链球菌、流感嗜血杆菌及卡他莫拉菌等细菌生长。

3. X 线　早期胸部 X 线检查无异常。反复发作者,会引起支气管壁增厚,细支气管或肺泡间质炎性细胞浸润或纤维化,表现为肺纹理增多、增粗、紊乱,出现条索、网状或斑点状阴影,或出现双轨影和袖套征。继发感染时为不规则斑点阴影,重叠在肺纹理之上。

4. 肺功能　早期可无明显异常。随病情进展,当出现气道阻塞时可表现为第 1s 用力呼气量(FEV_1)、最大通气量(MVV)等通气功能指标降低。

六、诊断与鉴别诊断

(一) 诊断

慢性支气管炎的诊断主要依据病史和症状,是一种临床诊断,具有一定的主观性。其诊断标准为:以咳嗽、咳痰为主要症状或伴有喘息,每年发病持续 3 个月,连续 2 年或 2 年以上,排除肺结核、肺尘埃沉着病、肺脓肿、支气管哮喘、支气管扩张、心脏病、心功能不全、慢性鼻咽疾病等具有咳嗽、咳痰、喘息症状的其他疾病即可诊断为慢性支气管炎。

(二) 分期

1. 急性发作期(acute exacerbation)　1 周内出现脓性或黏液脓性痰,痰量明显增多或伴有发热、白细胞计数增高等炎症表现;或 1 周内咳、痰、喘症状任何 1 项症状明显加剧。急性发作期按其病情严重程度可分为轻度、中度、重度。①轻度急性发作:指者具有气短、痰量增多和脓痰 3 项表现中的任意 1 项;②中度急性发作:指患者具有气短、痰量增多和脓痰 3 项表现中的任意 2 项;③重度急性发作:指患者具有气短、痰量增多和脓痰 3 项表现。急性发作可因呼吸道感染、环境条件改变、空气污染诱发,病原体可以是病毒、细菌、支原体、衣原体等。

2. 慢性迁延期(chronic postponement)　患者有不同程度咳嗽、咳痰、喘息症状,迁延不愈 1 个月以上,或急性发作期 1 个月后症状仍未恢复至发作前水平。

3. 临床缓解期(clinical remission)　患者经过治疗缓解或自然缓解,症状基本消失,保持 2 个月以上。

(三)鉴别诊断

1. 支气管哮喘　发病年龄多在幼年或青年,哮喘呈发作性,喘息重,但咳嗽轻,痰量少,夜间症状明显。发作可自行缓解或用支气管舒张剂后缓解,多有家族史和其他过敏疾病史。外周血和痰中嗜酸性粒细胞可增高。对于以咳嗽为主要表现的咳嗽变异型哮喘,支气管激发试验有助鉴别。

2. 嗜酸性粒细胞性支气管炎　临床以咳嗽为主要表现,胸部 X 线检查无明显改变或肺纹理增加,支气管激发试验阴性,诱导痰检查嗜酸性粒细胞比例增加(≥ 3%)有助诊断。

3. 肺结核　常有结核中毒症状,如低热、乏力、盗汗、消瘦、食欲缺乏等。一般咳嗽、咳痰较轻,无明显季节性。多见于青少年。胸部 X 线检查病变多在肺尖,血沉增快,痰液检查结核分枝杆菌可为阳性。

4. 支气管扩张症　常继发于麻疹肺炎或百日咳,多在青少年时出现症状,有反复大量咳脓痰和 /或咯血症状。肺部罗音较局限和固定,晚期可出现杵状指。胸部 X 线检查见中下肺纹理粗乱,少数可见蜂窝状阴影,胸部高分辨螺旋 CT 可助诊断。

七、治疗

针对慢性支气管炎的病因、病期和反复发作的特点,宜采取防治结合、中西医结合的综合措施。在急性发作期和慢性迁延期应以控制感染和祛痰、镇咳为主;伴发喘息时,应予解痉平喘治疗;对于临床缓解期宜以加强锻炼,增强体质,提高机体抵抗力,预防复发为主。同时应加强宣传,教育患者自觉戒烟,避免和减少各种诱发因素。

(一)急性发作期的治疗

1. 控制感染　慢支炎急性发作并非均由细菌引起,因此对有细菌感染表现的患者,应根据临床经验和本地区病原菌耐药性流行病学监测结果选择抗生素,同时积极进行痰致病菌培养和药敏试验,为后续抗生素的使用提供依据。轻者可口服,较重患者用肌注或静脉滴注抗生素,常用的有青霉素类、喹诺酮类、大环内酯类、氨基糖苷类及头孢类等抗生素。

2. 祛痰、镇咳　对急性发作期患者在抗感染治疗的同时,应用祛痰药物,使痰液变稀薄,促进痰液排出,改善症状。常用药物有氨溴索、乙酰半胱氨酸、溴己新等。对年老体弱无力咳痰或痰量较多者,应以祛痰为主,不宜使用强镇咳剂(如可待因等),以免抑制呼吸中枢,加重呼吸道阻塞,导致病情恶化。

3. 解痉、平喘　可选用氨茶碱、β_2 受体激动剂特布他林(terbutaline)口服或沙丁胺醇(salbutamol)、抗胆碱能药物溴化异丙托品、表面型糖皮质激素布地奈德等雾化吸入治疗。

(二)缓解期的治疗

应避免各种致病因素,吸烟者须戒烟。加强锻炼,增强体质,或肌注胸腺肽以提高机体免疫力。联合中药扶正固本,合理膳食,加强营养。

八、预后及预防

(一)预后

慢性支气管炎如无并发症,经消除诱发因素如吸烟、寒冷、粉尘等,并积极治疗和防止复发,预后良好。如病因持续存在,治疗不彻底,疾病迁延不愈或反复发作,则会使病情不断发展,易并发慢阻肺,甚至肺心病,危及生命。

（二）预防

详见第二十章第二节。

第二节　慢性阻塞性肺疾病

慢性阻塞性肺疾病是一种常见的以持续气流受限为特征的可以预防和治疗的疾病,气流受限进行性发展,与气道和肺脏对有毒颗粒或气体的慢性炎性反应增强有关。急性加重和并发症影响着疾病的严重程度。吸入香烟烟雾和其他有毒颗粒如生物燃料的烟雾导致的肺脏炎症是慢阻肺发生的重要原因。这种慢性炎性反应可以导致肺实质破坏(导致肺气肿),同时破坏正常的修复和防御机制(导致小气道纤维化)。

慢阻肺是呼吸系统疾病中的常见病和多发病,患病率和病死率均居高不下。1992 年在我国北部和中部地区,对 102 230 名农村成年人进行了调查,慢阻肺的患病率为 3%。近年来对我国 7 个地区 20 245 名成年人进行调查,40 岁以上人群的慢阻肺的患病率为 8.2%。

随着肺功能进行性减退,患者的劳动力和生活质量受到严重影响。慢阻肺造成巨大的社会和经济负担,根据世界银行 / 世界卫生组织发表的研究,至 2020 年慢阻肺将成为世界疾病经济负担的第五位。

一、病因及发病机制

确切的病因尚不清楚。认为与肺部对香烟烟雾等有害气体或有害颗粒的异常炎症反应有关。这些反应存在个体易感因素和环境因素的互相作用。

1. **吸烟**　为重要的发病因素,吸烟者慢性支气管炎的患病率比不吸烟者高 2~8 倍,烟龄越长,吸烟量越大,慢阻肺患病率越高。烟草中含焦油、尼古丁和氢氰酸等化学物质,如本章第一节所述,香烟可损伤气道上皮细胞和纤毛运动,促使支气管黏液腺和杯状细胞增生肥大、黏液分泌增多,使气道净化能力下降,还使氧自由基产生增多,诱导中性粒细胞释放蛋白酶,破坏肺弹力纤维,诱发肺气肿形成。

2. **职业粉尘和化学物质**　接触职业粉尘及化学物质,如烟雾、变应原、工业废气及室内空气污染等,浓度过高或接触时间过长,均可能造成与吸烟类似的慢阻肺。

3. **空气污染**　大气中的有害气体如二氧化硫、二氧化氮、氯气等可损伤气道黏膜上皮,使纤毛清除功能下降,黏液分泌增加,为细菌感染增加条件。

4. **感染因素**　与慢性支气管炎类似,感染亦是慢阻肺发生发展的重要因素之一。

5. **蛋白酶 - 抗蛋白酶失衡**　蛋白水解酶对组织有损伤、破坏作用;抗蛋白酶对弹性蛋白酶等多种蛋白酶具有抑制功能,其中 α_1- 抗胰蛋白酶(α_1-AT)是活性最强的一种。蛋白酶增多或抗蛋白酶不足均可导致组织结构破坏产生肺气肿。吸入有害气体、有害物质可以导致蛋白酶产生增多或活性增强,而抗蛋白酶产生减少或灭活加快;同时氧化应激、吸烟等危险因素也可以降低抗蛋白酶的活性。先天性 α_1-AT 缺乏,多见于北欧血统的个体,我国尚未见正式报道。

6. **氧化应激**　有许多研究表明慢阻肺患者的氧化应激增加。氧化物主要有超氧阴离子(O_2^-)、羟根（OH）、次氯酸（HOCl）、H_2O_2 和一氧化氮（NO）等。氧化物可直接作用并破坏许多生化大分子如蛋白质、脂质和核酸等，导致细胞功能障碍或细胞死亡，还可以破坏细胞外基质；引起蛋白酶 - 抗蛋白酶失衡；促进炎症反应，如激活转录因子 NF-κB，参与多种炎症因子的转录，如白介素 -8（IL-8）、肿瘤坏死因子 -α（TNF-α）、一氧化氮（NO）诱导合成酶和环氧化物诱导酶等。

7. 炎症机制　气道、肺实质及肺血管的慢性炎症是慢阻肺的特征性改变，中性粒细胞、巨噬细胞、T 淋巴细胞等炎症细胞均参与了慢阻肺发病过程。中性粒细胞的活化和聚集是慢阻肺炎症过程的一个重要环节，通过释放中性粒细胞弹性蛋白酶、中性粒细胞组织蛋白酶 G、中性粒细胞蛋白酶 3 和基质金属蛋白酶引起慢性黏液高分泌状态并破坏肺实质。

8. 其他　如自主神经功能失调、营养不良、气温变化等都有可能参与慢阻肺的发生、发展。

二、病理改变

慢阻肺的病理改变主要表现为慢性支气管炎及肺气肿的病理变化。支气管黏膜上皮细胞变性、坏死，溃疡形成。纤毛倒伏、变短、不齐、粘连、部分脱落。缓解期黏膜上皮修复、增生、鳞状上皮化生和肉芽肿形成。杯状细胞数目增多肥大，分泌亢进，腔内分泌物潴留，基底膜变厚坏死。支气管腺体增生肥大，腺体肥厚与支气管壁厚度比值常大于 0.55~0.79（正常小于 0.4）。

各级支气管壁均有多种炎症细胞浸润，以中性粒细胞、淋巴细胞为主。急性发作期可见大量中性粒细胞（严重者表现为化脓性炎症），黏膜充血、水肿、变性坏死和溃疡形成，基底部肉芽组织和机化纤维组织增生导致管腔狭窄。炎症导致气管壁的损伤 - 修复过程反复发生，进而引起气管结构重塑、胶原含量增加及瘢痕形成，这些病理改变是慢阻肺气流受限的主要病理基础之一。

肺气肿的病理改变可见肺过度膨胀，弹性减退。外观灰白或苍白，表面可见多个大小不一的大泡。镜检见肺泡壁变薄，肺泡腔扩大、破裂或形成大泡，血液供应减少，弹力纤维网破坏。细支气管壁有炎症细胞浸润，管壁黏液腺及杯状细胞增生、肥大，纤毛上皮破损、纤毛减少。有的管腔纤细狭窄或扭曲扩张，管腔内有痰液存留。细支气管的血管内膜可增厚或管腔闭塞。按累及肺小叶的部位，可将阻塞性肺气肿分为小叶中央型、全小叶型及介于两者之间的混合型三类，其中以小叶中央型为多见。小叶中央型是由于终末细支气管或一级呼吸性细支气管炎症导致管腔狭窄，其远端的二级呼吸性细支气管呈囊状扩张，其特点是囊状扩张的呼吸性细支气管位于二级小叶的中央区；全小叶型是呼吸性细支气管狭窄，引起所属终末肺组织，即肺泡管、肺泡囊及肺泡的扩张，其特点是气肿囊腔较小，遍布于肺小叶内；有时两型同时存在一个肺内称混合型肺气肿，多在小叶中央型基础上，并发小叶周边区肺组织膨胀（图 20-1）。

三、病理生理

在早期，反映大气道功能的检查如第 1s 用力呼气容积（FEV_1）、最大通气量（MVV）、最大呼气中期流速（MMEF）多为正常，但有些患者小气道功能（直径小于 2mm 的气道）已发生异常。随着病情加重，气道狭窄，阻力增加，常规通气功能检查可有不同程度异常。缓解期大多恢复正常。随疾病发展，气道阻力增加、气流受限成为不可逆性。

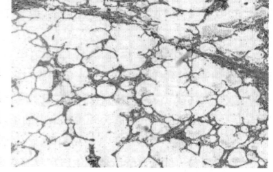

图 20-1　肺气肿的病理改变

慢性支气管炎并发肺气肿时，视其严重程度可引起一系列病理生理改变。早期病变局限于细小气道，仅闭合容积增大，反映肺组织弹性阻力及小气道阻力的动态肺顺应性降低；病变累及大气道时，肺通气功能障碍，最大通气量降低。随着病情的发展，肺组织弹性日益减退，肺泡持续扩大，回缩障碍，则残气量及残气量占肺总量的百分比增加。肺气肿加重导致大量肺泡周围的毛细血管受膨胀肺泡的挤压而退化,致使肺毛细血管大量减少,肺泡间的血流量减少,此时肺泡虽有通气,但肺泡壁无血液灌流,导致生理无效腔气量增大;也有部分肺区虽有血液灌流,但肺泡通气不良,不能参与气体交换。因而,肺泡及毛细血管大量丧失,弥散面积减少,产生通气与血流比例失调,导致换气功能发生障碍。通气和换气功能障碍可引起缺氧和二氧化碳潴留,发生不同程度的低氧血症和高碳酸血症,最终出现呼吸功能衰竭。

四、临床表现

(一) 症状

起病缓慢、病程较长。主要症状:

1. **慢性咳嗽**　随病程发展可终身不愈。常晨间咳嗽明显,夜间有阵咳或排痰。

2. **咳痰**　一般为白色黏液或浆液性泡沫性痰,偶可带血丝,清晨排痰较多。急性发作期痰量增多,可有脓性痰。

3. **气短或呼吸困难**　早期在劳力时出现,后逐渐加重,以致在日常活动甚至休息时也感到气短,是慢阻肺的标志性症状。

4. **喘息和胸闷**　部分患者特别是重度患者或急性加重时出现喘息、胸闷。

5. **其他**　晚期患者有体重下降、食欲减退等。

(二) 体征

早期体征可无异常,随疾病进展出现以下体征:

1. **视诊**　胸廓前后径增大,肋间隙增宽,剑突下胸骨下角增宽,称为桶状胸(图20-2)。部分患者呼吸变浅,频率增快,严重者可有缩唇呼吸等。

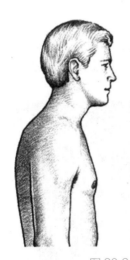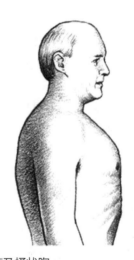

图 20-2　正常胸廓及桶状胸

2. **触诊**　双侧语颤减弱。

3. **叩诊**　肺部过清音,心浊音界缩小,肺下界和肝浊音界下降。

4. **听诊**　两肺呼吸音减弱,呼气延长,部分患者可闻及湿性啰音和/或干性啰音。

五、实验室检查

(一) 肺功能检查

是判断气流受限的主要客观指标,对慢阻肺诊断、严重程度评价、疾病进展、预后及治疗反应等有重要意义。

1. 第1s用力呼气容积占用力肺活量百分比（FEV$_1$/FVC）是评价气流受限的一项敏感指标。

第1s用力呼气容积占预计值百分比（FEV$_1$% 预计值），是评估慢阻肺严重程度的良好指标，其变异性小，易于操作。

吸入支气管舒张药后FEV$_1$/FVC<70% 及 FEV$_1$<80% 预计值者，可确定为不完全可逆的气流受限（图 20-3）。

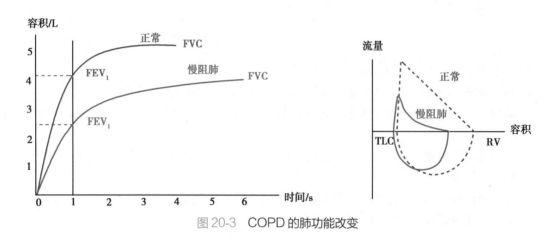

图 20-3　COPD 的肺功能改变

2. 肺总量（TLC）、功能残气量（FRC）和残气量（RV）增高，肺活量（VC）减低，表明肺过度充气。由于 TLC 增加不及 RV 增高程度明显，故 RV/TLC 增高。

3. 一氧化碳弥散量（DLCO）及 DLCO 与肺泡通气量（VA）比值（DLCO/VA）下降，对诊断有参考价值。

（二）胸部 X 线检查

慢阻肺早期胸部 X 线可无变化，后期可出现肺纹理增粗、紊乱等非特异性改变，也可出现肺气肿改变。胸部 X 线改变对慢阻肺诊断特异性不高，主要作为确定肺部并发症及与其他肺疾病鉴别之用。

（三）胸部 CT 检查

胸部 CT 检查应作为慢阻肺的常规检查。胸部高分辨 CT 对有疑问病例的鉴别诊断有一定意义（图 20-4）。

（四）血气检查

对确定发生低氧血症、高碳酸血症、酸碱平衡失调以及判断呼吸衰竭的类型有重要价值。

（五）其他

慢阻肺合并细菌感染时，外周血白细胞增高，核左移。痰培养可能查出病原菌，常见病原菌为肺炎链球菌、流感嗜血杆菌、卡他莫拉菌、肺炎克雷伯氏杆菌等。

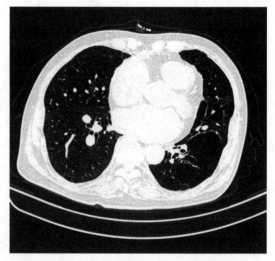

图 20-4　慢阻肺的胸部 CT 改变

六、诊断与评估

（一）诊断

出现呼吸困难、慢性咳嗽或咳痰，并有慢阻肺危险因素暴露史的患者均应考虑为慢阻肺（表 20-1）。

表 20-1　可考虑诊断为慢阻肺的临床表现

若年龄 >40 岁的患者出现以下任一表现,可考虑慢阻肺诊断,并行肺功能检查。这些临床表现并不能确诊慢阻肺,但同时出现多个临床表现则提示慢阻肺。肺功能检查是确诊慢阻肺的必备条件。

呼吸困难	渐进性(随着时间加重)
	典型表现为劳力时加重
	持续加重
慢性咳嗽	间歇性,可为干咳
慢性咳痰	任何形式的慢性咳痰均可提示慢阻肺
危险因素暴露史	吸烟(包括当地盛行的水烟)
	吸入烹饪和取暖燃料产生的烟雾
	吸入职业性粉尘和化学物质
慢阻肺家族史	

具有以上特点的患者,必须结合肺功能检查:应用支气管舒张剂后,$FEV_1/FVC<0.70$ 表明患者存在持续性气流阻塞,即可确诊慢阻肺。所有的医务工作者在对慢阻肺患者进行诊治的时候,必须参考肺功能结果。

(二)评估

慢阻肺评估的目标是明确疾病的严重程度、疾病对患者健康状况的影响以及某些事件的发生风险(急性加重、住院治疗和死亡),同时指导治疗。应分别对疾病的以下方面进行评估:症状、气流受限的程度(肺功能检查)、急性加重风险、合并症。

1. 症状评估　推荐采用有效的问卷如慢阻肺评估测试(CAT)或临床慢阻肺问卷(CCQ)来对症状进行全面的评估。改良的英国医学委员会(mMRC)量表用于呼吸困难的评估。

(1)CAT 问卷(表 20-2)

表 20-2　CAT 问卷

(标记最能反映当前情况的选项,在 0~5 等级中打对号。每个问题只能标记一个选项)

我从不咳嗽	0　1　2　3　4　5	我一直在咳嗽
我一点儿痰也没有	0　1　2　3　4　5	我有很多很多痰
我没有任何胸闷的感觉	0　1　2　3　4　5	我有很严重的胸闷感觉
当我爬坡或上一层楼梯时,我没有气喘的感觉	0　1　2　3　4　5	当我爬坡或上一层楼梯时,我感觉非常喘不过气来
我在家里能够做任何事情	0　1　2　3　4　5	我在家里做任何事情都很受影响
尽管我有肺部疾病,但我对外出离家很有信心	0　1　2　3　4　5	由于我有肺部疾病,我对离家外出一点儿信心都没有
我的睡眠非常好	0　1　2　3　4　5	由于我有肺部疾病,我的睡眠相当差
我精力旺盛	0　1　2　3　4　5	我一点儿精力都没有

合计得分:

慢阻肺 CAT 分值范围是 0~40。

评定:

0~10 分　"轻微影响"

11~20 分　"中等影响"

21~30 分　"严重影响"

31~40 分　"非常严重影响"

（2）CCQ 问卷（表 20-3）

表 20-3　CCQ 问卷

请回想你在过去的 7d 里是如何感受的，并根据实际情况在相应数字上画圈。

平均说,在过去 7d,你大约有多少时间感到:	从不	几乎没有	偶尔有	有一些	经常	极经常	几乎所有时间
1. 在休息时气短?	0	1	2	3	4	5	6
2. 在干体力活时气短?	0	1	2	3	4	5	6
3. 担心得感冒或呼吸情况越来越差?	0	1	2	3	4	5	6
4. 因你的呼吸问题感到抑郁(情绪低落)?	0	1	2	3	4	5	6
一般来说,在过去 7d,你大约有多少时候:	从不	几乎没有	偶尔有	有一些	经常	极经常	几乎所有时间
5. 有咳嗽?	0	1	2	3	4	5	6
6. 有痰?	0	1	2	3	4	5	6
平均说,在过去 7d,因你的呼吸问题,做下列活动时受限程度如何?	没有	很轻微	轻微限制	中等限制	很受限制	非常受限制	完全受限制
7. 强体力活动(如爬楼梯、匆忙行动、进行体育活动)?	0	1	2	3	4	5	6
8. 中等程度的体力活动(如走路、做家务、提东西)?	0	1	2	3	4	5	6
9. 家里的日常活动(如穿衣服、洗漱)?	0	1	2	3	4	5	6
10. 社会活动(如谈话、与孩子一起、探访亲友)?	0	1	2	3	4	5	6

（3）mMRC 问卷（表 20-4）

表 20-4　mMRC 问卷

mMRC 分级	呼吸困难症状
0 级	剧烈活动时出现呼吸困难
1 级	平地快步行走或爬缓坡时出现呼吸困难
2 级	由于呼吸困难,平地行走时比同龄人慢或需要停下来休息
3 级	平地行走 100m 左右或数分钟后即需要停下来喘气
4 级	因严重呼吸困难而不能离开家,或在穿衣脱衣时即出现呼吸困难

2. 气流受限的程度　采用肺功能检查来评估气流受限严重程度,具体见表 20-5。

表 20-5　慢阻肺气流受限严重程度分级(基于舒张后的 FEV_1 值)

患者 $FEV_1/FVC<0.70$		
GOLD1:	轻度	$FEV_1>80\%$ 预计值
GOLD2:	中度	$50\% \leqslant FEV_1<80\%$ 预计值
GOLD3:	重度	$30\% \leqslant FEV_1<50\%$ 预计值
GOLD4:	极重度	$FEV_1<30\%$ 预计值

3. 急性加重风险评估　慢阻肺急性加重的定义为呼吸症状加重,变化超过正常的每日变异率,需要调整药物治疗的急性发作。频繁急性加重的最佳预测指标为(每年 2 次或更多)既往急性加重病史。急性加重风险会随着气流受限严重程度的升高而增加。需要入院治疗的 慢阻肺急性加重患者预后不良,死亡风险增加。

4. 合并症评估　心血管疾病,骨质疏松,抑郁和焦虑,骨骼肌功能下降,代谢综合征和肺癌常见于慢阻肺患者。这些合并症会影响慢阻肺患者的死亡率以及入院率,应对患者常规行相关检查,并选择合适的治疗方案。

5. 综合评估(表 20-6)

表 20-6　慢阻肺综合评估

进行风险评估时,依据 GOLD 分级或急性加重病史选择最高的风险级别。
(出现至少一次需住院治疗的慢阻肺急性加重应被视为高风险)

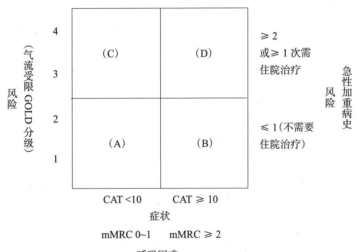

患者	特征	肺功能分级	急性加重 /(次 / 年)	CAT	mMRC
A	低风险 症状较少	GOLD1-2	≤ 1	<10	0~1
B	低风险 症状较多	GOLD1-2	≤ 1	≥ 10	≥ 2
C	高风险 症状较少	GOLD3-4	≥ 2	<10	0~1
D	高风险 症状较多	GOLD3-4	≥ 2	≥ 10	≥ 2

(1)症状:症状较少(mMRC0~1 或 CAT<10):患者为(A)或(C);症状较多(mMRC ≥ 2 或 CAT ≥ 10):患者为(B)或(D)。

(2)气流受限:低风险(GOLD1 或 2):患者为(A)或(B);高风险(GOLD3 或 4):患者为(C)或(D)。

(3)急性加重:低风险:急性加重 ≤ 1 次 / 年,不需住院治疗:患者为(A)或(B);高风险:急性加重 ≥ 2 次 / 年或至少 1 次急性加重需住院治疗:患者为(C)或(D)。

七、鉴别诊断

1. 支气管哮喘　多在儿童或青少年期起病,以发作性喘息为特征,发作时两肺布满哮鸣音,常有家庭或个人过敏史,症状经治疗后可缓解或自行缓解。哮喘的气流受限多为可逆性,其支气管舒张试验阳性。某些患者可能存在慢性支气管炎合并支气管哮喘,在这种情况下,表现为不完全可逆的气流受限,从而使两种疾病难以区分。

2. 支气管扩张　有反复发作咳嗽、咳痰,常反复咯血。合并感染时咳大量脓性痰。查体常有肺部固定性湿性啰音。部分胸部 X 线显示肺纹理粗乱或呈卷发状,高分辨 CT 可见支气管扩张改变。

3. 肺结核　可有午后低热、乏力、盗汗等结核中毒症状,痰检可发现抗酸杆菌,胸部 X 线检查可发现病灶。

4. 弥漫性泛细支气管炎　大多数为男性非吸烟者,几乎所有患者均有慢性鼻窦炎;胸部 X 线和高分辨率 CT 显示弥漫性小叶中央结节影和过度充气征,红霉素治疗有效。

5. 支气管肺癌　刺激性咳嗽、咳痰,可有痰中带血;或原有慢性咳嗽,咳嗽性质发生改变,胸部 X 线及 CT 可发现占位病变、阻塞性肺不张或阻塞性肺炎。痰细胞学检查、纤维支气管镜检查以及经皮肺活检,有助于明确诊断。

6. 其他原因所致呼吸气腔扩大　肺气肿是一病理诊断名词。呼吸气腔均匀规则扩大而不伴有肺泡壁的破坏时,虽不符合肺气肿的严格定义,但临床上也常习惯称为肺气肿(如代偿性肺气肿、老年性肺气肿、Down 综合征中的先天性肺气肿等)。临床表现可以出现劳力性呼吸困难和肺气肿体征,但肺功能测定没有气流受限的改变(即 $FEV_1/FVC \geqslant 70\%$),与慢阻肺不同。

八、并发症

1. 呼吸衰竭　常在慢阻肺急性加重时发生,其症状明显加重,发生低氧血症和 / 或高碳酸血症,可具有缺氧和二氧化碳潴留的临床表现。

2. 自发性气胸　如有突然加重的呼吸困难,并伴有明显的发绀,患侧肺部叩诊为鼓音,听诊呼吸音减弱或消失,应考虑并发自发性气胸,通过胸部 X 线检查可以确诊。

3. 慢性肺源性心脏病　由于慢阻肺病变引起肺血管床减少及缺氧致肺动脉痉挛、血管重塑,导致肺动脉高压、右心室肥厚扩大,最终发生右心功能不全。

九、治疗

(一)稳定期治疗

1. 教育和劝导患者戒烟;因职业或环境粉尘、刺激性气体所致者,应脱离污染环境。

2. **支气管舒张药**　包括短期按需应用以暂时缓解症状,及长期规则应用以控制症状。

(1)β₂肾上腺素受体激动剂:主要有沙丁胺醇(salbutamol)气雾剂,每次 100~200μg(1~2 喷),定量吸入,疗效持续 4~5h,每 24h 不超过 8~12 喷。特布他林(terbutaline)气雾剂亦有同样作用。控制症状,尚有沙美特罗(salmeterol)、福莫特罗(formoterol)等中长效 β₂肾上腺素受体激动剂,每 12h 吸入一次。

(2)抗胆碱能药:是慢阻肺常用的药物,主要品种为异丙托溴铵(ipratropium)气雾剂,定量吸入,起效较沙丁胺醇慢,持续 6~8h,每次 40~80μg,每天 3~4 次。长效抗胆碱药噻托溴铵(tiotropium)选择性作用于 M₁、M₃ 受体,每天 1 次,每次吸入 18μg。

(3)茶碱类:茶碱缓释或控释片 0.2g,每 12h 一次;氨茶碱(aminophylline)0.1g,每日 3 次。药物的治疗浓度与中毒浓度较相近,目前在临床中逐渐推荐小剂量茶碱用于调节免疫。

3. **祛痰药**　对痰不易咳出者可应用。常用药物有盐酸氨溴索(ambroxol)30mg,每日 3 次;N-乙酰半胱氨酸(N-acetylcysteine)0.2g,每日 3 次;羧甲司坦(carbocisteine)0.5g,每日 3 次;或稀化黏素 0.3g,每日 2 次。

4. 糖皮质激素　对重度和极重度患者(Ⅲ级和Ⅳ级)、反复加重的患者,有研究显示长期吸入表面型糖皮质激素与长效 β_2 肾上腺素受体激动剂联合制剂,可增加运动耐量、减少急性加重发作频率、提高生活质量,甚至有些患者的肺功能得到改善。目前常用剂型有沙美特罗加氟特卡松、福莫特罗加布地奈德。

5. 长期家庭氧疗(LTOT)　对慢阻肺慢性呼吸衰竭者可提高生活质量和生存率,对血流动力学、运动能力、肺生理和精神状态均会产生有益的影响。LTOT 指征:① $PaO_2 \leqslant 55mmHg$ 或 $SaO_2 \leqslant 88\%$,有或没有高碳酸血症;② PaO_2 55~60mmHg,或 $SaO_2 < 89\%$,并有肺动脉高压、心力衰竭所致水肿或红细胞增多症(血细胞比容 >0.55)。一般用鼻导管吸氧,氧流量为 1.0~2.0L/min,吸氧时间 >15h/d。目的是使患者在静息状态下,达到 $PaO_2 \geqslant 60mmHg$ 和 / 或使 SaO_2 升至 90%。

(二) 急性加重期治疗

急性加重是指咳嗽、咳痰、呼吸困难比平时加重,或痰量增多或有黄痰;或者是需要改变用药方案。

1. 确定急性加重期的原因及病情严重程度,最常见的原因是细菌或病毒感染。

2. 根据病情严重程度决定门诊或住院治疗。

3. 支气管舒张药　药物同稳定期。

有严重喘息症状者可给予较大剂量雾化吸入治疗,如应用沙丁胺醇 500μg 或异丙托溴铵 500μg,或沙丁胺醇 1 000μg 加异丙托溴铵 250~500μg 通过小型雾化器给患者吸入治疗以缓解症状。

4. 低流量吸氧　发生低氧血症者可鼻导管吸氧,或通过文丘里(Venturi)面罩吸氧。吸入的氧浓度与给氧流量有关,估算公式为吸入氧浓度(%)=21+4× 氧流量(L/min)。一般吸入氧浓度为 28%~30%,应避免吸入氧浓度过高抑制呼吸,引起二氧化碳潴留。

5. 抗生素　应根据患者所在地常见病原菌类型及药物敏感情况积极选用抗生素治疗。如给予 β- 内酰胺类 /β- 内酰胺酶抑制剂、第二代头孢菌素、大环内酯类或喹诺酮类。如门诊可用阿莫西林 / 克拉维酸、头孢唑肟 0.25g 每日 3 次,头孢呋辛 0.5g 每日 2 次,左氧氟沙星 0.2g 每日 2 次,莫西沙星或加替沙星 0.4g 每日 1 次;较重者可应用第三代头孢菌素如头孢曲松钠 2.0g 加于生理盐水中静脉滴注,每天 1 次。住院患者应当根据疾病严重程度和预计的病原菌给予抗生素,一般多静脉滴注给药。如果找到确切的病原菌,根据药敏结果选用抗生素。

6. 糖皮质激素　对需住院治疗的急性加重期患者可考虑口服泼尼松龙 30~40mg/d,也可静脉给予甲泼尼龙 40~80mg 每日 1 次,连续 3~5d。

7. 祛痰剂　溴己新 8~16mg,每日 3 次;盐酸氨溴索 30mg,每日 3 次。

如患者有呼吸衰竭、肺源性心脏病、心力衰竭,具体治疗方法可参阅有关章节治疗内容。

十、预防

近年来,人们开始逐渐重视慢阻肺的预防。慢阻肺的预防主要是要避免发病的高危因素、急性加重的诱发因素以及增强机体免疫力。

首先,戒烟是预防慢阻肺的重要措施,也是最简单易行的措施,在疾病的任何阶段都有利于防止慢阻肺的发生和发展。其次,控制职业和环境污染,减少有害气体或有害颗粒的吸入,可减轻气道和肺的异常炎症反应。流感疫苗、肺炎链球菌疫苗、细菌溶解物、卡介菌多糖核酸等对防止慢阻肺患者反复感染可能有益。最后,加强体育锻炼,增强体质,提高机体免疫力,可帮助改善慢阻肺患者一般状况。此外,对于有慢阻肺高危因素的人群,应定期进行肺功能监测,以尽可能早期发现慢阻肺并及时予以干预。

慢阻肺的早期发现和早期干预重于治疗。个人方面,每人都应重视呼吸道的保护,佩戴口罩可适当避免烟雾、粉尘及刺激性气体对呼吸道的影响;提高个人保护意识,加强耐寒锻炼等,增强体质,提高抗病能力;在气候骤变时及寒冷季节,应注意保暖,避免受凉,预防感冒;劝导周围吸烟者戒烟,也能让自己远离"二手烟"对呼吸道的损害。

第三节　慢性肺源性心脏病

一、定义与分类

肺源性心脏病是指由支气管 - 肺组织、胸廓或肺血管病变致肺血管阻力增加、肺动脉高压,继而损害右心室结构和 / 或功能的疾病。根据起病缓急和病程的长短,可分为急性和慢性肺心病两类,临床又以慢性肺心病多见。急性肺心病常见于急性大面积肺栓塞,本节将主要讲述慢性肺心病。

慢性肺源性心脏病,简称慢性肺心病(chronic corpulmonale),是由支气管、肺组织、肺血管或胸廓的慢性病变引起肺组织结构和 / 或功能异常,导致肺血管阻力增加,肺动脉压力增高,右心室扩张和 / 或肥厚,伴或不伴右心功能不全的心脏病,并排除先天性心脏病和左心病变引起的病变。

慢性肺心病是我国呼吸系统的一种常见病。20 世纪 70 年代我国抽样调查发现平均患病率为0.46%。我国 20 世纪 90 年代抽查的平均发病率为 0.44%,其中北京地区为 0.6%,辽宁地区为 0.4%,湖北地区为 0.2%。慢性肺心病通常以气候寒冷地区(如东北、西北、华北)、高原地区、农村地区以及吸烟者患病率较高,且随年龄增大而增加。冬、春季节易发,急性呼吸道感染常为急性发作的诱因,慢阻肺是引起慢性肺心病的首要病因。

二、病因及发病机制

(一)病因

按原发病的不同部位,可分为以下几类:

1. 支气管、肺疾病　以慢阻肺最常见,占 80%~90%,其他如支气管扩张症、支气管哮喘、重症肺结核、肺尘埃沉着症、结节病、间质性肺疾病(特发性和继发性)、药物相关性肺疾病等。

2. 胸廓运动障碍性疾病　严重的脊柱后凸、侧凸畸形,脊柱结核,类风湿关节炎、胸膜广泛粘连、胸廓成形术后的严重胸廓或脊柱畸形,以及神经肌肉疾病如脊髓灰质炎,均可引起胸廓活动受限、肺受压、支气管扭曲变形,导致肺功能受损。

3. 肺血管病变　慢性血栓栓塞性肺动脉高压、广泛或反复发生的多发性肺小动脉栓塞及肺小动脉炎、累及肺动脉的过敏性肉芽肿病,血吸虫病引起的坏死性肺动脉内膜炎,以及原因不明的原发性肺动脉高压,均可使肺动脉狭窄、阻塞,引起肺血管阻力增加、肺动脉高压和右心室负荷增加,发展至慢性肺心病。

4. 其他　原发性肺泡通气不足或先天性口咽畸形、睡眠呼吸暂停低通气综合征等均可产生低氧血症,引起血管收缩,导致肺动脉高压,发展成慢性肺心病。

(二)发病机制

慢性肺心病的病因较多,发病机制也不相同,但共同点是这些病因均可导致呼吸系统结构和功能改变,以及反复发生的呼吸道感染和低氧血症,引起多种体液因子的释放,导致肺血管阻力增加,肺血管重塑,产生肺动脉高压(pulmonary arterial hypertension,PAH)。

正常肺循环的特点为低压、低阻力、高容量。采用右心导管测量正常人肺动脉平均压（mean pulmonary artery pressure，MPAP）<20mmHg，肺动脉收缩压（PAPs）<30mmHg。随年龄增加肺动脉压略有升高，但不超过1mmHg/10年。肺动脉高压的诊断标准为：静息时MPAP>25mmHg。根据肺动脉压严重程度分为：轻度：MPAP 26~34mmHg；中度：MPAP 35~44mmHg；重度：MPAP>45mmHg。PAH使右心室负荷增加，最终造成右心室扩大、肥厚，乃至发生右心功能衰竭。因此，PAH是肺心病发病机制的中心环节和先决条件，而心脏病变是PAH的最终结果。

1. 肺动脉高压 是多种慢性胸肺疾病导致慢性肺心病的共同发病环节。早期PAH，肺血管的改变以功能性为主，若能及时去除病因，可能逆转或延缓病变的进一步发展；晚期PAH，肺血管的改变多为器质性，其治疗效果较差。

（1）肺血管功能性改变：慢阻肺和其他慢性呼吸系统疾病发展到一定阶段，可出现肺泡低氧血症，肺泡低氧可引起局部肺血管收缩和支气管舒张，通过调节通气/血流（V/Q）比例，保证肺静脉血的氧合作用，这是机体的一种正常保护性反应，属于功能性改变。引发PAH功能性改变的机制复杂，一般认为多种机制共同参与。

1）体液因素：正常情况下，肺循环在多种缩血管和舒张血管物质共同作用下，维持为一个低阻力、低压力、大容量系统。缺氧是肺动脉高压形成的最重要因素，缺氧时多种缩血管的活性物质如内皮素、组胺、5-羟色胺（5-HT）、血管紧张素Ⅱ（AT-Ⅱ）、白三烯、血栓素（TXA_2）、前列腺素F_2（PGF_2）、血小板激活因子（PAF）等释放增多，引起肺血管阻力增加；而具有舒张血管作用的物质，如NO、前列环素I_2（PGI_2）及前列腺素E_1（PGE_1）等相对不足，导致缩血管物质与舒张血管物质比例失衡，缩血管物质占优势，从而导致肺血管收缩，血管阻力增加。

2）神经因素：缺氧和高碳酸血症可刺激颈动脉体和主动脉体化学感受器，反射性地引起交感神经兴奋，儿茶酚胺释放增加，使肺动脉收缩；缺氧后肺血管肾上腺素能受体失衡，使肺血管的收缩占优势，有助于肺动脉高压的形成。

3）缺氧、二氧化碳潴留对肺血管的直接作用：缺氧可使肺血管平滑肌细胞膜对Ca^{2+}的通透性增加，使Ca^{2+}内流，细胞内Ca^{2+}浓度增高，肌肉兴奋收缩耦联效应增强，引起肺血管平滑肌收缩；低氧阻滞K^+通道，导致肺动脉血管平滑肌去极化，引起低氧性肺血管收缩。高碳酸血症时，由于H^+产生过多，使血管对缺氧的收缩敏感性增强，导致肺动脉压增高。

（2）肺血管器质性改变：若长期缺氧则引起肺血管持续收缩和重塑（remodeling），导致肺血管器质性改变，形成不易逆转的PAH。发生机制涉及以下多方面：

1）肺小动脉炎：长期反复发作的慢阻肺及支气管周围炎，可累及邻近肺小动脉，引起血管炎，管壁增厚、管腔狭窄或纤维化，甚至完全闭塞，使肺血管阻力增加，产生PAH。

2）肺泡壁毛细血管床受压、破坏和减少：随肺气肿的加重，肺泡腔内压增高，压迫肺泡毛细血管使其变形、扭曲，造成毛细血管管腔狭窄或闭塞；肺气肿病变使肺泡隔断裂，肺泡融合，造成毛细血管网的毁损，当肺泡毛细血管床减损超过70%时，肺循环阻力增大。

3）肺血管重塑：慢性缺氧不仅使肺血管收缩、管壁张力增高，还可引起肺内产生多种生长因子，如血小板衍生生长因子、胰岛素样生长因子、表皮生长因子等，可直接刺激血管平滑肌细胞，导致内膜下出现纵行肌束、弹性纤维和胶原纤维基质增多，使血管变硬，阻力增加，中膜平滑肌细胞增生、肥大，导致中膜肥厚；小于60μm的无肌层肺小动脉出现明显的肌层等肺血管重塑的表现。

4）血栓形成：尸检发现，部分慢性肺心病急性发作期患者，存在多发性肺微小动脉原位血栓，可能与缺氧、炎症引起的内皮细胞损伤以及高凝状态等有关，由此引起肺血管阻力增加，加重PAH。

此外，肺血管性疾病、肺间质疾病、神经肌肉疾病等皆可引起肺血管的病理改变，使血管腔狭窄、闭塞，肺血管阻力增加，发展成PAH。

（3）血液黏稠度增加和血容量增多：慢性胸肺疾病患者可逐渐出现慢性缺氧，促红细胞生成素分泌增加，导致继发性红细胞生成增多，血液黏滞性增高，肺血管阻力增加；缺氧使肾小动脉收缩，肾血流减少,使醛固酮分泌增加,进一步加重水、钠潴留,血容量增多。上述因素共同促进 PAH 的形成和加重。

2. 右心功能改变　PAH 引起右心后负荷增加,右心发挥其代偿功能,克服肺动脉压力升高的阻力,而发生右心室肥厚;此外,低氧血症和呼吸道反复感染时,细菌的毒素对心肌的直接损害作用;在上述因素长期作用下,共同造成右心室肥厚、扩大。PAH 早期,右心室尚能代偿,舒张末期压力仍正常。随着疾病的进展,特别是急性加重期,肺动脉压持续升高,超过右心室的代偿能力,右心失代偿,右心输出量下降,右心室收缩末期残留血量增加,舒张末压增高,促使右心室扩大和右心室功能衰竭。

慢性肺心病除引起右心室改变外,尚有少数出现左心室肥厚。在严重缺氧、高碳酸血症、酸中毒、相对血流量增多等因素作用下,左心负荷加重,严重者可发生左心室肥厚,甚至左心衰竭。

3. 其他重要器官的损害　除心脏外,其他重要器官如脑、肝、肾、胃肠道、内分泌系统及血液系统等因缺氧、高碳酸血症而发生病变,导致多器官功能损害。

三、临床表现

本病发展缓慢,从原发病(慢性支气管炎)到形成慢性肺心病需 6~10 年。临床上除原有胸肺疾病的各种临床症状和体征外,主要是逐渐出现呼吸、心脏功能不全以及其他器官损害的表现。按照心、肺功能的代偿情况,分为功能代偿期与失代偿期。

(一) 肺、心功能代偿期

1. 症状　多表现为原发病症状的加重,如咳嗽、咳痰、气促、活动后心悸、呼吸困难、乏力和劳动耐力下降等。

2. 体征　除原有胸肺疾病的体征外,可有不同程度的发绀和肺气肿体征;偶有干、湿啰音;心音遥远,肺动脉瓣区第二心音亢进、分裂、$P_2 > A_2$;可闻及三尖瓣听诊区收缩期杂音或剑突下心脏搏动增强,提示右心室肥厚。部分患者因肺气肿使胸膜腔内压升高,影响腔静脉回流,可出现颈静脉充盈;此外,因膈肌下降,肝界下移。

(二) 肺、心功能失代偿期

本期的表现多由急性呼吸道感染诱发上述症状加重,并相继出现呼吸和心功能不全表现。

1. 呼吸功能不全　其标志是低氧血症和高碳酸血症的产生及其相应的临床表现。

(1)低氧血症:心率增快、呼吸困难、发绀显著、疲乏以及头晕、头痛、烦躁不安,甚至昏迷乃至死亡。动脉血氧分压(PaO_2)常低于 8.0kPa(60mmHg)。

(2)高碳酸血症:头痛、头胀、兴奋、失眠,睡眠倒置,可有幻觉、神志恍惚、精神错乱,甚至神志淡漠、昏迷乃至死亡。

因严重呼吸功能不全引起的低氧血症、高碳酸血症所产生的精神神经症状和体征,临床上称为肺性脑病。

(3)体征:发绀明显,球结膜充血、水肿,严重时可有视网膜血管扩张、视盘水肿等颅内压升高的表现;腱反射减弱或消失,出现病理反射。因高碳酸血症可出现周围血管扩张的表现,如皮肤潮红、多汗。

2. 心功能不全　主要为右心功能不全,部分病例也可出现左心功能不全。

(1)症状:心悸、气喘、食欲缺乏、腹胀、恶心、呕吐、尿少等。

(2)体征:发绀更明显,颈静脉怒张,心率增快,可出现心律失常。肝大且有压痛,肝颈静脉回流征阳性,下肢水肿,严重者可有腹水。少数患者可出现肺水肿甚至全心衰的体征。

四、实验室和辅助检查

(一)胸部 X 线检查

除原有胸肺疾病、肺部感染的表现外,尚有肺动脉高压征(图 20-5):①右下肺动脉干扩张,其横径≥15mm,或其横径与气管横径的比值≥1.07;②肺动脉段明显凸出或其高度≥3mm;③肺动脉圆锥显著突出或其高度≥7mm;④中央动脉扩张,外周血管纤细,形成"残根"征;⑤右心室增大征。具备上述 5 项中的 1 项即可诊断。

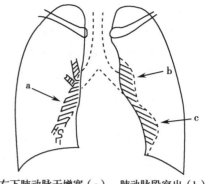

右下肺动脉干增宽(a),肺动脉段突出(b),心尖上凸(c)

图 20-5 肺心病胸部 X 线示意图

(二)心电图

心电图对肺心病诊断的阳性率约为 60.1%~88.2%。主要为右心室肥大表现(图 20-6)。

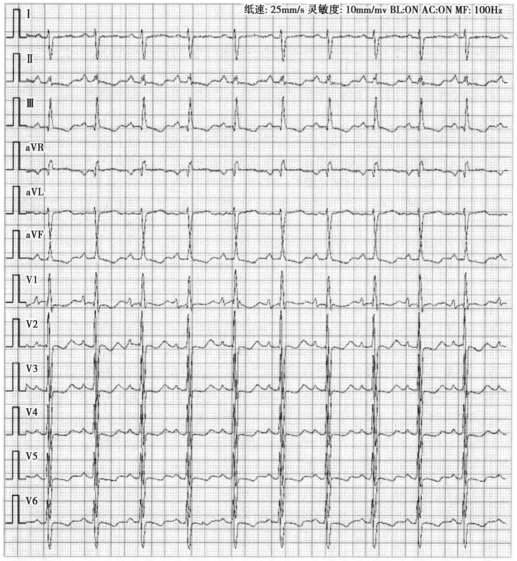

纸速:25mm/s 灵敏度:10mm/mv BL:ON AC:ON MF:100Hz

诊断提示:
1、窦性心律
2、右心室肥大
3、T波改变

图 20-6 肺心病的心电图改变

包括：

1. 主要条件　①重度顺钟向转位(V_5 R/S ≤ 1)；②电轴右偏；③额面平均电轴 ≥ +90°；④肺型 P 波；⑤R_{v1}/S_{v5} ≥ 1.05mV；⑥aVR R/S 或 R/Q ≥ 1；⑦$V_1 \sim V_3$ 呈 Qs、Qr 或 qr。

2. 次要条件　①肢导联低电压；②右束支传导阻滞。

具备 1 项主要条件即可诊断，2 条次要条件为可疑肺心病心电图。

(三) 超声心动图

诊断符合率为 60.6%~87%。其主要诊断要点是：

1. 主要条件　①右室流出道内径 ≥ 30mm；②右心室内径 ≥ 20mm；③右心室前壁厚度 ≥ 5mm 或有前壁搏动幅度增强；④左 / 右心室内径比值 <2；⑤右肺动脉内径 ≥ 18mm 或肺动脉干 ≥ 20mm；⑥右室流出道 / 左房内径比值 >1.4；⑦肺动脉瓣曲线出现肺高压征象(a 波低平或 <2mm，或有收缩中期关闭征等)。

2. 参考条件　①室间隔厚度 ≥ 12mm，搏幅 <5mm 或呈矛盾运动征象者；②右心房增大，≥ 25mm(剑突下区探查)；③三尖瓣前叶曲线 DF、EF 速度增快，E 峰呈尖高型，或有 AC 间期延长者；④二尖瓣前叶曲线幅度低，CE<18mm，CD 段上升缓慢、延长，呈水平位，或有 EF 下降速度减慢，<90mm/s。

凡有肺胸疾病患者，具有上述 2 项条件(必须具有 1 项主要条件)均可诊断肺心病。

(四) 心电向量图

在肺胸疾病基础上，心电向量图具有右心室和 / 或右心房增大指征者即可诊断肺心病。诊断阳性率可达 69%~92%。

1. 右心室肥厚

(1) 轻度右心室肥厚：①横面 QRS 环呈狭长形自左前转向右后方，其 S/R >1.2；②x 轴上(额面或横面)右 / 左量比值 >0.58；③ S 向量角超过 –110° 伴 S 向量电压 >0.6mV；④横向 QRS 环呈逆钟向运行，其后面积占总面积 20% 以上，伴额面 QRS 环呈顺钟向运行，最大向量角 >+60°；⑤额面右下面积占总面积 20% 以上；⑥额面右上面积占总面积 20% 以上。以上 6 项中具有 1 项即可诊断。

(2) 中度右心室肥厚：①横面 QRS 环呈逆钟向运动，其向前和右后面积 > 总面积 70% 以上，且右后向量电压 >0.6mV；②横面 QRS 环呈 "8" 字形，主体及终末部均向右后方位。以上 2 项中具有 1 项即可诊断。

(3) 重度右心室肥厚：横面 QRS 环呈顺钟向运行，向右向前，T 环向左后。

目前多用以下四项指标作为右室肥大的诊断标准：即 x 轴上(额面或横面)R<0.5mV；横面 S/R >1.1；x 轴上(额面或横面)S/R>0.58；QRS 环最大空间向量仰角 ≥ 65°。

2. 右心房增大　①额面或侧面最大 P 向量电压 >0.18mV；②横面 P 环呈顺钟向运行；③横面向前 P 向量振幅 >0.06mV。以上 3 项中具有 1 项即可诊断；额面最大 P 向量角 >+75° 作为参考条件。

3. 可疑肺心病　横面 QRS 环呈 "肺气肿图形"(环体向后，最大 QRS 向量沿 +270° 轴后伸，环体幅度减低和变窄)，其额面最大 QRS 向量方位 >+60° 或肺气肿图形其右后面积占总面积 15% 以上。合并右束支传导阻滞或终末延缓作为参考条件。

(五) 血气分析

用于判断呼吸功能和酸碱失衡类型。

1. 呼吸功能　PaO_2<8.0kPa(60mmHg) 为 Ⅰ 型呼吸衰竭，伴有 $PaCO_2$>6.7kPa(50mmHg) 时为 Ⅱ 型呼吸衰竭。

2. 酸碱失衡　常见的酸碱失衡类型有：呼吸性酸中毒、呼吸性酸中毒并代谢性碱中毒、呼吸性酸中毒并代谢性酸中毒、代谢性酸中毒等。

(六) 血液检查

红细胞及血红蛋白可升高，全血黏度及血浆黏度可增加，红细胞电泳时间延长；合并感染时白细胞总数增高、中性粒细胞增加,部分患者血清学检查可有肝功能或肾功能改变;血清电解质如钾、钠、氯等可有变化。血浆脑钠肽(brain natriuretic peptide,BNP)对评价肺动脉压和心功能具有一定价值。

五、诊断和鉴别诊断

(一) 诊断

根据患者有慢性胸肺疾病或肺血管病变病史,临床有 $P_2>A_2$、剑突下心音增强、颈静脉怒张、肝大压痛、肝颈静脉回流征阳性、下肢水肿及体静脉压升高等右心室增大或右心功能不全的表现,并结合胸部 X 线、心电图、超声心动图、心电向量图有肺动脉高压和右心室肥厚、扩大的征象,可作出本病诊断。

(二) 鉴别诊断

本病需与以下疾病进行鉴别。

1. 冠状动脉粥样硬化性心脏病(冠心病)　慢性肺心病与冠心病均多见于老年患者,临床表现有许多相似之处,如肝大、下肢水肿、发绀等,且二者可并存。冠心病有典型的心绞痛、心肌梗死病史,尚有左心衰、高血压、高脂血症、糖尿病史,心电图显示缺血性 ST 改变或异常 Q 波;冠心病的心律失常多为持久性,而肺心病心律失常多为短时性;冠心病心脏增大主要表现为左心室,胸部 X 线显示心左缘向左下扩大,超声心动图检查呈左心室肥厚的征象,可助鉴别。

2. 风湿性心脏病　风湿性心脏病的三尖瓣患者,应与慢性肺心病三尖瓣相对关闭不全相鉴别。前者有风湿性关节炎和心肌炎病史,还可同时有二尖瓣、主动脉瓣病变,胸部 X 线、心电图、超声心动图可助鉴别。

3. 原发性心肌病　该病右心衰竭时引起肝大、肝颈静脉回流征阳性、下肢水肿和腹腔积液等临床表现,与肺心病相似,尤其在合并呼吸系统疾病或感染时,应注意鉴别。原发性心肌病多见于中青年,无明显慢性呼吸道疾病史、体征和肺动脉高压的表现,心脏多呈普遍性增大,超声心动图可见各心室腔明显增大,室间隔和左室后壁运动幅度减低。

4. 发绀型先天性心脏病　该型患者常有右心增大、肺动脉高压及发绀表现,但该病多见于儿童,无慢性肺部疾病病史。心脏体检可闻及病理性杂音,心脏超声有助于明确诊断,个别诊断困难患者,可采取心导管、心脏造影 CT 检查。

六、治疗

(一) 肺、心功能代偿期

对于肺、心功能代偿期的患者,宜采用中西医结合的综合治疗措施,去除或减少诱发因素,避免肺心病的急性加重,增强患者的免疫功能,合理膳食,适度运动,以延缓肺胸基础疾病的进展,使肺、心功能得到维持或部分恢复。

(二) 肺、心功能失代偿期

治疗原则为积极控制感染,通畅气道,改善呼吸功能,纠正缺氧与二氧化碳潴留,控制呼吸衰竭和心力衰竭,积极处理并发症。

1. 控制感染　参考痰细菌培养及药物敏感试验结果,选择有效抗生素。在痰培养结果报告前,可根据当地病原菌耐药性流行病学监测结果、患者发生感染的场所(社区获得性感染以革兰氏阳性菌、非典型病原体多见,医院获得性感染以革兰氏阴性菌多见)以及既往抗生素使用情况经验性选择抗生素。常用抗生素有喹诺酮类、头孢类、青霉素类、氨基糖苷类等,严重感染者甚至需使用碳青霉烯或抗真菌药。

2. 呼吸衰竭的治疗　使用支气管舒张药和祛痰药以及吸痰处理,通畅呼吸道,改善通气。合理给氧以纠正缺氧,促进二氧化碳排出以纠正二氧化碳潴留,积极纠正酸碱失衡及电解质紊乱。详见第二十二章急慢性呼吸衰竭。

(1)氧疗:由于缺氧是肺动脉高压形成的重要因素,而肺动脉高压是引起慢性肺心病的关键,因此纠正缺氧,能延缓肺动脉高压形成、降低肺动脉高压,从而改善右心功能。通过吸氧,应使 SaO_2>90%、$PaO_2 \geq 8.0kPa(60mmHg)$,如能长期氧疗(long-term oxygen therapy,LTOT),即每天不少于15h,可望降低 PAH。对慢阻肺患者,由于常合并二氧化碳潴留,宜采取持续低流量给氧,即氧流量1~3L/min,吸氧浓度一般控制在24%~29%左右,最高吸氧浓度不超过33%。

(2)呼吸兴奋剂:当慢性肺心病患者出现明显的 CO_2 潴留、意识模糊甚至肺性脑病等临床表现时,可使用中枢呼吸兴奋剂,以达到清醒患者意识、增加通气的作用;如使用12~24h无效应考虑停用,改用机械通气。

呼吸兴奋剂使用:尼可刹米0.375g×(3~5支)加入5%葡萄糖液500ml中静脉滴注。剂量不宜过大,以免增加耗氧。应用时须注意:①同时给予氧气疗法,可提高疗效;②保持呼吸道通畅;③对有频繁抽搐者,须慎用呼吸兴奋剂。

3. 右心功能衰竭的治疗　慢性肺心病的心力衰竭一般经过氧疗、控制呼吸道感染、改善呼吸功能、纠正低氧和解除二氧化碳潴留后,心力衰竭症状可减轻或消失,患者尿量增多,水肿消退,不需常规使用利尿剂和强心剂。仅对病情较重或上述治疗无效者,可酌情选用利尿剂或强心剂。

(1)利尿剂:通过抑制肾脏钠、水重吸收而增加尿量,减少循环血量,减轻右心前负荷,纠正右心功能衰竭,消除水肿。但利尿剂使用过多对患者也有其不利的一面:①大量利尿后可使痰液变黏稠,不易咳出;②导致低钾、低钠、低氯等电解质紊乱;③增加血液黏滞度。因此,其使用原则为小剂量、短疗程、间歇用药、联合使用保钾利尿剂。一般可使用氢氯噻嗪(双氢克尿噻)25mg,每日1~3次,联合螺内酯20mg,每日1~2次或氨苯蝶啶25mg,每日1~2次。重度而急需利尿的患者可用呋塞米20mg,肌注或口服。需要强调的是,使用利尿剂过程中应注意补充钾盐和其他电解质。

(2)强心剂:由于慢性肺心病患者长期缺氧,心脏对洋地黄的敏感性增加,易致中毒,如出现心律失常,甚至猝死等;因此,肺心病右心功能衰竭时,洋地黄使用应谨慎。在下列情况下方可考虑使用洋地黄:①感染已控制,呼吸功能已改善,经利尿剂治疗后右心功能仍未改善者;②合并室上性快速心律失常,如室上性心动过速,心房颤动(心率>100次/min)者;③以右心功能衰竭为主要表现,而无明显急性感染的患者;④合并急性左心衰竭者。其用药原则是选用作用快、排泄快的强心剂,小剂量(常规剂量的1/2~1/3)给药。常用西地兰0.2~0.4mg或毒毛旋花子苷K 0.125~0.25mg,加入葡萄糖液20ml内缓慢静脉注射。用药前,应注意纠正缺氧和低钾血症;用药后,不宜以心率快慢作为观察疗效的指标,因为低氧和低钾血症均可引起心率增快。

(3)血管扩张剂:鉴于血管扩张剂治疗左心衰、原发性肺动脉高压获得的满意疗效及治疗经验,提示在肺心病右心衰治疗中可能获益。目前经过大量基础与临床研究,发现血管扩张剂在肺心病右心衰治疗中具有一定疗效,且其对主要由肺血管收缩引起的肺动脉高压疗效较好,而由血管重塑引起的慢性肺动脉高压疗效较差。虽然血管扩张剂可使肺动脉扩张,降低肺动脉压,减轻右心负荷,改善右心功能。但也应注意,许多血管扩张剂在降低肺动脉压的同时,也能引起体循环动脉血压下降,严重时造成冠状动脉缺血,使心肌收缩力下降,并使 V/Q 比例失衡,加重低氧血症,甚至有学者对一些血管扩张剂的降低 PAH 作用持否定态度。因此,建议对部分严重 PAH 患者,选用作用快、剂量调整方便的药物,小剂量开始、逐渐加量,并根据血压、心率及疗效等及时调整,同时适当应用支气管扩张剂以改善肺泡通气。

1)α受体阻滞剂:增加心输出量,降低肺动脉压,但降低血氧饱和度。选用的药物有哌唑嗪、酚妥拉明等。乌拉地尔(urapidil)是一种新的选择性节后 α 受体阻断剂,具有较强的肺血管扩张作用,而对心功能影响较小。

2)钙通道阻滞剂:长期使用可能改善呼吸困难,但对患者生存期无明显影响。有报道硝苯地平对慢阻肺肺动脉高压轻、中度病情稳定者的短期疗效较好,而对病情重且不稳定者的疗效较差;尼群地平和非洛地平(felodipine)的长期疗效可能优于硝苯地平。

3)血管紧张素转换酶抑制剂降低肺动脉高压的作用尚需临床资料证实。

4)硝普钠具有起效快、作用时间短、作用强、直接舒张血管平滑肌降低肺动脉压的特点,但可明显降低 PaO_2。

5)吸入 NO 不仅可以降低低氧肺动脉高压,而且可以减轻低氧性肺血管重建和右心肥大。吸入NO 的浓度一般为 20~40ppm。但是,NO 吸收后可与血红蛋白结合生成高铁血红蛋白,并且在有氧环境中可氧化为 NO_2,进而转变为亚硝酸和硝酸,可增加气道的反应性。因此,在使用时应持续监测NO、NO_2 及高铁血红蛋白浓度。停用 NO 时应逐渐减量,以免反跳。

此外,前列腺素、内皮素受体拮抗剂、磷酸二酯酶抑制剂西地那非(sildenafil)等降低 PAH 也有报道。

4. 并发症的治疗　慢性肺心病除肺和心功能严重损伤外,全身其他器官均可受累,出现多种并发症,须及时发现并积极治疗,方可降低病死率。

(1)肺性脑病:是由于呼吸功能衰竭所致缺氧、二氧化碳潴留而引起精神障碍、神经系统症状的一种综合征。但必须除外脑动脉硬化、严重电解质紊乱、单纯碱中毒、感染中毒性脑病等。肺性脑病是慢性肺心病死亡的首要原因,应积极防治。详见急慢性呼吸衰竭章节。

(2)酸碱失衡及电解质紊乱:慢性肺心病出现呼吸衰竭时,由于缺氧和二氧化碳潴留,当机体发挥最大限度代偿能力仍不能保持体内酸碱平衡时,可发生各种不同类型的酸碱失衡及电解质紊乱,使呼吸衰竭、心力衰竭、心律失常的病情更加恶化,直接影响治疗及预后。因此,应严密监测,准确判断酸碱失衡类型及电解质紊乱情况,并及时采取治疗措施。详见急慢性呼吸衰竭章节。

(3)心律失常:多表现为房性期前收缩及阵发性室上性心动过速,其中以紊乱性房性心动过速最具特征性。也可有心房扑动及心房颤动。少数病例由于急性严重心肌缺氧,可出现心室颤动以致心搏骤停。应注意与洋地黄中毒等引起的心律失常相鉴别。一般的心律失常经过控制呼吸道感染、纠正缺氧、二氧化碳潴留、酸碱失衡及电解质紊乱,可自行消失;如持续存在,应注意合并其他心脏疾病可能,并根据心律失常的类型选用药物。

(4)休克:并不多见,一旦发生,预后不良。发生原因有严重感染,失血(多由上消化道出血所致)和严重心力衰竭或心律失常。

(5)消化道出血:慢性肺心病由于感染、呼吸衰竭、心力衰竭致胃肠道淤血,以及应用糖皮质激素等,常常并发消化道出血,需要预防治疗。一旦发生,需积极控制出血,治疗原发病,必要时输血和手术治疗。

(6)抗凝治疗:如果患者的血红蛋白较高、血液黏滞度增加,可考虑加用肝素抗凝。肝素可采用小剂量间断静脉使用,如肝素钠 25~50mg 每 6~8h 缓慢静脉推注,或肝素钙皮下注射 50mg,每 12h 一次,并严密监测凝血功能。

七、预后与预防

(一)预后

慢性肺心病常反复急性加重,经积极治疗多数可以缓解,但每次急性发作对患者肺、心功能和全身重要脏器都会造成严重打击,使心、肺功能损害逐渐加重,多数远期预后不良。慢性肺心病的死亡率在 10%~15%,肺动脉高压水平是判断预后的一个较好指标。积极治疗虽然不能从根本上逆转慢性肺心病的自然病程,但可在一定程度上延缓病情进展,从而延长患者的生命,提高患者的生活质量。

（二）预防

由于慢性肺心病是各种原发肺胸疾病发展至晚期的并发症,病变已很难逆转,故早期积极防治引起本病的支气管、肺和肺血管等基础疾病,提倡 LTOT,是降低肺心病死亡率的关键。

慢阻肺的诊治流程见图 20-7。

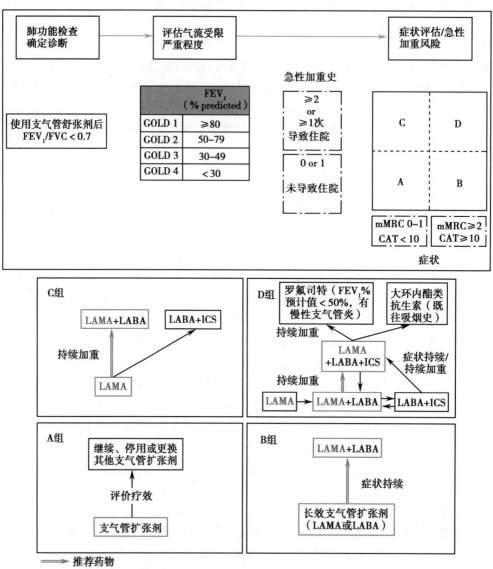

图 20-7　慢阻肺诊断与治疗流程图（GOLD2020 版）

诊 治 精 要

1. 慢性阻塞性肺疾病是一种常见的以持续气流受限为特征的可以预防和治疗的疾病,气流受限进行性发展,与气道和肺脏对有毒颗粒或气体的慢性炎性反应增强有关。这些反应存在个体易感因素和环境因素的互相作用。

2. 慢阻肺是呼吸系统疾病中的常见病和多发病,患病率和病死率均居高不下。根据世界银行 / 世界卫生组织发表的研究推断,2021 年慢阻肺仍可能位于世界疾病经济负担前列。

3. 出现呼吸困难、慢性咳嗽或咳痰,并有慢阻肺危险因素暴露史的患者均应考虑为慢阻肺。具有以上特点的患者,必须结合肺功能检查:应用支气管舒张剂后,$FEV_1/FVC<0.70$ 表明患者存在持续性气流阻塞,即慢阻肺。

4. 慢阻肺评估的目标是明确疾病的严重程度、疾病对患者健康状况的影响以及某些事件的发生风险(急性加重、住院治疗和死亡),同时指导治疗。应分别对疾病的以下方面进行评估:症状、气流受限的程度(肺功能检查)、急性加重风险、合并症。

5. 慢阻肺稳定期治疗主要包括:教育和劝导患者戒烟;支气管舒张药;肾上腺素受体激动剂;抗胆碱能药;茶碱类;祛痰药;糖皮质激素;长期家庭氧疗(LTOT)等药物及措施。慢阻肺急性加重是指咳嗽、咳痰、呼吸困难比平时加重,或痰量增多或有黄痰;或者是需要改变用药方案。处理时需确定急性加重期的原因及病情严重程度(最常见的原因是细菌或病毒感染),并根据病情严重程度决定门诊或住院治疗。

6. 慢阻肺的预防主要是避免发病的高危因素、急性加重的诱发因素以及增强机体免疫力。戒烟、控制职业和环境污染、减少有害气体或有害颗粒的吸入、接种流感、肺炎链球菌等疫苗、加强体育锻炼、定期进行肺功能监测,均有助于慢阻肺的早期发现和早期干预。

思考题

1. 慢性阻塞性肺疾病的病因及发病机制。
2. 慢性阻塞性肺疾病的病理及病理生理变化。
3. 慢性阻塞性肺疾病的诊断及评估。
4. 慢性阻塞性肺疾病鉴别诊断及要点。
5. 慢性阻塞性肺疾病的稳定期和急性加重期的治疗原则及方法。

(秦茵茵)

第二十一章
支气管哮喘

支气管哮喘(bronchial asthma)简称哮喘,是一种由多种细胞和细胞组分参与的气道慢性炎症疾患。主要特征包括气道慢性炎症,气道对多种刺激因素出现的高反应性,常伴广泛多变的可逆性气流受限,以及气道重塑。临床表现为反复发作的喘息、气急、胸闷或咳嗽等症状,常在夜间及晨间发作或加重。哮喘治疗的目标是长期控制症状,同时预防未来风险的发生。哮喘控制治疗以吸入糖皮质激素(inhaled corticosteroids,ICS)为基础,应尽早开始,规范治疗。通过长期规范治疗,多数哮喘预后良好。

第一节 概 述

一、哮喘的流行病学

哮喘是世界上最常见的慢性疾病之一,其发病率在世界范围内呈现上升趋势。目前全球哮喘患者达到 3.58 亿。我国哮喘疾病负担重,2019 年中国大型流行病学调查显示:20 岁及以上人群哮喘的患病率为 4.2%,约 4 200 万。研究表明,中国轻度哮喘占全部哮喘的 75%。2017 年我国 30 个省市城区门诊支气管哮喘患者控制水平的调查提示我国城区哮喘患者总体控制率为 28.5%。哮喘病死率在 (1.6~36.7)/10 万,多与哮喘长期控制不佳有关。2013—2014 年我国城区哮喘急性发作住院调查显示,29 家三甲医院,入组 3 240 例,8 例死亡,死亡率为 0.25%。

二、病因和发病机制

(一) 病因

目前认为哮喘发病受宿主因素和环境因素影响。哮喘具有多基因遗传倾向,其发病具有家族聚集现象。目前采用全基因组关联研究鉴定了多个哮喘易感基因,这些易感基因与气道高反应性和 IgE 调节有关。具有哮喘易感基因的人群发病与否受环境因素的影响较大,深入研究基因 - 环境相互作用将有助于揭示哮喘发病的遗传机制。

环境因素包括变应原性因素,尘螨和真菌是最常见的室内变应原,花粉和草粉是最常见的室外变应原。此外还包括职业性变应原,如油漆和活性染料,食物变应原,药物变应原如阿司匹林及抗生素,以及非变应原性因素,如大气污染、吸烟、运动、肥胖、精神因素、月经、妊娠等。

哮喘由遗传和环境共同作用所致。这些相互作用可能发生在生命早期甚至胎儿期,在孕期或生命早期可能存在环境因素影响哮喘发生的"时机窗"。多种环境因素(包括生物因素和社会因素)可能对哮喘发生起重要作用,这些环境中的危险因素集中在营养、过敏原、污染(特别是环境中的烟草)、环境中微生物和社会心理因素等方面。目前认为在怀孕期间和出生后第1年避免接触烟草刺激、阴道分娩、在出生后第1年避免使用对乙酰氨基酚和广谱抗生素有助于预防儿童哮喘。

(二)发病机制

哮喘的发病机制尚未完全阐明,目前可概括为气道免疫 - 炎症机制、神经调节机制及其相互作用(图21-1)。

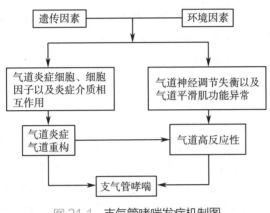

图 21-1 支气管哮喘发病机制图

1. 气道免疫 - 炎症机制 气道免疫 - 炎症机制包括气道炎症形成、气道高反应性和气道重构三方面。

(1)气道炎症形成机制:气道慢性炎症反应是多种炎症细胞、炎症介质和细胞因子共同参与、相互作用的结果。

外源性变应原通过吸入、食入或接触等途径进入气道,经过受损的气道上皮屏障被抗原提呈细胞内吞并激活 T 细胞。辅助性 T 细胞亚群 Th1/Th2 失衡是哮喘发病机制的重要环节。哮喘患者 Th1 细胞功能减低,而 Th2 细胞功能亢进。

Th2 细胞主要通过 IgE 介导的和非 IgE 介导的两条途径促进哮喘气道炎症。一方面,活化的辅助性 Th2 细胞产生白介素(IL)如 IL-4、IL-5 和 IL-13 等激活 B 淋巴细胞并合成特异性 IgE,后者结合于肥大细胞和嗜碱性粒细胞等表面的 IgE 受体(FcεR I 受体)。若变应原再次进入体内,可与结合在细胞表面的 IgE 交联,使之合成并释放多种活性介质,导致气道平滑肌收缩,黏液分泌增加和炎症细胞浸润,产生哮喘的临床症状,这是一个典型的变态反应过程。另一方面,活化的辅助性 Th2 细胞分泌的细胞因子可直接激活肥大细胞、嗜酸性粒细胞及巨噬细胞等,并使之聚集在气道。这些细胞进一步分泌多种炎症因子如组胺、白三烯,前列腺素、活性神经肽、嗜酸性粒细胞趋化因子等,直接引起各种炎症细胞包括嗜酸性粒细胞和中性粒细胞聚集和活化。近年来研究发现,固有免疫应答亦参与气道炎症发生,过敏原和病毒感染可直接刺激气道上皮细胞释放人胸腺基质淋巴细胞生成素(TSLP)、IL-25 等,促进 2 型固有淋巴细胞活化并释放 IL-5、IL-13,参与哮喘气道炎症过程。

(2)气道高反应性(airway hyperresponsiveness,AHR):是哮喘的典型特征。AHR 代表了气道对多种物理、化学或环境刺激的过度收缩反应。AHR 可通过支气管激发试验来量化和评估,有症状的哮喘患者多存在 AHR。目前认为气道慢性炎症是导致 AHR 的重要机制之一,当气道受到变应原或其他刺激后,多种炎症细胞释放炎症介质和细胞因子,引起气道上皮下神经末梢裸露、平滑肌收缩等,从而导致 AHR。

(3)气道重塑(airway remodeling):是哮喘重要的病理特征,表现为气道上皮细胞黏液化生、平滑肌细胞肥大/增生、上皮下胶原沉积和纤维化、血管增生等,多出现在反复发作、长期没有得到良好控制的哮喘患者。气道重塑使得患者对哮喘治疗药物的反应降低,出现不可逆气流受限以及持续存在的气道高反应性。气道重塑的发生主要与持续存在的气道炎症和反复的上皮损伤/修复有关。

2. 神经调节机制　神经因素是哮喘发病的重要环节之一。肾上腺素能神经、胆碱能神经及非肾上腺素能非胆碱能(NANC)神经系统共同支配支气管。哮喘患者β肾上腺素受体功能低下,而患者对吸入组胺和乙酰甲胆碱的气道反应性显著增高则提示存在胆碱能神经张力的增加。NANC神经系统能释放舒张支气管平滑肌的神经介质如血管活性肠肽、一氧化氮及收缩支气管平滑肌的介质如P物质、神经激肽,两者平衡失调则可引起支气管平滑肌收缩。此外,从感觉神经末梢释放的P物质、降钙素基因相关肽、神经激肽A等导致血管扩张、血管通透性增加和炎性渗出,此即为神经源性炎症。神经源性炎症能通过局部轴突反射释放感觉神经肽而引起哮喘发作。

三、病理改变

气道慢性炎症作为哮喘的基本特征,存在于所有的哮喘患者,表现为纤毛上皮细胞脱落、杯状细胞增殖及气道分泌物增加,气道上皮下嗜酸性粒细胞、肥大细胞、巨噬细胞、淋巴细胞及中性粒细胞的浸润,以及气道组织水肿、微血管通透性增加、支气管平滑肌痉挛等病理改变。若哮喘长期反复发作,可见上皮下网状基底膜增厚、支气管平滑肌肥大或增生、气道上皮杯状细胞化生、上皮下胶原沉积和纤维化、血管增生等气道重塑的表现。

疾病早期,肉眼观解剖学上很少见器质性改变。随着疾病发展,病理学变化逐渐明显。肉眼可见肺膨胀,肺柔软疏松有弹性,支气管及细支气管内含有主要由糖蛋白组成的黏稠痰液及黏液栓,尤其在致命性的重度哮喘患者,可见大量黏液栓导致气道广泛阻塞。

第二节　临床表现

一、症状

哮喘典型症状为发作性气喘、呼吸困难、胸闷或咳嗽,多与接触变应原、冷空气、物理化学刺激及上呼吸道感染有关。症状可在数分钟内发作,并持续数小时至数天,可经平喘药物治疗后缓解或自行缓解。夜间及晨间发作或加重是哮喘的重要临床特征。有些患者尤其是青少年,其哮喘症状在运动时出现,称为运动性哮喘。此外,临床上还存在没有喘息症状的不典型哮喘,以咳嗽为唯一或主要症状的称为咳嗽变异性哮喘(cough variant asthma,CVA);以胸闷为唯一或主要症状的哮喘,称为胸闷变异性哮喘(chest tightness variant asthma,CTVA)。哮喘的具体临床表现形式及严重程度在不同时间具有可变性。

二、体征

发作时典型的体征为双肺可闻及广泛呼气相哮鸣音,呼气音延长,有时吸气及呼气均存在干啰音。但非常严重的哮喘发作,可能出现呼吸音减弱,甚至完全消失,表现为"沉默肺",是病情危重的表现。故未闻及哮鸣音,不能排除哮喘。非发作期体检可无异常。

第三节　辅助检查

一、肺功能检查

(一) 通气功能检测

哮喘发作时呼气流速指标显著下降。第 1 秒用力呼气容积(FEV_1)、1 秒率(FEV_1/FVC)、呼气峰值流量(PEF)以及最大呼气中期流量($MMEF$)均下降；肺容量指标中残气量及残气量与肺总量比值均增加，用力肺活量(FVC)正常或下降。$FEV_1/FVC<70\%$ 或 FEV_1 低于正常预计值的 80% 为判断气流受限的最重要指标。哮喘完全控制时上述通气功能指标可恢复。病变迁延，反复发作者，如出现气道重塑加重，通气功能可逐渐下降，此时依据肺功能将不易区分哮喘与慢性阻塞性肺疾病。

(二) 支气管激发试验(bronchial provocation test, BPT)

用于测定气道反应性。常用吸入激发剂为乙酰甲胆碱和组胺。观察指标包括 FEV_1 及 PEF 等。在设定的激发剂剂量范围内，如 FEV_1 下降 $\geq 20\%$，判断结果为阳性，提示存在气道高反应性。BPT 适用于哮喘非发作期，FEV_1 在正常预计值 70% 以上患者的检查。然而，出现 BPT 阳性并非都是哮喘，如长期吸烟、接触臭氧、病毒性上呼吸道感染、慢性阻塞性肺疾病等也可出现气道高反应性，但程度相对较轻。

(三) 支气管舒张试验(bronchial dilation test, BDT)

用于测定气道的可逆性改变。常用吸入支气管舒张剂有沙丁胺醇、特布他林。当吸入支气管舒张剂 15~30min 后重复测定肺功能，FEV_1 较用药前增加 $>12\%$，且其绝对值增加 $>200ml$，判断结果为阳性，提示存在可逆性的气流受限。

(四) 呼气流量峰值(peak expiratory flow, PEF)及 24h 变异率

可反映哮喘患者通气功能变化。哮喘发作时 PEF 下降。由于哮喘有通气功能时间节律变化的特点，监测 PEF 日间变异率、周变异率有助于哮喘的诊断和病情评估。PEF 平均每日昼夜变异率(连续 7d，每日 PEF 昼夜变异率之和 /7)>10%，或 PEF 周变异率(2 周内最高 PEF 值 - 最低 PEF 值)/ [(2 周内最高 PEF 值 + 最低 PEF 值)/2] × 100%>20%，提示存在气道可逆性的改变。哮喘患者测定 PEF 昼夜变异率有利于自我监测和病情评估。

二、痰液检查

粒细胞炎症是哮喘气道炎症的重要组成部分。诱导痰嗜酸性粒细胞计数可作为评价哮喘气道炎症，预测糖皮质激素治疗反应性的指标之一。诱导痰嗜酸性粒细胞 $\geq 2.5\%$ 的哮喘被定义为嗜酸性粒细胞性哮喘，这部分哮喘患者通常对糖皮质激素治疗敏感。

三、血嗜酸性粒细胞计数

外周血嗜酸性粒细胞增高是哮喘的常见特征之一，外周血嗜酸性粒细胞增高可以较好地反映气道嗜酸性粒细胞炎症状态，预测长期肺功能下降、哮喘急性发作及更重的疾病负担，值得临床重视。

四、过敏原检测

过敏原检测是判断是否为过敏性哮喘及明确过敏原的基本方法，包括体内试验和体外试验。体外试验主要检测外周血总 IgE 和过敏原特异性 IgE(sIgE)。体内试验包括皮肤点刺试验和皮内试验。过敏原 sIgE 检测可同时检测百种，特异性高；总 IgE 升高常提示存在过敏可能性，需结合临床判断。有研究显示，血清总 IgE 水平与哮喘严重程度相关。在进行抗 IgE 治疗时，总 IgE 是确定奥马珠单抗剂量的主要依据之一。

五、呼出气一氧化氮

呼出气一氧化氮(fractional concentration of exhaled nitric oxide，FeNO)与 2 型(T2)气道炎症，特别是与嗜酸性粒细胞性气道炎症关系密切，而非嗜酸性粒细胞性炎症 FeNO 水平通常不高。FeNO 值可以作为评估气道炎症和哮喘控制水平的指标，也可以帮助预测 ICS 治疗反应及哮喘急性发作。FeNO 增高亦可以作为靶向 T2 生物治疗疗效预测指标。因 FeNO 检测简单、易行，值得临床推荐使用。

六、动脉血气分析

严重哮喘发作时可出现缺氧。由于过度通气可使 $PaCO_2$ 下降，pH 值上升，表现为呼吸性碱中毒。若病情进一步恶化，可同时出现缺氧和 CO_2 潴留，表现为呼吸性酸中毒。当 $PaCO_2$ 较前增高，即使在正常范围内也要警惕严重气流受限的发生。

七、影像学检查

哮喘发作时胸部 X 线可见两肺透亮度增加，呈过度通气状态，缓解期多无明显异常。严重发作者需注意有无肺部感染、气胸、肺不张等情况。部分患者胸部 CT 可见支气管壁增厚，黏液阻塞。

第四节　诊断标准、分期、分级

一、诊断标准

(一) 可变的呼吸道症状及体征

1. 反复发作喘息、气急，伴或不伴胸闷或咳嗽，夜间及晨间多发，常与接触变应原、冷空气、理化刺激以及病毒性上呼吸道感染、运动等有关。
2. 发作时双肺可闻及散在或弥漫性哮鸣音，呼气相延长。
3. 上述症状和体征可经治疗缓解或自行缓解。

(二) 可变气流受限的客观检查

1. 支气管舒张试验阳性(吸入支气管舒张剂后，FEV_1 增加 >12% 且绝对值增加 >200ml)。
2. 支气管激发试验阳性(使用标准计量范围的乙酰甲胆碱和组胺，FEV_1 下降 ≥ 20%)。

3. PEF 平均每日昼夜变异率和 PEF 周变异率 平均每日 PEF 昼夜变异率 >10% 或 PEF 周变异率 >20%。

4. 治疗效果 抗炎治疗 4 周后,肺功能显著改善(与基线值比较,FEV_1 增加 >12% 且绝对值增加 >200ml,并且除外感染)。

符合上述症状和体征,同时具备气流受限客观检查中的任一条,并除外其他疾病所引起的喘息、气急、胸闷和咳嗽,可以诊断为哮喘。

咳嗽变异性哮喘的诊断指咳嗽作为唯一或主要症状,无喘息、气急等典型哮喘症状,同时具备可变气流受限客观检查中的任一条,除外其他疾病所引起的咳嗽。支气管激发试验是诊断咳嗽变异性哮喘最重要的条件,但临床上亦要注意假阳性和假阴性的可能,需结合治疗反应,抗哮喘治疗有效才能确诊。胸闷变异性哮喘的诊断指胸闷作为唯一或主要症状,无喘息、气急等典型哮喘症状,同时具备可变气流受限客观检查中的任一条,除外其他疾病所引起的胸闷。

二、哮喘的分期及控制水平分级

哮喘可分为慢性持续期、急性发作期和临床控制期。

(一)慢性持续期控制水平分级

慢性持续期指患者虽然没有哮喘急性发作,但在相当长的时间内仍有不同频度和不同程度的喘息、咳嗽、胸闷等症状,可伴有肺通气功能下降。

目前应用最为广泛的慢性持续期哮喘严重性评估方法为哮喘控制水平评估,这种评估方法包括目前哮喘症状控制评估和未来风险评估,哮喘目前症状控制又可分为良好控制、部分控制和未控制 3 个等级(表 21-1)。未来风险评估包括哮喘加重的危险因素评估,发展为持续性气流受限的危险因素评估以及发生药物不良反应的危险因素评估。临床上常根据达到哮喘控制所采用的治疗级别进行分级。轻度哮喘指经过第 1 级、第 2 级治疗能达到完全控制者;中度哮喘指经过第 3 级治疗能达到完全控制者;重度哮喘指需要第 4 级或第 5 级治疗能控制或仍不能控制者。

此外,临床上也会根据哮喘患者初始治疗时的严重程度分为间歇状态、轻度持续、中度持续、重度持续。

表 21-1 哮喘控制水平的分级

项目	内容	评估事项
A. 哮喘控制水平评估	过去 4 周,患者是否存在: 1. 日间哮喘症状 >2 次 / 周 2. 哮喘造成夜醒 3. 需使用缓解药物,>2 次 / 周 4. 哮喘引起活动受限	良好控制:无任何一项 部分控制:有其中 1~2 项 未控制:有其中 3~4 项
B. 哮喘结局不佳的危险因素	1. 诊断时以及之后要定期评估危险因素,尤其对于出现过哮喘加重的患者 2. 在起始治疗时测定 FEV_1,使用控制性药物 3~6 个月后,记录患者最佳肺功能,之后周期性进行风险评估	
a. 哮喘加重的危险因素		
重要危险因素	存在未控制的哮喘症状	
其他潜在可改善的危险因素	1. SABA 应用量大[>1 瓶(200 揿装 / 月)],死亡率升高 2. ICS 使用不足:未使用,依从性差,使用不当 3. FEV_1 低,尤其是 <60% 预计值	

续表

项目	内容	评估事项
其他潜在可改善的危险因素	4. 支气管扩张后较高可逆性 5. 重大心理/社会经济问题 6. 接触史：吸烟、过敏原 7. 合并症：肥胖、慢性鼻窦炎、明确的食物过敏 8. 痰或血液嗜酸性粒细胞增多 9. 妊娠	
其他主要独立危险因素	曾因哮喘气管插管/ICU 治疗 过去 12 个月 ≥ 1 次严重发作	
b. 发展为持续性气流受限的风险	1. 早产，低出生体重，以及婴儿体重增长较快 2. 缺乏 ICS 治疗 3. 接触史：吸烟，有毒化学物质，职业暴露 4. 初始 FEV_1 低；慢性黏液分泌过多；痰或血嗜酸性粒细胞增多	
c. 发生药物不良反应的危险因素	1. 频繁使用口服糖皮质激素；长期、高剂量/或强效 ICS；同时服用 P450 抑制剂 2. 高剂量或强效 ICS；吸入装置差	

（二）哮喘急性发作评估

哮喘急性发作指哮喘患者喘息、气急、胸闷或咳嗽等症状突然发生或症状急剧加重，伴有呼气流量降低，常因接触变应原等刺激物或治疗未控制所致。哮喘急性发作时其程度轻重不一，病情加重可在数小时或数天内出现，偶尔可在数分钟内即危及生命，故应对病情作出正确评估并及时治疗。急性发作时严重程度可分为轻度、中度、重度和危重 4 级。

1. **轻度**　步行或上楼时气短，可有焦虑，呼吸频率轻度增加，闻及散在哮鸣音，肺通气功能和血气检查正常。

2. **中度**　轻度活动感气短，讲话常有中断，时有焦虑，呼吸频率增加，可有三凹征，闻及响亮、弥漫的哮鸣音，心率增快，可出现奇脉，SaO_2 在 91%~95%。

3. **重度**　休息时感气短，端坐呼吸，只能发单字表达，常有焦虑和烦躁，大汗淋漓，呼吸频率>30 次/min，常有三凹征，闻及响亮、弥漫的哮鸣音，心率增快常 >120 次/min，奇脉，$PaO_2<60mmHg$，$PaCO_2>45mmHg$，$SaO_2 \leq 90\%$。

4. **危重**　患者不能讲话，嗜睡或意识模糊，胸腹矛盾运动，哮鸣音减弱甚至消失，脉率变慢或不规则，严重低氧血症和高二氧化碳血症，pH 值降低。

（三）临床控制期

指患者无喘息、气促、胸闷、咳嗽等症状 4 周以上，1 年内无急性发作，肺功能正常。

三、哮喘的分型

哮喘具有不同的炎症和临床表型，哮喘的表型是根据哮喘的"可见特征"予以识别并对哮喘进行分类。根据"不同特征"哮喘被分为各种亚型。对哮喘表型的认识，有助于深入认识哮喘的发病机制和进行更有针对性的治疗。目前临床常用的分类方法如下。

（一）根据诱导痰细胞分类

根据诱导痰嗜酸性粒细胞及中性粒细胞分类计数可以将哮喘分为 4 种炎症表型：嗜酸性粒细胞哮喘、中性粒细胞性哮喘、混合粒细胞性哮喘以及少粒细胞性哮喘。嗜酸性粒细胞性哮喘患者的诱导痰嗜酸性粒细胞≥2.5%。嗜酸性粒细胞性哮喘多为典型哮喘,伴有特应性疾病,持续的嗜酸性粒细胞炎症提示激素治疗不充分。中性粒细胞性哮喘常提示并发急性病毒或细菌感染,慢性感染,吸烟,环境污染或肥胖。混合粒细胞性哮喘多见于严重哮喘发作和难治性哮喘。少粒细胞性哮喘多见于控制良好或间歇发作的哮喘。

（二）根据临床表型分类

1. 过敏性哮喘 儿童发病,常有过敏性疾病史或相应家族史,如湿疹,过敏性鼻炎,食物或药物过敏史等。诱导痰或病理学显示气道较多嗜酸性粒细胞浸润。过敏性哮喘常常对吸入激素治疗反应较好。

2. 非过敏性哮喘 一些成人哮喘与过敏无关,此类患者痰细胞可为中性粒细胞、嗜酸性粒细胞或只有很少量炎症细胞。此类患者吸入激素治疗效果相对较差。

3. 迟发性哮喘 一些成年人,特别是女性,在成年后首发哮喘。这些患者的哮喘通常是非过敏性的,并且需要更高剂量的 ICS 或者皮质类固醇治疗效果差。对于患有成人哮喘的患者,应排除职业性哮喘。

4. 持续气流受限型哮喘 一些长期哮喘控制不佳的患者会出现气道重塑而发生持续性气流受限。需与慢性阻塞性肺疾病进行鉴别。

5. 伴有肥胖症的哮喘 该类患者常有明显的呼吸道症状和气道中性粒细胞性炎症,吸入激素治疗效果相对较差,减肥可以帮助控制哮喘。

（三）其他

根据触发因素分类,可区分为过敏性哮喘、阿司匹林哮喘、职业性哮喘及运动性哮喘等。根据 IL-5、IL-13 等 T2 介质是否增高区分为 T2 高和 T2 低型哮喘。

第五节 鉴别诊断

一、左心衰竭引起的呼吸困难

该病与重度哮喘症状相似,极易混淆。鉴别要点:患者多有高血压、冠状动脉粥样硬化性心脏病等病史和体征,慢性期可表现为劳累后气促或夜间阵发性呼吸困难。因感染等原因急性发作时可以表现为突发气急,端坐呼吸,阵发性咳嗽,常咳出粉红色泡沫样痰,两肺可闻及广泛湿啰音和哮鸣音,左心界扩大,可闻及奔马律。胸片提示心影增大,肺淤血或肺水肿征。若一时难以鉴别,可雾化吸入 β_2 受体激动剂或静脉注射氨茶碱缓解症状后进一步检查。忌用肾上腺素或吗啡。

二、慢性阻塞性肺疾病

慢性阻塞性肺疾病(chronic obstructive pulmonary disease,COPD)多见于中老年人,多有长期吸烟或接触有害气体的病史和慢性咳嗽史,以渐进性活动后呼吸困难为主要表现,有加重期。体检双肺呼吸音多减弱,可有肺气肿体征,两肺可闻及干湿啰音。对中老年患者,严格区分慢阻肺和哮喘比较困难。

三、上气道阻塞

气管支气管结核、复发性多软骨炎及声门下肿物等可出现喘鸣或类似哮喘样呼吸困难,肺部可闻及哮鸣音。但根据病史、肺功能检查最大呼气流速 - 容积曲线表现明显呼气相和 / 或吸气相流量受限呈特征性平台状、痰细胞学或细菌学检查、胸部影像及支气管镜等检查,常可明确诊断。

四、嗜酸性粒细胞性肺炎

主要包括单纯性嗜酸性粒细胞性肺炎(Loeffler 综合征)、特发性慢性嗜酸性粒细胞性肺炎、特发性急性嗜酸性粒细胞性肺炎、特发性高嗜酸粒细胞增多综合征、热带性肺嗜酸细胞增多症及嗜酸性肉芽肿性多血管炎,它们均可表现哮喘症状。患者胸部 X 线检查可见多发性淡薄斑片浸润阴影,可自行消失或反复再发。肺组织活检有助于鉴别诊断。

五、变态反应性支气管肺曲菌病

变态反应性支气管肺曲菌病(allergic bronchopulmonary aspergillosis,ABPA)常以反复哮喘发作为特征,可咳出棕褐色黏稠痰块或咳出树枝状支气管管型。血清总 IgE 显著增加,曲霉特异性 IgE 阳性,通常伴随外周血嗜酸性粒细胞增加。曲霉菌抗原皮肤试验呈双相反应,曲菌抗原特异性沉淀抗体(IgG)测定阳性。痰检或培养可查及曲菌。胸部 X 线呈游走性或固定性浸润病灶,CT 可显示近端支气管呈囊状或柱状扩张。

六、胃食管反流病

胃食管反流病(gastroesophageal reflux disease,GERD)患者咳嗽、呼吸困难、喘鸣和胸闷等呼吸系统症状增加,诊断时需注意询问患者有无烧心和胃反流等症状。

七、急性肺栓塞

肺栓塞患者临床症状可表现为突发呼吸困难,肺部查体可能闻及哮鸣音,需与哮喘相鉴别。采集病史时需注意询问患者有无发生急性肺栓塞的危险因素,如创伤、手术、久卧床等,可通过血 D- 二聚体、下肢静脉彩超、肺动脉增强 CT 等检查鉴别。

八、高通气综合征

高通气综合征多是急性焦虑引起的生理、心理反应,患者出现发作性呼吸困难,伴心悸、出汗,类似哮喘症状,但肺部查体通常无哮鸣音,对常规哮喘药物治疗无反应。

第六节　哮喘的治疗

哮喘治疗的目标是长期控制症状、预防未来风险的发生。经规范治疗,大多数哮喘患者可以达到良好或完全控制,可与正常人一样生活、学习和工作。

一、确定并减少危险因素接触

部分患者能找到引起哮喘发作的变应原或其他非特异刺激因素,使患者脱离并长期避免接触这些危险因素是防治哮喘最有效的方法。

二、药物治疗

哮喘治疗药物分为控制性药物和缓解性药物。前者指需要长期维持治疗的药物,包括 ICS、长效 β_2 受体激动剂(long acting β_2 agonists,LABA)、长效抗胆碱能药物(long acting muscarinic antagonist,LAMA)、全身性激素、白三烯受体拮抗剂(leukotriene receptor antagonist,LTRA)、缓释茶碱、抗 IgE 单抗、抗 IL-5 单抗。后者指按需使用的药物,可以快速解除支气管痉挛,包括速效吸入和口服短效 β_2 受体激动剂(short acting β_2 agonists,SABA)、短效吸入抗胆碱能药物(short acting muscarinic antagonist,SAMA)及具有速效作用的 LABA 如福莫特罗。

1. 糖皮质激素　是目前控制哮喘最有效的药物。激素可通过抑制嗜酸性粒细胞等炎症细胞在气道的聚集、抑制炎症因子的生成和介质释放、改善上皮屏障功能等环节有效抑制气道炎症。分为吸入、口服和静脉用药。

(1)ICS:由于其局部抗炎作用强,全身不良反应少,已成为目前长期治疗的首选药物。常用药物有氟替卡松、布地奈德、倍氯米松、环索奈德等。通常需规律吸入 1~2 周方能起效。根据哮喘严重程度分级选择不同 ICS 剂量。目前,ICS 主要有 3 种剂型:①定量气雾剂;②干粉吸入剂,干粉吸入装置比普通定量气雾剂使用方便,配合容易,吸入下呼吸道的药物量较多;③雾化溶液,目前仅有布地奈德、倍氯米松,起效快,在应用短效支气管舒张剂的基础上,可用于轻、中度哮喘急性发作的治疗。虽然 ICS 全身不良反应少,但少数患者可出现咽干、声音嘶哑,甚至偶发口咽部念珠菌感染,吸入药后用清水漱口可减轻局部反应和胃肠吸收。长期吸入高剂量 ICS($>1\,000\mu g/d$)者应注意预防全身性不良反应。为减少吸入大剂量激素的不良反应,可采用低、中剂量 ICS 与长效 β_2 受体激动剂、抗胆碱能吸入药物、白三烯调节剂联合使用。

(2)口服:常用泼尼松和泼尼松龙。用于 ICS 剂量经过升级,哮喘依然未控制的患者以及哮喘急性发作时。起始 30~60mg/d,症状缓解后逐渐减量至 10mg/d,然后停用。长期服用糖皮质激素会引起骨质疏松、高血压、糖尿病、下丘脑 - 垂体 - 肾上腺轴的抑制、肥胖症、青光眼、皮肤菲薄导致皮纹和瘀斑。不建议长期口服激素用于哮喘控制治疗。

(3)静脉:重度或严重哮喘发作时应及时静脉给予激素。可选择氢化可的松,常用量 400~1 000mg/d;或甲泼尼龙,常用量 80~160mg/d。地塞米松因在体内半衰期较长,不良反应较多,宜慎用。无激素依赖倾向者,可在短期(3~5d)内停药;有激素依赖倾向者应适当延长给药时间,症状缓解后逐渐减量,然后改口服和吸入剂维持。

2. β_2 受体激动剂　主要通过激动气道的 β_2 受体,舒张支气管,缓解哮喘症状。分为 SABA(维持 4~6h)和 LABA(维持 10~12h),LABA 又可分为快速起效(数分钟起效)和缓慢起效(30min 起效)2 种。

(1)SABA:有吸入、口服和静脉三种制剂,首选吸入给药。常用药物有沙丁胺醇和特布他林。SABA 仅按需作为缓解症状使用,不宜长期、单一使用,同时应该记录每周按需应用 SABA 次数,SABA 使用数量可作为哮喘控制及预测哮喘发作的参考指标。SABA 主要不良反应有心悸、骨骼肌震颤、低钾血症等。

(2)LABA:与 ICS 联合是目前最常用的哮喘控制性药物。LABA 常与 ICS 联合使用,两者对气道的作用可相互加强,起到协同作用。目前常用 ICS 加 LABA 联合制剂有:氟替卡松 / 沙美特罗吸入干粉剂、布地奈德 / 福莫特罗吸入干粉剂及倍氯米松 / 福莫特罗气雾剂。其中福莫特罗属快速起效的

LABA,因此福莫特罗或含有福莫特罗/ICS 的联合制剂也可按需用于哮喘急性发作缓解的治疗。

3. **LTRA**　通过调节白三烯的生物活性而发挥抗炎作用,同时可以舒张支气管平滑肌,可作为哮喘长期控制治疗第 2 级的替代治疗药物和第 3~4 级的联合治疗用药,尤其适用于阿司匹林哮喘、运动性哮喘和伴有过敏性鼻炎哮喘患者的治疗。常用药物有孟鲁司特。不良反应通常较轻微,主要是胃肠道症状,停药后可恢复正常。GINA2020 指出 LTRA 可能增加焦虑、抑郁的风险,临床需注意。

4. **茶碱类药物**　具有舒张支气管平滑肌及强心、利尿、兴奋呼吸中枢和呼吸肌的作用。常用口服茶碱有氨茶碱和缓释茶碱。口服缓释茶碱适用于夜间哮喘症状的控制。小剂量缓释茶碱与 ICS 联合治疗哮喘的作用与较高剂量激素疗法具有同等疗效。对于静脉茶碱的应用:氨茶碱首剂负荷剂量为 4~6mg/kg,注射速度不宜超过 0.25mg/(kg·min),维持剂量为 0.6~0.8mg/(kg·h)。每日最大用量一般不超过 1.0g(包括口服和静脉给药)。静脉给药主要用于重症和危重症哮喘。

茶碱的主要不良反应包括恶心、呕吐、心律失常、血压下降及多尿,严重者可引起抽搐乃至死亡。静脉注射速度过快可引起严重不良反应,甚至死亡。由于茶碱的"治疗窗"窄,以及茶碱代谢存在较大的个体差异,有条件的应在用药期间监测其血药浓度,安全有效浓度为 6~15mg/L。发热、妊娠、小儿或老年,患有肝、心、肾功能障碍及甲状腺功能亢进者须慎用。合用西咪替丁、氟喹诺酮、大环内酯类药物等可影响茶碱代谢而使其排泄减慢,应减少用药量。

5. **抗胆碱药**　通过阻断节后迷走神经通路,降低迷走神经张力而起到舒张支气管,减少黏液分泌的作用,但其舒张支气管的作用比 β₂ 受体激动剂弱。分为 SAMA(维持 4~6h)和长效抗胆碱药(LAMA,维持 24h)。

(1)常用的 SAMA:异丙托溴铵有定量气雾剂和雾化溶液两种剂型。SAMA 主要用于哮喘急性发作的治疗,与 β₂ 受体激动剂联合应用。少数患者可有口苦或口干等不良反应。

(2)常用的 LAMA:噻托溴铵是近年发展的选择性 M₃ 受体拮抗剂,作用更强,持续时间更久(可达 24h),目前有干粉吸入剂和喷雾剂。LAMA 主要在哮喘长期控制治疗第 4 级中与 ICS/LABA 联合使用,或是用于哮喘合并慢性阻塞性肺疾病的长期治疗。

6. **奥马珠单抗(omalizumab)**　重组人源化抗 IgE 单克隆抗体如奥马珠单抗是哮喘领域的第一个靶向治疗药物,可降低游离 IgE 水平,抑制 IgE 与效应细胞(肥大细胞、嗜碱性粒细胞)表面高亲和力受体的结合,同时还可下调 FcεRI 受体表达,从而阻断诱发哮喘炎症级联反应。中国已经批准用于成人和 6 岁以上,经吸入 ICS 和 LABA 联合治疗后症状仍未控制的过敏性中重度哮喘患者。国内外证据显示奥马珠单抗可显著改善重度哮喘患者的症状、肺功能和生活质量,减少口服激素和急救用药,降低哮喘严重急性发作率和住院率,且具有较好的安全性和耐受性。奥马珠单抗治疗应至少使用 12~16 周以判断其有效性,如有效至少维持治疗 1 年。其长期疗程及降级治疗方案尚需进一步研究。

7. **其他治疗**　除奥马珠单抗外,目前还有其他哮喘生物靶向治疗药物。单克隆抗体(如抗 IL-5 单抗、抗 IL-13 单抗、抗 IL-5R 单抗、抗 IL-4R 单抗等)可与 T2 细胞因子或与效应细胞表面受体结合,阻断哮喘气道炎症的级联反应,减少重度哮喘患者的急性发作次数,减少全身激素用量。其主要针对重度嗜酸性粒细胞性哮喘。目前美泊利单抗(mepolizumab)、贝那利珠单抗(benralizumab)正在我国进行注册临床试验。

特异性免疫治疗是指在确定过敏性哮喘患者的变应原后,将变应原制成提取液并配制成各种不同浓度的制剂,经反复注射或其他给药途径与患者反复接触,剂量由小到大,浓度由高到低,从而提高患者对该种变应原的耐受性的一种治疗方法。其适用于由明确的变应原所致的哮喘症状,IgE 抗体增高而常规治疗不满意的哮喘患者。常规特异性免疫治疗分为脱敏治疗阶段和维持治疗两个阶段,总疗程为 3~5 年。

三、患者教育与自我管理

患者长期控制不佳,除了与哮喘发病机制的复杂性和缺乏规范治疗相关,也与患者治疗依从性差和自我管理能力有限有关。哮喘患者规范化自我管理是提高药物疗效、减少复发、提高患者生活质量的重要措施。哮喘自我管理的主要内容包括哮喘自我管理相关的健康教育、哮喘自我管理工具的使用、哮喘急性发作先兆的识别和处理3个方面。哮喘患者教育对于提高患者对哮喘的认识和治疗依从性，增强自我监测和管理能力有重要意义。哮喘自我管理相关的健康教育是哮喘教育的重要内容。通过各种形式的教育使得患者掌握以下知识：①哮喘的本质；②通过长期规范治疗能够有效控制哮喘；③避免触发、诱发因素的方法；④哮喘发作先兆的表现及相应处理办法，知道何时需前往医院寻求帮助；⑤哮喘防治药物知识，包括如何正确使用吸入药物；⑥学会在家中自行监测病情变化并进行评定，重点掌握峰流速仪的使用方法。

四、急性发作期的治疗

(一) 急性发作期治疗目标

急性发作的治疗目标是尽快缓解气道痉挛，纠正低氧血症，恢复肺功能，预防进一步恶化或再次发作，防治并发症。

(二) 急性发作期治疗方法

1. **轻度** 经定量气雾剂吸入 SABA，在第 1h 内每 20min 吸入 1~2 喷。随后轻度急性发作可调整为每 3~4h 吸入 1~2 喷。效果不佳时可联合短效抗胆碱药气雾剂吸入。

2. **中度** 吸入 SABA（常用雾化吸入），第 1h 内可持续雾化吸入。联合应用雾化吸入短效抗胆碱药，吸入用表面激素混悬液。如果治疗效果欠佳，尤其是在控制性药物治疗的基础上发生的急性发作，应尽早口服激素，同时吸氧。

3. **重度至危重度** 尽早静脉应用激素。持续雾化吸入 SABA，联合雾化吸入短效抗胆碱药、吸入用表面激素混悬液以及静脉茶碱类药物，吸氧。注意维持水电解质平衡，纠正酸碱失衡，当 pH<7.20 并合并代谢性酸中毒时，应适当补碱。经过上述治疗，临床症状和肺功能无改善甚至继续恶化，应及时给予机械通气治疗，其指征主要包括：$PaCO_2>45mmHg$，意识改变（需进行有创机械通气）、呼吸肌疲劳。此外，应注意预防或治疗呼吸道感染等。

五、慢性持续期的治疗

慢性持续期的治疗应在评估和监测患者哮喘控制水平的基础上，定期根据长期治疗分级方案作出调整，以维持患者的控制水平，并减少未来急性发作的风险。

1. **慢性持续期初始治疗** 对哮喘患者进行健康教育，有效控制环境，避免诱发因素，长期规律使用药物，要贯穿于整个哮喘治疗过程中。对大多数未经治疗的持续性哮喘患者，初始治疗应从第 2 级方案开始，如果初始评估提示哮喘处于严重未控制，治疗应从第 3 级方案开始。从第 2 级到第 5 级的治疗方案中都有不同的哮喘控制药物可供选择。而在每 1 级中缓解药物都应按需使用，以迅速缓解哮喘症状。哮喘长期治疗方案见表 21-2。

表 21-2 哮喘的长期治疗方案

治疗方案	第 1 级	第 2 级	第 3 级	第 4 级	第 5 级
推荐选择控制药物	按需使用 ICS/福莫特罗	低剂量 ICS 或按需使用 ICS/ 福莫特罗	低剂量 ICS/LABA	中剂量 ICS/LABA	高剂量 ICS/LABA ±IgE 单抗，IL-5 单抗等

续表

治疗方案	第1级	第2级	第3级	第4级	第5级
其他选择控制药物	按需使用 ICS+SABA	LTRA或按需使用 ICS+SABA	中剂量ICS，或低剂量ICS+LTRA	高剂量ICS，或中剂量ICS/LABA +LAMA或LTRA	高剂量ICS/LABA+ 口服激素
推荐选择缓解药物	低剂量布地奈德/福莫特罗		对于长期规律使用ICS/LABA治疗的3~5级哮喘患者推荐使用低剂量ICS-福莫特罗		
其他选择缓解药物			SABA		

2. **慢性持续期升级及降级治疗**　哮喘治疗方案的调整策略主要是根据症状控制水平和风险因素水平（主要包括肺功能受损程度和哮喘急性发作史）等，按照哮喘阶梯式治疗方案进行升级或降级调整，以保证在合适的治疗级别下，获得哮喘良好的控制。通常起始治疗后每2~4周需进行复诊，以后每1~3个月随访一次。如发生急性加重，则1周内需要复诊。

如果使用目前级别治疗方案不能够使哮喘得到控制（症状持续和/或发生急性发作），应给予升级治疗，直至达到哮喘控制为止。一部分哮喘患者，需要使用第4到第5级药物才能实现哮喘控制，或即使在上述治疗下仍未控制，这部分哮喘被称为重度哮喘。对于这部分患者，需进一步评估患者治疗依从性、合并症、危险因素，以明确患者是否属于真正的重度哮喘。在药物治疗上，常需给予高剂量ICS/LABA和口服激素治疗，并联合LAMA、LTRA等药物。此外，基于表型的分子靶向药物如抗IgE单抗、抗IL-5单抗对于部分重度哮喘患者具有良好疗效。

当患者达到哮喘控制并且肺功能稳定且能够维持至少3个月以上，可考虑降级治疗。存在哮喘急性发作风险或持续气流受限患者，需在严密监控下进行降级治疗。建议减量方案如下：①单独使用中至高剂量ICS的患者，将剂量减少50%；②单独使用低剂量ICS的患者可改为每日1次用药；③联合吸入ICS/LABA的患者，先将ICS剂量减少50%，继续使用联合治疗；④当达到低剂量联合治疗时，可选择改为每日1次联合用药或停用LABA，单用ICS治疗。若患者使用最低剂量控制药物达到哮喘控制1年，并且哮喘症状不再发作，可考虑停用药物治疗，但需注意随访和评估。以上方案为基本原则，必须个体化，以最小量、最简单的联合，不良反应最少，达到最佳哮喘控制为原则。

六、哮喘合并症的治疗

常见的哮喘共患病包括变应性鼻炎、胃食管反流（GERD）。国内外流行病学调查显示，半数以上的哮喘患者患有变应性鼻炎。两者相互联系、相互影响。应本着"同一气道，同一疾病"的原则，对哮喘和变应性鼻炎进行联合治疗和管理。采用鼻用激素治疗鼻炎，不仅可以改善鼻炎症状，也可改善哮喘控制。联合第二代口服抗组胺药物可进一步降低哮喘患者急诊和住院治疗的风险；此外LTRA如孟鲁司特可同时兼顾上下气道，且服用方便，耐受性好，是哮喘伴变应性鼻炎患者的重要选择，对鼻用激素仍然不能控制的中重度鼻炎，推荐联合应用LTRA。在哮喘患者中，GERD的估计患病率为30%~70%，并已被确认为哮喘的一个潜在诱发因素。目前建议针对存在胃食管反流症状的中至重度哮喘患者，采用PPI进行经验性治疗。而对没有胃食管反流症状的GERD合并哮喘患者，不建议使用PPI治疗。

七、哮喘合并妊娠的治疗

妊娠期哮喘治疗仍遵循指南以维持最佳的控制，兼顾安全性。孕期哮喘管理的目标在于优化预后,减少风险。基于现有证据,使用药物将哮喘症状控制良好以及防止恶化是合理的选择。应尽量将治疗药物剂量控制在最低水平。尽量避免使用对孕妇、胎儿安全性不确定的药物。

第七节 常见并发症,预后及转归

哮喘严重发作时可并发气胸、纵隔气肿、肺不张。长期反复发作可致慢性并发症,如慢阻肺、支气管扩张症、肺源性心脏病及呼吸衰竭。

通过长期规范治疗,多数哮喘预后良好。轻症患者相对容易控制;重度哮喘、具有多种合并症、治疗依从性差及存在心理疾患者更不易控制,更易出现哮喘发作。

支气管哮喘诊断流程见图 21-2。

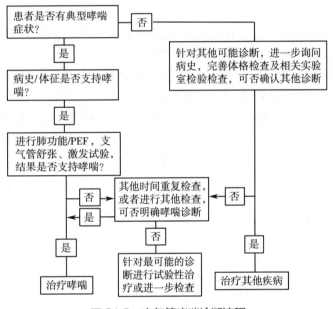

图 21-2 支气管哮喘诊断流程

支气管哮喘慢性持续期治疗流程见图 21-3。

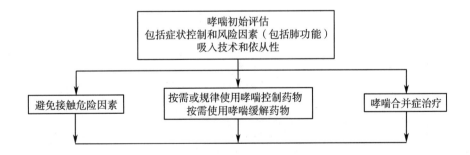

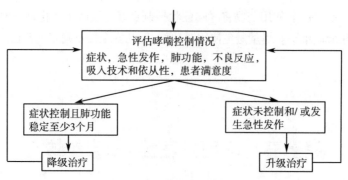

图 21-3　支气管哮喘慢性持续期治疗流程

诊 治 精 要

1. 哮喘是一种常见的慢性气道疾病,且发病率逐年上升。其以气道慢性炎症、气道高反应性及气道重塑为主要特征。

2. 典型哮喘的临床症状为反复发作的喘息、气急、胸闷或咳嗽等症状,常在夜间及晨间发作或加重。发作时典型的体征为双肺可闻及广泛呼气相哮鸣音。

3. 当患者存在可变的呼吸道症状及体征,同时肺功能提示可变的气流受限证据时,并排除其他疾病所引起的喘息、气急,胸闷和咳嗽,即可诊断为哮喘。

4. 哮喘的治疗目标包括控制症状,降低急性发作风险。治疗方法包括避免接触过敏原,药物治疗,特异性免疫治疗及患者教育和自我管理。初始药物治疗的选择需依据患者哮喘控制水平,之后根据病情采取升降级治疗。ICS 是长期控制哮喘的基石。

思考题

1. 哮喘的发病机制及主要特征是什么?
2. 哮喘的典型临床表现和体征是什么?
3. 哮喘的诊断标准是什么?
4. 哮喘的鉴别诊断包括哪些?
5. 哮喘的治疗目标是什么? 常用的控制药物和缓解药物是什么?

(蔡绍曦)

第二十二章

呼 吸 衰 竭

呼吸衰竭(简称呼衰)是临床常见的危重症,大多数疾病临终的表现形式之一。呼衰的发病率和患病率高,虽缺乏全国的统计资料,但评估仅呼吸系统疾病导致的呼衰就不少于每年200万例。临床资料统计2%~4.5%的ICU患者最终出现急性呼吸窘迫综合征(acute respiratory distress syndrome,ARDS)。血气分析是重要的诊断手段。呼衰的治疗是临床危重病救治的主要方向,包括:原发病及合并症治疗、各种呼吸支持技术、纠正酸碱平衡失调及电解质紊乱及营养支持等。其死亡率高,仅ARDS全球平均死亡率为40%~50%。因此,早预防、早干预、适当及时的支持方式及各种平衡的调节,有利于提高呼衰的救治成功率。

第一节 呼吸衰竭概述

呼吸衰竭(respiratory failure,RF),各种原因导致肺的通气和/或换气功能障碍,出现缺氧和/或二氧化碳(CO_2)潴留,引起生理功能和代谢紊乱,临床出现相应的综合征,简称呼衰。一般以成年人在海平面标准大气压下,静息和呼吸室内空气时,动脉血氧分压(arterial partial pressure of oxygen,PaO_2)低于60mmHg(1mmHg = 0.133kPa),和/或二氧化碳分压(arterial partial pressure of carbon dioxide,$PaCO_2$)高于50mmHg作为诊断呼衰的标准。

一、病因

(一) 通气障碍

神经中枢、传导系统和呼吸肌疾病,如颅脑损伤、脑水肿及脑炎等呼吸中枢病变,呼吸道病变,胸廓、胸膜及膈肌疾患。上述疾病可引起呼吸动力损害、气道阻力增加和限制肺扩张所致的通气不足和通气/血流灌注比值(ventilation/perfusion ratio,$\dot{V}_A/\dot{Q}$)失调,发生缺氧伴高碳酸血症。主要以通气功能障碍为主。胸廓损伤累及肺可出现换气功能障碍。

(二) 换气障碍

肺部疾患,如肺炎、肺不张、急性肺损害,肺血管疾患,心或肾功能不全所致的肺水肿和肺广泛纤维化。此类疾病引起$\dot{V}_A/\dot{Q}$失调、肺内静脉血分流和弥散功能损害等换气功能障碍,发生缺氧和$PaCO_2$降低,严重者因呼吸肌疲劳伴高碳酸血症。

(三) 氧运输障碍

包括由于血红蛋白含量减少或性质改变,使血液携O_2能力降低或与血红蛋白结合的O_2不易释放所导致的血液性缺氧;和组织血流量减少导致组织供氧量减少的循环性缺氧。前者常见于血红蛋白含量减少、一氧化碳中毒以及高铁血红蛋白血症等,后者常见于心力衰竭和休克。

（四）低氧环境

吸入气中的氧分压或氧浓度降低。多发生于海拔 3 000m 以上的高原、高空,或处于通风不良的坑道和矿井,或吸入低氧混合气体。

二、呼吸衰竭的分类

呼吸衰竭可按动脉血气分析、发病急缓及发病机制进行分类。

（一）按血气分析分类

Ⅰ型和Ⅱ型呼吸衰竭。Ⅰ型呼吸衰竭,即低氧性呼吸衰竭,血气分析 $PaO_2<60mmHg$, $PaCO_2$ 正常或降低,主要见于换气功能障碍。Ⅱ型呼吸衰竭,即高碳酸性呼吸衰竭,血气分析 $PaO_2<60mmHg$ 伴 $PaCO_2 \geqslant 50mmHg$,主要由于通气功能障碍所致。

（二）按发病缓急分类

急性和慢性呼吸衰竭。某些突发的致病因素,导致肺通气和 / 或换气功能迅速出现严重障碍,短时间内出现呼吸衰竭,机体无法及时代偿,发生急性呼吸衰竭。而一些慢性疾病造成的呼吸功能损害是逐渐加重,较长时间发展为呼吸衰竭,机体对此有一定代偿能力,此为慢性呼吸衰竭。有种情况,在慢性呼吸衰竭的基础上,由于某种诱因,导致急性加重,称为慢性呼吸衰竭急性加重。

（三）按发病机制分类

通气和换气呼吸衰竭。通气功能取决于呼吸泵功能和呼吸负荷。呼吸泵包括:驱动或调控呼吸运动的中枢神经系统、外周神经系统、神经肌肉组织及胸廓,它的障碍会影响 CO_2 的排出。呼吸负荷包括气道阻力和弹性阻力,它的增加导致呼吸泵效率下降。换气功能障碍指各种原因引起的肺泡气体交换不足,主要表现为动脉氧合不足,而无明显的 CO_2 潴留。到了后期,换气功能障碍可伴有呼吸功增加,导致呼吸肌疲劳,并发通气功能障碍。

第二节　慢性呼吸衰竭

慢性呼吸衰竭指的是 PaO_2 长期低于正常值和 / 或 $PaCO_2$ 长期超过正常值,出现代偿、部分代偿或失代偿。临床上多种疾病可导致慢性呼吸衰竭,包括神经肌肉病变,如运动神经元疾病;慢性气道疾病,如慢阻肺、终末期的支气管扩张以及缓慢进展的间质性肺病等。

一、发病机制和病理生理

慢性呼吸衰竭的主要变化是缺氧,伴或不伴 CO_2 潴留。缺氧的机制包括:肺通气不足,弥散障碍,通气与血流比例失调,静 - 动脉分流及氧耗增加。CO_2 潴留的主要机制是肺泡通气量不足。

（一）肺泡通气不足（alveolar hypoventilation）

肺泡通气量是指肺泡潮气量乘以呼吸频率。需要注意的是生理死腔（dead space）的意义,生理死腔 = 解剖死腔 + 肺泡死腔。潮气量大并不表示肺泡通气量大。肺泡通气量 =（潮气量 – 生理死腔）× 呼吸频率。肺的主要呼吸功能是氧合和排出 CO_2 。根据肺泡通气量与肺泡氧分压（alveolar partial pressure of oxygen, P_AO_2 ）和肺泡二氧化碳分压（alveolar partial pressure of carbon dioxide, P_ACO_2 ）的关系曲线(图 22-1),若通气不足(<4L/min),可引起 P_AO_2 下降和 P_ACO_2 升高,造成缺氧和高碳酸血症;在严重通气功能受损的患者(<2L/min),轻度肺泡通气量的变化可导致 P_AO_2 和 P_ACO_2 的明显升高或降低。临床上常见的肺泡通气不足包括:有效肺泡通气量不足和肺泡通气量不能满足 CO_2 产生量。前者指,吸气时肺泡的扩张受限制,从而引起肺通气不足。特点为:肺总量(total lung capacity,TLC)和肺活量(vital capacity,VC)下降;后者指,气道狭窄或阻塞引起的气道阻力增加所导致的肺通气不足。肺功能特点:残气量(residual volume,RV)/TLC 增加,第 1 秒用力呼气容积(first second force vital capacity,FEV_1)和第 1 秒用力呼气容积占用力肺活量(forced vital capacity,FVC)百分比(FEV_1/FVC)下降。通气不足的后果是 $PaCO_2$ 升高和 PaO_2 下降。

慢阻肺存在肺气肿、桶状胸,过度肺充气导致患者胸式呼吸效率很低且氧耗量大,此类患者主张腹式呼吸。膈肌下降 1cm,可增加通气量 500ml,因此慢阻肺患者腹式呼吸往往可以改善通气,减低氧耗,是有效的通气方式(图 22-1)。

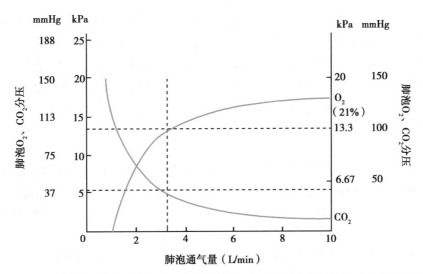

图 22-1　肺泡通气量与肺泡氧分压和(P_AO_2)和肺泡二氧化碳分压(P_ACO_2)的关系曲线

(二) 通气 / 血流灌注比值失调(ventilation/perfusion mismatching,$\dot{V}_A/\dot{Q}$ mismatching)

肺泡周围环绕丰富但菲薄的毛细血管,目的是为了从肺泡中获取氧气并及时排出 CO_2。肺泡通气与其周围灌注毛细血管血流比例协调,才能保证有效气体交换。正常情况下,每分钟肺泡通气量($\dot{V}_A$)约为 4L,肺毛细血管血流量($\dot{Q}$)约为 5L,$\dot{V}_A/\dot{Q}$ 为 0.8~1。其失调主要为两种形式:①部分肺泡通气不足,$\dot{V}_A/\dot{Q}$ 变小,部分未经充分氧合的静脉血通过肺泡的毛细血管注入动脉血,形成肺内静脉血分流。可见于肺泡萎陷、肺不张等;②部分肺泡血流不足:肺血管病变使得肺泡通气不能被充分利用,生理死腔增多,即无效腔效应。常见于肺栓塞。

$\dot{V}_A/\dot{Q}$ 失调常导致低氧血症,而 CO_2 潴留增加不明显。这类缺氧在增加吸氧浓度后,会使血液中物理溶解的 O_2 明显增加,组织缺氧可得到一定程度的改善。

(三) 肺内动 - 静脉解剖分流增加

$\dot{V}_A/\dot{Q}$ 失调的特例,常见于肺动 - 静脉瘘,肺动脉内的静脉血未经氧合直接进入肺静脉,引起右至左分流增加,导致 PaO_2 降低。单纯吸氧难以纠正此情况所导致的缺氧,需给予机械通气,并积极治疗原发肺部基础疾病。

(四) 弥散功能障碍

气体的弥散速度取决于肺泡膜两侧气体分压差、气体弥散系数、肺泡膜的弥散面积、厚度和通透性,同时气体弥散量还受血液与肺泡接触时间以及心输出量、血红蛋白含量 $\dot{V}_A/\dot{Q}$ 的影响。正常肺泡面积 $80m^2$,当呼吸膜面积减少(肺气肿),弥散距离增加(肺水肿和肺间质纤维化),均可影响弥散功能。

O_2 完成气体交换的时间为 0.25~3s，而 CO_2 只需要 0.13s，且 O_2 弥散能力仅为 CO_2 的 1/20，故弥散功能障碍多以低氧血症为主。吸氧可升高 P_AO_2，提高肺泡膜两侧的氧分压差，弥散量随之增加，从而改善低氧血症。

（五）氧耗量增加

氧耗量增加是加重缺氧的原因之一，发热、运动、寒战、呼吸困难和抽搐，以及机械通气过程中的人机对抗均可增加氧耗量。健康者氧耗量为 250ml/min，而寒战耗氧量可达 500ml/min。针对这类缺氧，及时纠正造成缺氧的基础病因，改善人机对抗和减少呼吸肌做功，提高吸氧浓度，通过提高 P_AO_2，进而提高 PaO_2。

二、临床表现

（一）呼吸困难

呼吸困难是呼衰患者最常见的症状，轻者活动后出现呼吸困难，重者静息时即可有呼吸困难。慢阻肺患者呼吸困难的机制为：肺气肿、肺大疱及小气道病变（气道重建、气道壁增厚、内径减小及气管内分泌物）导致肺泡过度充气，小气道等压点向肺泡端移动，出现呼气时小气道提前闭合，气体存储于肺泡内不能有效呼出。此类患者残气量和功能残气量增加、肺总量增加、深吸气量减少，导致呼吸困难。运动时，运动耐力减少、运动时间缩短，且桶状胸影响相关呼吸肌的最适初长度，易产生呼吸肌疲劳，更易出现呼吸困难。

（二）精神神经症状

缺氧和 CO_2 潴留可以引起精神神经症状，而症状的轻重与缺氧和 CO_2 潴留的程度及持续时间相关，往往均存在早期兴奋、后期抑制的表现。神经系统对缺氧非常敏感，轻度缺氧可影响注意力，随缺氧加重，可出现精神错乱、躁狂、昏迷和抽搐等症状。慢性缺氧多有智力或定向力功能障碍，以及性格改变。

高碳酸血症早期为睡眠习惯改变、夜间失眠和白天嗜睡。CO_2 持续增高后出现意识淡漠、昏睡或烦躁、躁动不安，严重时可出现"肺性脑病"，表现为神志淡漠、肌肉震颤、间隙抽搐、昏睡甚至昏迷。严重高碳酸血症可出现腱反射减弱或消失，锥体束征阳性等。

血液 pH 值对精神症状有重要影响。pH<7.3 时，会出现精神症状；pH<7.25 时，可出现血压不稳定；pH>7.5 甚至更高，可诱发惊厥。根据氧离曲线特性，碱中毒情况下，氧离曲线左移，氧不易从血红蛋白释放，组织缺氧加重。

（三）血液循环系统症状

严重缺氧和高碳酸血症可增快心率，增加心输出量，升高血压。高碳酸血症使外周体表静脉充盈、皮肤红润、温暖多汗、血氧升高、心搏量增多而致脉搏洪大；脑血管扩张，产生搏动性头痛。缺氧和 CO_2 潴留可导致酸中毒，诱发高钾血症，引起心律失常和心脏停搏。长期缺氧和 CO_2 潴留，可继发肺动脉高压，严重时可出现右心功能不全，发展为"肺源性心脏病"，表现为下腔静脉淤血症：颈静脉怒张、肝颈回流征阳性、肝淤血体征、胃肠道淤血体征及双下肢水肿。

（四）消化和泌尿系统症状

缺氧和严重酸中毒可诱发胃酸分泌增多，若合并胃肠道黏膜充血、水肿、糜烂或应激性溃疡，可导致上消化道出血。呼吸衰竭可影响肝肾功能，表现为血清转氨酶升高、小便减少、氮质血症和血肌酐升高，可出现蛋白尿、管型尿和血尿等，严重者出现肾功能衰竭。

（五）体征

根据呼衰的不同病因可有不同的体征。正常毛细血管血液中脱氧血红蛋白浓度约为 2.6g/100ml，当脱氧血红蛋白浓度达到或超过 5g/100ml 时，可出现口唇黏膜、耳垂及指甲（趾甲）发绀；红细胞增多症者，发绀更明显；贫血者，可出现严重缺氧而发绀不明显或不出现。杵状指是慢性缺氧的体征之一，在慢阻肺、支气管扩张症及间质性肺病患者常见。

发生肺性脑病时,患者神志改变、定向力减弱或消失。球结膜水肿常见于 CO_2 潴留患者。

(六) 血气分析的意义

慢性呼吸衰竭的血气分析可呈现不同类型的酸碱平衡失调:单一的呼吸性酸中毒、呼吸性碱中毒、代谢性酸中毒、代谢性碱中毒及二重或三重酸碱紊乱。其中最常见的是 CO_2 潴留所导致的呼吸性酸中毒,即 pH<7.35,$PaCO_2$>45mmHg。随 CO_2 增加,体内为达到酸碱平衡,通过肾脏重吸收 HCO_3^-,保持 HCO_3^-/CO_2 的比值稳定,即 pH 值的稳定。所以 $PaCO_2$ 升高,可伴随 HCO_3^- 代偿性升高。慢性呼吸性酸中毒下的代偿公式:$[HCO_3^-]=24+0.35\times(\Delta PaCO_2)\pm3$,代偿极限:42~45mmol/L。若 HCO_3^- 高于极限范围,则应考虑在呼吸性酸中毒的基础上合并代谢性碱中毒。同时结合电解质,计算阴离子间隙(anion gap,AG)(血浆中未测定的阴离子与未测定阳离子浓度间的差值),即:$AG=Na^+-(HCO_3^-+Cl^-)$,协助判断多重酸碱平衡紊乱。一般 AG>16mmol/L,提示合并高 AG 代谢性酸中毒。

血气分析中,需了解几个危急值:

1. PaO_2<40mmHg,提示严重缺氧。

2. $PaCO_2$>60mmHg,提示严重通气功能障碍。但在慢阻肺患者中,此危急值意义不大。若哮喘出现 CO_2 潴留,说明病情危重需密切观察,并做好气管插管准备。

3. pH<7.25,提示严重酸中毒,需要紧急处理。

三、诊断与治疗

(一) 诊断

根据病史、基础疾病,上述缺氧和 CO_2 潴留的临床表现、体征,及血气分析,综合判断慢性呼吸衰竭。动脉血气分析价值十分重要,它能客观反映呼吸衰竭的性质和程度及酸碱平衡紊乱的性质,指导氧疗、呼吸兴奋剂的应用和机械通气参数调节,帮助纠正酸碱失衡和电解质紊乱。

慢性呼吸衰竭患者由于机体的代偿和适应,在轻度缺氧和 CO_2 潴留下,仍能从事日常生活,称为代偿性慢性呼吸衰竭。若发生肺部感染、气胸和慢阻肺急性加重等情况,缺氧和 CO_2 潴留急剧加重,则需要进一步干预和处理,这种情况称为失代偿性慢性呼吸衰竭。

(二) 治疗

处理原则:维持生命体征,积极治疗原发病。维持生命体征的目的:为治疗呼吸衰竭的基础疾病和诱发因素争取时间和创造条件。

1. **建立通畅气道** 保持呼吸道通畅,包括:吸引口咽部分泌物和胃内反流物,帮助痰液引流和气道廓清,缓解气道痉挛,及必要时建立人工气道。建立人工气道的适应证:严重缺氧、昏迷、气道分泌物多和气道阻塞等。建立人工气道的方式:经口或经鼻气管插管,及气管切开。

2. **氧疗** 氧疗目的是使 PaO_2>60mmHg 或 SaO_2>90%。给氧方式包括:鼻导管、鼻塞或面罩吸氧,也可给予经鼻高流量湿化氧疗(high-flow nasal cannula oxygen therapy,HFNC)。氧疗机制:提高肺泡氧分压,增加肺泡膜两侧氧分压差,增加氧弥散能力,提高动脉血氧分压和血氧饱和度,改善组织缺氧。吸入氧浓度以 SaO_2>90% 为标准。鼻导管或鼻塞(闭嘴)的吸氧浓度(fraction of inspiration O_2,FiO_2)常用公式 $[FiO_2(\%)=21\%+4\%\times$ 吸氧流量(L/min)$]$,此种给氧方式的氧浓度一般不会超过 50%。若要更高浓度的氧疗,可考虑普通吸氧面罩、贮氧面罩、文丘里面罩及 HFNC。目前比较推荐 HFNC,此方式可准确调节气流量和 FiO_2,后者可达到 100%。也可使用机械通气,包括无创或有创通气。一般情况下,不宜长时间给予高浓度氧,尽量使 FiO_2 控制在 60% 以下。长时间高浓度氧疗可造成氧中毒、肺间质性改变及肺不张等并发症。

HFNC 治疗呼吸衰竭的机制主要是解剖死腔的冲刷和一定程度呼气末正压(positive end-expiratory pressure,PEEP)的产生,常用于轻-中度 I 型呼吸衰竭(PaO_2/FiO_2<150mmHg)。对于轻度的 II 型呼吸衰竭也有一定作用,但缺乏较大规模的前瞻性随机对照研究。

慢性呼吸衰竭患者长期家庭氧疗,可以明显改善患者的生活质量,延长生命。氧疗指征:活动时 $SaO_2<88\%$ 或静息状态 $PaO_2<55mmHg$。建议吸氧时间至少 12~15h/d。

3. 改善高碳酸血症　慢性呼吸衰竭既往的治疗目标:改善缺氧和动脉血 pH。只要 pH 正常,CO_2 分压可以处于高位。近期发现改善 CO_2 分压,可改善预后,所以现在的慢性呼衰的目标:改善缺氧和动脉血 pH,尽可能将 $PaCO_2$ 水平降至正常范围。

高碳酸血症是由于肺泡通气不足引起,故增加通气量,才能有效排除 CO_2。目前常用的方式:呼吸兴奋剂和机械通气。

(1)呼吸兴奋剂:目前呼吸兴奋剂已不作为常规使用,它属于中枢兴奋药,可通过刺激延髓呼吸中枢或周围化学感受器,增强呼吸驱动,增加呼吸频率和潮气量,改善通气。常用药物包括尼可刹米、洛贝林、回苏灵、美解眠、多沙普仑等。呼吸兴奋剂的使用应注意:①中枢呼吸抑制为主的疾病,呼吸兴奋剂疗效较好,如:药物导致的呼吸抑制(安眠药、吗啡和巴比妥类等)、特发性肺泡低通气综合征和部分慢阻肺高碳酸血症等;②呼吸兴奋剂应慎用的疾病:利弊取决于疾病的病理生理基础,如:支气管 - 肺病变、中枢反应性低下或呼吸肌疲劳致低通气;③呼吸兴奋剂有弊无益,应禁忌的疾病:神经传导系统和呼吸肌病变,肺炎、肺水肿、ARDS 和肺广泛间质纤维化等,及以换气障碍为特点的呼吸衰竭。使用呼吸兴奋剂的同时,应保证呼吸道通畅,减轻心肺和气道的机械负荷,如分泌物的引流、支气管解痉剂的应用、消除肺水肿等,否则通气驱动增加反而会加重气促和增加呼吸功。另外,呼吸兴奋剂的使用剂量接近引起惊厥的剂量,应密切注意患者的神志和精神变化。脑水肿,脑缺氧未纠正而频繁抽搐的患者,呼吸兴奋剂应慎用或禁用。

(2)机械通气:应根据不同疾病导致的呼吸衰竭的病理和病理生理机制,选择不同的机械通气方式,并合理地调节各种通气参数,以达到既改善通气和换气功能,又减少或避免机械通气的副作用(呼吸机相关肺损伤、气胸和纵隔气肿、呼吸机相关肺炎、呼吸机对血流动力学的影响和氧中毒等)。

慢阻肺和危重哮喘患者,初始参数选择潮气量(tidal volume, VT)不宜过大,采用低 VT。并辅以吸入 β_2 受体激动剂、胆碱能阻滞剂和糖皮质激素解痉平喘。待支气管舒张,气道阻力降低,肺过度充气改善后,可允许较大 VT,支持压力可逐步增加,采用低吸气流量,延长呼气时间,避免肺动态过度充气。这样有利于降低 VD(死腔通气量)/VT 比值(正常值 0.28~0.33),增加肺泡通气量(alveolar ventilation, VA),并有利于气体分布。慢阻肺呼衰患者发生高碳酸氢盐时,$PaCO_2$ 不要短时间内下降过多,以免导致碱中毒,加重组织缺氧。

慢阻肺给予外源性 PEEP 3~5cmH_2O 能扩张陷闭气道,改善气体分布和通气血流比例,减少肺内分流,提高 PaO_2;另 PEEP 可降低内源性呼气末正压(PEEPi),减少吸气肌做功。一般吸氧浓度不高于 60%,除非伴广泛肺炎、肺水肿、肺不张所致的肺内分流增加,才需给予较高氧浓度。常用的有创机械通气模式:压力支持通气(PSV)+PEEP,PSV+ 同步间歇正压通气(SIMV)+PEEP,或辅助 / 控制通气(A/CV)+PEEP。

无创机械通气(non-invasive mechanical ventilation, NIV)也可有效改善通气和换气功能,避免插管,减少呼吸机相关性肺炎和肺损伤,从而缩短机械通气和住院时间。NIV 治疗轻中度和一些重度急性呼吸衰竭疗效肯定,并为重度呼吸衰竭患者的人工气道(气管插管和气管切开)机械通气的序贯治疗创造条件。长期 NIV 治疗可延长生命和改善生活质量的疾病:限制性通气障碍(如,胸壁、神经肌肉疾病)、慢阻肺及夜间低通气(或伴心脑血管疾病)的慢性高碳酸血症及慢性呼吸衰竭患者的长期家庭治疗。新型通气模式,如压力支持通气(PSV)、压力辅助通气(PAV)和神经调节机械通气辅助(NAVA)等在改善肺换气,增加人机配合,提高患者机械通气的舒适性等方面均较普通压力和容量控制通气有明显改善。

对于慢性呼吸衰竭,尤其家庭机械通气的患者,NIV 的目标:辅助呼吸肌,减少疲劳,改善缺氧和 CO_2 潴留。尽量将 $PaCO_2$ 改善至正常水平,有利于全身脏器功能的恢复,对长期预后有重要意义。

无创机械通气应早期使用。无创机械通气禁忌者(见第二十二章第三节急性呼吸衰竭),应及时改为气管插管或切开,进行有创通气。病情危重,且常规机械通气治疗无效的患者,可以考虑使用体外膜氧合（extracorporeal membrane oxygenation，ECMO）。近年来 ECMO 治疗急性呼衰有关口前移的趋势，而不是等到病情极其危重的时候。

慢阻肺合并感染的患者，短时间内纠正肺部感染，没有大量的分泌物，即使肺功能未完全恢复，也可以考虑早期拔管后序贯无创通气治疗。此措施可避免延时拔管所致的呼吸机相关肺炎或院内感染，改善患者的死亡率。上述临床肺部感染已控制，拔管后序贯无创通气的窗口期称为感染控制窗（pulmonary infection control，PIC）。

4. 纠正酸碱失衡和电解质紊乱 纠正酸碱失衡和电解质紊乱，在改善呼衰患者整体病情及预后上有重要意义。酸中毒易导致：低血压难以纠正、高血钾、心脏毒性及室颤阈值降低。低钾低氯易导致：代谢性碱中毒、心律失常及胃肠道胀气等。碱中毒者可加重组织缺氧；低钠可致细胞水肿，尤其脑水肿；高钠血症可致细胞脱水，出现神经精神症状。通过呼吸机参数的调节、胃肠道摄取和补液、肾脏功能的维护及合理补液和利尿，以此维持体内微环境的稳定，对促进呼吸衰竭的抢救成功有积极作用。呼衰患者的各脏器功能均处于受损或临界状态，忽视酸碱失衡、水和电解质紊乱，以及忽视任何影响微环境的改变，都可导致病情恶化，延误治疗时机，甚至前功尽弃。

5. 抗感染 呼吸道感染是呼吸衰竭最常见的诱因。建立人工气道机械通气和免疫功能低下的患者更易发生感染，且不易控制。ICU 内插管后每增加一天，呼吸机相关肺炎的发生率增加 1%。原则上应在呼吸道分泌物引流通畅的条件下，参考痰细菌培养和药物敏感试验结果，选择有效的抗菌药物。若无阳性发现，需要根据患者是否有基础疾病，既往是否有细菌定植和抗生素的使用，并参考当地微生物流行病学的资料等，进行经验性用药。

6. 防治合并症 慢性呼吸衰竭可合并消化道出血、心功能不全、休克及肝肾功能障碍等。消化道出血的预防，主要采用胃酸抑制药物及胃黏膜保护剂。使用激素期间一般主张同期给予胃黏膜保护措施，预防胃肠道的出血。左心衰主要采用强心、利尿、扩血管，改善缺氧等治疗，无创机械通气有独特的优势改善左心衰。合并右心衰或肺心病患者，主要是利尿，需要积极纠正缺氧和 CO_2 潴留。在严重缺氧和 CO_2 潴留时，使用强心药物有风险且疗效不佳。

7. 营养支持 呼衰患者因摄入热量不足、呼吸功增加及发热等因素，机体处于负代谢，可出现低蛋白血症、机体免疫功能降低、感染不易控制及呼吸肌疲劳不易恢复等，以致病程延长。抢救时，应常规给予鼻饲高蛋白、高脂肪和低碳水化合物，以及多种维生素和微量元素的饮食，必要时给予静脉高营养治疗。严重营养不良者，血浆白蛋白（albumin，ALB）短时间内难以改善，可在 ALB<20g/L 时，静脉输注白蛋白。原则上，胃肠营养优先，能够胃肠营养的不要静脉营养。这样不仅有利于维护胃肠道功能，还可减少医源性感染及肠道细菌移位。

8. 血栓栓塞性疾病的防治 呼衰患者由于缺氧和运动减少，易合并血栓栓塞性疾病，包括：深静脉血栓和肺动脉栓塞等。D- 二聚体敏感性高，而特异性不高，阴性预测值意义大于阳性预测值，可帮助排除血栓栓塞性疾病。若无禁忌，住院期间可皮下注射低分子肝素预防血栓形成。

第三节 急性呼吸衰竭

一、病因

（一）任何呼吸系统疾病和胸膜疾病，导致肺通气和换气障碍

呼吸系统疾病：严重呼吸系统感染、急性呼吸道阻塞、重或危重度哮喘；各种原因的肺水肿和肺血

管疾病；胸膜疾病：胸廓外伤、张力性气胸及急性加重的胸腔积液。

（二）直接或间接呼吸中枢抑制

急性颅内感染、颅脑损伤及脑血管病变等。

（三）神经 - 肌肉传导系统损伤

脊髓灰质炎、重症肌无力、有机磷中毒及颈椎外伤等。

二、临床表现

急性呼吸衰竭的临床表现主要是低氧血症所致的呼吸困难和多脏器功能障碍。

（一）呼吸困难

呼吸困难是急性呼吸衰竭最早出现的症状，表现为呼吸频率、节律和幅度的改变。较早表现为呼吸频率增快，病情加重时出现呼吸困难、辅助呼吸肌活动加强（如三凹征）。

（二）发绀

发绀是缺氧的典型表现。$SaO_2 < 90\%$ 时，可出现口唇和指甲等发绀。因严重休克等引起末梢循环障碍，即使 PaO_2 正常，也可出现发绀，称为外周性发绀；真正由于 SaO_2 降低引起的发绀，称为中央型发绀。但应注意，因发绀程度与还原型血红蛋白含量相关，所以红细胞增多者，发绀更明显；贫血者则不明显或不出现发绀。

（三）精神神经症状

急性缺氧可出现精神错乱、躁狂、昏迷和抽搐等症状。若合并急性 CO_2 潴留，可出现嗜睡、淡漠及扑翼样震颤，甚至呼吸骤停。

（四）循环系统表现

多数患者出现心动过速；严重低氧血症和酸中毒可导致心肌损害，亦可引起周围循环衰竭、血压下降甚至休克、心律失常及心脏停搏。

（五）消化和泌尿系统表现

严重呼吸衰竭对肝、肾功能有损害，部分患者可出现转氨酶和血浆尿素氮升高，个别患者可出现尿中管型、红细胞及蛋白。因胃肠道黏膜屏障功能受损，导致胃肠道黏膜充血水肿、糜烂渗血或发生应激性溃疡。

三、诊断

根据原发病、缺氧和 CO_2 潴留的临床表现，及动脉血气分析综合诊断，其中动脉血气分析为主要指标。胸部影像学和纤维支气管镜等检查可以帮助明确呼吸衰竭的原因。

四、治疗

治疗原则：保持呼吸道通畅、纠正缺氧和改善通气；病因和诱因治疗；加强支持治疗及其他重要脏器功能的监测和支持。

（一）保持呼吸道通畅

保持呼吸道通畅是任何呼吸衰竭最基本、最重要的措施。保持气道通畅的方法主要有：①若患者昏迷应使其处于仰卧位，头后仰，托起下颌并将口打开；②清除气道内分泌物及异物；③必要时建立人工气道。人工气道建立有三种方法：简便人工气道、气管插管和气管切开，后两者属气管内导管。简便人工气道主要有口咽通气道、鼻咽通气道和喉罩，是气管内导管的临时替代方法，在病情危重不具备插管条件时用。待病情允许后，再行气管插管或气管切开。

若患者有支气管痉挛,需积极使用支气管扩张药,如:β₂肾上腺素受体激动剂、抗胆碱药、糖皮质激素或茶碱类药物等。

（二）氧疗

1. 吸氧浓度　　原则:以尽量低的吸氧浓度,保证 PaO_2 迅速提高到 60mmHg 或 SaO_2 达 90% 以上。

2. 吸氧装置

（1）鼻导管:①优点:简单方便、不影响咳嗽和进食。②缺点:氧浓度不恒定,易受呼吸影响,及鼻黏膜刺激。吸氧浓度常用公式: $FiO_2(\%)=21\%+4\%\times$ 吸氧流量(L/min)。

（2）面罩:包括简单面罩、带储气囊呼吸面罩和文丘里面罩。优点:吸氧浓度相对稳定,可按需调节流量大小,且对鼻黏膜刺激小。缺点:一定程度上影响咳痰和进食,神志不清的患者应警惕误吸。

（3）HFNC:优点:恒温恒湿提供精确稳定的氧浓度,舒适感好,患者易配合,不影响进食和说话,能提供一定的呼吸末正压。

（三）增加通气量,改善 CO_2 潴留

1. 呼吸兴奋剂　　使用原则:必须保持呼吸道通畅;呼吸肌功能基本正常;脑水肿,脑缺氧未纠正而频繁抽搐的患者慎用。主要适用于以中枢抑制为主、通气量不足引起的呼吸衰竭,不宜用于肺换气功能障碍为主的呼吸衰竭。常用药物包括尼可刹米、洛贝林和多沙普仑等。多沙普仑对于镇静催眠过量引起的呼吸抑制和慢阻肺并发的急性呼吸衰竭均有显著呼吸兴奋效果。目前呼吸兴奋剂不作为常规使用。

2. 机械通气　　包括 NIV 和有创机械通气(invasive mechanical ventilation,IMV)。NIV 条件:清醒并合作;血流动力学稳定;不需要气管插管保护(即:无误吸、无严重消化道出血、无气道分泌物过多且排痰不利等情况);无影响使用鼻/面罩使用的面部创伤;能耐受鼻/面罩。NIV 禁忌证:心搏呼吸停止,意识障碍,呼吸微弱或停止,无力排痰,严重的脏器功能不全(上消化道大出血、血流动力学不稳定等),未经引流的气胸或纵隔气肿,严重腹胀,上气道或颌面部损伤/术后/畸形,及不能配合 NIV 或面罩不适。除心跳呼吸停止外,其余禁忌证均为相对禁忌证。

若出现上述 NIV 禁忌情况,应行气管插管机械通气。机械通气过程中,应根据血气分析及临床情况调整呼吸参数。

（四）病因和诱因治疗

积极治疗病因和诱因是治疗呼吸衰竭的根本。所有支持治疗的目的就是为病因和诱因的治疗争取时间和创造条件。

（五）一般支持治疗

纠正酸碱失衡和电解质紊乱,加强液体管理,保证充足的营养及热量供给。在液体管理方面,要防止血容量不足或液体负荷过大,既要保证氧输送能力,也要防止肺水肿。

（六）其他重要脏器功能的监测与支持

加强对重要脏器功能的监测和支持,预防和治疗心、脑、肝、肾、消化系统及出凝血系统等相关并发症,注意防止多器官功能障碍综合征。

第四节　急性呼吸窘迫综合征

1967 年 Ashbaugh 首次对一组外科患者报道急性呼吸窘迫综合征(acute respiratory distress syndrome,ARDS),之后其定义受病理生理学研究的限制,曾出现过多种名称,包括湿肺、白肺、婴儿肺、成人呼吸窘迫综合征等。1994年欧美共识会议首次定义ARDS/急性肺损伤(acute lung injury,ALI);2011年柏林会议对ARDS定义做了修订,将ALI纳入ARDS的轻症形式。ARDS定义的变迁反映了在这一领域内对其病理和病理生理的认识逐步深入,并配合临床研究的需要,规范其诊断条件。在美国,ARDS发病率59/10万,死亡率全球平均为40%~50%,部分临床医学中心可低至30%。

一、定义与危险因素

定义:各种原因导致的急性呼吸窘迫,临床表现为发病迅速,给予普通吸氧难以纠正的呼吸困难和缺氧,胸部影像学表现为肺内弥漫性渗出性改变,不能完全给予心源性肺水肿解释,在PEEP/持续气道正压通气(continuous positive airway pressure,CPAP)≥5cmH$_2$O情况下,PaO$_2$/FiO$_2$≤300mmHg,可临床诊断ARDS。

ARDS的危险因素包括肺内和肺外,即直接作用于肺还是间接作用于肺而进行分类。最常见的因素为感染、创伤和误吸,占所有ARDS病因的80%以上。其次为药物、胰腺炎、放射性损伤和器官移植等。感染不仅是ARDS最重要的危险因素,也是ARDS患者死亡的重要诱发因素(表22-1)。高龄、酗酒、代谢性酸中毒和病情严重度等情况与ARDS易感正相关,而糖尿病患者发生ARDS概率相对偏低。

表 22-1　ARDS 常见的危险因素

直接肺部损伤因素(肺源性)	间接肺部损伤因素(肺外源性)
严重肺部感染(细菌、病毒、真菌、结核、其他感染)	严重感染(除肺以外的其他部位)
肺部与胸部创伤	严重非胸部创伤
胃内容物误吸(尤其 pH<2.5)	急性重症胰腺炎
吸入有毒气体	药物过量(海洛因、麻醉药物过量、秋水仙碱)
淹溺、肺脂肪栓塞	体外循环(休克:感染性、出血性、心源性)
氧中毒	代谢性疾病(尿毒症、糖尿病酮症酸中毒)
	其他:弥散性血管内凝血(DIC)、大量输血、子痫、羊水栓塞、体外循环、器官移植、弥漫性结缔组织病

二、发病机制与病理生理

(一)发病机制

直接损伤:各种危险因素损伤肺泡上皮和血管内皮,血管内的液体进入肺间质及肺泡内,影响肺换气及弥散功能。

间接损伤:炎症反应所致的肺组织损伤是ARDS的主要机制。各种危险因素通过肺泡内Toll样受体(toll like receptor,TLR)或PAMP受体(pathogen associated molecular pattern receptor,PAMPR)启动炎症细胞内信号传导途径,激发巨噬细胞释放MIP-2、TNF-α和IL-8等,而释放的炎症因子又可以募集中性粒细胞肺内聚集。中性粒细胞受细胞因子的趋化,通过细胞表面黏附分子贴壁爬行,通过内皮细胞之间的间隙进入间质及肺泡内。中性粒细胞一旦游走出血管,便不能回到血管内,其最终命运是在吞噬外来物或微生物后裂解死亡,并释放大量酶类,包括弹性蛋白酶、氧自由基等,对肺组织有显著的损伤作用。去除中性粒细胞以及应用抗IL-8的抗体可以明显改善肺损伤的程度。炎症因子不仅作用于内皮细胞诱发组织因子的表达,也作用于血液内的炎症细胞,进一步释放炎症和细胞因子,而组织因子的释放可启动外源性凝血途径,网罗血小板最终在微血管内形成血栓。

　　肺泡腔内,由于炎症细胞聚集,炎症因子释放,刺激肺泡Ⅰ型上皮细胞,导致细胞受损、死亡,上皮通透性增加,间质的水肿液可进入肺泡。Ⅱ型细胞亦出现损伤,肺泡表面活性物质分泌减少,肺泡内出现水肿,部分肺泡由于表面活性物质的缺失或减少,肺泡出现陷闭。肺泡内的水肿液富含蛋白成分,析出后形成透明膜。肺泡Ⅰ型和Ⅱ型上皮细胞基底膜存在 Na-K-ATP 酶,可将 3 个钠离子泵出细胞外,2 个钾离子泵入细胞内,有利于肺泡的主动液体清除。临床研究发现肺泡液体清除功能保存好的患者预后较好,说明肺泡液体清除功能的存在,预示上皮完整性及细胞功能和活性较强。

　　上述血管内和肺泡内的炎症细胞和炎症因子构成了肺气血屏障损伤的基础,这些炎症、免疫、凝血等作用机制交织在一起,形成炎症因子的失控性暴发,并损害肺的组织结构。

　　(二)病理生理机制

　　ARDS 肺形态改变有两个特点:①肺水肿和肺不张在肺内呈“不均一”分布,即重力依赖区(仰卧位时靠近背部的肺区)以肺水肿和肺不张为主,通气功能极差,而非重力依赖区(仰卧位时靠近前胸壁的肺区)的肺泡通气功能基本正常;②由于肺水肿和肺泡萎陷,使功能残气量和有效参与气体交换的肺泡数量减少,因而 ARDS 患者的肺有“婴儿肺”或“小肺”之称。上述形态特点造成顽固性低氧血症和呼吸窘迫。其中顽固性低氧血症是 ARDS 的主要病理生理表现,导致它的机制主要包括:肺内分流增加、死腔增加、弥散功能障碍。一般而言,单纯吸氧难以纠正缺氧,需要给予呼气末正压的机械通气治疗。

　　1. **通气 / 血流灌注比值失调($\dot{V}_A/\dot{Q}$)**　$\dot{V}_A/\dot{Q}$ 失调的病理基础为不均一的渗出性改变。早期为间质性水肿,随间质水肿加重,出现肺泡水肿甚至出血性改变。由于部分肺泡内存在水肿液,气体不能进入肺泡,而肺泡周围血流存在,导致肺内分流,死腔增加。受重力作用,仰卧位时,肺的渗出性病变以下肺为重,而下肺血流分布较多,故下肺以 $\dot{V}_A/\dot{Q}$ 降低为主;而上肺通气较好,故上肺死腔增多,以 $\dot{V}_A/\dot{Q}$ 升高为主。部分肺小血管内微小血栓形成,也会影响肺泡内气体的血氧交换,导致通气血流比值失调。

　　2. **弥散障碍**　毛细血管渗出,间质水肿甚至出血,导致肺泡上皮和毛细血管间隔增厚,氧气弥散距离增加;肺泡内渗出形成透明膜,更加重氧弥散障碍。

　　3. **耗氧增多**　呼吸急促,呼吸肌做功增加;原发病中发热、寒战等症状;由于呼吸窘迫,患者机械通气过程中常出现人机对抗。上述情况均可增加氧耗。

三、病理学

　　ARDS 的病理分 3 个阶段:水肿出血期(渗出期)、机化修复期和纤维化期。3 个阶段没有绝对的分界,相互重叠,对应于临床大约是 1 周内、第 2 周及第 3~4 周。不同危险因素导致的病理改变非常相似,即一旦启动炎症反应和血管内皮 - 肺泡上皮的通透性增高,从病理上很难推断病因。

　　(一)水肿出血期

　　为病程第 1 周,外观肺表面充血水肿,有局部出血灶。肺整体呈不均一实变,重量增加,含水量增加,顺应性减低。光镜下,可见肺间质水肿,肺泡水肿及肺泡腔内透明膜的形成。红细胞游离于血管外。肺间质及肺泡内可见大量中性粒细胞和淋巴细胞聚集。肺血管内皮通透性增加,部分内皮细胞脱落,启动凝血及纤溶途径,主要是血管及肺泡内的高凝状态。肺泡腔内的高凝状态与预后相关。这一时期最典型的病理改变是肺泡腔内透明膜的形成,以及微血管内血栓的形成。这两个病理改变导致通气血流比例失调和肺内分流增加,弥散功能减退,死腔增加,这些病理改变是难治性低氧血症的病理基础。

(二) 机化修复期

大约出现在病程第 2 周, 或 3~10d。主要标志性改变为肺泡Ⅱ型上皮细胞增生。肺损伤后修复的主要增生细胞包括肺泡Ⅱ型细胞, 具有分化增生功能, 可以分化为Ⅰ型细胞; 小气道内的 Clara 细胞, 具有分裂增生活性, 及肺内的间充质干细胞。骨髓动员的干细胞也参与肺组织的修复。肺血管内皮细胞具有异质性, 部分内皮细胞具有分化增生活性。因此, 在肺组织损伤后炎症反应的后期, 即开始肺组织的修复。

(三) 纤维化期

大约在病程 3~4 周, 肺出现纤维化为主要表现的病理状态。肺组织逐步启动吸收肺间质内的纤维蛋白, 肺内聚集的细胞逐渐减少, 漏出的中性粒细胞死亡后逐渐吸收。这个过程可长达 1 年以上。随访 ARDS 存活患者, 部分患者在发病期间出现的渗出和纤维化可最终完全吸收。

四、临床表现

发病前存在一定诱发因素, 起病后 72h 内发生, 一般不超过 7d, 除原发病的症状和体征外, 出现呼吸急促, 呼吸频率增快(一般 >25 次 /min), 心率增快(往往 >100 次 /min), 伴随全身缺氧症状。严重者可出现口唇发绀、神志改变, 甚至昏迷。上述症状通过吸氧治疗通常不能缓解, 亦不能完全用其他心肺疾病(如: 气胸、胸腔积液、肺不张、心脏衰竭等)解释。

叩诊肺实变征, 触觉语颤可有增强。肺部听诊可闻及湿啰音, 仰卧者双下肺为主, 部分患者可闻及管状呼吸音。

五、影像学检查

由于 ARDS 的肺水肿主要以渗出性为主(不同于以压力性肺水肿为主的左心衰), 典型胸片表现为双侧弥漫性斑片状浸润影伴毛玻璃影, 外带多受累。往往没有心影增大。CT 上出现不均质性, 早期间质水肿非重力依赖性分布, 后期肺泡水肿往往出现重力依赖性分布。仰卧位时, 下肺背段损伤较上肺重。严重 ARDS 患者 X 线胸片可出现"白肺"征象, 弥漫性双肺透亮度降低(图 22-2), CT 表现为弥漫性实变, 早期可见支气管充气征(图 22-3)。

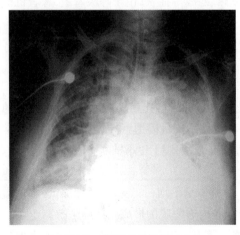

图 22-2　ARDS 的胸片表现

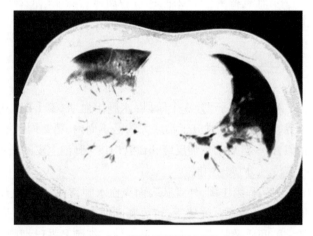

图 22-3　ARDS 的胸部 CT 表现

经胸壁的超声检查目前也用于肺水肿的诊断及危重程度评估。超声由于无创、操作简单、床旁实施、反复多次, 及对肺水肿较好的分辨, 目前在某些医学中心用于 ARDS 肺水肿的评估。

六、实验室和其他检查

(一) 血气分析

血气分析是评价 ARDS 严重程度的重要指标。早期，表现为单纯缺氧，由于呼吸窘迫，过度换气，$PaCO_2$ 下降，表现为呼吸性碱中毒。若缺氧不能纠正，血乳酸会增加，继而出现呼吸性碱中毒合并代谢性酸中毒。若病情继续发展，呼吸肌疲劳，则出现 CO_2 潴留，提示病情危重，往往伴随神志改变。

ARDS 很难仅给予单纯氧疗维持，通常需机械通气。无创或有创通气的 PEEP/CPAP 可帮助维持肺泡形态、减轻肺不张和改善 $\dot{V}_A/\dot{Q}$ 失衡，从而提高氧合，故分析 PaO_2 及 PaO_2/FiO_2 应注意吸氧浓度和 PEEP/CPAP 大小。通常指 PEEP/CPAP ≥ 5cmH_2O 时的 PaO_2/FiO_2 来评价 ARDS 的严重程度。

改变临床操作时，需要及时做血气分析评价临床操作是否恰当。改变呼吸机参数或通气模式约 30min 后，观察患者情况是否趋于相对稳定；若有需要，可行血气分析检查。由于一定程度上，$SaPO_2$ 可替代 PaO_2，呼气末 CO_2 可替代 $PaCO_2$，故某些情况下，无创监测可减少血气分析的有创操作；但 pH 值目前还不能无创测定，故怀疑酸碱平衡紊乱，仍需动脉血气分析。

注意事项：严重缺氧时动脉血颜色亦发黑，不易区分动静脉血，宜尽量采取桡动脉采血（动脉搏动易触及，较浅表，创伤小）。

(二) 右心导管检查

有助于区分肺水肿类型。若肺毛细血管楔压（pulmonary artery wedge pressure，PAWP）>18mmHg，应考虑左心衰存在。2011 年柏林会议前，曾认为若 PAWP>18mmHg，则不考虑 ARDS。但柏林会议指出，如果患者的肺水肿不能完全用心力衰竭和液体负荷过重来解释，也应考虑 ARDS 存在，即不能排除 ARDS 合并左心衰，故不能简单把 PAWP>18mmHg 作为 ARDS 的排除标准。危重患者中，右心导管还可监测中心静脉压，指导补液。

(三) 其他

除常规检查，针对不同的病因与危险因素，还需一些针对性的检查。病毒感染时可出现白细胞计数减少或不变，淋巴细胞计数下降；细菌感染时可出现中性粒细胞数上升，C 反应蛋白和降钙素原增高。部分患者肺水肿发展迅速时，可导致白蛋白漏出增加，短时间内造成血白蛋白减低。全身和肺内渗出的增加可导致血细胞比容增高，这往往是全身毛细血管渗出、血容量减少的征象。肝功能可出现肝酶短暂升高，肾功能提示肌酐及尿素氮升高。凝血纤溶可出现异常，D- 二聚体升高。出现多器官功能衰竭时上述指标持续增高或降低。

七、诊断和鉴别诊断

根据 ARDS 定义和危险因素，在短时间内出现呼吸急促伴缺氧表现，且不能完全用左心衰等压力性肺水肿解释，X 线或 CT 提示肺内弥散的渗出性改变，PaO_2/FiO_2<300mmHg（机械通气时 PEEP 至少 5cmH_2O），即可诊断。根据 PaO_2/FiO_2 可进一步分为轻中重三级。

(一) ARDS 诊断标准 (表 22-2)

表 22-2　ARDS 诊断标准

凡符合以下四项可诊断 ARDS
1　明确诱因下 1 周内出现急性或进展性呼吸困难
2　胸部 X 线或 CT 检查双肺浸润影，不能完全用胸腔积液、肺叶 / 全肺不张、结节影解释
3　呼吸衰竭不能完全用心力衰竭、液体负荷过重来解释

续表

凡符合以下四项可诊断 ARDS		
4	低氧血症	轻度：200mmHg<PaO_2/FiO_2 ≤ 300mmHg； 中度：100mmHg<PaO_2/FiO_2 ≤ 200mmHg； 重度：PaO_2/FiO_2 ≤ 100mmHg 机械通气参数 PEEP/CPAP 不低于 5cmH$_2$O

ARDS 诊治的关键是早期诊断、早期干预。根据 ARDS 发病危险因素，需要对该高危患者密切随访，一旦出现 ARDS 倾向，应及时吸氧或机械通气等干预。呼吸频率加快和氧合指数进行性下降，是提示 ARDS 发生发展的简单又可靠的指标。

（二）鉴别诊断

1. **左心衰竭**　往往有高血压和冠心病史，平卧位有胸闷气急，活动后加重，常伴端坐呼吸。X 线提示肺门为主的渗出性改变，合并心脏扩大征象。实验室检查脑钠肽（brain natriuretic peptide，BNP）明显升高，如有条件做右心导管，可见 PAWP>18mmHg。强心利尿扩血管等治疗措施往往短期内可以缓解上述症状。

2. **高原性肺水肿**　有高原旅游或短期居住史，一般到达高原地区 2~3d 内发病，出现头痛、头晕、乏力、呼吸困难，重者可出现咳粉红色泡沫痰。由于高原肺水肿发病机制与 ARDS 不同，吸氧或转低海拔地区可快速缓解。

3. **其他类型的肺水肿**　如尿毒症患者、复张性肺水肿、神经性肺水肿等，均有特殊的诱因，结合病史诊断较为容易。

4. **间质性肺病加重**　呼吸道感染是常见诱因，部分诱因不清。临床表现为咳嗽，活动后气促，严重时坐位出现呼吸急促等缺氧症状。有间质性肺病病史，短期内出现症状恶化。胸部薄层高分辨 CT 提示，在间质改变的基础上出现渗出性改变等。

八、治疗

ARDS 的治疗原则是保护性肺通气、改善氧合及对症支持治疗。具体包括：氧疗，机械通气，补液，营养，镇静镇痛，血糖控制，输血的限制，白蛋白使用，激素及抗生素的使用等。根据其不同的发展阶段，采取的措施有所不同。应有对 ARDS "零容忍" 的态度，包括：ARDS 早预防、早发现和早干预，及预防人为 ARDS 产生。

（一）早期预防和干预

患者存在 ARDS 危险因素时（肺部感染、创伤、误吸、休克及胰腺炎等），需警惕 ARDS 发生的可能，密切观察呼吸频率和 SaPO$_2$ 变化。若呼吸频率加快，>25 次 /min，或 SaPO$_2$ 持续下降，尽早行胸部影像学检查，明确肺内情况，并同时给予氧疗。

尽早诊治原发病，减少不必要的操作，减少额外的创伤和感染机会。气管插管的患者，积极预防呼吸机相关肺炎的发生，包括抬高床头、口腔护理、规范的清洁措施预防交叉感染等。

（二）原发病治疗

积极治疗原发病。所有支持治疗的目的：延长生命，为原发病和诱因的转归争取时间。感染是 ARDS 的重要因素，正确使用抗生素是治疗成功的关键。此外，还应警惕病毒感染。

（三）机械通气

当患者出现呼吸窘迫，呼吸频率 >25 次 /min，应尽快氧疗。一般而言，普通低流量氧疗难以改善症状和氧合。当 PaO_2/FiO_2 ≥ 200mmHg 时，可考虑 HFNC。HFNC 可作为轻度 ARDS （200mmHg<PaO_2/FiO_2 ≤ 300mmHg）的一线治疗手段。与 NIV 比较，同样具有降低呼吸频率、改善

PaO_2 的作用,且 HFNC 的耐受性更好;当 150mmHg<PaO_2/FiO_2 ≤ 200mmHg 时,在无明确气管插管指征下,HFNC 可先使用 1h 后再进行评估。如症状无改善,呼吸频率 >30 次/min,则需改为 NIV 或有创通气;PaO_2/FiO_2<150 mmHg 时,不建议常规 HFNC 治疗。

一般在 HFNC 参数(流量 ≥ 50L/min,FiO_2 ≥ 60%)情况下,若 PaO_2/FiO_2 ≤ 150mmHg,可考虑 NIV。无创通气通常给予 CPAP 或 S/T 模式。通气过程中,一定要密切观察病情变化(呼吸频率、心率和 $SaPO_2$),若在 PEEP/CPAP ≥ 10cmH_2O 和 FiO_2 ≥ 60% 的条件下,观察 1~2h,上述指标仍尤改善,应给予有创呼吸支持治疗。

机械通气是 ARDS 治疗的关键,何时应用有创通气仍有争论。机械通气目的是正压加 PEEP 使肺泡处于开放状态改善氧合,减少呼吸肌做功,减少氧耗。目前提倡小潮气量通气及应用 PEEP 的肺保护通气,必要时给予俯卧位。潮气量从 8ml/kg 起,逐步降低至 4~6ml/kg,根据肺水肿程度和肺顺应性及时调整 FiO_2、PEEP、呼吸频率和潮气量,维持 PEEP 5~15cmH_2O,尽量减少 FiO_2。只要能维持 PaO_2 ≥ 60mmHg 或 $SaPO_2$ 为 90%~93%,尽量保持 FiO_2 在 60% 以下。

通气模式早期主张控制通气、定压、定容或双水平压力正压通气等。由于肺部病变受重力影响,俯卧位通气可改善 $\dot{V}_A$/$\dot{Q}$ 失调,从而改善氧合。改变体位时,应注意压伤及意外,骨折及气胸患者不给予俯卧位通气。肺复张可打开不张的肺组织,帮助改善 $\dot{V}_A$/$\dot{Q}$,提高氧合,但应注意其对肺损伤的加重。

在保持 FiO_2 为 100% 和 PEEP ≥ 20cmH_2O 时,仍不能维持 PaO_2>60mmHg,且 PaO_2/FiO_2<100mmHg 超过 24h,或出现机械通气肺损伤(如,机械通气造成的纵隔气肿、气胸等),可以考虑 ECMO 替代。ECMO 可迅速改善危重 ARDS 患者的氧合,同时完全或部分替代肺的功能,把机械通气的参数下调,让损伤的肺脏"休息"。但 ECMO 使用的时机需要灵活掌握。一般情况下 ECMO 用于终末期 ARDS 的治疗。临床发现,ECMO 虽可以短时间内改善缺氧的状况,但对死亡率没有明显影响,而且费用昂贵。目前有限的临床研究发现,早期应用 ECMO 预后较好。ECMO 用于 ARDS 治疗能否有效降低死亡率还存在争议,但可延长生存时间。目前 ARDS 治疗的 ECMO 模式以 V-V 模式为主。

在鉴别诊断性治疗中,无创通气是心源性肺水肿和肺栓塞所致的急性呼衰的良好适应证。合理的正压通气能改善肺水肿和换气功能,降低心脏前后负荷,增加心输出量,舒张期心室充盈量下降,改善冠状动脉血供。若患者神志清,能较好配合无创通气[参数常设定为:压力支持(PSV):15~20cmH_2O,PEEP:5~10cmH_2O,FiO_2:50%],配合强心利尿,可取得较好疗效。上述方案治疗高原性肺水肿,尤为快速。

（四）液体平衡

在保证体循环血压稳定情况下,适当负平衡(入量较出量少 500ml 左右),有利于改善氧合和病情恢复。补液原则上以晶体为主。尽管补充胶体存在一定争议,适当补充白蛋白并用呋塞米(速尿)可改善肺水肿。

（五）营养

ARDS 患者代谢快,耗氧增加,应提供适当营养治疗,营养不足或过剩均无益。尽量半卧位胃肠道营养,减少静脉营养副作用。建议血糖控制在 7.7~10mmol/L,高血糖可降低危重病患者的预后,而血糖控制阈值太低容易导致低血糖。

（六）镇静和镇痛

适当镇静镇痛可减少机械通气人机对抗,减少氧耗;但应注意并发症,如:呼吸道分泌物引流受影响、谵妄、插管延迟及继发呼吸机相关性肺炎等,影响预后。镇静可采用丙泊酚持续静脉泵注[0.3~0.4mg/(kg·h)],该药具有起效快,镇静水平易于调节及撤离后患者苏醒快等特点。肌松剂可采用氯化琥珀酰胆碱(静脉泵注或肌内注射,1mg/kg),维库溴铵,罗库溴铵等。后两者建议负荷剂量后持续静脉泵注。注意肌松剂与氨基糖苷类药物及激素联合使用药物副作用增强。

（七）激素的使用

ARDS 使用激素目前没有明确的定论。合并脓毒性休克、血压不稳定，并伴大量炎症因子释放，有激素使用的指征。血流动力学稳定的 ARDS 患者，使用激素争议较大。一般认为 ARDS 发生 2 周内可使用激素，原则小剂量、短疗程。常用甲泼尼龙（1mg/kg），若炎症渗出控制不佳可加至 2mg/kg。流感所致的肺损伤，使用激素无明显获益。

（八）静脉血栓和肺栓塞

ARDS 患者由于血管内皮损伤、缺氧及长期卧床，合并深静脉血栓及肺栓塞的可能性大；可给予低分子肝素皮下注射预防性抗凝。一旦发现血栓形成，可根据部位、阻塞范围和严重程度分别给予抗凝或溶栓。D- 二聚体虽对血栓形成有一定指导价值，但其在严重炎症反应及内皮损伤时也会显著升高，因此特异性不强，需要密切观察体征变化，如单侧下肢的水肿等。

（九）胃肠道溃疡

缺氧、应激及激素的使用会增加胃肠道溃疡的发生，建议预防性使用胃黏膜保护剂和抑酸药物。在使用激素（尤其静脉大剂量）的同时，给予抑酸药物可减少或预防胃肠道出血。要注意随访粪便及胃内容物的性状和隐血。

（十）抗菌药物使用

遵照危重病学会、ATS/IDSA 等的指南用药，基本原则是参考药敏、当地流行病学，先广谱再根据病情换窄谱抗生素降阶梯治疗。呼吸机相关肺炎常见致病菌是革兰氏阴性细菌为主，包括铜绿假单胞、鲍曼不动杆菌、肺炎克雷伯菌和大肠埃希菌等。这些指南中，对抗生素的使用需要了解所覆盖的病原菌种类、作用机制、给药剂量和间隔时间、药物副作用及药物之间的相互作用。一些抗生素常见的副作用也需要牢记，如氟喹诺酮类不建议用于 18 岁以下患者以免影响软骨发育；氟喹诺酮类药物对神经系统的刺激作用；头孢哌酮 / 舒巴坦有抗凝活性；碳青霉烯类抗生素在杀灭细菌的同时可以诱导内毒素释放；万古霉素对肾功能的影响；磺胺类药物服用后要尽量多喝水以防尿路结石形成；氨基糖苷类抗生素的耳毒和肾毒性等。

（十一）其他治疗方法

ARDS 的病理生理变化提示 $\dot{V}_A/\dot{Q}$ 失调是氧合功能异常的主要原因，因此有人提出吸入一氧化氮（NO）可以选择性扩张通气较好部位的肺血管来改善肺损伤，虽然部分临床研究提示可短暂改善氧合，但对于死亡率没有显著的影响，目前并不推荐用于 ARDS 的治疗，只用于小儿的重症肺动脉高压和呼吸窘迫综合征的治疗。

其他的通气策略，包括高频通气和液体通气等不同通气模式尚未有明确的证据可以降低 ARDS 的死亡率。

九、预防与预后

对 ARDS 应"零容忍"。及时治疗 ARDS 所涉及的危险因素，预防 ARDS 的产生；密切观察病情变化，及时发现 ARDS，做到早诊断和早治疗；治疗 ARDS 过程中，注意脏器的保护（比如：肺保护通气等措施），避免人为 ARDS 的产生。

ARDS 的预后与年龄、原发病、疾病严重程度、有无多脏器功能不全 / 衰竭综合征及并发症有关。对于 >65 岁、有败血症危险的患者和其他脏器功能不良的患者病死率较高。总的病死率为 40%~50%。其死亡原因早期（72h）多为原发疾病和损伤；晚期（3d 后）多为继发感染、脓毒、呼吸衰竭和多脏器功能不全。部分存活的患者可遗留各种问题：①呼吸困难：大部分患者经治疗，肺功能在 3 个月内改善，6 个月恢复正常，但少数患者遗留肺纤维化和肺功能异常，包括限制性通气功能障碍和弥散功能下降；②乏力和肌肉无力：长期机械通气导致肌肉废用萎缩，引起呼吸无力。早期康复训练对此有一定疗效；③抑郁；④智力下降：如记忆力思考力下降，可能与药物副作用或低氧有关。

呼吸衰竭诊断与治疗流程图见图 22-4。

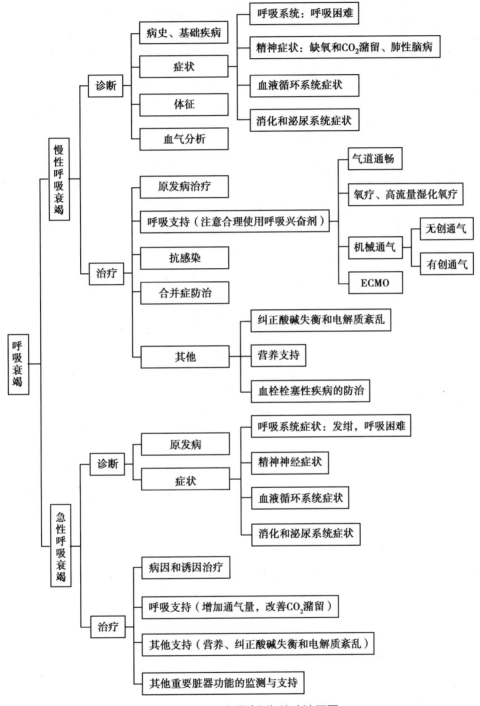

图 22-4 呼吸衰竭诊断与治疗流程图

ARDS 诊断与治疗流程图见图 22-5。

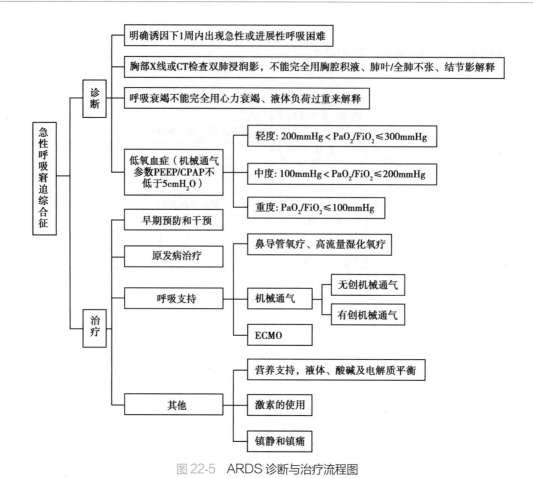

图 22-5　ARDS 诊断与治疗流程图

诊 治 精 要

1. 呼吸衰竭是临床常见的危重症,是大多数疾病临终的表现形式之一。其发病率、患病率和死亡率高。病因较复杂,其中 ARDS 的危险因素包括肺源性和肺外源性,感染是重要的致病因素。

2. 呼吸衰竭的发病机制与肺泡通气量不足、通气 / 血流灌注比值失调、弥散障碍和氧耗量增加有关。ARDS 的发病机制与危险因素直接和 / 或间接导致的肺组织损伤有关。

3. 血气分析是诊断呼吸衰竭最重要的手段。ARDS 的诊断包括:进行性发展的呼吸困难、影像学表现、不能完全用液体负荷过重解释的呼吸困难及不同程度的低氧血症。

4. 原发病治疗及适当的呼吸支持是呼吸衰竭治疗的关键,并应注意酸碱电解质平衡、液体管理、营养支持及预防血栓。

思考题

1. 呼吸衰竭的定义。
2. 慢性呼衰的诊断及治疗原则。
3. ARDS 的诊断标准。
4. ARDS 的治疗原则。

(童　瑾)

第二十三章

肺动脉高压

肺动脉高压（pulmonary hypertension，PH）是指由多种异源性疾病（病因）和不同发病机制造成的肺血管结构或功能改变，引起肺动脉压力升高的临床和病理生理综合征，继而发展成右心衰竭甚至死亡。肺动脉高压血流动力学诊断标准是指海平面静息状态下，右心导管检查测定的肺动脉平均压 ≥ 25mmHg（1mmHg=0.133kPa）。临床上将肺动脉高压分为 5 大类：①动脉性肺动脉高压；②左心疾病所致肺动脉高压；③肺部疾病和 / 或低氧所致肺动脉高压；④慢性血栓栓塞性肺动脉高压和 / 或其他肺动脉阻塞性病变所致肺动脉高压；⑤未明和 / 或多因素所致肺动脉高压。不同类型肺动脉高压诊治不尽相同，因此具有较高专业性，早期识别与及时转诊至具有综合诊治能力的 PH 中心，有助于正确诊断和充分治疗。

第一节 概 述

一、肺动脉高压的定义

肺动脉高压是指由多种异源性疾病（病因）和不同发病机制造成的肺血管结构或功能改变，引起肺动脉压力升高的临床和病理生理综合征，继而发展成右心衰竭甚至死亡。

肺动脉高压血流动力学定义指海平面静息状态下，右心导管检查测定的肺动脉平均压（mean pulmonary artery pressure，mPAP）≥ 25mmHg（1mmHg=0.133kPa）。正常成年人静息状态下 mPAP 为（14.0 ± 3.3）mmHg，其上限不超过 20mmHg。因此，有必要重视对肺动脉平均压在 21~24mmHg 人群的病因筛查、随访与管理。

肺动脉高压根据血流动力学可以分为三类：毛细血管前肺动脉高压、毛细血管后肺动脉高压和混合性肺动脉高压。肺动脉高压血流动力学定义及分类见表 23-1。

表 23-1　肺动脉高压的血流动力学分类

血流动力学分类	分类标准	临床分型
毛细血管前肺动脉高压（pre-capillary PH）	mPAP ≥ 25mmHg PAWP ≤ 15mmHg PVR>3WU	动脉性肺动脉高压 肺部疾病和 / 或低氧所致肺动脉高压 慢性血栓栓塞性肺动脉高压 未明和 / 或多因素所致肺动脉高压

续表

血流动力学分类		分类标准	临床分型
毛细血管后肺动脉高压（post-capillary PH）	单纯性（isolated post-capillary PH，IpcPH）	mPAP ≥ 25mmHg PAWP>15mmHg PVR ≤ 3WU	左心疾病所致肺动脉高压 未明和/或多因素所致肺动脉高压
	混合性（combined pre-and post-capillary PH，CpcPH）	mPAP ≥ 25mmHg PAWP>15mmHg PVR>3WU	

PAWP：肺动脉楔压；mPAP：肺动脉平均压。

二、肺动脉高压的临床分类

临床上将肺动脉高压分为 5 大类（表23-2）：①动脉性肺动脉高压（pulmonary arterial hypertension，PAH）；②左心疾病所致肺动脉高压；③肺部疾病和/或低氧所致肺动脉高压；④慢性血栓栓塞性肺动脉高压和/或其他肺动脉阻塞性病变所致肺动脉高压；⑤未明和/或多因素所致肺动脉高压。

表 23-2　肺动脉高压临床分类

分类	亚类
1. 动脉性肺动脉高压	（1）特发性肺动脉高压 （2）遗传性肺动脉高压 （3）药物和毒物相关肺动脉高压 （4）疾病相关的肺动脉高压 ①结缔组织病 ②HIV 感染 ③门脉高压 ④先天性心脏病 ⑤血吸虫病 （5）对钙通道阻滞剂长期有效的肺动脉高压 （6）具有明显肺静脉/肺毛细血管受累的肺动脉高压 （7）新生儿持续性肺动脉高压
2. 左心疾病所致肺动脉高压	（1）射血分数保留的心力衰竭 （2）射血分数降低的心力衰竭 （3）瓣膜性心脏病 （4）导致毛细血管后肺动脉高压的先天性/获得性心血管病
3. 肺部疾病/缺氧所致肺动脉高压	（1）阻塞性肺疾病 （2）限制性肺疾病 （3）其他阻塞性和限制性并存的肺疾病 （4）非肺部疾病导致的低氧血症 （5）肺发育障碍性疾病
4. 慢性血栓栓塞性肺动脉高压和/或其他肺动脉阻塞性病变所致肺动脉高压	（1）慢性血栓栓塞性肺动脉高压 （2）其他肺动脉阻塞性疾病：肺动脉肉瘤或血管肉瘤等恶性肿瘤、肺血管炎、先天性肺动脉狭窄、寄生虫（包虫病）
5. 未明和/或多因素所致肺动脉高压	（1）血液系统疾病（如慢性溶血性贫血、骨髓增殖性疾病） （2）系统性和代谢性疾病（如结节病、戈谢氏病、糖原储积症） （3）复杂性先天性心脏病 （4）其他（如纤维素性纵隔炎）

三、肺动脉高压的流行病学及危险因素

（一）流行病学

全球范围内有关肺动脉高压流行病学相关文献报道很少。不同类型肺动脉高压流行病学资料不同，左心疾病和肺部疾病和 / 或低氧所致肺动脉高压是临床工作中最常见的类型。目前流行病学数据主要针对 PAH 及慢性血栓栓塞性肺动脉高压（chronic thromboembolic pulmonary hypertension，CTEPH），其他类型肺动脉高压相关的人口统计学资料、临床病程等数据较为有限，应建立相关注册登记研究，有助于加深对此类疾病的了解。

多项国际注册登记研究显示，成人 PAH 人群发病率约 2.4/（百万人·年），人群患病率约 15/百万。在欧洲，PAH 人群发病率和患病率分别为 5~10/（百万人·年）、15~60/ 百万人。PAH 中大约半数是特发性肺动脉高压（idiopathic pulmonary arterial hypertension，IPAH）、遗传性 PAH 或药物相关性 PAH，疾病相关的 PAH 中则以结缔组织病最为常见。在缺乏 PAH 靶向药物的传统治疗时代，IPAH 自然预后差，中位生存期仅 2.8 年，1、3 和 5 年生存率分别为 68%、48% 和 34%。随着靶向药物治疗进展，IPAH 预后明显改善。美国 REVEAL 注册研究显示，自靶向药广泛应用于临床以来（自 2001 年 11 月之后），PAH 患者 1、3、5 和 7 年的 Kaplan-Meier 生存率分别为 85%、68%、57% 和 49%。日本的研究显示经过靶向药治疗，IPAH 患者长期生存率显著提高，5 年生存率达 96%，10 年生存率达 78%。2011 年我国研究表明，IPAH 的 1、3 年生存率分别为 92.1%、75.1%，与发达国家报道相近。

CTEPH 属于第 4 大类肺动脉高压，不同文献报道的 CTEPH 发病率差异较大，国外症状性急性 PTE 后经右心导管确诊的 CTEPH 发病率为 0.45%~6.2%，而我国数据显示两年累积发病率约为 1.3%。

（二）危险因素

肺动脉高压发病机制复杂，是多因素、多环节共同作用的结果，包括外因（低氧、烟草、粉尘、其他理化生物因素等）、内因（遗传、发育、结构、疾病等）及交互因素（微生态、感染、免疫、药物等）。多种血管活性分子、离子通道、信号通路参与肺动脉高压疾病的发生发展。

肺动脉高压发病机制复杂，致病因素众多，一些危险因素可能对肺动脉高压的疾病发展起到诱发或促进作用。根据与 PAH 发生的相关程度和致病性，将危险因素分为确定致病及可能致病（表 23-3）。

表 23-3　引起肺动脉高压的相关药物和毒物

肯定相关	可能相关
阿米雷司	可卡因
氟苯丙胺	苯丙醇胺
右氛氟拉明	L- 色氨酸
苯氟雷司	圣约翰草
甲基苯丙胺	苯丙胺
达沙替尼	干扰素 -α 和 -β
毒菜籽油	烷化剂
	博舒替尼
	直接作用的抗丙肝病毒药物
	来氟米特
	靛玉红（中草药青黛）

四、病理及病理生理

(一) 病理

肺动脉高压的病理改变主要累及远端肺小动脉,其特征性表现为:肺动脉内膜增殖伴炎症反应、内皮间质化,甚至形成同心圆性或偏心性改变(丛状病变),中膜肥厚及持续的收缩,外膜纤维化、基质重构以及肺小血管周围炎症浸润而导致其增厚;还可见病变远端扩张和原位血栓形成。主要的病理生理过程为肺血管结构和/或功能异常,表现为肺血管床内膜损伤、中层增生、外膜增殖/纤维化及炎症细胞集聚导致肺动脉管腔进行性狭窄、闭塞。近年来研究还发现肺静脉也会出现血管重塑,有类似"动脉化"表现,参与肺动脉高压的发生;支气管动脉因为"血管分流"会出现管壁增厚和管腔扩大等表现。

(二) 病理生理

肺动脉压力的高低取决于肺血流量和肺血管阻力的综合效应。肺血管阻力主要由肺小动脉、肺毛细血管和肺静脉阻力构成。任何可导致肺血流量增加和/或肺血管(肺小动脉、毛细血管和肺静脉)阻力升高的结构和功能异常的因素均可引发肺动脉高压。肺动脉压力升高导致右心后负荷增加,从而引起右心室肥厚、扩张,功能不全,最终出现右心衰竭。

左心疾病所致肺动脉高压是由左心收缩、舒张功能障碍和/或左心瓣膜疾病引起的肺动脉压力异常升高,其病理生理特征为左心充盈压升高,肺静脉回流受阻,肺静脉压力升高,从而继发肺动脉压力升高。

肺部疾病和/或低氧所致肺动脉高压是一类由于长期的肺实质或间质破坏、缺氧以及继发的肺血管床损害所导致的肺动脉高压。其病理生理学机制涉及低氧相关肺血管收缩/重塑、血管内皮及平滑肌功能障碍、炎症、高凝状态等多个环节。

CTEPH 致病因素较多,发病机制复杂,部分患者是急性肺血栓栓塞症的一种远期并发症。急性肺血栓栓塞症后血栓不完全溶解并发生机化,引起肺血管重构,导致肺动脉压力持续增加,最终导致右心功能衰竭。

第二节 肺动脉高压的诊断与鉴别诊断

一、临床表现

(一) 症状

肺动脉高压的临床症状缺少特异性,主要表现为进行性右心功能不全的相关症状。呼吸困难为最常见的症状,主要表现为活动后呼吸困难、进行性加重。还可表现为疲劳、乏力、胸闷、心绞痛和晕厥。部分患者还可表现为干咳和运动诱发的恶心、呕吐。晚期患者静息状态下可有症状发作。随着右心功能不全的加重可出现踝部、下肢甚至腹部、全身水肿。导致肺动脉高压的基础疾病或伴随疾病也会有相应的临床表现。

部分患者的临床表现与肺动脉高压的并发症和肺血流的异常分布有关,包括咯血、声音嘶哑、心绞痛等。严重肺动脉扩张可引起肺动脉破裂或夹层,表现出心脏压塞的症状体征。

(二) 体征

肺动脉高压体征可有不同程度的发绀、胸骨左缘抬举性搏动,肺动脉区第二心音亢进,右心室病理性第三心音,三尖瓣关闭不全导致的收缩期杂音和肺动脉瓣关闭不全导致的舒张期杂音。晚期可表现有颈静脉压力升高、肝肿大、腹水、外周水肿、四肢温度下降。通常没有哮鸣音和湿啰音。

此外,体格检查可能提示肺动脉高压的潜在病因。硬皮病可见毛细血管扩张、指端溃疡和硬化,肝脏疾病可见蜘蛛痣和肝掌。杵状指提示发绀型先天性心脏病、慢性肺部疾病或肝脏疾病。

二、辅助检查

(一) 心电图

肺动脉高压心电图可表现为肺型 P 波、电轴右偏、右室肥厚、右束支传导阻滞、QTc 间期延长等。心电图对肺动脉高压诊断的敏感性低,正常心电图并不能排除肺动脉高压。疾病晚期可见室上性心律失常,尤其是心房扑动,也有心房颤动。房性心律失常影响心输出量,加重病情,室性心律失常少见。

(二) 胸部 X 线

多数肺动脉高压胸部 X 线具有典型表现,如肺动脉段突出,中心肺动脉扩张,与周围肺动脉纤细或截断形成鲜明对比,表现为"残根"征,以及右心房和右室扩大的征象(图23-1)。

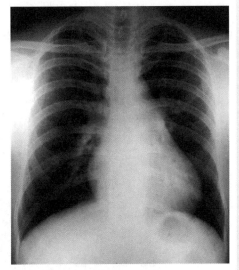

X 线胸片有助于筛查肺动脉高压的病因,如左心疾病、肺部疾病、先心病和栓塞性疾病等在 X 线胸片上具有相应的影像学特征。肺动脉高压的严重程度与胸片异常程度并无相关,正常的胸部 X 线片不能排除肺动脉高压。

(三) 肺功能和动脉血气分析

肺功能检查在肺动脉高压的病因诊断中具有较高价值,对于慢性低氧/肺部疾病所致肺动脉高压,根据 FEV_1、FVC、TLC、DLco 可以鉴别阻塞性、限制性以及混合性通气功能障碍的肺部疾病。

图 23-1　肺动脉高压的胸部 X 线表现

PAH 由于血管的张力增高,肺组织僵硬度增加,可表现为轻度限制性通气功能障碍,同时肺小动脉扩张压迫终末呼吸道或肺泡也可引起轻度气道阻塞。大部分 PAH 患者的弥散功能表现为轻或中度下降。

阻塞性气道疾病及神经肌肉疾患可能表现为低氧血症及高碳酸血症。如出现与疾病程度不相符的低氧血症需考虑到动静脉分流的情况。轻症 PAH 的动脉血气分析可完全正常,但由于过度通气,病情严重者可表现为二氧化碳分压下降及低氧血症。

(四) 超声心动图

超声心动图可用于肺动脉高压筛查诊断、病因鉴别和心功能评价。

根据临床表现和超声心动图评估的肺动脉高压可能性判断是否需行右心导管检查。超声心动图有助于鉴别肺动脉高压的病因,如先天性心脏病、左心疾病等。经食管超声对于先天性心脏病的诊断更为准确。

此外,超声心动图对于心脏功能评价具有较好的价值,如可根据三尖瓣环收缩期位移(TAPSE)、心室做功指数、左心室偏心指数、右心房面积等评估患者的右心功能,并可预测预后。

(五) 核素肺通气/灌注显像

核素肺通气/灌注(ventilation/perfusion,V/Q)显像是判断肺动脉高压患者是否存在肺动脉狭窄/闭塞性病变(包括慢性血栓栓塞性疾病等)的重要检查手段。如果存在呈肺段分布的灌注缺损且与通气显像不匹配,则需要考虑肺动脉狭窄/闭塞性病变的可能性。PAH 的肺 V/Q 显像可能正常,也可能存在与通气显像不匹配的非肺段性灌注缺损。

此外,V/Q 显像还可用于筛查 CTEPH。但是 V/Q 显像易出现假阳性情况,需要结合其他检查进行鉴别,存在严重心肺部疾病时不宜做此项检查。

（六）胸部 CT

胸部 CT 可显示右心室和右心房扩大、主肺动脉扩张,并可通过测量主肺动脉与升主动脉直径比（≥ 1.0）来评估肺动脉高压可能性（图 23-2）。高分辨 CT（HRCT）还有助于肺动脉高压的病因筛查。

CT 肺 动 脉 造 影（computed tomographic pulmonary angiography, CTPA）是诊断肺血管疾病（包括 CTEPH 等肺血管狭窄或闭塞性病变、先天性肺血管畸形等）的重要检查手段,对制订 CTEPH 的治疗方案非常重要,为肺动脉血栓内膜剥脱术提供影像学依据。CTEPH 常见的 CTPA 表现包括：肺动脉完全阻塞,肺动脉内条带影、网状充盈缺损,以及肺动脉管壁不规则增厚等。

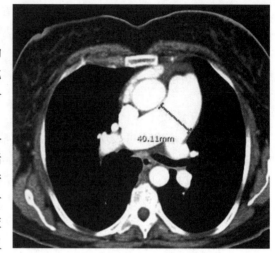

图 23-2 肺动脉高压胸部 CT 表现

（七）肺动脉造影

肺动脉造影主要用于了解肺血管形态和血流灌注情况。大部分 CTEPH 患者需行肺动脉造影检查（图 23-3）,为肺动脉血栓内膜剥脱术或球囊肺动脉成形术提供依据。

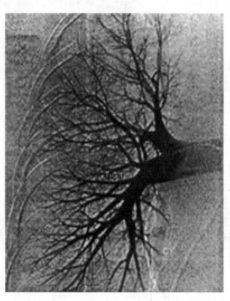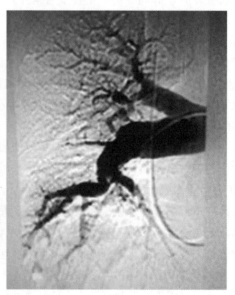

图 23-3 肺动脉造影

（八）心血管磁共振成像

心血管磁共振成像可直接评价右室大小、形态和功能,并可无创评估血流量,包括心输出量、每搏输出量和右心室质量。增强和平扫 MR 血管造影对导致肺血管阻塞的病因鉴别可能有帮助,特别是孕妇或对碘造影剂过敏可考虑应用此技术。但心血管磁共振的技术要求高,目前国内尚未广泛开展。

（九）血液学检查

血液学检查主要用于筛查肺动脉高压的病因和评价器官损害情况。

风湿免疫相关自身抗体、肝炎标志物、HIV 抗体等是特定肺动脉高压类型的重要标志。血常规检查异常需要警惕各类血液系统疾病(如白血病、贫血、红细胞增多症、骨髓增生异常综合征、多发性骨髓瘤等)、结缔组织疾病以及慢性缺氧性疾病(红细胞及血红蛋白代偿性升高)等。肝功能异常(如转氨酶和胆红素)需要考虑门脉高压、药物损伤、血液系统疾病及心衰等原因。对于原因不明的儿童肺动脉高压患者,需检测同型半胱氨酸及血尿有机酸代谢以明确是否存在代谢性疾病(如甲基丙二酸尿症等)。

CTEPH 患者需要行易栓症筛查(包括遗传性和获得性),特别是抗心磷脂抗体、狼疮抗凝物、抗 β2 糖蛋白 1 抗体。

所有肺动脉高压患者在初诊及随访过程中需要测定血液脑钠肽(brain natriuretic peptide,BNP)或 N 末端脑钠肽前体(N-terminal pro-brain natriuretic peptide,NT-proBNP),用于评估病情及指导治疗。

（十）腹部超声

腹部超声可以了解腹部脏器的结构和功能,为肺动脉高压的病因筛查提供依据。腹部超声可以确诊但不能完全排除门静脉高压,也可以为右心衰竭提供线索,如肝脾肿大、肝淤血、腹水以及肝静脉、门静脉扩张等。

（十一）右心导管检查和急性血管反应试验

右心导管检查是诊断和评价肺动脉高压的标准方法,通过右心导管检查可获得血流动力学数据,包括右房压、右室压(收缩压、舒张压和平均压)、肺动脉压力(收缩压、舒张压和平均压)、肺动脉楔压、心输出量、混合静脉血氧饱和度和肺血管阻力等,有助于判断有无心内左向右分流、评价对肺血管扩张剂的反应性和制订治疗策略。

急性血管反应试验的目的是筛选出口服大剂量钙通道拮抗剂(CCBs)有效的患者。急性血管反应试验阳性患者预后优于阴性患者。急性血管反应试验阳性标准为用药后 mPAP 下降幅度 ≥ 10mmHg 且 mPAP 值下降到 ≤ 40mmHg,同时心输出量增加或不变。通常仅有 10%IPAH 患者可达到阳性标准。

（十二）基因检测

对 PAH 患者进行基因检测具有重要意义。通过遗传学检查,PAH 家系成员可以明确自身是否携带致病突变基因及其临床意义。携带突变基因但尚无临床表现的家族成员需要进行早期筛查并密切随访。已知的 PAH 相关基因包括 *BMPR2*、*ACVRL1*、*ENG*、*SMAD9*、*BMPR1B*、*TBX4*、*CAV1*、*KCNK3*、*BMP9* 等。

三、诊断和鉴别诊断

（一）肺动脉高压的诊断

肺动脉高压的诊断建议从疑诊(临床及超声心动图筛查)、确诊(血流动力学诊断)、求因(病因诊断)及功能评价(严重程度评估)四个方面进行。这四个方面并非严格按照流程分步进行,其中病因诊断贯穿于肺动脉高压诊断的全过程。诊断策略及流程见图 23-4。

1. **疑诊**　通过病史、症状、体征以及心电图、X 线胸片等疑诊 PH 的患者,进行超声心动图的筛查,以明确发生肺动脉高压的可能性。

2. **确诊**　对于存在 PAH 相关疾病和 / 或危险因素的患者,如果超声心动图高度怀疑肺动脉高压,需要做右心导管检查明确诊断。

3. **求因**　对于左心疾病或肺部疾病合并存在重度肺动脉高压和 / 或右心室功能不全的患者,应转诊到肺动脉高压诊治中心,进一步寻找导致肺动脉高压的病因。如果 V/Q 显像显示呈肺段分布、与通气不匹配的灌注缺损,需要考虑 CTEPH。根据 CTPA、RHC 和肺动脉造影进行最终诊断。

4. **功能评价**　对于明确诊断为 PAH 患者,需要根据相关检查结果以及 WHO 功能分级、6min 步行试验等进行严重程度评估(图23-4),以利于制订治疗方案。

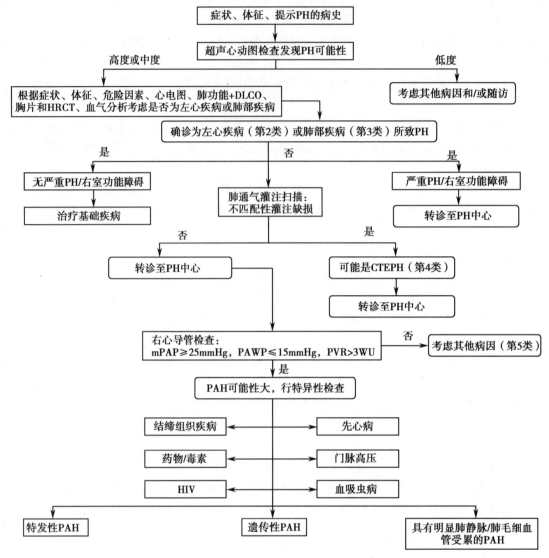

图23-4　肺动脉高压诊断流程

CHD=先天性心脏病;CT=计算机断层扫描;CTD=结缔组织病;CTEPH=慢性血栓栓塞性肺动脉高压;DLCO=CO弥散量;ECG=心电图;HIV=人类免疫缺陷病毒;HR-CT=高分辨率CT;mPAP=平均肺动脉压;PA=肺血管造影;PAH=动脉性肺动脉高压;PAWP=肺动脉楔压;PFT=肺功能试验;PH=肺动脉高压;PVOD/PCH=肺静脉闭塞病/肺毛细血管瘤样增生症;PVR=肺血管阻力;RHC=右心导管术;RV=右心室;V/Q=通气/灌注。

(二) 鉴别诊断

1. 表现为呼吸困难的鉴别　肺动脉高压患者最常见的临床表现为活动后呼吸困难。应与易引起呼吸困难的其他疾病如气道疾病、间质性肺疾病、慢性心脏病等进行鉴别。

2. 表现为胸痛的鉴别　肺动脉高压患者由于右心后负荷增加,耗氧量增加,可出现冠状动脉供血不足,心肌缺氧,表现为胸闷、心绞痛样胸痛,心电图有心肌缺血样改变,易误诊为冠心病所致心绞痛或心肌梗死。冠心病有其自身发病特点,冠脉造影可见冠状动脉粥样硬化、管腔阻塞证据,心肌梗死时心电图和心肌酶水平有相应的特征性动态变化。此外,还应与其他引起胸痛的疾病如主动脉夹层等进行鉴别。

3. 表现为晕厥的鉴别　肺动脉高压患者发生晕厥通常与心输出量减少,脑组织供血突然减少有关。需与迷走反射性、脑血管性晕厥及心律失常等其他原因所致的晕厥相鉴别。

4. 肺动脉高压病因鉴别 肺动脉高压病因复杂,许多疾病可以导致肺动脉压力的升高,而不同类型肺动脉高压的治疗存在较大差异,因而肺动脉高压不是一个最终的诊断,应当进一步检查以寻求病因。

第三节 肺动脉高压的治疗

不同类型肺动脉高压治疗原则不尽相同。正确认识引起肺动脉高压的相关疾病,并针对相关疾病进行积极治疗,是治疗疾病相关性 PH 的首要措施。对于直接影响肺血管功能或结构的肺动脉高压,治疗上以纠正或逆转肺血管改变为主。CTEPH 的治疗应优先考虑肺动脉血栓内膜剥脱术,对于不能行手术的患者,可考虑介入治疗。

一、动脉性肺动脉高压的治疗

(一) 临床严重性评估

PAH 临床严重性评估是指根据临床表现、WHO 功能分级、6min 步行距离、心肺运动试验、超声心动图、心脏磁共振、血流动力学以及血清生物学标志物等多项检查指标,对患者的病情及预后进行综合评价。PAH 治疗前进行危险分层评估病情严重程度,有助于制订个体化起始治疗方案,随访中进行危险分层旨在评估治疗效果和调整治疗方案。简化版的危险分层量表见表 23-4。

简化版危险分层量表根据 PAH 患者 1 年预期死亡率将患者分为低危、中危或高危。低危患者 1 年预期死亡率 <5%,中危为 5%~10%,高危 >10%,其危险分层主要包括 WHO 功能分级、6min 步行距离、生物学标志物、右房压、心脏指数、混合静脉血氧饱和度等指标,具有至少 3 个低风险指标且无高风险指标定义为低危状态,具有至少有 2 项高危指标,其中包括心脏指数或混合静脉血氧饱和度定义为高危状态,不符合低危和高危者都属于中危状态。

表 23-4 PAH 危险分层

预后因素		低危	中危	高危
A.	WHO 心功能分级	I, II	III	IV
B.	6min 步行距离	> 440 m	165~440 m	<165 m
C.	血浆 NT-proBNP/BNP 水平或右心房压力 (RAP)	BNP < 50 ng/L NT-proBNP< 300 ng/ml OR RAP < 8 mmHg	BNP 50~300 ng/L NT-proBNP 300~1 400 ng/ml OR RAP 8~14mmHg	BNP > 300ng/L NT-proBNP> 1 400ng/L OR RAP > 14mmHg
D.	心脏指数或混合静脉血氧饱和度	CI ≥ 2.5 L/(min·m²) OR SvO₂> 65%	CI 2.0~2.4 L/(min·m²) OR SvO₂ 60%~65%	CI< 2.0L/(min·m²) OR SvO₂< 60%

危险分层:

低危组: 至少三个低风险标准且无高风险指标;

中危组: 介于低风险和高风险之间;

高危组: 至少两个高风险指标,包括心脏指数或混合静脉血氧饱和度;

BNP: 脑钠肽;NT-proBNP:N 末端脑钠肽前体。

（二）治疗方法

1. 一般措施

（1）体力活动和专业指导下的康复：PAH 患者应在药物治疗的基础上、在专业指导下进行运动康复训练。运动康复可以改善 PAH 患者 6min 步行距离、心肺功能和生活质量评分。

（2）妊娠、避孕：随着靶向药物的进展，PAH 患者由于妊娠所致死亡率有所下降，但仍在 5%~23%，并且产科合并症多，因此，PAH 患者应避免怀孕。若妊娠期间被确诊为 PAH，最好在孕 22 周前终止妊娠；选择继续妊娠者，必须转至专业的肺动脉高压中心进行全面评估和密切随访。可以考虑给予静脉用前列环素类似物或磷酸二酯酶 5 型抑制剂治疗，尽量降低肺动脉压及肺血管阻力。

（3）择期手术：对 PAH 患者进行择期手术会增加患者风险，接受择期手术者，硬膜外麻醉可能比全身麻醉耐受性好。

（4）预防感染：PAH 患者容易合并肺部感染，而肺部感染是加重心衰甚至死亡的重要原因之一。建议 PAH 患者注射流感疫苗和肺炎链球菌疫苗。

（5）社会心理支持：PAH 对患者情绪产生重大影响，因此对 PAH 患者的管理必须充分评估患者的精神心理状态，鼓励家属给予心理支持，必要时请专科进行干预和支持。

（6）旅行：对于采用航空出行的 PAH 患者，当 WHO 功能分级为 Ⅲ - Ⅳ 级、动脉血氧分压低于 60mmHg 时，在飞行中建议吸氧。PAH 患者应避免前往海拔高于 1 500~2 000m 以上地区。

（7）遗传咨询：在 IPAH 和 HPAH、药物和毒物相关 PAH、PVOD/PCH 以及儿童 IPAH 和先心病相关 PAH 患者中，已经发现了 PAH 的基因突变。对筛查出基因突变的患者，需要告知关于遗传学变异的可能性，以及家庭成员可能携带相关的突变致 PAH 风险增加，以确保让家属进行筛查早期诊断，基因检测和遗传学咨询严格遵循当地法规的要求，遵循伦理原则。

2. 基础治疗

（1）抗凝治疗：原位血栓形成在 IPAH 疾病过程中具有重要作用，研究显示华法林抗凝治疗能改善 IPAH 患者预后，因此建议 IPAH 患者如无抗凝禁忌证应给予抗凝治疗。新型口服抗凝药物治疗 IPAH 的有效性仍有待考证，因此抗凝药物主要选择华法林。

（2）利尿治疗：PAH 患者出现失代偿性右心衰竭时导致液体潴留、中心静脉压升高、肝淤血、多浆膜腔积液等，利尿剂可改善上述状况，应用利尿剂治疗时需要监测肾功能、电解质等血生化指标，避免低血容量和电解质紊乱。

（3）氧疗：建议动脉血氧分压低于 60mmHg（外周血氧饱和度 <91%）的 PAH 患者进行氧疗，以使动脉血氧分压 ≥ 60mmHg。

（4）地高辛及其他心血管药物：地高辛可以增加心脏收缩力，改善心排量，可用于降低 PAH 患者发生快速房性心律失常的心室率。不建议应用血管紧张素转化酶抑制剂、血管紧张素 Ⅱ 受体拮抗剂、β 受体阻滞剂、硝酸酯类或伊伐布雷定等药物治疗 PAH，如因合并左心疾病（高血压、冠心病等）需要应用以上药物者，需观察血压、心率等，注意药物间相互作用。

（5）纠正贫血：PAH 包括 IPAH、先天性心脏病相关 PAH 以及结缔组织疾病相关 PAH 等患者常伴有铁缺乏，并且铁缺乏与 PAH 严重程度和预后相关。对铁缺乏的 PAH 患者应当积极进行补铁治疗。

3. 特异性治疗

（1）钙通道阻滞剂（calcium channel blockers，CCBs）：在右心导管检查时发现有小部分 IPAH 患者的急性血管反应试验阳性，对这部分患者建议给予钙通道阻滞剂治疗。主要应用的钙拮抗剂包括硝苯地平、地尔硫革、氨氯地平。建议起始低剂量，逐渐增加至可耐受的最大剂量，硝苯地平 120~240mg/d，地尔硫革 240~720mg/d，氨氯地平最高可达 20mg/d。

对应用钙通道阻滞剂的 PAH 患者应密切随访，如果患者治疗 1 年后 WHO 功能维持在 Ⅰ / Ⅱ 级，血流动力学持续改善，继续维持原治疗。如果患者治疗效果不佳，即没有达到 WHO 功能分级 Ⅰ ~ Ⅱ

级以及显著的血流动力学改善(接近正常),甚至病情恶化,应给予 PAH 靶向药物治疗,并逐渐减量停用钙通道阻滞剂。

未进行急性血管反应试验或者反应阴性的患者因潜在的严重副作用,例如低血压、晕厥、右心衰竭,不应该使用 CCB 类药物。

(2) 内皮素受体拮抗剂(ERA):内皮素系统在 PAH 发病中起重要作用。内皮素 -1 可通过与肺血管平滑肌细胞中的内皮素受体 A 和 B 结合,引起血管收缩,参与 PAH 的发生发展。内皮素受体拮抗剂可以通过干预内皮素途径治疗 PAH。主要药物包括波生坦、安立生坦、马昔腾坦。

(3) 磷酸二酯酶 -5 型抑制剂:一氧化氮(NO)是重要的血管扩张因子,其扩血管效应依赖于 NO 增加并维持血管平滑肌细胞内 cGMP 浓度的能力。肺血管包含大量的磷酸二酯酶 -5 型,它是 cGMP 的降解酶。PDE5 抑制剂可以通过减少 cGMP 的降解,升高其浓度引起血管舒张。此外,PDE5 抑制剂还有抗增殖的作用。主要药物包括西地那非、伐地那非、他达拉非。

(4) 鸟苷酸环化酶激动剂:鸟苷酸环化酶激动剂可增加 cGMP 的生成,通过 NO-cGMP 通路导致血管舒张,起到抗增殖和抗重构作用。主要药物为利奥西呱。

(5) 前列环素类似物和前列环素受体激动剂:前列环素由血管内皮细胞产生,具有强效的扩张血管作用,也是目前最强的内源性血小板聚集抑制剂。研究表明 PAH 患者肺动脉中前列环素合成酶的表达下降,尿中代谢水平降低,人工合成的前列环素类似物可用于治疗 PAH。主要药物为依前列醇、伊洛前列素、曲前列尼尔、司来帕格。

靶向药物的用法及常见不良反应详见表 23-5。

表 23-5 靶向药物用法及常见不良反应

PAH 靶向药物	用法	不良反应
前列环素类似物		
依前列醇	2~4ng/(kg·min)起始持续静脉泵入,逐渐加到目标剂量	头痛、消化道症状、输注路径感染
伊洛前列素	10~20μg/ 吸入,6~9 次 /d	头痛、脸红、低血压
曲前列尼尔	1.25ng/(kg·min)起始,静脉或皮下注射,逐渐加到目标剂量	输注部位疼痛,头痛,腹泻
贝前列素	20~40μg,qid,口服	头痛、面色潮红
前列环素受体激动剂		
司来帕格	200μg,bid 逐渐上调至耐受剂量,最大剂量 1 600μg,bid	头痛、腹泻、恶性呕吐、下颌疼痛
内皮素受体拮抗剂		
波生坦	62.5~125mg,bid	转氨酶升高、外周水肿、贫血
安立生坦	5~10mg,qd	头痛、外周水肿、贫血
马昔腾坦	10mg,qd	贫血
磷酸二酯酶 -5 型抑制剂		
西地那非	20mg,tid	头痛、脸红、视觉障碍等
他达那非	20~40mg,qd	头痛、脸红、肌痛
伐地那非	5mg,bid	头痛、脸红、肌痛
鸟苷酸环化酶激动剂		
利奥西呱	1mg,tid,每 2 周加量,直至 2.5mg,tid	消化道症状、低血压、咯血

（三）靶向药物治疗策略

建议 PAH 起始联合治疗,尽早达标。对于初治 PAH 患者,若为低或中危状态,起始联合不同通路靶向药物治疗,若为高危状态起始联合包括静脉前列环素类靶向药物治疗。

如果患者为以下几种情况考虑起始单药治疗:①急性血管反应试验阳性,在 CCBs 治疗至少 1 年后 WHO FC 仍持续在 Ⅰ/Ⅱ级;②长期接受单药治疗病情稳定在低危状态;③年龄 > 75 岁的 PAH 患者,存在射血分数保留心衰的多个危险因素(如高血压、糖尿病、冠心病、房颤、肥胖);④高度疑诊肺静脉闭塞病/肺毛细血管瘤样增生症;⑤ HIV、门脉高压或未矫正的 CHD 等相关 PAH 患者;⑥轻症 PAH 患者;⑦因存在禁忌证或其他原因无法进行联合治疗。

对于经治 PAH 患者,若仍未达到低危状态患者,需进行序贯联合治疗。

（四）球囊房间隔造口术

建立心房内右向左分流可以降低右心的压力,增加左心室前负荷和心排量。尽管降低了动脉血氧饱和度,但可改善体循环氧气的转运,同时可降低交感神经过度兴奋。球囊房间隔造口术作为姑息治疗或桥接治疗方法,建议在有经验的中心进行。

（五）肺移植和心肺联合移植

对于治疗无效或 WHO 功能分级维持在 Ⅲ级或 Ⅳ级的 PAH 患者,肺移植是非常重要的选择。PAH 肺移植术后 5 年生存率大约 45%~50%,生活质量明显提高。因此,当初始联合治疗仍然疗效不佳时应尽快进行肺移植术前评估。肺静脉闭塞症和肺毛细血管瘤样增生症缺乏有效治疗药物,应在诊断同时进行肺移植评估。

（六）重症 PAH 右心衰竭患者的管理

1. 监护　合并其他疾病(包括行大手术)和/或存在右心衰竭的患者可能需要在 ICU 管理。因此,重症 PAH 患者应在肺动脉高压中心的 ICU 管理。基本监测指标有生命体征(心率、血压、体温、血氧饱和度)、出入量、中心静脉压、中心静脉血氧饱和度和血乳酸含量。

2. 处理诱发因素　重症 PAH 右心衰竭的患者常因相关诱因而诱发,包括感染、贫血、甲状腺功能障碍、肺栓塞、心律失常等。室上性快速心律失常,尤其心房扑动和心房颤动,是重症 PAH 患者右心衰竭的常见诱因;感染是右心衰竭患者死亡的另一重要原因,均需积极处理。

3. 优化液体管理　对于重症患者,液体管理极为关键。大多数患者右心充盈压明显升高,心输出量下降,补液可进一步增加右心充盈压力和心室容积,从而加剧室间隔向左侧移位并增加三尖瓣反流,导致左心室充盈和功能进一步恶化,对于这些患者应静脉注射袢利尿剂甚至血液滤过以寻求液体负平衡。

4. 合理应用血管活性药物,维持各脏器灌注　低心输出量患者可能需要使用正性肌力药,多巴酚丁胺是最常用的正性肌力药物。血压低的患者可能需要升压治疗维持各脏器灌注,去甲肾上腺素是首选的升压药物,可避免心率增快,以及左心室充盈减少致心输出量进一步下降和左室舒张末压力升高。米力农和左西孟旦可以改善右心室功能,降低肺血管阻力,个案报道可以用于 PAH 合并右心衰竭患者。

（七）治疗策略

在肺动脉高压专业中心确诊的 PAH 初始治疗患者,建议接受一般治疗及支持治疗。对于 IPAH、HPAH 和药物及毒物相关 PAH 患者如果急性血管反应试验阳性,应给予大剂量(逐步滴定)CCBs 治疗;治疗 3~6 个月进行全面评估,如血流动力学持续改善,且 WHO 功能分级维持 Ⅰ~Ⅱ级的患者建议继续大剂量 CCBs 治疗,否则应启用 PAH 靶向药物治疗。急性血管反应试验阴性的患者建议初始靶向药物联合治疗,高危的患者建议联合静脉用前列环素类药物。治疗 3~6 个月进行评估,若为低危状态,应继续治疗并规律随访;若为中危状态,推荐三联疗法;若为高危状态,建议使用包括静脉注射前列环素类药物的联合治疗方案,并进行肺移植评估。病情持续恶化患者,可考虑球囊房间隔造口作为姑息性或肺移植前的桥接性治疗。PAH 患者的治疗流程见图 23-5。

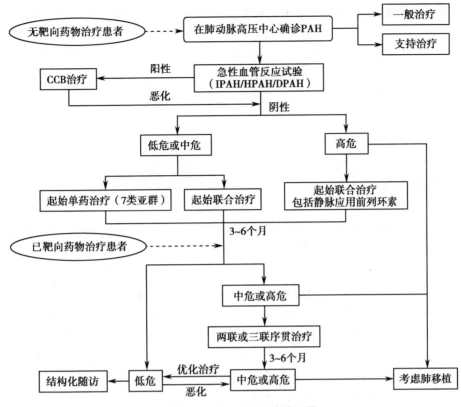

图 23-5　PAH 患者治疗流程图

(八) 随访策略

PAH 患者总体的治疗目标是达到低危状态,表现为良好的运动耐量、生活质量、右心功能和低死亡风险。建议患者每 3~6 个月进行随访评估,随访检查项目包括 WHO 功能分级、血常规、血生化、动脉血氧饱和度、BNP 或 NT-proBNP,6min 步行试验、超声心动图等,在调整治疗方案或临床恶化时复查右心导管检查。

二、左心疾病所致肺动脉高压治疗

左心疾病所致肺动脉高压以治疗原发左心疾病为主,包括控制心血管危险因素、药物治疗(包括利尿剂、血管紧张素转化酶抑制剂、β 受体阻滞剂、奈西立肽等)、非药物治疗(瓣膜置换、冠状动脉再灌注治疗、心室再同步化治疗、左心辅助装置、心脏移植等)以及治疗合并症(慢性阻塞性肺疾病、睡眠呼吸暂停综合征、肺栓塞等)。

至今尚没有大样本的随机对照临床试验证实靶向药物可以使左心疾病所致肺动脉高压患者获益。因此,目前仍不推荐此类患者使用肺动脉高压靶向药物。

三、肺部疾病和 / 或低氧所致肺动脉高压治疗

肺部疾病和 / 或低氧所致肺动脉高压是一类由于长期的肺实质或间质破坏、缺氧以及继发的肺血管床损害所导致肺动脉高压。常见的引起肺动脉高压的肺部疾病有 COPD、ILD、CPFE、睡眠呼吸暂停低通气综合征、慢性高原病等。慢性肺部或低氧性疾病一般导致轻中度肺动脉压力升高,一旦出现明显肺动脉高压[mPAP ≥ 35mmHg 或 mPAP ≥ 25mmHg 且伴有低 CI<2.0L/(min·m²)]时,需要排查是否合并其他疾病,如左心疾病、CTEPH、PAH 等,出现这种情况建议转诊至肺动脉高压中心进一步诊

治。肺部疾病或低氧所致肺动脉高压主要针对原发病治疗,推荐长程氧疗,不推荐常规给予靶向药物治疗。

四、慢性血栓栓塞性肺动脉高压和／或其他肺动脉阻塞性病变所致肺动脉高压治疗

慢性血栓栓塞性肺动脉高压和／或其他肺动脉阻塞性病变所致肺动脉高压属于第 4 大类肺动脉高压,其中主要以 CTEPH 最为常见。CTEPH 是以肺动脉血栓机化、肺血管重构致血管狭窄或闭塞,肺动脉压力进行性升高,最终导致右心功能衰竭为特征的一类疾病。CTEPH 是可能治愈的一类肺动脉高压。

CTEPH 的治疗包括基础治疗、手术治疗、药物治疗和介入治疗;基础治疗主要包括长期抗凝治疗、家庭氧疗、间断应用利尿剂和康复治疗等。

肺动脉血栓内膜剥脱术(pulmonary endarterectomy,PEA)是治疗 CTEPH 最有效的方法,手术评估需要在有经验的中心进行,部分 CTEPH 患者可通过手术完全治愈。不能行 PEA 手术或 PEA 术后持续性或再发性肺动脉高压的患者预后较差。PEA 手术复杂,围手术期需要呼吸与危重症、心血管、麻醉、体外循环、影像等多学科团队密切合作。部分无法行 PEA 手术的 CTEPH 患者,可行球囊肺动脉成形术(balloon pulmonary angioplasty,BPA)治疗,BPA 手术能明显改善患者症状和血流动力学指标。BPA 应在专业的诊疗中心进行。BPA 适应证为存在远端慢性血栓栓塞但不宜行 PEA 术的患者或者 PEA 术后持续性或再发性肺动脉高压的患者。

虽然 PEA 是大多数 CTEPH 患者的治疗选择,但仍有约 40% 的患者由于血栓位置难以触及而不适合行 PEA。靶向药物可用于不能行 PEA 手术、PEA 术后持续或再发的 CTEPH 患者。

CTEPH 患者治疗流程见图 23-6。

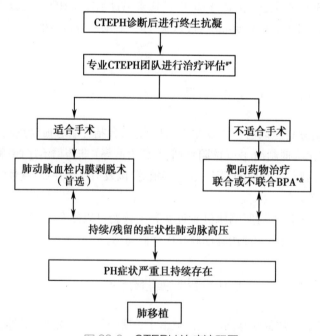

图 23-6　CTEPH 治疗流程图

CTEPH:慢性血栓栓塞性肺动脉高压;PEA:肺动脉血栓内膜剥脱术;BPA:球囊肺动脉成形术;# 多学科团队:包括 PEA 手术专家、PH 专家、BPA 手术专家和放射科专家;* 没有给予靶向药物治疗时也可以考虑 BPA;& 治疗方案的选择需要取决于专业知识程度。

五、未明和/或多因素所致肺动脉高压

第5大类肺动脉高压为机制未明或多因素共同作用所致,涉及多个系统的疾病,包括血液性疾病、系统性疾病、代谢性疾病及其他罕见疾病,这些疾病引起肺动脉高压的机制复杂;治疗原则为尽早发现,尽早治疗。这一类肺动脉高压以治疗原发疾病为主,建议转诊到相应的专科接受治疗,目前不推荐肺动脉高压靶向药物用于这一类患者。

诊 治 精 要

1. 肺动脉高压常呈进行性发展,严重影响患者生活质量和预后,是严重危害人民健康的医疗保健问题。

2. 肺动脉高压的临床症状缺少特异性,主要表现为进行性右心功能不全的相关症状。右心导管检查是诊断和评价肺动脉高压的标准方法。

3. 肺动脉高压的诊断建议从疑诊(临床及超声心动图筛查)、确诊(血流动力学诊断)、求因(病因诊断)及功能评价(严重程度评估)四个方面进行。这四个方面并非严格按照流程分步进行,其中病因诊断贯穿于诊断的全过程。

4. 不同类型肺动脉高压治疗原则不尽相同。应根据不同类型的肺动脉高压给予相应治疗。

思考题

1. 肺动脉高压的定义、血流动力学诊断标准。
2. 肺动脉高压的临床分类。
3. 肺动脉高压的临床严重程度评估(危险分层)。
4. 动脉性肺动脉高压的治疗策略。
5. 慢性血栓栓塞性肺动脉高压的治疗策略。

(翟振国)

第二十四章
肺血栓栓塞症

肺栓塞(pulmonary embolism,PE)是以各种栓子阻塞肺动脉或其分支为其发病原因的一组疾病或临床综合征,栓子包括血栓、脂肪、空气、羊水、菌栓等。肺血栓栓塞症是最常见的类型。急性肺血栓栓塞症以呼吸困难为主要临床表现,但由于表现不典型,常常漏诊、误诊。加强静脉血栓栓塞症的防治宣教,做到早发现、早诊断、规范治疗、全程管理对降低发病率、改善预后至关重要。

第一节 概 述

一、定义

肺血栓栓塞症(pulmonary thromboembolism,PTE)是来自静脉系统或右心的血栓阻塞肺动脉或其分支所导致的以肺循环和呼吸功能障碍为主要临床和病理生理特征的疾病。引起 PTE 的血栓主要来源于深静脉血栓形成(deep venous thrombosis,DVT)。肺血栓栓塞症和深静脉血栓形成实质上是一种疾病过程在不同部位、不同阶段的表现,二者合称静脉血栓栓塞症(venous thromboembolism,VTE)。任何导致静脉血液淤滞、静脉系统内皮损伤和血液高凝状态的因素均是发生肺血栓栓塞症的危险因素。

二、流行病学

VTE,临床表现为 PTE 和 DVT,是仅次于急性心肌梗死和卒中的全球第三大常见心血管病死因。其中 DVT 发病率较高,但病死率低,PTE 发病率较低,但病死率高。最近,我国基于住院患者的数据分析发现,从 2007 年到 2016 年,我国 VTE 的检出率呈显著上升趋势,2016 年,我国 VTE 的人群患病率约为 17.5/100 000,PTE 的人群患重病率约为 7.1/100 000。而 VTE 和 PTE 的住院期间死亡率呈现显著下降趋势,急性 PTE 的死亡率从 8.5% 降低到 3.9%。

三、危险因素

血栓形成的三要素包括静脉血液淤滞、静脉系统内皮损伤和血液高凝状态,即 Virchow 三要素,VTE 作为血栓性疾病,影响以上三要素的疾病状态均是 VTE 发病的危险因素。VTE 危险因素包括原发性和继发性危险因素(表 24-1 和表 24-2)。研究发现,PTE 发病率随着年龄增加而增加,年龄 >40 岁者每增长 10 岁 PTE 发生的危险度增加近 1 倍。肥胖患者 VTE 发病率为正常人群的 2~3

倍。肿瘤患者 VTE 发病率为非肿瘤人群的 4~7 倍等,肿瘤的类型、分期及治疗模式均在不同程度上增加了 VTE 风险,胰腺癌、脑癌、肺癌和卵巢癌在所有肿瘤中 VTE 发生风险最高;在 Ⅰ、Ⅱ、Ⅲ 和 Ⅳ 期肿瘤患者中,调整后的 VTE 发生风险分别为 2.9、2.9、7.5 和 17.1;癌症患者术后 90d VTE 发生风险是非癌症患者的 2 倍,接受化疗患者每年 VTE 发病率为 11%~20%。PTE 发病率无明显性别差异。

表 24-1　VTE 的危险因素

原发性(遗传性)	继发性(获得性)	
抗凝血酶缺乏	创伤 / 骨折	血小板异常
先天性异常纤维蛋白原血症	髋部骨折	克罗恩病
血栓调节蛋白异常	脊髓损伤	充血性心力衰竭
高同型半胱氨酸血症	外科手术后	急性心肌梗死
抗磷脂综合征	疝修补术 腹部大手术	恶性肿瘤 肿瘤静脉内化疗
纤溶酶原激活物抑制因子过量	冠脉搭桥术	肥胖
凝血酶原 20210A 基因变异(罕见)	脑卒中	因各种原因的制动 / 长期卧床
Ⅻ因子缺乏	肾病综合征	长途航空或乘车旅行
V 因子 Leiden 突变(活性蛋白 C 抵抗)	中心静脉插管	口服避孕药
纤溶酶原缺乏	慢性静脉功能不全	真性红细胞增多症
纤溶酶原不良血症	吸烟	巨球蛋白血症
蛋白 S 缺乏	妊娠 / 产褥期	植入人工假体
蛋白 C 缺乏	血液黏滞度增高	高龄

注:VTE,静脉血栓栓塞症。

表 24-2　VTE 的预测因素

强烈危险因素(OR >10)	
下肢骨折	心肌梗死(前 3 个月内)
心力衰竭或心房颤动 / 颤动住院(前 3 个月内)	脊髓损伤
髋部或膝部置换	既往 VTE 史

中度危险因素(OR 2~9)	
膝关节镜手术	体外受精
自身免疫性疾病	产褥期
输血	感染(尤其是肺炎,泌尿系感染和 HIV)
促红细胞生成治疗	炎症性肠病
中心静脉管路静脉导管	癌症(转移性疾病风险最高)
化疗	活动受限的脑卒中
充血性心力衰竭或呼吸衰竭	浅静脉血栓形成
激素替代疗法(取决于配方)	血栓形成倾向
口服避孕药	

续表

弱风险因素（OR <2）	
卧床休息 >3d	腹腔镜手术（如胆囊切除术）
糖尿病	肥胖
高血压	妊娠
久坐不动（例如乘长途汽车或空中旅行）	静脉曲张

注：VTE，静脉血栓栓塞症。

第二节　病 理 生 理

　　静脉系统任何部位的血栓脱落都可以发生PTE，主要来源包括下腔静脉径路、上腔静脉径路或右心腔，尤以下肢深静脉特别是从腘静脉上端到髂静脉段的下肢近端深静脉（约占50%~90%）最为多见。各种栓子运行机制详见图24-1。PTE以多部位或双侧血栓栓塞更为常见，尤其好发于右侧和下肺叶，PTE发生后，栓塞局部可能继发血栓形成，参与发病过程。

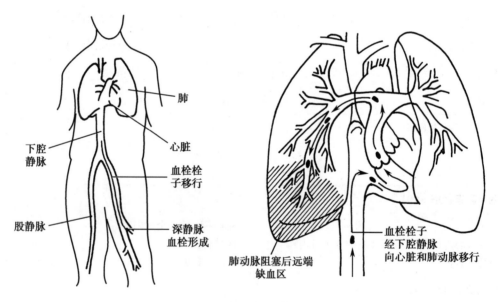

图 24-1　各种栓子运行机制

　　1. 血流动力学改变　肺循环系统具有低压低阻高容量的特点，因此在栓子阻塞肺动脉及其分支达一定程度（30%~50%）后才会发生肺血管阻力（pulmonary vascular resistance, PVR）增加，动脉顺应性成比例下降，导致右心室后负荷增加，肺动脉压力升高。严重者右心室扩大致室间隔左移，影响左心室功能，因此，左心室在舒张早期发生充盈受阻，导致心输出量的降低，进而可引起体循环低血压和血流动力学不稳定。心输出量下降，主动脉内低血压和右心室压升高，使冠状动脉灌注压下降，心肌血流减少，特别是右心室内膜下心肌处于低灌注状态，可致右心室缺血和功能障碍，并且可能产生恶性循环最终导致死亡。

2. **气体交换障碍**　PTE 的气体交换障碍主要是由于肺泡通气 / 血流比例失调。肺动脉血管阻塞、栓塞部位肺血流减少,肺泡死腔量增加;肺内血流重新分布,而未阻塞血管灌注增加,通气血流比例失调而致低氧血症。部分患者(约 1/3)因右心房压力增加,而出现卵圆孔再开放,产生右向左分流,可能导致严重的低氧血症(同时增加矛盾性栓塞和猝死的风险)。神经体液因素引起支气管痉挛;栓塞部位远端毛细血管通透性增高,肺泡表面活性物质分泌减少,间质和肺泡内液体增多或出血;引起局部的出血性肺不张及肺泡出血,表现为咯血,波及胸膜可伴发胸膜炎和胸腔积液。以上因素导致呼吸功能不全,出现低氧血症和代偿性过度通气(低碳酸血症)或相对性肺泡低通气。

3. **肺梗死(pulmonary infarction)**　常位于肺下叶,尤好发于肋膈缘,病灶大小不等,呈楔形,尖端朝向肺门,底部紧靠肺膜,由于肺组织同时接受肺动脉、支气管动脉和肺泡内气体三重氧供,故肺梗死很少发生,发生率约为 15%,一般在有基础心肺疾病或病情严重影响到肺组织的多重氧供时才发生肺梗死。具体病理表现详见病理生理章节部分。

第三节　临床表现

一、肺血栓栓塞症的症状

PTE 的症状缺乏特异性,临床表现主要取决于栓子的大小、数量、栓塞的部位、速度及患者是否存在基础心肺疾病。从无任何临床症状到出现呼吸困难、晕厥,甚至猝死等。晕厥可能是急性肺血栓栓塞症(acute pulmonary thromboembolism,APTE)的唯一或首发症状。

常见的症状有:①不明原因的呼吸困难及气促,尤以活动后明显,为 PTE 最多见的症状(80%~90%);②胸痛,包括胸膜炎性胸痛或心绞痛样胸痛;③咯血,常为小量咯血,大咯血少见;④晕厥,可为 PTE 的唯一或首发症状,此类患者血流动力学不稳定及右心功能不全可能性相对较高,最近的一项研究结果显示,即使存在其他可解释的原因,有 17% 的晕厥患者也可能存在 APTE;⑤烦躁不安、惊恐甚至濒死感;⑥咳嗽、心悸等。

当 PTE 引起肺梗死时,临床上可出现“肺梗死三联征”,表现为:胸痛、咯血、呼吸困难,仅见于 20% 的肺梗死患者。

二、肺血栓栓塞症的体征

1. **呼吸系统体征**　呼吸急促(超过 20 次 /min),发绀,部分患者可出现肺部湿啰音、哮鸣音或胸腔积液体征等。

2. **循环系统体征**　心率加快,肺动脉瓣听诊区第二心音亢进或分裂,三尖瓣区收缩期杂音。APTE 致急性右心负荷加重时可出现颈静脉充盈或异常搏动,肝脏增大、肝颈静脉反流征和下肢水肿等右心衰竭的体征,严重者可导致血压下降。

三、深静脉血栓形成的症状与体征

1. **症状**　患肢沉重、乏力感、行走后患肢肿胀、疼痛等。

2. **体征**　患肢肿胀、周径增粗、疼痛或压痛、在反复发作者可出现皮肤色素沉着、皮炎、湿疹等。

但需注意,半数以上的下肢 DVT 患者无自觉症状和明显体征。应测量双侧下肢的周径来评价其差别。大、小腿周径的测量点分别为髌骨上缘以上 15cm 处,髌骨下缘以下 10cm 处。双侧相差 >1cm 即考虑有临床意义。

第四节 辅 助 检 查

一、一般检查

1. **血浆 D- 二聚体(D-dimer)** 是交联纤维蛋白在纤溶系统作用下产生的可溶性降解产物,为一个特异性的纤溶过程标记物。通常采用酶联免疫吸附法(ELISA)测定,D- 二聚体界值为 500μg/L。D- 二聚体的特异性随着年龄增长而下降,故建议随着年龄调整 D- 二聚体的临界值[>50 岁的患者为年龄(岁)×10μg/L]。APTE 发生时,D- 二聚体水平升高,但恶性肿瘤、创伤、出血、手术等也可引起血浆 D- 二聚体水平升高,故其特异性差,对 PTE 无诊断价值;若其含量低于 500μg/L,则对 PTE 有重要的排除诊断价值,因此 D- 二聚体是一项重要的阴性预测指标。

2. **动脉血气分析** 常表现为低氧血症、低碳酸血症,肺泡动脉血氧分压差[$P_{(A-a)}O_2$]增大,部分患者的血气结果可以正常。

3. **血浆肌钙蛋白** 是评价心肌损伤的指标,包括肌钙蛋白 I(cTNI)及肌钙蛋白 T(cTNT)。APTE 并发右心功能不全(right ventricular dysfunction,RVD)时可引起肌钙蛋白升高,水平越高,提示心肌损伤程度越严重。目前认为肌钙蛋白升高(cTNI>0.4ng/ml 或 cTNT>0.1ng/ml)提示急性 PTE 患者预后不良。

4. **脑钠肽(BNP)和 N 末端脑钠肽前体(NT-proBNP)** BNP 和 NT-proBNP 是心室肌细胞在心室扩张或压力负荷增加时合成和分泌的心源性激素,APTE 患者右心室后负荷增加,室壁张力增高,血 BNP 和 NT-proBNP 水平升高(BNP>90pg/ml 或 NT-proBNP ≥ 600pg/ml),升高水平可反映 RVD 及血流动力学紊乱严重程度,也可用于评估急性 PTE 的预后。

5. **心电图** 大多数病例呈非特异性的心电图异常。最常见的改变为窦性心动过速。当有肺动脉及右心压力升高时,可出现 V_1~V_2 甚或 V_4 的 T 波倒置和 ST 段异常、$S_1Q_{III}T_{III}$ 征(即 I 导联 S 波加深,III 导联出现 Q/q 波及 T 波倒置)、完全或不完全性右束支传导阻滞、肺型 P 波、电轴右偏及顺钟向转位等。动态观察心电图变化,注意与急性冠状动脉综合征相鉴别。

6. **X 线胸片** 缺乏特异性,更多用于鉴别诊断。典型表现包括:①肺动脉栓塞征:区域性肺纹理变细、稀疏或消失,肺野透亮度增加;②肺动脉高压征及右心扩大征:右下肺动脉干增宽或伴截断征,肺动脉段膨隆以及右心室扩大;③肺梗死:肺野局部片状阴影,尖端指向肺门的楔形阴影,肺不张或膨胀不全,肺不张侧可见横膈抬高;④胸腔积液:少至中量胸腔积液表现。

7. **超声心动图** 对 PTE 诊断、APTE 危险度分层及与其他心血管疾患的鉴别诊断有重要价值。①直接征象:发现右心或肺动脉主干血栓,可直接诊断 PTE;②间接征象(即右心功能不全表现):右心室扩张;右心室游离壁运动幅度减低;室间隔平直;三尖瓣反流速度增快;三尖瓣收缩期位移减低;APTE 时收缩期三尖瓣峰值梯度 <60mmHg;吸气时下腔静脉不萎陷等。

8. **DVT 相关检查** 包括超声检查、放射性核素、CT 静脉造影、MR 静脉造影等,以 CUS 最为常用,表现为静脉腔内强回声、静脉不能压缩或无血流等血栓形成征象。

二、确诊检查

1. **CT 肺动脉造影**（computed tomographic pulmonary angiography，CTPA）　是 PTE 的一线确诊手段，能够准确发现段以上肺动脉内的血栓。表现如下：①直接征象：肺动脉内的低密度充盈缺损，部分或完全包围在不透光的血流之间（轨道征），或者呈完全充盈缺损，远端血管不显影；②间接征象：中心肺动脉扩张及远端血管分支减少或消失的残根征（图 24-2）；③肺梗死：肺野楔形密度增高影，条带状高密度区或盘状肺不张。CTPA 可同时显示肺内及肺外的其他胸部病变，具有重要的诊断和鉴别诊断价值。

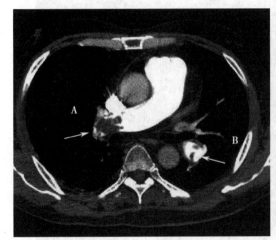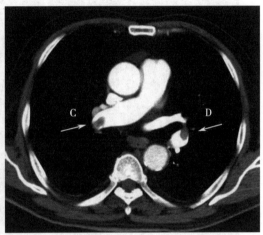

图 24-2　CT 肺动脉造影（箭头所示为肺栓塞）
右肺动脉血栓（A、C），左肺动脉远端血栓（B、D）

2. **肺通气 / 灌注显像**（ventilation/perfusion scan，V/Q scan）　是重要确诊手段，对于远端 PTE 诊断价值更高。典型征象是呈肺段分布的肺血流灌注缺损，并与通气显像不匹配。V/Q 显像可分为平面显像和断层显像。一般可将 V/Q 平面显像结果分为三类：①高度可能：其征象为至少 2 个或更多肺段的局部灌注缺损，而该部位通气良好；②非诊断性异常：非肺段性灌注缺损或 <2 个肺段的通气 / 灌注不匹配；③正常。V/Q 断层显像（SPECT）发现 ≥ 1 个肺段通气 / 灌注不匹配即为阳性，SPECT 检查很少出现非诊断性异常，如果 SPECT 阴性基本可排除 PTE（图 24-3）。

V/Q 显像辐射剂量低，示踪剂使用少，较少引起过敏反应。因此，V/Q 显像可优先应用于临床可能性低的门诊患者、年轻患者（尤其是女性患者）、妊娠、对造影剂过敏、肾功能不全等。

3. **磁共振成像和磁共振肺动脉造影**（magnetic resonance imaging/pulmonary angiography，MRI/MRPA）　MRPA 可直接显示肺动脉内的栓子及 PTE 所致的低灌注区确诊 PTE，但对肺段以下水平的 PTE 诊断价值有限。MRPA 无射线辐射，不使用含碘造影剂，肾功能严重受损、对碘造影剂过敏或妊娠患者可考虑选择 MRPA。可以任意方位成像，但对仪器和技术要求高，检查时间长。

4. **肺动脉造影**（pulmonary angiography）　为 PTE 的经典确诊检查。直接征象有肺动脉内造影剂充盈缺损，伴或不伴轨道征的血流阻断；间接征象有肺动脉造影剂流动缓慢，局部低灌注，静脉回流延迟或消失等。肺动脉造影是一种有创性检查，发生致命性或严重并发症的可能性分别为 0.1% 和 1.5%，应严格掌握适应证（图 24-4）。

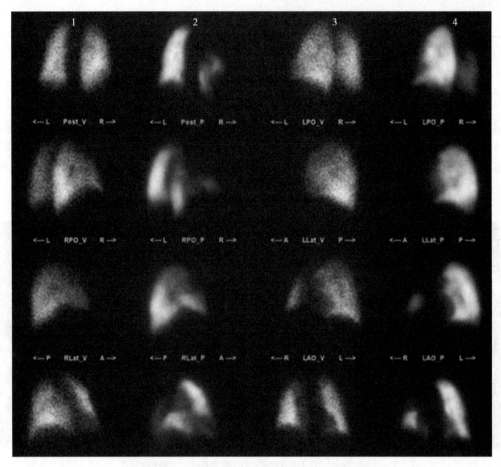

图 24-3　核素肺通气 / 血流灌注（V/Q）显像
肺通气显像（第 1、3 列）；肺灌注显像（第 2、4 列）。

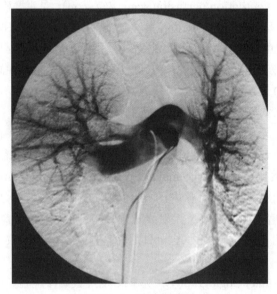

图 24-4　肺动脉造影

三、寻找肺血栓栓塞症的成因和危险因素

为了规范治疗，查找潜在疾病，明确病因，对于确诊的 PTE 患者应进行求因相关检查。

1. **抗凝蛋白**　抗凝血酶、蛋白 C 和蛋白 S 是血浆中重要的生理性抗凝血蛋白。抗凝血酶是凝血酶(F Ⅱa)的主要抑制物,此外还可中和其他多种活化的凝血因子(如 F Ⅸa、Ⅹa、Ⅺa 和Ⅻa 等);蛋白 C 系统主要灭活 F Ⅴa 和 F Ⅷa,蛋白 S 是蛋白 C 的辅因子,可加速活化的蛋白 C 对 F Ⅴa 和 F Ⅷa 的灭活作用,以上抗凝蛋白的缺乏会激活凝血系统,增加血栓形成风险。

抗凝药物可干扰抗凝蛋白检测的结果。抗凝血酶是普通肝素(unfractionated heparin,UFH)、低分子量肝素(low molecular weight heparin,LMWH)和 Ⅹa 因子抑制剂等药物的作用靶点,此类药物的使用可短暂影响抗凝血酶活性水平。蛋白 C 和蛋白 S 是依赖维生素 K 合成的抗凝血蛋白,在维生素 K 拮抗剂(vitamin K antagonists,VKAs)用药期间蛋白 C 和蛋白 S 水平降低。因此,应避免在使用上述药物期间测定抗凝蛋白,以免影响检测结果。

2. **抗磷脂综合征(anti-phospholipid syndrome,APS)相关检测**　APS 是一种以反复动静脉血栓、习惯性流产、血小板减少以及抗磷脂抗体(anti-phospholipid antibody,aPL)持续阳性为特征的自身免疫性疾病。实验室检查应包括狼疮抗凝物、抗心磷脂抗体和抗 β_2 糖蛋白 -1 抗体(至少间隔 12 周,2 次阳性)。在 APS 中血栓形成和病理妊娠的病理生理机制包括 aPLs 诱导的血管细胞激活、抑制抗凝和纤溶系统以及补体激活等。充分抗凝是治疗 APS 的关键,常用的抗凝药物包括维生素 K 拮抗剂华法林以及肝素类(UFH 或 LMWH),可单独使用也可联合抗血小板药物阿司匹林。目前关于 Ⅹa 因子抑制剂及Ⅱa 因子抑制剂能否应用于 APS 有待进一步研究证实。

3. **易栓症相关基因检测**　对于疑似遗传缺陷患者,应先做病史和家族史的初筛,主要评估指标包括(但不限于):血栓发生年龄 <50 岁、少见的栓塞部位、特发性 VTE、妊娠相关 VTE、口服避孕药相关 VTE 以及华法林治疗相关的血栓栓塞等;家族史包括(但不限于)≥ 2 个父系或母系的家族成员发生有(无)诱因的 VTE。

对于经充分评估仍找不到相关危险因素的 PTE 患者,应进行密切随访,尤其要注意恶性肿瘤、风湿免疫性疾病、骨髓增殖性疾病等的潜在可能。

第五节　诊断与鉴别诊断

一、急性肺血栓栓塞症的诊断

临床怀疑 PTE,应首先进行临床可能性评分(Wells 评分或 Geneva 评分,表 24-3)并根据临床可能性采取不同的诊断流程(图 24-5、图 24-6),如果怀疑高危 PTE 则建议条件允许情况下均尽快进行床旁超声心动图、CTPA 等检查。

表 24-3　临床可能性评分量表

简化 Wells 评分	计分	修订版 Geneva 评分	计分
PTE 或 DVT 病史	1	PTE 或 DVT 病史	1
4 周内制动或手术	1	1 个月内手术或骨折	1
活动性肿瘤	1	活动性肿瘤	1
心率(次 /min)		心率(次 /min)	

续表

简化 Wells 评分	计分	修订版 Geneva 评分	计分
≥ 100	1	75~94	1
咯血	1	≥ 95	2
DVT 症状或体征	1	咯血	1
其他鉴别诊断的可能性低于 PTE	1	单侧下肢疼痛	1
		下肢深静脉触痛及单侧下肢水肿	1
		年龄 >65 岁	1
临床可能性		临床可能性	
低度可能	0~1	低度可能	0~1
高度可能	≥ 2	中度可能	2~4
		高度可能	≥ 5

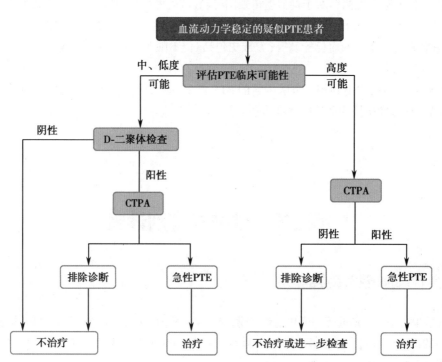

图 24-5　疑似非高危 PE 诊断流程图
PTE,肺血栓栓塞症;CTPA,CT 肺动脉造影。

二、肺血栓栓塞症的临床分型

1. **高危 PTE**　临床上以心搏骤停、梗阻性休克或持续性低血压(体循环动脉收缩压 <90mmHg 或应用血管活性药物情况下收缩压 ≥ 90mmHg,但终末器官灌注不足;或较基础值下降幅度 ≥ 40mmHg,持续 15min 以上)为主要表现,须除外新发生的心律失常、低血容量或脓毒症所致的血压下降。此型患者临床病死率 >15%。

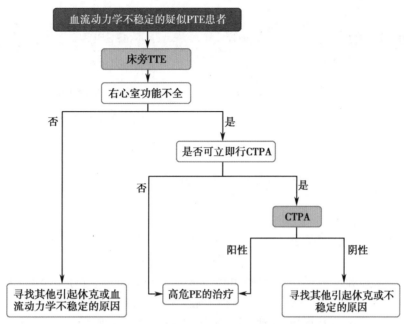

图 24-6　疑似高危 PTE 诊断流程图

PTE,肺血栓栓塞症;CTPA,CT 肺动脉造影;TTE,经胸超声心动图。

2. **中危 PTE**　临床上表现为血流动力学稳定,但存在右心功能不全和 / 或心肌损伤。右心功能不全的诊断标准:超声心动图提示存在右心室功能不全(详见本章第四节);心肌损伤:cTNI 升高(>0.4ng/ml)或 cTNT 升高(>0.1ng/ml),此外有研究表明 NT-proBNP ≥ 600pg/ml,心肌型脂肪酸结合蛋白(H-FABP)≥ 6ng/ml,和肽素 ≥ 24pmol/L 等指标对病情评估也有价值。此型患者随时可能出现病情恶化,临床病死率为 3%~15%。

3. **低危 PTE**　血流动力学稳定,无右心功能不全和心肌损伤。临床病死率 <1%。

详见表 24-4、表 24-5。

表 24-4　肺栓塞危险分层

早期死亡风险		风险的指标			
		血流动力学不稳定 [a]	PE 严重性和 / 或共病的临床指标:PESI Ⅲ- Ⅴ 或 sPESI ≥ 1	右心室功能不全(TTE 或 CTPA)[b]	肌钙蛋白水平升高 [c]
高危		+	(+) [d]	+	(+)
中危	中高危	−	+ [e]	+	+
	中低危	−	+ [e]	一个(或没有)阳性	
低危		−	−	−	(−)或选择性评估

CTPA=CT 肺动脉造影;TTE= 经胸超声心动图

a. 存在任一临床表现:心搏骤停;梗阻性休克或持续性低血压;排除新发心律失常、低血容量或脓毒症引起的;

b. 与 PTE 预后相关的影像学检查(TTE 或 CTPA)结果符合右心功能不全标准;

c. 心脏生物学标志物升高,如 NT-proBNP ≥ 600ng/L,心肌型脂肪酸结合蛋白(H-FABP)≥ 6ng/ml,和肽素 ≥ 24pmol/L,可能提供额外的预后信息;

d. 血流动力学不稳定,CTPA 确诊 PTE 和 / 或 TTE 右心功能不全证据,可明确将患者归为高危 PTE;

e. 尽管 PESI Ⅰ~ Ⅱ级或 sPESI=0 分,TTE(或 CTPA)也可提示右心功能不全或心脏生物学标志物升高的情况存在。

表 24-5　简化版肺栓塞严重指数（SPESI）

sPESI 评分	计分	sPESI 评分	计分
年龄 >80	1	心率 ≥ 110 次 /min	1
恶性肿瘤	1	收缩压 <100mmHg	1
慢性心肺疾病	1	动脉血氧饱和度 <90%	1

sPESI ≥ 1 分归为中危

sPESI=0 分归为低危

若 sPESI=0 分但伴有 RVD 和 / 或心脏生物学标志物升高，则分归为中危。

三、慢性血栓栓塞性肺动脉高压的诊断

慢性血栓栓塞性肺动脉高压（chronic thromboembolic pulmonary hypertension，CTEPH）指急性 PTE 经规范抗凝治疗 3 个月以上，肺动脉内血栓未完全溶解，或 PTE 反复发生，出现血栓机化、肺血管管腔狭窄甚至闭塞，导致 PVR 增加、肺动脉压力进行性增高、右心室肥厚甚至右心衰竭。详见肺动脉高压章节。

四、鉴别诊断

1. **冠状动脉粥样硬化性心脏病（冠心病）**　部分 PTE 患者因血流动力学变化，可出现冠状动脉供血不足，心肌缺氧，表现为胸闷、心绞痛样胸痛，心电图有心肌缺血样改变，易误诊为冠心病所致心绞痛或心肌梗死。冠心病有其自身发病特点，冠脉造影可见冠状动脉粥样硬化、管腔阻塞证据，心肌梗死时心电图和心肌酶水平有相应的特征性动态变化。需注意，PTE 与冠心病有时可合并存在。

2. **肺炎**　当 PTE 有咳嗽、咯血、呼吸困难、胸膜炎样胸痛，出现肺不张、肺部阴影，尤其同时合并发热时，易被误诊为肺炎。而肺炎有相应肺部和感染的表现，如咳脓性痰伴寒战、高热，外周血白细胞和中性粒细胞比例增加等，抗生素治疗有效等。

3. **主动脉夹层**　PTE 可表现胸痛，需与主动脉夹层相鉴别。后者多有高血压，疼痛较剧烈，胸片常显示纵隔增宽，心血管超声和主动脉 CT 造影检查可见主动脉夹层征象。

4. **表现为晕厥的鉴别**　PTE 有晕厥时，需与迷走反射性、脑血管性晕厥及心律失常等其他原因所致的晕厥相鉴别。

第六节　治　疗

一、治疗原则

急性 PTE 的处理原则是早期诊断，早期干预，根据患者的危险度分层选择合适的治疗方案和治疗疗程。

二、治疗方法

（一）一般处理与呼吸循环支持治疗

对高度怀疑或确诊 PTE 的患者,应进行严密监护,监测生命体征和氧和。卧床休息,保持大便通畅,避免用力,以免深静脉的血栓脱落;可适当使用镇静、止痛、镇咳等相应的对症治疗。

如合并低氧血症,应使用经鼻导管或面罩吸氧;当合并呼吸衰竭经以上氧疗方法无效时,可采用经鼻/面罩无创机械通气或经气管插管行有创机械通气,当进行机械通气时,应采用低潮气量(6~8ml/kg),使吸气末平台压 <30cmH$_2$O(1cmH$_2$O=0.098kPa),应注意避免正压通气导致的静脉回流减少及 RVD 加重。

对于合并休克或低血压的急性 PTE 患者,必须进行血流动力学监测,并予支持治疗。血管活性药物的应用对于维持有效的血流动力学至关重要。去甲肾上腺素可以改善右心功能,提高体循环血压,改善右心冠脉的灌注。多巴酚丁胺以及多巴胺可用于心指数较低的急性 PTE 患者。

（二）抗凝治疗

为 PTE 和 DVT 的基本治疗方法,可以有效地防止血栓再形成和复发,为机体发挥自身的纤溶机制溶解血栓创造条件。

1. 抗凝药物　包括肝素类(普通肝素、低分子肝素)、维生素 K 拮抗剂(华法林)、Xa 因子抑制剂(利伐沙班、阿哌沙班、磺达肝癸钠等)、IIa 因子抑制剂(达比加群酯)。

对于确诊的非高危 PTE 患者应立即给予抗凝治疗。临床疑诊 PTE 时,如无禁忌证,也应开始抗凝治疗。但在抗凝治疗前应充分进行出血风险评估,应注意是否存在抗凝的禁忌证,如活动性出血、凝血功能障碍、未予控制的严重高血压等。对于确诊的 PTE 病例,大部分禁忌证属相对禁忌证。抗凝药物的具体用法详见表 24-6。

表 24-6　抗凝药物、用法及注意事项

类别	代表抗凝药物	用法	注意事项
肝素类	普通肝素(unfractionated heparin, UFH)	3 000~5 000U 或 80IU/kg 静脉注射,继之以 18IU/(kg·h) 持续静脉滴注或 2 000~5 000U 静脉注射,然后按 250U/kg 剂量每 12h 皮下注射一次	1. 测定 APTT,使其维持于正常值的 1.5~2.5 倍 2. 肝素诱导的血小板减少症(HIT),注意监测血小板 3. 过量时可被鱼精蛋白完全中和
	低分子肝素(low-molecular-weight heparins,LMWH)	必须根据体重给药(anti-Xa IU/kg 或 mg/kg,不同 LMWH 的剂量不同,详见下文),皮下注射,每日 1~2 次	1. 不需监测 APTT 和调整剂量,但对过度肥胖或孕妇宜监测血浆抗 Xa 因子活性 2. 需要根据肌酐清除率调整剂量 3. 过量时可被鱼精蛋白部分中和
维生素 K 拮抗剂	华法林(warfarin)	在肝素/磺达肝癸钠开始应用后的第 1d 即可加用口服抗凝剂华法林,初始剂量为 3.0~5.0mg,1 次/d,重叠至少 5d	1. 监测 INR 达到 2.0~3.0 2. 可被维生素 K 拮抗
Xa 因子抑制剂	磺达肝癸钠(fondaparinux)	5mg(体重 <50kg)、7.5mg(体重 50~100kg)、10mg(体重 >100kg),皮下注射,1 次/d	1. 除 VTE 初始治疗外,还可替代肝素用于出现 HIT 患者的抗凝治疗 2. 需要根据肌酐清除率调整剂量 3. 目前无针对性拮抗药物

续表

类别	代表抗凝药物	用法	注意事项
	利伐沙班(rivaroxaban)	15mg,2 次 /d,3 周,后改为 20mg,1次 /d	1. Child-Pugh 分级 B 和 C 级慎用或禁用 2. 需要根据肌酐清除率调整剂量 3. 目前国内尚无上市的拮抗剂
	阿哌沙班(apixaban)	10mg,2 次 /d,1 周,后改为 5mg,2次 /d	同上
	依度沙班(edoxaban)	先给予胃肠外抗凝药物至少 5d,后依度沙班 60mg,1 次 /d	同上
Ⅱa 因子抑制剂	达比加群酯(dabigatranetexilate)	先给予胃肠外抗凝药物至少 5d,后达比加群酯 150mg,2 次 /d	1. 预期会影响存活时间的肝功能损害或肝病禁用 2. 需要根据肌酐清除率调整剂量 3. 依达赛珠单抗可作为其特异性逆转剂

2. 抗凝疗程　分为初始抗凝治疗(抗凝开始 3 个月)及延展期抗凝治疗(超过 3 个月)。抗凝疗程因不同病因而异。

初始抗凝治疗适用人群:危险因素短期可消除者,例如全麻手术、骨折等临时制动等一过性重大或可逆性危险因素。

延展期抗凝治疗适用人群:伴有轻微的一过性或可逆性危险因素者;持续性危险因素的患者;没有可识别危险因素者;VTE 复发(至少发生一次 PE 或 DVT),但不是继发于重大一过性或可逆危险因素者;APS 患者等。

抗凝出血的风险:出血危险因素详见表 24-7,具备 2 个以上(含)上述危险因素者,出血风险会进一步增加。需要在出血和复发之间寻求风险与获益的最佳平衡点,如果复发风险显著超出出血风险,则需延长抗凝治疗时间。

表 24-7　抗凝治疗的出血高危因素

患者自身因素	合并症或并发症	治疗相关因素
年龄 >75 岁	恶性肿瘤	抗血小板治疗中
既往出血史	转移性肿瘤	抗凝药物控制不佳
既往卒中史	肾功能不全	非甾体抗炎药物使用
近期手术史	肝功能不全	
频繁跌倒	血小板减少	
嗜酒	糖尿病	
	贫血	

3. 特殊情况下 PTE 的抗凝治疗

(1)肿瘤合并 VTE:抗凝药物方面,建议选择肝素类,对于非胃肠道肿瘤患者也可选择利伐沙班或依度沙班,不推荐应用 VKA;抗凝疗程方面,建议延展期抗凝直至肿瘤治愈,或无限期抗凝。

(2)妊娠合并 VTE:抗凝药物方面,需要充分考虑抗凝药物对孕妇及胎儿的影响。①妊娠期间:首选皮下注射 LMWH,并根据体质量调节剂量(分娩 12h 前停用 LMWH)。华法林可能会导致胎儿中枢神经系统异常、致畸风险、导致胎儿或新生儿出血以及胎盘早剥,故不建议使用华法林。②分娩后:初始抗凝治疗首选皮下注射 LMWH,并根据体质量调节剂量,随后可给予 LMWH 重叠华法林治疗,INR达标后(2.0~3.0)单独应用华法林(因华法林不经过乳汁代谢)。③抗凝疗程:妊娠合并急性 PTE,抗凝疗程至少 3 个月,分娩后抗凝治疗至少维持 6 周,总疗程不少于 3 个月。鉴于出血风险和对胎儿的影响,妊娠合并 PTE 溶栓治疗应极其慎重。

（三）溶栓治疗

1. 适应证 主要适用于高危（大面积）PTE 病例及中高危（次大面积）PTE 在抗凝治疗期间出现病情恶化者。溶栓的时间窗一般定为 14d 以内，但若近期有新发 PTE 征象可适当延长。对有明确溶栓指征的病例宜尽早开始溶栓。

2. 溶栓药物 常用的溶栓药物：①尿激酶：2h 溶栓方案：按 20 000IU/kg 剂量，持续静脉滴注 2h；另可考虑负荷量 4 400IU/kg，静脉注射 10min，随后以 2 200IU/（kg·h）持续静脉滴注 12h。②链激酶负荷量 250 000IU，静脉注射 30min，随后以 100 000IU/h 持续静脉滴注 24h。链激酶具有抗原性，故用药前需肌内注射苯海拉明或地塞米松，以防止过敏反应。链激酶 6 个月内不宜再次使用。③rt-PA：50mg 持续静注 2h。

溶栓治疗后，应每 2~4h 测定一次 APTT，当其水平降至正常值的 2 倍以内（≤ 60s）时，即应启动规范的抗凝治疗。

3. 溶栓治疗的禁忌证 绝对禁忌证：结构性颅内疾病、出血性脑卒中病史、3 个月内缺血性脑卒中、活动性出血、近期脑或脊髓手术、近期头部骨折性外伤或头部损伤、出血倾向（自发性出血）；相对禁忌证：收缩压 > 180mmHg、舒张压 > 110mmHg、近期非颅内出血、近期侵入性操作、近期手术、3 个月以上缺血性脑卒中、口服抗凝治疗（如华法林）、创伤性心肺复苏、心包炎或心包积液、糖尿病视网膜病变、妊娠、年龄 >75 岁。

（四）肺动脉导管碎解和抽吸血栓

对于肺动脉主干或主要分支的高危（大面积）PTE，并存在以下情况者：①溶栓治疗禁忌；②经溶栓或积极的内科治疗无效；③在溶栓起效前（在数小时内）很可能会发生致死性休克。可采用导管辅助去除血栓（导管碎解和抽吸肺动脉内巨大血栓），局部小剂量溶栓和机械碎栓联合应用。

（五）肺动脉血栓摘除术

由于肺动脉血栓摘除术风险大，病死率高，需要较高的技术条件，仅适用于经积极的内科治疗或导管介入治疗无效的紧急情况，如致命性肺动脉主干或主要分支堵塞的高危（大面积）PTE，有溶栓禁忌证，或在溶栓起效前（在数小时内）很可能会发生致死性休克者。

（六）腔静脉滤器放置

对于急性 PTE 合并抗凝禁忌的患者，为防止下肢深静脉大块血栓再次脱落阻塞肺动脉，可考虑放置下腔静脉滤器。对于上肢 DVT 病例，还可应用上腔静脉滤器。置入滤器后，在出血风险去除后，建议常规抗凝治疗，通常在 2 周内取出滤器，注意检查滤器上有无血栓形成。

（七）CTEPH 的治疗

CTEPH 的治疗包括基础治疗、手术治疗、药物治疗和介入治疗（详见肺动脉高压章节）。

第七节 预 防

VTE 是可防可治的，有效预防可显著降低发生率，尤其是早期识别危险因素并早期进行预防是防止 VTE 发生的关键。对住院患者进行 VTE 风险评分（Carprini 评分、Padua 评分等），根据 VTE 风险分级及患者临床情况采用相应的预防措施。主要方法有：①基础预防，包括加强健康教育，注意活动，避免脱水等；②机械预防，包括梯度加压弹力袜、间歇充气压力泵和足底静脉泵等；③药物预防，包括肝素类、维生素 K 拮抗剂、Xa 因子抑制剂、Ⅱa 因子抑制剂等。应根据病情轻重、年龄、是否合并其他危险因素等来评估发生 DVT 及 PTE 的危险性以及出血的风险，给予相应的预防措施。

诊 治 精 要

1. 急性肺血栓栓塞症是全球第三大常见的心血管病死因,仅次于冠心病和卒中。

2. 所有导致静脉血液淤滞、静脉系统内皮损伤和血液高凝状态的因素都是 VTE 的危险因素,尤其要警惕遗传性因素。

3. 肺血栓栓塞症临床特征不典型,可无任何临床症状甚至出现呼吸困难、晕厥、猝死等,同时需要与冠心病、肺炎、主动脉夹层、神经及脑血管疾病等相鉴别。

4. PTE 确诊手段包括 CTPA、V/Q 显像、MRPA、肺动脉造影,其中 CTPA 是目前最常用的确诊手段,同时需要注意 DVT 相关检查。确诊后要对 PTE 进行临床分型。

5. PTE 的治疗包括抗凝、溶栓及介入治疗,应根据患者的临床分型及出血风险等情况选择合适的治疗方案,并制订个体化治疗疗程,此外随访及预防复发等同样重要。

思考题

1. 肺血栓栓塞症的定义、危险因素。
2. 静脉血栓栓塞症的临床表现。
3. 肺血栓栓塞症的诊断及临床分型(危险分层)。
4. 肺血栓栓塞症的治疗策略。
5. 肺血栓栓塞症的预防策略。

（袁雅冬）

第二十五章

肺 结 核

肺结核是由结核杆菌感染引起的肺组织、气管、支气管和胸膜的结核，是一种慢性传染性疾病，我国结核病死亡数估算为 3.1 万，结核病死亡率为 2.2/10 万。肺结核的主要症状有咳嗽、少量白痰，有时痰中带血，间断或持续午后低热、乏力、盗汗、食欲减退和体重减轻等，早期体征不明显。X 线或胸部 CT 检查是诊断肺结核的最主要检查方法，结核菌培养是确诊结核病的"金标准"。肺结核患者的治疗要坚持早期、规律、全程、适量、联合用药，减少耐药性的产生，最终获得治愈。个人卫生和环境卫生对有效防控肺结核的传播具有不可替代的作用。由于我国结核病耐药情况还比较严重、地区发展不平衡、无症状肺结核患者比例较高，结核病防控任务任重道远。

第一节 概　　述

结核病（tuberculosis，TB）是以呼吸道为主要传播途径的慢性传染性疾病，由结核分枝杆菌（mycobacterium tuberculosis，MTB）感染引起，其中以肺结核（pulmonary tuberculosis，PTB）最为常见。

2020 年 10 月 14 日世界卫生组织发布了《2020 年全球结核病报告》，估算全球结核潜伏感染人群近 20 亿，占全人群的 1/4 左右。2019 年全球新发结核病患者约 996 万，近几年基本维持在同一水平。全球结核病发病率为 130/10 万，各国结核病负担差异较大，发病率在 5/10 万到 500/10 万之间。成年男性患者占全部新发患者的 56.0%，小于 15 岁的儿童患者和结核分枝杆菌/艾滋病病毒感染者分别占新发患者的 12.0% 和 8.2%。

2019 年全球新发的结核病患者中，约有 3.3% 的新患者和 18% 的复治患者对利福平耐药。全球估算利福平耐药结核病患者数约 46.5 万，其中耐多药结核病约占 78%。在全球 30 个耐多药结核病高负担国家中，根据结核病发病数计算的利福平耐药患者数最多的为印度（12.4 万，占全球 27%）、中国（6.5 万，占全球 14%）和俄罗斯（3.9 万，占全球 8%）。

结核病仍是全球前 10 位死因之一，自 2007 年以来一直位居单一传染性疾病死因之首。2019 年全球估算 HIV 阴性结核病死亡数约为 121 万，死亡率为 16/10 万。在全球 30 个结核病高负担国家中，结核病死亡数最高的为印度（43.6 万），最低的为莱索托（0.1 万），结核病死亡率最高的为中非共和国（98/10 万）。中国的结核病死亡数估算为 3.1 万，结核病死亡率为 2.2/10 万，结核病死亡率首次降至 30 个高负担国家的末位。由于我国结核病耐药情况严重、地区发展不平衡、无症状肺结核患者比例较高的特点，结核病防控任务仍然十分艰巨。

第二节　病因与发病机制

一、病因

肺结核是指发生在肺组织、气管、支气管和胸膜的结核,包含肺实质的结核、气管支气管结核和结核性胸膜炎,占各器官结核病总数的80%~90%。

肺结核是由结核分枝杆菌感染引起的慢性传染性疾病,结核分枝杆菌简称为结核杆菌(tubercle bacilli)。早在1882年德国细菌学家柯赫(Robert Koch,1843-1910)就已证明结核分枝杆菌是结核病的病原菌。

结核分枝杆菌复合群包括结核分枝杆菌、牛分枝杆菌、非洲分枝杆菌和田鼠分枝杆菌。结核分枝杆菌是人类结核的病原菌,典型的结核分枝杆菌其形态为细长直或稍弯曲、两端圆钝的杆菌,长1~4μm,宽0.3~0.6μm。痰标本中的结核分枝杆菌可呈现为T、V、Y字形以及丝状、球状、棒状等多种形态。分枝杆菌属的细菌细胞壁脂质含量较高,约占干重的60%,特别是有大量分枝菌酸(mycolic acid)包围在肽聚糖层的外面,可影响染料的穿入。分枝杆菌一般用姜-尼(Ziehl-Neelsen)抗酸染色法,以5%石炭酸复红加温染色后可以呈红色,但不易被3%盐酸乙醇脱色,故称抗酸杆菌。

结核分枝杆菌专性需氧,最适温度为37℃,低于30℃不生长。结核分枝杆菌细胞壁的脂质影响营养物质的吸收,故生长缓慢。结核分枝杆菌对干燥、冷、酸、碱等抵抗力强,在干燥的环境中可存活数个月或数年,在室内阴暗潮湿处,可存活数个月。结核分枝杆菌对紫外线比较敏感,阳光直射下,痰中结核分枝杆菌经2~7h可被杀死。

二、发病机制

(一)结核病在人群中的传播

结核病的传染源主要是结核病患者,即痰涂片阳性者,主要通过咳嗽、打喷嚏、大声谈话等方式把含有结核分枝杆菌的飞沫排到空气中而传播。飞沫传播是肺结核最重要的传播途径,经消化道和皮肤等其他途径传播现已罕见。传染性的强弱除取决于患者排出的结核分枝杆菌多少外,房间含结核分枝杆菌微粒的密度及房间通风情况、接触的密切程度和时间长短、个体的易感性及免疫力状况等有关。

影响机体对结核分枝杆菌自然抵抗力的因素除遗传因素外,婴幼儿细胞免疫系统不完善,老年人、HIV感染者、免疫抑制剂使用者、慢性病患者、体质差等免疫力低下,都是结核病的易感人群。此外,贫困、营养不良、居住拥挤、生活条件落后等社会因素也是结核病发生的重要因素。

(二)结核病在体内的发生发展

1. 原发感染的发生发展　首次吸入含结核分枝杆菌的飞沫后,是否感染取决于结核分枝杆菌的数量、毒力和个体的免疫状况。如果结核分枝杆菌没有被肺泡巨噬细胞吞噬杀灭而存活下来,在肺泡巨噬细胞内外生长繁殖,这部分肺组织就会出现炎性改变,称为原发病灶。原发病灶中的结核分枝杆菌可沿肺内引流淋巴管到达肺门淋巴结,引起淋巴结肿大。原发病灶以及肿大的气管支气管淋巴结我们合称为原发综合征(primary complex)。若原发病灶继续扩大,可直接侵及邻近组织或经血流播散到其他组织器官,发生结核病。

当结核分枝杆菌首次侵入人体时,人体通过细胞介导的免疫系统对结核分枝杆菌产生特异性免疫,使原发病灶、肺门淋巴结和播散到全身各器官的结核分枝杆菌停止繁殖,原发病灶炎症逐渐吸收或留下少量钙化灶,肿大的肺门淋巴结逐渐缩小、纤维化或钙化,播散到全身各器官的结核分枝杆菌大部分被消灭,这就是原发感染最常见的康复过程。但也有可能有少量结核分枝杆菌没有被完全杀灭,长期处于休眠期,成为继发性结核病的来源之一。肺结核的自然发生发展过程见图 25-1。

2. 结核病免疫和迟发型变态反应 结核病主要的免疫保护机制是细胞免疫,人体被结核分枝杆菌感染后,首先是肺泡中的巨噬细胞反应,巨噬细胞分泌大量白细胞介素(简称白介素)-1(IL-1)、白介素 -6(IL-6)和肿瘤坏死因子(TNF-a)等细胞因子,使淋巴细胞和单核细胞聚集到结核分枝杆菌入侵部位,限制结核分枝杆菌扩散并杀灭结核分枝杆菌,病理形态上逐渐形成了结核肉芽肿。机体 T 淋巴细胞可识别特异性抗原,CD4$^+$T 细胞促进免疫反应,在淋巴因子作用下分化为第一类和第二类辅助性 T 细胞(Th1 和 Th2)。细胞免疫保护作用以 Th1 为主,Th1 还具有促进巨噬细胞功能和免疫保护的作用。白介素 -12(IL-12)可诱导 Th1 的免疫作用,刺激 T 细胞分化为 Th1、增加 γ- 干扰素(INF-γ)的分泌、激活巨噬细胞抑制或杀灭结核分枝杆菌的能力。结核病免疫保护机制十分复杂,部分确切机制尚需进一步研究。

1890 年罗伯特·科赫(Robert Koch)观察到,将结核分枝杆菌皮下注射到未感染的豚鼠,10~14d 后局部皮肤红肿、溃烂,形成深的溃疡,不易愈合,最后豚鼠因结核分枝杆菌播散到全身而死亡。而对 3~6 周前受少量结核分枝杆菌感染和结核菌素试验转为阳性的动物,给予同等剂量的结核分枝杆菌皮下注射,2~3d 后局部出现红肿,形成表浅溃烂,继之较快愈合,无淋巴结肿大,无播散和死亡。这种机体对结核分枝杆菌再感染和初感染所表现出不同反应的现象称为 Koch 现象。短时间的局部红肿和表浅溃烂是由结核菌素诱导的迟发型变态反应的表现,结核分枝杆菌无播散、引流淋巴结无肿大以及溃疡较快愈合提示机体已经具有一定的免疫力。

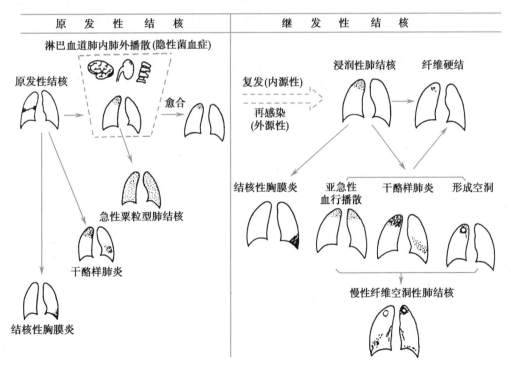

图 25-1 肺结核自然发展过程示意图

3. 继发性结核 继发性结核病与原发性结核病有明显的差异。继发性结核病有明显的临床症状,容易出现空洞和排菌,有传染性。所以,继发性结核病具有重要的临床和流行病学意义,是防治工作的重点。继发性肺结核的发病表现为两种类型,一种是发病慢、临床症状少而轻,多发生在肺尖或锁骨下,痰涂片检查阴性，多数预后良好；另一种是发病较快，症状相对较明显，就诊时已出现广泛的病变、空洞和播散，痰涂片检查阳性。后者多发生于青春期女性、营养不良、抵抗力弱的群体以及免疫功能受损的患者。

继发性结核病的发病机制，目前认为有两种：原发性结核感染时期遗留下来的潜在病灶中的结核分枝杆菌重新活动而发生的结核病，此为内源性复发，据统计约 10% 的结核分枝杆菌感染者，在一生的某个时期发生继发性结核病；另一种方式是由于受到结核分枝杆菌的再感染而发病，称为外源性重染。两种不同发病方式主要取决于当地的结核病流行病学特点与严重程度。

第三节　病理表现

一、结核病的基本病理变化

结核病的基本病理变化是炎性渗出、增生和干酪样坏死。病理过程的特点是破坏与修复常同时进行，故上述三种病理变化多同时存在，或以某种变化为主，且可相互转化。

渗出为主的病变主要出现在结核性炎症初期阶段或病变恶化复发时，可表现为局部中性粒细胞浸润，继之由巨噬细胞和淋巴细胞取代。增生为主的病变发生于细菌量少、毒力较低或机体免疫力较强时表现为典型的结核结节（tuberculosis nodules），直径约为 0.1mm，数个融合后肉眼可见，镜下由淋巴细胞、上皮样细胞、朗格汉斯细胞以及成纤维细胞组成，结核结节的中间可出现干酪样坏死。大量上皮样细胞互相聚集融合形成多核巨细胞称为朗格汉斯巨细胞。增生为主的病变发生在机体抵抗力较强、病变恢复阶段。干酪样坏死（caseous necrosis）为主的病变多发生在结核分枝杆菌毒力强、感染菌量多、机体超敏反应增强、抵抗力低下时。干酪样坏死病变镜检可见红染、无结构的颗粒状物，含脂质多，肉眼观察呈淡黄色，状似奶酪，故称干酪样坏死。

二、结核病的转归

有效抗结核药物治疗问世前，结核病的病理转归表现为吸收愈合缓慢、多反复恶化和播散。采用有效化学治疗后，早期渗出性病变可完全吸收消失或仅留下少许纤维条索，一些增生病变或较小的干酪样病变在化学治疗下也可吸收缩小逐渐纤维化，或纤维组织增生将病变包围，形成散在的小硬结灶。经化疗后干酪样病变中的大量结核分枝杆菌被杀死，病变逐渐吸收缩小或形成钙化。未经化学治疗的干酪样坏死病变常发生液化或形成空洞，含有大量结核分枝杆菌的液化物可经支气管播散到同侧肺或对侧肺其他部位引起新的病灶。

第四节　结核病的分类及各型特点

结核病分类标准 W196-2017 经国家卫生计生委批准于 2018 年 5 月 1 日起实施。具体如下：

一、按病变部位

(一) 肺结核

指结核病变发生在肺、气管、支气管和胸膜等部位。分为以下 5 种类型:

1. **原发性肺结核**　包括原发综合征和胸内淋巴结结核(儿童尚包括干酪性肺炎和气管、支气管结核)。

多见于少年儿童,多无症状或症状轻微,多有结核病家庭接触史,结核菌素试验多为强阳性,X线胸片表现为哑铃形阴影,即原发病灶、引流淋巴管炎和肿大的肺门淋巴结,形成典型的原发综合征。原发病灶一般吸收较快,可不留任何痕迹。若 X 线胸片只有肺门淋巴结肿大,则诊断为胸内淋巴结结核。肺门淋巴结结核可呈团块状、边缘清晰和密度高的肿瘤型或边缘不清、伴有炎性浸润的炎症型。

2. **血行播散性肺结核**　包括急性、亚急性和慢性血行播散性肺结核。

急性粟粒型肺结核多见于婴幼儿和青少年,特别是营养不良、患传染病和长期应用免疫抑制剂导致抵抗力明显下降的患者,儿童可同时伴有原发性肺结核。成人发生急性粟粒型肺结核者起病急,中毒症状严重,可持续高热,浅表淋巴结肿大,肝脏及脾脏肿大,有时可发现皮肤淡红色粟粒疹,中枢神经系统受累时可出现颈项强直等脑膜刺激征,眼底检查约三分之一的患者可发现脉络膜结核结节。X线胸片和 CT 检查可发现由肺尖至肺底呈大小、密度和分布均匀的粟粒状结节阴影,结节直径 2mm 左右。亚急性、慢性血行播散性肺结核起病较缓,症状较轻,X 线胸片和 CT 检查呈双上、中肺野为主的大小不等、密度不同和分布不均的粟粒状或结节状阴影,新鲜渗出与陈旧硬结和钙化病灶共存。

3. **继发性肺结核**　包括浸润性肺结核、结核球、干酪性肺炎、慢性纤维空洞性肺结核和毁损肺等。

(1)浸润性肺结核:浸润、渗出性结核病变或纤维干酪增殖病变多发生在肺尖和锁骨下,影像学检查表现为小片状或斑点状阴影,可融合形成空洞。渗出性病变易吸收,而纤维干酪增殖病变吸收很慢,病灶可长期无变化。

(2)空洞性肺结核:是由于干酪坏死病变溶解后液化物排出形成的空洞,空洞形态不一,如伴有周围浸润病变的新鲜的薄壁空洞,内壁呈虫蚀样的空洞,空洞性肺结核多有支气管播散病变,周围常伴有卫星病灶或纤维条索影。患者临床症状因人而异,可有发热、咳嗽、咳痰、咯血、盗汗和消瘦等。未经有效治疗的空洞性肺结核患者痰中经常排菌,临床应注意检查痰液。经有效治疗后患者的空洞可缩小,纤维组织或上皮细胞增生甚至空洞闭合。

(3)结核球:干酪样病变吸收和周边纤维膜包裹而成,直径在 2~4cm 之间,多数小于 3cm。结核球内有钙化灶或液化坏死形成空洞,约一半以上的结核球周边有卫星病灶,可作为诊断和鉴别诊断的参考。

(4)干酪性肺炎:多发生于机体免疫力低下、体质衰弱者,又受到大量结核分枝杆菌感染的患者,或有淋巴结支气管瘘,淋巴结中的大量干酪样物质经支气管进入肺内而发生。大叶性干酪性肺炎 X 线影像或 CT 呈大叶性密度均匀磨玻璃状阴影,逐渐出现溶解区,呈虫蚀样空洞,可出现播散病灶,大多数患者痰中能查出结核分枝杆菌。小叶性干酪性肺炎的症状和体征相对较轻,影像学呈小叶斑片播散病灶,多发生在双肺中下部。

(5)纤维空洞性肺结核:纤维空洞性肺结核的特点是病程长,病情时好时坏、反复进展恶化,肺组织破坏明显,肺功能严重受损,影像学可见肺脏双侧或单侧出现厚壁空洞和广泛的纤维增生,纤维条索牵拉导致肺组织收缩、肺门抬高和肺纹理呈垂柳样,纵隔向患侧移位。结核分枝杆菌长期检查阳性且常耐药。

4. **气管、支气管结核**　包括气管、支气管黏膜及黏膜下层的结核病。

5. **结核性胸膜炎**　包括干性、渗出性胸膜炎和结核性脓胸(见本篇第二十八章第一节)。

（二）肺外结核

指结核病变发生在肺以外的器官和部位。如淋巴结（除外胸内淋巴结）、骨、关节、泌尿生殖系统、消化系统、中枢神经系统等部位。肺外结核按照病变器官及部位命名。

二、按病原学检查结果

检查结果如下：

1. **涂片阳性肺结核**　涂片抗酸染色阳性。
2. **涂片阴性肺结核**　涂片抗酸染色阴性。
3. **培养阳性肺结核**　分枝杆菌培养阳性。
4. **培养阴性肺结核**　分枝杆菌培养阴性。
5. **分子生物学阳性肺结核**　结核分枝杆菌核酸检测阳性。
6. **未痰检肺结核**　患者未接受痰抗酸染色涂片、痰分枝杆菌培养、分子生物学检查。

肺外结核的病原学分类参照执行。

三、按耐药状况

（一）非耐药结核病

结核患者感染的结核分枝杆菌在体外未发现对检测所使用的抗结核药物耐药。

（二）耐药结核病

结核患者感染的结核分枝杆菌在体外被证实在一种或多种抗结核药物存在时仍能生长。耐药结核病分为以下几种类型：

1. **单耐药结核病**　结核分枝杆菌对一种一线抗结核药物耐药。
2. **多耐药结核病**　结核分枝杆菌对一种以上的一线抗结核药物耐药，但不包括对异烟肼、利福平同时耐药。
3. **耐多药结核病（MDR-TB）**　结核分枝杆菌对包括异烟肼、利福平同时耐药在内的至少 2 种以上的一线抗结核药物耐药。
4. **广泛耐药结核病（XDR-TB）**　结核分枝杆菌除对一线抗结核药物异烟肼、利福平同时耐药外，还对二线抗结核药物氟喹诺酮类抗生素中至少一种产生耐药，以及 3 种注射药物（如：卷曲霉素、卡那霉素、丁胺卡那霉素等）中的至少一种耐药。
5. **利福平耐药结核病**　结核分枝杆菌对利福平耐药，无论对其他抗结核药物是否耐药。

四、按治疗史

（一）初治结核病

初治患者指符合下列情况之一：

1. 从未因结核病应用过抗结核药物治疗的患者。
2. 正进行标准化疗方案规则用药而未满疗程的患者。
3. 不规则化疗未满 1 个月的患者。

（二）复治结核病

复治患者指符合下列情况之一：

1. 因结核病不合理或不规则用抗结核药物治疗 ≥ 1 个月的患者。
2. 初治失败和复发患者。

五、记录格式

(一) 结核分枝杆菌潜伏感染者

按诊断、检查方法及结果顺序书写。结核菌素纯蛋白衍生物(PPD)试验按照硬结实际测量值横径(mm)× 直径(mm)记录,并记录水疱、双圈等表现。Γ - 干扰素释放试验记录检测值。

示例1:结核分枝杆菌潜伏感染者,PPD试验5 mm × 12mm,水疱。

(二) 活动性结核

1. 肺结核　按肺结核类型、病变部位、细菌学检查结果、抗结核药物敏感性试验结果、治疗史等顺序书写。

痰菌检查记录格式:以涂(+),涂(-),培(+),培(-)表示。当患者无痰或未查痰时,则注明(无痰)或(未查)。

治疗状况记录:

(1)初治:有下列情况之一者为初治:①尚未开始抗结核治疗的患者;②正在进行标准化疗方案用药而未满疗程的患者;③不规则化疗未满1个月的患者。

(2)复治:有下列情况之一者为复治:①初治失败的患者;②规则用药满疗程后痰菌又复阳的患者;③不规则化疗超过1个月的患者;④慢性排菌患者。

示例2:急性血行播散性肺结核,双肺,涂(阴),培(未做),初治。

示例3:继发性肺结核,左上肺,涂(阳),培(阳),耐多药(耐异烟肼、利福平、链霉素等),复治。

2. 肺外结核　按肺外结核病变部位、细菌学检查(注明标本)、抗结核药物敏感性试验结果、治疗史等顺序书写。

示例4:右髋关节结核,关节液涂(阴),培(未做),初治。

示例5:结核性脑膜炎,脑脊液涂(阳),培(阳),敏感,初治。

(三) 非活动性肺结核

按病变部位、影像学表现顺序书写。

示例6:非活动性肺结核,左上肺,钙化病灶(孤立性)。

第五节　诊断与鉴别诊断

一、临床表现

肺结核患者的临床表现因人而异,我国属于结核病高发地区,有些人有结核病患者接触史,部分患者可无明确的结核病患者接触史。一般来说有以下临床表现。

(一) 症状

1. 呼吸系统症状　肺结核多数起病缓慢,部分患者可无明显症状,仅在胸部影像学检查时发现。随着病变进展,可出现咳嗽、咳痰、痰中带血或咯血等。有空洞形成时痰量可增多,若合并其他细菌感染时痰可呈脓性。合并支气管结核时咳嗽多为刺激性咳嗽。病变侵及血管时可有咯血,多数为少量咯血,个别可有大咯血。病变累及胸膜时可表现胸痛,随呼吸运动和咳嗽加重。呼吸困难多见于干酪样肺炎和大量胸腔积液患者。

2. 全身症状　发热为最常见症状,间断或持续午后低热,部分患者有倦怠乏力、盗汗、食欲减退和体重减轻等。育龄女性患者可以有月经不调。少数患者起病急骤,有中、高度发热,部分伴有不同程度的呼吸困难。少数患者可伴有结核性超敏反应表现,包括:结节性红斑、疱疹性结膜炎/角膜炎等。当合并有肺外结核病时,可出现相应受累脏器的症状。

（二）体征

早期肺部体征不明显,当病变累及范围较大时,局部叩诊呈浊音,听诊可闻及管状呼吸音,合并感染或合并支气管扩张时,可闻及湿性啰音。病变累及气管、支气管,引起局部狭窄时,听诊可闻及固定、局限性的哮鸣音,当引起肺不张时,可表现气管向患侧移位,患侧胸廓塌陷、肋间隙变窄、叩诊为浊音或实音、听诊呼吸音减弱或消失。

病变累及胸膜时,早期于患侧可闻及胸膜摩擦音,随着胸腔积液的增加,患侧胸廓饱满、肋间隙增宽,气管向健侧移位,叩诊呈浊音至实音,听诊呼吸音减弱至消失。当积液减少或消失后,可出现胸膜增厚、粘连,气管向患侧移位,患侧胸廓可塌陷,肋间隙变窄、呼吸运动受限,叩诊为浊音,听诊呼吸音减弱。

原发性肺结核可伴有浅表淋巴结肿大,血行播散性肺结核可伴肝脾肿大、眼底脉络膜结节,儿童患者可伴皮肤粟粒疹。少数患者可以有类似风湿热样表现,称为结核性风湿症,多见于青少年女性,常累及四肢大关节,在受累关节附近可见结节性红斑或环形红斑,间歇出现。

二、影像学诊断

1. 原发性肺结核　原发性肺结核主要表现为肺内原发病灶及胸内淋巴结肿大,或单纯胸内淋巴结肿大。儿童原发性肺结核也可表现为空洞、干酪性肺炎以及由支气管淋巴瘘导致的支气管结核。

2. 血行播散性肺结核　急性血行播散性肺结核表现为两肺均匀分布的大小、密度一致的粟粒阴影;亚急性或慢性血行播散性肺结核的弥漫病灶,多分布于两肺的上中部,大小不一,密度不等,可有融合。儿童急性血行播散性肺结核有时仅表现为磨玻璃样影,婴幼儿粟粒病灶周围渗出明显,边缘模糊,易于融合。

3. 继发性肺结核　继发性肺结核胸部影像表现多样,轻者主要表现为斑片、结节及索条影,或表现为结核瘤或孤立空洞;重者可表现为大叶性浸润、干酪性肺炎、多发空洞形成和支气管播散等;反复迁延进展者可出现肺损毁,损毁肺组织体积缩小,其内多发纤维厚壁空洞、继发性支气管扩张,或伴有多发钙化等,邻近肺门和纵隔结构牵拉移位,胸廓塌陷,胸膜增厚粘连,其他肺组织出现代偿性肺气肿,以及新旧不一的支气管播散病灶等。

4. 气管、支气管结核　气管及支气管结核主要表现为气管或支气管壁不规则增厚、管腔狭窄或阻塞,狭窄支气管远端肺组织可出现继发性不张或实变、支气管扩张及其他部位支气管播散病灶等。

5. 结核性胸膜炎　结核性胸膜炎分为干性胸膜炎和渗出性胸膜炎。干性胸膜炎为胸膜的早期炎性反应,通常无明显的影像表现;渗出性胸膜炎主要表现为胸腔积液,且胸腔积液可表现为少量、中量或大量的游离积液,或存在于胸腔任何部位的局限积液,吸收缓慢者常合并胸膜增厚粘连,也可演变为胸膜结核瘤及脓胸等。

三、细菌学诊断

肺结核常用检查标本:痰、胸水、支气管灌洗液、病理组织等。建议将多个呼吸道标本(至少包括3个深部咳嗽的痰标本,含1个清晨标本)进行结核分枝杆菌涂片显微镜检查和结核分枝杆菌培养。

涂片显微镜检查是简单、快速、易行和可靠的方法,但欠敏感。涂片显微镜检查阳性只能说明痰中含有抗酸杆菌,不能区分是结核分枝杆菌还是非结核分枝杆菌,由于非结核分枝杆菌较少,故痰中检出抗酸杆菌有很重要的意义。

结核分枝杆菌培养是结核病诊断的"金标准"。同时也为药物敏感性测定和菌种鉴定提供了菌株。结核分枝杆菌培养费时较长,一般为 2~6 周,若培养至 8 周仍未生长者报告阴性。采用液体培养基和测定细菌代谢产物的 BACTEC-TB960 法,10 日可获得结果并提高 10% 分离率。

四、免疫学诊断

结核菌素试验是诊断有无结核感染的重要参考指标,对儿童、青少年的诊断有参考意义。目前推荐使用结核菌素纯蛋白衍生物(purified protein derivative,PPD),在左前臂掌侧前 1/3 中央皮内注射 5IU,48~72h 检查皮肤红肿硬结的大小,结果判断见表 25-1。

表 25-1　PPD 试验结果判定

皮肤红肿硬结的大小结果
硬结直径 <5mm(−)
5mm ≤硬结直径 <10mm(+)
10mm ≤硬结直径 <15mm(++)
硬结直径 ≥ 15mm,或局部出现水疱、坏死及淋巴管炎(+++)

结核分枝杆菌抗体是结核分枝杆菌感染人体后刺激机体产生针对该病菌的特异性抗体。血清结核分枝杆菌抗体检测有较高的敏感性和特异性,核酸探针检测特异性结核分枝杆菌 DNA 片段对结核病诊断和鉴别诊断有重要价值。多数结核感染者 γ- 干扰素释放试验检测也有一定意义。

五、支气管镜检查

支气管镜检查是诊断气管支气管结核必不可少的确诊手段。可直接观察气管和支气管内病灶情况,并判断其类型、部位、范围、严重程度,有无溃疡、糜烂及气道狭窄或闭塞情况,还可以抽吸分泌物、刷检及活检。经支气管镜直接观察,获取刷片或冲洗液等标本进行结核分枝杆菌相关检查,获取活检组织标本进行组织病理学等检查以明确诊断。

六、病理学检查

结核分枝杆菌感染引起的炎症多为慢性炎症改变,可引起细胞免疫反应和Ⅳ型变态反应,具备一般炎症的渗出、坏死和增生 3 种基本变化,亦有其特殊性,病理学表现如下:

1. **渗出性病变**　主要表现为浆液性或浆液纤维素性炎。病变早期局部有中性粒细胞浸润,但很快被巨噬细胞所取代,在渗出液和巨噬细胞中可查见结核分枝杆菌。当机体抵抗力强或治疗及时,渗出性病变可完全吸收而不留痕迹,但亦可转化为增生性病变或坏死性病变。

2. **增生性病变**　主要表现为肉芽肿形成。形成具有诊断价值的结核结节,是结核病病理特征性的病变,由上皮样细胞、朗格汉斯多核巨细胞以及外周聚集的淋巴细胞和少量增生的成纤维细胞构成,典型者结节中央有干酪样坏死。

3. **坏死性病变**　上述以渗出为主或以增生为主的病变均可继发干酪样坏死,结核坏死灶由于含脂质较多呈淡黄色、均质细腻,质地较实,状似奶酪,故称干酪样坏死。干酪样坏死对病理诊断具有重要意义。显微镜下为红染无结构的颗粒状物,干酪样坏死物中常见少数结核分枝杆菌,可长期以休眠的形式生存。干酪样坏死灶可出现钙化或骨化,周围纤维组织增生,继而形成纤维包裹,病变可长期稳定。当病灶与外界相通(如位于肺脏、肾脏等)时,液化坏死物质可经肺支气管及肾输尿管排出,形成空洞性结核,并成为结核病的重要传染源。

渗出、坏死和增生 3 种变化往往同时存在而以某一种改变为主,而且可以互相转化。

七、诊断性治疗

对于影像学表现不典型、痰液涂片抗酸检查阴性、组织学病理检查未找到明确结核依据,但临床线索高度怀疑肺结核,而且又除外了常见的呼吸系统其他疾病,如炎症、肿瘤、结缔组织疾病等,例如不明原因的胸腔积液患者,我们可以试验性地给患者应用抗结核化学治疗药物,进行诊断性治疗,边治疗边检查,随时发现新的诊断线索。如果用药 1~3 个月后患者的症状减轻甚至消失,血沉等血液检测指标下降,影像学上病灶明显缩小、吸收好转,说明抗结核治疗有效,证明该患者确实是一位不典型的肺结核患者。但需注意,该方法必须要充分做好鉴别诊断,排除其他疾病的情况下方可应用。

八、肺结核的鉴别诊断

典型的肺结核临床容易诊断,但不典型的结核病就需要仔细询问病史、仔细查体,结合实验室检查和器械检查才能做出正确诊断,肺结核容易误诊为以下疾病,需要仔细甄别。

（一）需与原发性肺结核鉴别的疾病

支气管淋巴结结核与中央型肺癌、淋巴瘤和结节病相鉴别。肺癌患者年龄多在 40 岁以上,患者早期可有刺激性干咳、血痰,多无结核中毒症状;淋巴瘤为淋巴系统的恶性肿瘤,可表现单侧或双侧肺门淋巴结肿大,患者多伴血红蛋白降低、浅表部位淋巴结肿大;结节病是原因不明的全身性肉芽肿疾病,影像学表现双侧肺门或纵隔淋巴结肿大,结核菌素试验多为阴性,Kveim 试验阳性,血管紧张素转化酶升高,肾上腺皮质激素治疗有效,以上疾病确诊通常需支气管镜检查或超声内镜检查和病理学报告。

（二）需与血行播散性肺结核鉴别的疾病

血行播散性肺结核需与肺泡细胞癌、肺含铁血黄素沉着症和弥漫性肺间质病相鉴别。肺泡细胞癌患者多无结核中毒症状,胸闷、气短症状明显,可以有较多泡沫样痰液,病灶多发生于双肺中下肺野,分布不均匀,痰中检查可查到癌细胞,经皮肺活检或经支气管镜肺活检常能确诊;肺含铁血黄素沉着症患者常有反复咳嗽、咯血及缺铁性贫血症状,有过敏、二尖瓣狭窄、肺出血 - 肾炎综合征等病史,CT 检查阴影以中下肺野分布较多,患者痰巨噬细胞内发现含铁血黄素颗粒有助诊断,经皮肺组织活检或经支气管镜肺活检病理检查可确诊;弥漫性肺间质病患者病史较长,进行性呼吸困难,部分患者有粉尘接触史,CT 检查阴影以中下肺野、内中带较多,患者无并发感染时多无发热,低氧血症明显,确诊通常需肺活检病理检查。

（三）需与继发性肺结核鉴别的疾病

影像呈浸润表现的肺结核应与细菌性肺炎、肺真菌病和肺寄生虫病等感染性肺疾病相鉴别。细菌性肺炎常有受凉史,大多起病急,伴有发热、咳嗽、咳痰明显,血白细胞和中性粒细胞增高。胸片表现密度较淡且较均匀的片状或斑片状阴影,抗菌治疗后体温迅速下降,1~2 周左右阴影有明显吸收。肺真菌病常有长期应用抗生素、免疫抑制剂或患有免疫疾病史,痰真菌培养阳性,血 G 试验和 / 或 GM 试验阳性,抗细菌、抗结核治疗无效,抗真菌治疗有效;肺寄生虫病患者常有在流行地区居住史,进食被污染的食物及饮生水史,痰内或胸水查到虫卵,血清特异性抗体检查有助于诊断。

肺结核球应与周围性肺癌、炎性假瘤、肺错构瘤和肺隔离症等相鉴别。周围性肺癌患者多见于中老年人,常以咳嗽、胸痛就诊或体检时发现病灶,病灶多有分叶、毛刺,多无卫星病灶,部分患者痰中可找到癌细胞,经皮肺穿刺活检或经支气管镜肺活检病理检查常能确诊;炎性假瘤是一种病因不明炎性肉芽肿病变,患者以前曾有慢性肺部感染史,抗炎治疗病灶逐渐缩小;肺错构瘤常为孤立病灶,影像学呈爆米花样阴影;肺隔离症以 20 岁年轻人较多,不伴肺内感染时可长期无症状,病变好发于肺下叶后基底段,以左下肺多见,密度均匀、边缘清楚,很少钙化,血管造影及肺放射性核素扫描可见单独血供进而可以确诊。

肺结核空洞需与癌性空洞、肺脓肿、肺囊肿和囊性支气管扩张相鉴别。癌性空洞的洞壁厚,内壁多不规则,空洞内可见结节状突起,空洞增大速度相对较快;肺脓肿的患者临床多有寒战、高热、咳大量脓臭痰,胸部 X 线片或 CT 检查表现为带有液平面的空洞伴周围浓密的炎性阴影,血白细胞和中性粒细胞增高,抗感染治疗症状短期可明显好转,影像学脓肿大小缩小,最终吸收或残留纤维条索影;肺囊肿为肺组织先天性异常,多发生在肺上野,并发感染时,空腔内可见液平,周围无卫星灶,无感染时可无症状,病灶多年无变化;囊性支气管扩张多发生在双肺中下肺野,患者常有咳大量脓痰、咯血病史,薄层 CT 扫描可以确诊。

(四) 需与结核性胸膜炎鉴别的疾病

结核性渗出性胸膜炎与其他胸腔积液鉴别详见本篇第二十八章第一节。

(五) 非结核分枝杆菌肺病

非结核分枝杆菌肺病临床表现酷似肺结核病。多继发于支气管扩张、矽肺和肺结核病等慢性肺病,也是人类免疫缺陷病毒(HIV)感染或获得性免疫缺陷综合征(AIDS)的常见并发症。常见临床症状有咳嗽、咳痰、咯血、发热等。胸片可表现为炎性病灶及单发或多发薄壁空洞,纤维硬结灶、球形病变及胸膜渗出相对少见。病变多累及上叶的尖段和前段。20%~50% 的患者无明显症状。痰涂片抗酸染色检查阳性无法区别结核分枝杆菌与非结核分枝杆菌,只有通过分枝杆菌培养及菌型鉴别方可鉴别。

非结核分枝杆菌肺病的病理学改变类似于结核病,但非结核分枝杆菌肺病以类上皮细胞肉芽肿改变多见,无明显干酪样坏死。胶原纤维增生且多呈现玻璃样变,这是与结核病组织学改变区别的主要特点。目前尚无特效治疗非结核分枝杆菌肺病的化学药物和标准的化疗方案,且多数非结核分枝杆菌对抗结核药物耐药,故主张抗结核药物与其他抗生素联合使用,方案中药物以 3~5 种为宜,一般情况下,非结核分枝杆菌肺病在抗酸杆菌阴转后仍需继续治疗 18~24 个月,至少 12 个月,与肺结核化疗方案明显不同。

(六) 其他长期咳嗽的疾病

支气管炎多见于中老年人,或有长期吸烟史,临床多表现为慢性咳嗽、咳痰,少有咯血,冬季多发,急性加重期可以有发热。肺功能检查为阻塞性通气功能障碍。胸部影像学检查肺纹理增重紊乱、透光度增强或肺气肿征象,有助于鉴别诊断;支气管扩张患者有长期反复咳嗽、咳痰,多有大量脓痰,常反复咯血。轻者 X 线胸片无异常或仅见肺纹理增粗,典型者可见卷发样改变,CT 特别是高分辨 CT 能发现支气管腔扩大即可确诊。

(七) 其他发热性疾病

肺结核常有不同类型的发热,需与伤寒、败血症、白血病等发热性疾病鉴别。伤寒患者多有高热、白细胞计数减少及肝脾大等临床表现,易与急性血行播散性肺结核混淆,但伤寒常呈稽留热,有相对缓脉,皮肤玫瑰疹,血、尿、便的培养检查和肥达试验可以确诊。败血症患者起病急,寒战及弛张热型,白细胞及中性粒细胞增多,常有近期感染史,血培养可发现致病菌。急性血行播散性肺结核有发热、肝脾大,偶见类白血病反应或单核细胞异常增多,需与白血病鉴别。后者多有明显出血倾向,骨髓涂片及动态 X 线胸片或胸部 CT 检查有助于诊断。

(八) 并发症

肺结核患者病情严重时可出现某些并发症,如大咯血、气胸,严重时还可发生呼吸衰竭,急性粟粒型肺结核脑膜受累时还可出现脑膜刺激征,累及其他脏器时还会出现其他脏器功能障碍的表现,临床应密切关注并及时做出诊断和处理。

肺结核患者发现、诊治流程见图 25-2。

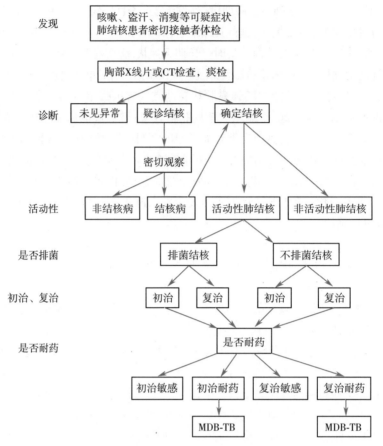

图 25-2　肺结核患者发现、诊治流程

第六节　治　　疗

一、常用抗结核病药物

详见第三篇第十三章第三节。

二、抗结核化学治疗的细菌学基础及原则

(一) 化学治疗原则

肺结核化学治疗的原则是：早期、规律、全程、适量、联合。

肺结核患者一旦诊断，应尽早开始药物治疗，药物应联合配伍以增强治疗效果，按照用药方案全疗程、规律用药，剂量应根据患者个体差异适当调整，注意肝肾功能损害，必要时加用保肝药物或暂停某些抗结核病药物，待肝肾功能恢复正常后继续用药。

整个化疗方案分为强化期和巩固期两个阶段。强化期杀死繁殖期菌群，防止或减少继发耐药菌产生，初治肺结核以 3~4 种药物联用，复治肺结核以 4~5 种药物联用。巩固期以杀死残留病灶内少数代谢低下或半静止状态的结核分枝杆菌，防止复发，采用 2~3 种药物联用，继续杀灭残余菌群。

（二）抗结核化学治疗的细菌学基础

1. 药物对不同代谢状态和不同部位的结核分枝杆菌群的作用　结核分枝杆菌根据其代谢状态分为 A、B、C、D 4 个菌群。不同代谢状态和部位结核分枝杆菌的特点参见表 25-2。

表 25-2　不同代谢状态和部位结核分枝杆菌的特点

分群 特点	A 群	B 群	C 群	D 群
繁殖	快速	半静止状态	半静止状态 间歇短暂生长	半休眠状态 不繁殖
存在部位	巨噬细胞外 空洞干酪液化部	巨噬细胞内酸性环境 空洞壁坏死组织中		
菌群数量	绝大多数	少	少	很少
药敏状况	异烟肼 > 链霉素 > 利福平 > 乙胺丁醇	吡嗪酰胺 > 利福平 > 异烟肼	利福平 > 异烟肼	无效

通常大多数抗结核病药物可以作用于 A 菌群,异烟肼和利福平具有早期杀菌作用,即在治疗的48h 内迅速杀菌,使菌群数量明显减少、传染性减少或消失、痰菌阴转。这对防止获得性耐药的产生有重要作用。

2. 结核分枝杆菌的耐药性　耐药性是基因突变引起的药物对突变菌的效力降低。治疗过程中如果单用一种敏感药,虽然菌群中大量敏感菌被杀死,但有少量的自然耐药变异菌仍存活并不断繁殖,最后逐渐完全替代敏感菌而成为优势菌群。结核病的病灶中结核分枝杆菌数量愈大、存在自然耐药的变异菌愈多。目前治疗多采用联合用药,通过交叉杀菌作用防止耐药性产生,中断治疗或不规律用药仍可产生耐药性。其产生机制是各种药物启动早期杀菌作用的速度存在差异,某一时间点上只有一种药物对某些菌群起灭菌作用,如中断治疗或不规律用药,在菌群再生长期和菌群延缓生长期药物的抑菌浓度存在差异可造成耐药。因此在联合用药的情况下也不能中断治疗,短程疗法最好应用全程督导化疗。

3. 间歇化学治疗　间歇化学治疗的主要理论基础是结核分枝杆菌的延缓生长期。结核分枝杆菌接触不同的抗结核病药物后产生不同时间的延缓生长期。如接触异烟肼和利福平 24h 后分别可有6~9d 和 2~3d 的延缓生长期。药物使结核分枝杆菌产生延缓生长期,就有间歇用药的可能性,而氨硫脲没有延缓生长期,就不适于间歇应用。

4. 顿服抗结核病药物　血中高峰浓度的杀菌作用要优于经常性维持较低药物浓度水平的情况。每日剂量一次顿服的血药浓度要比一日 2 次或 3 次分开服的血药浓度高 3 倍左右。临床研究已经证实顿服的效果优于分次口服。

三、常用抗结核治疗方案及剂量

标准化学治疗按照初治、复治分为:

1. 初治活动性肺结核(含涂阳和涂阴)治疗方案

（1）每日用药方案:①强化期:异烟肼、利福平、吡嗪酰胺和乙胺丁醇,顿服,2 个月。②巩固期:异烟肼、利福平,顿服,4 个月。简写为:2HRZE/4HR。药物剂量一般按照 H 0.3g/d,R 0.45~0.6g/d,Z 1.5~2.0g/d,E 0.75~1.0g/d,药量根据体重适当调节,老年人适当减量。

（2）间歇用药方案:①强化期:异烟肼、利福平、吡嗪酰胺和乙胺丁醇,隔日 1 次或每周 3 次,2 个月。②巩固期:异烟肼、利福平,隔日 1 次或每周 3 次,4 个月。简写为:$2H_3R_3Z_3E_3/4H_3R_3$。药物剂量一般按照 H 0.3~0.6g/d,R 0.6~0.9g/d,Z 2.0~3.0g/d,E 1.5~2.0g/d,药量根据体重适当调节,老年人适当减量。

2. 复治涂阳肺结核治疗方案　复治涂阳肺结核患者推荐进行药物敏感性试验,敏感患者按下列方案治疗,耐药者纳入耐药方案治疗。

复治涂阳敏感用药方案:①强化期:异烟肼、利福平、吡嗪酰胺、链霉素和乙胺丁醇,每日 1 次,2个月。②巩固期:异烟肼、利福平和乙胺丁醇,每日 1 次,6~10 个月。巩固期治疗 4 个月时,痰菌未阴转,可继续延长治疗期 6~10 个月。简写为:2HRZSE/6~10HRE。

间歇用药方案:①强化期:异烟肼、利福平、吡嗪酰胺、链霉素和乙胺丁醇,隔日 1 次或每周 3 次,2 个月。②巩固期:异烟肼、利福平和乙胺丁醇,隔日 1 次或每周 3 次,6 个月。简写为:$2H_3R_3Z_3S_3E_3/6~10H_3R_3E_3$。

上述间歇方案为我国结核病规划所采用,但必须采用全程督导化疗管理,以保证患者不间断规律用药。

四、耐药结核病的治疗

耐药结核病,特别是耐多药结核病(multidrug-resistant tuberculosis,MDR-TB)(至少耐异烟肼和利福平)和当今出现的广泛耐药结核病(extensively drug-resistant tuberculosis,XDR-TB)(除耐异烟肼和利福平外,还耐二线抗结核病药物)对全球结核病控制构成严峻的挑战。制订 MDR-TB 治疗方案的通则是:详细了解患者用药史,该地区常用抗结核病药物和耐药流行情况,尽量作药敏试验,严格避免只选用一种新药加到原失败方案,WHO 推荐尽可能采用新一代的氟喹诺酮类药物,不使用交叉耐药的药物,治疗方案至少含 4 种二线的敏感药物,至少包括吡嗪酰胺、氟喹诺酮类、注射用卡那霉素或阿米卡星、乙硫或丙硫异烟肼和 PAS 或环丝胺酸,药物剂量依体重决定,强化期应为 8 个月,总疗程 20个月或更长,以治疗效果决定,监测治疗效果最好以痰培养为准。

MDR-TB 治疗药物的选择见表 25-3,第 1 组药为一线抗结核病药,依据药敏试验和用药史选择使用。第 2 组药为注射剂,首选为卡那霉素和阿米卡星,两者效果相似并存在百分之百的交叉耐药;如对链霉素和卡那霉素耐药,应选择卷曲霉素。链霉素尽可能不用,毒性大。第 3 组为氟喹诺酮类药,菌株敏感按效果从高到低选择是莫西沙星、左氧氟沙星和氧氟沙星。第 4 组为口服抑菌二线抗结核病药,首选为乙硫异烟胺 / 丙硫异烟胺,该药疗效确定且价廉,应用从小剂量 250mg 开始,3~5d 后加大至足量。PAS 也应考虑为首选,只是价格贵些。环丝氨酸国内使用较少。第 5 组药物的疗效不确定,只有当 1~4 组药物无法制订合理方案时,方可考虑至少选用 2 种。

表 25-3 治疗 MDR-TB 药物的选择

第 1 组:一线口服抗结核病药物	异烟肼(H);利福平(R);乙胺丁醇(E);吡嗪酰胺(Z);利福布丁(Rfb)[a]
第 2 组:注射用抗结核病药物	卡那霉素(Km);阿米卡星(Am);卷曲霉素(Cm);链霉素(S)
第 3 组:氟喹诺酮类药物	莫西沙星(Mfx);左氧氟沙星(Lfx);氧氟沙星(Ofx)
第 4 组:口服抑菌二线抗结核病药物	乙硫异烟胺(Eto);丙硫异烟胺(Pto);环丝氨酸(Cs);特立齐酮(Trd);对氨基水杨酸(PAS)
第 5 组:疗效不确切的抗结核病药物(未被 WHO 推荐为 MDR-TB 治疗常规药物)	氯法齐明(Cfz);利奈唑胺(Lzd);贝达喹啉(Bdq);迪拉马尼(Dlm);阿莫西林 / 克拉维酸(Amx/Clv);氨硫脲(Th);克拉霉素(Clr);高剂量异烟肼(H)[b]

注:a.WHO 未把此药包含在基本药物中,但许多地方常规用于蛋白酶抑制的患者;

b. 高剂量异烟肼(H)为 16~20mg/kg。

如何设计 MDR-TB 治疗方案:

例 1. 患者在采用初治涂阳方案治愈后两年复发,药物敏感试验发现对 H-R-S 耐药。

答案:8Z-Am(Cm)-Ux-Pto-PAS(Cs、E)/12Z-Lfx-Pto-PAS(Cs、E)

例 2. 患者对 H-R-S-E-Km 耐药,对 Cm-Ofx-Pto-Cs-PAS 敏感。

答案:8Z-Cm-Lfx-Pto-PAS(Cs)/12Z-Lfx-Pto-PAS(Cs)

治疗关键在于对肺结核患者实施有效治疗管理,预防耐药结核发生的最佳策略是加强实施医务人员全程督导短程化学治疗策略(directly observed treatment short-course,DOTS),确保肺结核患者在全疗程中不间断地实施规范化疗,减少耐药性的产生,最终获得治愈。

由于临床上患者对抗结核病药物耐受性不一样,肝肾功能情况不同(尤其是老年患者)和存在耐多药结核(MDR-TB)患者,化疗方案制订应个体化,以确保化疗顺利完成及提高耐药结核痰菌阴转率。

五、特殊人群的抗结核治疗

(一) 咯血的治疗

咯血是肺结核常见的症状。少量咯血,嘱患者勿紧张、卧床休息,可用氨基己酸、氨甲苯酸、酚磺乙胺、卡巴克洛、血凝酶、云南白药等药物止血;大咯血时先用垂体后叶素 5~10U 加入 25% 葡萄糖注射液 40ml 中缓慢静脉注射,一般 15~20min,然后将垂体后叶素加入 5% 葡萄糖注射液按 0.1U/(kg·h) 速度静脉滴注。垂体后叶素收缩小动脉,使肺循环血量减少而达到较好止血效果。高血压、冠心病、心力衰竭患者及孕妇禁用。对支气管动脉破坏造成的大咯血可采用支气管动脉栓塞法。

(二) 气管支气管结核的治疗

初治疗程要求不少于 12 个月,如方案:2HRZE(S)/10HRE。复治、耐药病例选择复治、耐药化疗方案,疗程较初治方案延长,MDR-TB、XDR-TB 要求至少 24 个月甚至更长。需要介入治疗处理中心气道狭窄、闭塞、软化等病例,介入治疗后应用抗结核病药物全身化学治疗原则上应不少于 9~12 个月,以防休眠耐药结核分枝杆菌复燃。

目前针对气管支气管结核介入治疗方法包括:经支气管镜气道内给药、冷冻术、球囊扩张术、热消融疗法(激光、高频电刀、氩气刀及微波等)、气道内支架置入术等措施,不同类型介入治疗技术各自特点亦不尽相同,临床上有时采用多种方法相结合的综合介入治疗。

(三) 糖皮质激素的应用治疗

糖皮质激素治疗结核病主要是利用其抗炎、抗毒作用,仅用于结核毒性症状严重者。必须确保在有效抗结核病药物治疗的情况下使用,使用剂量依病情而定,一般用泼尼松口服每日 20mg,顿服,1~2 周,以后每周递减 5mg,用药时间为 4~8 周。

六、外科治疗

肺结核患者如出现下列情况可考虑手术治疗:气管支气管结核合并所属气道狭窄、闭塞,造成末梢肺叶和肺段不张、阻塞性感染、肺通气功能不良,给予全身抗结核化学治疗,有介入治疗指征患者加强气道内局部介入治疗,仍不能取得满意疗效者;经正规抗结核治疗效果不佳且气道狭窄、闭塞造成末梢肺毁损且反复阻塞性感染;合并支气管扩张伴反复咯血者;多重耐药的厚壁空洞、大块干酪灶、结核性脓胸、支气管胸膜瘘和大咯血保守治疗无效者。

第七节　肺结核的预防

一、控制和消灭传染源

据 WHO 估算,全球结核潜伏感染人群约 17 亿,占全人群的 1/4 左右。2018 年,全球新发结核病患者约 1 000 万。结核病在人群中的传染源主要是结核病患者,即痰直接涂片阳性患者。肺结核病是一种经呼吸道传播的慢性传染病,主要通过患者咳嗽、打喷嚏或大声说话时喷出的飞沫传播给他人。人群对结核分枝杆菌普遍易感,尤其是体质差或免疫力低下者更容易患病,因此发现和控制传染源、切断传播途径就显得尤为重要。《中华人民共和国传染病防治法》将结核病列为乙类传染病,就患者登记、报告、转诊、管理和治疗都进行了严格的规定,此外个人卫生和环境卫生对有效防控肺结核的传播也具有不可替代的作用。

二、卡介苗接种

普遍认为卡介苗(bacille calmette-guérin vaccine,BCG)接种对预防成年人肺结核的效果不佳,但对预防常发生在儿童的结核性脑膜炎和粟粒型结核有较好作用。新生儿进行卡介苗接种后,仍须注意采取与结核患者隔离的措施。

三、预防性化学治疗

主要应用于受结核分枝杆菌感染易发病的高危人群,包括 HIV 感染者、涂阳肺结核患者的密切接触者、未经治疗的肺部硬结纤维病灶(无活动性)、砂肺、糖尿病、长期使用糖皮质激素或免疫抑制剂者、吸毒者、营养不良者、儿童青少年结核菌素试验硬结直径 ≥ 15mm 者等。常用异烟肼 300mg/d,顿服 6~9 个月,儿童用量为 4~8mg/kg;或利福平和异烟肼每日顿服,3 个月;或利福喷汀和异烟肼每周 3 次,3 个月。

诊 治 精 要

1. 结核病是由结核分枝杆菌感染引起的、以呼吸道为主要传播途径的慢性传染性疾病,其中以肺结核最为常见。

2. 结核病的传染源主要是结核病患者,即痰涂片阳性者。结核分枝杆菌生长缓慢,对干燥、冷、酸、碱等抵抗力强,对紫外线比较敏感,阳光直射下,痰中结核分枝杆菌经 2~7h 可被杀死。

3. 结核病的基本病理变化是炎性渗出、增生和干酪样坏死。病理过程的特点是破坏与修复常同时进行,吸收愈合缓慢、多反复恶化和播散。采用有效化学治疗后,早期渗出性病变可完全吸收消失或仅留下少许纤维条索。

4. 肺结核临床常分为原发性肺结核、血行播散性肺结核、继发性肺结核、气管支气管结核、结核性胸膜炎。

5. 肺结核的记录方式应按照下列格式：原发性肺结核右中涂（-），初治；继发性肺结核双上涂（+），复治；血行播散性肺结核（急性）或（慢性）；继发性肺结核（浸润性）或（纤维空洞性）等。

6. 结核病的诊断应根据有无结核病患者接触史、症状、体征、影像学、细菌学、免疫学、病理学检查，并要与其他疾病如肺炎、肺脓肿、肺癌等进行鉴别，综合分析才能得出正确结果。

7. 肺结核化学治疗的原则是：早期、规律、全程、适量、联合。初治活动性肺结核（含涂阳和涂阴）治疗方案一般采用 2HRZE/4HR，或者 $2H_3R_3Z_3E_3/4H_3R_3$。复治涂阳敏感用药方案 2HRZSE/6~10HRE，或者 $2H_3R_3Z_3S_3E_3/6~10H_3R_3E_3$。特殊人群需要个体化用药。

8. 结核病为乙类传染病，对患者登记、报告、转诊、管理和治疗都进行了严格的规定，个人卫生和环境卫生对有效防控肺结核的传播也具有不可替代的作用。

思考题

1. 结核病的病因及发病机制。
2. 结核病的分型？肺结核的正确记录格式？
3. 肺结核的诊断依据有哪些？
4. 肺结核应与哪些疾病鉴别及鉴别要点。
5. 肺结核的治疗原则及治疗方法。

（陈明伟）

第二十六章

原发性支气管肺癌

原发性支气管肺癌,简称肺癌,是起源于支气管黏膜、腺体或肺泡上皮的肺部恶性肿瘤。肺癌是我国发病率及死亡率最高的恶性肿瘤。肺癌的病因和发病机制仍不十分清楚,吸烟、空气污染和职业暴露是肺癌最主要的危险因素。早期常无临床症状,随着病情的发展可出现刺激性咳嗽、痰中带血等症状,病情进展速度与肿瘤生物学特性有关。低剂量螺旋 CT 筛查可发现早期肺癌。根据不同病理类型、不同临床分期制订治疗方案。肺癌患者预后很差,总体 5 年生存率低于 20%,大部分患者确诊时即为晚期,失去根治性手术机会。因此,要改善肺癌的预后,有赖于早期诊断、规范治疗和全程管理。

第一节 概　　述

原发性支气管肺癌(primary bronchogenic lung cancer),简称肺癌(lung cancer),是起源于支气管黏膜、腺体或肺泡上皮的肺部恶性肿瘤。

肺癌是全世界范围内发病率及死亡率最高的恶性肿瘤之一。世界卫生组织(World Health Organization,WHO)发布的最新全球癌症数据显示,2020 年全球新发肺癌病例约 220.7 万例,占所有癌症发病的 11.4%,仅次于乳腺癌;死亡病例约 179.6 万例,占所有癌症死亡的 18.0%,位居所有恶性肿瘤的首位。在我国,近年来肺癌的发病率呈现上升趋势,已成为重大的公共卫生问题。我国国家癌症中心发布的数据显示,2015 年我国新发肺癌病例约为 78.7 万例,占恶性肿瘤发病 20.0%,发病率为 57.26/10 万;肺癌死亡人数约为 63.1 万例,占恶性肿瘤死亡 27.0%,死亡率为 45.87/10 万。我国男性肺癌的发病(24.2%)和死亡(29.3%)均位居所有恶性肿瘤的首位。我国女性肺癌的发病位居恶性肿瘤的第二位(15.0%),仅次于乳腺癌;死亡位居首位(23.0%)。

第二节　病因与发病机制

一、病因

尽管环境因素是肺癌的主要病因,个体对呼吸道致癌物的易感性差异也发挥重要作用。例如,吸烟人群中只有少部分会发生肺癌。现有研究认为肺癌的发生可能是以下两种因素相互作用的结果:

①暴露于致癌因素；②个体对该致癌因素的易感性。

（一）吸烟

大量研究表明，吸烟会显著增加肺癌的发病风险，尤以肺鳞状细胞癌和小细胞肺癌为甚。烟雾中的尼古丁、苯并芘、亚硝胺和少量放射性元素钋等均有致癌作用。与非吸烟者相比，吸烟者发生肺癌的风险高 9~10 倍，重度吸烟者可达 10~25 倍。吸烟与肺癌之间存在着显著的剂量-效应关系，开始吸烟年龄越小、每日吸烟量越大、吸烟持续时间越长，引起肺癌的风险越高。被动吸烟或环境吸烟也是肺癌的危险因素之一，使患肺癌风险增加 20%~30%。值得欣慰的是，戒烟后肺癌发病风险逐年减小，戒烟 1~5 年后可减半。美国相关研究结果表明，戒烟 2~15 年期间发生肺癌的风险进行性减小，此后的发病风险与终生不吸烟者相当。

（二）空气污染

普通成年人每天大约吸入约 10 000L 空气，因此即使空气中的致癌物浓度很低，其仍是肺癌的危险因素。

1. **大气空气污染** 现有的证据均表明大气污染是肺癌的危险因素，其中细颗粒物（particulate matter，$PM_{2.5}$）危害最大。室外空气可含有许多有害物质，多数是由化石燃料的燃烧产生的，包括致癌物如多环芳香烃和金属如砷、镍、铬等。污染源不同，空气污染中的组分在不同地点及时间均不同。美国抗癌协会的研究显示，空气中 $PM_{2.5}$ 每增加 $10\mu g/m^3$，患肺癌风险增加 14%。进一步来自日本、中国、新西兰的研究证据表明，污染大气中的组分例如细颗粒物、SO_2 和 NO_2 能增加肺癌死亡率。

2. **室内空气污染** 室内空气污染可由室外污染物质进入室内导致，也可由室内吸烟、建筑材料、土壤气体、家具以及取暖做饭等产生的有害物质导致。发达国家非吸烟者中最重要的两种增加肺癌风险的室内污染物是被动吸烟和室内氡。在发展中国家，室内污染主要来自未加工的固体燃料使用，尤其是煤以及其他用于做饭和取暖的生物燃料。

在亚洲室内煤燃烧与肺癌发生风险具有最强的相关性（相对危险度 4.9），在欧洲及北美室内木头燃烧与肺癌发生风险也相关，但风险系数相对较小（相对危险度 1.2）。烹饪时释放出的油烟也是不可忽视的致癌因素。

（三）职业暴露

病例对照研究的结果显示职业暴露导致的肺癌发生约占肺癌总病例数的 9%~15%，已被确认的致人类肺癌的职业暴露包括砷、铍、镉、铬和镍及石棉和离子辐射。

1. **石棉** 石棉是天然的纤维状硅酸盐矿物质，英国石棉纺织厂工人患肺癌风险增加 10 倍，美国从事绝缘材料的工人患肺癌风险增加 7 倍。石棉和吸烟是肺癌的两个独立致病因素，而且二者可以协同增加肺癌风险。吸烟者同时暴露于石棉，患肺癌风险相比不吸烟同时无石棉暴露个体增加了 50 倍，远比仅有吸烟（相对危险度 10.9）或仅有石棉暴露（相对危险度 5.2）个体的患肺癌风险高。

2. **离子辐射** 流行病学研究显示离子辐射会导致肺癌的发生。根据对人体组织能量传递值不同可将肺癌相关的辐射分成两类：高线性能量传递辐射（例如中子和氡）和低线性能量传递辐射（例如 X 线和 γ 线）。

氡是一种惰性气体，由镭衰减自然产生，也广泛存在于污染的大气中。氡衰减的两种产物可以辐射 α 线，并产生较高的能量和质量，造成支气管肺泡上皮细胞 DNA 的损伤。流行病学研究证实矿场镭衰减产物氡的暴露可导致肺癌的发生。吸烟和氡衰减产物可以协同增加肺癌风险。

X 线和 γ 线辐射与肺癌相关的早期流行病学资料源自日本原子弹爆炸中的幸存者，单次、高剂量的暴露与肺癌发生风险显著相关，肺癌发病风险随着辐射暴露剂量的增加而增加。医学射线已经代替氡辐射成为人群射线暴露的首要来源。低剂量 CT（LDCT）肺癌筛查将增加电离辐射暴露，但该剂量电离辐射与肺癌发生风险关系尚不清楚。

（四）饮食习惯

水果和蔬菜是饮食中抗氧化微量元素的主要来源，是肺癌的保护因素。饮食中富含抗氧化微量元素可以抵抗氧化性 DNA 损伤从而抑制肿瘤。流行病学研究表明,饮食中摄入较多水果或蔬菜的个体相比摄入水果及蔬菜较少的人具有更低的患肺癌风险。有研究已证实土豆和十字花科蔬菜可以降低肺癌风险,β- 胡萝卜素的摄入与患肺癌风险呈负相关。荟萃分析表明重度饮酒可以增加肺癌风险,体重指数较低的个体相比体重指数较高的个体患肺癌风险增加。

(五)遗传因素

同样是重度吸烟者,有些发生了肺癌而有些却没有发生,目前尚无法解释这种现象。荟萃分析表明,有肺癌家族史者肺癌发生风险增加 1.7 倍,这种风险在非吸烟者中稍低(相对危险度 1.4)。在非吸烟人群中,肺癌风险与一级家属中有肺癌史存在相关性(相对危险度 1.4),这种相关性在肺癌诊断年龄为 40~59 岁人群中显著高于更高年龄诊断者,提示在年轻人群中遗传学因素更重要。大于 2 个以上患肺癌家属者其患肺癌风险显著增加(相对危险度 3.6)。一级亲属中有肺癌史者其患肺癌风险增加了1.5 倍,在非吸烟者中风险稍低(相对危险度 1.3)。然而,迄今为止,针对双胞胎的最大样本的肺癌研究并未提示肺癌易感性的遗传学因素。

(六)慢性肺部疾病

既往慢性肺部疾病也可增加肺癌易感性。包括两大类:①气道异常导致气流阻塞,如慢性阻塞性肺疾病(COPD);②肺纤维化异常导致肺容量限制,如尘肺。大量的证据表明 COPD 和肺功能损伤与肺癌的发生有关,COPD 是临床重要的肺癌风险预测因子。尽管石棉暴露已经被认为是潜在的肺癌致病因素,但肺癌的产生是由于石棉本身还是石棉沉着尚不清楚。既往有肺结核病史患者患肺癌的风险是正常人群的 10 倍。

二、发病机制

肺癌的发病机制系基因组不稳定性和炎症递增的背景下通过多级过程发生。基因表达的改变可由遗传异常(DNA 序列改变、DNA 片段扩增缺失或染色体重排)和表观遗传异常(miRNA 表达、甲基化修饰、组蛋白磷酸化或乙酰化修饰等)导致。分子表达异常使细胞逃避细胞分裂、凋亡和侵袭的正常调节和 / 或改变其与宿主的相互作用。过去的研究焦点是特定基因的异常,包括抑癌基因的失活、致癌基因的激活以及激素受体的表达和生长因子的产生。近年来,基质相互作用的影响、血管生成的诱导、细胞凋亡的控制、表观遗传调控如关键基因转录后的加工修饰,成为研究热点。

(一)肺癌易感性

肺癌只在一小部分长期吸烟者中发生,表明遗传易感性在肺癌形成中发挥作用。烟草导致损伤应答的 DNA 修复能力的差异归咎于某种潜在的易感性差异。肺癌全基因组关联研究发现,15q25 染色体多态性差异与肺癌的风险相关,6q23~25 染色体多态性差异、15q24~25 序列变异与肺癌的家族性风险相关。因此,研究散发和家族性肺癌风险可以识别一些相同的遗传倾向,如 15q24~25 或 *EGFR* T790M 突变有可能为新的遗传易感性位点。

(二)肺癌发生的早期改变

1. 基因组不稳定性 基因组不稳定性增加伴随肺癌的多阶段发展过程。肺癌发生的基因组变化目前有两个主要理论:随机理论(随机)和基因中心(非随机)理论。随机理论认为肺癌发生于本质上是随机指数或随机的基因突变。基因中心理论认为,连续积累的表观遗传异常和基因突变对肺癌的发展很重要。这些改变包括单核苷酸点突变、染色体拷贝数的变化(非整倍性)和特定的基因扩增或缺失等。

2. 黏膜对损伤的反应,关键基因的突变 现已证实,体细胞突变与癌症的发生发展相关,这些突变涉及致癌驱动基因的激活和抑癌基因的失活。DNA 突变可在未能修复的 DNA 损害中出现。除了由于环境致癌物的损伤和突变,还归因于 DNA 聚合酶自发的复制错误,发生比率为 1/100 000 到1/10 000 的碱基对。突变基因通过常见的信号通路参与肺癌的发生发展。与肺癌关系密切的癌基因

主要有 *RAS* 癌基因家族(尤其是 *KRAS*)编码区的点突变;*MYC* 基因家族的扩增、重组和 / 或转录控制丧失;*BCL-2*、*HER2* 和端粒酶基因的过度表达;错配修复基因 *MSH2* 及 *PMS1* 的异常等。目前,在肺腺癌中已发现 10 余种驱动基因,包括 *EGFR*、*KRAS*、*ALK*、*ROS1*、*RET*、*ERBB2*、*MET*、*BRAF*、*PIK3CA*、*NTRK*、*MEK1* 和 *NRAS* 等;在肺鳞癌中也发现 *FGFR1*、*PTEN*、*DDR2*、*AKT1*、*PIK3CA*、*PDGFRA* 和 *MDM2* 等。

(三) 炎症在肺癌发生中的作用

炎症和肿瘤浸润炎症细胞已被证明不仅可以诱导和帮助维持肿瘤血管生成,还能维持肿瘤细胞增殖。慢阻肺和其潜在的慢性气道炎症为肺癌生长提供支持。趋化因子通过影响肿瘤进展的多个通路而诱发肿瘤,包括白细胞招募和功能、细胞衰老、肿瘤细胞增殖和生存、浸润和转移。炎症系统有望为发展新的治疗策略提供有价值的靶标。

(四) 病毒在肺癌发生中的作用

在动物模型中,病毒可以引起肺癌;这些病毒包括猴病毒 40(simian virus 40,SV40)编码的大肿瘤抗原、多瘤病毒编码的大和中肿瘤抗原,在转基因模型中可引起肺癌。常见的呼吸道病毒在肺癌中的作用还需进一步研究。

第三节　病理及分类

一、组织学病理分类

根据 2021 年版肺肿瘤病理分类标准(表 26-1),肺癌分为腺癌、鳞状细胞癌(鳞癌)、腺鳞癌、大细胞癌和神经内分泌癌(小细胞癌归于此类)等。大多数肺癌可归于以下 4 种病理类型:①腺癌;②鳞癌;③大细胞癌;④小细胞癌(图 26-1)。

临床上常将肺癌概括为非小细胞肺癌(non-small cell lung cancer,NSCLC)和小细胞肺癌(small cell lung cancer,SCLC)两大类。其中,NSCLC 占所有肺癌病例的 80%~85%,包括腺癌、鳞癌、腺鳞癌、大细胞癌等。这种区分对于肺癌的分期、治疗及预后至关重要。

表 26-1　2021 年版 WHO 肺肿瘤组织学病理分类

上皮性肿瘤			
乳头状瘤		**鳞状细胞癌**	鳞状细胞癌,非特指型
腺瘤	硬化性肺细胞瘤		角化型鳞状细胞癌
	肺泡腺瘤		非角化型鳞状细胞癌
	乳头状腺瘤		基底样鳞状细胞癌
	细支气管腺瘤		淋巴上皮癌
	黏液性囊腺瘤	**腺鳞癌**	
	黏液腺腺瘤	**大细胞癌**	
腺体前驱病变	非典型腺瘤样增生	**肉瘤样癌**	多形性癌
	原位腺癌		巨细胞癌
腺癌	微浸润性腺癌		梭形细胞癌

续表

	浸润性非黏液腺癌		肺母细胞瘤
	贴壁型腺癌		癌肉瘤
	腺泡型腺癌	**其他上皮性肿瘤**	NUT 癌
	乳头型腺癌		胸腔 SMARCA4 缺陷型未分化肿瘤
	微乳头型腺癌	**唾液腺型肿瘤**	多形性腺瘤
	实体型腺癌		腺样囊性癌
	浸润性黏液腺癌		上皮 - 肌上皮癌
	胶样腺癌		黏液表皮样癌
	胎儿型腺癌		透明细胞癌
	肠型腺癌		肌上皮瘤和肌上皮癌
鳞状前驱病变	鳞状上皮异型增生		
	原位鳞癌		

神经内分泌肿瘤

前驱病变	弥漫性特发性的神经内分泌细胞增生	**神经内分泌癌**	小细胞癌
			复合型小细胞癌
神经内分泌瘤	类癌		大细胞神经内分泌癌
	典型类癌		复合型大细胞神经内分泌癌
	不典型类癌		

间叶性肿瘤

肺错构瘤	血管周上皮样细胞肿瘤（PEComatous 肿瘤）	淋巴管平滑肌瘤病
软骨瘤		PEComa, 良性
弥漫性淋巴管瘤病		PEComa, 恶性
胸膜肺母细胞瘤		
内膜肉瘤		
先天性支气管周围肌纤维母细胞瘤		
肺黏液样肉瘤伴 EWSR1-CREB1 融合		

淋巴造血肿瘤

MALT 淋巴瘤

弥漫大 B 细胞淋巴瘤, 非特指型

淋巴瘤样肉芽肿, 非特指型

血管内大 B 细胞淋巴瘤

朗格汉斯细胞组织细胞增生症

Erdheim-Chester 病

异位组织肿瘤

黑色素瘤

脑膜瘤

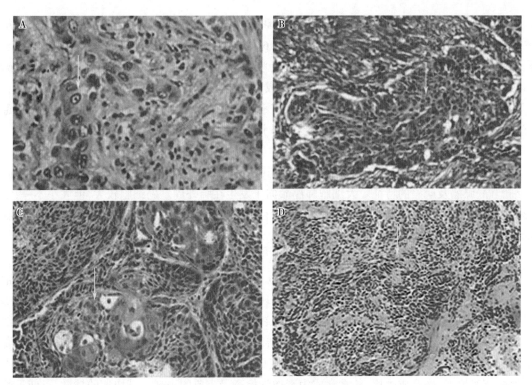

图 26-1　肺癌的常见病理类型

A. 肺腺癌；B. 肺鳞癌；C. 大细胞肺癌；D. 小细胞肺癌。

(一) 肺腺癌 (lung adenocarcinoma)

肺腺癌多见于女性患者，与吸烟关系不大。目前，肺腺癌已经超过肺鳞癌成为肺癌中最常见的病理类型，约占所有肺癌的一半。肺腺癌可来源于支气管腺体、细支气管的 Clara 细胞和 II 型肺泡上皮细胞。常表现为肺外周的实质性结节或肿块。典型的腺癌呈腺管或乳头状结构，癌细胞大小比较一致，圆形或椭圆形，胞质丰富，常含有黏液，核大，染色深，常有核仁，核膜比较清楚。根据 2021 年版新的 WHO 肺肿瘤病理分类标准，腺癌的前驱病变包括非典型腺瘤样增生 (atypical adenomatous hyperplasia，AAH) 和原位腺癌 (adenocarcinoma in situ，AIS)。非典型腺瘤样增生是最早期的癌前病变，大小常在 0.5cm 以内，肺泡结构完好，肺泡上皮增生呈一致的立方形或矮柱状，有非典型性。原位腺癌定义为直径 ≤ 3cm 的局限性小腺癌，癌细胞呈贴壁生长，肺泡腔内无癌细胞聚集，无间质、脉管及胸膜侵犯，无腺泡状、乳头状、实性或微乳头状等浸润性生长方式。腺癌分为：①微浸润性腺癌 (minimally invasive adenocarcinoma，MIA) 定义为直径 ≤ 3cm 的孤立性腺癌，癌细胞以贴壁生长方式为主，但出现最大直径 ≤ 5mm 的浸润灶，组织学亚型包括黏液型和非黏液型。②浸润性非黏液腺癌，按癌细胞的生长方式分为贴壁型、腺泡型、乳头状型、微乳头型和实体型。肺腺癌形态异质很强，80%以上常为多个亚型混合存在。③此外，还包括浸润性黏液腺癌、胶样腺癌、胎儿型腺癌和肠型腺癌。腺癌生长较缓慢，但倾向于管外生长，早期即可侵犯血管和淋巴管，有局部淋巴结转移和远处转移的倾向。

(二) 肺鳞状细胞癌 (lung squamous cell carcinoma)

肺鳞状细胞癌，简称肺鳞癌，多见于中老年男性，与吸烟密切相关。肺鳞癌以前是最常见的肺癌病理类型，但目前只占所有肺癌的 20%~30%。肺鳞癌多起源于肺门部较大支气管的黏膜上皮。最易发生于支气管腔，发展成息肉或无蒂肿块，有向管腔内生长的倾向，早期常引起支气管狭窄导致肺不张或阻塞性肺炎。癌组织易变性、坏死，形成空洞或癌性肺脓肿。典型的鳞癌细胞大，呈多形性，胞质丰富，有角化倾向，核异形，染色深，细胞间桥多见，常呈鳞状上皮样排列。根据 2021 年新的 WHO 肺肿瘤病理分类标准，肺鳞癌分为 3 种组织学亚型，包括角化型鳞癌、非角化型鳞癌和基底样鳞癌。显微镜下,角化型鳞癌常可见细胞角化、角化珠形成和/或细胞间桥。非角化型鳞癌不仅无角化现象,其细胞间桥也很难见到,但癌细胞表达 CK5/6 和 p40。基底样鳞癌则癌细胞较小、质少,形态似基底细胞样,且癌巢周边癌细胞成栅栏状排列。免疫组化染色基底样鳞癌细胞也表达 CK5/6 和 p40。鳞癌常通过侵犯血管和淋巴管转移到局部淋巴结或远处器官。

淋巴上皮癌是一种低分化的鳞状细胞癌,伴有不同程度的淋巴细胞、浆细胞浸润,常与 EB 病毒感染有关。2021 版 WHO 肺肿瘤分类将淋巴上皮癌划为一种特殊类型的肺鳞癌。

(三) 大细胞肺癌(large cell lung cancer)

大细胞肺癌被定义为一种未分化的 NSCLC,其在细胞形态、组织结构和免疫组织化学等方面缺乏小细胞癌、腺癌及鳞癌的特征。大细胞肺癌倾向于发生在肺外周。癌细胞较大,但大小不一,常呈多形或不规则形,呈实性巢状排列,常见大片出血性坏死;癌细胞核大,核仁明显,核分裂象常见,胞质丰富。

(四) 肺神经内分泌肿瘤(pulmonary neuroendocrine trmor,pNET)

1. 小细胞肺癌(small cell lung cancer,SCLC)　SCLC 患者的年龄较轻、多在 40~50 岁左右,常有吸烟史。SCLC 占所有肺癌的 15%~20%。多数表现为肺门的肿块。癌细胞体积小、短梭形或圆形淋巴细胞样,胞质少、裸核样、染色质细颗粒状,核分裂象多见。癌细胞常密集成群,其内常可见癌细胞排列成菊形团,或围绕小血管排列成假菊形团样结构,坏死常见。SCLC 生长迅速,侵袭力强,早期即发生血行和淋巴转移,是所有肺癌类型中恶性程度最高的一种。在疾病的早期就可伴有肺门、纵隔淋巴结的受累和增大,融合成团块,并常常成为影像学检查最主要的表现。其快速的播散,可使远处转移成为常见的早期并发症,患者呼吸道症状可隐匿,病变可转移至脑、肝、骨以及肾上腺,并常引起副肿瘤综合征。虽然 SCLC 对放疗和化疗比较敏感,但其早期转移倾向,使其在 4 种主要肺癌病理类型中预后最差。

2. 大细胞神经内分泌癌(large cell neuroendocrine carcinoma,LCNEC)　LCNEC 被定义为 NSCLC 伴有神经内分泌形态学特征(包括菊形团和栅栏状排列),且表达神经内分泌指标(CD56、CgA、Syn 中至少一个指标阳性,且 >10% 的肿瘤细胞明确阳性),或在电镜下找到神经内分泌颗粒。

二、解剖学分类

根据发生的解剖学部位,肺癌分为中央型、周围型和弥漫型 3 种类型。

(一) 中央型肺癌

发生在段支气管以上至主支气管的肺癌称为中央型肺癌,以鳞状细胞癌和 SCLC 多见。癌主要发生于主支气管或叶支气管等大的支气管,故而常位于肺门部。早期,癌组织主要位于支气管管腔内,出现阻塞性症状。晚期癌组织沿支气管壁向周围浸润扩展,在肺门部融合形成较大的肿块,将起源的支气管包裹其中。癌细胞常侵入淋巴管到达支气管旁及肺门淋巴结,肿大的淋巴结常与肺门部肿块相互融合。此型肺癌行痰液及纤维支气管镜下取材活检阳性率较高。

(二) 周围型肺癌

发生在段支气管以下的肺癌称为周围型肺癌,以腺癌多见。常于脏层胸膜下的肺组织内形成孤立的癌结节或肿块,直径通常在 2~8cm,与支气管的关系不明显,与周围肺组织界限较清楚,但无包膜。此型肺癌发生淋巴结转移较中央型肺癌晚,但易侵犯邻近的胸膜引起胸痛、血性胸水。此型肺癌通过经皮肺穿刺活检或胸水细胞学检查及胸膜活检阳性率较高。

(三) 弥漫型肺癌

较少见。癌细胞沿肺泡管及肺泡弥漫性浸润生长,众多粟粒大小结节密布于肺大叶,或呈大小不等的多发性结节散布于多个肺叶内。弥漫型肺癌需与肺转移性癌和粟粒型肺结核相鉴别。

第四节 临 床 表 现

肺癌的临床表现与肿瘤大小、类型、发展阶段、所在部位、有无并发症或转移密切相关。早期常无临床症状,仅在筛查、体检、胸部影像学检查时发现。按发生部位可分为支气管 - 肺局部表现、胸内扩展表现、胸外转移表现和胸外表现四类。就诊时最常见的症状是咳嗽、体重下降、呼吸困难、胸痛及痰中带血或咯血。

一、肿瘤引起的局部临床表现

(一)咳嗽

为早期症状,50%~75% 的肺癌患者在就诊时存在咳嗽,常为无痰或少痰的刺激性干咳。当肿瘤引起支气管狭窄,可加重咳嗽,多为持续性,呈高调金属音性咳嗽或刺激性呛咳。

(二)咯血

多见于中央型肺癌,出现在 20%~50% 的肺癌患者中。肿瘤向管腔内生长者可有痰中带血,如肿瘤侵犯大血管则引起大咯血。

(三)呼吸困难

呼吸困难见于 25%~40% 的患者。呼吸困难可能是由于气道管腔外压迫或管腔内阻塞、阻塞性肺炎或肺不张、淋巴管转移、癌栓引起的肺栓塞、气胸、胸腔积液或心包积液。当气道狭窄或部分阻塞时,可出现呼吸困难、喘鸣,听诊时可发现局限或单侧哮鸣音。

(四)发热

多数发热是由于肿瘤引起的阻塞性肺炎引起,且抗生素治疗效果不佳。肿瘤组织坏死物亦可引起发热,此时多为低热。

(五)体重下降

为恶性肿瘤的常见症状之一。肺癌发展到晚期,由于肿瘤引起的消耗或胃肠功能紊乱,出现消瘦或恶病质。

二、肿瘤胸内扩展引起的临床表现

(一)胸痛

20%~40% 的肺癌患者有胸痛。胸痛通常出现于原发癌的同侧。持续钝痛可能是由于肿瘤侵犯纵隔、胸膜或胸壁,表现为胸膜炎性胸痛,也可能是阻塞性肺炎或肺栓塞引起。

(二)胸膜受累

胸膜受累可表现为无胸腔积液的胸膜增厚或恶性胸腔积液。恶性胸腔积液可引起呼吸困难和咳嗽,但约 1/4 的肺癌胸膜转移患者无症状。肺癌患者的胸腔积液不都是恶性的,也可由淋巴管阻塞、阻塞性肺炎或肺不张引起。

(三)声音嘶哑

约 5% 的肺癌患者发生持续性声音嘶哑,是由于肿瘤直接压迫或转移至纵隔淋巴结侵犯喉返神经走行区域(多见左侧,喉返神经走行于主动脉弓下方并返回喉部)(图 26-2)。

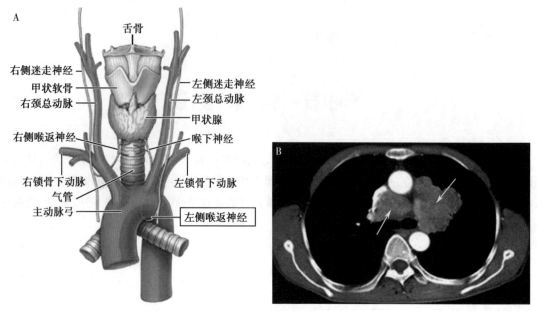

图 26-2　左肺中央型肺癌压迫左侧喉返神经
A. 解剖示意图；B. 增强 CT 图像。

（四）吞咽困难

肿瘤侵犯或压迫食管，可引起吞咽困难，也可引起气管 - 食管瘘。

（五）上腔静脉阻塞综合征（superior vena cava obstruction syndrome）

由上腔静脉被附近肿大的转移性淋巴结压迫，右上肺的原发性肺癌侵犯，或者腔静脉内癌栓阻塞，导致上腔静脉回流受阻引起。表现为胸壁静脉曲张和上肢、颈面部水肿。严重者皮肤呈暗紫色，眼结膜充血，视力模糊，头晕头痛。

（六）Pancoast 综合征（Pancoast syndrome）

发生于肺尖部的肺癌，称为肺上沟瘤或 Pancoast 瘤，可引起典型的 Pancoast 综合征。压迫臂丛神经常表现为肩痛，可出现向上肢内侧前臂、肩胛骨和手指的放射疼痛；压迫颈部交感神经出现 Horner 综合征，导致患侧眼睑下垂、瞳孔缩小、眼球内陷，同侧额面部与胸壁少汗或无汗。

三、肿瘤胸外转移引起的临床表现

由于可通过直接浸润、淋巴道或血道播散，肺癌几乎可转移到全身任何组织器官，最常见的部位是肝、肾上腺、脑和骨。

（一）肝转移

在病程早期，有症状的肝转移少见。无症状性肝转移可能在就诊时通过肝酶异常、CT 或 PET/CT 发现。

（二）肾上腺转移

肾上腺是常见的转移部位之一，但其中只有极少数患者有症状。可呈现 Addison 病的症状，出现食欲不振、腹泻、皮肤色素增加、腋毛脱落、低血压等。PET/CT 对鉴别良性和恶性肾上腺肿块有较好价值。

（三）脑转移

肺癌中枢神经系统转移早期可无症状，后期出现的症状包括头痛、呕吐、眩晕、视野缺损、偏瘫、脑神经功能障碍和癫痫发作。20%~30% 的 SCLC 患者在就诊时存在脑转移。

（四）骨转移

骨转移患者早期可无症状，后期出现背痛、胸痛或肢体痛，血清碱性磷酸酶常升高。广泛骨转移可引起血清钙水平升高。常见受累部位有肋骨或脊柱、盆骨和长骨。约 20% 的 NSCLC 患者就诊时存在骨转移。SCLC 患者更常出现骨转移,发生率为 30%~40%。

四、胸外表现

少数肺癌患者可出现一些少见的症状和体征,并非肿瘤的直接侵犯或转移引起,常表现于胸部以外的脏器,称为副癌综合征(paraneoplastic syndrome)。表现为肥大性骨关节病(杵状指 / 趾)(图 26-3)、高钙血症、库欣综合征、抗利尿激素分泌异常综合征、副肿瘤性神经综合征、血液系统异常、皮肌炎和多发性肌炎等。

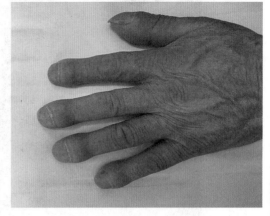

图 26-3　肺癌患者的杵状指

第五节　辅　助　检　查

一、影像学检查

肺癌的辅助影像学检查方法主要包括:X 线片、电子计算机断层扫描(computed tomography,CT)、磁共振成像(magnetic resonance imaging,MRI)、核素骨显像、超声、正电子发射计算机断层扫描(positron emission tomography-computed tomography,PET-CT)等。主要用于肺癌诊断、分期、再分期、疗效监测及预后评估等。

(一)X 线检查

X 线片是诊断肺癌最基本的检查方法之一,通常包括胸部正、侧位片。

1. **中央型肺癌**　早期中央型肺癌在胸片上可无异常所见。有异常者主要表现为支气管狭窄的继发改变,如肺含气量不足表现为局部的密度减低,支气管阻塞引起肺叶或肺段肺不张,阻塞性肺炎引起小斑片状阴影,阻塞性支气管扩张引起条索状影,局限性肺气肿表现为局限性密度减低及肺纹理稀疏。肺癌发展到中晚期后表现为肺门肿块及支气管阻塞改变。肺门肿块呈球形、椭圆形或不规则状,边缘一般清楚,可有分叶。合并阻塞性肺炎及肺不张者边缘毛糙或不清楚。支气管阻塞改变主要为阻塞性肺炎及肺不张,为肺叶、肺段或一侧肺的密度增高阴影。肺不张伴有肺门淋巴结肿大时,下缘可表现为倒 S 状影像,是中央型肺癌尤其是右上叶中央型肺癌的典型征象。侧位有时可见肺门肿块呈花冠样表现,为小细胞肺癌的典型表现(图 26-4)。

2. **周围型肺癌**　80% 以上的早期周围型肺癌表现为结节阴影,典型的表现为圆形或类圆形病灶,密度较均匀,边缘模糊不规则,可见切迹或呈分叶状,周边有短细、长短不一的毛刺样结构(图 26-5),有胸膜凹陷征。少数病例为浸润阴影、空洞及条索状表现。进展期肺癌表现为较大的结节或肿块阴影,有或无分叶,边缘模糊或清楚,当肿块较大时其内部发生缺血性坏死,可形成癌性空洞。癌性空洞多为偏心性、厚壁、内壁不规则,可见斑片状坏死物或残存的癌组织。鳞癌有时可形成薄壁空洞。如果癌性空洞继发感染可见空洞内出现液平。肿瘤常侵及胸膜和肋骨,引起胸腔积液和肋骨破坏。X 线胸片显示肿块有钙化约占 1%。

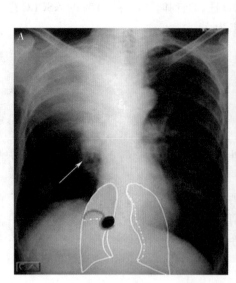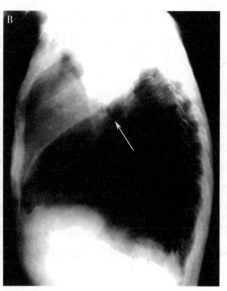

图 26-4　X 线胸片小细胞肺癌的典型表现

A. 正位片可见右肺上叶肺癌伴肺不张形成倒 "S" 征象；B. 侧位片可见肺门肿块呈花冠样表现。

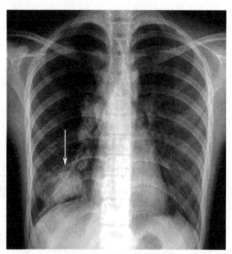

图 26-5　右下肺腺癌

X 线胸片示右下肺类圆形阴影。

(二) 电子计算机断层扫描 (CT)

胸部 CT 具有更高的分辨率,能分辨普通 X 线不能发现的病变,可显示直径 <5mm 的小病灶或中央气管内的病灶和第 6~7 级支气管及小血管,明确病灶与气道及周围血管之间的关系,还包括位于心脏后、脊柱旁沟、肺尖、胸膜下及肋膈窦处的病灶,并可了解病灶对周围组织和脏器侵犯的程度,且能显示肺门及纵隔淋巴结肿大。CT 增强扫描 (contrast-enhanced scan) 是经静脉快速注射造影剂后进行扫描,主要用于明确肺内或纵隔病变与心脏大血管的关系,确定病变为血管性或非血管性,了解病变的血供情况,帮助鉴别病变的良恶性;还可以较平扫更清晰地显示肺门及纵隔淋巴结情况,有助于肺癌的临床分期 (图 26-6)。高分辨率 CT (high resolution computed tomography,HRCT) 可清晰地显示肿瘤的细小结构,包括分叶征、毛刺征、胸膜凹陷征、支气管充气征、血管集束征和空泡征以及钙质分布类型等。HRCT 被推荐作为肺磨玻璃结节 (ground glass nodule,GGN) 的检查方法 (图 26-7)。低剂量 CT (low-dose computed tomography,LDCT) 是通过优化参数,改变管电流、管电压和螺距等来降低辐射剂量,可在 20~30s 内通过一两次屏气扫描整个胸部,消除了呼吸相不一致的层面不连续,避免了漏诊和重复扫描,减少了心脏和大血管搏动产生的伪影,能精确显示肺内小结节的细微结构和边缘特征。LDCT 对肺部筛查有助于发

现早期肺癌,特别是周围型肺癌,其检出敏感性高于X线胸片及传统CT,大大降低了肺癌患者的死亡率,且因其较少的辐射量,有效降低了医源性辐射引起恶性病变的风险,是早期肺癌筛查的最佳方式。

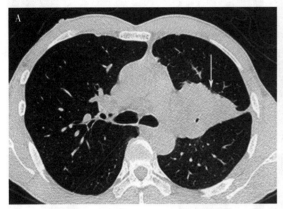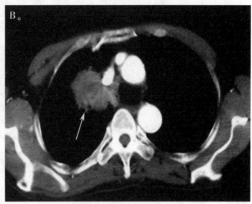

图 26-6 肺鳞癌 CT 表现

A. 普通 CT,左上肺鳞癌;B. 增强 CT,右上肺鳞癌伴纵隔淋巴结肿大。

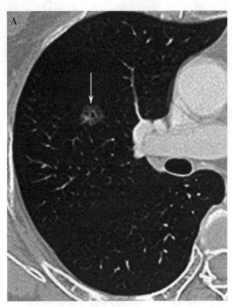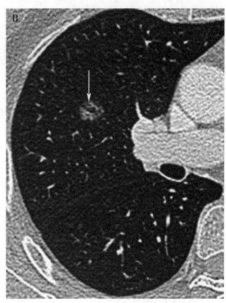

图 26-7 右上肺腺癌 CT 表现

A. 普通 CT,磨玻璃结节影;B. 高分辨率薄层 CT,空泡征。

其中,周围型肺癌早期多呈局限性小斑片状阴影或磨玻璃结节影,边缘不清,密度较淡,易误诊为炎症或结核。随着肿瘤增大,可形成直径 0.5~1cm、密度较高、边缘毛躁的小结节状阴影。肿瘤增大至直径 2~3cm 后,则呈圆形或类圆形结节,密度增高,边界清楚。可表现为分叶状、有脐凹或细毛刺状阴影(图 26-8)。如肿瘤向肺门淋巴结蔓延,可见其间引流淋巴管增粗形成条索状阴影伴肺门淋巴结增大。癌组织坏死与支气管相通后,表现为厚壁、偏心、内缘凹凸不平的癌性空洞(图 26-9)。继发感染时,空洞内可出现液平。腺癌的影像学表现多种多样,经支气管播散后可表现为类似支气管肺癌的斑片状浸润阴影;侵犯胸膜可引起胸腔积液;侵犯肋骨可导致骨质破坏。

(三) 磁共振成像(MRI)

与 CT 相比,MRI 在明确肿瘤与血管的关系,评估胸壁和纵隔受累情况,以及判断有无脑转移方面具有优势,但在发现小病灶(<5mm)方面不如 CT 敏感。头部增强 MRI 可作为肺癌术前或初治分期前的常规检查。

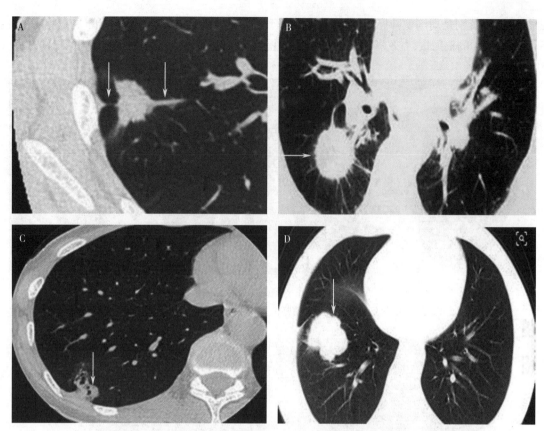

图 26-8 周围型肺癌的影像学特点

A. 右肺上叶腺癌显示胸膜凹陷征，血管集束征；B. 右下肺腺癌毛刺征；
C. 右下肺腺癌显示空泡征；D. 右上肺鳞癌显示分叶征。

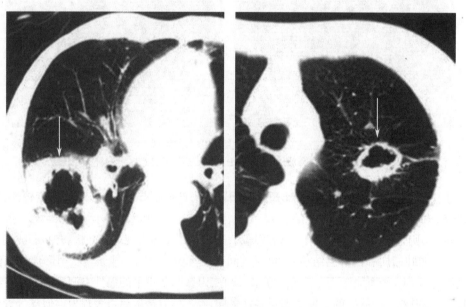

图 26-9 癌性空洞

胸部 CT 上表现为厚壁偏心空洞。

（四）核素骨显像

单光子发射计算机断层扫描（single photon emission computed tomography, SPECT）是利用肿瘤细胞与正常骨细胞摄取放射性核素的差异来进行有无骨转移的判断。SPECT 是筛查骨转移的首选方式。具有灵敏度高、全身一次成像、不易漏诊的优点；缺点是空间分辨率低，特异性差，需要结合其他检查进一步确诊。

若用核素标记促生长素抑制素类似物显像将更有利于 SCLC 的分期诊断。核素标记的抗 CEA 抗体静脉注射后的显像，也可提高胸腔内淋巴结的检出率。

（五）超声检查

超声常用于检查腹部重要器官有无转移，也用于锁骨上窝及腋下等浅表部位淋巴结的检查。对于浅表淋巴结、邻近胸壁的肺内病变或胸壁病变，可较为安全地进行超声引导下穿刺活检。超声还可用于检查有无胸膜转移、胸腔积液及心包积液，并可行超声定位抽取积液。

（六）正电子发射计算机断层扫描（positron emission tomography-computed tomography, PET-CT）

PET-CT 的原理在于肿瘤细胞较正常细胞的代谢及增殖加快，对葡萄糖的摄取增加，注入体内的 18- 氟 -2- 脱氧 D- 葡萄糖（^{18}F-FDG）可相应地在肿瘤细胞内大量聚集，其相对摄入量可反映肿瘤细胞的侵袭性及生长速度。故 PET-CT 可用于肺癌的定性诊断，对肺癌诊断的敏感性可达 95%，特异性可达 90%。另外，PET-CT 对发现纵隔淋巴结转移和远处转移（脑转移除外）的敏感性很高，有利于肿瘤分期。但对于直径 <8mm 结节及磨玻璃结节的敏感性较差。

二、痰细胞学检查

是目前诊断肺癌最简单方便的无创诊断方法之一。3 次以上符合标准的痰标本可提高肺癌诊断率。如患者痰少或不易咳出，可吸入加温的 10%~15% 生理盐水或 20% 丙二醇进行痰诱导。另外，体腔积液（如胸腔积液、心包积液）和支气管肺泡灌洗液（bronchoalveolar lavage fluid, BALF）也可做细胞学检查。

三、支气管镜检查

（一）支气管镜检查（bronchoscopy）

支气管镜检查现已广泛应用于肺癌的诊断，对于支气管镜可见的病变可行钳检、刷检、灌洗检查，以获取组织或细胞病理标本明确诊断。刷检阳性率可达 92%，钳检阳性率可达 93%。但其缺点是活检得到的标本量较少，偶尔在处理黏膜下深部病变时活检钳不能夹到恶性细胞，可出现假阴性结果，而此时增加经支气管针吸活检（transbronchial needle aspiration, TBNA）可提高诊断率。经支气管肺活检（transbronchial lung biopsy, TBLB）可显著提高周围型肺癌的诊断率。对于直径 >4cm 的病变，诊断阳性率可达 50%~80%。但对于直径 <2cm 的病变，诊断阳性率仅 20% 左右。

（二）超声支气管镜检查（endobronchial ultrasound, EBUS）

EBUS 是一种利用超声使气道壁、肺及纵隔内的结构显像的支气管镜检查技术。EBUS 联合 TBNA（EBUS-TBNA），可在超声引导下进行肺部病灶及纵隔、肺门淋巴结转移灶穿刺，从而取样诊断，安全性和可靠性更高。

（三）自荧光支气管镜检查（auto fluorescence bronchoscopy, AFB）

AFB 对于早期中央型肺癌，特别是 CT 难以显示的支气管腔内小病灶优势明显。因为常规白光支气管镜难以发现一些黏膜和黏膜下早期病变。当波长为 380~440nm 蓝色光谱照射时，与正常组织相比，异型增生、原位癌和微浸润癌组织表现为明显更弱的绿色荧光和稍弱的红色荧光。

（四）电磁导航支气管镜检查（electromagnetic navigation bronchoscopy, ENB）

ENB 可帮助常规支气管镜不可及的，小的、肺外周的可疑肺病变，并穿刺获取组织行病理学诊断。此系统超出了传统支气管镜检查的范围，提供了微侵入式诊断肺部病变的优选方案，其诊断阳性率为 66%~100%，亦与病灶大小密切相关。

四、经皮肺穿刺活检

在超声或 CT 引导下可经胸壁穿刺肺活检,是诊断周围型肺癌的首选方法之一。病变靠近胸壁者可在超声引导下穿刺活检,病变不近胸壁时,可在 CT 引导下穿刺活检。经皮肺穿刺活检取材成功率高,其诊断的阳性率为 86%~98%,与病灶大小、位置有关,其常见并发症是气胸,发生率约 25%~30%。

五、其他组织检查

(一)浅表淋巴结活检

浅表淋巴结针吸细胞学检查及手术摘除浅表淋巴结,如锁骨上、前斜角肌或腋下淋巴结做病理检查,可判断有无肿瘤转移及细胞类型。

(二)胸膜活检

胸腔积液性质不明,或怀疑有胸膜肿瘤或肺癌胸膜转移时,可采用经皮胸膜穿刺活检或胸腔镜直视下胸膜活检。

(三)纵隔镜检查

可明确有无纵隔淋巴结转移,对判断手术切除肿瘤可能性颇有帮助。

(四)胸腔镜或开胸外科肺活检

对高度怀疑肺癌,经上述检查方法都未能确诊且可耐受手术的患者,可胸腔镜或开胸外科手术活检。

六、免疫组化染色

(一)鉴别肺癌病理类型

对于组织和细胞形态学不典型的肺癌,病理诊断需结合免疫组化染色。肺腺癌通常 TTF-1、Napsin-A 染色为阳性。鳞癌通常为 p40、p63 和 CK5/6 染色阳性,但注意 p63 也可表达于部分肺腺癌。相对而言,p40 和 CK5/6 对肺鳞癌更特异。神经内分泌肿瘤的标志物包括 CD56、Syn、CgA。在具有神经内分泌形态学特征基础上,至少有一种神经内分泌标志物明确阳性,且神经内分泌标志物阳性的细胞数应大于 10% 肿瘤细胞量,才可诊断神经内分泌肿瘤。

(二)鉴别原发性与转移性肺癌

肺是全身肿瘤的常见转移部分,应注意除外转移性肿瘤。免疫组织化学有助于鉴别组织来源,如乳腺(GCDFP15、Mammaglobin 和 GATA3)、肾细胞癌(PAX8 和 RCC)和胃肠道(CDX2 和 Villin)等。

七、肿瘤标志物

目前尚无特异性肺癌标志物应用于临床诊断,但有条件者可酌情进行如下检查,有助于肺癌的辅助诊断、疗效判断及随访监测。

(一)胃泌素释放肽前体(pro-gastrin-releasing peptide,Pro-GRP)

Pro-GRP 可作为 SCLC 的诊断和鉴别诊断的首选标志物,其诊断 SCLC 的敏感性和特异性分别为 73% 和 88%。

(二)神经特异性烯醇化酶(neuron-specific enolase,NSE)

NSE 用于 SCLC 的诊断和治疗反应监测,其对 SCLC 诊断的敏感性和特异性分别为 63% 和 80%。

(三)癌胚抗原(carcinoembryonic antigen,CEA)

血清 CEA 检测主要用于判断肺腺癌预后以及对治疗过程的监测,对肺癌的诊断亦有一定价值。

CEA 在肺腺癌诊断中的敏感性和特异性分别为 49% 和 96%。

（四）细胞角蛋白 19 片段抗原 21-1（cytokeratin 19 fragment antigen 21-1，CYFRA21-1）

CYFRA21-1 对肺鳞癌诊断的敏感性和特异性有一定参考价值，其敏感性和特异性分别为 34% 和 94%。

以上肿瘤标志物联合检测可提高其在临床应用中的敏感性，特异性略下降。例如，采用 CEA、CYFRA21-1 和 NSE 联合检测，对肺癌诊断的敏感性可提高到 79%，但特异性为 85%，可作为临床诊断肺癌的组合。

第六节　诊断与鉴别诊断

一、肺癌的筛查

LDCT 筛查可发现能治愈的早期肺癌，并降低肺癌死亡率。一项长达 10 年的大样本（n=31 567）早期肺癌研究证实，年度 LDCT 筛查可发现 85% 的 I 期肺癌，而筛查后进行手术切除的 I 期肺癌患者 10 年生存率为 92%。美国国家肺癌筛查试验（National Lung Screening Trial，NLST）的随机对照研究结果显示，与胸部 X 线片相比，采用 LDCT 对肺癌高危人群进行筛查可使肺癌死亡率下降 20%。

目前世界各国均推荐肺癌高危人群使用 LDCT 进行筛查。我国肺癌高危人群定义为年龄 ≥ 40 岁且具有以下任一危险因素者：①吸烟 ≥ 20 包 / 年（或 400 支 / 年），或曾经吸烟 ≥ 20 包 / 年（或 400 支 / 年）且戒烟时间 <15 年；②有环境或高危职业暴露史（如石棉、铍、铀、氡等接触者）；③合并慢性阻塞性肺疾病、弥漫性肺纤维化或既往有肺结核病史者；④既往罹患恶性肿瘤或有肺癌家族史者。此外，还需考虑被动吸烟、烹饪油烟以及空气污染等因素。

二、提高早期诊断意识

40 岁以上有吸烟史等肺癌危险因素者，并具有以下特点者应立即采取相应的检查以便早期诊断：①持续 2 周以上刺激性咳嗽，治疗无效；②原有慢性呼吸道疾病，近期出现咳嗽性质改变；③单侧局限性哮鸣音，不因咳嗽改变；④反复同一部位肺炎，尤其是肺段肺炎，抗生素治疗效果不佳；⑤原因不明的肺脓肿，无异物吸入史和中毒症状，抗生素效果差；⑥原因不明的关节疼痛及杵状指（趾）；⑦影像学发现局限性肺气肿，肺段或肺叶不张，相通支气管可疑狭窄；⑧短时间内孤立性圆形、类圆形病灶和单侧肺门阴影体积增大、实性成分增多；⑨原有稳定性肺结核病灶，其他部位出现新病灶，抗结核治疗后病灶反而增大或形成空洞，痰结核分枝杆菌阴性；⑩不明原因的迁移性、栓塞性下肢静脉炎。

三、肺癌的确诊

肺部病变经组织或细胞病理学检查可确诊为肺癌。获取组织或细胞标本的方法包括痰（支气管肺泡灌洗液）细胞学检查、支气管镜检查、经皮肺穿刺活检、胸膜活检、纵隔镜、胸腔镜或开胸肺活检等。

肺部病变可疑为肺癌，肺外病变经组织或细胞病理学检查（如浅表淋巴结穿刺活检）明确诊断者，也可确诊为肺癌。

四、肺癌的分子分型

随着一系列致癌驱动基因的相继确定,肺癌的分型由过去单纯的组织学病理分类,进一步细分为基于驱动基因的分子亚型,以根据分子分型指导治疗。所有晚期的 NSCLC 患者,在条件许可的情况下都应当进行基因检测。首选肿瘤组织标本进行分子检测;组织标本无法获取或不足以进行基因检测时,可通过细胞标本或外周血循环肿瘤 DNA(ctDNA)进行分子检测。NSCLC 常规检测 *EGFR* 突变、*ALK* 融合基因和 *ROS1* 融合基因;也可进行广泛的多基因检测,以确定可靶向治疗的其他驱动基因变异,如 *RET* 融合基因、*NTRK* 融合基因、*BRAF* V600E 突变、*MET* 高水平扩增或 14 外显子跳跃突变以及 *ERBB2* 突变等。

对于驱动基因阴性的晚期 NSCLC 患者,应进行免疫治疗相关分子标志物的检测,如肿瘤程序性死亡配体 1(programmed death ligand 1,PD-L1)、肿瘤突变负荷(tumor mutational burden,TMB)、错配修复缺陷和微卫星不稳定性等,这将有助于免疫治疗疗效的预测。

五、肺癌的分期

肺癌的临床分期对于选择恰当的治疗方法和判断预后具有重要意义。临床分期是基于影像学检查[胸部增强 CT、头部增强 MRI(或增强 CT)、上腹部增强 CT(或 B 超)、全身骨扫描或全身 PET-CT]、支气管镜、纵隔镜等检查手段进行综合评估。当分期是基于在手术切除或探查过程中获得的发现时,它被认为是病理性的。

(一)肺癌的肿瘤 - 淋巴结 - 转移(tumor-node-metastasis,TNM)分期系统

肺癌的 TNM 分期包括原发肿瘤的位置和大小,向肺外生长的情况,有无局部淋巴结转移以及远处转移。国际肺癌研究学会(International Association for the Study of Lung Cancer,IASLC)于 2015 年发布了第八版肺癌 TNM 分期系统。该分期系统主要应用于 NSCLC 的分期,也可用于 SCLC 的分期。见表 26-2 和表 26-3。

表 26-2 肺癌的 TNM 分期(第八版)

原发肿瘤(T)	
T_X	原发肿瘤不能评估;或经痰、支气管肺泡灌洗液发现癌细胞,但影像学或支气管镜未发现可视的肿瘤
T0	无原发肿瘤的证据
Tis	原位癌
T1	肿瘤最大径 ≤ 3cm,周围被肺组织或脏层胸膜所包绕,支气管镜下见肿瘤侵犯未超过叶支气管(即未累及主支气管)
T1a(mi)	微浸润性腺癌(MIA)
T1a	肿瘤最大径 ≤ 1cm
T1b	肿瘤最大径 >1cm、≤ 2cm
T1c	肿瘤最大径 >2cm、≤ 3cm
T2	肿瘤最大径 >3 cm、≤ 5 cm;侵犯主支气管,但未侵及隆突;侵及脏层胸膜;有阻塞性肺炎或者部分或全肺肺不张。符合以上任何一个条件即归为 T2
T2a	肿瘤最大径 >3cm、≤ 4cm
T2b	肿瘤最大径 >4cm、≤ 5cm
T3	肿瘤最大径 >5cm、≤ 7cm;直接侵犯以下任何一个器官,包括:胸壁(包含肺上沟瘤)、膈神经、心包;同一肺叶出现孤立性癌结节。符合以上任何一个条件即归为 T3
T4	肿瘤最大径 >7cm;无论大小,侵及以下任何一个器官,包括:纵隔、心脏、大血管、隆突、喉返神经、气管、食管、椎体、膈肌;同侧不同肺叶内孤立癌结节

续表

区域淋巴结（N）	
N_x	区域淋巴结无法评估
N0	无区域淋巴结转移
N1	同侧支气管周围和 / 或同侧肺门淋巴结以及肺内淋巴结有转移，包括直接侵犯而受累的
N2	同侧纵隔内和 / 或隆突下淋巴结转移
N3	对侧纵隔、对侧肺门、同侧或对侧前斜角肌及锁骨上淋巴结转移

远处转移（M）	
M_x	远处转移不能被判定
M0	没有远处转移
M1	远处转移
M1a	局限于胸腔内，包括胸膜播散（恶性胸腔积液、心包积液或胸膜结节）以及对侧肺叶出现癌结节
M1b	远处单个器官单发转移灶
M1c	多个或单个器官多处转移

表 26-3　肺癌的 TNM 分期（第八版）

分期	T	N	M
隐匿期	Tx	N0	M0
0 期	Tis	N0	M0
ⅠA1 期	T1a	N0	M0
ⅠA2 期	T1b	N0	M0
ⅠA3 期	T1c	N0	M0
ⅠB 期	T2a	N0	M0
ⅡA 期	T2b	N0	M0
ⅡB 期	T1a,b,c；T2a,b	N1	M0
	T3	N0	M0
ⅢA 期	T1a,b,c；T2a,b	N2	M0
	T3	N1	M0
	T4	N0；N1	M0
ⅢB 期	T1a,b,c；T2a,b	N3	M0
	T3；T4	N2	M0
ⅢC 期	T3；T4	N3	M0
ⅣA 期	任何 T	任何 N	M1a,b
ⅣB 期	任何 T	任何 N	M1c

（二）SCLC 的美国退伍军人医院（the older Veterans Administration，VA）分期系统

SCLC 的分期既可采用 TNM 分期系统；也可采用 VA 分期系统，即分为局限期和广泛期。局限期 SCLC 是指病变局限于同侧半胸，能被单个放射治疗照射野安全包围。广泛期 SCLC 是指病变超出同侧半胸，包括恶性胸腔积液、心包积液或血行转移。

若采用 TNM 分期系统，局限期 SCLC 被定义为Ⅰ~Ⅲ期（任何 T，任何 N，M0），可以安全采用根治性放射治疗，需除外 T3~T4 期多发肺癌结节和肿瘤体积太大而不能被单个照射野包含的病灶。广

泛期 SCLC 被定义为Ⅳ期(任何 T,任何 N,M1a,b,c),或 T3~T4 期多发肺癌结节以及肿瘤体积太大而不能被单个照射野包含的病灶。

六、肺癌的鉴别诊断

(一) 肺结核

1. 周围型肺癌与结核球鉴别 结核球多见于年轻患者,病灶多位于结核好发部位,如肺上叶尖后段和下叶背段。一般无症状,病灶边界清楚,密度高,可有包膜,常有钙化,周围有纤维结节状病灶,多年不变(表 26-4)。

表 26-4 周围型肺癌与肺结核球的鉴别

	周围型肺癌	肺结核球
发病年龄	40 岁以上多见	40 岁以下多见
部位	不定,上叶多于下叶,右侧多于左侧	好发于上叶尖段和下叶背段
大小	多在 3cm 以上	多在 3cm 以下
边缘	清或不清,多有分叶和毛刺	清楚,较光滑
形态	类圆形或不规则形、结节状	圆或椭圆形
密度	多较均匀,无钙化	不均匀,常见钙化
卫星灶	无	可有可无
空洞	较少见、壁厚、偏心、内缘凹凸不平	壁薄、居中、内缘光滑整齐
生长	较快	较慢
胸膜反应	无胸膜增厚,可有侵袭	常见胸膜粘连、增厚
骨侵蚀	可见,为其特征性改变	罕见
咯血	常见,少量咯血	少见
痰检	可见癌细胞	可见结核分枝杆菌

2. 弥漫型肺癌与粟粒型肺结核的鉴别 通常粟粒型肺结核患者年龄较轻,有发热、盗汗等全身中毒症状,呼吸道症状不明显。影像学表现为细小、分布均匀、密度较淡的粟粒样结节。经支气管镜肺活检有助于明确诊断(表 26-5)。

表 26-5 弥漫型肺癌与粟粒型肺结核的鉴别

	弥漫型肺癌	粟粒型肺结核
性别	女性多见	男女无差别
年龄	中老年多见	青少年多见
病史	原发性	近期有结核接触史
中毒症状	多无	明显,高热、寒战、头痛、盗汗等,常伴有结核性脑膜炎
咳痰	明显,少数可咳大量水样或黏液样泡沫痰,达 2 000ml/d 以上	不明显
咯血	有	多无
胸痛	明显,常为早期主要症状	无
呼吸困难	常为早期症状,大多与肺部病变不相平行	有,极少,多为气短
肝脾肿大	无	可有
血白细胞	无明显改变	血白细胞总数减低或呈类白血病反应

续表

	弥漫型肺癌	粟粒型肺结核
胸部影像学检查	病灶大小不等,分布不均,中下叶较密集、边界清楚、密度较高,随病情发展增多、增大伴网织状阴影增深	早期两肺透光度减低,2 周后两肺自肺尖至两底有大小相等、均匀密布的小点状阴影,有时肺野可有原发综合征或支气管淋巴结结核
痰液检查	可发现癌细胞	可发现结核分枝杆菌
结核菌素试验	(−)	(+++)
眼底检查	(−)	约 50% 可见脉络膜结核结节
临床治疗	无效	抗结核治疗有效

3. 中央型肺癌与肺门淋巴结结核鉴别　肺门淋巴结结核多见于儿童、青年。多有发热、盗汗等结核中毒症状。PPD 试验常阳性,抗结核治疗有效。

（二）肺炎

约 1/4 的早期肺癌以肺炎形式表现。若无感染中毒症状,抗生素治疗后炎症吸收缓慢,或同一部位反复发生肺炎时,应警惕肺癌的可能,尤其是段、叶性病灶,伴有体积缩小者。肺部慢性炎症机化后形成团块状炎性假瘤,也易与肺癌相混淆。但炎性假瘤往往形态不规则,边缘不光滑,有密度较高核心,易伴有胸膜增厚,病灶长期无明显变化。

（三）肺脓肿

癌性空洞继发感染,应与原发性肺脓肿鉴别。原发性肺脓肿起病急,中毒症状严重,多有寒战、高热、咳嗽、咳大量脓臭痰等症状。影像学表现为均匀的大片状炎性阴影,空洞内常见较深液平。血常规可发现白细胞和中性粒细胞增多。癌性空洞继发感染,常为刺激性咳嗽、反复血痰,随后出现感染、咳嗽加剧。癌性空洞在影像学上可见癌性肿块影有偏心空洞,壁厚,内壁凹凸不平。结合支气管镜检查和痰细胞学检查可助于明确诊断。

（四）结核性胸腔积液

结核性胸膜炎的胸腔积液多为透明,草黄色,有时为血性。癌性胸腔积液则多为血性,但肿瘤阻塞淋巴管时,可有漏出性胸液。胸水常规、结核分枝杆菌和病理检查有助于明确诊断。

（五）肺结节病

典型的结节病为双侧肺门及纵隔淋巴结对称性肿大,可伴有胸内网状、结节状阴影。组织活检病理证实或符合结节病。

（六）纵隔淋巴瘤

颇似中央型肺癌,常为双侧性,可有发热等全身症状,支气管刺激症状不明显,痰脱落细胞检查阴性。

（七）肺部良性肿瘤

许多良性肿瘤在影像学上与恶性肿瘤难鉴别。其中尤以支气管腺瘤、错构瘤等更难。

第七节　治　疗

一、治疗原则

肺癌应当采取多学科综合治疗与个体化治疗相结合的原则,即根据患者机体状况、肿瘤病理类型、临床分期及分子分型,有计划、合理地应用手术、化疗、放疗、分子靶向治疗和免疫治疗等手段,以期达到根治或最大限度地控制肿瘤,最大限度地延长患者的生存时间和改善患者的生活质量。

对拟行放疗、化疗的患者,应行美国东部肿瘤协作组(Eastern Cooperative Oncology Group,ECOG)体力状况(performance status,PS)评分(表 26-6)。

表 26-6 体力状况 PS 评分

级别	体力状况
0	活动能力完全正常,与起病前活动能力无任何差异
1	能自由走动及从事轻体力活动,包括一般家务或办公室工作,但不能从事较重的体力活动
2	能自由走动及生活自理,但已丧失工作能力,日间不少于一半时间可以起床活动
3	生活仅能部分自理,日间一半以上时间卧床或坐轮椅
4	卧床不起,生活不能自理

二、治疗方法

(一) 外科手术治疗

外科手术治疗分为根治性和姑息性手术治疗。外科手术根治性切除是早期肺癌的主要治疗手段,也是目前临床治愈肺癌的重要方法。目前,电视胸腔镜外科手术(video-assisted thoracic surgery,VATS)已经是成熟的胸部微创手术技术,可完成肺叶切除、亚肺叶切除等各种手术方式。此外,系统性淋巴结清扫及采样是外科手术的必要组成部分。手术的适应证:①Ⅰ、Ⅱ期和部分Ⅲ期(可手术切除)NSCLC 和部分局限期 SCLC(T1~2N0);②部分Ⅳ期 NSCLC,主要指孤立性转移瘤,如单发对侧肺转移、单发脑或肾上腺转移者;③临床难以与肺癌鉴别的情况,包括肺部的结节、肿块、实变、空洞、磨玻璃影和浸润性阴影等。

(二) 化疗

肺癌化疗分为姑息化疗、辅助化疗和新辅助化疗。化疗应当充分考虑患者的病情、体力状况,评估患者可能的获益和对治疗的承受能力,及时评估疗效,密切监测并有效防治不良反应。SCLC 对化疗比较敏感,化疗是其治疗的基本方案;NSCLC 对化疗的反应总体不太理想。目前临床上使用的化疗药物包括顺铂、卡铂、紫杉醇、多西他赛、培美曲塞、长春瑞滨、吉西他滨及伊立替康等。现已证实,以铂类为基础的双药联合化疗相较于单药化疗效果更为显著。不同双药联合化疗方案的疗效是相似的,治疗反应率为 20%~40%。

(三) 放射治疗

肺癌放疗包括根治性放疗、姑息性放疗、辅助放疗、新辅助放疗及预防性放疗等。SCLC 对放疗的敏感性最高,其次为鳞癌和腺癌。放疗的适应证:①根治性放疗可用于不适宜手术治疗的早期 NSCLC 患者;②手术肺癌患者的术前新辅助放疗和术后辅助放疗;③全身治疗有效 SCLC 患者的预防性全脑照射(prophylatic cranial irradiation,PCI);④局部晚期病灶无法切除和晚期不可治愈肺癌患者的重要姑息治疗。

(四) 分子靶向治疗

针对驱动基因的个体化分子靶向治疗因其显著的疗效和良好的安全性,已成为晚期 NSCLC 的标准治疗。

1. **表皮生长因子受体(epidermal growth factor receptor,*EGFR*)基因敏感突变** 约 40%~50%的亚裔 NSCLC 患者和 10% 的高加索人群 NSCLC 患者中发现 *EGFR* 敏感突变。大多数 *EGFR* 敏感突变肺癌患者为非吸烟或少吸烟的肺腺癌患者。最常见的 *EGFR* 敏感基因突变是 19 外显子缺失(19 exon deletion,19del)和 21 外显子 L858R 点突变。二者均会导致酪氨酸激酶结构域的激活,且均对表皮生长因子受体酪氨酸激酶抑制剂（epidermal growth factor receptor tyrosine kinase inhibitors,EGFR-TKIs）敏感,故被称为 *EGFR* 敏感突变。罕见的 *EGFR* 敏感突变包括 18 外显子 G719X、20 外显子 S768I 和 21 外显子 L861Q 点突变以及 20 外显子插入突变。目前临床上使用的 EGFR-TKIs 包括吉非替尼、厄洛替尼、埃克替尼、阿法替尼、达可替尼和奥希替尼等。

2. **间变淋巴瘤激酶（anaplastic lymphoma kinase,*ALK*）融合基因**　我国 NSCLC 患者中,*ALK* 基因融合的发生率约 5%。与 EGFR 敏感突变类似,*ALK* 融合基因主要出现在不吸烟或少吸烟的肺腺癌患者中。此外,年龄是 *ALK* 融合基因阳性 NSCLC 一项显著的独立预测因子,基于我国人群的研究发现,在年龄小于 51 岁的年轻患者中,*ALK* 融合基因的发生率高达 18.5%。间变淋巴瘤激酶酪氨酸激酶抑制剂（anaplastic lymphoma kinase tyrosine kinase inhibitors,ALK-TKIs）,包括克唑替尼、阿来替尼、塞瑞替尼和恩莎替尼等,可用于 *ALK* 融合基因阳性 NSCLC 患者。

3. **c-ROS 原癌基因 1 酪氨酸激酶（c-ros oncogene 1 receptor tyrosine kinase,*ROS1*）融合基因**　*ROS1* 基因融合发生于 1%~2% 的中国 NSCLC 患者。克唑替尼、塞瑞替尼和恩曲替尼对 *ROS1* 融合基因阳性患者有效。

4. **血管内皮生长因子（vascular endothelial growth factor,VEGF）**　贝伐珠单抗是一种靶向 VEGF 的单克隆抗体,贝伐珠单抗联合卡铂和紫杉醇可用于不可切除的晚期、转移性或复发性非鳞 NSCLC 患者的一线治疗。恩度是一种重组人血管内皮抑素,恩度联合长春瑞滨和顺铂可用于晚期 NSCLC 患者的治疗。

（五）免疫治疗

免疫治疗,特别是免疫检查点抑制剂（immune checkpoint inhibitors,ICIs）,已在肺癌治疗领域取得了突破性的进展。目前临床上使用的 ICIs 以程序性死亡受体 1（programmed death 1,PD-1）抑制剂和 PD-L1 抑制剂为代表,它们能够抑制 T 细胞表面的 PD-1 与肿瘤细胞表面的 PD-L1 结合,再次激活 T 细胞,从而恢复其对肿瘤细胞的免疫杀伤功能。PD-1 抑制剂包括纳武利尤单抗、帕博利珠单抗和卡瑞利珠单抗等;PD-L1 抑制剂包括阿替利珠单抗和度伐利尤单抗等。PD-L1 表达水平是目前临床上用于预测晚期 NSCLC 的免疫治疗疗效的生物标志物。

免疫治疗的适应证:① *EGFR* 基因敏感突变阴性和 *ALK* 融合基因阴性,且 PD-L1 表达阳性的晚期 NSCLC,可单药使用帕博利珠单抗或选择帕博利珠单抗联合含铂双药方案化疗作为一线治疗方案,但 PD-L1 高表达（>50%）的患者获益更明显;② *EGFR* 基因敏感突变阴性和 *ALK* 融合基因阴性的晚期 NSCLC,无论 PD-L1 的表达水平,可选择帕博利珠单抗联合含铂双药方案化疗作为一线治疗方案;③ *EGFR* 基因敏感突变阴性和 *ALK* 融合基因阴性的晚期 NSCLC,无论 PD-L1 的表达水平,纳武利尤单抗可用于二线治疗;④对于不可切除Ⅲ期 NSCLC 患者,使用度伐利尤单抗用于同步放化疗后的巩固治疗。

三、非小细胞肺癌的分期治疗模式

（一）Ⅰ期 NSCLC 的综合治疗

外科手术根治性切除是Ⅰ期 NSCLC 的推荐优选局部治疗方式。标准手术方式为肺叶切除 + 肺门、纵隔淋巴结清扫术,可采用开胸或 VATS 手术途径。对于肺功能差的患者,可行亚肺叶（肺段或楔形）切除术 + 肺门、纵隔淋巴结清除术。完全切除切缘阴性的Ⅰ A 期 NSCLC 不建议术后辅助化疗;完全切除切缘阴性的Ⅰ B 期 NSCLC 一般不推荐常规术后辅助化疗。非完整切除切缘阳性的Ⅰ期 NSCLC 推荐再次手术。对于不适宜手术的Ⅰ期 NSCLC 患者,可行立体定向放疗（SBRT）。

（二）Ⅱ期 NSCLC 的综合治疗

首选手术治疗,手术方式包括肺叶、双肺叶或全肺切除 + 肺门、纵隔淋巴结清除术。对于肺功能差的患者,可行亚肺叶切除术 + 肺门、纵隔淋巴结清除术。完全切除的Ⅱ A 和Ⅱ B 期 NSCLC 患者,推荐术后辅助化疗,不建议行术后辅助放疗。非完整切除的Ⅱ期NSCLC推荐再次手术+术后化疗和/或放疗。对于不适宜手术的Ⅱ期NSCLC患者,可行放疗+放疗后化疗或同步化放疗。

(三)Ⅲ期NSCLC的综合治疗

多学科综合治疗是Ⅲ期NSCLC的最佳治疗选择。根据肿瘤是否具有手术切除的可能性,Ⅲ期NSCLC分为可切除、不可切除和潜在可切除3类。可手术切除的Ⅲ期NSCLC包括ⅢAN0~1、部分单站纵隔淋巴结转移且淋巴结短径<2cm的N2和部分T4(相同肺叶内存在卫星结节)N1。不可手术切除的Ⅲ期NSCLC包括部分ⅢA、ⅢB和全部ⅢC期,通常包括单站N2纵隔淋巴结短径≥3cm或多站以及多站淋巴结融合成团(CT上淋巴结短径≥2cm)的N2患者,侵犯食管、心脏、主动脉、肺静脉的T4和全部N3患者。潜在可切除的Ⅲ期NSCLC包括部分ⅢA和ⅢB期,包括单站N2纵隔淋巴结短径<3cm的ⅢA期NSCLC、潜在可切除的肺上沟瘤和潜在可切除的T3或T4中央型肿瘤。

对于可切除的Ⅲ期NSCLC,最佳手术目标是完全性切除并且尽可能多地保留未受累实质。不可手术切除的Ⅲ期NSCLC患者仍然存在治愈的希望,此类患者应采取根治性放化疗;ⅢA期两站N2纵隔淋巴结转移没有融合的患者应当采取新辅助化疗+手术治疗。对于潜在可切除的Ⅲ期NSCLC患者,若可以进行手术,应当行以手术为主的综合性治疗,否则应采取同步放化疗。潜在可切除的肺上沟瘤、T3或T4中央型肿瘤可采用新辅助化疗或新辅助放化疗+手术治疗。

(四)Ⅳ期NSCLC的综合治疗

Ⅳ期NSCLC应采用以全身治疗为主的综合治疗,在一线治疗前应首先获取肿瘤组织,明确病理分型和分子遗传学特征,进行*EGFR*敏感突变、*ALK*融合基因、*ROS1*融合基因和PD-L1表达情况的检测,根据检测结果制订个体化治疗方案。可选择的一线治疗方案包括TKI单药方案(如EGFR-TKIs、ALK-TKIs)、PD-1/PD-L1抑制剂单药方案(如帕博利珠单抗)、含铂两药方案化疗、PD-1抑制剂联合含铂两药方案化疗、化疗联合抗血管生成药物治疗等。Ⅳ期NSCLC化疗、分子靶向治疗和免疫治疗效果好的患者,残存病灶可考虑手术切除。对于部分单发对侧肺转移、单发脑或肾上腺转移的Ⅳ期NSCLC患者可行手术治疗。

四、小细胞肺癌的分期治疗模式

(一)局限期SCLC患者的治疗

1. 可手术局限期SCLC患者(T1~2N0)的治疗　推荐根治性手术,术式为肺叶切除术+肺门、纵隔淋巴结清扫术。术后病理提示N0的患者推荐辅助化疗;术后病理提示N1和N2的患者,推荐行辅助化疗合并胸部放疗。可以根据患者的实际情况决定是否行PCI。

2. 不可手术局限期SCLC患者(超过T1~2N0或不能手术的T1~2N0)的治疗　对于PS评分0~2分的患者,化疗同步胸部放疗为标准治疗;如果患者不能耐受,也可行序贯化放疗;放化疗后疗效达完全缓解或部分缓解的患者,可考虑行PCI。对于PS评分3~4分(由SCLC所致)患者,应充分综合考虑各种因素,谨慎选择治疗方案,如化疗(单药方案或减量联合方案);如果治疗后PS评分能达到2分以上,可考虑给予同步或序贯放疗,如果PS评分仍无法恢复至2分以上,则根据具体情况决定是否采用胸部放疗;放化疗后疗效达完全缓解或部分缓解的患者,可考虑行PCI。对于PS评分3~4(非SCLC所致)患者,推荐最佳支持治疗。

(二)广泛期SCLC患者的一线治疗

广泛期SCLC应采用化疗±免疫治疗为主的综合治疗。推荐的一线化疗方案有依托泊苷+卡铂+抗PD-L1抑制剂(阿替利珠单抗)、EP(依托泊苷+顺铂)、EC(依托泊苷+卡铂)、IP(伊立替康+顺铂)或IC(伊立替康+卡铂)方案。化疗有效患者可考虑行PCI治疗。如果药物治疗有效、远处转移病灶得到控制且一般情况尚好者,可行胸部病变放疗。

第八节　预后与预防

　　尽管近年来肺癌的诊疗水平取得了很大进步,但肺癌的预后改善不明显,我国肺癌的总体5年生存率仍较低,仅为19.7%。大部分肺癌患者确诊时即为晚期,失去根治性手术治疗机会。影响肺癌治疗效果和患者预后的因素很多,包括肿瘤生物学特性、病理类型、临床分期、肿瘤部位及肿瘤倍增时间等因素。肺癌患者的预后取决于能否早期诊断、规范治疗和全程管理。

　　为预防肺癌的发生,全社会应广泛宣传吸烟的危害、大力提倡戒烟、公共场所禁止吸烟;加强职业防护和环境保护;积极开展防癌宣传教育。提高肺癌生存率最有效的方法是二级预防,即早发现、早诊断和早治疗。低剂量螺旋CT筛查是早期发现肺癌和癌前病变的重要途径。在众多无症状的人群中发现癌前病变或早期肺癌患者,并给予其精准防治,是提高肺癌治疗率的关键。

　　肺癌临床诊断流程见图26-10。

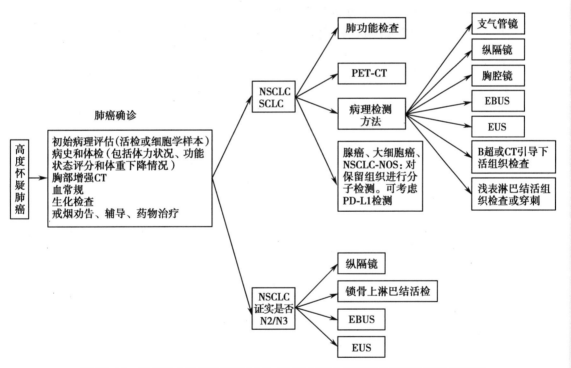

图 26-10　肺癌临床诊断流程图(来自2019年版中华医学会肺癌临床诊疗指南)

诊 治 精 要

　　1. 肺癌是最常见的恶性肿瘤之一,其发病率及死亡率居我国所有恶性肿瘤的首位。吸烟、空气污染和职业暴露是肺癌最主要的危险因素。

　　2. 肺癌发生机制可能系遗传易感性基础上,环境致癌因素导致基因组不稳定性和炎症递增的背景下通过多级过程发生。

3. 低剂量螺旋 CT 是高危人群肺癌筛查的主要方法,能发现可治愈的早期肺癌,降低肺癌的死亡率。

4. 根据吸烟等危险因素、临床表现和影像学表现,临床可以怀疑肺癌。病理诊断是肺癌诊断的金标准。

5. 肺癌治疗应采取多学科综合治疗与个体化治疗相结合的原则,有计划、合理地应用手术、化疗、放疗、分子靶向治疗和免疫治疗等手段。

6. 晚期非小细胞肺癌需进行驱动基因突变(如 *EGFR*、*ALK* 和 *ROS1*)和 PD-L1 表达水平的检测,以根据分子分型指导治疗。

思考题

1. 肺癌的病因及发病机制。

2. 肺癌的病理分类。

3. 肺癌的早期诊断策略。

4. 肺癌应与哪些疾病鉴别及其鉴别要点。

5. 肺癌的治疗原则及治疗方法。

(李为民　陈　罡)

第二十七章

间质性肺疾病

间质性肺疾病是指主要累及肺间质的弥漫性、非肿瘤性疾病，其构成复杂，包括特发性间质性肺炎、结节病等病因未知，和结缔组织病所致间质性肺病、尘肺等病因已知的一大类近 200 种疾病，其发病机制尚未完全明确。不同种类的疾病因病因和发病机制的不同，呈现出不同的临床经过，对治疗的反应和预后也迥异。早期诊断和治疗对部分疾病的预后改变具有重要意义。

第一节　间质性肺疾病的概述

一、概述

间质性肺疾病（interstitial lung disease，ILD）约占呼吸系统疾病的 15%。近年来间质性肺病的发生率有逐渐增高的趋势，但总的说来，间质性肺病仍然属于少见病乃至罕见病的范畴。

间质性肺疾病在临床上常表现为干咳和劳力性呼吸困难，不同病因的患者可以有不同的伴随症状，包括发热、乏力、消瘦等全身症状，胸痛、咳痰及咯血等症状少见。部分患者体检时肺部可以出现爆裂音，可有杵状指。胸部影像学表现为双肺间质受累为主的弥漫性病变。血气分析以低氧血症常见，且和病情严重程度相关。肺功能多表现为限制性通气功能障碍和弥散功能障碍。疾病进展期可出现呼吸衰竭、肺动脉高压、肺源性心脏病等并发症的相关症状和体征。

肺间质是指肺泡上皮细胞基底膜与毛细血管内皮细胞基底膜之间的结构。间质性肺疾病即是主要累及肺间质的疾病，主要表现为以肺间质为主受累的炎症和肺纤维化。部分间质性肺病也可以累及邻近的肺泡腔、小气道、血管及淋巴管等。间质性肺疾病的肺功能受损主要表现为不同程度的弥散功能障碍和限制性通气功能障碍，少部分累及气道的间质性肺病可以出现阻塞性通气功能障碍或混合型通气功能障碍。

间质性肺疾病诊断需要结合临床特征、胸部影像学表现，部分患者还需要结合肺脏组织病理活检的表现来综合诊断。治疗上因导致间质性肺疾病的基础病、病情程度等不同而不同，比如针对特发性肺纤维化而言，不建议使用糖皮质激素，而推荐吡非尼酮、尼达尼布等抗纤维化药物的治疗；而炎性肌病继发的间质性肺疾病患者，则一般建议糖皮质激素治疗，必要时联合免疫抑制剂治疗。晚期或终末期的间质性肺疾病患者，推荐考虑肺移植。间质性肺疾病的预后与病因、病情程度、治疗反应等均相关，如特发性肺纤维化的中位生存期为 3 年左右，而部分隐源性机化性肺炎患者，可以治愈。

二、分类

间质性肺疾病根据不同的临床特征而有不同的分类，旨在指导临床诊疗过程。

按发病的缓急,可将间质性肺疾病分为急性、亚急性、慢性三类。大部分间质性肺疾病表现为隐匿起病、慢性病程、逐渐加重。部分患者则表现为亚急性经过或急性。①急性间质性肺疾病:起病急,病程多数在数小时至数天,如药物、毒物等所导致的急性间质性肺病、急性间质性肺炎、不同病因所致的弥漫性肺泡出血、急性过敏性肺炎等;②亚急性间质性肺疾病:起病相对缓慢,病程多在数周到数月,如某些药物性肺损伤、部分结缔组织疾病相关性间质性肺疾病、特发性非特异性间质性肺炎、结节病、隐源性机化性肺炎、慢性嗜酸性粒细胞性肺炎等;③慢性间质性肺疾病:起病隐匿,病程可达数月到数年,大部分间质性肺疾病表现为慢性病程,包括特发性肺纤维化、尘肺、多种原因所致的慢性过敏性肺炎以及部分结缔组织疾病相关性间质性肺疾病。

根据病因不同,可分为病因未明的间质性肺疾病和病因明确的继发性间质性肺疾病:

1. 病因未明的间质性肺疾病　可进一步分为:①特发性间质性肺炎(idiopathic interstitial pneumonia,IIP):包括多种病因未明、且具有特征性的肺脏组织病理学表现的一系列间质性肺疾病,分为如下 3 类:主要特发性间质性肺炎、罕见特发性间质性肺炎、不能分类的间质性肺炎。②肉芽肿性肺疾病:主要包括结节病、过敏性肺炎(hypersensitivity pneumonitis,HP),因其组织病理学主要表现为受累部位的上皮样肉芽肿性炎而得名。③特殊类型的间质性肺疾病:有特征性的胸部高分辨 CT 的表现,包括肺泡蛋白沉积症、肺朗格汉斯细胞组织细胞增生症、淋巴管肌瘤病;这类疾病常常根据临床表现以及特征性的高分辨 CT 的表现,就可以临床拟诊,但确诊则需要肺脏病理学来支持。

2. 已知病因或继发性间质性肺疾病　包括:①结缔组织疾病相关性间质性肺疾病,常见的包括系统性硬化症、类风湿关节炎、炎性肌病、原发性干燥综合征、混合结缔组织病、系统性血管炎等结缔组织病相关性间质性肺疾病;②药物 / 毒物相关性间质性肺疾病,包括博来霉素、胺碘酮、丙基硫氧嘧啶等药物,以及百草枯等毒物所致的间质性肺疾病;③各种职业 / 环境因素所致的间质性肺疾病,包括各种尘肺(如硅肺、石棉肺)、养鸽者肺、大棚肺等;④放射性肺炎;⑤遗传性间质性肺疾病,如 Hermansky-Pudluke 综合征等。

三、诊断方法

目前,间质性肺疾病的诊断主要依靠临床 - 影像 - 病理三者相结合的诊断模式,即相当比例的间质性肺病需要将三者的特征结合起来方能建立诊断。部分情况下根据临床特征和影像学特征可以建立临床诊断。一般而言,完整的评价间质性肺疾病步骤如下:第一步,明确是否为间质性肺疾病;第二步,寻找可能的继发因素;第三步,判断间质性肺疾病的活动性、严重程度,从而制订治疗方案。

识别间质性肺疾病的高危表现:①临床上表现为干咳、活动后气短,肺部听诊可闻及爆裂音的患者;②有患间质性肺疾病的高危因素,包括长期服用某些可能导致间质性肺疾病的药物或高危职业环境暴露史,如胺碘酮、博来霉素、石棉、百草枯等;③有间质性肺疾病的家族史;④肺功能检查提示弥散功能障碍,和 / 或限制性通气功能障碍;胸部 CT 提示双肺弥漫性病变。

(一)临床评价

对于间质性肺疾病患者的诊断评价中,包括详尽的临床病史询问:①干咳、气短的严重程度,是否有发热、咯血、关节痛、皮疹、口干、眼干、雷诺现象等伴随症状;②询问生活 / 职业环境史、长期用药史、吸烟史;③间质性肺疾病的家族史;既往是否患结缔组织疾病、肿瘤性疾病;④细致的全身查体,关注是否有皮疹、关节肿痛、杵状指、发绀、肺部爆裂音等。

(二)血清学评价

结缔组织疾病相关性间质性肺疾病是常见的继发性间质性肺疾病中的一大类,而血清学检查对于这类疾病的诊断、活动程度的评价尤为重要。此外,间质性肺疾病的内科治疗中涉及的药物,可能影响血常规、肝肾功能,故而建议在初始评价中、随诊中,均要复查上述指标。初始评价中血清学标记物:血常规、肝肾功能、电解质、血糖、动脉血气分析、血沉、C 反应蛋白、抗核抗体谱;针对性的自身抗体,如类风湿因子、抗环瓜氨酸抗体、肌炎抗体谱、Scl-70、抗中性粒细胞胞浆抗体等。在之后的随诊中,则根据具体情况安排相应的复查指标。此外,若疑诊过敏性肺炎时,可开展针对性的过敏原的IgG型抗体检测。

若疑诊系统性血管炎等自身免疫性疾病时,建议安排尿常规,初筛是否有肾脏受累。

（三）肺功能检查

典型的间质性肺疾病患者的肺功能异常表现为:不同程度的弥散功能障碍,即一氧化氮弥散量(carbon monoxide diffusion capacity,DLCO)下降,和/或限制性通气功能障碍,即肺总量(total lung capacity,TLC)下降,但1s率(FEV_1/FVC)正常;少部分患者可表现为阻塞性通气功能障碍或混合型通气功能障碍。所以,对于疑诊间质性肺疾病或其随诊评价中,建议安排包括通气功能、弥散功能以及肺容量在内的肺功能检查。肺功能指标的动态变化能比较好地反映间质性肺疾病的严重程度,建议在随诊中定期复查肺功能指标。

（四）胸部影像学检查

用于呼吸系统疾病的诊断和病情程度评价的影像学检查有很多种,包括胸部平片、胸CT平扫、胸部高分辨CT(high resolution CT,HRCT)、胸部增强CT、肺动脉CT重建等等。而对于常见的间质性肺疾病,建议安排胸部高分辨CT:吸气末、仰卧位胸部薄层CT(层厚在1.5mm及以下),通过高分辨率算法重建而得。胸部高分辨CT是无创性检查,对于间质性肺疾病的诊断、疗效评价中的随诊都非常重要;根据患者的具体情况安排复查频率。

胸部HRCT在特发性肺纤维化(idiopathic pulmonary fibrosis,IPF)的诊断中具有重要作用,研究发现,结合临床特征及典型的胸部HRCT表现,在排除其他疾病后,无须肺活检即可建立IPF的临床诊断。IPF的HRCT特征性表现为:双下肺、近胸膜分布为主的蜂窝影、网格影、牵张性支气管/细支气管扩张;而未见大片的磨玻璃影、实变影、结节影。该特征与IPF的病理学表现——寻常型间质性肺炎(usual interstitial pneumonia,UIP)的影像学特征高度吻合,其对IPF的诊断率高达90%~100%。

胸部HRCT中,蜂窝影、牵张性支气管扩张、磨玻璃影分别指:①蜂窝:是指集簇的薄壁囊腔,一般大小一致(直径多为3~10mm,甚至更大),常常伴有网格影、牵张性支气管/细支气管扩张;蜂窝常常出现在多个CT层面,也可以出现在单个CT层面。蜂窝主要应与间隔旁肺气肿、牵张性细支气管扩张、胸膜下肺大疱鉴别。②牵张性支气管/细支气管扩张:这也是肺纤维化的重要影像学表现,可以表现为支气管/细支气管腔直径不递减,或支气管/细支气管腔明显扩张变形。③磨玻璃影:是指肺透亮度下降,但支气管血管束仍隐约可见。

（五）支气管镜检查及相关镜下操作在间质性肺病诊断中的应用

绝大部分间质性肺病患者在支气管镜检查中未见明显异常,部分结节病的患者可在支气管镜检查中发现支气管黏膜水肿、弥漫性/多发小结节。支气管镜下的相关操作,支气管镜检查:包括支气管肺泡灌洗(bronchial alveolar lavage,BAL)及支气管肺泡灌洗液(bronchoalveolar lavage fluid,BALF)分析、支气管黏膜活检(endobronchial biopsy,EBB)、经支气管肺活检(transbronchial lung biopsy,TBLB)、经支气管针吸活检(transbronchial needle aspiration,TBNA;包括超声支气管镜引导下经支气管针吸活检,endobronchial ultrasound-guided transbronchial needle aspiration,EBUS-TBNA)。经支气管镜的相关镜下操作,可用于诊断结节病、隐源性机化性肺炎、肺泡蛋白沉积症等部分特殊的间质性肺疾病,而对于其他弥漫性间质性肺病仅有一定的提示意义和鉴别诊断的作用。

1. 经支气管镜肺泡灌洗及肺泡灌洗液的相关化验

(1)通过近6周内的胸部高分辨CT的表现来定位进行支气管肺泡灌洗的部位。

(2)将支气管镜嵌顿在适当的支气管树分支后,经支气管镜灌入室温生理盐水100~300ml,均分为3~5次序贯灌入。每次灌入一份生理盐水后,以低于-100mmHg(1mmHg=0.133kPa)的负压吸引获取BALF(在回吸收过程中的负压以调整到在吸引时支气管腔不塌陷为宜),每次回吸收率≥30%为宜。

（3）以镀硅酮的玻璃器皿、聚丙烯器皿或塑料器皿等来留置 BALF，并尽快处理 BALF 标本。若 BALF 能即时处理，建议常温运送；若标本需要在 30~60min 后才处理，则建议 4℃保存；若 >1h 才能处理标本，则建议 4℃环境中保存（尽量不超过 12h）。

（4）针对间质性肺疾病患者，BALF 的检测项目包括细胞分类、T 细胞亚群。其中对于健康非吸烟者的 BALF 细胞分类的参考值范围为：巨噬细胞 >85%，淋巴细胞 10%~15%，中性粒细胞 ≤ 3%，嗜酸性粒细胞 ≤ 1%，鳞状上皮细胞或纤毛柱状上皮细胞均 ≤ 5%。若淋巴细胞 >15%、中性粒细胞 >3%、嗜酸性粒细胞 >1%，或肥大细胞 >0.5%，则分别称为 BALF 淋巴细胞增多型、中性粒细胞增多型、嗜酸性粒细胞增多型和肥大细胞增多型。

若淋巴细胞计数 ≥ 25%，则提示肉芽肿性肺病，如结节病和 HP、非特异性间质性肺炎（nonspecific interstitial pneumonia，NSIP）、慢性铍尘肺、药物反应、淋巴细胞性间质性肺炎（lymphocytic interstitial pneumonia，LIP）、隐源性机化性肺炎（cryptogenic organizing pneumonia，COP）、淋巴瘤。若淋巴细胞计数 >50%，则高度提示 HP 或富细胞型 NSIP。嗜酸性粒细胞计数 ≥ 25%，若临床表现符合则可诊断为嗜酸性肺病。中性粒细胞计数 ≥ 50% 强烈提示急性肺损伤、吸入性肺炎或化脓性感染。若肥大细胞计数 >1%，同时淋巴细胞计数 >50% 及中性粒细胞计数 >3% 则提示 HP。

对于淋巴细胞增多型的患者，建议进一步行 BALF 的 T 细胞亚群分析，常用指标为 $CD4^+$ 与 $CD8^+$ 细胞的比值。BALF 中淋巴细胞增多伴 $CD4^+/CD8^+$ 比值显著升高常见于结节病，$CD4^+/CD8^+>3.5$，对结节病的诊断具有重要价值。BALF 中淋巴细胞增多伴 $CD4^+/CD8^+$ 比值降低多见于过敏性肺炎。

（5）BALF 的其他化验：若疑诊为肺泡蛋白沉积症，可沉渣包埋后送检 BALF 的过碘酸希夫染色（PAS）、D-PAS 染色；若疑诊为肺泡出血，可安排沉渣包埋后送检含铁血黄素染色；若疑诊石棉肺，可送检 BALF 查找石棉小体；若疑诊合并感染，建议送检 BALF 的病原学培养及二代测序等；若疑诊为肿瘤性疾病，可以送检 BALF 沉渣包埋后找瘤细胞。

2. 其他经支气管镜的活检   EBB、TBNA、TBLB 可用于结节病、COP、PAP 的诊断，但对于其他弥漫性间质性肺疾病的诊断价值并不高。近几年来的经支气管冷冻肺活检，获取的肺组织明显大于 TBLB 的标本，可能有助于提高间质性肺疾病的诊断率。

（六）外科肺活检

外科肺活检需要全身麻醉下由胸外科医师完成，方法包括电视胸腔镜外科手术（video-assisted thoracic surgery，VATS）及小开胸手术。VATS 肺活检比小开胸外科肺活检在 ILD 的肺活检中更有优势，小开胸外科肺活检手术仅用于因胸腔内粘连重等难以进行 VATS 的患者。建议结合患者近期 HRCT 提示的病变部位，尽量在一个以上肺叶取肺组织以提高肺活检的阳性率。外科肺活检的常见并发症有气胸、继发肺部感染、原有间质性肺疾病的急性加重、伤口不愈合等等。一般来说，外科肺活检对于间质性肺疾病的确诊率为 65%~100%；27.1%~84.4% 的病例因外科肺活检的结果改变了原有的治疗方案而从中获益。鉴于可能出现 IPF 的急性加重等而影响 IPF 患者的预后，对于胸部高分辨 CT 为典型 UIP 型、可能 UIP 型的患者，不建议安排外科肺活检。对于安排肺活检的间质性肺疾病的患者，建议尽可能结合外科肺活检病理表现，开展由临床医师、放射科医师以及病理科医师参与的多学科讨论（multidisciplinary discussion，MDD），以提高这类患者的诊断率。

（七）其他检查

1. 6min 步行试验   可以动态评价间质性肺疾病患者的肺功能及机体功能状况，但鉴于检查的复杂性，在一般的临床诊疗过程中难以广泛推广；常常用于新药临床试验、临床研究中。

2. 超声心动图   部分间质性肺疾病患者可能合并肺动脉高压，且肺动脉高压也是影响间质性肺疾病患者的重要预后因素；等待肺移植的间质性肺疾病患者中 40%~80% 的病例合并肺动脉高压。对于疑诊合并肺动脉高压的患者，超声心动图可估测肺动脉压水平和右心室的解剖和功能。

3. 焦虑量表、圣乔治生活量表等疾病相关量表   间质性肺疾病的预后欠佳，不少患者及其家属都有焦虑情绪,建议有条件的医院可以在接诊、随诊中安排焦虑量表来评价这类患者的心理状态,必要时给予心理干预,以改善其生活质量。对于能规律随访的间质性肺疾病患者,可以考虑安排圣乔治生活量表,来协助评价这类患者的病情程度。

临床医师需要根据所接诊的间质性肺疾病患者的具体情况,权衡利弊、酌情安排、优化上述检查化验措施;对于疑难的患者,建议安排由临床医师、放射科医师以及病理科医师参与的 MDD 讨论来决定间质性肺疾病患者的诊断。

第二节　特发性间质性肺炎

特发性间质性肺炎是间质性肺病中一组病因不明且有特征性胸部影像学、肺脏病理学表现的间质性肺病。目前分为主要特发性间质性肺炎、罕见特发性间质性肺炎和不能分类的特发性间质性肺炎。其中特发性肺纤维化是目前最具挑战性的间质性肺病,尚无有效的药物治疗措施,中位生存期不足 3 年。

一、特发性间质性肺炎的概念、分类及演变

2002 年美国胸科协会(American Thoracic Society,ATS)和欧洲呼吸协会(European Respiratory Society,ERS)首次提出了关于特发性间质性肺炎(idiopathic interstitial pneumonias,IIPs)的概念、分类、诊疗方面的专家共识,使得我们逐步认识这类特殊的原因不明的间质性肺疾病。

2002 年的专家共识中指出,IIP 是一类在临床表现、实验室化验、胸部影像学及肺组织病理学方面有别于其他间质性肺疾病的双肺弥漫性病变。根据临床 - 影像 - 病理学特征可以分为:IPF(肺组织病理表现为 UIP 型)、NSIP(肺组织病理表现为 NSIP 型)、隐源性机化性肺炎(cryptogenic organizing pneumonia,COP;肺组织病理表现为 OP 型)、急性间质性肺炎〔acute interstitial pneumonia,AIP;肺组织病理表现为弥漫性肺泡损伤(diffuse alveolar damage,DAD)、呼吸性细支气管炎并间质性肺炎(respiratory bronchiolitis-associated interstitial lung disease,RB-ILD;肺组织病理表现为呼吸性细支气管炎)、脱屑性间质性肺炎(desquamative interstitial pneumonia,DIP;肺组织病理表现为 DIP 型)以及淋巴细胞性间质性肺炎(lymphocytic interstitial pneumonia,LIP;肺组织病理表现 LIP 型)。特别指出,NSIP 是一临时性诊断,可能随着人们对它的认识而有所变更。在诊断方法上:①本共识指出胸部高分辨 CT 的主要作用在于鉴别患者的胸部 CT 表现是否为 UIP 型:若 CT 表现为典型的 UIP 型,则建议不再安排外科肺活检;若不是典型的 UIP 型表现,建议尽量完善外科肺活检以明确病理类型从而提高诊断的准确性。②除了少部分急性间质性肺炎(病理为弥漫性肺泡损伤)、COP(病理为机化性肺炎)的 IIP 患者外,TBLB 对于绝大部分 IIP 患者没有诊断价值;但 TBLB 可以除外感染性疾病、结节病。不建议对所有 IIP 患者常规开展 BAL 检查。③ IIP 的最终诊断建议由临床医师、放射科医师以及病理科医师根据现有的所有资料进行分析、讨论后获得。

2013 年由 ATS/ERS 更新了 IIP 的专家共识,对 IIP 的分类、诊断标准等方面都有改动。2013 年 IIP 共识中指出,根据不同的临床特征和肺脏病理学表现可进一步分为:

1. 主要特发性间质性肺炎　包括:

(1)慢性致纤维化性间质性肺炎,包括 IPF 和特发性非特异性间质性肺炎(idiopathic nonspecific interstitial pneumonia,iNSIP):① IPF:病因未明,以老年男性多见,主要表现为逐渐加重的干咳、活动后气短、杵状指以及双下肺爆裂音,重症患者可以出现发绀;无确切有效的治疗方法,中位生存期在 3

年左右。其胸部高分辨 CT 和肺组织病理学表现为 UIP 型。② iNSIP：病因未明，肺组织病理学表现为 NSIP 型。

（2）吸烟相关性间质性肺炎，包括 RB-ILD、DIP：一般都有吸烟史，RB-ILD 的肺组织病理学表现为呼吸性间质性肺炎，而 DIP 则肺组织病理学表现为 DIP 型脱屑性间质性肺炎。

（3）急性/亚急性间质性肺炎，包括 COP、急性间质性肺炎：COP 指病因未明，肺组织病理学表现为机化性肺炎；而急性间质性肺炎至今病因未明，肺组织病理学表现为弥漫性肺损伤。

2. 罕见特发性间质性肺炎　包括特发性淋巴细胞间质性肺炎、特发性胸膜肺实质弹力纤维增生症：分别指病因未明而肺组织病理学表现为 LIP、胸膜肺实质弹力纤维增生症。

3. 不能分类的特发性间质性肺炎

（1）凭现有的临床、影像及病理学资料不足以诊断上述某一 IIP 类型。

（2）现有的临床、影像及病理学表现不一致，包括：①治疗措施使得影像学或病理学特征发生变化；②影像或病理学表现不支持目前的 IIP 的病理表型；③多种类型的影像学、病理学表现同时存在于同一患者中。

相较于 2002 年的 IIP 共识，2013 年 IIP 共识的不同点在于：

1. 明确指出 iNSIP 是一具有自身临床-病理特征和疾病行为学的独立的 IIP 亚型，而并非"临时性诊断"。

2. 对于吸烟相关性间质性肺疾病中的 RB-ILD，2013 年的共识认为结合患者的吸烟史、临床表现、胸部 CT 表现（磨玻璃影伴小叶中心性小结节）及 BALF 提示巨噬细胞为主型而寡淋巴细胞，就可以诊断 RB-ILD，肺组织病理并非是诊断所必需的。

3. IPF 方面

（1）IPF 的诊断标准随着 2011 年 IPF 诊疗指南的推出而得以更新，2002 年的 IIP 共识中 IPF 的诊断标准是 2000 年的 IPF 诊断标准：

1）2002 年 IPF 诊断标准：①外科肺活检提示为 UIP 型，则符合 a. 除外药物/毒物、职业环境暴露、结缔组织疾病等导致间质性肺疾病的病因；b. 肺功能提示为限制性通气功能障碍、弥散功能障碍；c. 胸部 CT 提示双下肺基底段网格影，磨玻璃影少见。②未接受肺活检，则需要符合所有的主要表现以及至少 3 条次要表现，主要表现：a. 除外药物/毒物、职业环境暴露、结缔组织疾病等导致间质性肺疾病的病因；b. 肺功能提示为限制性通气功能障碍、弥散功能障碍；c. 胸部 CT 提示双下肺基底段网格影，磨玻璃影少见；d.BALF 或 TBLB 表现不支持其他疾病的表现。次要条件：大于 50 岁、隐匿起病的未明原因的活动后气短、病程大于 3 个月、双肺基底部吸气末爆裂音。

2）2013 年 IPF 诊断标准：①除外其他已知病因所致的间质性肺疾病，如职业接触、室内外环境暴露、结缔组织病和药物性肺损害等；②未行外科肺活检的患者，HRCT 表现为 UIP 型；③行外科肺活检的患者，结合 HRCT 和外科肺活检符合特定的类型。

（2）首次提出 IPF 患者的临床病程的个体化差异，部分患者以 IPF 急性加重起病，部分呈进行性进展，而部分患者则可以平稳很长一段时间。

4. 急性加重事件可见于包括 IPF、NSIP 在内的慢性致纤维化型间质性肺炎。首次提出了新的病理类型——胸膜肺实质弹力纤维增生症，以及定义了新的临床亚型——未能分类的 IIP。

二、特发性肺纤维化

（一）定义

特发性肺纤维化（IPF）是一种病因和发病机制尚不明确的、病变主要局限于肺、慢性进行性纤维化性间质性肺疾病。好发于中老年男性，临床上主要表现为进行性加重的活动后呼吸困难，常常伴有干咳；肺功能表现为不同程度的弥散功能障碍和限制性通气功能障碍；其肺组织学病理和/或胸部高分辨率 CT 特征性地表现为 UIP 型。

IPF 的患病率有逐年上升的趋势,北美和欧洲每年新发 IPF(3~9)/10 万,略高于南美及东亚(<4/10 万)。在美国,普通人群中 IPF 患病率(10~60)/10 万,但 65 岁以上人群中的患病率却高达 494/10 万。

(二) 发病机制

老年、男性、吸烟是 IPF 的高危因素,胃 - 食管反流、大气污染、疱疹病毒感染、职业环境的暴露等是 IPF 的易患因素。IPF 的确切发病机制尚不明确,研究认为:具有易感基因(*TERT*、*TERC*、*PARN*、*RTEL1*、*NAF1*、*TINF2* 等)的人群的肺泡上皮细胞反复地受到环境中某些因素的刺激(如环境污染、吸烟、病原体感染等),通过端粒的缩短、氧化应激、内质网应激,以及线粒体功能异常等多个机制,加速了肺泡上皮细胞的损伤 - 修复、肺间质肌成纤维细胞的过度增生,引起间质促纤维化因子的大量积聚、间质内基质细胞的活化和增生,最终导致 IPF。其中,肺泡上皮细胞的老化与成纤维细胞的形成是导致肺纤维化的关键因素。

(三) 临床特征

大多数 IPF 患者起病隐匿,病情呈现慢性、渐进性加重;一部分则以急性加重的急性病程起病,还有一部分早期 IPF 患者,无明显临床表现,在常规健康体检或行胸部 CT 检查时被偶然发现。

临床上 IPF 患者主要表现为干咳、劳力性呼吸困难,杵状指(趾)、双下肺分布为主的爆裂音是其典型体征。终末期可以出现发绀、肺动脉高压、肺心病、右心功能不全的相关临床表现。

(四) 诊断方法

根据目前的国内外 IPF 诊断和治疗共识 / 指南,诊断 IPF 最关键的辅助检查是胸部高分辨 CT,若呈现典型的 UIP 型,通过详细的病史询问除外药物性和 / 或职业环境接触导致的继发性肺纤维化,通过血清学检测除外结缔组织疾病相关性肺纤维化后,可以临床确诊 IPF。对于部分胸 HRCT 表现不典型者,则需要通过肺活检病理来明确诊断。肺功能检查则对于评价 IPF 的严重程度、预后非常重要;且目前抗纤维化药物试验多以肺功能指标作为主要终点指标来评价疗效。

1. **实验室检查** IPF 无特异性血清标记物,但某些结缔组织疾病相关性间质性肺病,如类风湿关节炎、显微镜下多血管炎等继发的间质性肺疾病,可呈现 IPF 样的临床、胸部影像学表现,建议对疑诊 IPF 的患者常规检测类风湿因子(RF)、抗环瓜氨酸抗体(anti-CCP)、抗中性粒细胞胞浆抗体(ANCA)以及抗核抗体谱等。

2. **肺功能检查** 早期 IPF 患者的肺功能可仅表现为弥散功能下降,随着病情的进展,表现为限制性通气功能障碍及弥散功能障碍。建议定期检测 IPF 肺功能指标,包括通气功能、容量测定、弥散功能。通气功能中的用力肺活量(FVC)大小与 IPF 患者的预后相关,也是目前常用于 IPF 新药临床试验的常用主要终点指标。不过,对于合并肺气肿的 IPF 患者,通气功能可能正常、仅有弥散功能下降。

3. **胸部高分辨 CT** 典型的 IPF 的胸 HRCT 呈现典型的 UIP 型:双下肺近胸膜分布为主的网格、蜂窝影,无大片的磨玻璃影、实变影等表现(表 27-1,图 27-1)。

表 27-1 HRCT 上的 UIP 判断标准

典型 UIP 型(所有 4 个特征)	可能 UIP 型(所有 3 个特征)	不符合 UIP 型(7 个特征中任意 1 个)
病变主要位于胸膜下和肺基底部	病变主要位于胸膜下和肺基底部	病变主要分布于上、中肺
异常的网格状阴影	异常的网格状阴影	病变主要沿支气管血管束分布
蜂窝样改变,伴或不伴牵张性支气管扩张	无不符合 UIP 型的任何一条(见不符合 UIP 型)	广泛磨玻璃影(范围超过网格影)
无不符合 UIP 型的任何一条(见不符合 UIP 型)		大量微结节(双侧,上肺分布为主)
		散在囊状病变(多发,双侧,远离蜂窝肺区域)
		弥漫性马赛克征 / 气体陷闭(双侧,三叶或多肺叶受累)
		支气管肺段 / 肺叶实变

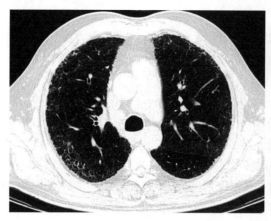
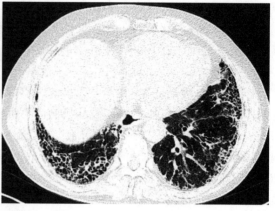

图27-1　IPF 的胸部 CT 表现

近胸膜分布为主的网格、蜂窝影,病变在下肺更重。

4. 肺病理诊断　肺活检不是诊断 IPF 所必需的,但对于胸部 HRCT 呈现为不典型 UIP 型表现或疑诊 IPF 的患者,可考虑在排除手术禁忌后安排外科肺活检以明确诊断。典型的 UIP 型病理学表现为:病灶沿胸膜下、间隔旁分布,纤维化区域与相对正常的肺交替分布:纤维化区域由致密的胶原纤维组织组成,其内可见成纤维细胞灶,可伴有平滑肌增生。

IPF 的诊断依靠临床表现、胸部高分辨 CT 和/或肺脏病理,通过有丰富间质性肺病诊断经验的呼吸科医生、影像科医生和病理科医生之间 MDD,排除其他各种间质性肺疾病后而诊断 IPF。

(五)诊断及鉴别诊断

1. 诊断标准

(1)除外其他已知病因所致的间质性肺疾病,如职业接触、室内外环境暴露、结缔组织病和药物性肺损害等。

(2)未行外科肺活检的患者,胸部高分辨 CT 表现为 UIP 型(表 27-2)。

(3)行外科肺活检的患者,结合胸部高分辨 CT 和外科肺活检符合特定的类型(表 27-2)。

2. 推荐的 IPF 诊疗流程见图 27-2。

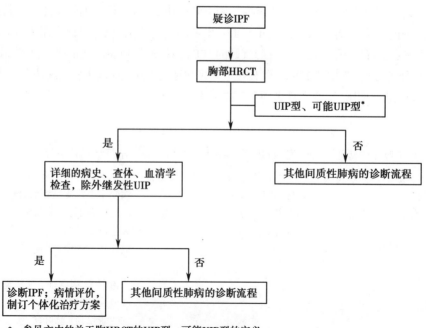

未行外科肺活检的IPF的诊疗流程

*: 参见文中的关于胸HRCT的UIP型、可能UIP型的定义。

接受外科肺活检的IPF的诊疗流程

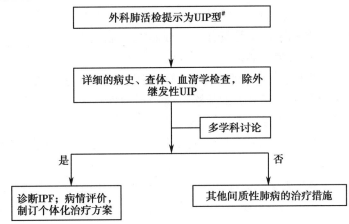

#:此处的UIP型肺脏病理表现包括典型UIP型、可能UIP型、拟诊UIP型等

图 27-2 IPF 诊疗流程

表 27-2 结合 HRCT 和组织病理学表现的 IPF 诊断标准（需要多学科讨论）

类型	HRCT 类型	肺病理类型	是否诊断 IPF？
1	典型 UIP	典型 UIP,或拟诊 UIP,或可能 UIP,或无法分类纤维化	可诊断 IPF
2	典型 UIP	不符合 UIP	不诊断 IPF
3	可能 UIP	典型 UIP,或拟诊 UIP	可诊断 IPF
4	可能 UIP	可能 UIP,或无法分类纤维化	拟诊 IPF
5	可能 UIP	不符合 UIP	不诊断 IPF
6	不符合 UIP	典型 UIP	可能 IPF
7	不符合 UIP	拟诊 UIP,或可能 UIP,或无法分类纤维化,或不符合 UIP	不诊断 IPF

（六）治疗

1. 药物治疗

（1）抗纤维化药物：目前推荐的用于 IPF 治疗抗纤维化药物为吡非尼酮、尼达尼布,二者均具有延缓 IPF 患者肺功能的下降、减少 IPF 患者发生急性加重的作用。

1）吡非尼酮：①用法：逐渐增加的滴定剂量方法,从每次 100mg,每日 3 次,每一周增加 100mg/ 次直至推荐剂量一次 600mg,每日 3 次（若不能耐受,可以至一次 400mg,每日 3 次）。②不良反应：吡非尼酮最常见的不良反应是光敏性皮疹、胃肠道反应、肝功能损害等。建议餐中服用,用药期间避免紫外线照射以减少皮疹的发生率,并定期监测肝肾功能的变化。

2）尼达尼布：①用法：推荐剂量一次 150mg,每日 2 次；若不能耐受,可以减量至一次 100mg,每日 2 次。②不良反应：尼达尼布最常见的不良反应是腹泻、胃肠道反应、肝功能损害等。注意用药期间的饮食调整,减少粗纤维食物摄入,定期监测肝肾功能的变化。

（2）其他药物：①对于大剂量 N- 乙酰半胱氨酸,建议若临床能获益则可以继续使用,但不作为推荐治疗；②对于有胃食管反流的患者,建议抗酸治疗；③不推荐用于确诊 IPF 患者的治疗药物：包括华法林、单用糖皮质激素、糖皮质激素联合免疫抑制剂和大剂量 N- 乙酰半胱氨酸等治疗方案。

2. 非药物治疗 目前尚无有效的逆转肺纤维化的药物,现有的吡非尼酮、尼达尼布仅能延缓 IPF 患者的疾病进展。故而在抗纤维化药物治疗之外的其他非药物治疗,对 IPF 患者来说也是尤为重要的。

(1)戒烟:一旦诊断IPF,建议患者严格戒烟。

(2)氧疗:静息状态低氧血症(动脉氧分压<55mmHg或指氧饱和度<88%)的IPF患者应该接受长程氧疗,治疗目标指氧饱和度>90%。

(3)呼吸支持:不常规推荐有创性机械通气支持用于终末期IPF患者的治疗。对于合并可能逆转的疾病所导致的呼吸衰竭,如新近合并的肺栓塞、急性缺血性心肌病(不稳定心绞痛、急性心肌梗死)等,或作为肺移植等待过程中的呼吸支持,建议可以予以短期、积极的机械通气支持。对于简易的吸氧不能改善缺氧的IPF患者,可考虑尝试无创呼吸机或高流量氧疗等呼吸支持措施,以改善这类患者的低氧、呼吸困难和延长寿命。

(4)肺康复锻炼:个体化肺康复锻炼,包括呼吸生理治疗、肌肉训练(全身肌肉以及呼吸肌锻炼)、营养支持、精神心理支持和教育,可能改善IPF患者的生活质量和减轻症状、减少这类患者发生急性加重。

(5)肺移植:是终末期IPF患者唯一有效的治疗措施。建议推荐符合肺移植适应证的IPF患者纳入移植等待名单,进行移植前评估。合并肺动脉高压的IPF患者,预后更差,建议尽早安排肺移植。

(七) 预后

IPF的中位生存期在3年左右,高龄、合并肺高压、弥漫性肺气肿、肿瘤等是预后不良的主要因素。

三、其他类型的特发性间质性肺炎

(一) 特发性非特异性间质性肺炎(iNSIP)

与IPF同属于慢性致纤维化性间质性肺炎,是IIP的一个亚型。其胸部CT和肺组织病理学的表型均为NSIP型。NSIP型的胸部CT和肺组织病理表现除了见于iNSIP,还常常见于结缔组织疾病相关性间质性肺疾病、慢性过敏性肺炎、药物性间质性肺疾病以及一些家族性间质性肺病,在诊断iNSIP之前以及随诊过程中,要注意与上述疾病之间的鉴别。

NSIP的临床表现上与大多数的间质性肺疾病的临床表现类似,主要表现为干咳、活动后气短,可伴有乏力、体重下降;部分患者还可伴发热;杵状指不常见。iNSIP的胸部高分辨CT特征:①最常见的胸部高分辨CT表现为双肺磨玻璃影、不规则网格影伴牵拉性支气管扩张(约75%),但一般NSIP的病灶以沿支气管血管束分布为主,而非UIP型的病灶以近胸膜分布为主;②部分患者可伴有局灶实变影,提示可能有机化性肺炎的成分,这种情况下的NSIP可能多继发于结缔组织疾病相关性间质性肺病;③多数患者在就诊时可伴有散在或无蜂窝影,但在随诊中可能逐渐出现并增多。

iNSIP患者的肺组织病理学表现为不同程度的肺间质炎症和纤维化,且病灶在肺内分布均一、各病灶的病变时相上也一致。大多数iNSIP病例为纤维化型NSIP,仅有少部分病例表现为富细胞型NSIP;典型的机化性肺炎病灶和典型蜂窝影在iNSIP患者的肺组织病理中不明显或缺乏。

iNSIP患者的预后多样化,部分患者经治疗后病情稳定或改善,但也有部分患者的肺部病变持续进展,而发展为终末期纤维化、呼吸衰竭,甚至死亡。部分纤维化型iNSIP也可以出现类似IPF急性加重的病情加重过程。

(二) 吸烟相关性 IIPs

包括RB-ILD和DIP,肺泡腔内吞噬色素的肺泡巨噬细胞(烟尘细胞)比例明显增多是这类疾病的特征性表现。

1. RB-ILD　以40~50岁、男性吸烟者多见,一般吸烟>30包/年;年轻的RB-ILD患者则一般至少吸烟>10年×2~3包/年。临床上主要表现为逐渐加重的活动后气短、新发咳嗽症状,或咳嗽较前较重。杵状指并不多见。轻症患者仅有轻-中度弥散功能障碍,常伴有残气量增加;进展期患者可出现混合性通气功能障碍。

RB-ILD 胸部高分辨 CT 表现为：片状分布的磨玻璃样影、弥漫性分布的肺小叶中心性小结节，伴支气管壁的增厚、气体陷闭征。肺组织病理上可见弥漫性的呼吸细支气管炎，肺泡管、肺泡腔内可见大量的"烟尘细胞"，细支气管壁周围及黏膜下可见片状分布的淋巴细胞、组织细胞，细支气管周及肺泡间隔内可有 Ⅱ 型上皮细胞增生及支气管上皮细胞化生；常伴有小叶中心性肺气肿。

若长期吸烟的患者，出现上述典型的胸部高分辨 CT 表现，且气管肺泡灌洗液中有巨噬细胞增多，无淋巴细胞比例增多，则不必再行外科肺活检，也可诊断 RB-ILD。治疗上，建议严格戒烟。RB-ILD 的预后呈现多样性，多数患者在严格戒烟后会有改善，少部分患者在戒烟后肺部病变仍会继续进展。

2. DIP　以 40~50 岁、男性吸烟者多见，但也可见于不吸烟人群中；这部分可能是儿童期 DIP 发展而来，而部分成人非吸烟 DIP 可能与表面活性蛋白基因突变有关。DIP 起病隐匿，主要表现为干咳、活动后气短，少部分患者可以出现明显的呼吸困难、呼吸衰竭；半数患者伴有杵状指。肺功能表现为弥散功能障碍，通气功能正常或有限制性通气功能障碍。

DIP 的胸部高分辨 CT 主要表现为双下肺外周分布的磨玻璃影，肺底部常伴有局灶不规则线状影、网格影、囊状影；约 1/3 患者可见伴外周分布的散在蜂窝影。肺组织病理上表现为：弥漫性分布的、肺泡腔内大量"烟尘细胞"聚集，肺泡间隔增宽伴有浆细胞、少量嗜酸性粒细胞浸润，可伴有肺气肿，但未见明确的呼吸性细支气管炎、蜂窝影等表现。

治疗上，建议严格戒烟，部分患者可给予糖皮质激素治疗；DIP 预后相对较好，10 年生存率可达 70% 左右；对很少部分患者上述治疗方案无效。

（三）急性或亚急性间质性肺炎

包括两种情况：①急性或者亚急性病程的 IIP，包括 COP 和 AIP；②部分亚临床慢性 IIP 以出现急性加重形式起病。

1. COP　常表现为亚急性起病，病程较短（中位病期 <3 个月），临床上表现为伴咳嗽和呼吸困难。胸部高分辨 CT 表现为胸膜下、细支气管周围的片状或带状实变，病变可游走；常伴有磨玻璃样影。反晕征或者环礁征有助于 COP 的诊断；少部分患者合并单侧或双侧少量胸腔积液（10%~30%）。肺组织病理表现为肺泡管和肺泡腔内的机化，伴或不伴有细支气管腔内息肉状实变。

大多数 COP 患者经系统性糖皮质激素治疗可完全康复，但部分容易反复复发。但少部分患者病情迁延，残留间质纤维化或发展为进展性的肺纤维化。

2. AIP　是一类不明原因、以快速进展的低氧血症为特点的 IIP，病死率 >50%。

AIP 患者初始渗出期的胸部高分辨 CT 表现为双肺片状磨玻璃影，低垂部位则常常表现为实变影。后来的机化期，常表现为支气管血管束的扭曲变形和牵拉性支气管扩张。CT 所显示的病变严重程度与病死率并不相关。肺组织病理学表现：早期，表现为急性和 / 或机化性的弥散性肺泡损伤（DAD），与 ARDS 的组织学表现类似；机化期则肺透明膜常常不明显或缺如，主要表现为弥漫性分布、疏松的机化性结缔组织增生，肺泡壁增厚、肺泡间隔增宽、肺泡上皮细胞明显增生。

AIP 目前尚无有效的治疗药物，一般给予大剂量糖皮质激素治疗，并予以积极的机械通气等呼吸支持措施。幸存的 AIP 患者长期预后良好，部分患者会再次复发或者发展为慢性进展性纤维化性间质性肺疾病。

3. **急性加重的 IIP**　IIP 的急性加重主要发生于 IPF 患者，但也可出现于 iNSIP 等其他形式的纤维化性间质性肺炎患者。

IPF 急性加重是影响 IPF 患者预后的重要因素，也是导致 IPF 患者死亡的主要原因。感染、胃食管反流导致的误吸、环境污染、支气管镜检查及相关的镜下操作、外科肺活检等可能是 IPF 急性加重的诱因。IPF 急性加重的诊断标准：①在 1 个月内出现了临床上显著的急性呼吸困难加重；②胸部高分辨 CT 表现为在原来 UIP 型改变背景上新出现磨玻璃影和 / 或实变影；③排除心力衰竭或液体负荷过重导致的呼吸功能恶化或急性肺水肿。这类患者的肺组织病理上，多表现为 UIP 和弥漫性肺泡损伤同时存在，可见明显的成纤维母细胞灶、机化。

目前尚无确切有效的治疗方法和药物。①可尝试大剂量糖皮质激素、必要时的抗生素治疗。②若在急性加重前已给予抗纤维化药物治疗、抑酸药物治疗的患者，可以继续使用；但在急性加重前未曾使用者，则建议权衡利弊、或待 IPF 急性加重改善后再评价病情以决定是否应用。③加强 IPF 急性加重期间的呼吸支持：有创呼吸机机械通气、体外膜氧合等并不能使其获益，对于无肺移植准备的 IPF 急性加重患者，不建议积极给予上述有创呼吸支持措施；可以尝试鼻导管、面罩、经鼻高流量吸氧、无创呼吸机等呼吸支持。④肺移植：这是目前唯一可以治疗 IPF 急性加重、延长生存期方法；但 IPF 急性加重期间肺移植的风险性明显升高，建议与患者及家属充分沟通。

（四）罕见 IIP

包括特发性淋巴细胞性间质性肺炎、特发性胸膜肺实质弹力纤维增生症。这在临床中很罕见，建议转诊至对于间质性肺疾病有经验的医疗单位，请有经验的临床医师 - 放射科医师 - 病理科医师组织 MDD 后来进一步诊疗。

（五）不能分类的 IIP

这类患者在进行多次 MDD 后仍未能给出某一确切的诊断，主要见于：①凭现有的临床、影像及病理学资料上不足以诊断上述某一 IIP 类型；②现有的临床、影像及病理学表现不一致，包括：治疗措施使得影像学或病理学特征发生变化；影像或病理学表现不支持目前的 IIP 的病理表型；多种类型的影像学、病理学表现同时存在于同一患者中。这类 IIP 常常有混合型的肺组织病理学表现，治疗上建议应该针对 MDD 后确定的最可能的诊断来进行。

第三节　结　节　病

结节病是一种原因及发病机制尚未明确的、以非干酪样坏死性上皮样细胞肉芽肿为病理特征的系统性肉芽肿性疾病。主要累及胸内淋巴结和肺部，也经常伴有肺外脏器的受累。对称性的肺门、纵隔淋巴结肿大是特征性的胸部影像学表现。绝大部分肺结节病患者预后良好：部分能自愈，大多数经糖皮质激素和 / 或免疫抑制剂治疗后能明显改善或治愈，少部分会导致不可逆性肺纤维化而引起呼吸衰竭需要接受肺移植。

一、概述

结节病是一种原因及发病机制尚未明确的、以非干酪样坏死性上皮样细胞肉芽肿为病理特征的系统性肉芽肿性疾病。以中青年发病为主，女性发病率略高于男性；不同地域及种族之间的发病率、临床表现迥异，瑞典的发病率达 160/10 万人·年，美国白种人的发病率 49.8/10 万人·年，非裔美国人则达 141/10 万人·年，日本的发病率约 1.01/10 万人·年；中国尚无结节病的流行病学资料。

结节病几乎可以累及全身各个器官，但以肺及胸内淋巴结最易受累，其次是皮肤和眼部。结节病的诊断主要依靠临床、影像和病理学资料进行综合判断：在受累部位组织活检明确为非干酪样坏死性上皮样细胞肉芽肿的基础上，结合患者的临床、影像学表现，除外其他病因后可确诊为结节病。结节病的诊断、鉴别诊断过程较为复杂，病情评估有时需要涉及多学科共同参与；治疗方案需要个体化,不同结节病患者的受累组织/器官、临床表现、治疗反应与预后都具有较大的异质性。

二、病因及发病机制

结节病的病因和发病机制尚未明确,可能与如下因素有关:遗传易感性、感染(带状疱疹等多种病毒、结核及非结核分枝杆菌、支原体、痤疮丙酸杆菌等)、环境因素(铝、锆等无机粉尘,松花粉、黏土等有机粉尘)。

抗原递呈细胞、CD4$^+$T 辅助细胞以及白介素 -2(interleukin 2,IL-2)、肿瘤坏死因子 -α(tumor necrosis factor α,TNF-α)、干扰素 -γ(interferon γ,IFN-γ)等多种细胞因子参与的免疫病理机制在结节病发生、发展和肉芽肿形成过程中起着极其重要的作用。

三、临床表现

结节病的临床表现因起病的缓急、受累组织/器官、病变程度等的不同而不同。大部分患者表现为亚急性或慢性过程,仅有少数呈急性起病,称为 Löfgren 综合征或急性结节病,表现为:双侧肺门淋巴结肿大,关节炎和结节性红斑,伴有发热、肌肉痛。1/3 左右活动期结节病患者,可出现乏力、低热、体重下降、盗汗、关节痛等全身非特异性表现。

1. **呼吸系统表现**　半数左右患者表现为干咳、胸闷、气短、胸痛、喘息等症状。胸痛多为胸骨后隐痛,部位不确定。咯血少见,杵状指、爆裂音等罕见。

2. **肺外表现**　若有呼吸系统之外的脏器、组织受累,会出现相应受累部位的表现:①皮肤:是最常见的肺外表现,15%~25% 患者会出现冻疮样皮疹、皮下结节、结节红斑、丘疹、斑丘疹、皮肤溃疡、瘢痕或文身图案上的丘疹等表现;②消化系统:肝肿大、肝内结节、ALP/GGT 升高为主的肝功能损伤、肝硬化;③眼:葡萄膜炎、视神经炎、角膜羊脂状沉积物、虹膜结节、视网膜炎、巩膜炎、视力下降甚至失明;④肾脏、神经系统、心脏及肌肉骨骼系统:约 1%~5% 结节病患者会累及上述系统、脏器,心脏和中枢神经系统受累是预后不良的表现,部分心脏结节病患者因出现严重心律失常而猝死。

四、诊断方法

(一)胸部影像学检查

绝大多数结节病患者都有不同程度、不同类型的胸部受累,常常表现为纵隔及对称性肺门淋巴结肿大,胸部影像学异常也是不少结节病患者就医的主要原因,部分患者无明显临床表现,因查体或其他问题就诊行胸部影像学检查发现异常而就诊。

1. **胸部平片**　对于肺结节病的诊断及病情评价价值有限,建议胸片表现疑诊结节病的患者常规安排胸部 CT 检查。但目前国际上的肺结节病分期(即 Scadding 分期),还是沿用 20 世纪 60 年代提出的根据胸部平片异常来分期:0 期:双肺正常;Ⅰ 期:双肺门淋巴结肿大;Ⅱ 期:双肺门淋巴结肿大伴肺内浸润影;Ⅲ 期:仅有肺内浸润影;Ⅳ 期:肺纤维化。

2. **胸部 CT**　半数以上肺结节病患者都有纵隔、肺门等部位的胸内淋巴结肿大;大部分肺实质受累的结节病患者表现为多发/弥漫性肺内淋巴管周边型小结节、小叶间隔增厚,故而建议对于初诊、疑诊肺结节病患者安排胸部增强+高分辨 CT 检查。对于有生育要求的患者,可考虑安排胸部低剂量 CT。胸部 CT 对于结节病的诊断、鉴别诊断及疗效评价均十分重要。

(1)胸部 CT 纵隔窗表现:对称性的肺门淋巴结肿大、纵隔淋巴结肿大(图 27-3);少部分以表现为不对称性肺门淋巴结肿大或单肺门淋巴结肿大、心前间隙的淋巴结肿大、孤立性前或后纵隔淋巴结肿大。

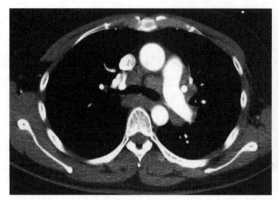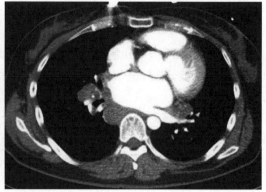

图 27-3 肺结节病的胸部增强 CT
对称性纵隔、肺门淋巴结肿大。

（2）胸部 CT 肺窗表现：常常表现为中轴血管束的增粗，多发或弥漫性淋巴管周边型小结节（图27-4）：中上肺野受累多见，沿支气管血管束、叶间裂、胸膜分布，直径 2~5mm 小结节。少部分患者可以表现为肺内实变、"星云征"、"反晕征"、空洞、广泛的磨玻璃影、大小不一的实性结节、上肺纤维化。极少部分患者有胸部、心包膜受累，表现为胸腔积液、心包积液、胸膜增厚等。

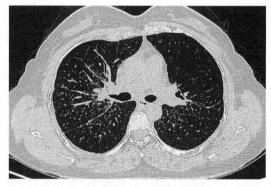

图 27-4 肺结节病的胸部高分辨 CT
支气管血管束增粗，双肺弥漫性淋巴管周边型微结节；双肺门淋巴结肿大。

3. **正电子发射计算机断层扫描**（positron emission tomography-computed tomography，PET-CT） PET-CT 有助于发现体内活动性结节病病灶，但 PET-CT 费用昂贵，不能确诊结节病，不建议常规安排 PET-CT 检查。但能比较好地显示心脏、脑实质等部位的病灶，以及显示活动性结节病灶，推荐如下情况安排 PET-CT 扫描：①活动性结节病患者血清学指标阴性，但临床症状一直未缓解；②评价Ⅳ期肺结节病患者的纤维化病灶内炎症水平；③了解胸外活动性结节病病灶，如评价心脏、脑实质结节病患者的病情程度、疗效评估时，尤其是已安装起搏器的心脏结节病患者；④常规检查未发现可供活检的病变部位，可通过 PET-CT 筛查定位可供活检的、活动性病变部位。

（二）组织病理学检查

1. **组织病理学特征** 典型的结节病性肉芽肿的特征：①肉芽肿主要沿着淋巴管周围分布；②肉芽肿病灶紧致、分化良好，其周围可见淋巴细胞浸润；③无分枝杆菌、真菌等感染性疾病的证据，无明确的异物、粉尘颗粒等其他导致肉芽肿的病因。肉芽肿结节可彼此融合，但通常仍保留原有结节轮廓。约 20% 患者可在肉芽肿病灶内出现坏死，这时需要与分枝杆菌、真菌等感染性疾病所致的肉芽肿病灶鉴别。

结节病性肉芽肿病灶分为中心区和周边区：①中心区：为紧致的、非干酪样坏死性上皮样细胞肉芽肿，由 CD4⁺ 淋巴细胞为主的淋巴细胞包绕上皮样细胞或多核巨细胞而成，多核巨细胞内常常可见胞质内包涵体，比如舒曼（Schaumann）小体、星状小体、草酸钙结晶等；中心区的周围带有 CD8⁺ 淋巴细胞分布。②周边区：由圈状的疏松排列的淋巴细胞、单核细胞和成纤维细胞组成。

2. **病理活检部位及方法** 结节病是系统性肉芽肿性疾病，常有多部位病变同时存在。一般而言，活检部位及方法推荐如下：

（1）首选浅表、易于活检的病变部位，如皮肤或皮下组织、鼻结节、结膜结节、浅表淋巴结、肿大的泪腺。

（2）其次选择胸内受累部位，包括肿大的纵隔肺门淋巴结、肺组织，一般可以通过气管镜及镜下操作来进行，必要时胸外科手术活检：①支气管镜检查：包括 BALF、EBB、TBLB、TBNA（包括 EBUS-TBNA）；结节病 BALF 表现为淋巴细胞为主型（淋巴细胞比例 >15%），$CD4^+/CD8^+$>3.5 对于诊断结节病的敏感性为 53%、特异性为 94%，阳性预测值 76%、阴性预测值 85%。EBB 的阳性率达 40%~60%，TBLB 的阳性率达 40%~90%，TBNA（包括 EBUS-TBNA）阳性率则达 54%~93%。②外科活检：若经支气管镜的相关操作未能明确诊断，可安排纵隔镜 / 胸腔镜活检、开胸手术活检胸内肿大淋巴结、肺部病灶。

（3）高危部位的活检：对于疑诊孤立性眼、中枢神经系统或心脏结节病患者，若无明显胸部或其他浅表部位受累，建议安排 PET-CT 筛查定位活检部位。

五、诊断及鉴别诊断

（一）诊断

迄今结节病尚无客观诊断标准，主要由临床医师根据临床表现、影像学特征、受累部位的病理活检结果（非干酪样坏死性上皮样细胞肉芽肿性炎），除外其他导致肉芽肿性疾病的病因，诊断结节病。简而言之，结节病的诊断主要依据：①具有相应的临床和 / 或影像学特征；②组织学显示非干酪坏死性上皮样细胞肉芽肿；③除外有相似的组织学或临床表现的其他疾病。其中，对于急性结节病，即 Löfgren 综合征，组织病理学证据不是必需的；这一类型可以根据典型的临床表现、影像学表现，尤其是结合基因表型来临床诊断。除此之外，诊断结节病均需要有受累部位组织病理学证据。确诊结节病后，还需要全面评价受累范围及其严重程度并评价结节病活动性，以决定进一步的治疗、随诊方案。

若无组织病理学依据，可以结合胸部影像学、支气管镜的相关检查结果，除外其他肉芽肿性疾病后，临床拟诊肺结节病。这类患者需要安排规律的临床随诊，动态观察病情变化，必要时再次安排相应的组织活检以明确诊断。

（二）鉴别诊断

不同影像学分期的肺结节病临床及影像学表现不同，其相应的鉴别诊断也有所不同：

1. **Ⅰ~Ⅱ期结节病**　与分枝杆菌感染、淋巴增殖性疾病、IgG4 相关性疾病、恶性肿瘤等鉴别。

2. **Ⅲ期结节病**　与多种职业性肺病、肺结核、肺结核分枝杆菌感染等鉴别。

3. **Ⅳ期结节病**　与各种原因的肺纤维化鉴别，包括多种职业性肺纤维化、特发性肺纤维化、结缔组织疾病相关性间质性肺疾病等其他多种原因引起的继发性肺纤维化等鉴别。

（三）病变评价

诊断结节病后，需要全面评价结节病患者的病情：病情活动性、受累范围、受累脏器的病情程度，从而为制订合理的个体化治疗方案、预后评价提供依据。在治疗过程中，也要规律随诊、动态评价病情程度，以及时调整治疗方案。

1. **临床资料收集**　详细的病史询问及体格检查，了解是否有乏力、消瘦等非特异性症状，以及是否有呼吸困难、活动后气短、心悸、晕厥等临床症状。

2. **全面评价病情**　①对于所有初诊 / 疑诊结节病的患者：胸部增强 +HRCT、肺功能（包括通气 + 容量 + 弥散功能）、心电图、肝肾功能全项；②皮肤科就诊：若有皮疹、皮下结节，建议皮肤科就诊，必要时活检；③眼科就诊筛查眼部受累：有视力下降、结膜充血等眼部不适的患者；④筛查肺动脉高压：胸 CT 上有肺动脉段增宽，肺功能显示弥散功能下降与目前的肺 CT 表现不相符，则安排心脏彩超、必要时行右心漂浮导管等来明确是否合并肺动脉高压；⑤筛查心脏结节病：若心电图提示房室传导阻滞、室性心动过速等心律失常，和／或心脏彩超提示左心功能不全，不能用常见的冠心病等心脏疾病来解释时，建议及时心内科就诊，完善 24h 动态心电图监测、心脏核磁，必要时行 PET-CT、心肌活检；⑥消化科筛查：肝功能指标异常，尤其是碱性磷酸酶（alkaline phosphatase，ALP）、γ- 谷氨酰转肽酶（γ-glutamyl transpeptidase，GGT）升高为主的肝功能异常，建议消化科就诊，进行腹部彩超、肝增强 CT 或核磁共振，必要时行 PET-CT、肝活检；⑦神经内科筛查：若有神经系统症状，则完善头颅增强核磁、腰椎穿刺等检查，并神经内科门诊就诊。

六、治疗

结节病的治疗需要根据临床症状、受累部位及其严重程度、患者治疗意愿以及基础疾病，制订个体化治疗方案。治疗目标：改善临床症状、降低器官功能受损、提高生活质量、延长生存期及减少复发。

（一）临床观察

Ⅰ～Ⅲ期肺结节病有一定的自发缓解率：Ⅰ期肺结节病患者的自发缓解率为 55%~90%，Ⅱ期肺结节病患者的自发缓解率为 40%~70%，Ⅲ期肺结节病患者的自发缓解率为 10%~20%。

1. **Ⅰ期肺结节病** 若临床症状不明显，不需要系统性糖皮质激素（简称激素）治疗，可以定期复查胸 CT、门诊随诊（每 3 个月）。

2. **Ⅱ期、Ⅲ期肺结节病** 若无明显临床症状、疾病稳定，且肺功能损害不明显，也可不予以系统性激素治疗，临床观察、定期复查胸 CT（每 3 个月）。

（二）系统性激素治疗

1. **适应证** ①有明显的呼吸系统症状（如咳嗽、呼吸困难等），和／或明显的全身症状，如乏力、发热、体重下降等；②肺功能进行性恶化；③肺部阴影进行性加重；④有肺外重要脏器的受累，如心脏、神经系统、眼部、肝脏等。

2. **激素的用法及用量** 对于肺结节病，通常起始剂量为泼尼松（或相当剂量的其他激素）0.5mg/（kg·d）或 20~40mg/d；2~4 周后逐渐减量，5~10mg/d 维持，总疗程 6~24 个月。

（三）吸入激素的治疗

可减轻咳嗽、气短等呼吸系统症状，适用于气管镜下表现为支气管黏膜多发结节，且从病情评价判断，暂不需要系统性激素治疗者。

（四）免疫抑制剂治疗

1. **适应证** 激素治疗不能控制疾病、激素减量后复发或不能耐受激素治疗。

2. **用法用量** 一般建议选择甲氨蝶呤，10~15mg/ 次，每周 1 次；若不能耐受也可以选择硫唑嘌呤、来氟米特、霉酚酸酯、环磷酰胺等。

（五）生物制剂治疗

TNF-α 拮抗剂、TNF-α 受体拮抗剂：激素联合免疫抑制剂治疗后无效、反复复发或合并神经系统受累的患者，可考虑英夫利西单抗或阿达木单抗。

（六）肺移植

终末期肺结节病患者唯一有效的治疗方法，移植指征与其他病因导致的终末期肺病类似。

推荐的肺结节病诊疗流程见图 27-5。

七、预后

大多数结节病患者预后良好，部分呈现自限性病程，约 25% 的结节病患者表现为慢性、进展性病程,最终导致肺纤维化、肝硬化、致死性心律失常、失明等不可逆病变,严重影响患者的生活质量和寿命。

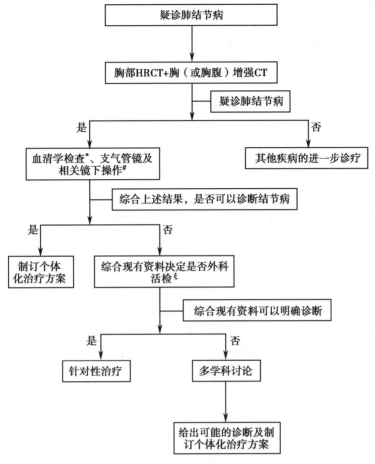

图 27-5 肺结节病诊疗流程

*:血清学检查包括血管紧张素转化酶、免疫球蛋白定量、免疫球蛋白 G 亚型测定;
#:支气管镜下操作包括支气管肺泡灌洗液的细胞分类、T 细胞亚群分析,支气管镜黏膜活检,超声引导下经支气管镜淋巴结穿刺活检;
ξ:外科活检包括胸腔镜肺、纵隔和 / 或肺门淋巴结活检,纵隔镜下纵隔和 / 或肺门淋巴结活检。

第四节 其他类型的间质性肺病

间质性肺病包括近 200 种的不同疾病,除特发性间质性肺炎、结节病等外,常见的还有外源性过敏性肺泡炎、结缔组织疾病相关性间质性肺病、肺血管炎、嗜酸性粒细胞性肺炎等,不同的间质性肺病有不同的临床、影像学表现,治疗措施和预后也相差很大;早期针对性治疗可能改善这类患者的预后。

一、外源性过敏性肺泡炎

(一)概况

过敏性肺炎(hypersensitivity pneumonitis,HP),又称外源性过敏性肺泡炎(extrinsic allergic alveolitis,EAA),是指有某些遗传易感基因的人群,单次或反复多次接触环境(生活居住环境、工作中的职业环境)中的致敏原(细微的无机或有机粉尘)、经免疫病理机制介导而引起导致的过敏性间质性肺疾病,不同的外源性过敏性肺泡炎患者在过敏原、临床表现、胸部影像学特征以及肺组织病理学特征、治疗反应及预后上都有很大的异质性。

常见的导致 HP 的过敏原有三类:微生物抗原、动物蛋白质抗原及小分子化合物抗原。临床诊疗过程中,即便进行很详细的病史询问、血清学化验等,仍有半数以上的 HP 患者难以找到明确的致敏原。

(二)HP 的分类

从病程上,HP 分为两类:急性(炎症性)HP、慢性(纤维化性)HP(表 27-3);部分慢性 HP 患者可以出现急性加重。

1. **急性 HP**　病程 <6 个月,大多病情可逆,预后较好。

2. **慢性 HP**　病程 ≥ 6 个月,胸部高分辨 CT 或肺组织病理上有纤维化性间质性肺疾病的表现;预后之间异质性大,中位生存期 7 年。

对于有典型 HP 表现,但没有明确的致敏原的患者,称为隐源性 HP。这类 HP 的特点与有明确致敏原的急 / 慢性 HP 的类似,但可能预后更差。

表 27-3　HP 分类

HP 类型	临床特点	HRCT 的典型表现	肺组织病理类型
急性 HP(病程 <6 个月)	由明确的致敏原引起,大多病情可逆:临床症状可在避免再次接触致敏原后消失(以职业接触多见)	上中肺野分布为主的磨玻璃影、边界不清的小叶中心型的小结节影;马赛克征、气体陷闭,少见肺实变影	富细胞型 HP,表现为:气道中心型淋巴细胞浸润、细支气管旁不典型 / 疏松上皮样细胞肉芽肿;多核巨细胞反应;部分呈现富细胞型 NSIP 样表现
慢性 HP(病程 ≥ 6 个月)	部分可逆,病情有进行性进展的可能	上中野分布为主,很少累及肺底部;纤维化性病灶为主:沿支气管血管束分布的网格、蜂窝、马赛克征、气体陷闭、小叶中心型结节	纤维化型 HP:可表现为 UIP 样表现、纤维化型 NSIP 样表现;气道中心性纤维化、不能分类的 ILD。在上述纤维化病灶背景上可看到富细胞型 HP 的相关表现

注:UIP:寻常(普通)型间质性肺炎;NSIP:非特异性间质性肺炎。

(三)诊断

确诊 HP 需要肺组织病理学证实;若无病理学证据,则为临床诊断 HP。临床诊断 HP 分为 4 个级别:临床确诊的 HP、HP 可能性大、不除外 HP、非 HP 可能性大(图 27-6)。此外,HP 的临床、影像学表现与多种间质性肺疾病很相似,建议在所有初诊的间质性肺疾病患者的鉴别诊断过程中均要考虑到 HP 的可能。

诊断 HP 的措施:①详尽询问患者可能的环境接触史、细致的体格检查;②血清特异性 IgG 抗体或者其他血清过敏原筛选试验;③胸部高分辨 CT;④支气管肺泡灌洗液分析、经支气管镜肺活检或经支气管镜冷冻肺活检;⑤经过上述方面仍未能诊断 HP 时,建议考虑肺活检;对于肺活检禁忌者,可以考虑特异性抗原吸入激发试验(specific inhalation challenge,SIC)(具体诊断流程见图 27-6)。

(四)治疗

尚无治疗 HP 的随机对照临床试验,目前推荐的治疗方案包括:

(1)尽快脱离可能的致敏环境。

(2)药物治疗:①糖皮质激素(简称激素):系统性激素治疗是治疗 HP 的基石;起始剂量泼尼松 0.5

mg/(kg·d),之后逐渐减量,最低剂量维持数月 - 数年。②免疫抑制剂:主要用于激素减量后复发,或病情呈进行性进展慢性 HP,可选用硫唑嘌呤、霉芬酸酯、来氟米特、利妥昔单抗、环磷酰胺等。③抗纤维化药物:吡非尼酮、尼达尼布等抗纤维化药物对于 HP 的疗效及安全性评价,处于临床试验阶段。UIP型、纤维化型 NSIP 的慢性 HP,在激素和 / 或免疫制剂疗效不佳时,可尝试加用抗纤维化药物治疗。

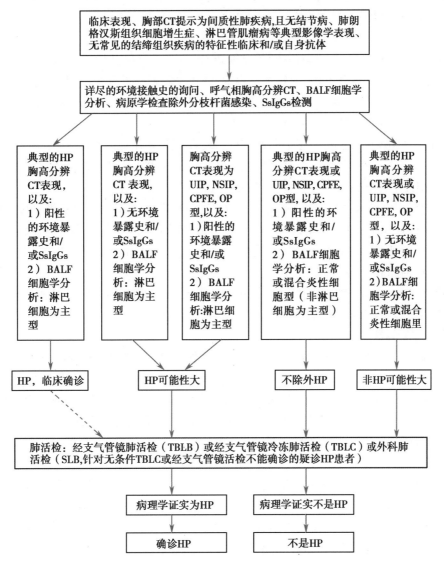

图 27-6　过敏性肺炎的诊疗流程图

BALF:支气管肺泡灌洗液;UIP:寻常(普通)型间质性肺炎;NSIP:非特异性间质性肺炎;
CPFE:肺气肿并肺纤维化;OP:机化性肺炎。

(3)肺移植:与所有终末期肺病患者类似,在药物治疗无效时,建议肺移植。

(五) 预后

提示 HP 患者预后不良的指标:年龄大、吸烟史、肺部爆裂音、基线肺功能差、BALF 中淋巴细胞不升高、影像学或组织病理学提示肺纤维化、致敏原不详的隐源性 HP。

二、肺朗格汉斯细胞组织细胞增生症

1. **概述**　肺朗格汉斯细胞组织细胞增生症(pulmonary Langerhans cell histiocytosis,PLCH)是一

种病因不明、以朗格汉斯组织细胞增生为特征性表现的嗜酸性粒细胞性肉芽肿性肺病；病变局限于肺，主要累及远端呼吸性细支气管，多见于 20~40 岁有吸烟史的男性。严重者可有肺高压，伴发肿瘤的概率高于普通人群。

2. 临床表现　主要表现为干咳、活动后气短，15%~20% 的患者可发生自发性气胸；部分患者可以无明显的临床表现，因查体或其他疾病行胸部影像学检查时发现。少数有胸痛以及发热、体重下降等表现，咯血罕见。常常无明显异常的体征，合并肺高压时可以有 P2 亢进。

3. 诊断方法

(1) 胸部影像学：胸部平片不具有诊断及评价 PLCH 病情的价值，但可以用来评价发生气胸后的相关病情。PLCH 的胸部高分辨 CT 有特征性表现：①中上肺野分布为主，一般情况下肋膈角部位病变不明显；②早期：小叶中心型实性或磨玻璃结节影、空泡影；③中晚期：多发 / 弥漫性不规则囊泡影，可伴空洞、磨玻璃影、肺门淋巴结肿大、胸水、气胸。

(2) 肺功能：早期表现为弥散功能减低，晚期可出现阻塞性、限制性或混合型通气障碍。

(3) 支气管镜检查：支气管镜检查大致正常，BALF 分析中 CD1a 阳性的细胞数 > 5% 提示 PLCH；TBLB 的诊断阳性率为 10%~40%，但有发生气胸的风险。

(4) 肺组织病理学检查：推荐外科肺活检取病理组织来确诊，部分中晚期患者，可因气胸需要外科处理时同期安排肺活检以明确诊断。光镜下表现为：病灶沿细支气管分布，朗格汉斯组织细胞是 PLCH 的特征性表现，病灶中常伴有嗜酸性粒细胞浸润；免疫组化 CD68、CD1a、S-100 阳性；电镜下可见朗格汉斯细胞内的 Birbeck 颗粒。

(5) 心彩超：PLCH 患者合并肺动脉高压的并不少见，建议对于有慢性的呼吸困难、低氧、肺动脉增宽等表现的患者，常规安排心彩超检查，以明确是否合并肺动脉高压。

4. 诊断及鉴别诊断

(1) 诊断：确诊需要靠肺组织病理学表现，且除外骨骼、垂体等其他系统受累时考虑 PLCH。

(2) 鉴别诊断：①早期 PLCH 以结节、小空泡为主要表现，需要与转移癌、肉芽肿性血管炎、结核或真菌感染等疾病相鉴别；②中晚期 PLCH 以多发不规则囊泡影为主要表现，则应与其他引起肺弥漫性囊性病变的疾病鉴别，如淋巴管肌瘤病、Birt-Hogg-Dube 综合征、淋巴细胞性间质性肺炎（特别是继发于干燥综合征时）和轻链沉积所致的肺囊性变等相鉴别。

5. 治疗

(1) 戒烟：绝大多数 PLCH 患者有吸烟史，所以一经诊断 PLCH，建议严格戒烟，包括避免被动吸烟，这是 PLCH 的基石。少部分早期 PLCH 患者在戒烟后，病情会改善或治愈。

(2) 药物治疗：①激素和 / 或免疫抑制剂对于 PLCH 无确切疗效；②化疗：对于中晚期 PLCH 患者，可考虑血液科就诊，尝试化疗；③生物制剂：近几年来研究发现，部分 LCH 患者存在 BRAFV600E 基因位点的突变，可能从针对该突变位点的生物制剂中获益。但对于局限于肺的 PLCH 患者，BRAFV600E 基因位点的情况尚不确切，也缺乏临床试验数据支持；对于上述药物治疗无效的患者，可以尝试。

(3) 肺移植：对于终末期 PLCH，尤其是合并严重肺动脉高压者，建议肺移植。

三、嗜酸性粒细胞性肺炎

嗜酸性粒细胞性肺炎（eosinophilic pneumonia，EP）是病灶主要局限于肺部的特发性嗜酸性粒细胞肺疾病，特征性的表现为肺泡腔内及肺泡间隔嗜酸性粒细胞浸润，可伴有外周血嗜酸性粒细胞水平的升高。根据病程、临床表现及胸部 CT 的特征不同，可以分为急性嗜酸性粒细胞性肺炎（acute eosinophilic pneumonia，AEP）、慢性嗜酸性粒细胞性肺炎（chronic eosinophilic pneumonia，CEP）。

（一）急性嗜酸性粒细胞性肺炎（AEP）

1. **概况**　AEP 多见于 20 岁左右的男性，绝大部分为吸烟者，50%~80% 的 AEP 患者在发病前 2 个月内才开始吸烟、吸烟量增加。也可见于消防员、中东沙漠地区的军人等。一般无过敏性鼻炎、哮喘等过敏性疾病的基础。吸入的烟草、环境中的过敏原等对肺泡上皮细胞的损伤，使得肺泡腔内 IL-25、IL-33 等细胞因子的大量释放而引起肺内嗜酸性粒细胞的聚集和活化而致病。

2. **临床表现**　急性起病，病程一般在 1 周内；主要表现为发热、咳嗽、呼吸困难，可伴有胸痛、乏力，咳痰不常见。查体常有明显的低氧，肺部啰音不明显。

3. **辅助检查**　常有外周血白细胞升高、C 反应蛋白升高，30% 左右伴外周血嗜酸性粒细胞比例和计数的升高。动脉血气分析有明显的低氧血症，一般因为起病急、病情重，未能完善肺功能检查。

胸部 CT 表现为双肺弥漫性分布的磨玻璃影伴部分实变影，病变分布不均一而呈现"铺路石征"；常伴有小叶间隔的增厚、边界模糊的小叶中心性小结节影、双侧胸腔积液。

支气管肺泡灌洗液细胞分析中嗜酸性粒细胞比例明显升高（常常 >40%），可伴有淋巴细胞比例升高。经支气管镜肺活检可见肺泡腔、肺泡间隔内大量密集的嗜酸性粒细胞浸润，常伴有间质水肿、纤维素沉积。一般不累及细支气管上皮细胞。

4. **诊断**　目前推荐的诊断标准：①急性起病，病程一般在 1 周左右，短于 1 个月；②明显的低氧血症；③胸部影像学提示双肺弥漫性分布的渗出影；④ BALF 中嗜酸性粒细胞比例 >25%，和 / 或肺实质内大量的嗜酸性粒细胞浸润；⑤除外引起药物、寄生虫感染等引起嗜酸性粒细胞肺病的因素。

5. **治疗及预后**　AEP 对系统性糖皮质激素反应良好，对于危重症病例可予以大剂量糖皮质激素治疗；对于轻 - 中度患者，给予中等 - 足量糖皮质激素即可。疗程在 2~4 周左右，绝大部分患者可以治愈。与烟草相关的 AEP 患者，在治愈后复吸烟草，未必会引起 AEP 的复发。

（二）慢性嗜酸性粒细胞性肺炎（CEP）

1. **概况**　CEP 可发生于各个年龄段，但以 30~50 岁的女性患者多见；常常伴过敏性鼻炎、特应性皮炎、哮喘等过敏性疾病；>60% 的 CEP 患者无吸烟史。可能是某些未明的始动因子导致肺内甲状腺活化调节趋化因子（TRAC）、调节正常 T 细胞表达和分泌因子（RANTS）等趋化因子水平升高，引起肺内 Th2 细胞聚集并释放 IL-5、嗜酸性粒细胞趋化蛋白等细胞因子，引起大量嗜酸性粒细胞在肺内的聚集，最终导致 CEP。

2. **临床表现**　CEP 起病隐匿，亚急性或慢性病程（至少 >2 周）。干咳、活动后气短、喘息为最常见的呼吸系统表现和就医原因，低热、乏力、盗汗和体重下降为常见的全身表现；部分患者还可伴有胸痛。约半数的 CEP 患者合并哮喘，多为难治性、复发性哮喘，哮喘症状也重于普通的哮喘患者。很少出现明显的低氧血症和严重的呼吸衰竭；一般不伴有肺外脏器 / 组织的受累。呼气相的哮鸣音和爆裂音为常见的呼吸系统体征。

3. **辅助检查**　外周血白细胞水平、C 反应蛋白等可正常或轻度升高，常伴有外周血嗜酸性粒细胞比例及计数、总 IgE 水平的升高。BALF 中嗜酸性粒细胞比例明显升高（40%~60%），淋巴细胞、中性粒细胞和肥大细胞比例正常或轻度升高。

CEP 患者的肺功能提示不同程度的弥散功能障碍，而通气功能方面鉴于合并哮喘的影响，可呈现阻塞性、限制性或混合性通气功能障碍。

CEP 患者的胸部高分辨 CT 特点：主要表现为近胸膜分布的肺泡填充性阴影，包括磨玻璃影、斑片、实变影，常伴有支气管充气征。病变可累及双肺，也可单肺；部分呈现游走性阴影的特点。很少合并胸腔积液和纵隔 / 肺门淋巴结肿大。从胸部 CT 表现上，CEP 主要需要与 COP、嗜酸性粒细胞性肉芽肿性血管炎鉴别。

肺活检并非是诊断 CEP 所必需的，且 CEP 肺组织病理学表现不像 AEP 那样具有高度特异性：肺泡腔内和肺间质中嗜酸性粒细胞浸润,常常伴有灶性机化;在肺血管周边也可出现嗜酸性粒细胞浸润,但肺内并不出现坏死或肉芽肿性血管炎等表现。

4. 诊断　尚无 CEP 诊断标准的共识,推荐的诊断标准:①呼吸系统症状持续 >2 周及以上;②肺泡内和 / 或外周血嗜酸性粒细胞比例升高:BALF 中嗜酸性粒细胞比例 >25%(常 >40%);外周血嗜酸性粒细胞水平 >1 × 10^9/L;③胸部影像学提示近胸膜分布的肺内磨玻璃影、实变影等渗出影;④除外已知的导致嗜酸性粒细胞肺病的因素,如药物、寄生虫或真菌感染、嗜酸性粒细胞性肉芽肿性血管炎等。

CEP 主要需要与 COP、其他常见的嗜酸性粒细胞性肺病鉴别。

5. 治疗及预后　糖皮质激素是治疗 CEP 的有效药物,推荐起始用量为泼尼松 0.5~1mg/(kg·d),在 6~12 个月内逐渐减停(在起始剂量 2~4 周后开始减量)。大部分患者在激素治疗后 24~48h 症状改善。CEP 患者一般不出现肺纤维化,但半数左右的 CEP 患者在激素减停后容易病情复发,这类患者需要长期口服糖皮质激素,必要时可以尝试加用免疫抑制剂治疗。也有散在的关于反复复发患者尝试使用抗 IgE 制剂奥马佐单抗、抗 IL-5 或抗 IL-5 受体抗体制剂的报道。

四、结缔组织疾病相关性间质性肺疾病

1. 概况　结缔组织疾病(connective tissue disease,CTD)可以累及胸膜、气道、肺实质及肺间质、肺血管等呼吸系统的多个部位(表 27-4),不同 CTD 所继发的呼吸系统疾病类型、特点不同。CTD 相关性 ILD(即 CTD-ILD)是继发性 ILD 中很常见的类型,也常常贯穿于 ILD 的初诊到随访的过程中。

表 27-4　结缔组织病呼吸系统受累的特征

	肺间质病	气道	胸膜	肺血管	肺泡出血	呼吸肌
系统性硬皮病	+++	−	−	+++	−	−
多发性肌炎 / 皮肌炎	+++	−	−	+	−	++
原发性干燥综合征	++	++	+	+	−	−
类风湿关节炎	++	++	+	+	−	−
系统性红斑狼疮	+	+	+++	+	++	+
混合性结缔组织病	++	+	+	++	−	+

大部分 CTD-ILD 与 CTD 同时或迟于 CTD 的诊断,ILD 也可以是少部分患者 CTD 患者的首发表现。不同的 CTD 发生 ILD 的概率有差别,系统性硬皮病、类风湿关节炎、特发性炎性肌病等结缔组织疾病容易继发 ILD,而系统性红斑狼疮则不常见继发 ILD。大部分 CTD-ILD 在激素和 / 或免疫抑制剂治疗后病情平稳或改善,预后优于特发性肺纤维化;但也有部分纤维化型 CTD-ILD 病情进行性进展,发生呼吸衰竭或继发感染而死亡。

2. 临床表现　咳嗽、活动后气短、吸气相爆裂音是结缔组织疾病相关性间质性肺疾病患者的常见呼吸系统表现;合并胸膜病变时可以伴发胸痛,合并弥漫性肺泡出血或感染时,可伴发咯血。除此之外,常常有各种基础的结缔组织疾病相关的皮肤、关节等肺外脏器的相关表现,如关节肿痛、肌无力、雷诺现象、口干、眼干等症状,以及皮疹、关节畸形、技工手等体征。部分患者伴有发热、乏力等全身表现。

3. 辅助检查　血清学化验是结缔组织疾病相关性间质性肺疾病很重要的辅助检查项目,不同的结缔组织疾病有不同的自身抗体的阳性,如 Scl-70 常见于系统性硬皮病相关性间质性肺疾病、类风湿

因子及抗环瓜氨酸抗体见于类风湿关节炎相关性间质性肺疾病、各种抗合成酶抗体见于抗合成酶综合征患者等。在结缔组织疾病相关性间质性肺疾病的结缔组织疾病或间质性肺疾病的活动期,常有血沉、C 反应蛋白等指标的升高。

结缔组织疾病相关性间质性肺疾病的肺功能检查异常与其他类型的间质性肺疾病患者类似,主要表现为弥散功能障碍伴限制性通气功能障碍。胸部高分辨 CT 常表现为 NSIP 型、机化性肺炎型或 NSIP 型合并机化性肺炎型的混合型,如特发性肌炎相关性间质性肺疾病、系统性硬皮病相关性间质性肺疾病;部分患者则表现为 UIP 型,如类风湿关节炎相关性间质性肺疾病。部分患者可伴有胸膜增厚、胸腔积液等胸膜病变。

结缔组织疾病相关性间质性肺疾病的肺组织病理学常常以 NSIP 型、机化性肺炎型或 NSIP 型合并机化性肺炎型的混合型多见,部分表现为 UIP 型、淋巴细胞间质性肺炎型。

一般对于诊断明确的结缔组织疾病患者继发间质性肺疾病时,不常规行支气管镜检查、肺活检。但若结缔组织疾病诊断不明确,或肺部病变不能与感染、肿瘤性疾病等鉴别时,可以安排支气管肺泡灌洗、经支气管镜肺活检、外科肺活检等来明确。

4. 诊断及鉴别诊断

(1)诊断

1)诊断结缔组织疾病的患者,出现上述间质性肺疾病的临床、影像学和 / 或肺组织病理学表现时,除外药物、感染等因素后,可诊断结缔组织疾病相关性间质性肺疾病。

2)各种结缔组织疾病的诊断参照各种风湿病分类及诊断标准。

3)诊断结缔组织疾病相关性间质性肺疾病后,建议同时评价基础的结缔组织疾病、间质性肺疾病的活动性、严重程度以制订进一步的治疗方案。

(2)鉴别诊断

1)结缔组织疾病患者出现双肺弥漫性病变时,除了考虑结缔组织疾病相关性间质性肺疾病外,还需要警惕药物相关性肺疾病、感染、肿瘤性疾病等可能。

2)结缔组织疾病相关性间质性肺疾病患者在治疗过程中出现双肺病变反复,除了需要考虑间质性肺疾病病情复发外,还需要警惕合并感染、药物性肺疾病、继发肿瘤、肺水肿等可能。

5. 治疗及预后 制订结缔组织疾病相关性间质性肺疾病的治疗方案时,需要兼顾基础的结缔组织疾病和间质性肺疾病的活动性、严重程度,以及患者的基础病等来综合判断。糖皮质激素是主要的治疗药物,一般起始剂量为 0.5~1mg/(kg·d),2~4 周后减量;且在病情平稳后以最小剂量维持。在激素减量后病情反复,或有多系统受累患者,建议激素联合免疫抑制剂(如环磷酰胺、霉酚酸酯、他克莫司、环孢素、雷公藤等)治疗。部分难治性患者可以考虑抗 CD20 单抗、抗 IL-6 单抗等治疗。

对于急性、急进性的重症结缔组织疾病相关性间质性肺疾病患者,可考虑激素冲击、大剂量环磷酰胺静脉输注、血浆置换等治疗措施。对于纤维化型结缔组织疾病相关性间质性肺疾病患者,可以考虑联合吡非尼酮、尼达尼布等抗纤维化药物治疗。终末期结缔组织疾病相关性间质性肺疾病患者,可尝试肺移植。

大部分结缔组织疾病相关性间质性肺疾病患者可在激素和 / 或免疫抑制剂治疗后病情平稳、改善,预后优于特发性肺纤维化患者。部分患者在治疗过程中合并严重的机会感染而死亡,少部分患者也会进展到终末期肺纤维化、呼吸衰竭。

五、肺血管炎

1. 概况 血管炎是以血管壁及血管周围炎症细胞浸润为主要病理表现的一组异质性疾病,主要累及全身大、中、小动脉,也可以累及静脉及毛细血管,属于少罕见病。多种血管炎都可以累及肺部引起不同临床、影像学表现的肺部病变,即肺血管炎。其中以抗中性粒细胞胞浆抗体(anti-neutrophil cytoplasmic antibody,ANCA)相关性血管炎累及肺部最常见。肺血管炎的病因未明,可能与遗传易感性、感染等因素有关;确切的发病机制未明,免疫病理机制是导致这类疾病的主要机制。主要予以激素联合免疫抑制剂治疗,其预后因基础的血管炎、肺部病变表现不同而迥异。

2. 分类

(1)血管炎分类:目前最新的血管炎分类标准是 2012 年 Chapel Hill 会议(Chapel Hill Consensus Conference,CHCC)血管炎分类标准:根据病因分为原发性血管炎和继发性血管炎;根据受累血管的部位分为大、中、小血管炎,详见表 27-5。

表 27-5　肺血管炎的分类

原发性血管炎	
大血管炎	大动脉炎
	巨细胞动脉炎
中血管炎	结节性多动脉炎
	川崎病
小血管炎	ANCA 相关性血管炎
	显微镜下多血管炎
	肉芽肿性多血管炎
	嗜酸性粒细胞性肉芽肿性多血管炎
	免疫复合物性小血管炎
	抗肾小球基底膜抗体病
	冷球蛋白性血管炎
	Henoch-Schönlein 紫癜
	低补体血症性荨麻疹性血管炎
变异性血管炎	白塞病
	克根综合征
继发性血管炎	
多脏器 / 系统受累的相关血管炎	系统性红斑狼疮、类风湿关节炎、结节病、乙肝或丙肝、药物或肿瘤继发性血管炎
单器官 / 系统血管炎	皮肤白细胞破碎性血管炎 皮肤动脉炎 特发性中枢神经系统血管炎 主动脉炎

(2)肺血管炎:上述血管炎中,累及肺部最常见的是 ANCA 相关性血管炎。根据临床表现、ANCA 的种类不同可以分为 3 类,即显微镜下多血管炎、肉芽肿性多血管炎及嗜酸性粒细胞性肉芽肿性多血管炎。此外,大动脉炎、白塞病以及多种系统性疾病相关性的血管炎、药物及肿瘤继发的血管炎也可累及肺部。

3. ANCA 相关性血管炎

(1)显微镜下多血管炎:显微镜下多血管炎多见于老年男性,髓过氧化物酶(myeloperoxidase,

MPO)-ANCA 阳性为主；临床上主要表现为咳嗽、呼吸困难，部分患者出现咯血。肺部高分辨 CT 主要表现为以弥漫性小叶中心性磨玻璃结节影（弥漫性肺泡出血）、UIP 型肺纤维化（间质性肺疾病）两种类型。显微镜下多血管炎常伴有肾脏受累，可表现为镜下血尿、进行性进展的肾功能衰竭等。

（2）肉芽肿性血管炎：以上呼吸道和下呼吸道的坏死性肉芽肿性炎并坏死性血管炎以及坏死性肉芽肿性肾小球肾炎为特征，大部分患者为蛋白酶 -3（proteinase-3，PR-3）型 ANCA 阳性。绝大部分患者(>85%)合并耳鼻喉等上呼吸道病变：慢性鼻炎 - 鼻窦炎、鼻中隔穿孔、鞍鼻畸形、听力损失；部分可合并声门下狭窄和大气道病变。肺部受累时临床上主要表现为咳嗽、咯血、呼吸困难，部分可合并胸膜炎性胸痛。胸部 CT 主要表现为肺部结节、团块影或者实变影，常伴有空洞影；网格、蜂窝影等少见。

（3）嗜酸性粒细胞性肉芽肿性血管炎：哮喘、鼻炎 - 鼻窦炎和外周血嗜酸性粒细胞增多是嗜酸性粒细胞性肉芽肿性血管炎的主要特征，ANCA 阳性率没前两亚型高，MPO、PR-3 型 ANCA 均可见，MPO-ANCA 阳性更常见。患者常合并周围神经病、皮肤病变（紫癜、痛性皮下结节）。胸部 CT 以游走性肺部渗出影多见（磨玻璃影、实变影）。

4. **治疗**　主要给予激素联合免疫抑制剂治疗，包括诱导缓解、维持治疗两阶段。并根据病情严重程度、活动度以及受累脏器 / 系统不同，给予不同的治疗力度。①弥漫性肺泡出血，急进性肾功能衰竭、心肌受累、中枢神经系统受累等患者：短期大剂量激素冲击治疗后续贯足量激素，并联合环磷酰胺静脉输注；对于部分危重症患者，可以尝试血浆置换。②慢性渐进性病程的肺纤维化型：一般建议足量激素口服，联合环磷酰胺输注或口服。对于环磷酰胺禁忌、不能耐受或疗效不佳者，可考虑霉酚酸酯、硫唑嘌呤、雷公藤等免疫抑制剂治疗。

诊 治 精 要

1. 间质性肺疾病是一大类主要累及肺间质的双肺弥漫性、非肿瘤性疾病，病因和发病机制尚不明确；包括多种继发性间质性肺病、特发性间质性肺炎等近 200 种的疾病。系统性自身免疫性疾病、药物、职业粉尘等是引起继发性间质性肺病的常见病因。

2. 间质性肺病临床上主要表现为干咳、活动后气短、双肺爆裂音；伴随症状则因导致间质性肺病的病因不同而不同，比如结缔组织疾病相关性间质性肺病常常伴有皮肤、关节等肺外部位的特征性表现。

3. 胸部高分辨率 CT 是诊断和评价间质性肺病的重要辅助检查，肺脏病理检查是确诊间质性肺病的措施；建议结合临床症状、胸部高分辨 CT 表现、肺功能指标等来评价间质性肺病的严重程度。

4. 特发性肺纤维化是一种病因和发病机制尚不明确的、病变主要局限于肺、慢性进行性纤维化性间质性肺疾病，好发于中老年男性；寻常型间质性肺炎是其特征性的形态学表现。激素无效，尚无根治性药物，吡非尼酮、尼达尼布等抗纤维化药物可延缓其进展。有条件的晚期患者推荐肺移植。

5. 结节病是一种原因及发病机制尚未明确的、以非干酪样坏死性上皮样细胞肉芽肿为病理特征的系统性肉芽肿性疾病；肺是主要受累器官，但也常常伴有眼、皮肤等肺外脏器的受累。推荐根据其受累器官、病情严重程度等制订个体化治疗方案，糖皮质激素是首选的治疗药物；对于激素无效或减量后复发者，推荐联合免疫抑制剂、生物制剂。

思考题

1. 间质性肺病的病因分类。
2. 间质性肺病的临床特征。
3. 特发性肺纤维化的形态学特点（包括胸部高分辨率 CT 和肺脏病理）。
4. 肺结节病的鉴别诊断（建议按不同的肺结节病分期展开）。
5. 特发性肺纤维化的治疗原则。
6. 肺结节病的治疗原则。

（黄　慧　李海潮）

第二十八章
胸膜疾病

胸膜是覆盖在胸膜腔内表面的一层薄膜,由结缔组织和纤维弹力组织支持的间皮细胞层组成。脏层胸膜覆盖于肺表面,而壁层胸膜覆盖肋骨、膈肌和纵隔表面。脏层和壁层胸膜之间是连续的、形成闭合的胸膜腔。壁层胸膜血供来自体循环,含有感觉神经和淋巴管;而脏层胸膜主要由肺循环供血,不含感觉神经。

胸膜疾病是指以胸膜腔解剖结构和生理功能异常为特征的一系列疾病,可以原发于胸膜组织本身,也可继发于肺内、胸壁、膈肌及腹腔内脏器,或全身系统疾病。主要有以下三类:①以液体量异常为主的胸膜疾病,即胸腔积液,临床上最多见;②以气体量异常为主的疾病,即气胸;③胸腔内还有以组织密度异常为主的疾病,主要为胸膜腔内的肿瘤,大多数为恶性,常为肺内或肺外脏器的转移瘤,或为少见的原发于胸膜的间皮细胞瘤。本章着重介绍胸腔积液、气胸及胸膜间皮瘤。

第一节 胸腔积液

一、概述

胸膜腔是位于肺和胸壁之间的潜在腔隙,正常情况下脏层胸膜和壁层胸膜表面上有一层很薄的液体,在呼吸运动时起润滑作用。每一次呼吸周期中,胸膜腔形状和压力均有很大的变化,使胸腔内液体持续滤出和吸收,并处于动态平衡。任何因素造成胸膜腔内液体产生过快和/或吸收过缓,出现胸膜腔内液体增多,称为胸腔积液(pleural effusion)。

二、病因与发病机制

(一)胸水循环机制

正常胸膜腔中存在稳态,即液体形成(流入)和吸收(流出)的速率大致相等,必须打破这一平衡才会引起胸腔积液。因此,发生胸腔积液一定会有流入速率增加和/或流出速率减小。

目前认为,壁层胸膜间皮细胞间存在淋巴管微孔,脏层胸膜由体循环的支气管动脉和肺循环供血,胸腔液体从壁层胸膜体循环毛细血管中,因压力梯度滤过进入间质,通过有渗漏性的胸膜进入胸膜腔。其中75%的液体通过壁层胸膜上的淋巴管微孔经淋巴管引流回吸收;而自肺毛细血管滤过的液体进入肺间质后,最终也由淋巴管回吸收。因此脏层胸膜不参与胸膜腔液体的重吸收,壁层胸膜是维持胸膜腔液体动态平衡的关键(图28-1)。

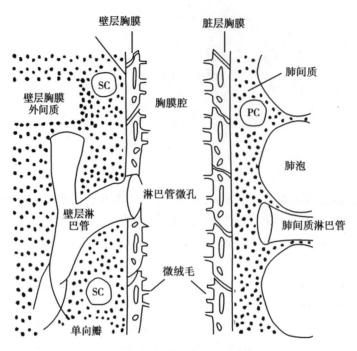

图 28-1　胸膜腔结构模拟图

SC：体循环毛细血管；PC：肺毛细血管。

（二）胸腔积液的发病机制

胸腔积液常见于肺部问题，肺、胸膜和肺外疾病均可引起。常见病因和发病机制有（图 28-2）：

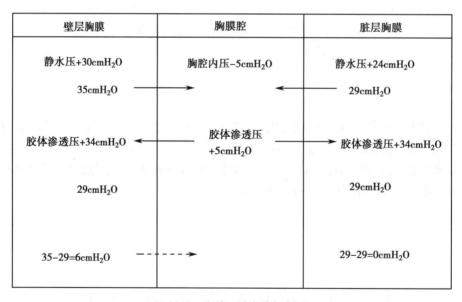

壁层胸膜	胸膜腔	脏层胸膜
静水压+30cmH$_2$O	胸腔内压−5cmH$_2$O	静水压+24cmH$_2$O
35cmH$_2$O　　→		←　　29cmH$_2$O
胶体渗透压+34cmH$_2$O　←	胶体渗透压+5cmH$_2$O	→　胶体渗透压+34cmH$_2$O
29cmH$_2$O		29cmH$_2$O
35−29=6cmH$_2$O　----→		29−29=0cmH$_2$O

图 28-2　胸腔积液发病机制图

1. **胸膜毛细血管静水压增加**　体循环和／或肺循环静水压增高，前者使滤至胸膜腔的液体量增加，后者使胸膜腔液体吸收减少。壁层胸膜毛细血管液体大量滤出，超过液体重吸收能力，导致胸腔积液。临床上常见如充血性心力衰竭、缩窄性心包炎、血容量增加、上腔静脉或奇静脉回流受阻，产生胸腔漏出液。

2. **胸膜毛细血管内胶体渗透压降低**　当血浆白蛋白减少，血浆胶体渗透压降低时，可使壁层胸膜毛细血管内胶体渗透压下降、壁层胸膜毛细血管滤过增加，同时脏层胸膜毛细血管内胶体渗透压降低，胸膜毛细血管内胶体渗透压降低,胸腔液体再吸收减少,胸腔积液量增多。临床上常见如低蛋白血症、肝硬化、肾病综合征、急性肾小球肾炎、黏液性水肿等,产生胸腔漏出液。

3. 胸膜通透性增加　胸膜腔及其邻近脏器组织炎症或胸膜肿瘤时,由于胸膜直接受累或受损细胞释放各种酶、补体以及生物活性物质,如组胺等致使胸膜毛细血管通透性增加,大量含蛋白质和细胞的液体进入胸膜腔。胸膜腔液体中蛋白质含量升高,胶体渗透压增高,进一步促使胸膜腔液体积聚。临床多见如胸膜炎症(肺结核、肺炎旁胸腔积液)、结缔组织病(系统性红斑狼疮、类风湿关节炎)、胸膜肿瘤(恶性肿瘤转移、胸膜间皮瘤)、肺梗死、膈下炎症(膈下脓肿、肝脓肿、急性胰腺炎)等,产生胸腔渗出液。

4. 壁层胸膜淋巴回流受阻　胸液中液体和蛋白通过淋巴系统返回循环系统,故癌性淋巴管阻塞、先天性发育异常致淋巴管引流异常,外伤致淋巴回流障碍等均可导致高蛋白含量的胸腔积液。临床上如癌性淋巴管阻塞、发育性淋巴管引流异常等,产生胸腔渗出液。

5. 损伤　主动脉瘤破裂、食管破裂、胸导管破裂等,产生血胸、脓胸和乳糜胸。

6. 医源性　药物、放射治疗、消化内镜检查和治疗、支气管动脉栓塞术、卵巢过度刺激综合征、液体负荷过大、冠脉搭桥手术、骨髓移植、中心静脉置管穿刺和腹膜透析等,都可以引起渗出性或漏出性胸腔积液。

三、胸腔积液的分类

胸腔积液的性质最常见的分类是根据发生机制分为两大类,漏出液和渗出液。根据发病时间又可分为急性和慢性,按照积液性质可分为血性、乳糜性、胆固醇性和脓性等。按病因分类,可分为感染性、肿瘤性、自身免疫系统疾病性、物理性(如创伤)和化学性(如尿毒症)等。漏出性胸腔积液最常见的病因为心功能不全和肝硬化;在中国,渗出性胸腔积液的常见病因主要为细菌感染性疾病、恶性肿瘤和结核。

Light 标准通常用于区别漏出液和渗出液,主要指标为胸腔积液及血浆中的蛋白含量和乳酸脱氢酶(LDH)的水平。根据 Light 标准,符合以下 1 个或 1 个以上标准的为渗出液:①胸腔积液中的蛋白定量与血浆中蛋白定量比值大于 0.5;②胸腔积液中的 LDH 与血清中 LDH 的比值大于 0.6;③胸腔积液中的 LDH 大于正常血清 LDH 2/3 上限(或胸腔积液 LDH>2 000U/L)。目前也提出了一些诊断渗出液的新标准,如胸腔积液中的胆固醇水平大于 1.6mmol/L(60mg/dl)等。当结果接近临界值时,需要结合临床判断。

四、临床表现

(一)症状

症状与积液量有关,积液量少于 0.3~0.5L 时症状多不明显;大量积液时,呼吸困难是最常见的症状,多伴有胸痛、咳嗽,随着胸水量增加胸痛可缓解,但随之胸闷、气促加重。

原发病不同,症状有所差别,比如结核性胸膜炎多见于青年人,常伴有发热、干咳、胸痛;心力衰竭所致胸腔积液为漏出液,有心功能不全的表现;肝脓肿伴右侧胸腔积液可为反应性胸膜炎,亦可为脓胸,多有发热和肝区疼痛。

(二)体征

与积液量有关。少量积液,可无明显体征,或可触及胸膜摩擦感及闻及胸膜摩擦音;中至大量积液时,患侧胸廓饱满,触觉语颤减弱,局部叩诊浊音,呼吸音减低或消失。可伴有气管、纵隔向健侧移位。肺外疾病如类风湿关节炎、肝周脓肿引起的胸腔积液,多有原发病的体征。

五、实验室与辅助检查

（一）影像检查

1. 胸部 X 线检查　胸部 X 线改变与积液量、是否有包裹、黏连有关。侧位胸片对诊断少量胸腔积液尤为重要。少量的游离性胸腔积液（150ml 左右），胸部 X 线正位可出现肋膈角变钝；积液量增多，超过 300ml，胸片显示肋膈角变钝消失，或出现向外侧、向上的弧形上缘的积液影（图 28-3）；当大量积液时，患侧胸部为致密影，气管和纵隔移向健侧，平卧时积液散开，整个肺野透亮度降低，因此仰卧位胸片上胸腔积液量通常会被低估。液气胸时有气液平面（图 28-4）。包裹性积液不随体位改变而变动，边缘光滑饱满，多局限于叶间或肺与膈之间（图 28-5）；肺底积液可仅有膈肌升高或形状的改变。中等量恶性胸腔积液，X 线表现与良性胸腔积液相反，即上缘呈内高外低弧形曲线，近肺门区密度增高。大量胸腔积液（>1 500ml），如果纵隔并不移向健侧，多数为恶性胸腔积液，且这些患者预后很差。

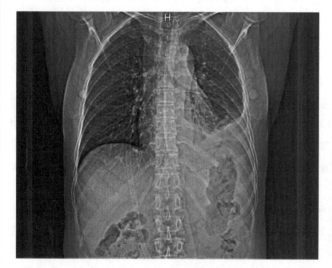

图 28-3　正位 X 线外低内高线

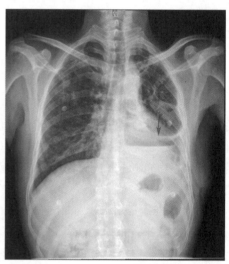

图 28-4　正位 X 线气液平面

2. 胸部 CT　CT 能检出常规胸部 X 线检查分辨困难的病变，且可显示肿块、结节、胸膜斑块，钙化和包裹性积液的程度和部位（图 28-6）。壁层胸膜增厚往往是渗出液的征象。CT 检查有助于诊断恶性肿瘤胸膜转移，并可在 CT 引导下行胸腔穿刺、胸膜活检、肿块穿刺等。

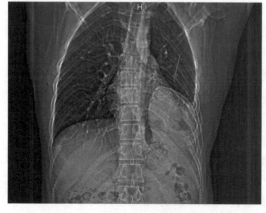

图 28-5　正位 X 线包裹性积液

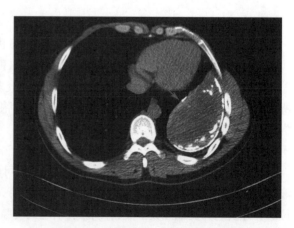

图 28-6　胸部 CT 包裹性胸腔积液

3. **超声检查** B超可显示胸腔积液的内部结构、液体回声的特征、病变范围以及与邻近组织的关系。B超可发现少于150ml的胸腔积液，对包裹性积液和肿块的鉴别也有意义。超声引导下胸腔穿刺准确性高、安全性好，特别适用于积液量少或包裹性积液患者。

4. **磁共振(MRI)** MRI对软组织有很高的分辨率，可显示胸壁分层，能明确炎性及恶性胸膜的浸润，特别是对肺尖的病变更有意义。漏出液、癌性及炎性渗出液的MRI信号特征有明显不同。肺炎旁胸腔积液在影像学上胸壁无明显改变，而恶性胸液常伴有胸膜周围脂肪层的变化，以及深层肋间肌的改变。因此，MRI有助于鉴别良性和恶性胸腔积液。

5. **正电子发射体层摄影术(position emission tomography，PET)** PET-FDG(氟脱氧葡萄糖，fluorodeoxyglucose，FDG)鉴别良、恶性胸腔积液的作用正逐渐被认识。有报道恶性病变的半定量标准化摄入值(standardized uptake value，SUV)明显高于良性病变。

(二) 实验室检查

1. **一般性状检查**

(1)外观：漏出液多为淡黄色，透明清亮，静置不凝固，比重<1.016~1.018。渗出液多呈黄色，稍混浊，易有凝块，比重>1.018。抽出胸腔积液呈红色，必须谨慎鉴别真性、假性血性胸腔积液，连续抽吸胸腔积液分装若干试管，血色程度前后有显著差别即为假性血性胸腔积液；反之即是真性血性胸腔积液。真性血性胸腔积液先后变化不明显且不凝固，呈洗肉水样或静脉血样，多见于肿瘤、结核和肺栓塞。如胸腔积液呈乳状胸腔积液，多为乳糜胸，多由肿瘤(尤其是淋巴瘤)、创伤及一些特发性原因引起；巧克力色胸腔积液考虑阿米巴肝脓肿破溃入胸腔的可能；黑色胸腔积液可能为曲霉感染；黄绿色胸腔积液多见于类风湿关节炎。

(2)气味：通过胸腔积液气味有时可以立即发现两种疾病：厌氧菌感染导致的胸腔积液常有臭味，提示可能存在脓胸；若积液有一种尿味，可能为"尿液胸"(urinothorax)。如需明确诊断则需测定胸腔积液中的肌酐水平，"尿液胸"中胸腔积液的肌酐水平常高于血清肌酐水平。

2. **胸水细胞分类**

(1)细胞总数：胸腔积液中可见各类炎症细胞及增生与退化的间皮细胞。漏出液细胞数常少于$100 \times 10^6/L$；渗出液细胞数常超过$500 \times 10^6/L$；脓胸时白细胞多在$10\ 000 \times 10^6/L$以上。但渗漏胸腔积液细胞计数无确切分界，需综合分析。

(2)细胞分类：漏出液白细胞较少，以淋巴细胞为主；渗出液中白细胞数较多，如分类以中性粒细胞为主，同时伴有肺实质浸润，常见于肺炎旁胸腔积液，但须与肺栓塞、支气管肺癌鉴别。如无肺实质浸润，需考虑肺栓塞、病毒感染、胃肠道疾病或恶性胸腔积液等。胸腔积液如以单核细胞为主，多见于结核、恶性肿瘤、肺栓塞或吸收期病毒性胸膜炎等。以小淋巴细胞为主的胸腔积液，结核和恶性肿瘤均有可能。胸腔积液中嗜酸性粒细胞比例超过10%，可能是寄生虫感染、嗜酸性粒细胞增多症、石棉或药物(单曲林、溴隐亭和呋喃英等)所致胸腔积液，也见于胸腔内存在空气或血液等情况。如嗜酸性粒细胞>15%，需与恶性胸腔积液鉴别。正常胸腔液体也有少量间皮细胞，渗出液中间皮细胞增高多见于结核病变，但如果间皮细胞超过5%，需警惕间皮瘤。系统性红斑狼疮(systemic lupus erythematosus，SLE)伴胸腔积液时胸腔积液中可找到狼疮细胞。胸腔积液中红细胞超过$5 \times 10^9/L$时，呈淡红色，多由恶性肿瘤或结核所致，红细胞超过$100 \times 10^9/L$时应考虑创伤、肿瘤或肺梗死，如胸水血细胞比容(HCT)>外周血血细胞比容50%以上时为血胸。

3. **胸水生化检查**

(1)pH值：在动脉血pH值正常的条件下，漏出液pH值7.40~7.55，渗出液pH值7.30~7.45。结核性胸腔积液、急性胰腺炎所致胸腔积液的pH值常<7.30。pH值<7.00见于脓胸和食管破裂所致胸腔积液。

(2)葡萄糖：正常胸腔积液中葡萄糖含量和外周血中含量相近，漏出液与大多数渗出液葡萄糖含量正常；感染性的渗出液中葡萄糖可被细菌分解而减少。结核胸膜炎、恶性肿瘤、狼疮性胸膜炎等积液中葡萄糖为 30~55mg/dl(1.67~3.05mmol/L),胸腔积液与同步血清葡萄糖之比为 0.5,pH 值 <7.3。癌性胸腔积液中的葡萄糖含量大多数与血糖相似,若胸膜病变范围广,葡萄糖及酸性代谢产物难以透过胸膜,葡萄糖和 pH 值均较低,提示肿瘤广泛浸润;而脓胸中葡萄糖含量明显减少,常 <20mg/dl(1.12mmol/L)。

(3)蛋白:渗出液含量较高(>30g/L),胸腔积液 / 血清比值大于 0.5;漏出液的蛋白含量较低(<30g/L),以清蛋白为主,黏蛋白实验(Rivalta 试验)阴性。结核性胸腔积液的总蛋白含量多高于 40g/L,如果胸腔积液蛋白含量为 70~80g/L,应考虑多发性骨髓瘤和 Waldenstrom 巨球蛋白血症。

(4)乳酸脱氢酶(LDH):胸腔积液中 LDH 可有助于区别漏出液和渗出液,但无法确定渗出病因。当 LDH>1 000IU/L(血清最高值为 200IU/L),应考虑脓胸、类风湿性胸膜炎、寄生虫病、恶性胸腔积液。胸腔积液 / 血清 LDH 比例 >0.6,胸腔积液 LDH 水平大于血清正常高值的三分之二,均可提示为渗出液。

(5)胸腺腺苷脱氨酶(ADA):ADA 广泛存在于人体组织中,能够催化腺苷水解,生成肌酐和氨。ADA 水平升高是 T 淋巴细胞对某些特殊病变刺激的反应,结核性胸水 ADA 水平多超过 45IU/ml,且胸水中水平多高于血清浓度。结核性胸腔积液中 ADA 水平高于其他渗出性胸腔积液,具有一定的诊断价值,需注意,艾滋病患者如并发结核性胸膜炎,胸腔积液中的 ADA 水平常低于 40IU/ml。脓胸和类风湿胸膜炎胸水 ADA 水平也较高,需结合其他指标鉴别。

(6)胆固醇:胸腔积液的胆固醇来自退变细胞和血管渗透性增加引起的渗漏。测量胸腔积液胆固醇可提高区分漏出液和渗出液的准确性。胸腔积液胆固醇 >250mg/dl(6.5mmol/L)定义为胆固醇性积液(也称假性乳糜胸或乳糜样积液),可发生于长期积液患者。

(7)甘油三酯:胸腔积液甘油三酯含量大于 110mg/dl(2.86mmol/L)支持乳糜胸诊断,呈乳状混浊,苏丹Ⅲ染成红色,但胆固醇含量不高;甘油三酯 <50mg/dl(1.3mmol/L)则可合理排除乳糜胸,而在50~110mg/dl(1.3~2.86mmol/L),应进行胸腔积液脂蛋白分析。

(8)胸腔积液淀粉酶:胰腺疾病、转移性腺癌或食管破裂等常可导致胸水的淀粉酶水平增高,10% 胸膜肿瘤所致的胸腔积液淀粉酶水平增高,且原发肿瘤常常不在胰腺内。胸膜肿瘤所致的胸腔积液淀粉酶升高,其淀粉酶属于唾液腺型,测定的胸腔积液的同工酶能将恶性肿瘤与胰腺疾病相区别。

(9)溶菌酶(LZM):结核性积液中 LZM 含量 >30mg/L,明显高于癌性积液,且积液中 LZM/ 血清LZM>1。

4. 肿瘤标志物　癌胚抗原(CEA)在恶性胸水中早期即可升高,且比血清更显著,若胸腔积液CEA>20μg/L 或胸腔积液 / 血清 >1,常提示恶性胸腔积液,特异性高,敏感性低。多种肿瘤标志物联合检测,可提高阳性率,如糖类抗原 CA125、CA15-3、CA19-9 及 CYFRA21-1。另外,间皮素(mesothelin)在间皮瘤细胞有高表达,其裂解的和未结合的肽类片段:可溶性间皮素相关肽(soluble mesothelin-related peptides,SMRP)在恶性间皮瘤、卵巢癌、胰腺癌所致的胸腔积液中可见升高,有辅助诊断意义。

5. 免疫学检查　有研究认为胸腔积液 γ 干扰素的检测对鉴别恶性肿瘤性与结核性胸腔积液具有诊断价值,结核性胸膜炎胸水 γ 干扰素多大于 200pg/ml,但仍存在诊断性能的问题。系统性红斑狼疮及类风湿关节炎引起的胸腔积液中补体 C3、C4 成分降低,且免疫复合物的含量增高。SLE 胸腔积液中的类风关抗体滴度可达 1∶160 以上。RA 胸腔积液中类风湿因子 >1∶320。

6. T 淋巴细胞亚群分析　结核性胸腔积液中 T 细胞含量,CD3、CD4 细胞百分数和绝对数明显高于外周血;而恶性胸腔积液中 CD3、CD4 及 CD8 细胞百分数显著低于外周血。

7. N 末端脑钠肽前体(N-terminal pro-brain natriuretic peptide,NT-proBNP)　接受利尿剂治疗的患者漏出性胸腔积液蛋白质水平可能升高,可能被误诊为渗出液。这类情况下,胸腔积液中的NT-proBNP 水平(特别是其高于 1 500pg/ml 时),可用于确定胸腔积液是否是心力衰竭所致的漏出液。

8. **病原菌涂片与培养**　查找胸腔积液的病原学证据,可行胸腔积液的细菌涂片、细菌培养,真菌涂片、真菌培养,抗酸染色涂片找结核分枝杆菌、结核分枝杆菌培养。胸水结核分枝杆菌培养阳性率低,且耗时长。脓胸可培养出细菌。

9. **寄生虫检测**　肉眼观察和显微镜下检查乳糜性胸液离心沉淀后有无微丝蚴。阿米巴性胸液中可以找到阿米巴滋养体。

10. **脱落细胞学检查**　在胸腔积液中检查恶性肿瘤细胞,是诊断原发性或继发性肿瘤的重要依据,可使用离心沉淀技术以提高检查阳性率。细胞学对恶性胸腔积液的诊断率与肿瘤类型有关,如鳞癌、霍奇金淋巴瘤和肉瘤等细胞学检查的阳性率较低。如胸腔积液有大量变性间皮细胞(间变细胞),应高度警惕恶性肿瘤的可能。

11. **其他检查**　聚合酶链反应(PCR)和核酸探针技术。PCR 技术是一种高效的 DNA 体外扩增技术,可用于检测体外难于培养和生长缓慢的病原微生物,如结核分枝杆菌。近年来 Xpert MTB/RIF 技术发展迅猛,2013 年 WHO 更新了其在结核病诊断领域的使用范围。它利用快速自动化的 PCR 技术,同时检测 MTB 的 DNA 及利福平的耐药基因。该技术用于检测结核性胸腔积液的研究显示,其敏感度为 14.2%~43.6%,特异度均在 98% 以上。

（三）胸膜活检

经皮穿刺胸膜活检可用于恶性胸腔积液和结核性胸腔积液的鉴别诊断。50%~80% 的肉芽肿病例可通过胸膜活检确诊。胸膜组织标本可用作分枝杆菌培养,TB-DNA 检测。胸膜活检对胸膜恶性疾病的诊断阳性率为 45% 左右,相对较低。

（四）胸腔镜或开胸活检

对上述检查仍不能确诊的患者,必要时可经胸腔镜或剖胸直视下活检。由于胸膜转移性肿瘤 87% 在脏层,47% 在壁层,胸腔镜检查对恶性胸腔积液的病因诊断率最高。通过胸腔镜能全面检查胸膜腔,观察病变形态特征、分布范围及邻近器官受累情况,并在直视下多处活检。少数患者胸腔积液的病因经上述检查仍难以确定,如无特殊禁忌,可考虑剖胸探查。

（五）支气管镜

胸部影像学检查有肺部异常或有咯血症状的患者,可行支气管镜检查明确诊断。如无上述异常患者,诊断阳性率较低。故伴有胸片异常的不明原因胸腔积液患者,尤其怀疑肺癌,应常规做支气管镜检查,协助病因诊断。

六、诊断与鉴别诊断

胸腔积液的诊断和鉴别诊断分 3 个步骤:

1. **确定有无胸腔积液**　根据患者胸闷、胸痛、进行性加重的气促等症状,患侧中量以上的胸腔积液,症状体征均较明显,少量积液仅表现肋膈角变钝。可行患侧卧位胸片,液体可散开于肺外带,体征上需与胸膜增厚鉴别。胸膜增厚叩诊浊音,听诊呼吸音减弱,气管向健侧移位,语音传导减弱或消失。B 超、CT 等检查可确定有无胸腔积液。

2. **区别漏出液和渗出液**　诊断性胸腔穿刺可区别胸腔积液性质,漏出液外观清澈透明,无色或浅黄色,不凝固。而渗出液外观颜色深,呈透明或混浊的草黄或棕黄色、或血性,可自行凝固。可根据比重(以 1.018 为界)、蛋白质含量(30g/L 为界)、细胞数(500×10⁹/L 为界),小于以上为漏出液,反之为渗出液。但诊断的敏感性和特异性较差。目前仍以 light 标准,尤其对蛋白浓度在 25~35g/L 者,可以 light 标准判断渗出液和漏出液。

3. **寻找胸腔积液的原因**　漏出液常见病因是充血性心力衰竭,多为双侧胸腔积液,积液量右侧多于左侧,强烈利尿可引起假性渗出液。肝硬化胸腔积液多伴有腹水。肾病综合征胸腔积液多为双侧,可表现为肺底积液,低蛋白血症胸腔积液多伴有全身水肿。腹膜透析胸腔积液类似于腹透液,葡萄糖高,蛋白质低。漏出性胸腔积液和渗出性胸腔积液的常见原因见表 28-1,具有确诊意义的胸水检查见表 28-2。

表 28-1 漏出性胸腔积液和渗出性胸腔积液的常见原因

漏出液	渗出液	
充血性心力衰竭	恶性胸腔积液	胶原血管疾病
肝硬化	肺癌	红斑狼疮
肾病综合征	淋巴瘤	类风湿关节炎
腹膜透析	间皮瘤	Wegener 肉芽肿
黏液性水肿	胸膜转移瘤	Churg-Strausss 综合征
肺栓塞	感染	干燥综合征
尿液胸	肺炎旁胸腔积液	免疫母细胞淋巴结病
	结核性胸腔积液	药物诱发的胸腔积液
	真菌性胸腔积液	药物性狼疮
	病毒性胸膜炎	博来霉素
	寄生虫性胸膜炎	丝裂霉素
	腹腔脓肿	乙胺碘呋酮
	非感染性胃肠道疾病	其他炎症
	胰腺炎	肺栓塞
	食管破裂	石棉肺
	腹部手术	放射治疗
		Meigs 综合征
		淋巴疾病
		淋巴管肌瘤病
		黄甲综合征

表 28-2 有确诊意义的胸腔积液检查

疾病	胸腔积液确诊意义检查
结核性胸膜炎	胸腔积液抗酸染色阳性;结核分枝杆菌培养阳性
脓胸	外观脓性、臭味;细菌培养阳性
真菌感染性胸腔积液	胸腔积液真菌涂片阳性;真菌培养阳性
寄生虫性胸腔积液	肉眼或显微镜下发现寄生虫
恶性胸腔积液	细胞学检查可见肿瘤细胞
血胸	胸腔积液血细胞比容 / 血液血细胞比容 >0.5
乳糜胸	甘油三酯 >110mg/dl;脂蛋白电泳见乳糜微粒

续表

疾病	胸腔积液确诊意义检查
胆固醇性胸腔积液（假性乳糜胸）	胆固醇 >200mg/dl；胆固醇 / 甘油三酯 >1；偏光镜下可见胆固醇结晶
类风湿性胸腔积液	细胞学检查可见伸长的巨噬细胞和多核巨细胞(蝌蚪细胞 tadpole cells)，背景为不定形的细胞碎片
腹膜透析	蛋白 <0.5mg/dl；胸腔积液葡萄糖 / 血清葡萄糖 >1
尿胸	胸腔积液肌酐 / 血清肌酐 >1(如 >1.7 有确诊意义)
食管破裂	pH 值降低(通常 pH<6)；胸腔积液淀粉酶(唾液型)升高

（一）漏出性胸腔积液

1. 心源性胸腔积液 心力衰竭是胸腔积液最常见的原因，包括左心衰竭、右心衰竭、心脏瓣膜疾病、心包疾病、梗阻性心肌病或高输出性心衰等，左心衰是最常见的原因。由于左心衰竭，肺间质间隙的过量液体一部分从脏层胸壁滤出，当其超过了壁层胸膜淋巴管的吸收能力时就会出现胸腔积液，通常为双侧。对于心力衰竭患者，如果胸腔积液为单侧或者两侧胸腔积液量不同，伴有发热或患者出现了胸膜炎性胸痛，就必须行诊断性胸腔穿刺术以确定是否为漏出性。如果胸腔积液是漏出性，就按照心力衰竭治疗；如果胸腔积液按照心力衰竭治疗持续存在，亦应行诊断性胸腔穿刺术。如果胸液中 N 末端脑钠肽(NT-proBNP)>1 500pg/ml，几乎可以确定胸腔积液是继发于充血性心力衰竭。

2. 肝性胸腔积液 大约 5% 的肝硬化和腹水的患者会出现胸腔积液。其主要机制是腹水通过膈肌上的小孔从腹腔进入胸膜腔。胸腔积液多出现在右侧(80%)，且积液量通常较多，会导致严重的呼吸困难，可不伴腹水，可呈血性或渗出性胸腔积液。治疗上主要包括限制钠盐的摄入量和降低门脉压力。

（二）渗出性胸腔积液

1. 肺炎旁胸腔积液(parapneumonic effusion) 我国渗出液最常见的病因为肺炎旁胸腔积液，指肺炎、肺脓肿或支气管扩张感染引起的胸腔积液，其在细菌性肺炎中的发生率至少 40%。肺炎旁胸腔积液大多数为胸膜反应性渗出，随着肺炎好转而吸收，但当细菌侵入胸膜腔时，可导致复杂性肺炎旁胸腔积液，少数患者胸腔积液呈脓性称脓胸。

肺炎旁胸腔积液按发病机制可分为单纯性肺炎旁胸腔积液和复杂性肺炎旁胸腔积液。单纯性肺炎旁胸腔积液的原因是：肺间质液在肺炎期间增多并穿过邻近的脏层胸膜进入胸腔，并伴有中性粒细胞进入胸膜腔。渗出的液体超出胸膜腔的再吸收能力时就会形成胸腔积液，这种积液往往和肺炎一起消退。复杂性肺炎旁胸腔积液：细菌侵入胸膜腔会导致复杂性肺炎旁胸腔积液，细菌和中性粒细胞无氧利用葡萄糖会引起胸腔积液酸中毒，中性粒细胞溶解引起胸腔积液乳酸脱氢酶浓度增高至 1 000U/L 以上。复杂性肺炎旁胸腔积液培养结果有时为假阴性，多因为细菌计数较低或未行厌氧培养，革兰氏染色常见厌氧菌的典型类型，胸腔积液的特征性腐臭味对厌氧菌感染有诊断意义。脏层和壁层胸膜上往往有一层致密的纤维素沉积，可导致胸膜形成小腔，引发胸膜腔粘连。脓胸是指胸腔积液因明显的细菌感染而化脓或革兰氏染色中检出细菌。常见细菌为金黄色葡萄球菌、肺炎链球菌、化脓性链球菌以及大肠埃希菌、肺炎克雷伯氏杆菌和假单胞菌等，且多合并厌氧菌感染，少数可由结核分枝杆菌或真菌、放线菌、诺卡菌等所致。诊断脓胸不要求培养呈阳性，因为以下原因可能导致脓胸积液中无法培养细菌：①厌氧菌很难培养，或者未特意行厌氧菌培养；②标本往往是在患者使用了抗生素之后采集；③有可能抽到邻近感染腔隙的无菌炎性液体；④使用的培养方法不够敏感。

成人肺炎旁胸腔积液或脓胸的临床表现取决于起病时间和患者的免疫功能是否正常，以及具体的病原体。患者多有发热、咳嗽、咳痰等症状，血白细胞升高伴核左移。影像学表现上先有肺实质的浸润影，或肺脓肿和支气管扩张的表现，然后出现胸腔积液，积液量一般不多。胸水呈草黄色甚或脓性,白细胞明显升高,以中性粒细胞为主,葡萄糖和 pH 值降低,诊断不难。脓胸系胸腔内致病菌感染造成积脓,多与未能有效控制肺部感染,致病菌直接侵袭入胸腔有关,急性脓胸常表现为高热、胸痛等;慢性脓胸有胸膜增厚、胸廓塌陷、慢性消耗和杵状指(趾)等。胸腔积液呈脓性、黏稠,涂片革兰氏染色找到细菌或脓液细菌培养阳性。患者有结核感染危险因素时应考虑结核性脓胸。

2. 结核性胸膜炎　结核性胸膜炎也是我国渗出性胸腔积液常见的病因之一,是指机体感染结核分枝杆菌后,胸膜出现的充血、渗出、坏死、增生、纤维化等炎症性病变。可发生于任何年龄,是最常见的一种胸膜炎症性疾病,也是肺外结核最常见的类型之一,并常与肺结核或身体其他部位结核同时存在。

结核性胸膜炎多见于青壮年,虽然结核病是一种慢性病,但结核性胸膜炎常起病较急,其临床表现与其病程(早、中、晚期)、病变范围、部位及机体的超敏反应状态等多种因素有关。轻症、病变范围局限,患者免疫力强,超敏反应轻的患者,可无明显症状或一过性胸痛、咳嗽,以后检查发现胸膜增厚、粘连、钙化等;病变广泛、超敏反应强的患者在病程的早、中、晚期临床表现亦可有很大的差异。主要临床表现包括胸痛(胸腔积液增多后胸痛减轻或消失,但出现气促),并常伴有干咳、潮热、盗汗、消瘦等结核中毒症状及呼吸困难。临床体征与胸腔积液量多少相关。

结核性胸膜炎由于进入胸腔的结核分枝杆菌数量少甚至没有,在患者的胸腔积液中很难找到病原学的直接证据,且阳性率较低,约 5.9%。胸腔积液检查多为渗出液,外观多为清亮或微浊草黄色,易凝,约 10% 为血性。蛋白质多大于 40g/L,通常细胞数为 $(100\sim500) \times 10^6$/L,在疾病早期(2 周内)以多核为主,逐渐转变为单核细胞为主,间皮细胞 <5%。ADA 多升高,往往 ADA>45U/L,胸腔积液 ADA/血清 ADA>1 是目前诊断结核性胸腔积液的常用指标之一。结核性胸腔积液中干扰素水平增高,胸膜活检阳性率达 60%~80%,胸腔镜直视下活检,可提高活检阳性率。通过核酸扩增技术、Xpert 检测 MTB 的 DNA 及利福平耐药基因,SAT-RNA 实时荧光恒温扩增检测都可用于结核性胸腔积液的诊断,但均敏感性较低,特异性高。老年或免疫低下患者可无发热,结核菌素试验或结核分枝杆菌 γ- 干扰素释放试验(TB-IGRA)亦常为阴性,应予注意。

3. 继发于恶性肿瘤的胸腔积液　为恶性肿瘤直接侵犯胸膜引起恶性胸腔积液,所有恶性胸腔积液中约 75% 是由三大肿瘤引起:肺癌、乳腺癌和淋巴瘤,其他为卵巢癌、肉瘤、胃肠道和泌尿生殖系统等。

恶性胸腔积液是晚期肿瘤的常见并发症,通常增长较快,且持续存在,治疗效果差,预后不良。以中老年人多见,主要临床表现包括呼吸困难、胸部钝痛、咳血丝痰和消瘦等症状,胸腔积液多呈血性、量大、增长迅速,CEA>20μg/L,LDH>500U/L。恶性胸腔积液的诊断主要根据胸腔积液的细胞学检查、胸腔积液脱落细胞检查、胸膜活检、胸部影像学、电子支气管镜及胸腔镜等检查结果。疑为其他器官肿瘤需进行相应检查。

4. 胸膜间皮瘤(pleural mesothelioma)　是一种与石棉接触相关的恶性肿瘤。是原发胸膜肿瘤,仅占 0.5%。根据肿瘤的生长方式和大体形态将其分为局限型和弥漫型两种。其中弥漫型恶性胸膜间皮瘤(DMPM)最常见,但也可发生于其他部位(如腹膜、心包和睾丸鞘膜)。本病治疗困难,中位生存期大约 1 年。

5. 继发于肺栓塞的胸腔积液　在诊断不明的胸腔积液中,肺栓塞是鉴别诊断中最常被忽略的。呼吸困难是肺栓塞最常见的症状,可继发胸腔积液,几乎都为渗出液。可以通过增强 CT 扫描或者肺动脉造影术进行诊断。继发于肺栓塞的胸腔积液治疗与肺栓塞治疗相同。如果抗凝后胸腔积液增加,说明患者可能出现了再发血栓或者其他并发症,例如血胸或者胸膜感染。

6. 结缔组织相关性胸腔积液　结缔组织病中并发胸膜炎者,以类风湿关节炎为最多,也可见于系统性红斑狼疮、结节性多动脉炎。

7. 胆固醇胸膜炎　指胸液中含有大量游离的胆固醇结晶,多见于右侧。胸液外观似乳糜状,固有假性乳糜胸之称。病因尚未完全阐明,可能为体内或局部脂肪代谢异常所致。发病可能与结核、类风湿关节炎、肿瘤有关。常伴有多年慢性胸膜炎和胸膜增厚。临床经过缓慢、症状轻微,有轻咳、疲倦、胸痛和气促。胸腔积液稍混浊、呈黄白色,摇动试管时可见含有大量的折光胆固醇结晶,脂肪染色阴性,乙醚振荡亦无脂肪析出。若胸腔积液不多且排除风湿病和肿瘤,可试用结核药治疗;若胸膜广泛增厚,胸腔积液经久不吸收,影响肺的扩张和肺功能,则应做胸膜剥脱术。

8. 其他原因的胸腔积液　其他很多病因可导致胸腔积液(表28-1)。如果胸腔积液淀粉酶水平升高,有可能是食管破裂或者胰腺疾病。如卵巢过度刺激综合征一样,良性卵巢肿瘤也可产生腹腔积液和胸腔积液(梅格斯综合征)。有几种药物可引起胸腔积液,通常称嗜酸性。冠状动脉旁路移植术后的患者常出现胸腔积液。出现在术后第1周的胸液通常发生于左侧且呈血性,含有大量的嗜酸性粒细胞,每周1~2次治疗性胸腔穿刺能有效减少胸腔积液。出现在旁路移植几周后的胸腔积液通常呈亮黄色,主要含小淋巴细胞,容易复发。其他可引起胸腔积液的医疗处理包括腹部手术,放射治疗,心、肝、肺移植以及中心静脉插管。

七、特殊类型的胸腔积液

(一) 乳糜胸

即胸腔积液中含淋巴乳糜液。乳糜液静置后可分为三层:上层为乳膏样乳糜微粒;中层为乳状蛋白质及少量脂质成分;下层主要为细胞成分,多为小淋巴细胞。乳糜液外观呈乳白色无臭的渗出液,比重 >1.012,pH 值 >7.40,蛋白质 22~59g/L,细胞数(0.4~6)× 10^9/L,分类中淋巴细胞占80%,甘油三酯 >1.2mmol/L(1 199mg/L)或脂蛋白电泳显示乳糜微粒带。乳糜液中加入苏丹Ⅲ酒精溶液呈红色,加入乙醚振荡后静置,乳糜于乙醚层中,胸液变澄清。

乳糜胸约占胸腔积液的 2%,病因为创伤性和非创伤性。外科手术引起胸导管损伤多见,也可由外伤引起。非创伤性常见为恶性肿瘤经淋巴管播散侵犯胸导管,或栓塞胸导管分支,或恶性病变转移至纵隔淋巴结,压迫、阻塞、损伤胸导管。良性病变如支气管淋巴结结核、丝虫病、肺淋巴管肌瘤病等也可引起乳糜胸。约 1/3 患者病因不明,称特发性乳糜胸。

乳糜胸患者除原发病的症状外,主要表现为乳糜胸的压迫症状及乳糜液丢失所致营养不良和免疫功能降低。常有胸闷、气促、乏力体重减轻、尿少,脂溶性维生素缺乏。乳糜胸在临床上需与假性乳糜胸、脓胸进行鉴别。假性乳糜胸多为慢性、结核性或类风湿胸腔积液,因积液在胸膜腔内停留时间较长(多 >1 年),细胞成分坏死、分解或释放胆固醇,使胸液成乳糜样外观,经离心有形成分沉淀,混浊的胸腔积液变清晰,加乙醚振荡后颜色多无改变,可予以鉴别。

治疗为营养支持保守疗法,饮食应富含维生素、碳水化合物和中链甘油三酯,可被直接吸收进入门静脉系统。胸腔穿刺抽液或肋间插管引流,减少胸腔乳糜液,有利于肺复张;若引流失败,可选用胸膜固定术;对于创伤性原因,尤其是手术引起者,若每天平均丢失乳糜液 >1 500ml(儿童 >1 000ml),并持续 5d;或经过 2 周保守治疗,乳糜量未见减少时,应选择结扎胸导管手术。恶性肿瘤引起的可酌情化疗、放疗或胸膜固定术。对于结核或丝虫感染者,给予相应的药物治疗。

(二) 血胸

血胸指有明显的胸腔内出血。血胸常由外伤、主动脉瘤破裂、自发性气胸含血管的胸膜粘连带撕裂等引起。严重者除胸闷、气促外,有休克等表现。胸腔穿刺抽出全血或胸液中血细胞比容超过 20%可以确诊。血胸应与胸膜的原发性或转移性恶性肿瘤、结核、柯萨奇 B 病毒感染引起的血性胸腔积液相鉴别。后者含不等量的红细胞,但非全血,且不凝固。胸腔置管引流血液,可估计出血速度,并促使肺复张控制出血。肋间动脉或乳内动脉破裂引起持续性出血,应及时手术止血。胸腔长期积血可发生纤维蛋白沉积,形成胸膜纤维化或机化,导致限制性通气功能障碍,须做胸膜剥脱术去除胸膜纤维板。

八、胸腔积液诊断流程(图 28-7)

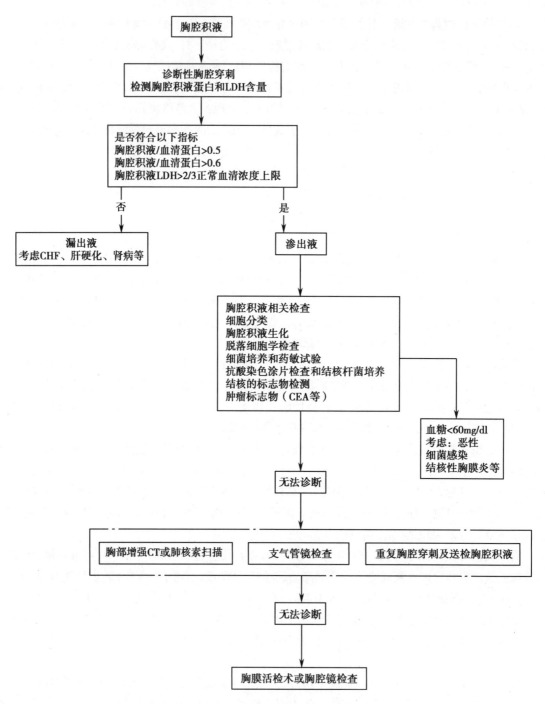

图 28-7　胸腔积液诊断流程
LDH：乳酸脱氢酶；CHF：慢性心衰；CEA：癌胚抗原。

九、治疗

胸腔积液为胸部或全身疾病的一部分,病因治疗尤为重要,漏出液常在纠正病因后可吸收,具体治疗参阅相关章节。

（一）结核性胸膜炎

结核性胸膜炎治疗的目标除了治疗控制结核病外，还应尽可能减轻胸腔积液吸收后残留的胸膜增厚、防止肺功能减弱，减少因胸膜增厚所致的后遗症，如继发性支气管扩张、不可逆性压缩性肺不张、圆形肺不张等。减少且防止治疗后肺结核及肺外结核的发生也很重要。

1. **一般治疗** 包括休息、营养支持和对症治疗。

2. **抽液治疗** 由于结核性胸膜炎胸腔积液蛋白含量高，容易引起胸膜粘连，原则上应尽快抽尽胸腔内积液或行细管引流。可解除肺及心、血管受压，改善呼吸，减少肺功能受损。抽液可减轻结核中毒症状，体温下降，有助于使被压迫的肺迅速复张。大量胸腔积液者每周抽液 2~3 次，直至胸腔积液完全消失。首次抽液不要超过 600ml，以后每次抽液量不应超过 1 000ml，过快、过多抽液可使胸腔压力骤降，发生复张后肺水肿或循环障碍。复张后肺水肿表现为剧咳、气促、咳大量泡沫状痰，双肺满布湿啰音，PaO_2 下降，X 线显示肺水肿征，按急性左心衰处理。若抽液时患者发生头晕、冷汗、心悸、面色苍白、脉细等，应考虑"胸膜反应"，需立即停止抽液，使患者平卧，监测血压，防止休克，必要时皮下注射 0.1% 肾上腺素 0.5ml。一般情况下，抽胸腔积液后，无须胸腔内注入抗结核病药物，必要时可考虑注入链激酶等防止胸膜粘连，但疗效仍不确切。

3. **抗结核治疗** 结核性胸膜炎的化疗原则与活动性肺结核相同，也应坚持早期、联合、规律、全程及足量五大原则，其中早期抗结核治疗尤为重要。不少学者认为结核性胸腔积液中少菌，可采用 6 个月方案，但结核性胸膜炎的发生及其传播途径是不同的，不能一概而论。在高耐药地区则宜采用 HRZE 方案，免疫功能低下者合并 HIV 感染者疗程宜为 12 个月或以上。同时并发活动性肺结核或肺外结核、胸膜炎来源于胸椎结核、肺门纵隔淋巴结结核、或并发于全身播散性结核病时疗程也宜长至 12 个月或以上。

4. **糖皮质激素应用** 疗效不肯定。如全身毒性症状严重、大量胸腔积液，在抗结核病药物治疗的同时，可尝试加用泼尼松 30mg/d。待体温正常、全身毒性症状减轻、胸腔积液量明显减少时，即应逐渐减量至停用。一般疗程为 4~6 周。

5. **结核性脓胸、脓气胸并胸膜支气管瘘的治疗** 多数患者最终需要依赖外科手术治疗，术前可在全身治疗的同时行闭式引流，逐渐缩小其范围，为胸膜剥脱、肺胸膜切除术创造条件。慢性结核性脓胸患者多经历慢性迁延反复复发的病程，常伴有胸膜支气管瘘及多种病原菌的混合感染、支气管扩张、肺源性心脏病、肺功能低下等情况，预后较差，又因并发难治性肺结核而成为结核病的慢性传染源。

（二）肺炎旁胸腔积液和脓胸

前者一般积液量少，经有效的抗生素治疗后可吸收，积液多者应胸腔穿刺抽液，必要时置管引流。

脓胸治疗原则是控制感染、引流胸腔积液及促使肺复张，恢复肺功能。尽早应用胸腔闭式引流排尽所有小腔中的胸腔积液，加快临床恢复和出院。抗菌药物应根据基础肺炎的可能病因及病原学检测结果进行选择，几乎所有经过研究的抗生素都可以完全渗透到胸膜腔。只有氨基糖苷类抗生素可能会在低 pH 值的胸腔积液中失活，因而不宜使用。经验性治疗应覆盖金黄色葡萄球菌、革兰氏阴性杆菌及厌氧菌，可使用的抗生素包括：克林霉素、β- 内酰胺类加 β- 内酰胺酶抑制剂（如阿莫西林 - 克拉维酸、氨苄西林 - 舒巴坦或哌拉西林 - 三唑巴坦）和碳青霉烯类（如亚胺培南、美罗培南或厄他培南）。一般不需要在胸膜腔内使用抗生素。抗菌药物要足量，体温恢复正常后再持续用药 2 周以上，防止脓胸复发，急性期联合抗厌氧菌的药物，全身及胸腔内给药。

引流是脓胸最基本的治疗方法，反复抽脓或闭式引流。可用 2% 碳酸氢钠或生理盐水反复冲洗胸腔，每 6h 一次，24h 内应行 CT 检查确定胸管位置是否正确和脓胸引流是否充分，对有支气管胸膜瘘者不宜冲洗胸腔，以免引起细菌播散和 / 或窒息。对于因脓胸积液包裹而引流不彻底且持续存在感染征象（发热、白细胞增多、厌食）的患者，可考虑联合使用阿替普酶 +DNase，一日 2 次连用 3 日，可能使脓液变稀便于引流。胸管通常在引流速度降至 50ml/d 以下且脓腔已闭合之后撤出。慢性脓胸应改进原有的脓腔引流,也可考虑外科手术治疗。此外,支持治疗亦相当重要,应给予高能量、高蛋白及富含维生素的食物,纠正水电解质紊乱及维持酸碱平衡。

（三）恶性胸腔积液

包括原发恶性肿瘤和胸腔积液的治疗。应根据患者胸腔积液量和产生速度、预期生存时间、生活体力状态评分,可针对性采取不同的局部治疗策略。无症状少量胸腔积液是否应积极穿刺、抽取胸腔积液仍存在争议,但根据目前恶性胸腔积液管理指南推荐,只要患者无呼吸困难等症状,则无须开展治疗性的胸腔积液引流,可在原发肿瘤放化疗的同时密切随访观察;如患者呼吸困难症状明显,建议尝试胸腔穿刺大量排液,以助于明确患者的症状是否与胸腔积液有关,并判定是否肺具有可复张性;若生活体力状态评分差,疾病进展迅速,预期生存时间短的终末期患者,胸腔持续置管引流可以缓解症状,改善生活质量;对预期生存时间较长,生活体力状态评分好,胸腔积液引流且肺复张良好的有症状者,予以留置胸腔引流管或胸膜固定术可作为一线治疗手段。滑石粉是目前最广泛的胸膜固定剂之一,可选择喷洒滑石粉微粒和注入滑石粉匀浆,但我国目前尚无能注入胸腔的医用滑石粉;对肺复张不良,胸膜固定术失败或积液、分隔且有症状的患者,有研究认为,虽然留置胸腔引流管（indwelling pleural catheter,IPC）和胸膜固定术对恶性胸腔积液患者的死亡率无影响,但 IPC 能有效缩短住院日,控制反复的胸腔积液,若患者出现 IPC 相关感染（蜂窝织炎、管道感染或胸腔感染）,可以通过抗生素治疗而无须拔出导管,只有抗感染治疗效果欠佳,才考虑拔出导管。

胸膜腔局部治疗的药物有:抗肿瘤药物、生物免疫调节剂、粘连剂。常用的抗肿瘤药物有:博来霉素 45~60mg、顺铂 40~80mg、丝裂霉素 10~20mg、阿柔比星 30mg、氟尿嘧啶 750~1 000mg,需根据不同肿瘤病理类型选择合适的药物。其中博来霉素的局部粘连成功率最高,为 54%~72%,但需注意有可能引起间质纤维化等不良反应。胸膜腔局部注入生物免疫调节剂可抑制肿瘤细胞,增强淋巴细胞局部浸润和活性,致胸膜粘连并减少胸腔积液产生。常用制剂有卡介苗、短小棒状杆菌、红色努卡菌细胞壁骨架及 A 群链球菌制剂。胸膜固定术中采用的粘连剂有滑石粉、四环素、多西环素等,其中以滑石粉疗效最好,成功率可达 93%,且价廉。

进行胸腔局部治疗需注意:①注射药物前应放置胸腔引流管并尽可能充分引流完胸腔积液;②注射药物后 2h 内需定时变换体位（胸腔镜下均匀喷洒滑石粉者除外）,以便药物能与胸膜广泛接触;③治疗 24h 后若胸腔积液引流少于 150ml,可拔出胸腔引流管,若胸腔积液仍未控制,可在 1~2 周后再次给予胸膜腔局部治疗;④局部治疗会有胸痛、发热等症状,可局部注入利多卡因和口服非甾体抗炎药对症治疗。

第二节　气　　胸

一、概述

正常情况下,胸膜腔内为负压,任何原因导致气体进入胸膜腔,引起胸膜腔积气状态称为气胸（pneumothorax）。气胸通常分为自发性气胸、外伤性气胸和人工气胸三类。自发性气胸的发生无明显诱因。外伤性气胸系由胸部外伤导致的胸壁直接或间接损伤引起。人工气胸指在医学上出于诊断或治疗目的,使用人为方法造成胸膜腔积气状态。气胸是常见的内科急症,发生气胸后,胸膜腔内负压可变成正压,致使静脉回心血流受阻,产生程度不同的心、肺功能障碍。本节主要叙述自发性气胸。

自发性气胸发病率总体男性高于女性(5∶1),可发生于任何年龄阶段。原发性自发性气胸的发病率在男性为(18~28)/10万人口,女性为(1.2~6)/10万人口。本病常见于年轻人,20~30岁为发病高峰,40岁以后明显减少。继发性自发性气胸作为有基础肺疾病的并发症发生,由于基础肺疾病缺乏有效的呼吸储备,所以继发性气胸的呼吸困难表现更加严重。

二、病因及发病机制

自发性气胸常见诱因包括剧烈运动,咳嗽,提举重物或上臂高举,用力排便等。航空、潜水作业而无适当防护措施时,从高压环境突然进入低压环境也可诱发气胸。有50%~60%病例找不到明显诱因,有极少患者甚至在卧床休息时发病。

胸膜腔为脏层胸膜和壁层胸膜之间的密闭腔隙,其间仅有5~15ml起润滑作用的浆液。胸膜毛细血管内总气体分压低于大气压,故胸膜腔内不存在气体。并且由于胸廓向外的扩张力及肺组织向内的回缩力存在,使得整个呼吸周期中胸膜腔都呈负压。胸腔内出现气体在三种情况下发生:①肺泡与脏层胸膜之间产生损伤;②胸壁与外界因创伤产生交通;③胸腔内出现产气微生物。临床上多见于前两种原因。气胸时失去了胸腔负压对肺的牵引作用,甚至因正压对肺产生压迫。由于肺容积缩小,初期血流量并不减少,因而通气/血流比率下降,导致动静脉分流,出现低氧血症,大量气胸时,由于吸引静脉血回心负压消失,甚至胸膜腔内正压对血管和心脏产生压迫,使心脏充盈减少,心输出量降低,引起心率加快、血压降低,甚至休克。张力性气胸可引起纵隔摆动,循环障碍,或窒息死亡。

(一)原发性自发性气胸(primary spontaneous pneumothorax,PSP)

发生于无明确基础肺疾病的健康人,但胸膜下微小疱和肺大疱破裂可能是气胸发生的主要机制。研究表明吸烟、体型和家族史是危险因素。例如此型气胸更常见于瘦高男性,11%的原发性自发性气胸患者有自发性气胸家族史。气道炎症,特别是由于吸烟引起的气道炎症,是肺大疱发生的原因之一。

(二)继发性自发性气胸(secondary spontaneous pneumothorax,SSP)

本病占我国气胸发病的首位,发生于有基础肺部疾病的患者,几乎任何肺部疾病都有可能发生。炎症或炎症后纤维组织的牵拉,引起小支气管及细支气管不完全阻塞、扭曲,形成活瓣,使局部肺泡过度充气,肺泡壁破坏融合形成肺大疱。肺内压突然增高时,脏层胸膜下肺大疱破裂形成气胸。慢性阻塞性肺疾病是导致继发性气胸的主要原因。由于基础肺部病变的存在,继发性自发性气胸临床症状较原发性自发性气胸患者严重,且对气胸的耐受性更差,故绝大多数患者都需要积极的干预。

(三)特殊类型的气胸

1. **月经性气胸** 即与月经周期有关的反复发作的气胸,其发生率为女性自发气胸的0.9%,50岁以下女性气胸患者的5.6%。其发生原因主要与肺、胸膜或膈肌的子宫内膜异位有关,确切发病机制未明。

2. **妊娠合并气胸** 以生育期间年轻女性为多。本病患者因每次妊娠而发生气胸,根据气胸出现时间,可分为早期(妊娠3~4个月)和后期(妊娠8个月以上)两种。其发生机制尚不清楚。

三、病理生理

气胸的病理生理如图28-8所示。

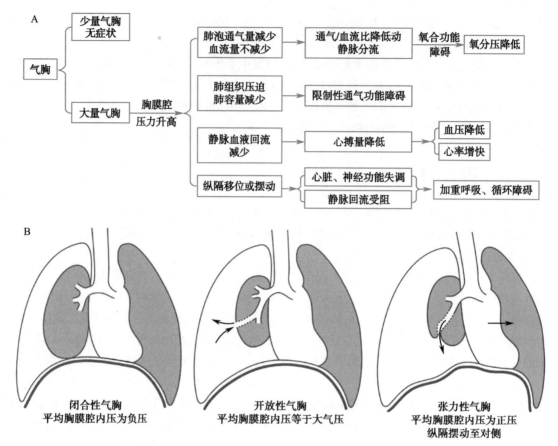

图 28-8　气胸的病理生理及临床分型
A. 病理生理；B. 临床分型。

（一）气胸对心肺功能的影响

对心肺功能的影响决定于 3 个基本因素：基础疾病和肺功能；气胸发生的速度；胸膜腔内积气量、积气压力。基础肺病严重、气胸出现快、气量大、胸膜腔内压高，对心肺功能影响大。

（二）气胸对心肺功能影响的主要表现

1. **肺容量缩小和通气功能降低**　当肺压缩 20% 以上时，胸腔内压变大，失去负压对肺的牵引作用甚至压迫肺组织致肺容量减少，呈限制性通气功能障碍。

2. **气体交换功能恶化**　急性气胸时被压缩的肺泡通气量减少，但最初肺血流量并不减少，可发生通气 / 血流比值降低或动静脉分流样效应，表现为动脉血氧合功能障碍和氧分压降低。

3. **循环功能障碍**　少量气胸对循环功能影响不大；大量气胸，尤其是张力性气胸，胸腔正压影响静脉血回流，甚至压迫血管和心脏，阻碍静脉血回流右心，引起心脏搏出量降低，心率加快，血压降低，甚至发生休克。在大量或张力性气胸时，可引起纵隔移位或摆动，进一步导致循环功能障碍，心律失常、休克或突然窒息死亡。

慢性气胸患者由于肺脏长期被压缩，通气 / 血流比值已自动调整而适应，故在一般活动时没有不适感觉，但在剧烈活动时有呼吸困难症状。

四、临床分型

根据气胸胸腔内压力及病理生理改变，临床上又将气胸分为三型：

1. **闭合性气胸（单纯性气胸）**　胸膜裂口较小，肺受胸膜腔内空气压迫萎缩，进而裂口闭合，不再漏气。此时胸膜腔内压力接近或高于大气压，抽气后压力不再升高。

2. **开放性气胸（交通性气胸）**　裂口持续开放，胸膜腔与外界空气持续相通，呼吸时空气自由进出胸膜腔，此时纵隔会随呼吸摆动，严重影响呼吸循环功能。

3. **张力性气胸（高压性气胸）**　裂口处呈单向活瓣，吸气时胸廓扩大，胸膜腔内压变小，空气从裂口处进入胸膜腔；呼吸时胸廓缩小，胸膜腔内压升高，压迫活瓣使之关闭，气体只进不出，胸膜腔内压持续升高，甚至超过20cmH₂O，此型多见于肺气肿性大疱破裂，是医学急症，常伴随血流动力学不稳定，具有相当高的死亡率。

五、临床表现及辅助检查

（一）症状

1. **呼吸困难**　此症状的严重程度与基础肺功能、肺萎陷程度、发病速度都有密切关系。肺功能正常的青年，可无明显呼吸困难，而原本肺功能极差的慢性阻塞性肺疾病的患者，即使患肺轻度压缩，也会出现明显的呼吸困难。慢性气胸时，健肺已经代偿，多表现为轻度气促。合并纵隔气肿的患者呼吸困难更加明显，甚至出现发绀。

2. **胸痛**　多为突发的单侧前胸、腋下尖锐性刺痛或刀割样疼痛，持续时间短，吸气时加剧。有时可放射到肩部、背部、上腹部等。胸痛程度与肺压缩程度无关。

3. **刺激性干咳**　气体刺激胸膜导致，多不严重，无痰或痰中带少量血丝。

继发性自发性气胸症状多重于原发性自发性气胸。若患者出现高度紧张、恐惧、烦躁、窒息感、发绀，需考虑张力性气胸的可能。

（二）体征

1. **呼吸增快、发绀**　多见于张力性气胸，若有出冷汗、脉搏细数、四肢厥冷、血压降低等表现，需警惕血气胸的存在，需注意贫血貌、胸腔积液体征等表现。

2. **气管、心脏向对侧移位**　左侧气胸时心脏浊音界、右侧气胸时肝上界消失。颈、胸部，甚至头及腹部可有皮下气肿。

3. **胸部体征**　少量气胸时体征不明显，患侧气胸量达30%以上时，胸部体征可有患侧胸廓饱满，肋间隙膨隆，呼吸动度减弱，叩诊呈鼓音，语音震颤及呼吸音减弱或消失。左侧少量气胸或纵隔气肿时可在左心缘闻及与心跳一致的特殊破裂音——Hamman征。产生原理：心跳挤压纵隔或左胸膜腔内的空气，或心跳使分开的脏壁层胸膜突然接触。

（三）辅助检查

1. **X线胸片**　立位后前位X线胸片检查是诊断气胸最重要的方法，可显示肺受压程度、肺内病变情况及有无胸膜粘连、胸腔积液及纵隔移位等。X线典型表现是外凸弧形的细线条阴影，系肺组织和胸膜腔内空气的交界线，线内是压缩的肺组织，线外透亮度增高，无肺组织。气胸延及下部则肋膈角显示更加锐利。少量气胸多局限于肺尖，常被骨骼掩盖，显示不明。大量气胸时，肺被压缩于肺门部，呈圆球形阴影，且常有纵隔向健侧移位表现。临床上可通过X线片估算气胸后肺脏萎陷程度。如肺尖气胸线至胸腔顶部距离≥3cm为大量气胸，<3cm为小量气胸；或是被压缩肺边缘在锁骨部为25%；气胸宽度占总宽度的1/4时（外带压缩），压缩35%；气胸宽度占总宽度的1/3时（外带压缩），压缩50%；气胸宽度占总宽度的1/2时（外中带压缩），压缩65%；压缩至肺门部为90%以上（图28-9）。

正位胸片不能确诊时，侧位、卧位及呼气末胸片

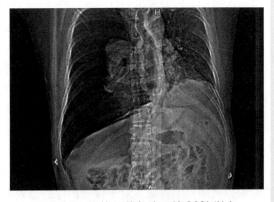

图28-9　正位X线气胸压缩90%以上

有助于诊断。气胸时由于呼气末胸膜腔内气体占整个胸腔体积比例较大,呼气末胸片对诊断帮助较大。15%的气胸患者有少量胸腔积液,胸部X线片上可出现液平。

2. 胸部CT　胸部CT比X线片更敏感和准确,且可准确测出气胸容积。表现为:胸膜腔内极低密度气体影,伴肺组织不同程度的压缩。胸部CT能清楚显示胸膜腔积气的位置,常可发现X线片阴性的气胸存在,尤其是可以鉴别少量气胸、局限性气胸与肺大疱,纵隔气肿与纵隔旁气胸。

3. 血气分析和肺功能检查　多数气胸患者的动脉血气分析不正常,表现为PaO_2降低,$PaCO_2$多正常或降低。肺功能检查对检测气胸发生或者容量的大小帮助不大,故不推荐。

六、诊断和鉴别诊断

(一)诊断标准或诊断依据

根据临床症状、体征及X线表现一般可以确诊。CT检查是诊断气胸的"金标准",而大多数患者X线提示气胸即可诊断。慢性阻塞性肺疾病合并自发性气胸时,可能需要CT检查明确诊断。临床上也可通过胸膜腔内压来确定气胸类型以选择治疗方法和评估预后。胸膜裂口可随病情变化而改变,故气胸类型也可相互转换。

(二)鉴别诊断

1. 急性心肌梗死　因胸痛、呼吸困难合并休克可误诊为急性心肌梗死。心梗患者多合并高血压病史,心音性质及节律改变,或有左心功能不全体征,无气胸体征,不能区别时可行床旁心电图或胸片检查。

2. 急性肺栓塞　可有呼吸困难、咯血、发热,甚至休克,有肺栓塞高危因素,如下肢深静脉血栓,无气胸体征,X线胸片上可无气胸而有肺栓塞影像表现。

3. 肺大疱　位于肺周边的肺大疱,尤其是巨型肺大疱易误认为气胸。肺大疱通常起病缓慢,呼吸困难并不严重,而气胸多突然发生。影像学上,肺大疱呈圆形或椭圆形,位于上部的大疱其下缘称倒抛物线,而气胸下缘为斜向外的抛物线;位于下部的大疱上缘呈抛物线,气胸上缘则呈外上内下的倒抛物线。

4. 其他疾病胸痛　还需与干性胸膜炎、肋软骨炎、急腹症等鉴别。

(三)诊治流程

气胸的诊治流程如图28-10所示。

七、治疗

(一)治疗原则

气胸治疗目的是排尽患侧胸腔气体、促进肺的完全复张和防止复发。常用的治疗方法包括:保守治疗、胸腔减压排气(胸腔穿刺抽气和胸腔闭式引流)、胸膜固定术和手术治疗。患者个体的具体治疗方法需根据气胸的类型、发作频次、肺压缩的程度及病情转变等情况适当选择。继发性气胸的一个重要治疗原则是降低复发率。

(二)治疗方法及具体措施

1. 一般治疗　患者应卧床休息和吸氧,尽量减少活动,利于气体吸收和肺复张。经检查无明显呼吸困难症状,肺压缩体积小,可观察、吸氧并酌情给予镇静、镇痛治疗,待其自行吸收。

保守治疗的具体指征常有:①稳定型小量气胸,肺压缩在20%以下,无明显症状;②初次发作,CT上未发现明显肺大疱形成;③无伴随的血胸等。自发性气胸患者每24h气体吸收率(胸片气胸面积)为1.25%~2.20%。高浓度吸氧可提高血中PaO_2,使氮分压(PN)下降,从而增加胸膜腔与血液间的PN差,促使胸膜腔内的氮气向血液传递(氮-氧转换),促进肺复张,经鼻导管或面罩吸入10L/min,可取得较满意的效果。对于保守治疗的患者需密切观察病情变化,尤其在气胸发生后的12~48h内。12~48h需复查胸片,若气胸无明显进展,可观察1周后再次复查胸片。如果病情进展,需及时行进一步治疗措施。

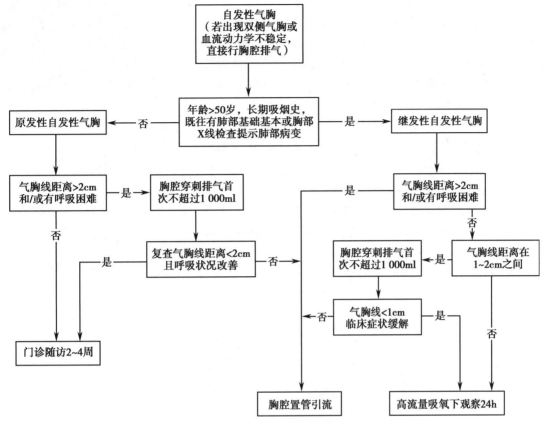

图 28-10　气胸的诊治流程

气胸线距离指在肺门水平,后前位胸部 X 线片上胸壁到肺外侧缘的距离。2cm 的气胸线距离大约是 50% 的气胸容积。

2. 排气减压治疗　肺压缩程度大于 20%,尤其是对肺功能差、合并肺部基础疾病的患者,抽气减压是首要措施。张力性气胸和开放性气胸均应紧急排气。

(1)胸膜腔穿刺排气:适用于单侧肺组织压缩程度 20%~50%,呼吸困难症状较轻,心肺功能尚好的闭合性气胸患者。通常在锁骨中线第 2 前肋间穿刺进针,也有腋前区第 4、第 5 或第 6 肋间为穿刺点。局限性包裹性气胸需 CT 定位后进行穿刺。皮肤消毒后用气胸针或细导管直接穿刺入胸腔,连接于 50ml 或 100ml 注射器或气胸机排气测压,直到患者呼吸困难缓解为止。一般一次抽气量不能超过 1 000ml,或胸腔内压力在 $-4\sim-2cmH_2O$ 为宜,根据肺复张情况每天或隔日抽气 1 次。张力性气胸无胸腔置管的情况下,可行紧急胸膜腔穿刺排气,以达到迅速减压的目的。

(2)胸腔闭式引流术:交通性和张力性气胸、压缩范围大的单纯性气胸患者往往需要胸腔置管持续引流。继发性气胸患者均需要置管,但疗效较原发性气胸患者差,甚至有的患者需要反复胸膜腔置管。一般多取锁骨中线外侧第 2 肋间或腋前线第 4~5 肋间置管,如为局限性气胸或有胸膜粘连者,应根据 X 线透视或 CT 定位置管。现在多用套管针穿刺法将排气管插入胸膜腔,另一端连接于水封瓶正压连续排气装置的玻璃管上,玻璃管置于水面下 1~2cm。患者呼气时胸膜腔内为正压,只要高于外界大气压 $1\sim2cmH_2O$ 就有气体排出。置管成功后水封瓶持续逸出气泡,呼吸困难缓解,压缩的肺在几小时至数天内复张。若水封瓶中不再有气体逸出,玻璃管中液面随呼吸自然波动,表明破口愈合,继续观察 24~48h 后液面若再无变化,可夹闭排气管再观察 24h,病情稳定即可拔管。70% 的患者可在正压闭式引流 3d 后完成肺复张。闭式引流持续 1 周以上仍有气泡逸出,说明破口未愈合,此时考虑持续负压引流。在负压吸引装置与水封瓶之间接上调压瓶,调整调压管入水深度以维持吸引负压在 $-18\sim$

–5cmH₂O 为宜（图 28-11）。目前已有电子化的负压引流装置，它有利于缩短引流时间及降低患者的住院费用。

PSP 经导管引流后，即可使肺完全复张；SSP 常因气胸分隔，单导管引流效果不佳，有时需要在患侧胸腔置入多根导管。两侧同时发生气胸时，可在双侧胸腔做置管引流。若经水封瓶引流后胸膜破口仍未愈合，表现为水封瓶中持续气泡逸出，可加用负压吸引装置（图 28-12）。用低负压可调节吸引机，如吸引机负压过大，可用调压瓶调节，一般负压为 –10~–20cmH₂O，如果负压超过设置值，则空气由压力调节管进入调压瓶，因此胸腔所承受的吸引负压不会超过设置值，可避免过大的负压吸引对肺的损伤。闭式负压吸引宜连续，如经 12h 后肺仍未复张，应查找原因。如无气泡冒出，表示肺已复张，停止负压吸引，观察 2~3d，经胸片证实气胸未再复发，即可拔出引流管。水封瓶应低于患者的胸部地方（如患者床下），以免瓶内的水反流进入胸腔。应用各种插管引流排气过程中，应注意消毒，防止发生感染。

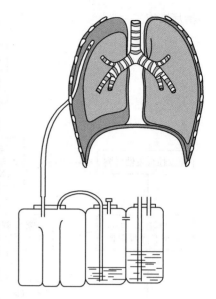

图 28-11　胸腔闭式引流

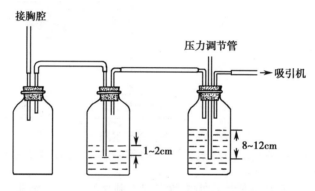

图 28-12　负压吸引水瓶装置

3. **胸膜固定术**（pleurodesis）　胸膜固定术是有效预防气胸复发的治疗方法，对于拒绝手术或肺功能差不能耐受手术的患者，应及时进行胸膜粘连固定术。适宜于不宜手术或拒绝手术的下列患者：①持续性或复发性气胸；②双侧气胸；③合并肺大疱，肺功能不全，不能耐受手术者。其机制是向胸腔内注入粘连剂产生无菌性炎症，使两层胸膜粘连，消灭胸膜腔间隙，达到防止气胸复发目的。常用粘连剂有单纯理化剂、免疫赋活剂、纤维蛋白补充剂、医用黏合剂及生物刺激剂等，如多西环素、米诺环素、滑石粉等，用生理盐水 60~100ml 稀释后经胸腔导管注入，夹管 1~2h 后引起的局部剧痛，可入适量利多卡因（标准剂量 200mg）缓解。胸腔注入硬化剂前，先采用胸腔闭式引流使肺完全复张后再通过引流管注入粘连剂，让患者变换体位使药液分布均匀，观察 2~3d，经胸部拍片证实气胸治愈，可拔除引流管。常见并发症有发热和胸痛，如在术前先注入 2% 利多卡因液 5~10ml 进行胸膜局部麻醉，可减轻术后胸痛症状。

4. **支气管内封堵术**　采用微球囊或栓子堵塞支气管，导致远端肺不张，以达到肺大疱气漏出裂口闭合的目的。无论球囊或栓子封堵，一般应在肋间插管引流下进行。置入微球囊（如硅酮球囊）后观察水封瓶气泡逸出情况，如不再有气泡逸出说明气漏已闭合。支气管内栓塞可用支气管内硅酮栓子、纤维蛋白胶、自体血等。

5. **外科手术治疗**　大部分患者通过胸腔穿刺抽气或胸腔闭式引流可暂时治愈，但 30% 以上的患者气胸迁延不愈或反复发作，并随着复发次数的增加，再发气胸可能性也随之增加。首次气胸后再次同侧气胸发生率达 25%，在第二次气胸非手术治疗后第三次气胸的复发率大于 50%，第三次气胸后再次复发率在 80% 以上。对于反复发作的自发性气胸唯一有效的治疗方式是外科手术切除肺大疱加胸膜固定术。另外，手术治疗也适用于长期气胸、血气胸、双侧气胸、张力性气胸引流失败者、胸膜增厚致肺膨胀不全或影像学提示有多发肺大疱者。手术治疗成功率高，复发率低。

（三）并发症及其处理

1. **脓气胸** 由金黄色葡萄球菌、肺炎克雷伯氏杆菌、铜绿假单胞菌、结核分枝杆菌以及多种厌氧菌引起的坏死性肺炎、肺脓肿以及干酪样肺炎可并发脓气胸，也可因胸穿或肋间插管引流所致。病情多危重，常有支气管胸膜瘘形成。脓液中可查到病原菌。除积极使用抗生素外，应插管引流，胸腔内生理盐水冲洗，必要时应根据具体情况考虑手术。

2. **血气胸** 自发性气胸伴有胸膜腔内出血，常与胸膜粘连带内血管断裂有关，肺完全复张后，出血多能自行停止，若继续出血不止，除抽气排液及适当输血外，应考虑开胸结扎出血的血管。

3. **纵隔气肿与皮下气肿** 由于肺泡破裂逸出的气体入肺间质，形成间质性肺气肿。肺间质内的气体沿血管鞘可进入纵隔，甚至进入胸部或腹部皮下组织，导致皮下气肿。张力性气胸抽气或闭式引流后，亦可沿针孔或切口出现胸壁皮下气肿，或全身皮下气肿及纵隔气肿。大多数患者并无症状，但颈部可因皮下积气而变粗。气体积聚在纵隔间隙可压迫纵隔大血管，出现干咳、呼吸困难、呕吐及胸骨后疼痛，并向双肩或双臂放射。疼痛常因呼吸运动及吞咽动作而加剧。患者出现发绀、颈静脉怒张、脉速、低血压、心浊音界缩小或消失、心音遥远、心尖部可听到清晰的与心跳同步的"卡嗒"声（Hamman 征）。X 线检查于纵隔旁或心缘旁（主要为左心缘）可见透明带。皮下气肿及纵隔气肿随胸腔内气体排出减压而自行吸收。吸入浓度较高的氧，可增加纵隔内氧浓度，有利于气肿消散。若纵隔气肿张力过高影响呼吸及循环，可行胸骨上窝切开排气。

八、预后与预防

预后取决于原发病、肺功能状况、气胸类型、有无并发症等。早期积极的干预有益于预后。闭合性气胸 90% 可治愈。无并发症患者死亡率为 5%~10%，血气胸则为 20%，双侧气胸肺功能差者死亡率高达 50%。

最好的预防是去除病因，规范治疗原发疾病。气胸患者禁止乘坐飞机，因为在高空上加重病情，引致严重后果，肺完全复张后 1 周可乘坐飞机。英国胸科学会则建议，如气胸患者未接受外科手术治疗，气胸发生后 1 年内不要乘坐飞机。

第三节 胸膜间皮瘤

一、概述

胸膜间皮瘤是原发性胸膜肿瘤，较为少见，约占胸膜肿瘤的 5%，估计在美国每年大约 2 500 人发生，在美国恶性胸膜间皮瘤发病率趋于稳定，我国尚无大规模的流行病学资料。

在胚胎发育时期，来源于中胚层的侧板迅速发育分裂为两层，一层与外胚层结合，形成壁层胸膜，一层与内胚层结合，形成脏层胸膜，两层胸膜之间为胸膜腔，胸膜表面覆盖的细胞为间皮细胞。胸膜是兼有三种胚层来源的组织，因此，胸膜原发肿瘤细胞的形态复杂多样，它既可以分化为上皮样细胞形态，也可以分化为纤维细胞样形态。间皮瘤可以有纤维细胞如纤维瘤成分，也可有上皮样细胞形成腺体或乳头状囊性结构,或两者兼而有之。

目前胸膜间皮瘤尚无统一的分型标准。一般根据肿瘤的生长方式和大体形态将其分为局限型和弥漫型两种,一般认为,局限型来源于胸膜下组织,多为良性,而弥漫型胸膜间皮瘤几乎均为恶性。

二、局限型胸膜间皮瘤

局限型胸膜间皮瘤常呈孤立的肿块,手术切除预后良好。

(一) 病理

局限型胸膜间皮瘤常起自脏层胸膜或叶间胸膜,多为圆形或椭圆形实质肿块或结节,表面光滑,呈分叶状,有包膜。结节或肿块生长缓慢,质地坚韧。瘤体与胸膜接触面宽,凸向胸膜腔;少数有蒂与胸膜连接,可随体位变动而移动。肿瘤切面呈黄色、灰黄色或淡红色。

显微镜下一般分为三型,即纤维型、上皮型和混合型。其中纤维型多见,主要由梭形细胞和胶原纤维交织而成;上皮型罕见,主要由单层立方上皮构成;混合型较少见,为单层立方上皮细胞排列于间质面上构成裂隙图像,也可呈乳头状突起,但表层为单层立方上皮,细胞无异形,乳头中心为纤维结缔组织。

局限型中有 13%~25% 为恶性间皮瘤,可累及胸壁、肺、心包和纵隔,可有淋巴结转移。

(二) 临床表现

可发生于任何年龄,40~50 岁多见,男性多于女性。一般无症状,仅在胸部 X 线检查时发现。肿块长大时可有压迫症状,可有胸部轻微钝痛、干咳、活动时气短及乏力等。少有肥大性骨关节病和杵状指。

(三) 胸部 X 线表现

呈孤立的均匀一致的球状块影,边缘清楚,偶有分叶。常位于肺的周边部,极少有胸腔积液。肿块巨大时可占据一侧胸腔,将气管、纵隔、心脏推向健侧。若发生于叶间胸膜,则肿块长轴与叶间裂走行一致。

(四) 诊断和鉴别诊断

临床和 X 线表现无特异性,容易被误诊为包裹性胸腔积液、结核球、肺癌、胸壁和纵隔肿瘤等。在 B 超或 CT 引导下经皮穿刺活检,或胸腔镜直视下活检可明确诊断。

(五) 治疗和预后

外科手术切除是唯一的治疗手段,即便是病理检查为良性胸膜间皮瘤也应手术治疗,手术切除务求彻底,并及早实施,因本病虽然为良性肿瘤,但具有潜在恶性或低度恶性,可以复发或转移。多数患者手术切除可以治愈,如手术后复发,仍可再次手术,预后良好。

三、弥漫型恶性胸膜间皮瘤

弥漫型恶性胸膜间皮瘤(diffuse malignant pleural mesothelioma,DMPM)是起源于间皮细胞的原发性胸膜肿瘤。随着工业的发展,特别是石棉的广泛应用,发病率有逐年上升的趋势。本病病变广泛,恶性程度高,诊断困难,治疗上也缺乏有效措施,故预后差,病死率高。因此,愈来愈引起人们的广泛重视。

(一) 发病情况

DMPM 发病率为(0.1~15.8)例 / 百万人口,男性为(0.5~32.9)例 / 百万人口,女性为(0.03~8.9)例 / 百万人口。统计资料表明,直接从事石棉工业的工人间皮瘤发生率为 2%~13%,其家属为 1%,住在石棉开采或加工厂矿附近居民,间皮瘤发生率也高于普通人群。接触石棉粉尘后发生 DMPM 的潜伏期通常需要 20 年以上,有的长达 50 年,平均 32 年,因此,本病发病年龄为 50~70 岁,偶尔有儿童和青年人患病。

（二）病因和发病机制

1960 年 Wagner 等报道了 33 例 DMPM,其中 32 例有石棉接触史,首次提出了间皮瘤和接触石棉粉尘有关。Silikoff 等前瞻性研究了 17 800 例长期接触石棉的工人,其中 8% 死于 DMPM。DMPM 患者 50%~92% 有石棉接触史,某些患者经活检或尸检发现,肺和胸膜内含有石棉纤维和石棉小体。动物实验中发现吸入或胸腔内注入石棉纤维可诱发 DMPM。经流行病学调查,临床观察、病理和矿物学及试验研究证实,石棉纤维是 DMPM 最主要的病因。

石棉诱发 DMPM 的机制尚不清楚,通常认为接触石棉量越大、时间越长,患 DMPM 的机会越多。但有资料证明 10%~28% 的病例发生 DMPM 与石棉无关,可能与胸膜瘢痕、慢性炎症、病毒感染、放射线、铍、镍,有机、无机化合物及遗传因素有关。

（三）病理

DMPM 常起自壁层胸膜和横膈胸膜,为多发结节,呈葡萄状或菜花状,黄白色或暗红色,无蒂,沿胸膜生长,厚度不等,边缘不清,质地坚韧;如起源于脏层胸膜,则累及部分或全肺,使肺脏萎陷。胸膜腔有少量血性或黄色渗出液。病变主要侵犯胸壁、横膈、肺、心包及纵隔。尸检时胸内淋巴结转移达67%,血源播散达 33%~67%,常转移到对侧肺脏、肝、肾、肾上腺、脑和骨等。

显微镜下一般分为三型。①上皮型多见,肿瘤细胞呈单层立方或扁平上皮,细胞大、胞质多、嗜酸性,核大而圆,位于中央,核不规则,呈泡状,有 1~2 个核仁。细胞异形,分化程度低,核分裂象多。癌细胞排列成乳头状、片状或假腺泡样结构。②肉瘤型组织结构多样,类似于纤维肉瘤、平滑肌肉瘤、恶性纤维组织细胞瘤或多形细胞肉瘤,少数有骨和软骨化生。③混合型由上述两型瘤组织混合存在,同一切片不同区域,部分瘤细胞呈小片、实体或裂隙管样排列,部分呈肉瘤样结构,两者互相交杂,构成肿瘤的复杂多样性。在国外的组织分型中,上皮型占 60.6%,混合型占 27.3%,肉瘤型占 12.1%。

电镜下显示瘤细胞胞质内和细胞间形成许多腔隙,表面有无数细长微绒毛,密集成刷状。细胞间桥粒大,瘤细胞之间有桥粒连接或紧密连接。有界间张力丝和核周张力丝。瘤细胞多形,大小不等,核大不规则,细胞内含糖原颗粒,但缺乏细胞器。可见到上皮样和纤维样细胞过度现象,细胞间胶原纤维存在。

（四）临床表现

发病年龄多在 50 岁以上,男女比例为(2~10):1。起病较隐匿,常在 X 线检查时被发现。主要表现为持续胸痛和呼吸困难,胸痛可逐渐加重,可伴有干咳、乏力、体重减轻,少数有咯血和不规则发热。

绝大多数伴有胸腔积液,且多为大量胸腔积液,胸液多为血性,也可呈黄色渗出液,胸液中有大量间皮细胞或大量增生的间皮细胞,常常找不到肿瘤细胞,此因为肿瘤细胞脱落后失去其特性,而难以与增生的间皮细胞相鉴别。

（五）诊断和鉴别诊断

中老年人,有石棉等接触史,持续胸痛伴呼吸困难,应高度怀疑 DMPM;若影像学上有胸膜不规则增厚,呈锯齿样或花边样改变,叶间裂不规则增厚及突向胸腔内的肿块,则更提示本病。胸部增强CT 检查能显示病变范围和程度及胸内脏器受累的情况,是目前确定手术可行性最可靠的方法,PET/CT 用于分期常常不足,但可用于评估是否存在转移。

本病确诊依靠病理组织学检查。经胸水脱落细胞检查确诊间皮瘤的概率为 0%~22%,经皮针刺胸膜活检阳性率差别较大,从 6% 到 85.7% 不等。胸腔镜检查是诊断间皮瘤的最佳手段,检查过程中可以窥视整个胸膜腔,直接观察到肿瘤的形态特征、大小、分布及邻近脏器受侵犯的情况,且可在直视下多部位活检,取到足够的组织标本,故诊断率高。

临床上本病应与结核性胸膜炎、包裹性胸腔积液、周围型肺癌、胸膜转移癌等鉴别。根据临床表现、影像学检查、胸水细胞学及胸膜活检病理检查,98% 以上的病例可以明确诊断。但由于 DMPM 病理复杂,有时需要做免疫组织化学染色。

（六）分期

2017 年的 AJCC 第八版 TNM 分期见表 28-3 及表 28-4。

表 28-3　T、N、M 的定义

T 原发肿瘤

Tx 原发肿瘤无法评估

T0 无原发性肿瘤证据

T1 肿瘤局限于同侧壁层胸膜，伴或不伴以下症状：

　　a）脏层胸膜

　　b）纵隔胸膜

　　c）膈胸膜

T2 肿瘤累及每一个同侧胸膜表面（壁层胸膜、纵隔胸膜、膈胸膜和脏层胸膜），至少具有以下特征之一：

　　a）膈肌受累

　　b）肿瘤从脏层胸膜扩展至下层肺实质

T3 局部晚期，但潜在可切除肿瘤

肿瘤累及所有同侧胸膜表面（壁层、纵隔、膈肌和脏层胸膜），至少具有以下特征之一：

　　a）胸内筋膜受累

　　b）延伸至纵隔脂肪

　　c）延伸至胸壁软组织的孤立、完全可以切除的肿瘤病灶

　　d）非透壁性心包受累

T4 局部晚期技术上不可切除肿瘤

肿瘤累及所有同侧胸膜表面（壁层、纵隔、膈肌和脏层胸膜），至少具有以下特征之一：

　　a）胸壁肿瘤弥漫性扩展或多灶性肿块，伴或无相关肋骨破坏

　　b）肿瘤直接扩展至对侧胸膜

　　c）肿瘤直接扩展至纵隔器官

　　d）肿瘤直接延伸至脊柱

　　e）肿瘤延伸至心包内表面伴或无心包积液；或肿瘤累及心肌

N 区域淋巴结

NX 局部淋巴结无法评估

N0 无局部淋巴结转移

N1 同侧支气管肺、肺门或纵隔（包括内乳、隔周、心包脂肪垫或肋间）淋巴结转移

N2 对侧纵隔、同侧或对侧锁骨上淋巴结转移

M 远处转移

M0 无远处转移

M1 存在远处转移

表 28-4　AJCC TNM 分组

	TNM		
Ⅰ A 期	T1	N0	M0
Ⅰ B 期	T2~T3	N0	M0
Ⅱ 期	T1~T2	N1	M0
Ⅲ A 期	T3	N1	M0
Ⅲ B 期	T1~T3	N2	M0
	T4	任何 N	M0
Ⅳ 期	任何 T	任何 N	M1

（七）治疗

对于临床分期Ⅰ~Ⅲ期、医学上可手术的恶性胸膜间皮瘤患者，推荐多学科治疗（化疗、手术、放疗）。

1. 外科治疗　恶性胸膜间皮瘤手术选择是有争议的，因为目前缺乏高质量的随机对照试验。手术目的是通过清楚所有看得见或摸得着的肿瘤进行细胞减灭术以达到宏观完全切除。如果不能肉眼可见地完全切除如胸壁多部位侵犯的患者，则应该终止手术。但如果切除大块病变部位可以帮助术后管理并且如果并发症率极低，则应该手术继续。但对于高危（如组织学不良，如肉瘤样、混合性）患者，通常不推荐手术。手术切除包括胸膜切除术/去皮质术（P/D）和胸膜外全切术（extrapleural pneumonectomy，EPP）。

2. 放射治疗　不推荐单独使用，可在术前、术后或者姑息治疗中使用。有一定疗效，主要是减轻疼痛，不能解除呼吸困难和延长生命。胸腔内置入放射性核素金198、磷32等可延缓胸水生长和减轻胸痛。但由于放射防护困难，价格昂贵，取材不便，目前也较少应用。

3. 化疗　有肯定治疗作用，用于不能手术或可手术患者多模式方案的一部分。可手术Ⅰ~Ⅲ期恶性胸膜间皮瘤患者可在术前或术后接受化疗。顺铂/培美曲塞的一线联合方案是目前恶性胸膜间皮瘤的"金标准"。二线化疗方案，对既往未接受含培美曲塞方案化疗的患者，推荐单药培美曲塞化疗。部分无贝伐单抗禁忌证的患者可选择贝伐珠单抗加入培美曲塞/顺铂方案，可显著改善无进展生存期（PFS）和总生存期（OS）。

4. 免疫治疗　2020年10月美国FDA批准免疫检查点抑制剂纳武利珠单抗（nivolumab）联合伊匹单抗（lpilimumab）作为不能手术患者的一线治疗方案，无须检测PD-L1。人类免疫检查点纳武利珠单抗，可抑制程序性死亡受体-1（PD-1），从而提高肿瘤免疫，PD-1受体在活化的细胞毒性T细胞上表达。伊匹单抗是一种单克隆抗体，可抑制细胞毒性T淋巴细胞蛋白4（CTLA-4），CTLA-4是另一个免疫检查点，抑制CTLA-4可提高T细胞活性，从而增加肿瘤免疫反应。

（八）预后

DMPM是一种高度恶性肿瘤，预后差。文献报道本病中位生存期自症状出现后8~14个月，绝大多数患者1年内死亡，5年生存率<5%。一般认为上皮型、Ⅰ期、年龄<60岁、一般状况良好的女性接受治疗者生存期较长；而肉瘤型，晚期（Ⅲ、Ⅳ期）、年龄>65岁，有石棉接触史，有胸痛和体重减轻者预后差。

总之，加强对石棉工业的管理，控制环境污染，注意个人劳动防护，可降低本病的发生率。

诊 治 精 要

1. 胸腔积液形成的病理生理机制包括胸膜毛细血管静水压增加、胸膜毛细血管胶体渗透压降低、胸膜通透性增加、壁层胸膜淋巴回流受阻、损伤及医源性。

2. 胸腔积液分为漏出液与渗出液，漏出液常见病因包括充血性心力衰竭、肝硬化、低蛋白血症等；渗出液常见病因包括肺炎旁胸腔积液、结核性胸膜炎、恶性肿瘤等。

3. 胸腔积液的诊断流程包括判断有无胸腔积液、区别漏出液与渗出液、寻找胸腔积液的病因。

4. 气胸最常见的症状是突发性胸痛和呼吸困难，体征包括叩诊鼓音，触诊语音震颤消失，呼吸音减弱或消失。

5. 气胸X线胸片可表现为外周肺纹理消失，胸内气胸线。部分患者局限性气胸或胸膜粘连时，X线胸片表现易与肺大疱混淆，胸部CT有助于鉴别。

6. 气胸治疗方案需要根据气胸的类型与病因、肺压缩程度、病情状态等选择。症状轻微的原发性气胸患者可保守治疗。小量气胸,呼吸困难症状较轻的闭合性气胸患者可行胸腔穿刺排气。不稳定型气胸、张力性气胸和症状严重的大部分继发性气胸患者考虑胸腔闭式引流促进肺复张。继发性自发性气胸无论气胸容积大小,均提倡尽早干预。对于内科治疗无效的气胸,可考虑手术治疗。

7. 弥漫型恶性胸膜间皮瘤多与石棉暴露有关,病变广泛,恶性程度高,诊断困难,治疗上也缺乏有效措施,预后差,病死率高。

思考题

1. 胸腔积液的临床表现及体征。
2. 渗出液及漏出液的鉴别。
3. 常见的渗出液病因有哪些?
4. 气胸的临床类型有哪些?
5. 气胸的治疗原则。

（刘　丹）

第二十九章
阻塞性睡眠呼吸暂停低通气综合征

阻塞性睡眠呼吸暂停低通气综合征（obstructive sleep apnea and hypopnea syndrome，OSAHS）是指患者在睡眠过程中反复出现上气道阻塞、呼吸暂停、低通气，引起慢性间歇低氧伴/不伴二氧化碳潴留、睡眠片段化等，导致白日嗜睡、记忆力减退等一系列临床表现。OSAHS 发病机制复杂，肥胖、高龄、男性等是 OSAHS 的主要危险因素。OSAHS 是心脑血管疾病、代谢性疾病、神经及精神系统疾病等多种疾病的独立危险因素，并且与肿瘤的发生和转移、免疫功能紊乱等密切相关，因此也被认为是全身性疾病。OSAHS 需经多导睡眠监测确诊，持续正压通气、口腔矫治器、手术是目前治疗 OSAHS 的主要方法。

第一节 概　　述

人的一生有大约三分之一的时间在睡眠中度过，在睡眠中机体发生复杂的变化。人会罹患多种与睡眠相关的疾病，其中与呼吸密切相关的是睡眠呼吸疾病。2014 年美国睡眠医学会（AASM）发布的睡眠疾病国际分类第三版（ICSD-3）将睡眠呼吸疾病进行了重新命名及分类，包括阻塞性睡眠呼吸暂停（obstructive sleep apnea，OSA）、中枢性睡眠呼吸暂停（central sleep apnea，CSA）、睡眠相关低通气、睡眠相关低氧血症、睡眠孤立症状及和正常变异 5 个类别、17 个疾病分型。

睡眠呼吸暂停是最常见的睡眠呼吸障碍类型。一次睡眠呼吸暂停事件是指睡眠中口鼻呼吸气流停止（表现为气流消失或较基线幅度下降 $\geqslant$ 90%）、持续时间 $\geqslant$ 10s，分为中枢型和阻塞型两类，其中阻塞型睡眠呼吸暂停事件是指口鼻呼吸气流停止的同时，胸腹部运动仍存在，而中枢型睡眠呼吸暂停事件是口鼻呼吸气流和胸腹部运动均停止。另外，睡眠过程中若口鼻呼吸气流较基线水平降低 $\geqslant$ 30%并伴有 SaO_2 下降 $\geqslant$ 4%、持续时间 $\geqslant$ 10s，或者口鼻呼吸气流较基线水平降低 $\geqslant$ 50% 并伴 SaO_2 下降 $\geqslant$ 3%、持续时间 $\geqslant$ 10s 则称为低通气事件。这些事件正常人在睡眠中可偶尔出现，但若夜间反复发生，则为疾病状态，其中最常见的就是 ICSD-3 中的 OSA，我国目前统称为阻塞性睡眠呼吸暂停低通气综合征（obstructive sleep apnea hypopnea syndrome，OSAHS）。

1956 年，Burwell 等人首先报告了具有肥胖、嗜睡、周期性呼吸等特征的 Pickwickian 综合征。1976 年，Guilleminault 提出了"睡眠呼吸暂停综合征"的概念及其诊断标准。随着睡眠医学的发展，对该病的认识也逐渐深入，概念也不断更新。现阶段，OSAHS 是指患者在睡眠过程中反复出现上气道阻塞，表现为呼吸暂停、低通气，引起慢性间歇低氧伴/不伴二氧化碳潴留、反复微觉醒、睡眠片段化、交感神经异常兴奋、胸腔内压波动等，进而导致白日嗜睡、工作效率下降、记忆力减退以及自主神经功能紊乱等一系列临床表现。流行病学调查显示，OSAHS 在成人中的患病率为 2%~4%，好发于肥胖人群，男性高于女性，但绝经期后女性与男性的发病率无明显差异，是心脑血管疾病、代谢性疾病、神经及精神系统疾病等多种疾病的独立危险因素,与肿瘤的发生和转移、免疫功能紊乱、早产流产等密切相关,因此也被认为是全身性疾病。

第二节　发病机制和危险因素

一、发病机制

OSAHS 发病机制复杂,确切机制尚不明确,上气道解剖因素、咽部扩张肌力学因素、局部氧化应激和炎症因素、神经内分泌因素、代谢因素及遗传因素等共同参与了 OSAHS 的发病过程。多数患者存在上气道狭窄的病理基础,如鼻中隔偏曲、扁桃体肥大、小颌畸形等,往往存在家族聚集性。

维持上气道开放、对抗咽腔负压的主要力量来自上气道扩张肌,其活性受多种神经冲动的调节,包括大脑皮质外周和中枢化学感受器以及上气道的局部机械受体的反射性调节等。进入睡眠状态后上气道扩张肌松弛、对低氧和高碳酸刺激的反应性降低导致上气道部分或完全阻塞,引起睡眠呼吸暂停和低通气(图 29-1)。呼吸暂停后,体内血氧下降、二氧化碳水平升高,刺激呼吸中枢,同时出现觉醒或微觉醒反应,使得口咽部肌肉收缩,上气道重新开放,呼吸暂停消失,之后血氧和二氧化碳恢复正常,再次入睡,进入下一次呼吸暂停,如此周而复始,形成了 OSAHS。

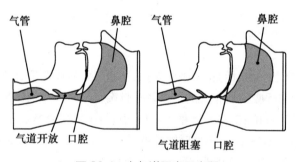

图 29-1　上气道阻塞示意图

二、危险因素

OSAHS 的发生与肥胖、年龄、性别等均有关,主要的危险因素包括:

1. **上气道结构性狭窄**　咽腔气道包括 3 个解剖部位:鼻咽部、口咽部和喉咽部。当上气道结构性狭窄时(如鼻部结构异常、咽壁肥厚、扁桃体肥大、先天性小颌畸形等),睡眠状态下上气道易发生狭窄或完全闭塞。

2. **肥胖**　肥胖可导致咽部脂肪增加,进而加重上气道狭窄程度。肥胖是引起 OSAHS 的独立危险因素。有研究结果显示:体重每增加 10%,睡眠呼吸暂停低通气指数(apnea hypopnea index,AHI)会增加约 32%;体重减轻 10%,预测 AHI 会减少 26%;体重增加 10%,罹患中、重度 OSAHS 的风险增加 6 倍。

3. **睡前饮酒、服用镇静催眠药**　酒精、镇静催眠药均可使上气道扩张肌收缩力下降,促进上气道阻塞的发生。

4. **年龄**　随着年龄的增加,上气道肌群的肌张力降低,因此,OSAHS 的发生随着年龄的增加而增高,女性绝经期后患病者增多,70 岁以后患病率趋于稳定。

5. 性别　OSAHS 的发病率男性高于女性,但女性绝经后发生率明显增加,这可能是由于雌激素对女性上气道的开放有潜在的保护作用。

三、病理生理变化

由于睡眠中反复出现呼吸暂停和低通气,OSAHS 最常见的病理生理变化是慢性间歇低氧血症伴/不伴高碳酸血症、睡眠片段化、交感神经异常兴奋等,上述变化可引起呼吸、心血管、精神神经、血液、内分泌等多个系统受累。

(一) 呼吸系统

OSAHS 患者多为肥胖者,易出现限制性通气功能障碍,仰卧位时通气/血流比例失衡加重,易引起血氧降低,睡眠呼吸暂停的发生会进一步加重低氧血症,主要表现为夜内间歇性的低氧血症,严重者清醒状态下的动脉血气分析可出现不同程度的血氧分压降低和二氧化碳分压升高。

(二) 循环系统

正常人睡眠时血压降低,但大多数 OSAHS 患者伴随呼吸暂停可出现不同程度的一过性血压升高,使血压失去正常节律,这可能与睡眠时反复发作的低氧血症、胸膜腔内压波动和频繁的觉醒有关。一些 OSAHS 患者还会出现不同程度的心律失常,多以窦性心动过缓、窦性停搏、房室传导阻滞为主,严重者可出现睡眠中猝死。另外,睡眠呼吸暂停引起的低氧也可导致肺动脉压反复升高,进而引起肺源性心脏病。

(三) 内分泌系统

OSAHS 主要引起交感神经活性增强,使下丘脑-垂体-肾上腺功能失调,激素分泌失去正常节律,常引起胰岛素抵抗,促进糖尿病的发生。

(四) 其他系统

长期慢性低氧可引起继发性红细胞增多和血栓形成。睡眠时反复觉醒、深睡眠减少、睡眠的片断化会损伤脑功能,引起精神、神经和行为异常,促进阿尔茨海默病的进展。由于胸膜腔内压波动,也可引起胃食管反流,后者使上气道阻力增加,进而加重 OSAHS,形成恶性循环。由于反复的间歇低氧,OSAHS 也可促进肿瘤的发生和迁移。

第三节　临床表现

几乎所有的 OSAHS 患者均有不同程度的打鼾,鼾声不规则,呼吸暂停常被同室或同床睡眠者所发现。患者多有睡眠中憋醒的经历,由于睡眠质量差,醒来自觉头痛,并出现明显的白天嗜睡,可有注意力不集中、记忆力和判断力下降等智能方面的障碍,部分患者还可出现性功能减退、遗尿等。由于 OSAHS 患者常常并发高血压、糖尿病等,针对部分由于并发症前来就诊的患者,需要深入了解睡眠及相关临床表现。

一、夜间临床表现

(一) 打鼾

打鼾是由于呼吸气流通过狭窄的上气道时出现湍流,引起局部软组织高频率震颤,进而产生的响声。打鼾是 OSAHS 的主要症状,鼾声响亮、不规则,往往是鼾声—气流停止—鼾声交替出现。

(二) 呼吸暂停

与鼾声交替出现,鼾声终止后出现呼吸暂停,常常被同室或同床睡眠者发现,可伴有明显的胸腹部矛盾运动。如果气流停止时间过长,可观察到患者出现发绀。

(三) 睡眠不实

长时间的呼吸暂停后常伴有微觉醒,伴有翻身、四肢不自主运动甚至抽搐,严重者会突然坐起,感觉心慌、胸闷或心前区不适。

(四) 多汗

出汗较多,以颈部、上胸部明显,与气道阻塞后呼吸用力增加和呼吸暂停后高碳酸血症有关。

(五) 夜尿增多或遗尿

部分患者夜间排尿 3~5 次,尿量明显增多。儿童患者常表现为遗尿,随着 OSAHS 的治疗症状可消失。

(六) 睡眠行为异常

睡眠行为异常表现为恐惧、惊叫、呓语、夜游、幻听等。

二、白日临床表现

(一) 白日嗜睡

白日嗜睡是 OSAHS 最常见的症状,轻者表现为工作时间或上下午困倦、睡意或开会时打瞌睡,严重时吃饭、与人谈话、驾车时即可入睡,是交通事故的重要原因之一。

(二) 头晕、乏力

由于夜间反复呼吸暂停、低氧血症,使睡眠连续性中断,觉醒次数增多,睡眠质量下降,常有不同程度的头晕、疲倦和乏力。

(三) 精神行为异常

OSAHS 患者可出现注意力不集中、精细操作能力下降、记忆力和判断力下降,症状严重时甚至不能胜任工作,部分可表现为认知功能障碍,甚至痴呆。间歇低氧和睡眠结构紊乱诱导的氧化应激和炎症反应可能是 OSAHS 患者发生认知功能障碍的主要机制。

(四) 晨起头痛

常有清晨头痛,隐痛多见,不剧烈,可持续 1~2h,与血压升高、颅内压及脑血流的变化有关。OSAHS 患者长期血氧饱和度降低引起儿茶酚胺、肾素、血管紧张素、内皮素等缩血管活性物质分泌增加,导致血管收缩,血压升高。另外,高碳酸血症可引起脑血管扩张,导致头痛发作;低氧情况下易出现脑水肿,颅内压增加,加重头痛症状。

(五) 性格变化

多表现为烦躁、易激动、焦虑等,影响家庭和社会生活,由于与家庭成员和朋友情感逐渐疏远,还会出现抑郁症。

(六) 性功能减退

约有 30% 的男性患者可出现性功能障碍,甚至阳痿。

三、常见并发症

(一) 脑血管疾病

1. 脑卒中　流行病学资料显示,OSAHS 患者发生脑卒中的危险度是非 OSAHS 患者的 10.3 倍,脑卒中患者合并 OSAHS 的发生率高达 69%~77%,而且脑卒中后出现 OSAHS 的患者多数无肥胖、白天嗜睡等典型表现,容易漏诊。

2. **阿尔茨海默病** OSAHS 患者发生阿尔茨海默病的风险是正常人的 1.7 倍,女性患者的患病风险高达 2.38 倍。40%~70% 的阿尔茨海默病患者存在 OSAHS,其痴呆的严重程度与睡眠呼吸紊乱指数明显相关。OSAHS 引起的低氧不仅可以直接损伤脑组织,也可以引发慢性炎症及氧化应激反应破坏脑细胞、神经元,睡眠片段化本身也能损害认知功能。

3. **癫痫** 癫痫和 OSAHS 相互影响、互为促进,OSAHS 可增加癫痫发作的频率,癫痫发作及抗癫痫药物又能通过影响睡眠结构等途径诱发和加重睡眠呼吸暂停,OSAHS 更常见于频繁夜间发作的癫痫患者。国内报道显示,癫痫患者中 OSAHS 检出率为 46.67%。合并 OSAHS 的癫痫患者在 OSAHS 治疗好转后,癫痫发作的频率可明显下降。

4. **失眠症** 39%~58% 的 OSAHS 患者存在失眠症,以女性患者更常见,不同严重程度的 OSAHS 患者合并不同的失眠亚型,睡眠呼吸暂停低通气指数(AHI)越高越容易导致中期型失眠(维持睡眠困难),而早期型失眠(入睡困难)常见于 AHI 低的患者。与单纯 OSAHS 患者相比,失眠症与 OSAHS 共病患者睡眠结构紊乱更明显、躯体症状及神经精神症状增多。

5. **帕金森病** OSAHS 可增加帕金森病的患病风险,女性 OSAHS 患病风险高达 3.54 倍,合并失眠者患病风险更高。

(二)心血管疾病

1. **高血压** 目前已明确,OSAHS 是引起高血压的独立危险因素,患者的血压失去正常"构型"血压模式节律,常见表现为晨起及夜间高血压。对于一些难治性高血压,OSAHS 常常是潜在病因,因此应注意询问和进行相关的检查以帮助判断。合并 OSAHS 者,随着 OSAHS 的治疗,高血压也将变得容易控制。

2. **心律失常** OSAHS 患者易存在夜间心律失常,主要与睡眠中胸内负压改变、自主神经功能紊乱有关。一般来说,OSAHS 患者夜间室性期前收缩的发生率高达 14%~74%,25% 的重度 OSAHS 患者存在复杂性室性异搏(包括二联律、三联律、四联律)。重度 OSAHS 患者房颤的发生率较健康人群增高 4 倍,若未对 OSAHS 进行治疗,其电复律转复后 1 年内房颤的复发率也非常高。在无心脏基础疾病的 OSAHS 患者中,心动过缓、房室传导阻滞、窦性停搏及心搏骤停的发生率亦可达 18%。因此,OSAHS 被认为是恶性心律失常发生的危险因素。

3. **心力衰竭** OSAHS 与早期心衰有关,其可以导致急性心力衰竭结局恶化。在心衰患者中,睡眠呼吸暂停出现越早,患者心功能恶化越迅速,且预后不佳。

4. **肺动脉高压** 肺动脉高压是 OSAHS 的重要合并症之一,OSAHS 患者中肺动脉高压多为轻中度。OSAHS 引起肺动脉高压的主要机制为低氧反射性引起肺血管收缩、吸气时胸腔负压增大使右心室容量负荷和肺血流量增加、反复微觉醒引起交感神经兴奋性增强、儿茶酚胺释放增加等,久而久之出现白日肺动脉压力变化。

5. **冠心病** OSAHS 常常合并夜间心绞痛,因其多于夜间发生,因此容易漏诊。目前已明确,OSAHS 与冠心病密切相关,AHI 越高引发冠脉疾病的风险越大,重度 OSAHS 患者心血管意外事件发生率较无睡眠呼吸障碍者高出 3 倍。急性冠脉综合征期间患者可出现短暂的 OSAHS。另外,随着心肌梗死后生活方式的改变(如减少吸烟)OSAHS 的严重程度也会改善。

6. **扩张型心肌病** OSAHS 与扩张型心肌病共存时会使扩张型心肌病的治疗效果不佳,预后不良。当临床上遇到扩张性心肌病患者经正规治疗后仍存在顽固的心衰或缓慢性心律失常,尤其是在睡眠过程中发生频繁时,应高度注意是否并存了 OSAHS,若患者同时存在打鼾、晨起口干、头痛史、白天嗜睡、记忆力下降等症状,应及时行多导睡眠监测以明确 OSAHS 诊断。

(三)内分泌疾病

OSAHS 与内分泌功能相互影响,许多内分泌疾病如甲状腺功能减退、肢端肥大症、糖尿病等易合并 OSAHS,而 OSAHS 又可引起内分泌激素的分泌异常,造成原有的内分泌疾病加重。

1. 糖尿病　有研究结果显示,在肥胖的糖尿病患者中有 86% 患有 OSAHS,其中 30.5% 为中度 OSAHS,22.6% 为重度 OSAHS。当糖尿病合并 OSAHS 时,呼吸暂停出现得更频繁,持续时间也更长。因此,对于 2 型糖尿病患者,无论肥胖与否,建议常规进行多导睡眠监测。对于已诊断 OSAHS 的 2 型糖尿病患者,血糖控制良好对于 OSAHS 的治疗也有益。

2. 甲状腺功能减退　OSAHS 与甲状腺功能减退均可表现为打鼾、肥胖、白天嗜睡、疲倦、头晕、记忆力减退、注意力不集中、情绪降低及性欲减退等,在临床上容易漏诊。已有研究发现,甲状腺激素水平与 AHI 呈正相关,给予甲状腺素治疗使甲状腺功能恢复正常后,OSAHS 的病情可以得到不同程度的改善。

3. 肢端肥大症　垂体生长激素(growth hormone,GH)腺瘤又被称为"肢端肥大症"。OSAHS 是肢端肥大症患者最常见的呼吸系统合并症,肢端肥大症患者 OSAHS 发病率远高于正常人群,为 19%~87.5%,这可能是由于肢端肥大症患者咽喉部软组织肥厚、舌体肥大等特征容易引起上呼吸道阻塞。在肢端肥大症患者中,由 OSAHS 造成的死亡率可占该类患者总死亡率的 25% 左右。因此,应该提高对肢端肥大症患者中 OSAHS 合并症的认识,并进行早期的识别及干预。

(四) 其他

1. 焦虑与抑郁　OSAHS 患者有时可出现焦虑、抑郁状态,性格与以往发生变化,常常被忽视。我国的数据显示,OSAHS 患者出现焦虑、抑郁的概率分别为 32% 及 41.7%~56%,严重抑郁患者中 OSAHS 的发生率亦高达 36.3%。Meta 分析结果显示,有效治疗 OSAHS 能改善患者的焦虑、抑郁症状,同样,当有效治疗焦虑及抑郁症状后,OSAHS 患者不仅白日嗜睡、主观睡眠质量差等症状得以改善,其对无创正压通气治疗的依从性也随之提高。但是,常用的抗焦虑、抑郁药物对睡眠呼吸的不利影响也不容忽视,尤其是苯二氮䓬类药物。

2. 精神分裂症　肥胖、男性和长期服用精神安定剂是精神分裂症患者发生 OSAHS 的危险因素,所以对于体重超重、长期服用精神安定剂的精神分裂症患者应注意评价是否合并 OSAHS。同时,在抗精神药物选择上,应注意抗精神病药物的镇静作用、体重增加对 OSAHS 发生、发展的影响,对于有明显中枢抑制作用的药物应尽量避免使用,如氯氮平、氯丙嗪等。

3. 胃食管反流病　OSAHS 与胃食管反流病(gastroesophageal reflux disease,GERD)具有较高的共患率,有研究显示 OSAHS 患者中有 55%~75% 的患者同时患有 GERD,合并 OSAHS 的 GERD 患者胃食管反流事件、pH<4 的时间百分比均较单纯 GERD 患者明显增加,且经持续正压通气治疗 OSAHS 后,其夜间胃食管反流评分明显下降、临床症状较前缓解,同时抗酸药物治疗也能降低患者的微觉醒指数及呼吸暂停指数。二者相互影响,但两者之间是因果关系还是伴随关系,目前尚存在争议。

4. 肿瘤　OSAHS 患者患肿瘤的风险较无睡眠呼吸障碍人群增高近 50%,此种表现在未接受治疗的中青年男性患者中尤为明显,肿瘤类型以呼吸和消化系统来源多见。进一步的研究发现,OSAHS 患者肿瘤的发病率与睡眠期间低氧的程度及持续时间呈正相关。另外,合并 OSAHS 的肿瘤患者死于癌症的风险也明显增高,其肿瘤死亡率依然与夜间低氧程度相关,这可能与反复低氧诱发新血管增生、加速肿瘤的生长、侵袭及转移有关。目前尚无相关研究报道 OSAHS 有效治疗对肿瘤患者预后的影响。

第四节　诊断和鉴别诊断

一、病史和体格检查

本病在男性、肥胖者中较为多见,发病率随年龄增长而增高。同室或同床睡眠者常发现患者有不同程度的打鼾,鼾声不规则,干扰他人睡眠,伴有反复呼吸暂停,患者可从睡眠中憋醒。患者常出现晨起头痛,白日嗜睡、注意力不集中、记忆力和判断力下降,有些患者还可出现性功能减退、遗尿等表现。

　　部分患者存在上气道解剖异常,在体格检查时应给予重视,如肥胖、颈围 >40cm、鼻甲肥大、鼻中隔偏曲、扁桃体肥大、悬雍垂过长、软腭松弛、舌体肥大、下颌短小后缩、小颌畸形等。体检时还应关注并发症等的情况。

二、多导睡眠监测

　　通过多导电生理记录仪进行睡眠呼吸监测是确诊本病的主要手段。多导睡眠监测(PSG)检查前准备:①应事先安排时间让患者尽可能多地熟悉睡眠检查室内外环境,减少陌生感,有助于减少 PSG 监测时可能出现的首夜效应;②需确认患者的服药情况,以及过去 24h 的睡眠状况、饮酒状况、饮食状况等;③针对存在重度高血压、心脏病等病史的患者,在夜间监测过程中,需密切观察患者的情况,以免出现意外;④剃胡须、洗脸、洗澡,重点清洗有油脂的部位;⑤监测过程中要关闭手机,尽量减少人员走动,以免干扰;⑥检查当天禁服酒精、咖啡因、镇静剂或安眠类药物,对于 2h 以上不能入睡的患者,可以酌情予以安眠药辅助入睡。

　　PSG 检查过程中,将同步记录患者睡眠时的脑电图、眼电图、肌电图、心电图、胸腹呼吸运动、口鼻气流、鼾声、脉氧饱和度、体动、体位及肢体运动等多项指标,可准确地评估患者的睡眠分期以及睡眠时呼吸暂停及低通气、缺氧等情况。根据 PSG 监测(图 29-2),睡眠呼吸事件可分为阻塞型睡眠呼吸暂停(口鼻气流消失但胸腹呼吸运动仍存在)、中枢型睡眠呼吸暂停(口鼻气流及胸腹部呼吸运动同时消失)和低通气(呼吸气流幅度降低但未完全消失)。

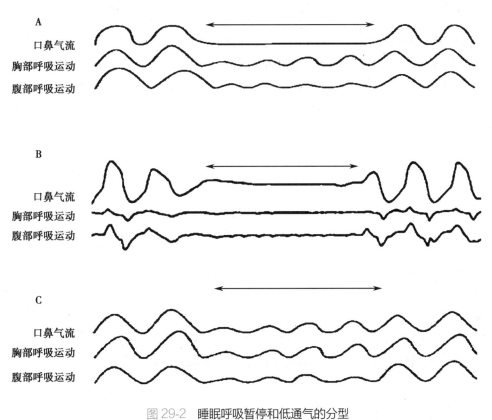

图 29-2　睡眠呼吸暂停和低通气的分型

A. 阻塞型睡眠呼吸暂停:口鼻气流消失但胸腹呼吸运动仍存在;B. 中枢型睡眠呼吸暂停:口鼻气流及胸腹部呼吸运动同时消失;C. 低通气:呼吸气流幅度降低但未完全消失。

三、嗜睡程度评估

嗜睡程度可用 Epworth 嗜睡量表进行评分,也可以通过多次小睡睡眠潜伏时间试验(multiple sleep latency test,MSLT)进行评估。

1. Epworth 嗜睡量表(Epworth sleepiness scale,ESS)　ESS 为临床上最常用的嗜睡程度主观性评价方法,是一种简便的患者自我评估白日嗜睡程度的问卷表(表 29-1)。ESS 包括 8 个问题,每个问题分数为 0~3 分,总分 24 分,其中 0 分 - 从不打瞌睡,1 分 - 轻度可能打瞌睡,2 分 - 中度可能打瞌睡,3 分 - 重度可能打瞌睡。分数越高嗜睡程度越重。

表 29-1　Epworth 嗜睡量表

情况	打瞌睡的可能			
坐着阅读书刊	0	1	2	3
看电视	0	1	2	3
在公共场所坐着不动(如在剧场或开会)	0	1	2	3
作为乘客在汽车中坐 1h,中间不休息	0	1	2	3
在环境许可时,下午躺下休息	0	1	2	3
坐下与人谈话	0	1	2	3
午餐不喝酒,餐后安静地坐着	0	1	2	3
遇堵车时停车数分钟	0	1	2	3

2. 多次小睡睡眠潜伏期试验(MSLT)　MSLT 即是通过让患者白天进行一系列的小睡,测试患者能够在多长时间内入睡,来客观评估其白日嗜睡严重程度的一种检查方法,对 OSAHS 诊断有一定意义。MSLT 包括 5 次小睡,分别在白天 10、12、14、16、18 时,每间隔 2h 行一次睡眠测试(要求测试环境无声音和光线等刺激影响),每次小睡持续 30min,计算患者的平均睡眠潜伏期。平均睡眠潜伏期 < 5min 者为嗜睡,5~10min 为可疑嗜睡,>10min 者为正常。

四、实验室检查

1. 血常规　病情时间长、夜内低氧血症严重者,血红细胞计数和血红蛋白可有不同程度的增加。

2. 动脉血气分析　病情严重或已合并肺心病、呼吸衰竭者,可有低氧血症、高碳酸血症和呼吸性酸中毒。

3. 胸部 X 线检查　合并肺动脉高压、高血压、冠心病时,可以出现相应表现,如心影增大,肺动脉段突出等。

4. 肺功能检查　肥胖者可表现为限制性通气功能障碍,如肺总量(TLC)、肺活量(VC)、残气量(RV)、功能残气量(FRV)降低,OSAHS 病情严重者可进展为肺心病、呼吸衰竭,表现为通气功能障碍。

5. 心电图　有高血压、冠心病时,出现心室肥厚、心肌缺血或心律失常等变化。

五、诊断

根据患者睡眠时打鼾伴呼吸暂停(包括向同住者询问患者睡眠中的情况)、白天嗜睡、身体肥胖、颈围粗等临床症状可做出临床初步诊断,PSG 是确诊本病的标准方法(图 29-3)。通常,7h 睡眠中呼吸暂停及低通气反复发作 30 次以上，或 AHI ≥ 5 次 /h 且以阻塞型睡眠呼吸暂停事件为主，即可诊断 OSAHS。诊断 OSAHS，还需要评估疾病严重程度，根据 AHI 和夜间最低氧饱和度（SaO$_2$%）水平可将 OSAHS 患者分为轻、中、重度（表 29-2）。另外，也要重视检查有无 OSAHS 并发症。

表 29-2　OSAHS 病情程度分级

病情分度	AHI/（次 /h）	夜间最低 SaO$_2$/%
轻度	5 ≤ AHI ≤ 15	85% ≤ SaO$_2$ < 90%
中度	15 < AHI ≤ 30	80% ≤ SaO$_2$ < 85%
重度	AHI > 30	SaO$_2$ < 80%

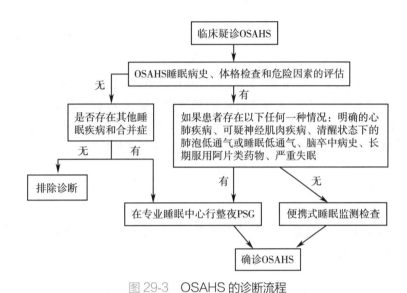

图 29-3　OSAHS 的诊断流程

六、鉴别诊断

1. **单纯性鼾症**　患者夜间有不同程度打鼾，但 AHI<5 次 /h，一般无嗜睡、疲乏等日间症状，值得注意的是，一些单纯鼾症患者会随着年龄和体重增加发展为 OSAHS 患者。

2. **上气道阻力综合征**　上气道阻力综合征是由于睡眠诱发上气道阻力异常增加，而引起一系列临床病理生理改变的综合征。睡眠时患者上气道阻力及胸腔内负压增加，PSG 检查中反复出现 α 觉醒波，夜间醒觉 >10 次 /h，睡眠连续性中断，有疲倦或白天嗜睡，可有或无明显鼾声，但无呼吸暂停和低氧血症。它属于 OSAHS 病理变化的早期阶段，患者的呼吸功能尚能代偿，因而不出现呼吸暂停及明显的血氧饱和度降低。

3. **发作性睡病**　患者常有过度的白日嗜睡、发作性猝倒，PSG 检查睡眠潜伏期 <10min，入睡后 20min 内有快速眼动时相（rapid eye movement，REM）出现，无呼吸暂停和低氧血症，MLST 平均睡眠潜伏期 <8min，有家族史。

4. **不宁腿综合征和睡眠中周期性腿动**　患者主诉多为失眠和白天嗜睡，多伴有觉醒时的下肢感觉异常，PSG 监测有典型的周期性腿动，每次持续 0.5~5s，每 20~40s 出现一次，每次发作持续数分钟到数小时。通过向患者及同床睡眠者询问患者睡眠病史，结合查体和 PSG 监测结果可以予以鉴别。

5. **肥胖低通气综合征**　主要表现为过度肥胖，清醒时动脉血气分析提示存在二氧化碳潴留（PaCO$_2$>45mmHg），多数患者合并阻塞性睡眠呼吸暂停。

第五节　治　疗

未经治疗的重度 OSAHS 患者 5 年病死率高达 11%~13%，死亡的主要原因就是并发症。国外的研究表明，AHI>20 次 /h 的 OSAHS 患者的病死率明显高于 AHI <20 次 /h 者。如果能够对 OSAHS 患者进行积极的治疗，不但能够提高其生活质量，而且能够防止并发症的发生，改善预后。

一、一般治疗措施

应教育患者戒烟、戒酒，避免应用镇静催眠药物，纠正睡姿，保持良好的睡眠习惯。如果存在引起 OSAHS 或使之加重的基础疾病如甲状腺功能减退、肢端肥大症等，应进行积极治疗。肥胖对 OSAHS 的发生起着相当重要的作用，尤其是颈部肥胖和咽部脂肪过度沉积者，减重能明显降低呼吸暂停和低通气的发生，提高血氧饱和度，减少睡眠的中断，改善 OSAHS 患者的症状。

二、药物治疗

对鼻塞的患者睡前用血管收缩剂滴鼻，有利于增加上气道开放。一些药物（如呼吸兴奋剂）已试用于临床治疗 OSAHS，但疗效尚不确定。

三、无创气道正压通气治疗

2011 年《阻塞性睡眠呼吸暂停低通气综合征诊治指南（修订版）》首次明确指出，无创气道正压通气治疗是成人中重度 OSAHS 患者的首选治疗方法，主要包括持续气道正压通气（continuous positive airway pressure，CPAP）、双水平气道正压通气（Bi-level positive airway pressure，BiPAP）、自动调节持续气道正压通气（AutoCPAP）等。其中，CPAP 是目前临床最常用的治疗方法，AASM 推荐 CPAP 作为中重度 OSAHS 患者的一线治疗。无创气道正压通气的适应证包括：中重度 OSAHS 患者（AHI>15 次 /h），轻度 OSAHS 但症状明显（如白日嗜睡、认知障碍等）或有并发症患者，不适合手术或经手术、减肥等治疗效果不佳的患者。应用无创气道正压通气时治疗压力的选择依靠压力滴定结果确定，治疗中需要长期随访进行调整。

1. CPAP 治疗　其原理系使用一个空气泵，空气经滤过、湿化后经鼻面罩与患者相连，输送范围为 4~20cmH$_2$O 的正压空气（图 29-4）。由于一定正压的空气进入呼吸道，增加上气道张力，用其 "空气支架" 的作用阻止睡眠时上气道塌陷，使患者保持上气道开放如醒觉状态时一样的口径。选择合适的压力可完全消除睡眠中的呼吸暂停，使血氧饱和度上升，睡眠结构改善。由于 CPAP 呼吸机体积小、携带方便，适于回家长期治疗。

2. AutoCPAP 治疗　AutoCPAP 呼吸机是对 CPAP 进行了技术改良，可检测呼吸事件并根据患者的实际需求自动调整最低治疗压力，进而提高人机协调性。

3. BiPAP 治疗　在 CPAP 呼吸机的基础上发展起来的一种小型、可携型、使用简便的人工呼吸机。除 CPAP 外有 S（同步辅助呼吸）、S/T（呼吸同步 + 时间切换）、T（时间切换）3 种工作模式。吸气、呼气正压可分别调节，同步性能好，较 CPAP 治疗患者易于接受，可用于辅助通气，也可用于控制通气。

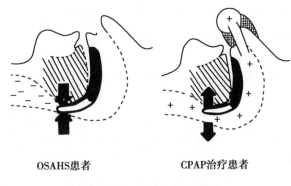

OSAHS患者　　　　　　　CPAP治疗患者

图 29-4　CPAP 治疗机制

4. 其他无创气道正压通气模式　有适应性伺服通气（adaptive servo ventilation，ASV）和容量保障压力支持通气（average volume assured pressure support，AVAPS）等。

四、口腔矫治器

口腔矫治器大致可以分为三种：舌牵引器、软腭提升器、下颌前移矫治器，其中下颌前移矫治器的使用最为广泛。目前，作为一线治疗，AASM 推荐下颌前移矫治器应用于轻中度 OSAHS 患者、不能耐受 CPAP 治疗的重度 OSAHS 患者，其损伤小、接受度高，可通过向前向下移动并固定下颌来达到有效地扩张咽部气道的目的，且这一效果呈"剂量依赖性"（图 29-5）。整夜的下颌滴定联合多导睡眠监测系统，能够准确地判断并筛选出适合口腔矫治器治疗的 OSAHS 患者，并为每一位患者精确地制订有效的下颌前移距离。

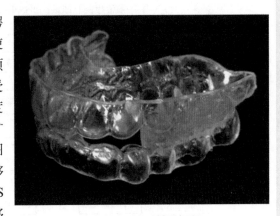

图 29-5　口腔矫治器

五、外科手术治疗

手术治疗的目的是解除引起上气道阻塞的异常解剖结构，主要分为软性气道和骨性气道的重建手术，常用的手术方法包括扁桃体/腺样体切除术、鼻腔手术、舌成形术、腭垂/腭/咽成形术以及正畸正颌联合治疗等。腺样体/扁桃体切除术常用于治疗儿童 OSAHS，但对于成人患者，手术是否能使患者长期获益的证据不足，兼顾风险与利弊，美国的研究认为外科手术不再推荐为一线治疗方案。因此，拟手术治疗时要严格把控手术适应证，精确定位阻塞平面，采用个体化方案，这是 OSAHS 手术治疗成功的关键。

六、治疗新进展

近年来，一些研究者提出从 OSAHS 的发病机制入手，采取相应措施策略，实现用新手段对 OSAHS 患者进行个体化治疗。

1. 上气道肌群训练　除了解剖结构因素之外，人体上气道的开放主要取决于上气道扩张肌的神经调控、肌肉反应性和肌张力这三方面因素。睡眠期间，上气道扩张肌功能异常可导致上气道阻力增加,进而引起上气道狭窄甚至闭塞。通过上气道肌群康复训练可提高上气道肌群的张力和活性,减少阻塞性睡眠呼吸事件的发生。不过,对于上气道肌群训练的适应人群的选择至关重要,需要更多的高质量研究来提供循证医学方面的证据。

2. 神经肌肉电刺激　舌肌神经肌肉电刺激作为一种新型治疗手段,为无明显上气道解剖结构异常且不能或不愿接受 CPAP 治疗的 OSAHS 患者提供了一种全新的治疗选择。在睡眠时通过刺激舌下神经或颏舌肌可以使舌体向前运动,扩大咽腔,解除因舌后坠而引起的上气道狭窄,从而减少或消除夜内呼吸暂停或低通气事件。上气道神经肌肉电刺激治疗主要包括经皮颏下电刺激和植入式舌下神经电刺激两种方式。

OSAHS 的病因和发病机制比较复杂,涉及多种表型,其诊治需要多个学科的合作,而且需要进行长期随访,调整治疗方案(图 29-6)。近年来新型治疗手段不断涌现,给 OSAHS 患者提供了更多的治疗选择,也有助于为患者制订更优质的个体化治疗,但目前这些治疗方法还需要系统的循证医学证据。

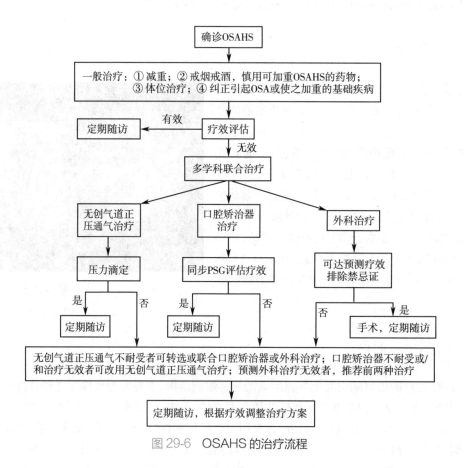

图 29-6　OSAHS 的治疗流程

诊 治 精 要

1. OSAHS 是指患者在睡眠过程中反复出现上气道塌陷或完全闭合,表现为呼吸暂停、低通气,导致白日嗜睡、记忆力减退等一系列临床表现。

2. OSAHS 在成人中的患病率为 2%~4%,肥胖、高龄、男性等是 OSAHS 最主要的危险因素。

3. OSAHS 是心脑血管疾病、代谢性疾病、神经及精神系统疾病等多种疾病的独立危险因素,与肿瘤的发生和转移、免疫功能紊乱、早产流产等密切相关。

4. 确诊 OSAHS 需进行多导睡眠监测,无创气道正压通气、口腔矫治器、手术是目前的主要治疗方法。

5. OSAHS 涉及多种表型,其诊治需要多个学科的合作,推荐根据实际情况制订个体化治疗方案。

思考题

1. OSAHS 的危险因素。

2. OSAHS 的临床表现。

3. OSAHS 的诊断手段。

4. OSAHS 的病情严重程度分级。

5. OSAHS 的治疗手段。

（王　玮）

第三十章
职业因素肺疾病

职业病是指劳动者在职业活动中因接触粉尘、放射性物质和其他有毒、有害物质等因素而引起的疾病。截至 2019 年底，我国累计报告职业病 99.3 万余例，其中尘肺病 88.5 万余例，约占报告职业病病例总数的 89.1%。尘肺病又称肺尘埃沉着症，是我国危害最严重的职业病。该病病因明确，病程较长，即使患者脱离粉尘接触，仍然可以发病，从接触粉尘到发病需要几年甚至几十年的时间，但该病是一种可以预防和控制的疾病，也是需要终生进行康复治疗的慢性病。防治肺尘埃沉着症在采取预防为主的同时，也需要科学合理的治疗。

第一节　总　　论

一、职业与环境所致肺疾病的分类与名称

（一）职业与环境所致肺疾病的分类

由于职业病危害因素种类多，导致职业病范围广，目前，我国颁布的法定职业病分 10 大类共 132 种。在这 132 种职业病中，职业与环境所致肺疾病占了很大比例，其中职业性尘肺埃沉着症有 13 种，职业性其他呼吸系统疾病有 6 种，共 11 种职业性肿瘤中有 6 种是职业性肺癌，另外还有许多化学物质导致职业性中毒性急慢性肺疾病。肺尘埃沉着症是我国目前患病人数最多，危害最大，也是最主要的一种职业病。

（二）肺尘埃沉着症的名称

肺尘埃沉着症（pneumoconiosis）是指劳动者在职业活动中长期吸入大量的生产性粉尘并在肺内潴留而引起的以肺组织弥漫性纤维化为主的全身性疾病。因为粉尘的化学性质不同，其致病的能力及其所致的肺组织的病理学改变也有所不同，但其基本特征是肺组织弥漫性纤维化。因此，肺尘埃沉着症是不同无机矿物性粉尘所引起的这一类疾病的总称。目前我国职业病目录中规定了 13 种肺尘埃沉着症的具体病名，即：硅沉着病（又称矽肺）、煤工肺尘埃沉着症（又称煤工尘肺）、石墨肺尘埃沉着症（又称石墨尘肺）、碳黑肺尘埃沉着症（又称炭黑尘肺）、石棉肺尘埃沉着症（又称石棉肺）、滑石肺尘埃沉着症（又称滑石尘肺）、水泥肺尘埃沉着症（又称水泥尘肺）、云母肺尘埃沉着症（又称云母尘肺）、陶工肺尘埃沉着症（又称陶工尘肺）、铝肺尘埃沉着症（又称铝尘肺）、电焊工肺尘埃沉着症（又称电焊工尘肺）、铸工肺尘埃沉着症（又称铸工尘肺）和其他肺尘埃沉着症（又称其他尘肺病）。

二、肺尘埃沉着症的病因与发病机制

肺尘埃沉着症的发病基础是粉尘在肺内的蓄积和肺组织对粉尘的反应,因吸入粉尘导致肺泡功能结构单位的损伤,早期表现为巨噬细胞肺泡炎,晚期导致不同程度的肺纤维化。在肺尘埃沉着症的发生进展过程中,粉尘的性质、浓度和粒径的大小,以及暴露时间都是重要因素,但肺组织对粉尘的清除反应是决定肺尘埃沉着症发病的重要环节。

(一)产生肺尘埃沉着症的主要作业领域

许多工业生产过程都可以产生粉尘,呼吸性无机粉尘是引起肺尘埃沉着症的确切病因,主要作业领域有:①矿山开采,包括各种金属和非金属矿山的开采、煤矿的掘进、运输和采煤是产生肺尘埃沉着症的主要作业环境,主要作业工种有风钻、掘进、爆破、凿岩、运输、采煤;②公路、铁路、水利、水电建设中的开凿隧道、爆破等;③金属冶炼业中矿石的粉碎、筛分和运输;④机械制造业中铸造的配砂、造型、清砂、喷砂以及电焊工作业;⑤建筑材料行业中如耐火材料、玻璃、水泥、石料生产中的开采、破碎、碾磨、筛选、拌料等;⑥石棉的开采、运输和纺织;⑦宝石加工业中如宝石的切割、打磨;⑧家装行业中如各类石材的切割、家具的打磨。

(二)我国肺尘埃沉着症流行病学概况

数据统计已经诊断的肺尘埃沉着症已近90万例,现患肺尘埃沉着症患者60余万例,其中主要是硅沉着症和煤工尘埃沉着症,占总数的80%以上。从行业分布来看,以煤炭行业最为严重,其次是冶金行业,之后依次是有色金属、建材、机械、轻工、铁道。大量乡镇企业和私人企业的兴起特别是大量的矿石开采业、小煤窑的开采、小冶炼业的兴起、家装材料的改变等,已成为我国肺尘埃沉着症患者的主要来源。还有多数肺尘埃沉着症患者未经职业诊断也未被统计。

(三)肺尘埃沉着症的发病机制

肺尘埃沉着症的病因明确,系长期吸入生产性矿物性粉尘引起的肺组织纤维化。关于其发病机制,近一个世纪来国内外学者进行了广泛深入研究,也提出了各种学说,然而至今有一些疑点仍未得到满意的解释,概括为以下几方面:

1. **粉尘引起早期炎症启动肺间质纤维化**　吸入肺部的粉尘,激活肺泡巨噬细胞、上皮细胞、成纤维细胞、血管内皮细胞等分泌各种细胞因子和趋化因子导致炎性反应。这些细胞和因子构成复杂的细胞因子网络,通过相应的信号通路,促进胶原蛋白的合成,抑制胶原蛋白的降解,调控肺纤维化。已证实,单核细胞趋化蛋白 -1(monocyte chemoattractant protein-1,MCP-1)、巨噬细胞炎性蛋白 -1α(macrophage inflammatory protein-1α,MIP-1α)、肿瘤坏死因子 α(tumor necrosis factor-α,TNF-α)、转化生长因子 $β_1$(transforming growth factor-$β_1$,TGF-$β_1$)、白细胞介素 -1β(interleukin-1β)、白细胞介素 -6(interleukin-6)、白细胞介素 -8(interleukin-8)等细胞因子网络失衡在肺尘埃沉着症的发生与发展中起着重要作用,促使肺结构破坏和肺组织增生,最终发展为弥漫性的不可逆的肺纤维化。但个体易感性和肺尘埃沉着症的特异抗原性问题仍未完全清楚。

2. **粉尘引起氧化应激加速纤维化**　当机体吸入二氧化硅颗粒,被肺泡巨噬细胞吞噬,激活的巨噬细胞释放出大量的活性氧(reactive oxygen species,ROS)和活性氮引起氧化应激反应。氧化应激在攻击肺组织中脂质成分的过程中引起组织损伤、增加脂质氧化物的产生;同时,氧化应激反应导致上皮细胞表型异常,包括激发细胞因子产生、促进上皮间充质转化(epithelial-mesenchymal transition,EMT)和诱导上皮细胞凋亡,导致成纤维细胞的增殖和 EMT 在肺组织中的过度沉积,并进一步诱导细胞毒性、氧化应激和肺部炎症,导致肺尘埃沉着症发生。

3. **纤维细胞对损伤的过度修复导致尘肺纤维化发生**　炎症和氧化应激造成的损伤都直接或间接通过促纤维化因子(TGF-$β_1$、TNF-α 等)诱导纤维细胞分化并增殖,分泌过多的胶原导致尘肺纤维化的发生。成纤维细胞或肌成纤维细胞增殖并合成过多细胞外基质和胶原的合成是肺尘埃沉着症纤维化的直接病因。

4. 血管通透性增强和新生血管生成加速肺纤维化进程　研究表明在损伤修复过程中,异常激活的新生血管信号是纤维化病的重要病因,血管渗透性增强加速白细胞从循环系统向损伤部位转移并加剧炎性反应,促进纤维化发生。血管通透性增强和新生血管生成加速肺纤维化进程。

三、肺尘埃沉着症的病理改变

(一)概述

病理学在认识肺尘埃沉着症的病因及发病中起了重要的作用。粉尘吸入所致的组织反应包括病理改变的全过程。肺尘埃沉着症是因吸入粉尘所致的肺泡功能结构单位的损伤,其早期表现为巨噬细胞肺泡炎,晚期导致不同程度的肺纤维化。

(二)肺尘埃沉着症的基本病理改变

肺组织内粉尘的大量蓄积势必引起肺结构的损伤,不论吸入粉尘的理化特性或生物学活性如何,基本病变是相似的,主要表现为巨噬细胞性肺泡炎、尘细胞肉芽肿和尘性纤维化。三种病理反应有先后发生的过程,也会同时存在。

1. 巨噬细胞性肺泡炎　研究表明,粉尘进入并潴留在肺泡内,首先引起的是巨噬细胞性肺泡炎。其起始阶段表现为肺泡内有大量以中性多形核白细胞为主要成分的炎性渗出物,而后肺泡内巨噬细胞增多并取代白细胞而形成以肺泡巨噬细胞占绝对优势,伴有少量中性多形核白细胞和巨噬细胞、脱落的上皮细胞、脂类及蛋白成分的肺泡炎。

2. 尘细胞性肉芽肿　在巨噬细胞性肺泡炎的基础上,粉尘和含尘巨噬细胞(尘细胞)可在肺组织的呼吸性细小支气管及肺泡内、小叶间隔、血管及支气管周围、胸膜下及区域性淋巴组织内聚集形成粉尘灶即尘斑或尘细胞肉芽肿或结节。晚期,胶原纤维矽结节可出现玻璃样变或相互融合病灶。上述病理过程任何一个阶段的尘性病变除尘细胞、胶原纤维外,常有少量的淋巴细胞、浆细胞等其他成分。典型矽结节如图 30-1 所示;三个矽结节融合如图 30-2 所示。

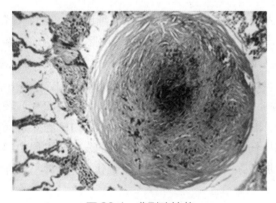 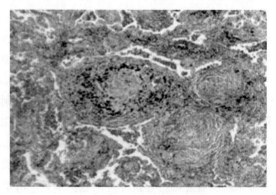

图 30-1　典型矽结节　　　　　　　　图 30-2　三个矽结节融合

3. 尘性纤维化　当肺泡结构受到严重破坏,不能完全修复时,则为胶原纤维所取代而形成以结节为主的结节性肺纤维化或弥漫性肺纤维化或两者兼有。硅沉着症时常见有典型的结节性纤维化,晚期在结节和间质纤维化基础上可形成块状纤维性病灶。

(三)肺尘埃沉着症的病理类型和诊断

1. 肺尘埃沉着症的病理分型　根据我国肺尘埃沉着症病理诊断标准,分为三型:①结节型肺尘埃沉着症:病变以尘性胶原纤维结节为主,伴有其他尘性病理改变的存在(图 30-3)。如最常见的硅沉着症和以矽尘为主的其他混合型粉尘所致的肺尘埃沉着症。②弥漫纤维化型肺尘埃沉着症:病变以肺的尘性弥漫性胶原纤维增生为主,伴有其他尘性病变(图 30-4)。如石棉沉着病及其他硅酸盐肺,和其他含矽量低的粉尘所致的混合型肺尘埃沉着症。③尘斑型肺尘埃沉着症:病变以尘斑伴有灶周肺气肿为主,并有其他尘性病变的存在。如单纯性煤工肺尘埃沉着症和其他碳系肺尘埃沉着症,以及一些金属肺尘埃沉着症。

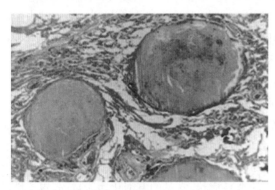
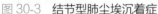
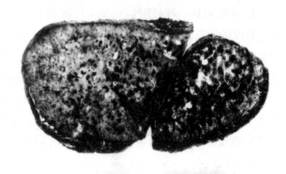

图 30-3　结节型肺尘埃沉着症　　　　　　　图 30-4　弥漫纤维化型壹期肺尘埃沉着症

2. 肺尘埃沉着症的病理诊断　肺尘埃沉着症的病理诊断和肺尘埃沉着症的 X 线诊断一样,必须严格按照国家标准进行诊断。首先是定性诊断,即根据职业史和病变的性质进行肺尘埃沉着症的命名及病理分类;其次,根据标准做出肺尘埃沉着症的分期;再次,做出相关并发症的诊断。

鉴于肺尘埃沉着症的病理诊断涉及国家劳保规定、职业病待遇,政策性强,诊断时要严格执行国家《尘肺病理诊断标准》。诊断者应该是从事该专业的病理工作者,并能熟练掌握肺尘埃沉着症病理诊断的内容和标准,工作中可以参考肺尘埃沉着症病理诊断标准片,必要时通过会诊来做出符合实际的正确诊断。

由于暴露粉尘的性质不同、粉尘浓度的高低、接尘时间的长短及个体易感性的差别,肺组织纤维化的表现形式有所不同,诊断时主要依据肺组织纤维化的形态分为结节型肺尘埃沉着症、尘斑型肺尘埃沉着症、弥漫纤维化型肺尘埃沉着症;再按主要病变的损害程度与分布范围分为壹、贰、叁期。《尘肺病理诊断标准》是我国从病理上诊断肺尘埃沉着症的唯一依据,它适用于我国规定的 13 种肺尘埃沉着症,并与我国肺尘埃沉着症 X 线诊断标准相呼应,目前使用 GBZ 25—2014《尘肺病理诊断标准》。

四、肺尘埃沉着症的临床表现

肺尘埃沉着症是一种病因明确的肺间质性疾病,同时也是一种慢性疾病,病程均较长,在临床监护较好的前提下,多数肺尘埃沉着症患者的寿命可以达到社会人群的平均水平。但短期大量的暴露于高浓度粉尘和/或游离二氧化硅含量很高的粉尘,肺组织纤维化进展很快,肺功能受损严重,易发生多种并发症,患者也可在较短时间内出现病情恶化。

(一) 症状

肺尘埃沉着症患者以呼吸系统症状为主,表现为胸痛、咳嗽、咳痰、呼吸困难等症状,此外还有喘息、咯血、消瘦以及某些全身症状。

1. 胸痛　胸痛程度和肺尘埃沉着症期别以及临床表现多无相关或平行关系,以硅尘埃沉着症和石棉沉着病患者胸痛更多见。胸痛的部位不一,且常有变化,多为局限性;疼痛性质多不严重,一般主诉为隐痛,亦有描述为胀痛、针刺样痛等,胸痛的部分原因可能是纤维化病变的牵扯作用,特别是有胸膜的纤维化及胸膜增厚,脏层胸膜下的肺大疱的牵拉及张力作用等。

2. 咳嗽　肺尘埃沉着症患者的咳嗽症状主要和并发症有关,早期肺尘埃沉着症患者咳嗽多不明显,随着病程的进展,患者多合并慢性支气管炎,气道高反应出现咳嗽,肺功能差的患者常易合并肺部感染,使咳嗽加重。

3. 咳痰　肺尘埃沉着症患者即使在咳嗽很少的情况下也会有咳痰,主要是由于呼吸系统对粉尘的清除导致分泌物增加所致。在无呼吸系统感染时,一般痰量不多,多为黏液痰。煤工肺尘埃沉着症患者痰多为黑色,其中可明显看到有煤尘颗粒。石棉暴露工人及石棉沉着病患者痰液中则可验到石棉小体。如合并肺内感染及慢性支气管炎,痰量则明显增多,痰呈黄色黏稠状或块状,常不易咳出。

4. 呼吸困难　呼吸困难是肺尘埃沉着症的常见症状,且和病情的严重程度相关。随着肺组织纤维化程度的加重,有效呼吸面积的减少,通气/血流比例的失调,缺氧导致呼吸困难逐渐加重。并发症的发生明显加重呼吸困难的程度和发展速度,并累及心脏,发生肺源性心脏病,使之很快发生心肺功能失代偿而导致心功能衰竭和呼吸功能衰竭,是肺尘埃沉着症患者死亡的主要原因。

5. 咯血　较为少见,可由于上呼吸道长期慢性炎症引起黏膜血管损伤,咳痰中带少量血丝;亦可能由于大块状纤维化病灶的溶解破裂损及血管而咯血量较多,一般为自限性。肺尘埃沉着症合并肺结核是咯血的主要原因,且咯血时间较长,咯血量较多。肺尘埃沉着症患者如有咯血,应注意是否合并有肺结核。

6. 其他　除上述呼吸系统症状外,可有程度不同的全身症状,常见的有消化功能减弱、胃食欲缺乏、腹胀等。

(二) 体征

早期肺尘埃沉着症患者一般无体征,随着病变的进展及并发症的出现,可有不同的体征。因并发慢性支气管炎、肺气肿、肺心病心衰等并发症时出现相应的体征。

(三) 辅助检查

1. 实验室检查　肺尘埃沉着症患者临床实验室检查主要根据病情的需要,并发症的明确诊断及鉴别诊断需要而进行。合并感染时需要检查血常规,C反应蛋白、降钙素原等炎性反应指标;严重的呼吸道或肺内感染需要痰液的细菌学检查以指导临床治疗;合并心功能不全或营养不良时需要监测脑钠肽、肝肾功能、电解质等生化指标;血气分析则是合并呼吸衰竭或肺心病心衰临床急救治疗时必需的检查项目,也是肺尘埃沉着症工伤评定时的必查项目;大块状纤维化要和肺癌鉴别,痰液的细胞学检查,肿瘤标志物的筛查可以帮助鉴别诊断。

2. 肺功能检查　肺功能检查是肺尘埃沉着症的常规检查,对了解患者的肺功能代偿状况,对疾病严重度评价、并发症的诊断、监测治疗反应和疾病进展、评价预后均有重要意义,也是评价劳动能力和致残程度非常重要的依据。随着肺尘埃沉着症期别增高,肺弹性下降,肺容积缩小,气道损伤的加重,肺外周阻力的加大,都会导致阻塞性、限制性和混合性肺功能障碍。不同类型的肺功能损害具有不同的临床意义,如单纯肺尘埃沉着症肺功能损害可能以限制性通气功能障碍或混合性通气功能障碍为主,而以严重阻塞性通气功能障碍为主提示合并有慢性支气管炎或喘息性支气管炎的可能;石棉沉着病X线胸片以不规则阴影为主,肺功能多为限制性通气功能障碍。

3. 其他检查　尚没有特异性的指标或/和病变程度密切相关生物学指标作为诊断、鉴别诊断或判定病情的标记物应用于临床实践。在鉴别诊断或诊断困难的病例时,需要支气管内镜、经皮肺穿等检查取得组织学和灌洗液标本进行病理学、菌源学检查帮助诊断。

五、肺尘埃沉着症的影像表现

(一) X线胸片影像

1. 小阴影　X线胸片上肺野内直径和宽径不超过10mm的阴影叫作小阴影,分规则小阴影和不规则小阴影。规则小阴影又叫圆形小阴影,其病理基础为纤维性结节,根据直径大小分为p、q、r三类阴影,边界清楚,质地致密。"p"是指圆形小阴影最大直径不超过1.5mm;"q"是指圆形小阴影直径大于1.5mm,不超过3.0mm;"r"是指圆形小阴影直径大于3.0mm,但不超过10mm。不规则小阴影的主要病理改变为弥漫性肺间质纤维化,根据宽径大小分为 s、t、u 阴影,"s" 是指不规则小阴影最大宽径不超过 1.5mm;"t" 是指不规则小阴影宽径大于 1.5mm,不超过 3.0mm;"u" 是指不规则小阴影宽径大于 3.0mm 但不超过 10mm。在诊断中并不要求用直尺测量,但要对照标准片所示来判定。

2. **大阴影** 肺野内直径和宽度大于 10mm 的阴影叫大阴影。一般在小阴影较密集的部位发展而来。大阴影形成的病理基础主要是肺间质内大量的纤维性变,结节性肺纤维相互融合在一起。大阴影的差异较大,可以从 10mm 到侵占肺的大半,不受叶间裂的限制,有以下特点:长轴常同后肋垂直;多表现为呈 "八" 字形排列;单发和多发的圆形、椭圆形大阴影;也有斑片索条状大阴影;少数大阴影中心发生空洞;大阴影常见于上叶尖后段、下叶背段、中叶外段及上舌段,有些大阴影需要 CT 检查明确。

3. **胸膜病变** 长期接触石棉粉尘可引起胸膜病变。X 线胸片上可见到局限性胸膜斑块和弥漫性胸膜增厚粘连。胸膜斑常见部位:两侧胸壁、心包膜、横膈面。

4. **肺门改变** 肺尘埃沉着症患者可表现为肺门增大、增宽,肺门上抬、牵拉移位,肺门出现淋巴结蛋壳状钙化,常出现在两侧,也可单侧出现,各期肺尘埃沉着症的肺门均可出现肺门淋巴结蛋壳状钙化,呈半圆形、椭圆形、不规整形,可由少数发展至多个。

5. **肺气肿** 肺气肿在肺尘埃沉着症患者早晚期都可见到,可为阻塞性或代偿性肺气肿,随着尘肺病变的发展逐渐加重。主要表现为弥漫性肺气肿、瘢痕旁型肺气肿(也称灶周肺气肿)、小叶中心性肺气肿以及肺大疱。后前位胸片难以辨别时,CT 检查显示更为清楚。

(二) CT 影像

《职业性尘肺病的诊断》标准中明确了诊断肺尘埃沉着症的高千伏 X 线胸片或数字化摄影(DR)胸片的拍摄条件和要求,符合要求的高千伏 X 线胸片或 DR 胸片才能作为肺尘埃沉着症诊断、分期依据。但临床工作中,因为 X 线胸片或 DR 胸片存在胸部不同组织的相互重叠及密度分辨力低等局限性,常常需要联合应用 CT 进行鉴别诊断。圆形小结节影,不规则小结节影和大阴影是肺尘埃沉着症在胸 CT 上的基本影像征象;肺气肿、肺大疱、大阴影中空洞变化、胸膜病变以及纵隔内淋巴结增大 / 钙化在 CT 片上表现更加清晰。鉴于肺尘埃沉着症诊断的特殊性,目前胸部 CT 片只用于辅助肺尘埃沉着症的诊断与鉴别诊断,尚不作为标准使用。

六、肺尘埃沉着症的诊断

肺尘埃沉着症诊断必须根据职业史,肺影像学特点可结合病理学依据进行分期。目前使用 GBZ 70—2015《职业性尘肺病的诊断》,本标准适用于 13 种肺尘埃沉着症的诊断。

(一) 诊断原则

肺尘埃沉着症的诊断原则是根据可靠的生产性矿物性粉尘接触史,以技术质量合格的 X 射线高千伏或 DR 后前位胸片表现为主要依据,结合工作场所职业卫生学、肺尘埃沉着症流行病学调查资料和职业健康监护资料,参考临床表现和实验室检查,排除其他类似影像肺部疾病后,对照肺尘埃沉着症诊断标准片,方可诊断。诊断医师应严格按照诊断标准,根据 X 线胸片小阴影的总体密集度、小阴影分布的肺区范围、有无小阴影聚集、大阴影、胸膜斑等,对照标准片进行诊断。肺尘埃沉着症诊断分为壹期、贰期和叁期。

(二) 用于肺尘埃沉着症诊断的术语定义

1. **密集度** 一定范围内小阴影的数量。密集度划分为 4 大级即分别为 0、1、2、3 级,每大级再划分为 3 小级,即 4 大级 12 小级分类法:0/-、0/0、0/1 为 0 级;1/0、1/1、1/2 为 1 级;2/1、2/2、2/3 为 2 级;3/2、3/3、3/+ 为 3 级。

2. **大、小阴影** 在 X 线胸片上,肺野内直径或宽度不超过 10mm 的阴影为小阴影,按其形态分为圆形和不规则形;在 X 线胸片上,肺野内直径或宽度大于 10mm 的阴影为大阴影。

3. 小阴影聚集   在X线胸片上,肺野内出现局部小阴影明显增多聚集成簇的状态,但尚未形成大阴影。

4. 胸膜斑   在X线胸片上,肺野内除肺尖部和肋膈角区以外出现的厚度大于5mm的局限性胸膜增厚,或局限性钙化胸膜斑块。

5. 肺区   在X线胸片上,将肺尖至膈顶的垂直距离等分为三,用等分点的水平线将左右肺野各分为上、中、下3个肺区,左右共6个肺区。

(三) 诊断分期

1. 肺尘埃沉着症壹期   有下列表现之一者:①有总体密集度1级的小阴影,分布范围至少达到2个肺区;②接触石棉粉尘,有总体密集度1级的小阴影,分布范围只有1个肺区,同时出现胸膜斑;③接触石棉粉尘,小阴影总体密集度为0,但至少有两个肺区小阴影密集度为0/1,同时出现胸膜斑。

2. 肺尘埃沉着症贰期   有下列表现之一者:①有总体密集度2级的小阴影,分布范围超过4个肺区;②有总体密集度3级的小阴影,分布范围达到4个肺区;③接触石棉粉尘,有总体密集度1级的小阴影,分布范围超过4个肺区,同时出现胸膜斑并已累及部分心缘或膈面;④接触石棉粉尘,有总体密集度2级的小阴影,分布范围达到4个肺区,同时出现胸膜斑并已累及部分心缘或膈面。

3. 肺尘埃沉着症叁期   有下列表现之一者:①有大阴影出现,其长径不小于20mm,短径大于10mm;②有总体密集度3级的小阴影,分布范围超过4个肺区并有小阴影聚集;③有总体密集度3级的小阴影,分布范围超过4个肺区并有大阴影;④接触石棉粉尘,有总体密集度3级的小阴影,分布范围超过4个肺区,同时单个或两侧多个胸膜斑长度之和超过单侧胸壁长度的二分之一或累及心缘使其部分显示蓬乱。

肺尘埃沉着症贰期规则小阴影(p阴影)如图30-5;煤工肺尘埃沉着症贰期不规则阴影(t/s)如图30-6;硅沉着症贰期规则小阴影(q阴影)如图30-7;硅沉着症贰期规则小阴影CT显示(q阴影)如图30-8;硅沉着症叁期大阴影如图30-9;硅沉着症叁期大阴影CT显示如图30-10。

肺尘埃沉着症X线胸片的影像学改变是一个渐变的过程,动态系列胸片能系统地观察病变演变过程,更准确地判定小阴影的性质,能为诊断提供更为可靠的依据。因此,原则上两张以上间隔时间超过半年的动态胸片方可作出确诊。但特殊情况下,有可靠的生产性无机粉尘接触史和职业卫生学调查资料支持,有典型的肺尘埃沉着症X线胸片表现,并有明确的临床资料可排除其他疾病,亦可考虑作出诊断。

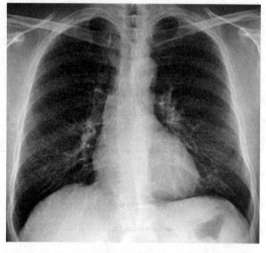

图30-5   硅沉着症贰期规则小阴影(p阴影)

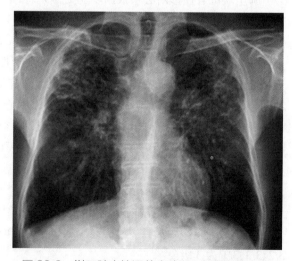

图30-6   煤工肺尘埃沉着症贰期不规则阴影(t/s)

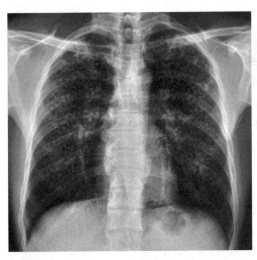

图 30-7　硅沉着症贰期规则小阴影(q 阴影)

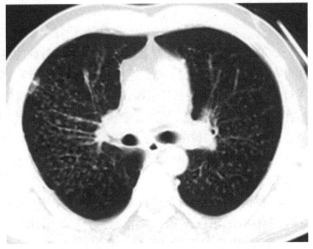

图 30-8　硅沉着症贰期规则小阴影 CT 显示(q 阴影)

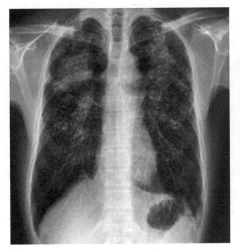

图 30-9　硅沉着症叁期大阴影

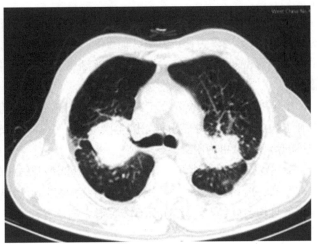

图 30-10　硅沉着症叁期大阴影 CT 显示

七、肺尘埃沉着症鉴别诊断

肺尘埃沉着症的 X 线胸片改变具有一定的特征性,但不具有特异性,许多其他肺部疾病或非接触生产性矿物性粉尘所致的肺部弥漫性疾病的 X 线胸片表现与肺尘埃沉着症相似,需要进行鉴别诊断。常见的鉴别诊断疾病包括肺结核病、肺癌、特发性肺间质纤维化、外源性过敏性肺泡炎等。鉴别诊断的要点包括:①职业史:肺尘埃沉着症必须有明确的矿物性粉尘的接尘史;无无机粉尘接触史者不会患肺尘埃沉着症。②肺尘埃沉着症典型的 X 线胸片特征改变是胸片出现圆形或不规则小阴影改变,随着病变的进展,小阴影可逐渐由小到多,密集度逐渐增高,继而可出现小阴影聚集或形成大阴影。小阴影聚集或大阴影一般发生在肺野的上部,典型的双侧可呈对称性改变。③肺尘埃沉着症早期多无明显的临床表现,而其他需要鉴别的疾病多有特征性的临床表现和病程。④诊断性治疗的结果不同,如肺结核经过一段治疗 X 线胸片病变会好转吸收等。

并发症对肺尘埃沉着症的诊断和鉴别诊断、治疗、病情进展和预后康复均有重要影响,也是肺尘埃沉着症患者常见的直接死因。我国肺尘埃沉着症流行病学调查显示,肺尘埃沉着症患者死因顺位分别是:呼吸系统并发症,其中主要是肺结核和气胸;心血管疾病中主要是慢性肺源性心脏病。因此,及时正确诊断和治疗各种并发症,是抢救患者生命、改善病情、延长寿命、提高患者生命质量的重要保障。

（一）肺尘埃沉着症与肺结核的鉴别

1. 血行播散性肺结核与壹、贰期肺尘埃沉着症的鉴别　痰结核分枝杆菌检查阴性，X 线胸片上显示分布均匀，大小、密度一致的粟粒状阴影容易误诊为肺尘埃沉着症，与肺尘埃沉着症不同的是粟粒阴影分布更加广泛，包括肺尖区、肋膈角处均有结节阴影分布但缺乏肺尘埃沉着症的纤维化和网状结构变化。另外，X 线胸片的变化迅速，经抗结核治疗仅 1~2 个月即可吸收或病灶融合，而肺尘埃沉着症患者均有明确的粉尘作业史，但无全身结核中毒症状，肺尘埃沉着症的结节多沿支气管分布，呈现两肺中内带较密集，周边较稀疏的分布不均，结节大小不等特征。病灶一般则需 2~3 年以上才有较为明显的改变。

2. 浸润型肺结核球形阴影与贰、叁期肺尘埃沉着症的鉴别　浸润型肺结核除大叶实变外，胸部影像表现大小、范围不等的斑片影和结核球，且多分布在两上肺野，与肺尘埃沉着症大阴影有相似之处，但结核球常单发，好发于上叶尖后段，下叶基底段，直径多 <3cm，很少超过 5cm；常有包膜钙化或呈同心环形、弧形或点状钙化。结核球邻近区域常有许多小病灶，并可出现相应区域胸膜粘连。

肺尘埃沉着症大阴影的大小一般长径超过 20mm，宽径超过 10mm，密度较高并较为均匀，大都呈对称性分布，形态多为长条形呈纵轴排列，多在肺的外带，其动态变化缓慢，周边伴有灶周气肿影像，早期大阴影密度较低，继续发展大阴影逐渐密实、向心性收缩，这些特点均可与浸润型肺结核结核球鉴别。

单纯贰、叁期肺尘埃沉着症少有发热、盗汗等结核中毒症状，如症状加重、发热、盗汗、咯血时应考虑肺尘埃沉着症合并结核可能。肺尘埃沉着症一旦合并肺结核，肺尘埃沉着症病变的进展将会加速，结核的治疗也会更为困难。

3. 单发或多发肺尘埃沉着症大阴影与浸润型肺结核的鉴别　两者都可发生在肺上野，病灶呈斑片样分布，并可有动态变化。肺尘埃沉着症的斑片影多出现在两肺上野外带，呈对称性纵向排列，密度较低且均匀；浸润型肺结核具有多种形态病灶并存特点，斑片状影、结节状、条索状和空洞及点状病灶混合存在。

4. 肺结核空洞与肺尘埃沉着症空洞的鉴别　肺结核和肺尘埃沉着症在疾病发展的过程中均可出现空洞。单纯肺尘埃沉着症空洞较为少见，大都发生在上中肺野的大阴影中，空洞多为单发、中心性、厚壁，直径较小，其他肺野有网状、圆形小阴影和不规则小阴影的背景改变。结核性空洞可为单发，也可呈多发形态不一的空洞，多在上叶尖后段、下叶基底段。如在大块干酪灶或结核球内出现空洞，往往有偏心溶解现象。肺尘埃沉着症患者肺团块状阴影发生空洞也常是在肺尘埃沉着症的基础上合并肺结核的结果。

（二）肺尘埃沉着症与肺癌的鉴别

双肺弥漫病灶的肺泡癌要和壹、贰期肺尘埃沉着症鉴别，后者除有职业史外，发病较缓慢、病程较长，小阴影的大小较一致，在肺内分布较均匀。周围型肺癌则要和叁期肺尘埃沉着症中的大阴影区别，肺癌中的肿块多为单个，边缘有分叶、毛刺，肿块内钙化少见。有肺尘埃沉着症大阴影的病例肺内多有小阴影呈现，大阴影多为两侧性，对称，正位片上可呈长条状，侧位片上多呈梭形，伴有灶周气肿表现，病情发展过程中可见大阴影逐渐向肺门部移动。

在石棉沉着病病例中常可见由于瘢痕而致的良性的、小的、以胸膜为基底的结节，其形态多呈楔状、线状或不规则状，有时和肺癌难以鉴别。和其他肺部肿块一样，其良性的线索可在两年内无改变。大部分和石棉有关的胸膜斑和壁层胸膜有关，但有些病例的胸膜斑起源于叶间裂胸膜，可和肺内结节混淆，高分辨 CT 常可证实胸膜斑和细线状的叶间裂胸膜的关系。

（三）肺尘埃沉着症与特发性肺间质纤维化的鉴别

无机粉尘的接触史是特发性肺间质纤维化与肺尘埃沉着症鉴别的关键，但二者较难通过影像学进行鉴别,肺部团块样影像改变和肺门淋巴结蛋壳样钙化是肺尘埃沉着症的特征。

（四）肺尘埃沉着症与过敏性肺炎的鉴别

吸入有机物粉尘或生物性代谢物、真菌等所引起的过敏性肺炎,组织学特征早期为肺泡炎和慢性间质性肺炎,伴肺泡内渗出性水肿,炎症和水肿消退后出现急性肉芽肿性肺炎,有时累及终末细支气管。但多数过敏性肺炎病变可逆转,患者肺内小结节阴影可经4~6周后逐渐消失,少数慢性病例产生肺间质纤维化改变,与肺尘埃沉着症的影像学改变较难鉴别。若结合病史,发病前有有机粉尘接触史,起病时有发热,喘息性支气管炎表现则有利于本病的诊断。血清检查证实有特异性抗体为确诊本病的有力证据。必要时可进行肺活检明确诊断。

八、肺尘埃沉着症的治疗

对已患肺尘埃沉着症的患者治疗原则包括加强全面的健康管理;建立良好的生活习惯,不吸烟,预防感冒,预防呼吸系统感染;积极开展临床综合治疗,包括对症治疗和并发症治疗;规范合理的康复治疗。达到减轻患者痛苦,改善临床症状,延缓病情进展,提高生活质量和社会参与程度,延长患者寿命的目的。

（一）职业病登记报告

肺尘埃沉着症一经诊断即应按照国家法律法规的相关规定,登记在册并向卫生行政部门和有关部门进行职业病报告,以便掌握相关信息,了解病情,安排职业健康监护和全面管理。

（二）参加健康监护

肺尘埃沉着症一经诊断,患者即应该脱离原粉尘作业岗位,并不得再重新从事其他接触粉尘的作业。肺尘埃沉着症是慢性进展性疾病,根据国家职业监护健康技术规范的规定,用人单位应当安排肺尘埃沉着症患者参加定期健康检查。

（三）加强自我管理

肺尘埃沉着症患者应加强自我健康管理能力,主要是戒烟和养成健康良好的生活习惯。通过合理营养,增强呼吸肌力,改善健康状况;积极参加呼吸康复训练和运动训练,提高肌肉细胞代谢,提高免疫力。

（四）药物治疗

目前治疗肺尘埃沉着症主要药物有汉防己甲素、黄根片、矽肺宁。研究结果显示,这些药物有预防和延缓纤维化进展的作用。

（五）大容量全肺灌洗治疗

大容量全肺灌洗治疗可以排出一定数量的沉积于呼吸道和肺泡中粉尘及由于粉尘刺激所生成的与纤维化有关的细胞因子,同时可使滞留于呼吸道的分泌物排出,有改善临床症状的效果,可以预防部分肺尘埃沉着症的发生和控制部分肺尘埃沉着症的进展。大容量全肺灌洗治疗可分单侧全肺灌洗和双侧全肺灌洗,均需在全麻下进行,手术操作需要有一定的条件和有经验的医师,在严格掌握适应证的情况下进行。预防和处理术中及术后并发症至关重要,肺灌洗术常见的并发症包括低氧血症、心律失常、肺不张、支气管痉挛、肺感染、气胸、急性心功能不全等。因此目前此项治疗需要严格评估病情、评估患者获益和治疗风险。

（六）综合治疗

肺尘埃沉着症患者根据病情需要对症和并发症治疗,不同患者需要药物、肺灌洗和呼吸康复治疗等相结合。对症治疗包括止咳、平喘、祛痰,预防治疗感冒、呼吸道感染;免疫支持治疗调整细胞免疫低下状态,增强机体抵抗力;及时发现并积极治疗并发症是重要环节,治疗结核、气胸、呼吸衰竭、肺心病等并发症可延缓病情进展,降低死亡率;根据患者肺功能损伤程度不同,家庭氧疗也是部分患者必需的一种治疗方式,可延长寿命,减少住院次数,提高生命质量。

九、肺尘埃沉着症的预防与劳动能力鉴定

(一) 肺尘埃沉着症的预防

肺尘埃沉着症是病因明确的外源性疾病,是人类生产活动带来的疾病,一级预防是根本,真正做好一级预防,可以避免发生肺尘埃沉着症。三级预防是疾病预防的根本策略,因此要同时做好三级预防。

1. 控制尘源,防尘降尘　做好工程防护,控制粉尘的发生,坚持湿式作业,禁止干式作业;通风除尘,排风除尘;密源或密闭、隔离操作;进行技术革新和工艺改革,加强个体防护;加强安全卫生知识教育培训;切实做好监督检查。实践证明,这些都是行之有效的防尘降尘方法,是一级预防的重要措施。

2. 开展健康监护和医学筛检　对从事粉尘作业的人员开展健康监护和定期的医学检查,是早期发现肺尘埃沉着症患者的主要手段。早期发现患者或高危人群,早期采取干预措施,可预防疾病的进一步发展或延缓发展,甚至可使高危人群避免发展成肺尘埃沉着症患者。做好健康监护和医学筛检是做好二级预防的重要措施。

3. 做好三级预防　对已患肺尘埃沉着症的患者,应该积极开展三级预防,即预防并发症的发生,延缓病情进展,阻断纤维化加重。

(二) 肺尘埃沉着症的劳动能力鉴定

肺尘埃沉着症对劳动者劳动能力的影响程度需根据其 X 线诊断肺尘埃沉着症期别、肺功能损伤程度和呼吸困难程度进行鉴定。根据中华人民共和国国家标准《劳动能力鉴定职工工伤与职业病致残等级》GB/T 16180,肺尘埃沉着症致残程度共分为 6 级,由重到轻依次如表 30-1 所示。

表 30-1　肺尘埃沉着症的伤残分级

伤残	肺尘埃沉着症
1 级	肺尘埃沉着症叁期伴肺功能重度损伤和 / 或重度低氧血症 $PaO_2 < 5.3kPa$($<40mmHg$)
2 级	肺尘埃沉着症叁期伴肺功能中度损伤和 / 或中度低氧血症;肺尘埃沉着症贰期伴肺功能重度损伤及 / 或重度低氧血症 $PaO_2 < 5.3kPa$($40mmHg$);肺尘埃沉着症叁期伴活动性肺结核
3 级	肺尘埃沉着症叁期;肺尘埃沉着症贰期伴肺功能中度损伤和 / 或中度低氧血症;肺尘埃沉着症贰期合并活动性肺结核
4 级	肺尘埃沉着症贰期;肺尘埃沉着症壹期伴肺功能中度损伤或中度低氧血症;肺尘埃沉着症壹期伴活动性肺结核
6 级	肺尘埃沉着症壹期伴肺功能轻度损伤和 / 或轻度低氧血症
7 级	肺尘埃沉着症壹期,肺功能正常

第二节　硅沉着病

一、病因与发病机制

硅沉着病(silicosis)又称矽肺,是由于长期吸入游离二氧化硅粉尘所致的以肺部弥漫性纤维化

为主的全身性疾病。在13种肺尘埃沉着病中,硅沉着病是发病人数较多、危害较重的一种肺尘埃沉着症。由于接触粉尘中的游离二氧化硅含量不同,作业场所粉尘浓度不同,其所引起的硅沉着病临床表现、疾病的发展和转归,甚至病理改变也有不同。除了多数为典型(或慢性)硅沉着病(chronic silicosis)以外,也有少数急性硅沉着病(acute silicosis)和快进型硅沉着病(accelerated silicosis)。

（一）硅沉着病的病因

游离二氧化硅粉尘是硅沉着病的直接病因,石英近似纯的游离结晶二氧化硅,各种矿物和岩石均含有不同程度的游离二氧化硅,许多工业生产过程都可以产生粉尘而引起硅沉着病。主要作业领域有:矿山开采、矿石的粉碎、修桥筑路、水电站建设、隧道涵洞中的风钻、掘进、爆破;石材破碎、石料加工、石英喷砂、宝石切割等。

（二）硅沉着病发病机制

硅沉着病的发生是由于粉尘的刺激、毒性作用、机体免疫功能失调和多种细胞因子共同作用的结果,主要从以下几方面阐述:

1. **免疫反应**　硅沉着病的免疫现象主要表现在硅沉着病患者血清中免疫球蛋白的增高,并存在有免疫球蛋白M(immunoglobulin M,IgM)、免疫球蛋白A(immunoglobulin A,IgA)及免疫球蛋白G(immunoglobulin G,IgG)免疫复合体,另在矽结节及其周围的免疫球蛋白和分泌免疫球蛋白细胞的增多,患者补体系统紊乱;细胞凋亡已被证实与硅沉着病的发生发展有关,巨噬细胞作为抗原递呈细胞,可诱导T细胞活化,介导细胞免疫,促进炎性反应。

2. **细胞因子的释放与肺泡巨噬细胞反应**　细胞因子是一组具有调控炎症、免疫反应和创伤愈合作用的多效应蛋白,肺泡巨噬细胞(alveolar macrophage,AM)是细胞因子的主要来源。细胞因子有的可直接刺激或几种细胞因子协同作用刺激成纤维细胞增殖和促进胶原合成产生纤维化。肺泡腔内的巨噬细胞不断地受到外源性物质的刺激,处于活化状态,巨噬细胞的活化可引起功能性变化和产生多种酶、细胞刺激物质和代谢产物。由于粉尘颗粒反复、持续地激发巨噬细胞及其他细胞产生和释放各种细胞因子或致纤维化的相关因子,使肺组织产生尘结节及间质纤维化成为一个慢性过程。

3. **氧化应激反应与自由基**　尘粒本身就是氧化剂的重要来源,其表面可产生自由基。作为外来异物侵袭肺脏的第一道防线,肺泡巨噬细胞吞噬侵入肺脏的尘粒,产生大量ROS自由基,分泌大量炎性因子,触发炎症反,在硅沉着病发生发展过程中起到重要作用。ROS可激活细胞内信号传导通路,增加炎细胞聚集、渗出,释放炎症介质;另一方面,ROS可直接攻击细胞中的蛋白质和DNA,使其发生过氧化反应,继而导致组织结构破坏;上述过程均可加重炎症反应,继而促进ROS生成,形成恶性循环,促使硅沉着病纤维化的发生。

4. **纤维化的形成**　纤维化是结缔组织增生的结果,其受到一系列复杂因素的影响和调控。粉尘诱导TNF-α增加,TNF-α不仅会导致纤维聚集和增多,还和细胞死亡受体相关,并且可以激活细胞程序性凋亡反应。粉尘刺激气道,诱发一系列炎性、免疫反应,组织损伤加重,损害了肺的功能导致肺组织纤维化,最终形成尘结节,胶原纤维使尘结节逐渐紧密地连接起来,且不断增大,致使纤维化病变不断进展。

二、病理改变

硅沉着病的基本病变是矽结节、弥漫性肺间质纤维化和硅沉着病团块的形成,矽结节是诊断硅沉着病的病理形态学依据。

硅沉着病尸检大体标本可见肺体积增大,肺表面呈灰黑色,重量增加,质坚韧,胸膜增厚粘连,切面两肺布有许多矽结节及间质纤维化。

矽结节外观呈灰黑色,质韧,直径1~3mm,多在胸膜下、肺小叶及支气管、血管周围淋巴组织中。

典型矽结节境界清晰,胶原纤维致密呈同心圆排列,结节中心可见不完整的小血管,纤维间无细胞反应,出现透明性变,周围是被挤压变形的肺泡。

硅沉着病的弥漫性肺间质纤维化主要表现为胸膜下、肺小叶间隔、小血管及小支气管周围和邻近的肺泡隔有广泛的纤维组织增生,呈小片状或网状结构。严重者肺组织破坏,代之以成片粗大的胶原纤维,其间仅残存少数腺样肺泡及小血管。

硅沉着病团块形成是硅沉着病发展到严重阶段,多发生在两肺上叶或中叶内段及下叶背段。组织学上表现为矽结节的融合,即结节与结节紧密镶嵌,轮廓清晰;或表现为由粗大胶原纤维取代的肺间质相连接形成无明显结节的团块,常可见胶原纤维玻璃样变和残留的无气肺泡。团块可发生坏死、钙化,形成单纯的矽肺空洞,也可并发结核形成矽肺结核空洞。

三、临床表现

硅沉着病的病程及临床表现决定于生产环境中二氧化硅粉尘的浓度、暴露的时间、累计暴露剂量以及有无合并症和个体特征。多数典型硅沉着病是一种慢性疾病,病程较长。石英石磨粉工和石英喷砂工因为粉尘中二氧化硅含量高,容易形成快进型硅沉着病。人造石英石加工切割行业中,少数工人在防护差的情况下短时间内接触大量的游离二氧化硅粉尘后,经过较短的潜伏期,出现急性硅沉着病,病情进展快并因反复发生气胸、呼吸衰竭,在相对较短时间内出现病情加重并恶化。

(一) 症状

硅沉着病早期可无症状,或者症状很轻微,主要表现为胸闷和轻微胸痛,而且与 X 线胸片病变程度不呈平行关系。随着病情的进展,肺功能损伤的加重,硅沉着病患者的主要临床症状为呼吸困难、胸痛、咳嗽、咳痰,喘息、咯血等症状。除常见的呼吸系统症状外,因为常常合并一种或多种常见并发症如肺结核、肺气肿、气胸、呼吸道感染、支气管扩张、肺源性心脏病、肺性脑病、呼吸衰竭等而有程度不同的全身症状。也有少见的并发症,如发音障碍、声音嘶哑、中叶综合征、膈肌麻痹、肺间质气肿、纵隔气肿、上腔静脉综合征。因病情不同,症状表现不同,严重者因呼吸衰竭死亡。

(二) 体征

早期硅沉着病患者一般无明显异常体征,随着病变的进展及合并症的出现,则可有不同的异常体征。肺功能受损严重,病情较重的患者视诊出现胸壁、胸廓和呼吸运动异常,呼吸方式、呼吸频率和节律异常,桶状胸,肋间隙变宽,甚至出现三凹征。胸部触诊出现语音震颤变化和胸膜摩擦感;合并气胸时叩诊呈鼓音;听诊发现异常呼吸音,可闻及呼吸音增粗或湿啰音,干鸣音。合并肺心病心衰者可见心衰的各种临床表现,缺氧、黏膜发绀、颈静脉充盈怒张、下肢水肿、肝脏肿大等体征。

四、辅助检查

(一) 实验室检查

根据病情的需要完善各项常规检查、心电图检查外,呼吸道感染是硅沉着病的常见并发症,血常规、C 反应蛋白、血沉及降钙素原等炎性指标是常用检查;痰液的菌源学检查是指导临床治疗的基本检查,病情及并发症复查时,G 实验、GM 实验,结核分枝杆菌检查以及菌源学的分子生物学检查也是必要的,血气分析检查、脑钠肽的检测对于判断患者有无呼吸衰竭、心功能受损很重要,必要时需要完成气管内镜检查及肺泡灌洗液的检查。目前尚无确切的诊断硅沉着病的生物标志物检测。

（二）肺功能检查

肺功能检查是硅沉着病的常规检查,硅沉着病肺功能损害以限制性通气功能障碍或混合性通气功能障碍为主,而以严重阻塞性通气功能障碍为主可能提示合并有慢性支气管炎或慢性阻塞性肺病。因并发症不同,硅沉着病肺功能损伤与期别也不完全呈平行关系,硅沉着病叁期可以只有轻度肺功能损伤,而壹期硅沉着病也可能已经有重度肺功能损伤,部分硅沉着病患者因肺间质纤维化病变而表现弥散功能障碍。在进行工伤劳动能力鉴定时,除了期别以外,要结合肺功能检查、血气分析检测及鉴别有无合并活动性肺结核综合评定。

五、诊断与鉴别诊断

（一）硅沉着病的诊断

根据确切的职业性二氧化硅粉尘接触史,结合胸部高千伏 X 线表现特点,并排除其他原因引起的类似影像疾病,典型的硅沉着病诊断并不困难。快进型硅沉着病主要是发病快,临床进展快,要求定期检查或随访的时间间隔要缩短,其 X 线分期和慢性硅沉着病一样,均应根据《职业性尘肺病的诊断》进行诊断和分期。

急性硅沉着病根据其接触含高浓度二氧化硅粉尘且粉尘分散度高的职业史,临床以进行性呼吸困难为主,X 线胸片表现为双肺弥漫性细小的羽毛状或结节状浸润影,边界模糊,并可见支气管充气征。病理检查可见肺泡内有过碘酸雪夫（PAS）染色阳性的富磷蛋白质。支气管肺泡灌洗液检查可明确诊断。

1. **辅助诊断**　《职业性尘肺病的诊断》也适用硅沉着病的诊断。有时为了鉴别诊断的需要,需要一些辅助诊断措施,在病变部位进行针刺活检取病变组织做病理检查,对诊断和鉴别诊断有帮助;纤维支气管镜检查同时进行灌洗液检查、组织活检查,可以协助病因学诊断和明确诊断,对急性硅沉着病有重要诊断意义。

以上各种技术进行组织学检查如果确定是矽结节或肺纤维化,还应根据肺尘埃沉着症病理学诊断标准进行确诊,活体组织学标本检查的诊断也应根据病理诊断标准进行。病理诊断可以弥补 X 线胸片的不足之处,特别是在鉴别诊断上有重要价值,以免误诊或漏诊。

2. **X 线胸片表现**　典型硅沉着病 X 线胸片表现为肺野出现圆形小阴影,早期则多见于中下肺野,随着病变发展小阴影逐渐增多,密集增高,分布范围也逐渐扩大乃至全肺,小阴影以圆形阴影为多。小阴影继续增多,密集度增加,致发生小阴影聚集然后融合成大块状纤维化影。硅沉着病的大块状影常呈双翼状或腊肠状分布在两上肺野,多为对称,和肋骨垂直呈"八"字状,但也有单侧出现,或中、下肺野出现团块阴影。融合团块致密,密度较均匀,团块周边有灶周气肿。由于肺门区淋巴结增大、硬结,致肺门增大、致密,加之肺野小阴影增加、密集,肺纹理发生变形、中断,使增大肺门呈残根状,肺门淋巴结和气管旁淋巴结因缺氧坏死,可呈蛋壳样钙化。

硅沉着症贰期规则小阴影(r 阴影)如图 30-11 所示;硅沉着症叁期大阴影如图 30-12 所示;快进型硅沉着症并气胸如图 30-13 所示。

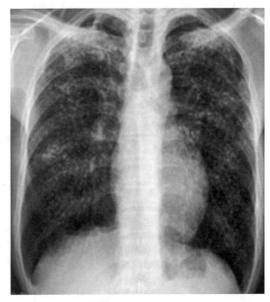

图 30-11　硅沉着症贰期规则小阴影(r 阴影)

3. **胸部 CT 影像表现**　胸部 CT 检查对硅沉着病小阴影检出率与高千伏胸片相比,清晰度较高,在观察大阴影方面优于胸片,主要是X线胸片观察不明显的大阴影,在CT中清晰可见,而且有时还能见到大阴影中心部的钙化。因此,对于大阴影具有早期识别价值,同时对胸部其他异常的检出率亦高于X线胸片。对于肺癌、肺结核的鉴别诊断也有重要的参考价值。

硅沉着症贰期规则小阴影CT显示(r阴影)如图30-14所示;硅沉着症叁期并结核空洞形成CT显示如图30-15所示;快进型硅沉着症并气胸CT显示如图30-16所示。

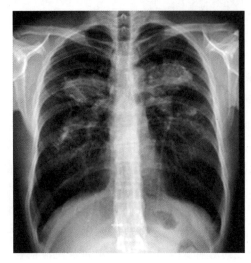
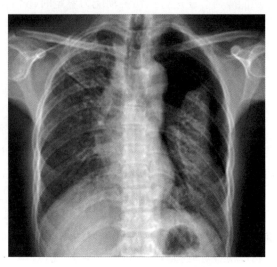

图30-12　硅沉着症叁期大阴影　　　　　图30-13　快进型硅沉着症并气胸

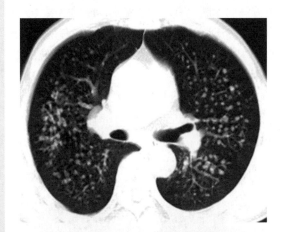
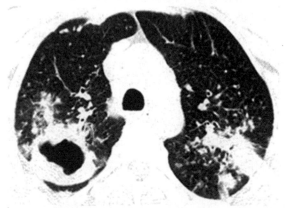

图30-14　硅沉着症贰期规则小阴影CT　　　图30-15　硅沉着症叁期并结核空洞
　　　　　显示(r阴影)　　　　　　　　　　　　　　　形成CT显示

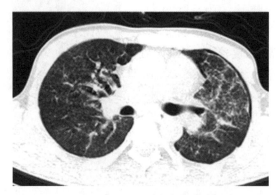

图30-16　快进型硅沉着症并气胸CT显示

（二）硅沉着病的鉴别诊断

1. 血行播散性肺结核　急性粟粒型肺结核两肺出现分布均匀粟粒状阴影，以两上肺野明显，肺尖常受累，结节可融合，影像学与贰期硅沉着病极为相似；亚急性粟粒型肺结核由于肺内反复发生播散，粟粒状阴影常大小不一，分布不均，由于病灶新旧不一，有渗出性的、纤维化的、钙化的，故结节密度不一，在影像上有时与硅沉着病也难以鉴别。需要根据结核病的相应症状和结核相关的实验室检查加以鉴别。

2. 特发性肺纤维化　本病起病隐匿，常表现为进行性呼吸困难加重、干咳。胸部影像分布呈弥漫性、散在性、边缘性、广泛性、小结节状、蜂窝状、网状阴影，下肺野多于上肺野，两肺门无淋巴结肿大，但往往病因不明确。经支气管活检、胸腔镜活检、经皮肺活检所得组织病理学可见：早期为非特异性肺泡炎，晚期为广泛纤维化，无矽结节形成。根据以上临床特点，鉴别诊断也不困难。

3. 肺含铁血黄素沉着症　有风湿性心脏病病史和反复发生的心力衰竭是肺含铁血黄素沉着症的特点和发生的基础，长期反复的肺毛细血管扩张、淤血和破裂出血，使含铁血黄素沉着于肺组织中。肺部 X 线呈典型的二尖瓣狭窄心，肺野对称性地散布弥漫性结节样病灶，大小不等，密度较高，且密集于肺门周围，近肺门处较密，逐渐向外带消退。痰和胃液中检出含铁血黄素细胞有助于确诊。硅沉着病晚期患者可发生心力衰竭，肺内可出现肺淤血的 X 线征象，但很少产生含铁血黄素沉着。

4. 肺泡微石症　本病特点是肺内充满细砂状结石，与家族遗传有关。胸部 CT 表现两肺满布弥漫性、细小砂粒样阴影，数量极多，在两肺下野及内带密集，肺尖部较少，影像表现常多年不变。病变进展缓慢，早期可没有任何症状。胸部影像的主要鉴别在于硅沉着病肺内为圆形小阴影和不规则小阴影，通常多混合存在，且小阴影较肺泡微石症大，但密度较肺泡微石症肺内的砂粒阴影低，动态观察小阴影有变化，这些特点和肺泡微石症不同。病史中本病多有同胞发病的家族史，是诊断的主要线索。支气管肺泡灌洗液沉淀物在高倍显微镜下可见大量磷酸钙结晶，是提示本病的重要证据。经纤维支气管镜作肺活体组织检查，阳性率也很高。

5. 肺癌　主要是周围型肺癌与叁期硅沉着病大阴影鉴别，肺癌块影常为单个，多发生在肺上叶段、中叶等处，呈类圆形，边缘有分叶、毛刺，块影内钙化少见。硅沉着病块影常为双侧，多发生在上肺后部，呈腊肠状，与肋骨垂直，边缘整齐，无毛刺，且常有周边气肿带，块影内钙化多见，两肺野可见弥漫性小阴影。硅沉着病单侧块影尤其需要鉴别诊断。

六、预防与治疗

硅沉着病在所有种类肺尘埃沉着症中病情偏重，治疗上参照肺尘埃沉着症治疗原则，经过明确诊断和病情评估后按照肺尘埃沉着症进行健康管理和监护，对于不同病情程度和并发症不同采取个体化治疗方案。

（一）加强健康监护和自我管理

硅沉着病一经诊断，患者即应该脱离原粉尘作业岗位，并不得再重新从事其他接触粉尘的作业。必须戒烟，包括二手烟，硅沉着病是慢性进展性疾病，需要定期复查胸部 CT 和肺功能，并进行随访治疗。

（二）对症治疗

止咳、平喘、祛痰，预防治疗感冒和呼吸道感染。

（三）抗纤维化治疗

目前对硅沉着病纤维化有效药物主要有汉防己甲素，根据病情需要，可以多疗程服药，建议一疗程治疗后休息 1 个月。

（四）积极治疗并发症

硅沉着病并气胸、结核、肺心病,呼吸道感染,需要及时治疗,细节和治疗疗程方面有别于单纯的气胸、结核病治疗。

（五）合理氧疗

在临床实践和康复治疗中需要根据硅沉着病患者情况,选择个体化合理氧疗,采取鼻导管或面罩给氧治疗,必要时需要无创呼吸机辅助治疗。

（六）肺移植

极少数硅沉着病的特殊病例在认真评价、严格掌握适应证并重视手术对患者生存获益的评价情况下可以进行肺移植治疗。

肺尘埃沉着症的诊治流程图见图 30-17。

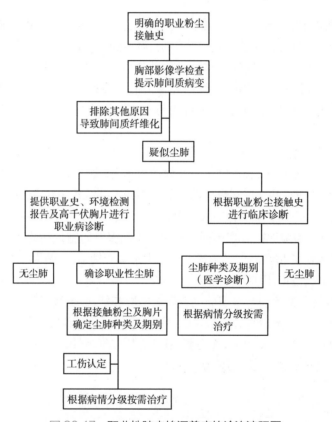

图 30-17 职业性肺尘埃沉着症的诊治流程图

诊 治 精 要

1. 肺尘埃沉着症是病因明确,可以预防、可以控制而不可逆转的肺间质性疾病。

2. 肺尘埃沉着症的诊断主要依据可靠的生产性粉尘接触史,合格的影像学表现,结合工作场所职业卫生学、流行病学的调查资料和职业健康监护资料,对照尘肺病诊断标准片,根据《职业性尘肺病的诊断》标准进行诊断和分期。

3. 肺尘埃沉着症的影像学改变具有一定的特征性,但不具有特异性,诊断时需要进行鉴别诊断。

4. 肺尘埃沉着症的治疗原则为做好患者全面的健康管理,病情评估前提下采取对症治疗、并发症的治疗、药物抗纤维化等综合治疗。

思考题

1. 肺尘埃沉着症的病因及病理改变。
2. 肺尘埃沉着症的 X 线表现及分期。
3. 硅沉着病的鉴别诊断。
4. 肺尘埃沉着症的治疗方法。
5. 肺尘埃沉着症的预防和劳动能力评定要点。

（彭莉君）

第三十一章
纵 隔 疾 病

纵隔疾病是一组发生于纵隔的疾病,主要分为三大类,包括纵隔肿瘤、纵隔炎症与纵隔气肿。纵隔内组织和器官较多,胎生结构来源复杂,所以纵隔区肿瘤种类繁多。分为原发和继发,原发性肿瘤中以良性多见,但也有相当一部分为恶性。纵隔炎症分为感染性和非感染性两大类,主要累及结缔组织,可影响邻近器官,或由邻近部位的病变所引起。纵隔感染可表现为急性或慢性炎症。非感染性纵隔炎症可能主要与异常的免疫反应有关,临床上以慢性纤维化性纵隔炎最为常见。纵隔气肿是指各种原因导致纵隔内气体聚集,是肺泡外积气的一种形式。

第一节 概 述

一、纵隔

纵隔是左右两侧纵隔胸膜及其间所夹的器官和组织的总称,其实际上是一间隙,前界为胸骨,后界为脊柱胸段(包括两侧脊柱旁肋脊区),两侧是纵隔胸膜,向上达胸廓上口,向下抵膈肌。纵隔内有心脏、大血管、食管、气管、神经、胸腺、胸导管、丰富的淋巴组织和结缔脂肪组织。

二、纵隔的分区及内容

为了便于纵隔病变的解剖定位,通常将纵隔划分为几个部分。临床最常见的分区法是"四区分法"(图31-1)和"三区分法"(图31-2)。

"四区分法"是以胸骨角与第4胸椎下缘的水平连线为界,把纵隔分成上纵隔与下纵隔;而下纵隔又以心包为界,前方为前纵隔,心包区为中纵隔,后方为后纵隔。上纵隔内主要有胸腺、出入心脏的大血管、神经、气管、胸上段食管、胸导管等。前纵隔非常狭窄,仅含有少量结缔组织和淋巴结;中纵隔主要含有心包、心及出入心脏的大血管根部;后纵隔内含有胸主动脉、奇静脉及其属支、主支气管、胸中下段食管、胸导管、迷走神经、交感神经和淋巴结等。

"三区分法"则是以气管、心包前至胸骨的间隙为前纵隔,气管、心包后方的部分(包括食管及脊柱旁)为后纵隔,前后纵隔之间含有多种重要器官的间隙为中纵隔,又称器官内脏纵隔。

三、纵隔疾病概述

纵隔肿瘤组织学来源较多,常见的纵隔肿瘤各有其好发部位,这对临床诊断有参考意义。如前纵

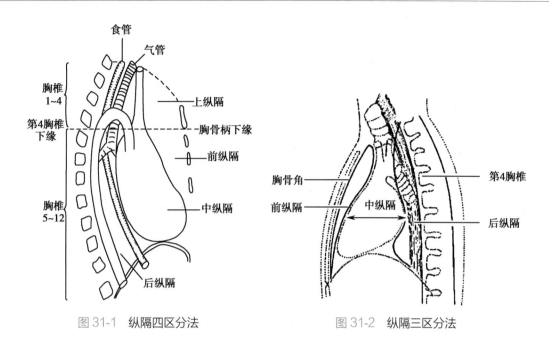

图 31-1 纵隔四区分法　　　图 31-2 纵隔三区分法

隔最常见的肿瘤为胸腺瘤、畸胎瘤、异位甲状腺肿瘤、淋巴瘤等；中纵隔最常见的为先天性囊肿、淋巴瘤等；后纵隔最常见的是神经源性肿瘤。大多数纵隔肿瘤的病因和发病机制尚不清楚。不同组织来源的肿瘤治疗方案和预后有所不同，根据其部位及其形态学特征可以形成初步诊断的意向，但确诊往往需要组织学和细胞学的依据。

纵隔良性肿瘤常一般无明显症状，常在影像学检查时偶然发现；也可因压迫气管、上腔静脉、神经等出现相应症状而发现。恶性纵隔肿瘤则可侵袭包绕器官，即使较小也可出现相应症状，且不同病理类型的恶性肿瘤可出现类似的症状。纵隔肿瘤常见症状包括咳嗽（60%）、胸痛（30%）、畏寒发热（20%）及气促（16%）。症状可划分为局部症状及系统症状两类。局部症状由于肿瘤压迫气管、血管或侵犯神经所造成，包括呼吸困难、吞咽困难、膈肌麻痹、声音嘶哑、Horner 综合征及上腔静脉阻塞综合征等。系统症状是由于肿瘤释放内分泌激素、抗体、细胞因子等引起，典型的例子是甲状旁腺肿瘤导致的高钙血症、胸腺瘤导致的肌无力。大多数纵隔肿瘤通过胸部 X 线或 CT 检查可诊断，除淋巴瘤外，一经诊断，若无手术禁忌证，应积极手术治疗。

急性纵隔炎少见但却凶险，多继发于各种原因（食管、气管穿孔、胸骨切口感染、周围组织感染蔓延等），常表现为急性中毒症状，如寒战、高热、气促、心率加快等，若未及时诊治，病死率极高。应该及时予以足量的广谱抗生素联合抗厌氧菌治疗，同时积极采取恰当的清创、引流方式，保持呼吸道通畅，必要时气管插管治疗。

慢性纵隔炎是由于各种原因导致大量的胶原和致密纤维组织在纵隔内形成的一种少见疾病，分为肉芽肿性和纤维性两大类。肉芽肿性纵隔炎是一种纵隔淋巴结疾病，由结核、组织胞浆菌或其他真菌感染引起。纤维化性纵隔炎大多是由肉芽肿性纵隔炎发展而来，而自身免疫性疾病、风湿热、肿瘤、放疗、外伤、药物等也可以造成慢性纤维化纵隔炎。临床表现以局部受累症状为主。胸部 X 线或 CT 检查可见纵隔胸膜增厚或上纵隔增宽，病变区可出现钙化影，亦可无异常发现。治疗上多为抗真菌、或糖皮质激素对症治疗，必要时可考虑外科手术。

纵隔气肿主要原因来源于上呼吸道、胸内气道、肺实质以及胃肠道腹腔的气体进入纵隔。常表现为胸痛、呼吸困难，其症状的严重程度与积气量压力高低以及其发生速度有关。胸部 X 线检查可发现纵隔两侧透亮带，并显示壁层胸膜与其他纵隔结构。少量纵隔气肿 1~2 周内可自行吸收，大量纵隔气肿应尽快排除纵隔气体，可作胸骨上小切口直达纵隔筋膜层，若合并张力性气胸者需行胸腔闭式引流术。

第二节 纵 隔 肿 瘤

一、概述

纵隔内分区和其组织结构各异,胎生结构来源复杂,所以纵隔区肿瘤类型繁多,既有原发性肿瘤,也有转移性肿瘤。原发性纵隔肿瘤(primary mediastinal tumor)多为良性,但也有相当一部分为恶性,以胸腺瘤、神经源性肿瘤、畸胎瘤和纵隔囊肿多见。(图 31-3)

(一)分类

前纵隔肿瘤:常见为胸腺瘤、胸骨后甲状腺肿、畸胎瘤与皮样囊肿等。

中纵隔肿瘤:常见为淋巴瘤、心包囊肿、气管或支气管囊肿、食管囊肿等。

后纵隔肿瘤:常见为神经源性肿瘤。

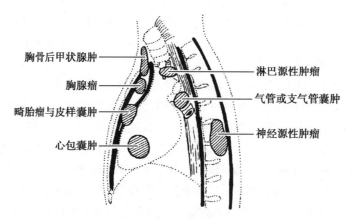

图 31-3   纵隔肿瘤的好发部位

(二)临床表现

纵隔肿瘤是否出现症状及严重程度与肿瘤的性质、部位、大小、生长方向和速度、有无继发感染等有关。大多数患者无自觉症状,仅于体检时发现。部分患者可出现胸痛、胸闷,当肿瘤直接侵犯或者压迫相邻结构可引起局部症状,当肿瘤具有异位神经 - 免疫 - 内分泌功能时可出现全身症状。

1. **压迫气管或支气管**   可引起剧烈咳嗽、呼吸困难甚至发绀,形成气管、支气管瘘时可出现发热、咳脓痰,甚至咯血。

2. **压迫食管**   可以出现吞咽困难。

3. **累及胸膜**   可以引起胸痛、胸膜腔积液。

4. **压迫神经系统**   累及交感神经干可以出现霍纳(Horner)综合征(同侧瞳孔缩小、面部无汗、上睑下垂、眼球内陷),累及喉返神经可以出现声音嘶哑、声带麻痹,累及膈神经可以引起膈肌麻痹出现膈膨升,压迫臂丛神经出现上臂麻木、肩胛区疼痛及向上肢放射性疼痛;哑铃状的神经源性肿瘤有时可压迫脊髓引起截瘫。

5. **压迫血管**   累及上腔静脉或心脏大血管可以出现上腔静脉综合征(表现为面部、上肢肿胀、发绀、颈静脉怒张、胸壁侧支循环静脉充盈等)以及血流动力学改变。

6. **特异性症状**   有较大的确诊意义,如胸骨后甲状腺肿表现为随吞咽运动上下;咳出头发样细毛或豆腐渣样皮脂提示为畸胎瘤。

7. 全身症状　部分纵隔肿瘤分泌激素、抗体、细胞因子等活性物质而引起,如甲状旁腺瘤的高钙血症;胸腺瘤的重症肌无力、纯红细胞减少、风湿性疾病,类癌引起的 Cushing 综合征。

（三）检查

1. 实验室检查　恶性畸胎瘤可出现甲胎蛋白（AFP）、β-人绒毛膜促性腺激素（β-HCG）升高;甲状旁腺肿瘤患者可以出现血钙升高,部分胸骨后甲状腺患者可以伴有甲状腺激素水平改变;某些类癌可以伴有肾上腺皮质激素分泌异常;成神经细胞瘤或成神经节细胞瘤可能伴有儿茶酚胺类激素分泌异常。

2. 胸部 X 线　正、侧、斜位 X 线片能够提供肿瘤大小、部位、密度、成分等信息,从而初步判断肿瘤的类型。上纵隔肿瘤在 X 线透视时若随吞咽而向上移动,可初步诊断为甲状腺肿瘤。食管吞钡检查可了解食管或邻近器官是否受压。

3. 胸部 CT　能显示肿瘤的部位、密度、外形、边缘清晰光滑度、有无钙化等特点外,还可以区别脂肪、血管、囊肿及软组织肿块,明确肿瘤与周围结构间的关系,CT 诊断纵隔肿瘤、淋巴结肿大准确性可达 90% 以上,已经成为纵隔肿瘤诊断中的常规检查。增强 CT 能够发现心脏大血管的受累情况,还可以提示肿瘤侵犯邻近结构或有无胸内脏器的转移。（图 31-4）

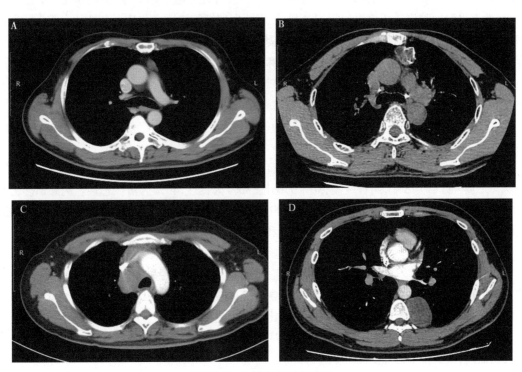

图 31-4　纵隔肿瘤 CT 影像
A. 前纵隔,胸腺瘤;B. 前纵隔,畸胎瘤;C. 中纵隔,淋巴瘤;D. 后纵隔,神经鞘瘤。

4. 心血管造影　可进一步鉴别肿瘤的相通部位以及与心脏大血管或气管、支气管、肺等的关系,提高确诊率。

5. MRI　成像参数多,对软组织分辨率高,能够评价软组织肿瘤的组成,评价神经源性肿瘤对椎间孔和椎管内的影响程度,评价纵隔肿瘤与血管、支气管的关系。

6. B 超　能够鉴别纵隔内肿瘤的性质（囊性、实质性或混合性）,对胸骨后甲状腺肿、延伸到纵隔内的颈部囊肿以及靠近胸壁的肿块的诊断有较大帮助。多普勒超声能够分辨肿块内血流的情况,对心包旁肿块的诊断有一定帮助。经食管超声（TEE）有利于评价纵隔肿瘤与心脏大血管及食管的关系。

7. 放射性核素检查　^{131}I 核素扫描有助于甲状腺来源肿块的诊断,尤其是对胸骨后功能性甲状腺肿诊断的敏感性和特异性较高。

8. 正电子发射扫描(PET)　不仅可以在早期发现肿瘤,确定原发还是转移,还能根据肿瘤的生物学变化、肿瘤代谢情况判定良恶性,还可以评估全身有无转移灶,预测疗效。

9. 支气管镜检查　普通支气管镜可以明确气管、支气管受压程度,肿瘤侵袭范围,从而估计手术切除的可能性。经支气管镜定位,对气管旁、隆突下肿块用针吸肿大淋巴结(TBNA)行细胞学检查,常可鉴别良恶性。超声气管镜是近年广泛开展的技术,它可实时显示气道外的组织结构及血管分布,在超声引导下对邻近大气道的纵隔肿瘤行细针穿刺抽吸活检(EBUS-TBNA)有助于纵隔肿瘤的病理诊断。

10. 纵隔镜检查　能对气管旁、隆突下等纵隔病灶行活组织检查明确诊断。

11. 活组织检查　靠近胸壁的肿块如胸腺瘤、神经源性肿瘤可在 B 超或 CT 定位下作针吸细胞学检查或穿刺组织学检查,方法简便,阳性率高。对于临床上高度怀疑恶性淋巴瘤者或肿瘤巨大、难以切除干净的情况,可采取粗针穿刺的方法,以便明确诊断,制订治疗方案。

(四) 治疗

原发性纵隔肿瘤及囊肿,若无手术禁忌证,绝大多数首先考虑手术治疗,少数纵隔肿瘤适合放化疗,如恶性淋巴源性肿瘤适用放射治疗,非精原细胞性生殖细胞瘤适合化疗。良性肿瘤或囊肿即使没有临床症状,但由于会逐渐长大,压迫毗邻器官,甚至出现恶变或继发感染的可能,也应积极采取手术治疗。手术方式根据肿瘤部位和大小可采用全麻插管下传统开胸手术或微创胸腔镜或纵隔镜手术。恶性纵隔肿瘤若已侵入邻近器官无法切除或已有远处转移,可根据病理结果给予放疗或化疗。

二、胸腺瘤

胸腺瘤(thymoma)是前纵隔内最常见的肿瘤,占原发性纵隔肿瘤 1/5~1/4。男女发病率相仿(约占 50%),儿童少见(约 15%),病程缓慢,30% 为恶性,30% 为良性,40% 为潜在恶性。胸腺瘤多为实质性肿瘤,可发生坏死、出血和囊性变。胸腺瘤细胞类型变化较多,并与胸腺瘤的侵袭性以及预后相关。虽然胸腺瘤可以发生局部侵袭,但区域淋巴转移和血行转移较为少见。

(一) 病理

胸腺瘤组织学上分皮质型、髓质型和混合型三类。胸腺瘤肉眼观呈椭圆形阴影或分叶状,边缘界限清楚,切面较硬,包膜完整。约半数的胸腺瘤含有液体或凝结成块的细胞碎片的小囊。此外,还可见局限性坏死或钙化。镜下可见胸腺瘤由不同比例的上皮细胞和淋巴细胞构成,上皮细胞核膜呈锯齿状,核仁不明显,偶见核分裂。胸腺癌一般界限不清,无包膜,切面呈橡皮状或砂砾状,色灰白,常有坏死或出血灶,很少发生囊性变。

1999 年 WHO 将胸腺瘤分为 A 型、AB 型、B 型及 C 型等病理亚型;认为 A 及 AB 型即髓质型及混合型为良性肿瘤,预后良好无复发危险,而 B 型属于 Ⅰ 型恶性胸腺瘤,复发率及转移率高,C 型为 Ⅱ型恶性胸腺瘤,恶性程度及病死率很高。2015 年 WHO 更新胸腺瘤组织学分类,分为 A 型、不典型 A 型、AB 型及 B 型;且认为无论 A 型、AB 型、B 型都存在复发和转移的现象。

(二) 临床表现

良性胸腺瘤多无特殊症状,偶可在影像学检查时发现。部分患者可出现咳嗽、胸闷、胸痛、心慌等非特异性症状,当恶性胸腺瘤侵犯周围组织时可以出现上腔静脉阻塞综合征、声音嘶哑、胸腔积液等症状,多提示为晚期。由于自身免疫异常,约 30% 的患者可伴有重症肌无力,切除肿瘤后约 2/3 患者的肌无力症状得到改善,反之,重症肌无力患者中半数以上有胸腺瘤或胸腺增生异常。部分患者还可伴随系统性红斑狼疮、风湿性关节炎、低丙种球蛋白血症、红细胞发育不良等疾病。

（三）检查与分期

胸部 X 线检查，可见前纵隔圆形或者类圆形块影，边缘多清晰，具有分叶。胸部 CT 检查可见胸腺瘤一般位于升主动脉或者主动脉前方的前上纵隔内。增强 CT 可以判断肿瘤内部情况、边缘情况以及对大血管的影响情况，但是不能判断良恶性。超声或 CT 引导下的肿瘤穿刺能够在术前获得病理诊断，但并不能提示当前肿瘤是否存在侵袭性。值得注意是，术前应该进行重症肌无力的排查，如有怀疑可以进行肌电图等进一步的检查。

目前临床上最常用的是 Masaoka-koga 分期系统（表 31-1），将胸腺瘤分为 4 期，Ⅰ 期是良性，Ⅱ 期及以上是恶性胸腺瘤。

表 31-1　胸腺瘤 Masaoka-koga 分期系统

分期	定义
Ⅰ	大体观和显微镜下都是包膜完整的
ⅡA	显微镜下累及范围超出肿瘤包膜以外
ⅡB	肉眼下累及范围超出了肿瘤包膜以外，累及周围的胸腺和脂肪组织，或在大体上和纵隔胸膜或者心包很接近，但没有最终突破
ⅢA	大体上侵及相邻的器官（比如心包、大血管或者肺），但无大血管浸润
ⅢB	大体上侵及相邻的器官（比如心包、大血管或者肺），且有大血管浸润
ⅣA	胸膜或心包的播散转移
ⅣB	淋巴或血行转移

（四）治疗

胸腺瘤患者预后与肿瘤大小、完整的手术切除，组织学分型及临床分期密切相关。根据 Masaoka 分期系统，研究表明 Ⅰ 期到 Ⅲ 期 5 年生存率大约有 85%，而 Ⅳ 期只有 65%，约有 20% 患者的死亡与重症肌无力有关。全胸腺切除或肿瘤完整切除被推荐于所有能够耐受手术的可切除胸腺瘤患者。可切除的 Ⅰ 期和 Ⅱ 期胸腺瘤患者，10 年生存率非常好（分别约 90% 和 70%）。合并重症肌无力或者自身免疫性疾病者，推荐全胸腺切除术联合前纵隔脂肪清扫。对于肿块与重要脏器、大血管关系密切，或者一般情况较差的晚期肿瘤患者，可行姑息性切除或者活检取得病理。对于手术切除不完整的或者 Ⅲ 期胸腺瘤（具有较高的复发风险），推荐术后放疗。

三、畸胎类肿瘤

纵隔是生殖腺外最常见的生殖细胞肿瘤的好发部位，但多为良性肿瘤。畸胎类肿瘤包括囊肿和畸胎瘤（teratoma），为遗留于纵隔内的残存胚芽和迷走的多种组织所发生的肿瘤，大多数为良性，恶性只占 10% 左右。纵隔畸胎类肿瘤发生率占纵隔肿瘤和囊肿的 25.2%~39.2%，年轻人占大多数。

（一）病理

按肿瘤组织结构分为三种：类上皮囊肿、皮样囊肿和畸胎瘤。只含外胚层组织者称为类上皮囊肿，同时含有外胚层及中胚层组织者称为皮样囊肿，同时含有外、中及内三个胚层组织的称为畸胎瘤。由于三种类型胚层的发生学相同，难以真正区分，所以目前临床上更多地将此类肿瘤统称为畸胎类肿瘤。

畸胎瘤为一种实质性混合瘤，含有三种胚层成分，通常外胚层占较大的比例，可有皮肤、毛发、毛囊、汗腺、皮脂腺、胆固醇结晶、神经胶质组织或牙齿。中胚层成分主要包括平滑肌、软骨和脂肪。内胚层成分主要是呼吸道上皮、消化道上皮或胰腺组织。大多数畸胎类肿瘤是良性的，少数实质性畸胎瘤可发生恶变，恶变倾向较皮样囊肿大，常可变为表皮样癌或腺癌。

　　根据分化程度分为成熟畸胎瘤和未成熟畸胎瘤,成熟畸胎瘤属于良性肿瘤,肉眼观肿瘤表面光滑,色灰白,包膜完整,呈囊性,充满皮脂样物,囊壁上可见头节,表面附有毛发,可见牙齿。镜下由三个胚层成熟组织构成,常见皮脂腺、毛发、胃肠道组织、呼吸道组织、骨或软骨组织或神经组织等。非成熟型畸胎瘤主要特点是含有三个胚层的未成熟组织,瘤体呈实体分叶状,存有多发小囊腔,肿瘤内含有骨、软骨、皮脂样物和幼稚神经组织。常向外侵犯或与周围组织结构粘连。

　　(二) 临床表现

　　畸胎类肿瘤多位于前纵隔,与胸腺、大血管、心包等相邻,仅 3% 位于后纵隔,偶尔可出现在心包内。肿瘤较小时常无症状,多在胸部 X 线检查中发现。肿瘤较大者则产生压迫及侵犯、穿破邻近组织器官而产生一系列临床症状。最常见有胸闷、胸痛、咳嗽、气促及发热等症状。

　　1. 压迫症状　轻者可出现胸闷不适,心慌气短,以活动后明显;重者可造成肺不张,偶可产生上腔静脉阻塞综合征或霍纳(Horner)综合征。瘤体内含物积聚增多致胸膜膨胀,或粘连致胸膜受牵拉引起胸痛,有时胸部疼痛类似心绞痛。

　　2. 感染粘连症状　囊内继发性感染是畸胎瘤常见并发症,可引起肿瘤体积突然增大甚至破裂,而产生胸内感染症状,如发热、咳嗽、咳痰、胸痛等。

　　3. 肿瘤破溃至脏器引起的相关症状　由于感染、恶变或是一些畸胎瘤具有内分泌、外分泌功能可以分泌一些消化酶,引起肿瘤坏死、出血,甚至向周围组织破溃。肺组织最常受累,常见有肺部感染、肺不张、支气管扩张和肺脓肿,此时可出现咳嗽、咳脓痰、咯血、畏寒、发热等症状,有时可咳出含毛发、皮脂的胶性液。肿瘤溃破入胸膜腔则可引起胸腔积液、胸腔感染;侵及心包可引起心包炎、缩窄性心包炎,甚至出现心脏压塞的一系列症状。

　　(三) 检查

　　血清甲胎蛋白(AFP)、癌胚抗原(CEA)、绒毛膜促性腺激素(HCG)测定,对非成熟型畸胎瘤及恶性畸胎瘤的诊断和疗效评定有一定参考价值。

　　胸部 X 线主要表现为前纵隔内圆形或椭圆形块影,边界清楚,多向一侧突出,肿瘤较大或巨大者,可占据中纵隔及后纵隔,甚至突向胸腔。肿瘤内密度多不均匀,有的呈分叶状或结节状,可有钙化影,但是没有很大的特异性,因为钙化也可发生于其他类型的前纵隔肿瘤,如胸腺瘤、胸骨后甲状腺肿等。若肿瘤内发现牙齿和 / 或成熟的骨组织影,即可确诊。肿瘤破溃入心包、胸腔,可合并心包积液、胸腔积液。胸部 CT 检查可以准确地显示病变位置、大小、范围、性质,以及肿瘤与周围组织器官的关系,明确有无淋巴结肿大。增强 CT 扫描对于了解肿瘤与心脏、大血管关系,以及肿瘤与血管瘤的鉴别具有重要的价值。B 超检查有助于鉴别肿瘤是囊性还是实性,食管内超声有助于后纵隔肿瘤的诊断。

　　对于贴近于前胸壁的纵隔畸胎瘤,经皮针吸活检有助于诊断,如能抽出皮脂样颗粒状物即可确诊,但是难以得到确定的病理组织学诊断。

　　(四) 治疗

　　纵隔畸胎类肿瘤治疗主要是外科手术,治疗原则是一旦诊断成立,只要患者一般情况允许,均应开胸或胸腔镜探查手术切除。肿瘤小,手术早,肿瘤容易完整切除,患者恢复快。纵隔畸胎瘤手术治疗,既是诊断性的也是治疗性的。当畸胎瘤内存在不成熟的组织成分,有可能恶变,更需及时手术切除。即使为良性畸胎瘤,其并发症较多,为减少对纵隔内脏器压迫和以免以后手术困难,亦需尽早手术摘除。若肿瘤溃破入支气管或者肺,原则上应该行病肺切除术。已经继发感染如肺脓肿者,应该视患者一般情况,考虑行一期病肺切除或先行脓肿引流,待一般情况好转,感染控制后,再手术切除。

四、神经源性肿瘤

　　纵隔神经源性肿瘤(neurogenic tumors)是产生于胸腔内周围神经、交感神经和副神经的神经成分来源的肿瘤,每个纵隔神经源性肿瘤都有一种与其神经嵴有关的胚胎来源,根据肿瘤内神经细胞类型以及神经细胞分化程度主要分为三类,即神经鞘肿瘤、交感神经肿瘤、副神经节细胞肿瘤,其中良性的主要包括神经鞘瘤、神经纤维瘤及神经节细胞瘤三种,恶性的主要包括恶性神经鞘瘤和神经母细胞瘤(表31-2)。纵隔神经源性肿瘤多位于后纵隔脊柱旁肋脊区内,占纵隔肿瘤的15%~30%。大部分为良性,恶性较少见,14岁以下儿童的纵隔神经源性肿瘤发生率更高,可达50%,且恶性率更高,而成年人则在10%以下。

(一) 病理

神经鞘瘤是最常见的神经鞘肿瘤。肉眼观,肿瘤多呈圆形或分叶状,界限清楚,包膜完整,大小不一,质地较实,有囊性变时可为较韧的包块。肿瘤常压迫邻近组织,但不浸润周围脏器,与其所发生的神经粘连在一起,剖开肿瘤呈灰白色或棕色略透明,切面可见旋涡状结构,有时可见到出血和囊性变。镜下可见束状型和网状型两种组织结构。免疫组化示肿瘤细胞都表达S-100蛋白。

神经纤维瘤约占神经鞘肿瘤的1/4,多见于青壮年,肉眼观下肿瘤境界清楚,但无包膜,肿瘤质地较实,切面黄灰色略透明,可见旋涡状纤维结构,也可呈胶冻状,很少发生囊性变或出血。常常找不到其发源的神经。如发生肿瘤的神经粗大,则可见神经纤维消失于肿瘤之中。恶变的神经鞘肿瘤又称"神经纤维肉瘤",常见局部侵犯或远处转移,肉眼观可见肿瘤无包膜,质地较硬。组织学可见瘤细胞数目增多,呈多形性,甚至出现上皮样结构,且有较多核分裂象等恶性征象,同时伴有血管增生、细胞坏死。

神经节细胞瘤也是常见良性交感神经肿瘤之一,占交感神经肿瘤的40%~60%。肉眼观可见肿瘤形状不规则,有包膜,切面柔软色灰,显微镜下可见周围透明的腔隙带,节细胞混有纤维突并被疏松结缔组织基质所分隔。肿瘤内可见有髓和无髓的轴突混杂其中。

神经母细胞瘤是婴儿和儿童中常见的恶性肿瘤之一,肉眼观呈结节状,被覆结缔组织组成的假被膜,切面灰白呈髓样组织,其间有出血和坏死,有时有钙化,镜下多个细胞呈放射状排列,形成类似菊花形团结构,肿瘤组织内还可发现有神经分泌颗粒,这些均是诊断神经母细胞瘤的特点。神经分泌颗粒与儿茶酚胺的储存及释放有关。

表 31-2　纵隔神经源性肿瘤病理分类

神经鞘肿瘤
良性:神经鞘瘤、神经纤维瘤
恶性:恶性神经鞘瘤
交感神经肿瘤
良性:神经节细胞瘤
恶性:神经母细胞瘤、神经节母细胞瘤
副神经节细胞肿瘤
无分泌功能:副神经细胞瘤(化学感受器瘤)
有分泌功能:嗜铬细胞瘤

(二) 临床表现

良性神经源性肿瘤大多无症状,常在胸透或胸部X线检查时发现。部分患者有咳嗽,胸背部疼痛,呼吸困难、咯血、四肢麻木等症状,持续而剧烈疼痛多为恶性表现。纵隔神经母细胞瘤常从椎间孔侵入椎管,形成哑铃状肿瘤,可压迫脊髓引起瘫痪、感觉异常、尿失禁等。肿瘤压迫颈交感神经节,可出现霍纳(Horner)综合征。少数患者有特殊的全身症状,如神经纤维瘤可伴发全身多发性纤维瘤;副神经节细胞瘤和神经母细胞瘤产生的儿茶酚胺可致出汗、面部潮红,还可导致严重阵发性高血压,患者表现头痛、出汗、心悸等;神经节细胞瘤和神经母细胞瘤产生的血管活性多肽可导致腹胀、严重水样泻、低血糖等。

(三) 检查

胸部 X 线是诊断纵隔神经源性肿瘤最常用的检查,可发现后纵隔有密度均匀、边缘光滑的圆形或椭圆形肿块影。肿瘤的形态特征可提示组织学分类,如神经鞘瘤多为圆形,边界清晰,肿瘤的上下都可见到典型的压沟作用。交感神经肿瘤多为卵圆形或长圆形,典型的征象是沿后侧交感神经链呈长圆形肿物,边缘逐渐模糊不清,看不到明显的压沟,但是伴有胸腔积液,或胸膜结节的征象。神经纤维瘤可见肿块有分叶,但是恶性神经鞘肿瘤或者恶性交感神经肿瘤肿块分叶发生率更高。神经鞘瘤可发生囊性变并见到均匀钙化灶,巨大神经节细胞瘤偶可见到斑点状钙化。此外,良性纵隔神经源性肿瘤还可侵袭邻近肋骨,使肋间隙变宽,肋脊关节脱位。恶性纵隔神经源性肿瘤可直接破坏肋骨。若出现椎间孔变大提示肿瘤可能侵犯椎管,此时需行 CT 扫描或 MRI 检查,确定肿瘤是否压迫脊髓。

CT 检查可以明确病变的部位、性质、形态以及与周围组织的关系,也可提示出肿瘤有无远处转移,后纵隔肿瘤椎管内侵犯程度。此外,CT 还可显示局限性肋骨和脊椎受侵蚀的范围或椎间孔有无扩大。

MRI 能确定肿瘤整个范围,显示椎管内神经结构,对软组织敏感性高,可估计肿瘤侵犯脊髓的程度。对于血管丰富的副神经节细胞瘤,MRI 可以提示肿瘤内血管化情况。此外,MRI 比 CT 更能准确地提示纵隔肿瘤已经侵犯椎管内。

(四) 治疗

纵隔神经源性肿瘤一旦诊断确定,无论有无临床症状,都应手术切除肿瘤。术前应进行评估,选择适宜外科治疗方法。体积较小的良性神经源性肿瘤可在电视胸腔镜下切除;对包膜不完整者,切除范围应扩大。瘤体巨大时可穿刺抽出其中液化的物质或分块切除。对于突向椎管内的哑铃型肿瘤应先切除椎管内部分,再切除胸内部分。术后并发症包括 Horner 综合征、喉返神经损伤、交感神经切断、脊髓损伤等。良性神经鞘瘤和神经纤维瘤 5 年生存率超过 75%。当胸腔外肿瘤广泛转移、胸内大血管结构广泛受侵时,不建议手术治疗。恶性神经源性肿瘤术后可行放射治疗。

第三节　纵　隔　炎

纵隔炎(mediastinitis)是指纵隔内的炎症,按照病程可分为急性和慢性。急性纵隔炎是一种严重感染性疾病,处理不及时、不适当将导致患者死亡。慢性纵隔炎主要根据病理类型不同分类,易引起纵隔内结构压迫现象。

一、急性纵隔炎

(一) 病因与发病机制

纵隔不同解剖部位的感染都有其特殊的来源,上纵隔感染最常见于颈部感染直接蔓延;前纵隔感染主要见于胸骨正中切口术后或前胸部贯通伤;中纵隔感染主要见于气管或食管穿孔;后纵隔感染常见于脊柱结核或化脓性感染向纵隔蔓延。

1. 食管穿孔　可由于食管癌侵蚀、吞入异物、穿透性损伤或硬质食管内镜治疗不慎伤及管壁,食管手术后吻合口瘘,剧烈呕吐导致食管破裂(Boerhaave 综合征)等原因所致。随着纤维内镜的广泛使用,内镜诊断和治疗过程中发生的医源性食管穿孔成为急性纵隔炎发病的主要原因。

2. **气管支气管穿孔** 穿透性损伤、气管插管或支气管镜检查时管壁损伤穿孔、气管内异物、肿瘤侵蚀等可引起。

3. **下行性坏死性纵隔炎** 口咽部及头颈部感染如牙源性感染、咽后壁脓肿和扁桃体周围脓肿等，可沿着颈深筋膜间隙下行引起纵隔坏死性炎症。发生率低，但病情进展迅速，死亡率高，是临床上最凶险的纵隔炎。只有及时发现，早期诊断治疗，才能有效降低死亡率。

4. **周围感染直接蔓延** 邻近组织如肺、胸膜、淋巴结、心包、脊柱周围脓肿等化脓性感染以及腹膜后和膈下感染时，含有细菌的渗出液扩散至纵隔所致。主要发生于免疫功能低下的患者。

5. **胸骨切开术后纵隔炎** 随着心脏手术日益开展和对术后胸骨伤口感染认识加深，心脏手术后胸骨伤口感染是急性纵隔炎最常见的原因。虽然胸骨感染导致纵隔炎的发生率很低，但容易导致各种严重并发症，一旦发生，需积极处理。

6. **炭疽纵隔炎** 由炭疽杆菌引起，吸入的炭疽杆菌孢子经呼吸道进入肺中，经肺泡巨噬细胞转运至纵隔淋巴结，随之发生出血性纵隔炎，死亡率极高。

7. **其他** 其他部位感染灶血行扩散以及胸部贯穿伤等，均可导致急性纵隔炎。

(二) 临床表现

急性纵隔炎临床表现主要包括局部症状与全身症状。局部症状主要表现为纵隔炎发生部位的红、肿、热、痛。而由于纵隔内多为富含脂肪的疏松结缔组织，淋巴组织和血管丰富，纵隔炎症极易扩散，随着细菌和毒素的大量吸收，可引起明显的全身中毒症状，严重时出现感染中毒性休克。

典型急性纵隔炎发病迅速且病情重，患者出现寒战、高热，烦躁不安，常取俯卧位。绝大多数患者主诉胸骨后剧烈疼痛，深呼吸或咳嗽时疼痛加重，甚至麻醉性镇痛药也不能缓解。如果病变累及纵隔最上部，疼痛可放射到颈部和耳后。后纵隔或下纵隔受累可出现神经根性疼痛，并放射到整个胸部和两侧肩胛之间。患者可有明显全身中毒症状如呼吸急促、脉搏加速、大汗、口干等。而不同病因引起的急性纵隔炎临床表现有所差异。口面部感染引起者可有吞咽困难、吞咽疼痛和原发口面部感染蔓延征象，如颈部和上胸部红肿、疼痛。胸骨切口术后患者胸骨后疼痛逐渐加重，胸骨伤口出现红肿、疼痛、渗出等感染表现，应怀疑有无急性纵隔炎，多见于肥胖、胰岛素依赖型糖尿病，胸廓内动脉移植，既往有胸骨切开术患者。食管引起的急性纵隔炎可有肩背部疼痛等。

体格检查可见锁骨上区饱满，颈部和前胸部皮下气肿，胸骨、胸锁关节处压痛，皮下听诊有捻发音。听诊 Hamman 征（前胸部闻及与心脏收缩期同步的咔嗒音）有特征性，但不常出现。还可有气管移位、颈静脉怒张等纵隔结构受压的征象。

急性纵隔炎如不早期干预，可进一步发展形成纵隔脓肿和坏死性纵隔炎。纵隔脓肿可破入食管、支气管、胸膜腔。局限的纵隔脓肿常出现对周围脏器的压迫征像，其症状和体征包括呼吸困难（气管受累）、声音嘶哑（喉返神经受累）、膈肌收缩无力或麻痹（膈神经受累）、霍纳综合征（交感神经星状神经节受累），迷走神经受累可出现心跳加快。

(三) 诊断

早期诊断对降低急性纵隔炎死亡率有重要作用，纵隔引流出脓性液体可确诊。纵隔感染多有明确起因，需要注意胸部 X 线检查可能有无特征性改变。临床表现提示可能存在纵隔感染时应当及时行胸部 CT 检查。

1. **胸部 X 线** ①颈后间隙增宽，可有液气平面；②纵隔及颈部软组织间有气肿，上纵隔增宽；③侧位片可见胸骨后密度增高，气管及主动脉弓轮廓显示不清楚；④气管向前移位；⑤正常颈椎前凸消失；⑥胸膜腔或心包腔受累可有胸腔或心包积液等征象。

2. **胸部 CT** 可判断纵隔脓肿形成及其侵犯范围，表现为纵隔内各结构层次不清、脂肪间隙模糊、液体聚集等改变，有助于及时观察病情变化。

3. **上消化道造影** 发现造影剂溢入食管周围间隙或进入胸膜腔，可确定食管穿孔及其部位。

4. 支气管镜检查　可发现气管或支气管裂伤。

（四）治疗

急性纵隔炎必须积极处理，一经诊断即应采取有效措施积极控制感染和手术引流。

1. 尽早针对病原菌应用足量抗生素　下行性坏死性纵隔炎以及食管穿孔的致病菌常为厌氧菌、需氧菌混合感染。术后纵隔炎常见的致病菌为表皮葡萄球菌和金黄色葡萄球菌感染。其他致病菌还包括链球菌、肺炎克雷伯菌、大肠埃希菌、阴沟肠杆菌、变形杆菌等。真菌少见。如未明确病原菌者应给予强效覆盖厌氧菌的广谱抗生素治疗。

2. 纵隔引流，手术治疗　早期纵隔充分清创，切除坏死和感染组织，充分引流。若感染局限在隆突以上，可行颈部纵隔切开引流术。若在隆突以下，应行开胸手术，将纵隔广泛切开，充分引流。对于食管穿孔者应早期给予外科修补术或内镜下覆膜支架置入封堵。

3. 保持呼吸道通畅　如出现气道阻塞、呼吸衰竭，必要时应给予气管插管。加强全身营养支持和维持水、电解质平衡。

二、慢性纵隔炎

慢性纵隔炎是指纵隔内胶原和纤维组织过度增殖、硬化，压迫纵隔内结构的一种疾病。分为肉芽肿性和纤维化性两大类。从纵隔肉芽肿到纵隔纤维化实质上是一个连续变化的病理过程。

（一）病因与发病机制

引起慢性纵隔炎的病因众多，常见于结核、组织胞浆菌、马尔尼菲青霉菌、曲霉菌等真菌感染，另外一些自身免疫性疾病、肿瘤、白塞病、外伤、结节病及药物治疗（如麦角新碱）等也可引起。少数患者有家族史，可合并腹膜后纤维化、硬化性胆管炎、Reidel 甲状腺炎、眼眶假瘤、硬化性子宫颈炎、硬化性盲肠炎等。

（二）分类

根据病变性质，慢性纵隔炎可分为肉芽肿性与纤维化性；根据受累范围，慢性纵隔炎可分为局限型和弥漫型。

1. 肉芽肿性纵隔炎　是一种纵隔淋巴结疾病，由结核、组织胞浆菌或其他真菌感染引起。首先是肺内原发灶，继而原发灶引流的淋巴结受累，最后形成纵隔淋巴结炎。干酪样纵隔淋巴结形成较大团块，刺激纤维组织增生包裹形成纵隔肉芽肿。干酪样淋巴结可侵蚀食管，导致食管破裂，也可侵及气道，导致阻塞和出血。在肉芽肿形成的过程中，纵隔淋巴结可发生钙化，并且侵及气道，形成支气管结石。也会有阻塞和出血症状。

2. 纤维化性纵隔炎　大多是由肉芽肿性纵隔炎发展而来。有研究表明，其是机体对真菌、结核分枝杆菌和其他抗原发生的迟发型超敏反应。增生的纤维组织压迫和侵袭重要的纵隔结构可产生一系列的症状。

3. 局限型纵隔炎　表现为纵隔内局限的软组织肿块，常见于气管旁、隆突下、肺门，常伴钙化。早期病理改变为肉芽肿性变，晚期为显微镜下典型的纤维性纵隔炎的特点。患者可有如组织胞浆菌病、结核等肉芽肿感染病史，是易感人群对抗原的异常免疫反应。

4. 弥漫型纵隔炎　常为特发性，临床少见，表现为纵隔内弥漫浸润、累及多个纵隔区域的无钙化团块。无肉芽肿疾病病史，可能与其他疾病如腹膜后纤维化等特发性纤维化性疾病有关。

（三）临床表现

慢性纵隔炎一般无临床症状，常在胸片上发现纵隔偶尔增宽；或由于纵隔内结构受压迫或者钙化包块腐蚀邻近组织而出现症状。临床上以上腔静脉、肺静脉和肺动脉、气管和食管受累常见。上腔静脉综合征最常见，可出现颈静脉怒张，头颈部和上肢肿胀、青紫，同时伴有中枢神经系统症状如头晕、头痛、视觉模糊。由于梗阻发展缓慢及侧支循环建立，临床症状相对较轻。肺动脉受累可导致肺动脉高压、肺心病、右心衰等。累及肺静脉可导致肺淤血,出现"假性二尖瓣狭窄"症状。部分患者因纵隔纤维化病变导致心包缩窄,可出现劳力性呼吸困难、活动耐量下降。一侧或双侧膈神经受累可引起膈肌麻痹,压迫喉返神经出现声音嘶哑,颈交感神经受累可出现 Horner 综合征。胸导管受累罕见,可出现乳糜胸。压迫气管、支气管可表现为呼吸困难、咳嗽、咯血、阻塞性肺炎、肺不张、胸膜腔积液等,中叶支气管最易受累,常伴右肺中叶综合征。气管食管瘘少见。食管受累可表现为食管外压性改变、外牵性食管憩室、食管运动功能异常、食管出血,食管受累时,部分患者可有吞咽困难、胸痛、呃逆等症状。

(四)诊断

慢性纵隔炎的诊断主要依靠临床表现和影像学检查。

1. **胸部 X 线** 可见纵隔胸膜增厚或上纵隔增宽,纵隔或肺门的钙化。上腔静脉阻塞时可见双侧上纵隔增宽。中心气道阻塞时可见受累肺段或肺叶不张。肺动脉受累则该侧肺纹理减少、肺动脉增宽。肺静脉阻塞可见肺水肿征象。出现肺梗死可表现为楔形高密度影,指向肺门。

2. **胸部 CT** 局限性慢性纤维化纵隔炎的胸部 CT 表现为纵隔内局限性软组织影,可伴有钙化。弥漫性慢性纤维化纵隔炎表现为弥漫性浸润性软组织影,大多无钙化或为散在钙化点。增强 CT 可以判断有无血管狭窄和血栓形成等改变。

3. **上消化道造影** 可发现食管狭窄部位。

4. **MRI** 可用于对碘造影剂过敏的患者,判断血管情况。在受累器官有临床表现时,若影像学检查在相应部位发现纤维组织增生,则诊断更为可靠。

5. **支气管镜、纵隔镜、胸腔镜、手术探查** 经超声支气管镜纵隔淋巴结穿刺活检有助于明确病因,并可行组织培养,明确病原学诊断。也可采用胸腔镜、纵隔镜检查或手术探查,多处活检,避免遗漏。

(五)治疗

对于肉芽肿性纵隔炎和纵隔纤维化尚无特异性治疗。主要包括抗真菌治疗、糖皮质激素治疗和手术治疗。抗真菌治疗特异性指征仍不明确,但一些证据表明,抗真菌治疗对于与组织胞浆菌病有关的活动性炎症有一定疗效。激素对肉芽肿性纵隔炎和纵隔纤维化的治疗作用尚无定论。但如同时合并超敏变态反应,加用适量糖皮质激素可以减轻症状。纵隔肉芽肿、纤维化局限时,可外科切除,解除压迫。上腔静脉综合征患者可施行上腔静脉旁路手术或介入支架术,以减轻上腔静脉阻塞。气管食管瘘、气管或食管胸膜瘘的患者可以手术清除病灶并修补瘘口。

第四节 纵 隔 气 肿

纵隔气肿(mediastinal emphysema)是指纵隔内聚积空气或其他气体,是肺泡外积气的一种形式。正常情况下纵隔内只有气管含气,食管含有少量气体。发生纵隔气肿后,纵隔内结构受压迫,严重时可致静脉回流障碍,引起不同程度心肺功能障碍。

纵隔内存在许多潜在间隙,如胸骨后间隙、血管前间隙、隆突下间隙、后纵隔间隙,纵隔气肿的气体常聚积于这些间隙。气管、食管和大血管周围间隙从颈部向胸腔延续,包绕纵隔内相关结构。纵隔内的潜在间隙互通,向上经颈筋膜间隙与颈部组织相连,向下通过食管裂孔、主动脉孔与腹膜后间隙相连。因此经由上述解剖结构,纵隔内积气可向颈部和腹部蔓延,而颈部和腹部积气也可引起纵隔积气。

一、病因与发病机制

纵隔气肿系体内含气脏器穿孔或破裂使得气体逸出进入纵隔所致,偶为外界气体进入纵隔所致。常见病因如下:

1. 气体来自于上呼吸道　头颈部感染如咽喉壁脓肿、牙龈脓肿、扁桃体炎等,鼻窦、眼眶、颚骨和面部其他骨骼的骨折,拔牙等。气管切开术、气管内插管等有创检查也可以造成纵隔气肿。气体从口咽黏膜裂口、气管或皮肤破损处进入颈部富含疏松结缔组织的筋膜间隙进而到达纵隔。

2. 气体来自于胸内气道　胸部钝性损伤,特别是车祸中减速伤,容易引起气管、主支气管易撕裂而发生纵隔气肿,主要发生在距隆突 3cm 范围内,可能是气管隆突位置相对固定,突然刹车使身体多个部位产生可活动剪切力所致。还可能源于误吸入异物造成的气管损伤,气管肿瘤侵蚀引起气管穿孔,反复支气管镜下治疗也可能引起气管穿孔或损伤。

3. 气体来自于肺实质　多数情况下,纵隔气肿气体来源于肺泡破裂。终末肺泡破裂后,由于肺远端和肺门的压力阶差,气体入肺间质,然后沿支气管和肺血管周围鞘进入肺门和纵隔,称为 Mackin 效应。急性呼吸窘迫综合征、产气菌感染、哮喘持续状态、肺间质性疾病、分娩、癫痫发作、各种钝性胸外伤、医源性损伤如正压机械通气、Valsalva 动作等均可出现 Mackin 效应,从而发生纵隔气肿。胸外科手术后,大量气胸时,胸膜腔内气体可经过胸部伤口进入皮下组织,蔓延至纵隔形成纵隔气肿。

4. 气体来自于胃肠道及腹腔　气体可来自膈上或膈下的消化道,可见于剧烈咳嗽引起的食管破裂(Boerhaave 综合征)以及胃镜检查或吞入异物造成的食管穿孔,此时,纵隔气肿通常伴有纵隔炎。腹膜后间隙空气或其他气体也可经膈肌主动脉裂孔和食管裂孔周围的疏松组织进入纵隔,虽然少见,但也偶尔发生。人工气腹术、十二指肠溃疡穿孔、溃疡性结肠炎、乙状结肠憩室炎、肠壁囊样积气症、"直肠气压伤",以及乙状结肠镜、结肠镜检查、钡剂灌肠都可能引起纵隔气肿。

二、分类

按照发病原因可分为自发性、创伤性、医源性。自发性纵隔气肿又分为特发性和继发性,前者一般见于男性青少年,常规胸部 X 线检查无肺部明显疾病;后者常有基础肺部疾病,如慢性阻塞性肺疾病、重症哮喘、肺大疱、肺间质纤维化等。创伤性原因包括胸部钝挫伤或穿透性创伤。医源性纵隔气肿,如人工气胸引起的损伤或肺切除术后合并肺泡瘘继发形成。

三、临床表现

纵隔气肿患者症状的严重程度与气肿发生速度、纵隔内积气量及其压力高低有关。积气量少、发生缓慢时,可无明显症状;积气量多、压力高、发病突然时,患者常有胸痛、胸闷、呼吸困难等。80%~90% 的患者有胸痛,可能为气体扩散过程中牵拉纵隔组织所致,表现为胸骨后疼痛,向两侧肩部、背部和上肢放射,并随运动、呼吸、体位改变而加重,不适感可延伸到颈部。咽后部或喉周围气体扩散可出现吞咽困难或发音困难。此外,患者常伴有引起纵隔气肿原发病的相应症状。

若伴发张力性纵隔气肿时,纵隔内气体压迫上腔静脉使其受阻回流,回心血量减少,引起体循环障碍,肺间质气肿和纵隔气肿压迫肺组织和肺血管,影响肺灌注和肺静脉回流,导致肺充血水肿进而出现严重呼吸循环衰竭,患者表现为烦躁不安,发绀,脉速而弱,出冷汗,血压下降,意识模糊、昏迷。张力性纵隔气肿严重者可致死亡,故一经确诊,应早期纵隔切开引流。

单纯纵隔气肿无感染的患者也可有低热。同时可伴有轻、中度白细胞升高,可能是由于气体在组织间隙扩散产生的反应性炎症。有研究表明这种低热通常不经任何处理 1~2d 后白细胞均恢复正常。

纵隔气肿患者无心脏病,心电图可有改变,其中包括低电压、非特异性电轴偏移、ST-T 改变和胸导联 ST 段抬高,这些变化在气胸患者也可观察到,可能与纵隔结构移位有关。

纵隔气肿体征常见皮下气肿,为纵隔内的气体向上沿颈筋膜间隙逸至颈部、头面部皮下,甚至扩散至胸腹皮下,相应部位有握雪感或捻发感,听诊有皮下捻发音。还可有呼吸急促、发绀,颈静脉怒张。心尖搏动不能触及,心浊音界缩小或消失,心音遥远。纵隔气肿最典型的体征是 Hamman 征,即在心尖部闻及与心跳一致的摩擦音或咔嗒音,以吸气和左侧卧位为清晰,偶尔只有气胸无纵隔气肿患者也可听到这种摩擦音。

四、诊断与鉴别诊断

（一）诊断

纵隔气肿诊断主要依靠临床表现和影像学检查。

1. **胸部 X 线**　简单易行,在诊断纵隔气肿中有重要价值。正位胸片可显示纵隔两侧边缘可见与其平行的线条阴影,该线条内侧有透亮的气体阴影,一般上纵隔更明显,也可发现左心缘存在线状纤细透光区。纵隔气肿向下扩散至心脏与横膈之间,使两侧横膈与纵隔呈连续状充气,称为"隔连续征",其他征象有主动脉结突出,由于其周围包绕着透光区所致。纵隔积气在侧位片表现为胸骨后积气,即胸骨后有一增宽的透亮区,将纵隔胸膜推移向后呈线条状影。后纵隔内有气体时,通常在下行的胸主动脉和腹主动脉、肺动脉等结构处发现含气透亮影。也能在颈、面、胸部皮下组织见到积气征。

2. **胸部 CT**　有极高灵敏度和特异度,可以发现 X 线检查不易发现的纵隔气肿。可见纵隔潜在间隙内有低密度气体影,纵隔胸膜不同程度向肺野移动;心脏、气管、食管、大血管周围有气体环绕,呈条形或弧形,器官轮廓勾画得更加清楚。CT 也可显示胸壁及颈部有无皮下与深部组织间的气肿存在,有助于明确有无引起纵隔气肿的相关病因。

3. **床旁超声**　也有助于诊断,特别是对于重症监护病房的患者,如无法行胸部 X 线或 CT 检查,可行床旁超声检查以辅助诊断。

（二）鉴别诊断

1. **急性心肌梗死**　有突然胸痛、胸闷甚至呼吸困难、休克等临床表现。心电图有典型的动态演变过程,实验室检查可见心肌坏死标志物(肌红蛋白、肌钙蛋白 I 或 T、肌酸激酶同工酶)增高,有助于鉴别。

2. **肺栓塞**　可发生胸痛、呼吸困难以及右心负荷增高的表现如颈静脉怒张等。但患者可有咯血甚至晕厥,心电图见 I 导联 S 波加深,III 导联 Q 波显著,T 波倒置等。CT 肺动脉造影可资鉴别。

3. **主动脉夹层**　也可有胸痛表现,需要与之鉴别。但患者可有双上肢血压、脉搏明显差别,主动脉关闭不全表现。心脏彩超、主动脉 CTA 有助于鉴别。

4. **急性心包炎**　可有心前区疼痛、发热,疼痛随咳嗽、呼吸加重。但患者心电图除 aVR 外,其余导联 ST 段均呈弓背向下抬高,T 波倒置。胸片纵隔两侧无透亮气体影。

五、治疗

大量纵隔气肿压迫纵隔器官出现呼吸循环障碍时,应紧急处理,可作胸骨上小切口直达纵隔筋膜层,排除纵隔内气体。情况紧急时可用针抽吸纵隔气体,缓解临床症状。应有效治疗原发病,如积极治疗支气管哮喘急性发作,食管穿孔紧急进行修补术,气管、支气管破裂手术治疗等。少量纵隔气肿如症状不明显无须特殊治疗,一般 1~2 周内气体可自行吸收。注意卧床休息,避免可能导致胸腔内压力增加的活动,如体力活动,咳嗽屏气等动作。必要时可使用镇痛药。并发纵隔炎时给予广谱抗生素治疗。并发广泛皮下气肿患者,在有效治疗原发病使漏气口闭合的基础上,也可逐渐吸收。应对纵隔气肿患者进行密切随访,防止产生与纵隔气肿相关的更严重的并发症,如张力性纵隔气肿、张力性气胸、心包积气等。伴发张力性气胸者应行胸腔闭式引流术。

诊 治 精 要

1. 纵隔是左右两侧纵隔胸膜及其间所夹的器官和组织的总称,临床最常见的纵隔分区法是"四区分法"和"三区分法"。

2. 原发性纵隔肿瘤多为良性,但也有相当一部分为恶性,以胸腺瘤、神经源性肿瘤、畸胎瘤和纵隔囊肿多见。大多数患者无自觉症状,仅于体检时发现,纵隔肿瘤的治疗首选手术。

3. 急性纵隔炎是一种严重感染性疾病,急性纵隔炎必须积极控制感染和手术引流。慢性纵隔炎是分为肉芽肿性和纤维化性两类,慢性纵隔炎治疗主要包括抗真菌治疗、糖皮质激素治疗和手术治疗。

4. 纵隔气肿系体内含气脏器穿孔或破裂使得气体逸出进入纵隔所致,偶为外界气体进入纵隔所致。张力性纵隔气肿严重者可致死亡,应早期纵隔切开引流。

思考题

1. 纵隔的分区及内容。
2. 纵隔肿瘤的诊断与治疗原则。
3. 纵隔炎的病因、临床表现与治疗原则。
4. 纵隔气肿的病因、临床表现与治疗原则。

(李　敏)

第三十二章
胸 部 损 伤

胸部损伤是指创伤导致的胸部软组织、骨性结构以及胸部内脏器官组织的损伤。在现代创伤中，特别是多发伤，胸部损伤的占比较高，而且通常大多起病迅速，病程进展较快，严重者可危及患者生命。严重的胸部创伤常常影响到患者的血液循环和呼吸功能，病情凶险，威胁患者生命，需要实施院前急救或者入院后行急诊手术，来维持心肺功能稳定。大多数的胸部损伤患者只需行保守治疗或胸腔闭式引流术，无需手术治疗。本章节就常见的胸部损伤做详细的介绍。

第一节 概 述

创伤是现代社会中一个突出的问题，而胸部损伤无论在平时或战时，其发生率与危害程度都在创伤中占据十分重要的地位。和平环境下，胸部伤占全身各种创伤的10%~25%。胸部损伤的原因主要有四大类：①交通事故：占胸外伤的55%，交通伤中35%~40%有胸部损伤；②刀刺伤：在犯罪率高的城市，刀刺伤几乎占胸部胸穿透伤的3/4；③工伤；④坠落伤（占15%）。胸部损伤可累及胸壁软组织、胸廓骨性结构、胸膜和胸内重要脏器，如心脏、大血管、肺、气管、支气管、食管和胸导管等，但只有10%~15%严重胸部损伤患者需作急诊开胸手术，85%~90%的患者只需保守行胸膜腔闭式引流。胸部损伤病情变化快，严重者可引起呼吸及循环功能障碍，如不及时有效处置，患者可迅速死亡。了解各种胸部损伤的发病机制，善于快速和准确地识别，并以最简单的方法进行及时有效的治疗，可大大降低死亡率。

一、分类

根据损伤暴力性质不同，胸部损伤（chest trauma or thoracic trauma）分为钝性伤和穿透伤。钝性胸部损伤（blunt thoracic trauma）由减速性、挤压性、撞击性或冲击性暴力所致，损伤机制复杂，多有肋骨骨折或胸骨骨折，常合并其他部位损伤，伤后早期容易误诊或漏诊；器官组织损伤以钝挫伤与挫裂伤为多见，心、肺组织广泛钝挫伤后继发的组织水肿常导致急性呼吸窘迫综合征、心力衰竭和心律失常，钝性伤患者多数不需要开胸手术治疗。穿透性胸部损伤（penetrating thoracic trauma）由火器、刃器或锐器致伤，损伤机制较清楚，损伤范围直接与伤道有关，早期诊断较容易；器官组织裂伤所致的进行性出血是导致患者死亡的主要原因，相当一部分穿透性胸部损伤患者，需要开胸手术治疗。

此外根据损伤是否造成胸膜腔与外界沟通，可分为开放伤（open injuries）和闭合伤（closed injuries）。①闭合性损伤：胸部闭合性损伤是胸部受到暴力冲击或挤压后导致了胸部组织和脏器的损伤，同时胸壁皮肤组织保持完整，表面无伤口。②开放性损伤：胸部开放性损伤多由锐器或火器损伤胸壁或进入胸膜腔所致，造成胸壁组织和胸腔内脏器的损伤，严重者可合并膈肌损伤导致胸腹联合伤。

二、伤情评估

及时、正确地认识最直接威胁患者生命的紧急情况与损伤部位至关重要。病史询问的重点为损伤暴力的类型、受伤时间、伤后临床表现和处置情况。体格检查应注意生命体征、呼吸道通畅情况,胸部伤口位置及外出血量,胸廓是否对称、稳定,胸部呼吸音及心音情况,是否存在皮下气肿、颈静脉怒张和气管移位等。结合病史与体格检查,估计损伤部位和伤情进展速度。大出血和通气功能障碍引起的缺氧是引起胸部创伤患者急性死亡的两大主要因素。胸部损伤的早期诊断的主要目的是及时检出 12 种严重胸外伤,包括 6 种即刻致死性胸外伤(呼吸道阻塞、连枷胸、开放性气胸、张力性气胸、大量血胸、急性心脏压塞)和 6 种隐匿致死性胸外伤(主动脉破裂、膈肌破裂、食管破裂、支气管破裂或撕裂、肺挫伤和心肌挫伤)。

三、紧急处理

包括入院前急救处理及院内急诊处理两部分(图 32-1)。

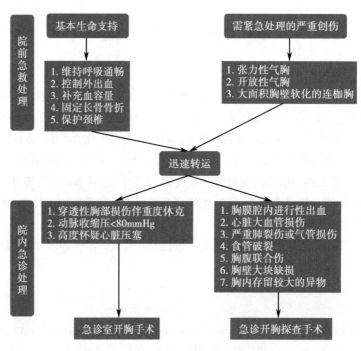

图 32-1　胸部损伤的紧急处理

1. **院前急救处理**　目的是明确和抢救治疗即刻致死性创伤,为进一步转送奠定基础。包括基本生命支持与严重胸部损伤的紧急处理。基本生命支持的原则为:维持呼吸通畅、给氧,控制外出血、补充血容量,镇痛、固定长骨骨折、保护脊柱(尤其是颈椎),并迅速转运。威胁生命的严重胸外伤,需在现场施行特殊急救处理:张力性气胸需放置具有单向活瓣作用的胸腔穿刺针,或闭式胸腔引流;开放性气胸需迅速包扎和封闭胸部吸吮伤口,安置上述穿刺针或引流管;对大面积胸壁软化的连枷胸有呼吸困难者,予以人工辅助呼吸。

2. **院内急诊处理**　判断伤者心肺功能是否恶化或趋平稳,对初步诊断进一步确认,同时要警惕体检难以发现但却有着潜在致命危险的 6 种损伤。穿透性胸部损伤伴重度休克,动脉收缩压 <80mmHg,或呈濒死状态且高度怀疑心脏压塞者,应施行最紧急的急诊室开胸手术(emergency room thoracotomy),方能争取挽救生命的时机。有下列情况时应行急症开胸探查手术:①胸膜腔内进行性

出血；②心脏大血管损伤；③严重肺裂伤或气管、支气管损伤；④食管破裂；⑤胸腹联合伤；⑥胸壁大块缺损；⑦胸内存留较大的异物。

第二节　肋骨骨折

在胸部损伤中，肋骨骨折最为常见。暴力直接作用于肋骨，可使肋骨向内弯曲折断；前后挤压暴力可使肋骨腋段向外弯曲折断。第1~3肋骨粗、短，且有锁骨、肩胛骨保护，不易发生骨折；一旦骨折说明致伤暴力巨大，常合并锁骨骨折、肩胛骨骨折和颈部、腋部血管神经损伤。第4~7肋骨长而薄，最易折断。第8~10肋前端肋软骨形成肋弓与胸骨相连，第11~12肋前端游离，弹性较大，均不易骨折；若发生骨折，应警惕腹内脏器和膈肌同时受损伤。多根、多处肋骨骨折（rib fracture）将使局部胸壁失去完整肋骨支撑而软化，出现反常呼吸运动，即吸气时软化区胸壁内陷，呼气时外突，又称为连枷胸（flail chest）。儿童及青年肋骨富有弹性，不易发生骨折。因此，儿童及青年胸外伤，有时有内脏损伤而未发生骨折。若发生骨折，说明暴力强烈，更应注意有无胸内脏器损伤。老年人肋骨骨质疏松，容易发生骨折。已有恶性肿瘤转移灶的肋骨，也容易发生病理性骨折。

一、临床表现

肋骨骨折断端可刺激肋间神经产生明显胸痛，在深呼吸、咳嗽或转动体位时加剧。胸痛使呼吸变浅、咳嗽无力，呼吸道分泌物增多、潴留，易导致肺不张和肺部感染。胸壁可有畸形，局部明显压痛，时有骨摩擦音，前后挤压胸部可使局部疼痛加重，有助于与软组织挫伤相鉴别。骨折断端向内移位可刺破胸膜、肋间血管和肺组织，产生血胸、气胸、皮下气肿或咯血。伤后晚期，骨折断端移位可能造成迟发性血胸或血气胸。连枷胸呼吸时，两侧胸腔压力不均衡使纵隔左右移动，称为纵隔扑动（mediastinal flutter）。连枷胸常伴有广泛肺挫伤，挫伤区域的肺间质或肺泡水肿，可导致氧弥散障碍，出现肺换气障碍所致的低氧血症。胸部X线照片可显示肋骨骨折断裂线和断端错位，但不能显示前胸肋软骨骨折。

二、治疗

处理原则为有效控制疼痛、胸部物理治疗和早期活动。对合并有肺部挫伤的伤者，应重视疼痛管理、液体复苏、呼吸机支持和呼吸康复在抢救和治疗中的作用。对连枷胸等肋骨骨折，及时的手术治疗能有效稳定胸壁、恢复胸腔容量、改善通气功能。胸腔镜辅助对明确骨折部位、手术切口的选择、胸内探查、损伤处理等具有重要的作用。

有效镇痛能增加钝性胸部损伤患者的肺活量、潮气量、功能残气量、肺顺应性和血氧分压，降低气道阻力和连枷段胸壁的反常活动。一般肋骨骨折可采用口服或肌肉内注射镇痛剂，多根多处肋骨骨折，则需要持久有效的镇痛效果。方法包括硬膜外镇痛（epidural analgesia）、静脉镇痛、肋间神经阻滞和胸膜腔内镇痛（interpleural analgesia）。理想的镇痛能够有效改善肺功能，降低肺部并发症，减少机械通气，避免肋骨固定手术，缩短ICU停留和住院时间，促进早日下床活动并降低相关治疗费用。

1. **闭合性单处肋骨骨折**　骨折两端因有上、下完整的肋骨和肋间肌支撑，较少有肋骨断端错位、活动和重叠。处理上主要是解除疼痛。采用多头胸带或弹性胸带固定胸廓,能减少肋骨断端活动、减轻疼痛,但限制了呼吸运动。可采用肋间神经阻滞和骨折处封闭,并鼓励患者咳嗽、排痰,以减少呼吸系统并发症。

2. 闭合性多根多处肋骨骨折　若胸壁软化范围小,除止痛外尚需局部固定。胸壁反常呼吸运动的局部处理有:①包扎固定法;②牵引固定法;③内固定法。对于大块胸壁软化者,应注重呼吸管理。咳嗽无力、呼吸道分泌物潴留者,应实施纤支镜吸痰和肺部物理治疗,呼吸功能障碍者须气管插管机械通气,正压通气能改善气体交换,并对浮动胸壁有"内固定"作用。长期胸壁浮动且不能脱离呼吸机者,可施行手术固定肋骨。因其他手术指征需要开胸手术时,也可同时实行肋骨内固定术。对拟接受手术复位内固定的肋骨骨折,为明确肋骨骨折的部位和严重程度、评估肺挫伤等胸内损伤的程度、选择合适的手术切口和手术方式,推荐常规行胸部 CT 扫描和肋骨三维重建。

3. 开放性肋骨骨折　胸壁伤口需彻底清创,选用上述方法固定肋骨断端。

第三节　气　胸

胸膜腔内积气称为气胸(pneumothorax)(图 32-2)。多由于肺组织、气管、支气管或食管破裂,空气逸入胸膜腔,或因胸壁伤口穿破胸膜,外界空气进入胸膜腔所致。根据胸膜腔压力情况,气胸可以分为闭合性气胸、开放性气胸和张力性气胸三类。游离胸膜腔内积气都位于不同体位时的胸腔上部。当胸膜腔因炎症、手术等原因发生粘连,胸腔积气则会局限于某些区域出现局限性气胸。

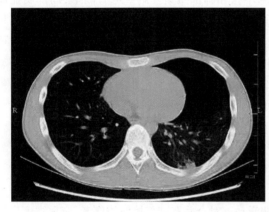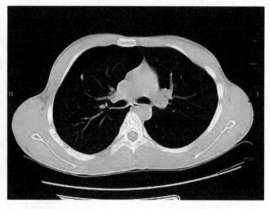

图 32-2　气胸 CT 图像

一、闭合性气胸

闭合性气胸(closed pneumothorax)多由肋骨骨折断端刺破肺表面,空气漏入胸膜腔引起。取决于胸膜腔内积气的量与速度,轻者可无明显症状,重者有呼吸困难。体检可能发现伤侧胸廓饱满,呼吸活动度降低,气管向健侧移位,伤侧胸部叩诊呈鼓音,呼吸音降低。胸部 X 线检查可显示不同程度的胸膜腔积气和肺萎陷,伴有胸腔积液时可见液平面。

气胸发生缓慢且积气量少的患者,不需要特殊处理,胸腔内的积气一般可在 1~2 周内自行吸收。大量气胸需进行胸膜腔穿刺或行胸腔闭式引流术,排除积气,促使肺尽早膨胀。

二、开放性气胸

开放性气胸(open pneumothorax)时,外界空气随呼吸经胸壁缺损处自由进出胸膜腔。呼吸困难的严重程度与胸壁缺损的大小密切相关,胸壁缺损较大时,胸膜腔内压与大气压相等,使得伤侧肺萎陷。同时,由于伤侧胸膜腔内压显著高于健侧,纵隔向健侧移位,使健侧肺扩张也明显受限。呼气、吸气时,两侧胸膜腔压力出现周期性不均等变化,吸气时纵隔移向健侧,呼气时又移向伤侧。这种纵隔扑动和移位会影响腔静脉回心血流,引起循环障碍。

1. **临床表现** 主要为明显呼吸困难、鼻翼扇动、口唇发绀及颈静脉怒张。伤侧胸壁有随气体进出胸腔发出吸吮样声音的伤口,称为吸吮伤口(sucking wound)。气管向健侧移位,伤侧胸部叩诊鼓音,呼吸音消失,严重者伴有休克。胸部 X 线片显示伤侧胸腔大量积气,肺萎陷,纵隔移向健侧。

2. **急救处理要点** 将开放性气胸立即变为闭合性气胸,迅速转送。使用无菌敷料或清洁器材制作不透气敷料和压迫物,在伤员用力呼气末封盖吸吮伤口,并加压包扎。转运途中如伤员呼吸困难加重,应在呼气时开放密闭敷料,排出高压气体后再封闭伤口。

3. **医院的急诊处理** 给氧,补充血容量,纠正休克;清创、缝合胸壁伤口,并做闭式胸腔引流;给予抗生素,鼓励患者咳嗽排痰,预防感染;如疑有胸腔内脏器严重损伤或进行性出血,应开胸探查。

4. **闭式胸腔引流术** 适应证:①中量、大量气胸,开放性气胸,张力性气胸;②胸腔穿刺术治疗下肺无法复张者;③需使用机械通气或人工通气的气胸或血气胸者;④拔除胸腔引流管后气胸或血胸复发者;⑤剖胸手术。操作方法:根据临床诊断确定插管的部位,切口一般可选择腋前线第 4、5 肋间,此处位于由背阔肌前缘、胸大肌外侧缘、经乳头的水平线所构成的"安全三角"内,肌肉相对少;也可选择腋中线第 6、7 肋间,此处可作为日后做进一步胸腔镜探查手术的观察孔。取半卧位,消毒后在胸壁全层做局部浸润麻醉,切开皮肤,钝性分离肌层,经肋骨上缘置入带侧孔的胸腔引流管。引流管的最后一个侧孔应深入胸腔内 2~3cm,尖端尽可能放到胸顶。引流管外接闭式引流装置。术后经常挤压引流管以保持管腔通畅,定时记录引流液量。

三、张力性气胸

张力性气胸(tension pneumothorax)时,气管、支气管或肺损伤处形成活瓣,气体随每次吸气进入胸膜腔并积累增多,导致胸膜腔内压高于大气压,又称为高压性气胸。伤侧肺严重萎陷,纵隔显著向健侧移位,健侧肺受压,导致腔静脉回流障碍。由于胸膜腔内压高于大气压,使气体经支气管、气管周围疏松结缔组织或壁层胸膜裂伤处,进入纵隔或胸壁软组织,形成纵隔气肿(mediastinal emphysema)或面、颈、胸部的皮下气肿(subcutaneous emphysema)。

1. **临床表现** 气胸患者表现为严重或极度呼吸困难、烦躁、意识障碍、大汗淋漓、发绀。气管明显移向健侧,颈静脉怒张,多有皮下气肿。伤侧胸部饱满,叩诊呈鼓音;听诊呼吸音消失。胸部 X 线检查显示胸腔严重积气,肺完全萎陷、纵隔移位,并有纵隔气肿和皮下气肿征象。胸腔穿刺时高压气体可将针芯向外推移。不少患者有脉搏细快、血压降低等循环障碍表现。

2. **治疗** 张力性气胸是可迅速致死的危急重症。院前或院内急救可使用粗针头在患侧胸壁第 2 肋间锁骨中线处穿刺胸膜腔减压,在紧急时可在针柄部外接剪有小口的柔软塑料袋、气球或避孕套等,使胸腔内高压气体易于排出,而外界空气不能进入胸腔。进一步处理应安置闭式胸腔引流,给予吸氧、补液、监护生命体征并使用抗生素预防感染。闭式引流装置的排气孔外接可调节恒定负压的吸引装置,可加快气体排出,促使肺复张。待漏气停止 24h 后,X 线检查证实肺已复张,方可拔除胸腔引流管。持续漏气而肺难以复张时,需考虑开胸手术探查或电视胸腔镜手术探查。

第四节　血　胸

胸壁或者胸腔内脏器损伤导致的胸膜腔积血称为血胸(hemothorax),与气胸同时存在称为血气胸(hemo-pneumothorax)。胸腔内任何组织结构损伤出血均可导致血胸。体循环动脉、心脏或肺门部大血管损伤,可导致大量血胸,其压迫伤侧肺,推移纵隔挤压健侧肺,影响肺扩张及呼吸功能。由于血容量丢失,胸腔负压减少和纵隔推移所致腔静脉扭曲,阻碍静脉血回流,都会影响循环功能。当胸腔内迅速积聚大量血液,超过肺、心包和膈肌运动所起的去纤维蛋白作用时,胸腔内积血发生凝固,形成凝固性血胸(coagulating hemothorax)。凝血块机化后形成纤维板,限制肺与胸廓活动,损害呼吸功能。血液是良好的培养基,经伤口或肺破裂口侵入的细菌,会在积血中迅速滋生繁殖,引起感染性血胸(infective hemothorax),最终导致脓血胸(pyohemothorax)。持续大量出血所致胸膜腔积血称为进行性血胸(progressive hemothorax)。受伤一段时间后,因活动致肋骨骨折处的断端移位,刺破肋间血管或血管破裂处,血凝块脱落而出现的胸腔内积血,称为迟发性血胸(delayed hemothorax)。

一、临床表现

与出血量、速度和个人体质有关。由于血胸造成的病理生理改变,主要是血容量降低和胸腔内压迫,因此直接由血胸造成的临床症状也和这两点相关。一般而言,成人血胸量 ≤ 0.5L 为少量血胸;0.5~1.0L 为中量血胸;>1.0L 为大量血胸。少量血胸患者可无明显临床症状或伴有胸痛,胸片可见肋膈角消失。中量或大量血胸患者会出现不同程度的神志淡漠、面色苍白、脉搏细速、血压下降、尿量减少和末梢血管充盈不良等,低血容量性休克表现;并有呼吸急促,肋间隙饱满,气管向健侧移位,伤侧叩诊浊音和呼吸音减低等表现。立位胸部 X 线片可发现 200ml 以上的血胸,但卧位时胸腔积血 ≥ 1 000ml 也易被忽略。B 超、CT 对血胸诊断很有帮助。胸膜腔穿刺抽出不凝固的血可明确诊断。进行性血胸的诊断:①持续脉搏加快、血压降低,经补充血容量血压仍不稳定;②闭式胸腔引流量每小时超过 200ml,持续 3h;③血红蛋白量、红细胞计数和血细胞比容进行性降低,引流胸腔积血的血红蛋白量和红细胞计数与周围血相接近。感染性血胸的诊断:①有畏寒、高热等感染的全身表现;②抽出胸腔积血 1ml,加入 5ml 蒸馏水,无感染呈淡红色透明状,出现混浊或絮状物提示感染;③胸腔积血无感染时红细胞白细胞计数比例应与周围血相似,即 500∶1,感染时白细胞计数明显增加,比例达 100∶1;④积血涂片和细菌培养发现致病菌。当闭式胸腔引流量减少,而体格检查和影像学检查发现血胸仍存在,应考虑凝固性血胸。

二、治疗

非进行性血胸可根据积血量多少,采用胸腔穿刺或闭式胸腔引流术治疗。原则上应及时排出积血,促使肺复张,改善呼吸功能,并使用抗生素预防感染。由于血胸持续存在会增加发生凝固性血胸或感染性血胸的可能性,因此闭式胸腔引流术的指征应放宽。进行性血胸应及时行开胸探查手术。凝固性血胸应尽早手术,清除血块,剥除胸膜表面血凝块机化而形成的包膜。感染性血胸应保证胸腔引流通畅,排尽积血积脓;若无明显效果或肺复张不良,应尽早手术清除感染性积血,剥离脓性纤维膜。近年来电视胸腔镜已用于凝固性血胸、感染性血胸的处理,具有手术创伤小、疗效确切、术后患者恢复快等优点。近年来,胸腔镜技术的应用对处理残余血胸是一种新的选择:早期可以进行止血,后期可以采用吸引、灌洗等方法去除血块。但相较于开胸探查,胸腔镜对肌化血块的清除有一定局限性,因此在血胸发展为过度肌化之前进行胸腔镜手术最为重要。

第五节 肺 损 伤

根据损伤的组织学特点,肺损伤包括肺裂伤、肺挫伤和肺爆震(冲击)伤。

肺裂伤常见于胸部撞击伤、挤压伤、锐器或火器伤,当暴力伤及肺组织、支气管或血管,造成撕裂导致出血或漏气,形成血气胸,而脏层胸膜完整则多形成肺内血肿。症状典型者常有胸痛、呼吸困难和咯血等症状,严重者由于失血和低氧血症可发生休克。部分患者体格检查时,可闻及呼吸音减弱或细湿啰音。肺裂伤所致血气胸的诊断与处理如前所述。肺内血肿大多在胸部 X 线检查时发现,表现为肺内圆形或椭圆形、边缘清楚、密度增高的团块状阴影,常在 2 周至数月自行吸收。

肺挫伤大多为钝性暴力所致,在肺组织钝挫性损伤后炎症反应中,毛细血管通透性增加,炎症细胞聚集和炎症介质释放,使损伤区域发生充血、水肿,大面积肺间质和肺泡水肿则引起换气障碍,导致低氧血症。肺挫伤患者表现为呼吸困难、咯血、血性泡沫痰及肺部啰音,重者出现低氧血症或并发 ARDS,常伴有连枷胸。X 线胸片出现斑片状浸润影,一般伤后 24~48h 变得更明显,CT 检查准确率较高。治疗原则:①及时处理合并伤;②保持呼吸道通畅;③吸氧、止痛、抗感染;④限量晶状体液输入;⑤给予肾上腺皮质激素;⑥低氧血症者使用机械通气支持;⑦合并连枷胸时,应及时固定胸廓。

肺爆震伤由爆炸产生的高压气浪或水波浪冲击胸部,撞击肺组织导致肺挫伤,冲击波作用于小支气管及肺泡,引起肺泡破裂出血,肺出血是肺爆震伤的主要病变。损伤后的炎症反应引起间质和肺泡的水肿、渗出,导致通气血流失衡和低氧血症。肺爆震伤轻者仅有短暂的胸痛、胸闷、咳嗽及血丝痰,严重者可出现呼吸困难、发绀、咳血性泡沫痰等,脑气栓者可有神经症状。查体除肺部啰音外,可有肺实变体征和血气胸体征。X 线表现为肺纹理增粗、斑片状阴影以致大片致密影。肺爆震伤的救治在于维护呼吸和循环功能,包括保持呼吸道通畅、给氧以及输血、补液、抗休克等治疗。对于迅速发生肺水肿者,应立即行气管插管或气管切开,行呼吸机正压辅助呼吸,应用足量的抗生素预防感染。对合并其他器官损伤进行相应的处理。

第六节 气管与主支气管损伤

钝性气管、主支气管损伤的可能机制为:①胸部受压时骤然用力屏气,气管和主支气管内压力骤增引发破裂;②胸部前后方向挤压使两肺移向侧方,气管分叉处强力牵拉导致主支气管起始部破裂;③减速和旋转产生的剪切力作用于肺门附近主支气管,产生破裂;④头颈部猛力后仰,气管过伸使胸廓入口处气管断裂。穿透性气管、支气管损伤直接与伤道或弹道路径有关,穿透性颈部气管伤,常伴有甲状腺、大血管与食管损伤,胸内气管、主支气管损伤常伴有食管和血管损伤。气管插管、气管切开、内镜检查和异物摘取,都可能引起气管或主支气管损伤。

一、主支气管损伤

主支气管损伤(major bronchial injury)多发生在距隆突 2~3cm 的主支气管。左主支气管较长,损伤机会较多。纵隔内主支气管断裂而纵隔胸膜完整时,表现为严重纵隔与皮下气肿;胸腔内主支气管断裂或纵隔胸膜破损时,则表现为张力性气胸。完全断裂的主支气管,可借助于黏膜回缩、血凝块和增生肉芽而封闭残端,导致远端肺完全不张,由于细菌不能经支气管进入远端肺,因而较少继发感染。部分断裂的残端可因纤维组织增生,导致管腔瘢痕狭窄和肺膨胀不全,细菌进入引流不畅的支气管内,容易继发感染,甚至导致支气管扩张与肺纤维化。

1. **临床表现**　表现为咳嗽、咯血、呼吸困难、纵隔气肿和皮下气肿、张力性气胸或张力性血气胸。具备以下情况之一者应怀疑存在主支气管损伤:①胸部损伤存在严重纵隔气肿和皮下气肿;②张力性气胸;③安置闭式胸腔引流后持续漏气且肺不能复张;④胸部 X 线正位片显示肺不张,肺尖降至主支气管平面以下,侧位片发现气体聚积在颈深筋膜下方。纤维支气管镜检查,有助于确定诊断和判断损伤部位。

2. **治疗**　首先应保持呼吸道通畅、纠正休克和缓解张力性气胸。应尽早开胸探查,行支气管修补成形手术。早期手术有助于肺复张、防止支气管狭窄,而且手术操作较容易。晚期手术患者都存在肺不张,能否保留肺的关键在于远端肺能否复张,对于不能复张的肺应做肺叶切除或全肺切除。手术并发症为气管、支气管再狭窄,支气管胸膜瘘和脓胸。

二、气管损伤

颈前部钝性暴力可导致喉气管分离、气管破裂或断裂,也可引起多个气管软骨环破坏,致气管软化而发生窒息。胸骨骨折断端向后移位可刺伤胸内气管段。最常见的穿透性损伤是刎颈引起气管部分断裂或完全断裂。气管损伤(tracheal injury)常合并颈椎、甲状腺、食管和颈部大血管损伤。

1. **临床表现**　钝性气管损伤的临床表现为咳嗽、喘鸣、呼吸困难、发音改变、咯血、颈部皮下气肿或纵隔气肿。有的患者伴有胸骨骨折。穿透性气管损伤可发现颈胸部的伤道和弹道,伤口处常可有气体随呼吸逸出。患者常有咯血、颈部皮下气肿和纵隔气肿。

2. **治疗**　应紧急行气管插管,阻止血液与分泌物流入远端气管,保持呼吸道通畅。气管横断或喉气管分离时,远端气管可能回缩入胸腔,需紧急做颈部低位横切口,切开气管旁筋膜,手指探查后用组织钳夹住远断端,插入气管导管。气管插管困难时可插入纤维支气管镜,再引入气管插管。麻醉插管时以及彻底清除呼吸道分泌物之前,忌用肌肉松弛剂。修补吻合时如有气管壁严重挫伤,可切除 2~4 个气管环,再做吻合手术。

第七节　心脏损伤

心脏损伤(cardiac injury)按损伤部位和程度可分为:心肌挫伤、心脏破裂、室间隔破裂、瓣膜撕裂、腱索乳头肌断裂。按损伤性质可分为钝性心脏损伤与穿透性心脏损伤。

一、钝性心脏损伤

钝性心脏损伤(blunt cardiac injury)多由胸前区撞击、减速、挤压、高处坠落、冲击等暴力所致,心脏在等容收缩期遭受钝性暴力打击最易致伤,其严重程度与钝性暴力的撞击速度、质量、作用时间、心脏舒缩时相和心脏受力面积有关。轻者多为无症状的心肌挫伤,重者甚至为心脏破裂。钝性心脏破裂伤员绝大多数死于事故现场,极少数可以通过有效的现场急救而成功地送达医院。临床上最常见的是心肌挫伤,轻者仅引起心外膜至心内膜下心肌出血、少量心肌纤维断裂;重者可发生心肌广泛挫伤、大面积心肌出血坏死,甚至心内结构,如瓣膜、腱索和室间隔等损伤。心肌挫伤后修复可能遗留瘢痕,甚至日后发生室壁瘤。严重心肌挫伤的致死原因多为严重心律失常或心力衰竭。

1. 临床表现及诊断　窦性心动过速和早搏是轻度心肌挫伤的主要表现。中度、重度挫伤可出现胸痛、心悸、气促,甚至心绞痛等。患者可能存在胸前壁软组织损伤和胸骨骨折。心肌挫伤(myocardial contusion)的诊断主要依赖临床医师的警惕性与辅助检查。常用的辅助检查为:①心电图:可存在 ST 段抬高、T 波低平或倒置,房性、室性期前收缩或心动过速等心律失常,但以上心电图改变均不特异,心电图正常也不除外心肌挫伤的可能性。②超声心动图:可见局部心壁变薄,搏动减弱和节段性室壁运动异常,射血分数下降,有时可探到心包腔内有积液征象。食管超声心动图可减少胸部损伤时,经胸探头检查的痛苦,还能提高心肌挫伤的检出率。③心肌酶学检测:传统的检测为磷酸肌酸激酶及其同工酶(CK、CK-MB)和乳酸脱氢酶及其同工酶(LDH、LDH1、LDH2)的活性测定。近年来已采用单克隆抗体微粒子化学发光,或电化学法检查磷酸肌酸激酶同工酶(CK-MB-mass)的质量测定和心肌肌钙蛋白(cardiac troponin,cTn)I 或 T(cTnI or cTnT)测定。前者的准确性优于同工酶活性测定,后者仅存在于心房和心室肌内,不会因骨骼肌损伤影响检测值,特异性更高。

2. 治疗　主要为休息、严密监护、吸氧、镇痛等。临床特殊治疗主要针对可能致死的并发症,如心律失常和心力衰竭。这些严重并发症一般在伤后早期出现,但也有迟发者。心肌挫伤后是否会发生严重并发症常难以预测,如果患者的血流动力学不稳定、心电图异常或上述心肌标志物异常,应转入ICU 监护治疗。

二、穿透性心脏损伤

穿透性心脏损伤(penetrating cardiac injury)多由火器、刃器或锐器致伤。火器导致的心脏贯通伤时,多数伤员死于受伤现场,低射速火器伤常致非贯通伤,异物留存于心脏也较常见。窄而短刃的锐器致伤多为非贯通伤,常能送达医院救治。近年来心导管所致的医源穿透性心脏损伤有所增多。穿透性心脏损伤好发的部位依次为右心室、左心室、右心房和左心房;此外,还可导致房间隔、室间隔和瓣膜装置损伤。

(一) 临床表现及诊断

其病理生理及临床表现,取决于心包、心脏损伤程度和心包引流情况。致伤物和致伤动能较小时,心包与心脏裂口较小,心包裂口易被血凝块阻塞而引流不畅,导致心脏压塞。表现为静脉压升高、颈静脉怒张,心音遥远,心搏微弱,脉压小、动脉压降低的贝克三联症(Beck's triad)。迅速解除心脏压塞并控制心脏出血,可以成功地挽救患者的生命。致伤物和致伤动能较大时,心包和心脏裂口较大,心包裂口不易被血凝块阻塞,大部分出血流入胸腔,导致失血性休克。即使解除心脏压塞,控制出血,也难迅速纠正失血性休克,抢救困难。少数患者由于伤后院前时间短,就诊早期生命体征尚平稳,仅有胸部损伤史与胸部心脏投影区较小的伤口,易延误诊断和抢救时机。

诊断要点:①胸部伤口位于心脏体表投影区域或其附近;②伤后时间短;③贝克三联症或失血性休克和大量血胸的体征。穿透性心脏损伤的病情进展迅速,依赖胸部 X 线、心电图、超声波、超声心动图,甚至心包穿刺术明确诊断都是耗时、准确性不高的方法。对于伤后时间短、生命体征尚平稳、不能排除心脏损伤者,应在具备全身麻醉手术条件的手术室,在局麻下扩探伤道以明确诊断,避免延误抢救的最佳时机。

（二）治疗

已有心脏压塞或失血性休克者,应立即在急诊室施行开胸手术。在气管插管全身麻醉下,切开心包缓解心脏压塞,控制出血,迅速补充血容量。大量失血者需回收胸腔内积血,经大口径输液通道回输。情况稳定后,采用无损伤带针缝线加垫修补心脏裂口。心脏介入诊治过程中发生的医源性心脏损伤,多为导管尖端戳伤。因其口径较小,发现后应立即终止操作、拔除心导管,给予鱼精蛋白中和肝素抗凝作用,进行心包穿刺抽吸积血,多能获得成功,避免开胸手术。

穿透性心脏损伤经抢救存活者,应注意心脏内有无残留的异物及其他病变,如创伤性室间隔缺损、瓣膜损伤、创伤性室壁瘤、心律失常、假性动脉瘤或反复发作的心包炎等。应重视对出院后的患者进行随访,及时发现心脏内的残余病变,作出相应的处理。

第八节　膈　肌　损　伤

膈肌损伤（diaphragmatic injury）占胸腹联合伤的 0.8%~7%,根据致伤暴力不同,可分为穿透性膈肌损伤或钝性膈肌损伤。穿透性膈肌损伤多由火器或刃器致伤,伤道的深度和方向直接与受累的胸腹脏器有关,伤情进展迅速,多伴有失血性休克;钝性膈肌损伤的致伤暴力大,损伤机制复杂,常伴有多部位损伤,膈肌损伤往往被其他重要脏器损伤的表现所掩盖而漏诊,伤情进展较慢,甚至数年后发生膈疝才被发现。

一、穿透性膈肌损伤

下胸部或上腹部穿透性损伤都可累及膈肌,造成穿透性膈肌损伤（penetrating diaphragmatic injury,PDI）。穿透性暴力同时伤及胸部、腹部内脏和膈肌,致伤物入口位于胸部,称为胸腹联合伤（thoracoabdominal injuries,thoraco-abdomino-associated injury）;致伤物入口位于腹部,称为腹胸联合伤（abdominothoracic injuries）。受损胸部脏器多为肺与心脏,受损腹部脏器右侧多为肝、左侧常为脾,其他依次为胃、结肠、小肠等。火器伤动能大、穿透力强、多造成贯通伤,甚至造成穹隆状膈肌多处贯通伤;刃器则多导致非贯通伤。穿透性暴力所致单纯膈肌损伤较为少见。胸腹联合伤或腹胸联合伤,除了躯体伤口处大量外出血、失血性休克等临床表现外,一般多同时存在血胸、血气胸、心包积血,腹腔积血、积气和空腔脏器穿孔所致的腹膜炎体征。辅助检查方面,合并出血性休克或者腹膜炎的患者常伴有血红蛋白、血压的降低或白细胞计数的升高;床旁 B 超检查可快速、准确地判断胸腹腔积血情况,CT 平扫以及平面重建相较于 X 线更有助于诊断和评估,但检查需耗费时间和搬动患者,伤情危重者需慎重选择;近年来随着电视辅助腔镜技术的成熟,胸腹腔镜探查凭借其能直视下探查膈肌损伤情况,明确诊断,较传统开胸和开腹探查损伤有明显优势而逐渐成为诊断和治疗 PDI 最有效的方式。

穿透性膈肌损伤一般采用急症手术治疗,而手术治疗首先处理胸部吸吮伤口和张力性气胸以及抗休克治疗,然后根据膈肌创伤的大小进行手术方式的选择,通常 1~3cm 的膈肌裂伤且其他脏器损伤较轻的患者可选用胸腹腔镜探查进行手术修补治疗;而较大裂伤或合并其他重要脏器损伤患者则需进行开胸或开腹探查。随着电视腔镜技术的愈加成熟,对于膈肌损伤修复手术中可以更加开拓手术视野,提供清晰的影像,且更加微创,患者一般较开胸或开腹手术恢复更好,住院时间更短。

二、钝性膈肌损伤

钝性膈肌损伤(blunt diaphragmatic injury)多由于膈肌附着的胸廓下部骤然变形,和胸腹腔之间压力梯度骤增引起膈肌破裂。交通事故和高处坠落是导致钝性膈肌损伤最常见的原因,随着汽车速度增加与安全带的使用,钝性膈肌损伤日益多见。约90%的钝性膈肌损伤发生于左侧,可能与位于右上腹的肝减缓暴力作用和座椅安全带的作用方向有关。钝性损伤所致膈肌裂口较大,有时达10cm以上,常位于膈肌中心腱和膈肌周边附着处。腹内脏器很容易通过膈肌裂口疝入胸腔,常见疝入胸腔的腹内脏器依次为胃、脾、结肠、小肠和肝。严重钝性暴力不但可致膈肌损伤,还常导致胸腹腔内脏器挫裂伤,并常伴有颅脑、脊柱、骨盆和四肢等多部位伤。血气胸和疝入胸腔的腹腔脏器引起肺受压和纵隔移位,导致呼吸困难、伤侧胸部呼吸音降低,叩诊呈浊音或鼓音等。疝入胸腔的腹内脏器发生嵌顿与绞窄,可出现腹痛、呕吐、腹胀和腹膜刺激征等消化道梗阻或腹膜炎表现。值得注意的是,膈肌破裂后初期可能不易诊断,临床体征和胸部X线检查结果均缺乏特异性,常被漏诊或误诊为血气胸、肺炎、肺不张等疾病。CT检查有助于诊断。由于进入肠道的气体和造影剂,可将疝入肠袢的部分梗阻转变为完全梗阻,故禁行肠道气钡双重造影检查。膈疝患者应慎做胸腔穿刺或闭式胸腔引流术,因为可能伤及疝入胸腔的腹内脏器。

创伤性膈疝(traumatic diaphragmatic hernia)是胸部和腹部外伤导致膈肌破裂,腹腔内脏器经膈肌裂口突入胸腔形成的一种疝,也是慢性膈肌损伤最常见的并发症之一。初期常无明显症状,后期可因腹腔器官形成疝囊嵌入胸腔压迫呼吸,可致严重压迫症状,有较高的致死率,因此早期的诊断和及时的治疗尤为关键。一般情况下,对于有高空坠落、交通事故病史的患者,当出现相关胸腹部症状、卧位加重时,应及时进行CT检查,评估是否有膈疝的存在,一经确诊应尽快手术治疗,及时还纳腹腔脏器和修补膈肌,以纠正呼吸循环功能障碍,预防胃肠道梗阻、嵌顿和绞窄等严重并发症。视具体伤情选择经胸手术径路或经腹手术径路。无论选择何种手术径路,外科医师均应准备两种不同径路的手术野,以备改善术中显露之需。仔细探查胸腹腔内脏器,并予以相应处理。使用不吸收缝线修补膈肌裂口,清除胸腹腔内积液,并置闭式胸腔引流。

第九节 创伤性窒息

创伤性窒息(traumatic asphyxia)是钝性暴力作用于胸部所致的上半身广泛皮肤、黏膜的末梢毛细血管淤血及出血性损害。当胸部与上腹部受到暴力挤压时,患者声门紧闭,胸膜腔内压骤然剧增,右心房血液经无静脉瓣的上腔静脉系统逆流,造成末梢静脉及毛细血管过度充盈扩张并破裂出血。

临床表现为面、颈、上胸部皮肤出现针尖大小的紫蓝色瘀点和瘀斑,以面部与眼眶部位明显。口腔、球结膜、鼻腔黏膜瘀斑,甚至出血。肺组织出血导致呼吸困难。视网膜或视神经出血,可产生暂时性或永久性视力障碍。鼓膜破裂可导致外耳道出血、耳鸣,甚至听力障碍。伤后多数患者有暂时性意识障碍、烦躁不安、头昏、谵妄,甚至四肢痉挛性抽搐,瞳孔可扩大或极度缩小,上述表现可能与脑内轻微点状出血和脑水肿有关。若有颅内静脉破裂,患者可发生昏迷,甚至死亡。创伤性窒息所致的出血点及瘀斑,一般经2~3周后自行吸收消退。一般患者,需在严密观察下进行对症处理,有脑水肿者应进行脱水治疗;伤员取半坐位,鼓励咳嗽、排痰,保持呼吸道通畅。有合并伤者应针对具体伤情给予积极治疗。患者的预后主要取决于承受压力大小、持续时间长短和有无其他合并伤,单纯创伤性窒息患者预后多较好。

诊 治 精 要

1. 胸部损伤发病率较高,且是最危及生命的外伤种类之一。对于胸部外伤的早期评估和急救,明确创伤的种类和性质尤为关键;院前急救的实施是保障患者生命和后续治疗进行的基础;结合损伤特征和症状、体征以及影像学检查,可对胸部损伤的伤情进行全面评价,为进一步院内急救提供理论依据。

2. 肋骨骨折、血/气胸是最常见的胸部损伤类型,有着损伤原因较多、发病危急、影像学特征明显的特点。因此,需根据病史和损伤因素进行早期预判,及时院前支持治疗,尽快完善影像学检查评估伤情,制订相应治疗方案。

3. 肺、支气管损伤病因复杂,且常合并肋骨骨折、血气胸、膈肌损伤等复合伤,需尽快全面评估伤情和损伤部位,制订治疗方案,在生命体征平稳,无明显禁忌证情况下,推荐实施外科治疗。

4. 心脏损伤发生十分危急,致死率非常高,需严密监测患者生命体征,完善相关检查全面评估伤情,符合手术指征需尽早手术治疗,并且术后密切关注患者生命变化,建议 ICU 治疗。

5. 膈肌损伤和创伤性窒息发病率较低,但死亡率高,需重视其在胸部损伤中的地位,尤其是伴随复合伤以及生命体征改变的膈肌损伤;而创伤性窒息应密切关注患者神经系统的改变,预防脑部水肿的发生。

思考题

1. 胸部损伤的分类。
2. 胸部损伤开胸探查手术指征。
3. 肋骨骨折的治疗原则。
4. 气胸的分类及鉴别。
5. 膈肌损伤的类别,创伤性膈疝的定义。

(胡　坚)

第三十三章

肺 移 植

当人体的脏器丧失功能或患有致命疾病的时候,用一个功能好的脏器替代,使之重新获得健康,是人类自古以来的一种美好愿望。例如我国战国时期的列御寇所撰写的《列子·汤问》中,就记载了神医扁鹊为两人互换心脏以治病的故事。器官移植是现代外科的发展方向之一,对于呼吸系统而言,目前关注最多的器官移植就是肺移植。肺移植在 20 世纪 80 年代初获得成功,经过几十年的发展,肺移植(lung transplantation)逐渐被认可为治疗终末期肺疾病的有效方式。

第一节 概 论

1950 年 5 月美国纽约州 Buffalo 大学医学院 Andre A.Juvenell 等进行了犬右肺自体移植(autograft lung transplantation)手术获得成功。此后 10 年间,肺移植的探索基本上集中在动物实验研究。人类历史上的首次肺移植手术开展于 20 世纪 60 年代。1963 年 6 月 11 日美国密西西比大学医学中心 James D.Hardy 等完成了首例人类肺移植手术。患者肺移植术后心肺功能及一般情况良好,但 18d 后死于肾功能衰竭。此后许多国家的不同医学中心相继开展了临床肺移植手术,但均未成功。1983 年,Cooper 领导的加拿大多伦多总医院肺移植组完成了人类历史上首次成功的临床肺移植手术。他们为一名 58 岁的特发性肺纤维化男性患者施行了同种异体单肺移植手术,该患者手术后存活了 6.5 年。多伦多肺移植组在技术上成功的关键是采用带蒂大网膜包裹支气管吻合口的手段从而有效降低了支气管吻合口瘘发生率。1986 年多伦多肺移植组发表了他们的研究结果,在多伦多肺移植组工作的鼓舞下,临床肺移植在全球范围内蓬勃发展。1989 年法国的 Herve Mal 等人为 2 例肺气肿患者成功施行了同种异体单肺移植手术,证明肺气肿也适合单肺移植,大大拓宽了单肺移植适应证。在双肺移植方面,1986 年多伦多肺移植组实施了整体双肺移植手术(en bloc double-lung transplantation)获得成功。整体双肺移植手术需要体外循环,手术技术相对复杂,手术后并发症特别是气道吻合口的并发症高。1989 年,华盛顿大学肺移植组发展出了序贯式双侧肺移植手术(sequential bilateral lung transplantation),这种手术方式相当于左右两侧先后进行单肺移植手术,先移植的一侧肺可以尽早发挥功能,除了肺动脉高压和循环不稳定的患者,大部分患者可以不使用体外循环支持,简化了操作流程,术后并发症发生率明显下降。目前序贯式双肺移植手术是双肺移植的标准手术方式。1990 年,美国洛杉矶儿科医院的 Starnes 完成了世界上首例活体供体肺叶移植。

经过三十多年的发展,随着供体肺保存技术、移植的手术技术、围术期管理技术、免疫抑制方案、并发症的预防和处理等技术的不断提高,肺移植手术预后得以明显改善。目前肺移植已经是治疗终末期肺疾病的有效方式,困扰肺移植术临床应用的主要问题已经转为供体不足。

我国肺移植的发展起步并不晚。1979 年北京结核病研究所的辛育龄教授就曾为肺结核患者行肺移植,因发生急性排斥及术后感染无法控制,肺移植后患者未能存活。北京安贞医院在 1995 年 2 月年为一例结节病导致的肺纤维化患者进行了左单肺移植,术后存活 5 年 11 个月,这是我国首例获得长期存活的单肺移植患者。1998 年 1 月,北京安贞医院为一原发性肺动脉高压的患者进行了双肺移植,患者术后存活 4 年 3 个月,这是我国首例获得长期存活的双肺移植患者。但在整个 20 世纪 90 年代,虽然先后有多家医院进行了临床肺移植手术,却再无其他患者获得长期存活,肺移植手术陷入一个低潮期。

　　2002 年之后,我国又再迎来了肺移植发展的一个高潮期。除北京外,江苏、上海和广东相继开展肺移植获得成功。目前全国开展肺移植例数较多的医院是无锡市人民医院、广州医科大学附属第一医院、北京中日友好医院和上海肺科医院。我国许多肺移植中心相继成立了包括胸外科、呼吸科、麻醉科、ICU 监护、理疗医师和护理等组成的肺移植团队,围手术期的管理更加科学,使我国肺移植的术后存活率较前有了较大的提高。2007 年,我国卫生部进行了临床肺移植手术准入资格的认证工作,规范化肺移植工作。2015 年,我国实体器官移植全面采用公民逝世后器官捐献供体,器官移植发展进入了全新的时代。

第二节   肺移植的适应证及禁忌证

　　经过充分的内科治疗无效的终末期肺疾病患者可考虑接受肺移植手术。

　　接受肺移植手术的患者期望实现两个目标。第一个目标是要延长患者的生命,第二个目标是要提高患者的生存质量。肺移植对于受体来说,并非真正的治愈手段,而是改善患者症状的方法。从这个意义而言,如果能够提高受体手术后的生存质量,即使生存时间的改善不明显,也可以考虑进行肺移植手术。但是如果供体肺缺乏,单纯从改善生活质量的角度而进行肺移植手术还不现实。

　　文献报道中可以进行肺移植手术的终末期肺疾病种类繁多。在这些疾病中,常见的疾病是肺气肿(emphysema)、间质性肺疾病(interstitial lung disease,ILD)、肺感染性疾病以及肺动脉高压(原发性或继发性)。1990 年以来,肺移植原发病构成比中,间质性肺病中的特发性肺纤维化(idiopathic pulmonary fibrosis,IPF)的比例呈明显增加趋势。我国肺移植质控中心数据显示,肺移植原发病中终末期 ILD 占首位,其中以 IPF 占比最高,其次为肺气肿。

　　肺移植的绝对禁忌证和相对禁忌证见表 33-1。

表 33-1   肺移植禁忌证

绝对禁忌证
(1)难以纠正的心脏、肝脏和肾脏等重要器官功能不全(器官联合移植除外)
(2)恶性肿瘤晚期
(3)无法通过 CABG 和 PCI 缓解的冠心病或合并严重的左心功能不全
(4)生理状态不稳定,如败血症、急性心肌梗死和急性肝衰竭等
(5)无法纠正的出血倾向
(6)依从性差,不能配合治疗或定期随访
(7)未治疗的精神疾病或心理状况无法配合治疗者
(8)缺乏可靠的社会、家庭支持

续表

相对禁忌证
(1)年龄 >75 岁(但年龄仅为一项参考条件,无绝对上限)
(2)进行性或严重营养不良
(3)严重骨质疏松
(4)移植前使用机械通气和 / 或体外生命支持(需谨慎对待,排除其他重要器官的急、慢性功能不全后可考虑行肺移植)
(5)存在高毒力或高度耐药的细菌、真菌定植或感染,或特定的分枝杆菌菌株定植或感染(如慢性肺部感染且预期肺移植术后难以控制)
(6)HCV 感染(排除肝硬化和门静脉高压且无明显临床症状、影像学和生化检查无异常者可行肺移植)
(7)HIV 感染(HIV-RNA 检测阴性并联合抗逆转录病毒治疗者,可考虑在 HIV 治疗经验丰富的移植中心行肺移植)
(8)洋葱伯克霍尔德菌、唐菖蒲伯克霍尔德菌和多重耐药的分枝杆菌感染(得到充分治疗和控制者可在感染治疗经验丰富的移植中心行肺移植)
(9)动脉粥样硬化性疾病

对于肺移植受体的选择,除了肺癌中晚期,绝大多数肺疾病患者,包括系统性疾病肺受累导致的继发性肺疾病及肺功能损害,只要符合入选标准,均可接受肺移植手术。原则上,受体的选择均为不可逆的中晚期肺病患者。以下分述肺移植的具体适应证及不同疾病的入选标准。

一、肺气肿

在中国,肺气肿是接受肺移植的主要人群之一。但是,和其他终末期肺疾病如肺纤维化、肺动脉高压等相比,肺气肿本身进展相对较慢,因此,无论是医生还是患者及其家属,对肺气肿患者进行肺移植的时机有所推后。尤其是采用了肺源分配评分(lung allocation score,LAS)标准来分配肺源,将有限的肺源让给了病情快速进展的肺纤维化、肺动脉高压患者,使肺气肿患者接受肺移植的时机进一步推后、等待肺源的时间进一步延长。

针对肺气肿患者选择单肺移植还是双肺移植,不同的研究结果有不同的意见:总体来说,如果患者合并有感染,则首选双肺移植,如果患者是单纯的肺气肿,没有合并支气管扩张、肺部感染,既可以考虑单肺移植,也可以考虑双肺移植。但具体选择单肺移植还是双肺移植,要结合肺源的质量、受体的一般情况、营养状态、耐受手术的程度及风险等,肺气肿患者可以进行单肺、双肺或者肺叶移植。2006 年 ISHLT 指南建议以 BODE 指数(body mass index,airflow obstruction,dyspnea,and exercise capacity index,BODE index)作为衡量 COPD 患者肺移植指征的有效参数。

肺气肿肺移植的入选标准如下:

(一) BODE 指数 ≥ 5,先进行肺移植咨询 / 考虑肺移植

在这个阶段,如果患者的 BODE 指数 ≥ 5,可以先对患者的全身情况、重要生命脏器的功能进行评估,同时评估其禁忌证,如果没有相关禁忌证,可以将患者转诊至有肺移植资质的医院进行进一步的评估及密切随访;同时继续接受规范的治疗。如果在患者随访过程中,病情仍有进展,满足以下任何一条标准,而无相关禁忌证,或存在某些相对禁忌证,已经在随访阶段得到纠正,则可进入肺移植等待名单,等待肺源。

(二) 进入肺移植等待名单、等待肺源阶段

1. BODE 指数 ≥ 7。

2. 支气管舒张剂治疗后 FEV_1 ≤ 20% 预计值或 DLCO ≤ 20% 预计值。

3. 并发中度以上的肺动脉高压和 / 或失代偿性肺心病。

4. 氧疗无效的肺源性心脏病。

5. 反复出现的、难以愈合的自发性气胸。

6. 既往有过急性 II 型呼吸衰竭或长期慢性的高碳酸血症。

7. 规范治疗后(包括康复治疗)病情仍然持续进展。

8. 病情进展迅速或过去的一年内急性加重 ≥ 3 次。

9. 运动耐力差、生活质量低、症状或病情进行性加重者。

凡是满足上述标准中的任何一条,均可进入肺移植等待名单,等待肺源,随时接受肺移植。

二、纤维化性肺疾病

对于接受肺移植的限制性肺疾病,主要是指间质性肺疾病,以下分述其适应证及入选标准:

(一)间质性肺疾病接受肺移植的适应证

1. 特发性间质性肺炎,如特发性肺纤维化(Idiopathic pulmonary fibrosis,IPF)、非特异性间质性肺炎、闭塞性细支气管炎并机化性肺炎等。

2. 环境、药物等因素相关性间质性肺炎,如尘肺、过敏性肺炎等。

3. 系统性结缔组织病相关性间质性肺炎,如系统性红斑狼疮、类风湿关节炎、多发性肌炎 - 皮肌炎等。

4. 肉芽肿性肺疾病,如结节病等。

5. 少见病如肺淋巴管肌瘤病、肺朗格汉斯组织细胞增生症等。

(二)间质性肺疾病接受肺移植的入选标准

如果是单侧肺纤维化或以单侧纤维化为主的疾病,首选单侧肺移植术,但具体情况根据肺部情况及供体情况进行选择。原则上,单肺移植者年龄 ≤ 70 岁,双肺移植者 ≤ 65 岁。

对于特发性肺纤维化(IPF),即:影像学表现为典型的蜂窝肺或组织病理表现为寻常型间质性肺炎(UIP),则无论肺功能损害的程度如何,均应该将肺移植作为一种策略,向患者进行宣教,同时严密观察病情进展的速度。其中,满足以下任何一项者,则应该进入肺移植的等待名单:

1. 半年内用力肺活量(FVC)下降 ≥ 10%。

2. 一氧化碳弥散量(DLCO)下降 ≥ 10%~15%。

3. 6min 步行距离下降 ≥ 50m。

如果对于非 IPF 间质性肺疾病患者,主要根据以下入选标准:

1. 肺总量 TLC<60%~65% 或 FVC<60%。

2. 弥散功能 DLCO< 40%。

3. 休息状态下的血氧分压(PO_2)<55mmHg。

4. 由于肺纤维化导致的气胸、呼吸困难、反复急性加重。

5. 6min 步行距离(6MWD)<250m 或运动过程中血氧饱和度(SpO_2)<88%。

6. 肺动脉高压。

7. 需要长期吸氧者。

三、感染性肺疾病

感染性肺疾病主要包括肺囊性纤维化、支气管扩张并感染及慢性肺化脓症,适合行双侧肺移植术。肺囊性纤维化是一种常见于白种人的遗传性疾病,占全球肺移植原发病第 3 位,而在我国支气管扩张患者更常见。此类患者常合并慢性感染,病原微生物定植于大气道、上呼吸道和鼻窦部,移植后应用免疫抑制剂可能会导致感染再发。入选标准如下:

1. 支气管舒张剂治疗后的第 1s 用力呼气容积(FEV_1)<30% 预计值。

2. 休息状态下 PaO_2<60mmHg 伴或不伴二氧化碳分压($PaCO_2$)>50mmHg。

3. 需要无创辅助通气呼吸支持治疗。

4. 肺功能快速下降或疾病进展迅速。

5. 频发的进行性加重。

四、原发或继发性肺动脉高压

20 世纪 90 年代以前,肺动脉高压(PH)治疗主要包括以钙通道阻滞剂为基础的肺血管扩张治疗以及抗凝、利尿、强心和氧疗等,效果甚微,其中特发性肺动脉高压(IPAH)患者的中位生存期仅 2.8 年。肺移植可使 IPAH 患者 5 年生存率提高至 50% 左右,因此被视为 IPAH 唯一有效的治疗手段。在肺移植开展较为广泛的北美和欧洲,患者一旦被确诊 IPAH,通常会立即被推荐到肺移植中心进行评估和等待。近年来,一系列 PH 靶向药物,包括前列环素类、内皮素受体拮抗剂、磷酸二酯酶 5 抑制剂和可溶性鸟苷酸环化酶激动剂等的出现,明显提高了 IPAH 治疗效果并可改善患者预后,患者运动耐力和生活质量明显改善,中位生存期接近 6 年。以前列环素为代表的靶向药物已越来越多地替代了肺移植手术或作为肺移植术前的桥接治疗,使更多等待肺移植的 IPAH 患者推迟甚至免除肺移植,在保证生存质量的同时延长总体生存期。

（一）适于肺移植的肺动脉高压

1. 动脉性肺动脉高压,如:特发性肺动脉高压、遗传性肺动脉高压、先天性心脏病肺血管疾病等。

2. 静脉性肺高压,如:左心收缩功能不全、舒张功能不全、先天 / 获得性肺静脉狭窄等。

3. 肺疾病相关性肺动脉高压,如:慢性阻塞性肺疾病、间质性肺病、其他混合限制性和阻塞性肺病等。

4. 慢性血栓栓塞性肺高压及其他肺动脉阻塞。

5. 不明原因或多重机制引起的肺动脉高压,如:血液系统疾病、结节病、肺朗格汉斯细胞组织细胞增生症等。

（二）接受肺移植或心 - 肺联合移植的标准

1. 休息状态下平均右心房压 >10~15mmHg。

2. 休息状态下平均肺动脉压 >50mmHg。

3. 肺血管阻力 >8Wood。

4. WHO 肺动脉高压功能Ⅲ级以上。

5. 心脏指数 <2.0~2.5L/(min·m^2)。

6. 美国纽约心脏协会界定的心功能Ⅲ级以上。

7. 6min 步行距离 <350m。

8. 并发咯血、心包积液、右心衰竭者或进行性升高的 BNP。

9. 快速进展的肾衰竭、胆汁淤积、顽固性腹水、内科保守治疗无效。

五、其他

（一）肺结节病(pulmonary sarcoidosis,PS)

由于结节病常为慢性病程,并存在病情变化,因此很难确定推荐肺移植的合适时间。研究发现,结节病患者出现某些临床表现可提示预后不良,包括非洲裔美国人、低氧血症、PAH、心脏指数降低和右房压升高等;其中,右房压升高提示严重右心功能不全,是发生猝死的高危因素。结节病肺移植标准为:运动耐力下降,并符合静息状态存在低氧血症、PAH 和右房压 >15mmHg 中任一项。

（二）淋巴管平滑肌瘤病(lymphangioleiomyomatosis,LAM)

LAM 是一种罕见病。早期研究显示,几乎所有的 LAM 患者都死于出现症状后 10 年内,最近研究显示其 10 年生存率为 40%~78%。LAM 肺移植标准为：①严重的肺功能损害和运动耐力下降（最大摄氧量 <50% 预计值）；②静息状态下存在低氧血症。

（三）肺朗格汉斯细胞组织细胞增生症（pulmonary Langerhans cell histiocytosis，PLCH）

PLCH 发病率很低，且仅少数病例出现严重肺功能损害需行肺移植。由于肺小动脉和肺小静脉受累，部分 PLCH 患者可出现严重的继发性 PH。PLCH 肺移植标准为：①严重的肺功能损害和运动耐力下降；②静息状态下存在低氧血症。

第三节　手术及围术期处理

一、供体评估

根据器官供者来源的不同，可以分为死亡供者（deceased donor）和活体供者（living donor）两大类。根据心脏是否停止跳动，死亡供者又可以分 HBD（heart-beating-donor）和 NHBD（non-heart-beating donor）两类。前者因为仍存在血液循环，故而提供的供体器官通常没有热缺血过程，而后者提供的供体器官通常存在热缺血过程。

（一）国际上理想的供体肺选择标准

国际上理想的供体肺（ideal donor）选择标准如下：

1. 年龄小于 55 岁。

2. 吸烟史小于 20 包 / 年。

3. 胸部 X 线检查肺野清晰，肺听诊无干湿啰音。

4. 给氧浓度（FiO_2）=1、PEEP=5cmH$_2$O 时，PaO_2>300mmHg。

5. 无误吸或败血症。

6. 没有胸部创伤或肺挫伤。

7. 纤维支气管镜检查没有脓性分泌物。

8. 气管插管时间小于 48h。

9. 胸廓大小应尽量与受体相近。

10. ABO 血型相容。

11. ABC 型肝炎及 HIV 均应阴性。

理想的供体肺标准最初是由加拿大多伦多肺移植组根据其临床经验而总结的，二十几年来作为唯一公认的标准沿用至今。此标准可以保证供体肺的质量，但又近于苛刻，在供体肺紧缺日益矛盾的大环境下，许多学者尝试突破此标准的限制，以期扩大供体库。根据我国供肺临床特点，中华医学会器官移植学分会制订了肺移植理想供者和可接受供者标准。中华医学会器官移植学分会中国肺移植供肺获取与保护技术规范（2019 版）建议如下。

（二）我国理想的供体肺选择标准

1. ABO 血型相容。

2. 年龄 <60 周岁。

3. 持续机械通气 <1 周。

4. PaO_2>300mmHg（FiO_2=1.0，PEEP=5cmH$_2$O）。

5. 胸部 X 线检查示双侧肺野相对清晰。

6. 纤维支气管镜检查各气道腔内相对干净。

7. 痰培养无特殊致病菌。

8. 无胸部外伤。

（三）我国可接受的供体肺选择标准

1. ABO 血型相容。

2. 年龄 <70 周岁。

3. 吸烟史不作硬性要求。

4. 呼吸机应用时间不作硬性要求。

5. $PaO_2>250mmHg（FiO_2=1.0，PEEP=5cmH_2O）$。

6. 胸部 X 线检查示肺野内有少量至中等量渗出影。

7. 可根据供肺体积与受者胸腔容积匹配度行供肺减容或肺叶移植。

8. 如氧合指数 >300mmHg，胸部外伤不作为排除标准。

9. 如存在轻微误吸或脓毒症，经治疗维护后改善，不作为排除标准。

10. 如气道内存在脓性分泌物，经治疗维护后改善，不作为排除标准。

11. 供肺痰标本细菌培养不作硬性要求，但如果培养则需排除多重耐药、广泛耐药或全耐药细菌。

12. 多次维护评估不合格的供肺获取后，经离体肺灌注修复后达标。

13. 冷缺血时间原则上不超过 12h。

（四）供体肺的维护

及时的供肺评估及良好的维护有助于发现适合移植的潜在供肺，提高供肺利用率；同时发现不适合作为潜在供肺的证据，避免盲目扩大边缘供肺。

1. **抗感染治疗**　脑死亡供者可出现神经源性肺水肿而易发生肺部感染，卧床及气管插管，坠积性肺炎亦常发生，故早期积极预防性抗感染治疗是必要的。留取合格的下呼吸道标本后，预防性使用广谱抗菌药物及抗真菌药物，再根据痰涂片及培养结果调整抗感染方案。

2. **气道管理**　适量翻身、拍背，每日行纤维支气管镜检查、清理气道，确保肺扩张良好，尤其是防止下叶肺不张，行胸部 X 线和血气检查等。

3. **液体管理**　不同器官获取小组对供者的液体管理要求差异较大，例如供肾获取组要求给予供者充足液体，维持肾脏的血流灌注；而供肺获取组则要求尽量限制液体入量，减少晶体液用量，提高胶体液比例。仅获取腹部器官时，建议维持 CVP 为 10~12mmHg；仅获取供肺时，维持 CVP<8mmHg；如果同时获取腹部器官和供肺，则维持 CVP 为 8~10mmHg。

4. **保护性通气**　注重呼吸机的有效管理，采用保护性肺通气策略。维持一定潮气量、PEEP 及间断肺复张（至少 1 次 /d）。需定时监测氧合指数及肺顺应性以评估供肺状态。给氧浓度应控制在 40%~50%，潮气量 6~8ml/kg，保持 PEEP 为 5cmH_2O。膨胀不全的供肺在每次吸痰后均应短时间内增加潮气量及 PEEP，使萎陷的肺泡复张，改善氧合。

5. **获取前激素的应用**　脑死亡导致下丘脑 - 垂体轴功能障碍、抗利尿激素分泌不足、肾上腺功能不全和甲状腺功能减退，这些情况会加剧休克。脑死亡早期由于抗利尿激素分泌不足易引发尿崩症，导致严重的低血容量和高钠血症。使用血管加压素更易保持适当尿量。糖皮质激素可以减轻与脑死亡相关的炎症反应，减轻肺水肿，从而优化供肺功能，故建议对潜在肺移植供者在诊断脑死亡后常规应用甲泼尼龙 500~1 000mg。

二、手术

肺移植手术总的来说分为两个环节,一是供体肺的获取与保存,二是供体肺的植入。

(一)供体肺的获取与保存

供体肺通常是整体心肺大块获取,亦可先心后肺。取获方法主要是系统降温法,现在一般采用经肺动脉灌洗冷保护液从而对供体肺实施降温冷保存,即冲灌技术。

操作步骤:

1. 供体肝素化,平卧位,胸骨正中切口开胸。
2. 切开心包前壁以后,暴露心脏各主要血管。
3. 在肺动脉主干上插管,并做荷包缝合固定。
4. 切开左心耳,开始经肺动脉灌洗供体肺(图 33-1)。
5. 灌洗完拔除肺动脉插管,开始切取器官。

获取供体肺之后,还需要进行进一步的修剪以使供体肺适于移植手术。通常会将供体肺裁剪成左右两个单侧肺(图 33-2),以备序贯式双侧肺移植或者分别给两个受者实施单肺移植。肺静脉并不逐一断离,而是连同部分左心房壁一并切除,形成心房袖(atrium sleeve)。静脉系统吻合时供肺的心房袖与受体的左心房直接吻合,简化的吻合技术,术后出现静脉血栓的机会大大减少。主支气管则在近上叶支气管约 2 个软管环处断离。

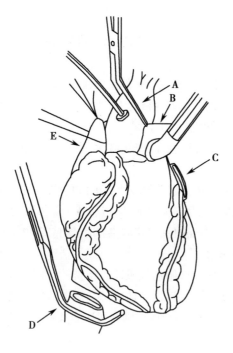

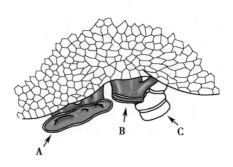

图 33-1　经肺动脉顺行灌注
A:主动脉(已插灌注管);B:肺动脉(已插灌注管);C:左心耳(已剪开);D:下腔静脉(已剪开);E:上腔静脉(已结扎)。

图 33-2　已裁剪的供体肺
A:心房袖;B:肺动脉;C:主支气管。

肺保护是临床肺移植最重要的环节之一。供体肝素化后用冷灌注液通过肺动脉行顺行灌注(antegrade flush),同时在通气状态下将供体肺浸在低温晶体液中,是目前临床中最常使用的肺保护技术。经肺动脉行顺行灌注技术方法简便,目前临床中使用最多。但是由于肺的血液供应来源于两个系统,即肺循环的动脉系统和体循环的支气管动脉系统,所以只是经过肺动脉行顺行灌注不能使保护液在供体肺中充分均匀分布。于是有学者提出使用经左心房的逆行灌注(retreograde flush)方法,以期保护液可以同时涵盖动脉系统和支气管动脉系统,从而使保护液在供体肺中分布更为充分均匀。

根据钾离子浓度的不同,肺保护液通常分为细胞内液型和细胞外液型两种。细胞内液型肺保护液为高钾保护液,EC(Euro-Collins液)与UW液(the University of Wisconsin solution)是细胞内液型肺保护液的代表,改良EC液是最常用的肺保护液之一。细胞外液型肺保护液为低钾保护液,LPD液和Celsior液是细胞外液型灌注液的代表。

在肺移植的发展过程中,临床中首先大规模采用的是细胞内液型保护液。在临床中,这类液体可以安全保存HBD供肺6~8h。细胞内液型保护液所含的高浓度钾离子可以导致血管内皮损伤及肺血管收缩灌注液分布不均匀,因而不利于肺保护。有学者在灌注同时使用前列腺素E扩张肺动脉,认为可以很好地弥补这一不足。LPD液的钾离子浓度低,对血管内皮损伤及肺血管收缩灌注液分布的影响小,与EC液相比,采用LPD液的患者其术后肺功能的改善更明显,术后30d的死亡率也更低。目前LPD液逐渐成为全球肺移植中心选用最多的肺保护液。Celsior液也是细胞外液型灌注液,最初用于心脏保护,但后来发现对保护供体肺也有良好的效果,部分学者认为Celsior液的肺保护效果甚至比LPD液更好。

采用冷保护液进行灌注已是公论,但低温也有不利的一面。低温可以造成ATP酶活性降低导致组织水肿,可造成肺血管外液体增多及肺血管收缩,这导致肺血气交换下降而肺血管阻力上升,不利于肺保护。但最佳保护温度却有争议。文献报道理想的肺保存温度可能并不是4℃而是10℃左右,在10℃,供体肺保存24h后的肺功能优于保存在4℃或15℃的供体肺。在临床的实际工作中,实际上既难以精确地控制灌注时保护液的温度,也难以精确地控制获取供体肺后的保存温度。我们的经验是将保护液保存在盛有普通冰-水混合物的冰箱中,此时温度约为4℃,灌注前将保护液从冰箱中取出使用。在获取供肺之后,摘取的双肺装入盛有无菌生理盐水冰-生理盐水混合液的胶袋后密封,保存于保温箱中予以运送。这些方法由于设备要求不高,简便有效,可靠性好,可能更有利于实际操作中的肺保护。

(二) 供体肺的植入

在供体肺的植入之前,先要将受体的病肺切除,然后再将移植肺植入。

1. 切除受体的病肺　健侧卧位,采用术侧外侧切口,从腋后线至近乳头线水平,第5或6肋上缘入胸。心包连接肺动静脉的周围用剪刀完全打开,解剖肺动脉应完全、游离到第一分支以下,并将此作为吻合标记,保证足够的长度,以备修剪。主支气管应游离至上叶支气管开口处,解剖时应注意,尽力保留受体主支气管周围的组织,避免损伤血液供应而影响吻合口的愈合。围绕肺静脉切开心包,用血管钳钳夹右肺上下静脉根部的左房,在肺上下静脉之间切开左房,形成左心房袖。一些受体的右肺静脉距房间沟较近,钳夹左房时应特别小心勿钳夹或损伤对侧肺静脉。仔细探查供体受体的肺动脉及左房袖,并修整使二者匹配(图33-3)。

2. 植入供体肺　将供肺用湿冷血垫包裹放入胸腔后胸壁部,术中持续向供肺添加冷盐液和冰屑,以防止其复温,必须注意冰水尽可能不要流入心包腔内,一旦流入也应迅速吸

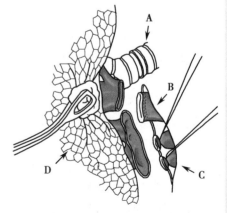

图33-3　受体的病肺切除后
A: 受体的主支气管;B: 受体的肺动脉;C: 受体的肺静脉;D: 供体肺。

走。吻合顺序不尽相同,经典方法是支气管-肺动脉-左心房袖。主支气管膜部采用连续缝合(图33-4),软骨部可用水平褥式和'8'字交锁缝合(图33-5),也可以连续缝合,吻合完毕后再用支气管周围组织包埋吻合口。供-受体肺动脉则连续吻合(图33-6)。供-受体心房袖也采用连续缝合(图33-7)。

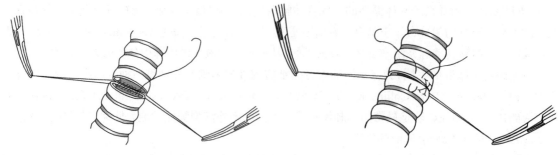

图 33-4　连续缝合支气管的膜部　　　　图 33-5　"8"字缝合法结合水平褥式缝合法间断
缝合支气管软骨部

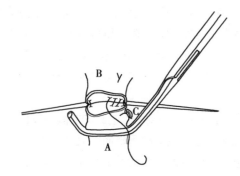

图 33-6　吻合供 - 受体的肺动脉
A：受体的肺动脉；B：供体的肺动脉；C：受体肺
动脉的第一分支。

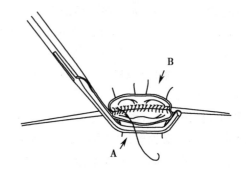

图 33-7　吻合供 - 受体的左心房袖与左心房
A：受体的左心房；B：供体的左心房袖。

以上是目前一侧肺移植最常用的手术方式。从手术方式而言,肺移植可以分为单侧肺移植、双侧肺移植、心肺联合移植和肺叶移植。单侧肺移植和双侧肺移植是目前最为常见的肺移植方式。单肺移植是现在用得较多的肺移植方式,一般都不需要使用体外循环。双侧肺移植可分为整块双侧肺移植和双侧单肺序贯式肺移植。整块双侧肺移植是将在体外循环下从气管处切下双侧肺组织,再把健康肺移植上去,现在很少应用这种方法进行双肺移植。双侧单肺序贯式肺移植实际上是先后进行了两侧的单肺移植,其好处是可以立即利用先移植的供体肺发挥功能,使得绝大部分病例可以不使用体外循环,简化了手术技术并避免了体外循环带来的并发症,目前的双侧肺移植基本上都采用这种形式。肺叶移植通常是活体供体提供肺给受者时进行的肺移植,或者是成人供体提供肺给儿童受者时进行的肺移植。

选择单肺移植还是双肺移植,需要综合受体的疾病特点和自身特点才能确定。从原则上讲,凡心功能良好或移植后心功能可以恢复的各种晚期肺病,无论先天的还是后天的,无论肺实质病或是肺血管病,只要不合并肺部感染,均可行单肺移植。感染性疾病需要进行双肺移植,或者有些疾病虽可行单肺移植,但由于单肺移植后肺功能储备力较差,而双肺移植能最大限度地改善肺功能,避免 V/Q 失衡,如患者能够耐受双肺移植的手术打击,同时又能得到合适的供体,则可行双肺移植。双肺移植后,受者围手术期的管理较单肺移植简单,其远期生存效果也更好一些,所以现在越来越多的移植中心倾向于尽量施行双肺移植。

对于不同疾病在移植方式的选择上也有所差异。肺气肿的患者可以选择双肺移植,也可以施行单肺移植。选择双肺移植还是单肺移植,既要考虑长远的生存情况,也要顾及风险。双肺移植两侧肺的质地相似,术后的管理更为简单,以后也不会发生残留的肺气肿自体肺过度膨胀,从而避免了压迫移植肺导致通气血流失衡的问题。双肺移植的肺功能的储备更多,如果发生排斥或者感染,患者具有更大的缓冲余地。而与双肺移植相比,单肺移植手术则较为简单,手术时间短,手术的风险相对小,而且同一个供体的肺可以给两个受体使用,提高了供体肺的使用效率。对于那些年纪大手术风险高的患者,或者身材小的患者,或者此前曾经有一侧胸腔进行过手术、预计粘连严重的患者,单肺移植更具优势。对于肺气肿患者接受单肺移植后,保留的自体肺始终存在过度膨胀的可能性。这些膨胀大部分是短暂性的,不需要特别的处理措施,但少部分病例会显著影响血流动力学以及移植肺的通气,最终需要外科手段处理。

我国的肺移植开展的绝对例数还不算多,在已经接受肺移植的肺气肿患者中,我们体会,国内有肺移植意向的肺气肿患者多有以下特点:①年龄普遍较大;②营养状况差,全身多处于明显消瘦状态;③两侧肺气肿常常呈现不均匀改变,常伴随多发肺大疱形成,或者曾多次气胸发作;④以往多曾罹患有其他肺部疾病,如肺结核、肺炎等;⑤患者多是在状态很差的时候才考虑肺移植,造成术前准备工作和术后康复被动。

肺纤维化疾病可选用单肺移植或双肺移植,具体需要看术者的病情状况。间质性肺病非常适于单肺移植。首先,IPF 不是感染性肺病;其次,IPF 患者的肺顺应性差,血管阻力适度增高,在进行肺移植手术之后,通气和血流都将更易于供给移植肺,从而易于达到通气灌注平衡。同时采用单肺移植的话,一个供体提供的肺能够使两个患者受益,供体的利用效率最高。不过 IPF 若同时合并肺动脉高压的时候采用单肺移植,移植肺负荷了更多的血流灌注,移植肺的缺血再灌注损伤会更明显。

肺感染性疾病接受肺移植手术,最初采用的手术方式是心肺联合移植。由这种手术还衍生出了多米诺式的心肺联合移植手术,即肺囊性纤维化患者接受心肺联合移植的时候,将自己的心脏捐献给其他患者进行心脏移植,从而提高了供体的利用率。但是心肺联合移植从技术上必然导致心脏去神经化,影响手术后心脏的功能。而且从免疫角度考虑,移植的心脏也可能发生排斥,远期其冠状动脉可能发生病变。随着肺移植技术的发展,以单纯的肺移植治疗肺囊性纤维化逐渐成为主流。双肺序贯式移植是目前肺囊性纤维化最常用的肺移植方式。双肺序贯式移植采用主支气管吻合,与采用气管吻合的方式相比,减少了气道吻合口的并发症。该手术不涉及异体心脏,不会发生心脏排斥反应。整体双肺移植易于发生气道吻合口的并发症,目前基本不采用。

对那些可能无法等到常规供体的肺囊性纤维化患者,可以考虑由活体肺叶移植,即由两个活体供体各提供左右一侧下肺叶,施行双侧肺叶移植。这种手术方式是常规供体不足之时的无奈之举。当然肺叶移植也可以在常规供体中获取,欧洲的一些医疗中心即常规把供体的肺分成肺叶后给患儿进行肺移植。

三、围术期处理

根据术后时间的不同,术后处理分为围术期处理(< 30d)和术后远期处理(> 30d)。围术期处理有以下几个重点:血流动力学、呼吸支持、免疫抑制治疗、预防感染以及并发症的监测。

(一) 血流动力学的管理

肺移植手术后需要进行有创血流动力学监测,通过动态监测血流动力学的稳定性及时作出相应调整。通过右心 Swan-Ganz 导管监测肺楔嵌压、心输出量的变化;经桡动脉穿刺测平均动脉压及采动脉血测血气。Swan-Ganz 导管法是经典的测量心输出量的方法,目前也可采用 PICCO 导管法进行监测。PICCO 技术由经肺热稀释技术和动脉脉搏轮廓分析技术组成,用于更有效地进行血流动力学的监测,使大多数的患者不必使用肺动脉漂浮导管。连续心电监测有助于及时发现心律失常,尤其注意术后易发生的快速房颤或房扑。术后还应注意引流量的变化,由于手术中需要切开心包,术后要注意观察有无发生心包填塞。

由于移植肺的缺血再灌注损伤,术后肺毛细血管通透性会增加,体液易于转移到肺间质,术后 24h 内普遍发生不同程度的肺水肿,肺组织间隙中的水渗出 - 重吸收将存在数日。此期间只要血流动力学稳定,略负平衡量输液是非常重要的,特别是手术后 48h 内应尽量保持液体的负平衡。在液体负平衡的同时,可以使用血管活性药物来维持适度的平均动脉压力,保证重要脏器和支气管吻合口的血流灌注。通常在手术后的 24~48h 内需要使用血管活性药物。术后早期可以使用利尿剂来协助实现液体负平衡,但要严密监视血清肌酐及尿素氮,以免出现肾功能损害。此外环孢素和他克莫司均可造成肾功能损害,术后避免使用肾毒性抗生素,以防加重肾功能损伤。

（二）呼吸支持

肺移植手术后,患者需要带着麻醉单腔气管插管返回 ICU,待患者病情稳定后再按正规程序评估脱机和拔除气管插管。呼吸机使用应遵循下述两条原则:①气道最大压力应维持在最低的可能界限;②吸入氧浓度应维持在最低可能界限,以避免高浓度氧对肺的毒性作用。为了避免损伤支气管吻合口,手术后的气道峰压不宜超过 35cmH$_2$O。为了控制气道峰压,手术后的通气多采用压力控制模式,给氧浓度控制在可以维持满意的血氧饱和度 95%~97% 即可,尽量避免高浓度给氧。对于肺气肿单肺移植患者,考虑到保留的自体肺可以发生过度膨胀,进而纵隔偏移压迫移植肺,此时设定的 PEEP 一般不要超过 3cmH$_2$O。肺移植术后患者一旦稳定,就可以评估患者状况,启动呼吸机脱机流程。在拔去气管插管前应常规进行纤维支气管镜检查,充分清除气道分泌物。

以下（表 33-2）是可以准备尝试脱机的指标:

表 33-2　肺移植术后患者准备尝试脱机的指标

基础状况好转
氧合状况尚可:氧合指数（PaO$_2$/FiO$_2$）>200,FiO$_2$<0.4~0.5,所需 PEEP<5~8cmH$_2$O,pH>7.25
血流动力学稳定:无急性心肌缺血,临床无显著的低血压（即不需要或低剂量升压药物治疗）
能够开始吸气做功

在脱机之前进行严密观察下的自主呼吸试验（spontaneous breathing trial,SBT）能够为临床医师判断肺移植患者是否可以成功脱机提供更有用的依据。大部分不能耐受撤机的患者通常在脱机后的早期就出现症状,即无法通过 SBT 的“筛查期”。如果患者能够耐受 30~120min 的 SBT,则应尽快考虑永久性脱机。表 33-3 是评价 SBT 耐受情况的一些指标:

表 33-3　SBT 耐受评价指标

提示 SBT 耐受成功的客观指标
血气分析可接受:SaO$_2$> 90%,PaO$_2$>60mmHg,pH>7.32,PaCO$_2$ 增加 ≤ 10mmHg
血流动力学稳定:心率 < 120 次 /min,心率变化不超过 20%;90mmHg< 收缩压 < 180mmHg,血压变化不超过 20%,不需要升压药
呼吸模式稳定,如呼吸频率 < 35 次 /min,呼吸频率变化不超过 50%
提示 SBT 耐受失败的主观评价
精神状态变化:嗜睡,昏迷,兴奋,焦虑
出现不适或者不适加重
出汗
呼吸做功增加的征象:动用辅助呼吸机,胸腹反常呼吸运动

（三）免疫抑制治疗

目前肺移植手术后需要终生服用免疫抑制剂。免疫抑制剂是双刃剑,一方面免疫抑制不足会增加移植肺功能丧失的风险,另一方面免疫抑制过度则会增加术后感染的风险。术后药物调整应找寻到有效的免疫抑制 - 适当的免疫维持平衡点。目前世界上各肺移植中心还没有统一的术后免疫抑制治疗方案,但都采用多种药物联合应用,目的在于有效控制排斥反应的情况下,尽量减少单一用药剂量,以降低免疫抑制药物的毒副作用。

免疫抑制治疗可以分为引导治疗(induction therapy)和维持治疗(maintenance treatment)两个阶段。引导治疗的理论基础是在移植后的头几周,排斥反应风险最高的时候使用最强效的免疫抑制药物,产生深度的 T 细胞清除效果,预防手术后近期排斥反应的发生。引导治疗常用的药物有:多克隆抗淋巴细胞抗体(Anti-lymphocyte/Anti-thymocyte globulins,ALG/ATG),市售产品有 Thymoglobulin、Atgam、Nashville 等;单克隆抗 CD3 抗体(monoclonal anti-CD3 antibody),市售产品有 OrthocloneOKT3 ;单克隆抗 CD52 抗体(monoclonal anti-CD52 antibody),市售产品有 Campath-1H;抗白介素 -2 受体单克隆抗体(anti-interleukin 2 receptor monoclonal antibody),市售产品有 Zenapax 和 Simulect。

维持治疗最常用的是三联药物方案。早期采用的三联免疫抑制治疗方案多为环孢素 A (ciclosporin A,CsA)+ 硫唑嘌呤(azathioprine,AZA)+ 类固醇激素(corticosteroids),目前越来越多的中心采用他克莫司(Tacrolimus,Tac,FK506)+ 霉酚酸酯(mycophenolatemofetil,MMF)+ 类固醇激素的三联方案。不同的医疗机构,维持治疗所使用的药物种类、剂量及治疗时间会存在一些差别。在维持治疗中,应当注意:①给药途径、剂量和血药浓度监测;②药物急慢性毒副作用的监测和处理;③药物间的相互作用。

(四)预防感染

对于肺移植术后患者而言,感染始终是挥之不去的终生风险,是肺移植术后常见的并发症,也是死亡的主要原因之一。与其他实体器官移植不同,肺是与外界相通的脏器,故而移植后感染的风险最大。从病原学上看,细菌感染最为常见,其次是真菌感染、病毒感染、原虫感染及其他感染。

术后预防感染主要从两方面处理:物理治疗预防和药物治疗预防。

物理治疗预防的重点在于达到通畅有效的引流效果,包括胸管引流和排痰。有效排痰是预防肺部感染的关键之一。术后鼓励患者咳嗽咳痰,定时拍背,有效清除呼吸道分泌物。如果患者自行排痰不佳,可根据呼吸道分泌物量的多少,行纤支镜吸痰 1~2 次 /d,以后逐渐减少到 2d 一次,直至患者可以自行有效排痰为止。

药物预防需要针对细菌、真菌和病毒感染。

围手术期常规应用抗生素预防细菌感染。肺移植术后早期的细菌性肺炎常见,其病原菌主要是革兰氏染色阴性菌(G-),如假单胞菌属,克雷伯氏杆菌、流感嗜血杆菌等,而革兰氏染色阳性菌(G+)则以金黄色葡萄球菌最为多见。术后具体使用的抗生素可根据术前受体痰培养的结果选择。手术当天,还需要取供体及受体气管内分泌物进行培养,再根据其培养结果,决定是否调整选用敏感的抗生素。术后各种有创管道尽早拔除,7~14d 内天拔除闭式引流管及导尿管,拔除气管插管 24h 后,撤除动脉测压管及漂浮导管。术后所有静脉及动脉插管处应每日消毒一次并更换敷料。术后定期行痰、血以及尿的细菌及真菌培养。

真菌感染在术后近期亦常见,侵袭性真菌感染预后差。从病原菌学上曲菌感染最为常见,其次是念珠菌。曲菌易于定植在支气管吻合口处的坏死物或缝线等异物上,此时常常没有症状,只是在例行纤维支气管镜检查的时候发现。曲菌感染可发展为侵袭性肺炎,或侵蚀血管而造成致命性大出血。念珠菌通常在气道定植。真菌的预防性治疗包括吸入性抗真菌治疗和全身性抗真菌治疗。吸入性抗真菌治疗多选用两性霉素 B,最常用的疗程为 4 周。全身性抗真菌治疗最常选用的药物为氟康唑、伊曲康唑或伏立康唑。唑类药物对免疫抑制剂的代谢会产生明显干扰,需要注意调整药物以达到预期的血药浓度。亦有学者选用卡泊芬净预防真菌感染,因其对免疫抑制剂的代谢影响小,利于维持免疫抑制剂血药浓度的稳定。

肺移植术后病毒感染以巨细胞病毒(CMV)感染最受关注。预防受体术后 CMV 感染,需要尽可能采用血清阴性供体和血清阴性受体配对移植。针对术后近期 CMV 感染尚无统一的预防方案,文献中推荐的方案见表 33-4。

表 33-4　CMV 感染预防方案

CMV 血清型	建议方案
供体阴性（D$^-$）及受体阴性（R$^-$）	不做预防，但要求不使用 CMV 血清学阳性的血制品
供体阳性（D$^+$）或受体阳性（R$^+$）	术后予以更昔洛韦治疗，具体如下： 更昔洛韦 5mg/kg iv bid × 2w　+ 更昔洛韦 6mg/kg iv qd × 3w　+ 更昔洛韦　1g　po　qd　维持到术后 3 个月

使用更昔洛韦治疗应注意患者肾功能及白细胞的变化。白细胞下降小于 $< 3 \times 10^9$/L 的时候需要停药并进行升白细胞治疗。

（五）并发症的监测

1. 手术相关的并发症　接受肺移植的患者均为终末期肺疾病患者，肺与胸壁粘连常见，若术中使用体外循环，则术后出血易于发生。术后应注意观察胸管引流物量和性状的变化，使用止血药物，输新鲜血，纠正凝血机制障碍，经积极处理后若活动性出血无控制迹象则需要再开胸止血。

其他与手术相关的并发症还包括吻合后的肺动脉和左心房袖的狭窄，手术中伤及喉返神经、膈神经及迷走神经等。由于喉返神经与膈神经与患者术后呼吸及咳嗽功能密切相关，术中要注意保护，以免造成患者术后排痰能力减弱而引致感染。

2. 原发性移植肺功能障碍　原发性移植肺功能障碍（primary graft dysfunction，PGD）一般指肺移植后 72h 之内，无手术技术问题、肺部感染等明确继发因素的情况下，移植肺所表现出来的急性肺损伤（acute lung injury，ALI）功能障碍，包括肺移植术后 72h 内出现严重的低氧血症、肺水肿和胸部 X 线检查发现渗出性肺部浸润表现等。过去对 PGD 认识上的不统一，对于 PGD 的定义也有不同的标准和描述，PGD 也被称作严重的缺血 / 再灌注损伤（ischemia-reperfusion injury）、早期移植肺功能丧失（primary graft failure，PGF）、肺再植入反应（pulmonary re-implantation response）、再植入性水肿（re-implantation edema）等。

目前对 PGD 的准确界定还有难度。严格意义上讲，每个受者在肺移植后都会有不同程度的PGD。对 PGD 的研究主要考虑以下几个方面：发生时间、动脉血氧分压（PaO_2）/ 吸入氧浓度（FiO_2）、胸部 X 线表现等，但要排除感染或排斥等原因。表 33-5 是 PGD 严重程度的分级情况。

表 33-5　PGD 分级标准

分级	PaO_2/FiO_2	与肺水肿一致的胸片浸润
0	任何	无
1	> 300	有
2	200~300	有
3	< 200	有

肺移植术后 PGD 处理与 ARDS 处理有许多相似之处，但目前仍缺乏系统性、特异性评价 PGD 治疗方案效果的临床研究，也没有绝对统一的治疗方案。PGD 治疗的原则主要包括：在保证重要脏器和支气管吻合口灌注良好的前提下，限制液体的过量输入；机械通气支持呼吸功能的改善；循环支持维护血流动力学稳定等。

（1）液体管理：发生 PGD 时，移植肺的毛细血管漏出性增高，故液体管理应十分小心。应注意出入液体的总量，输入液体中晶体液 - 胶体液的比例。可在限制液体总量的同时与小剂量升压药相结合,并可考虑联合使用肺血管扩张剂。应注意保证血红蛋白和凝血状态良好,临床实践中通常维持血细胞比容在 25%~30%,凝血障碍必要时可通过输注新鲜冰冻血浆来改善。

(2)机械通气的管理:PGD 时机械通气的管理与 ARDS 基本相同。目前多主张采取保护性机械通气策略,给予小潮气量(6~8ml/kg)限制肺的过度膨胀,结合一定的呼气末正压通气(PEEP)保证小气道的开放,同时给予较低的平台压(≤ 30cmH$_2$O)和较高的呼吸频率,采取容量控制模式。在此基础上又发展出压力控制模式,目前已成为治疗 PGD 的推荐通气模式。此外,对 ARDS 的辅助性呼吸管理方法还有俯卧位呼吸、允许性高碳酸血症、反比呼吸、高频通气等。肺气肿行单肺移植受者发生 PGD可能需要单独的机械通气模式,因为移植肺与自体肺对机械通气的要求明显不同,可采用双腔气管插管,双侧肺分别给予不同通气模式。

(3)药物处理:一氧化氮(NO)可使肺血管扩张,维持肺毛细血管的完整性,防止白细胞的黏附及血小板的积聚,从而在维持肺循环稳定方面具有重要作用。对于严重 PGD 早期的低氧血症和肺动脉压升高情况,给予 NO 吸入,可能使病情稳定,减少使用体外膜氧合(ECMO)或二次移植的可能。前列地尔(PGE1)可以诱导抗炎性细胞因子的产生,促进 Th1 型细胞因子向 Th2 型细胞因子转换,并具有防止中性粒细胞黏附、血小板积聚及毛细血管渗出的作用,已被许多中心用于供肺的保护及术后减轻缺血 / 再灌注损伤,对 PGD 的预防和治疗具有一定的作用。

肺移植后如果 PGD 严重且对传统治疗无反应,可以考虑进行体外膜氧合(ECMO)治疗,以最大可能挽救患者的生命。ECMO 也可导致多种并发症,包括出血、心包压塞、肾功能衰竭、败血症、脑卒中及血管并发症等。严重的 PGD 也可考虑再次施行肺移植,但此时手术风险高,术后的存活率低。资料分析显示,因多器官衰竭而行再次肺移植者,其围手术期死亡率甚至超过 90%。

3. 排斥反应 器官排斥是肺移植术后患者终生需要面对的风险。虽然免疫抑制药物已经有了很大的发展,取得显著的成绩,推动了移植事业的向前发展,但排斥反应仍是肺移植术后的一大难关。免疫排斥活动早期较强烈,以后逐渐减弱,但以目前的医疗水平,患者终生都无法获得免疫耐受,故需要终生服用免疫抑制剂。器官排斥反应可以分为超急性排斥反应、急性排斥反应及慢性排斥反应。超急性排斥反应是由于受体血清中预先存有抗供体组织抗体,抗体与肺血管内皮组织表面抗原结合,激活补体,迅速形成血管内血栓,导致移植失败。这些原已存在的抗体可来源于多次输血,妊娠,以前有过移植或病毒感染。通过血型配型,检查受体血中有无抗供体白细胞、血小板等组织抗原抗体,以及筛选供体等方法,超急性排斥反应已经非常少见。对于肺移植来说,更为重要的是急性排斥反应和慢性排斥反应。

绝大多数肺移植患者术后至少会经历一次急性排斥反应。急性排斥反应经治疗可逆转,很少导致死亡。急性排斥反应的诊断理论上应从临床、组织学或免疫学等方面综合考虑,但尚未发现特异性及敏感性均好的免疫学方法来监测排斥反应,所以主要依靠还是临床和组织学标准。急性排斥反应多发生在肺移植术后早期,最早可在术后 4d 出现,术后第 1 个月发生率最高,3 个月以后发生率逐渐降低,1 年以后则发生的机会低但风险依然存在,须长期监测排斥反应。

急性排斥临床表现为感觉不适、疲劳、发热、胸闷气急、胸痛或胸片有浸润阴影、胸腔积液等。典型的患者白细胞中等升高、动脉血氧分压(PaO$_2$)下降。正常肺移植术后受者的肺功能迅速改善,病情稳定后肺功能变化很少,通常不超过 5%,当 FVC 和 / 或 FEV$_1$ 下降超过 10%,需要考虑有无发生排斥反应。胸片和胸部 CT 对肺移植急性排斥反应的诊断作用有限,急性排斥时其所见均无特异性,与肺再植反应、感染等症状均很相似,两者也可同时存在。胸部 CT 对肺移植急性排斥反应诊断的敏感性为 35%、正确率为 53%。若胸片有改变,其可早于症状的出现和肺功能的改变,肺门周围常出现间质浸润阴影,若发现肺磨玻璃样变则有较高的敏感性。表 33-6 是国际心肺移植协会(ISHLT)对急性排斥反应的组织学分级。

表 33-6 移植肺活检排斥反应诊断与分级标准

分级	组织学表现
A 急性排斥反应	
A0 无排斥反应	正常肺实质,未见单核细胞浸润、出血和坏死的证据
A1 轻微排斥反应	肺实质内可见散在、少发的血管周围单个核细胞浸润,尤其是小静脉周围可见由 2~3 层小而圆的浆细胞样和转化的淋巴细胞围成的环形带,无嗜酸性粒细胞及内皮炎存在
A2 轻度排斥反应	低倍镜下即可见多处小动、静脉周围单个核细胞围管状浸润,包括小淋巴细胞、活化淋巴细胞、浆细胞样淋巴细胞、巨噬细胞及嗜酸性粒细胞等,但邻近肺泡间隔或肺泡腔未见明显浸润;常见血管内皮下炎症细胞浸润,形成血管内皮炎;血管内皮炎、嗜酸性粒细胞以及同时存在的气道炎症有利于诊断
A3 中度排斥反应	小动、静脉周围可见密集的单个核细胞浸润,形成明显的血管内皮炎;嗜酸性粒细胞甚至中性粒细胞常见;炎症细胞常浸润至血管和细支气管周围的肺泡间隔及肺泡腔,间隔扩张,单个核细胞聚集,肺泡腔可出现少许纤维蛋白沉积及小的息肉状机化,但无透明膜形成
A4 重度排斥反应	血管周围、肺间质及肺泡内可见弥漫性单个核细胞浸润,伴随显著的肺泡细胞损伤及血管内皮炎;肺泡腔内有较多坏死脱落的肺泡上皮细胞、巨噬细胞、透明膜形成及中性粒细胞浸润,同时常伴有肺实质坏死、梗死或坏死性血管炎
B 气道炎症	
B0 无气道炎症	无细支气管炎症证据
B1R 低级别小气道炎症	支气管黏膜下见少许散在的或形成环状带的单个核细胞浸润,偶可见嗜酸性粒细胞,无上皮损害或上皮内淋巴细胞浸润证据
B2R 高级别小气道炎症	支气管黏膜下可见大量活化的单个核细胞、嗜酸性粒细胞及浆细胞样细胞;黏膜上皮可见坏死、化生或淋巴细胞浸润,甚至形成溃疡或脓性渗出
BX 无法评估	由于取样问题、感染、切片和假象等原因,不能进行评估和分级
C 慢性气道排斥反应 (闭塞性细支气管炎)	
C0 无	
C1 有	细支气管黏膜下见致密的嗜酸性透明变性纤维瘢痕组织,致管腔部分或全部闭塞(同心或偏心),可能与平滑肌和气道壁的弹力纤维破坏有关,可延伸至细支气管周围间质;远端肺泡腔中的胆固醇肉芽肿和 / 或泡沫状组织细胞通常与闭塞性细支气管炎有关
D 慢性血管性排斥反应	进行性加重的移植物血管硬化,肺组织内动、静脉内膜纤维性增生、肥厚致管腔狭窄,单个核细胞浸润,中膜平滑肌往往萎缩,可与闭塞性细支气管炎综合征同时存在;慢性血管性排斥反应经支气管镜肺活检较难发现,常于开胸肺活检中被发现

　　一旦诊断移植肺急性排斥反应,即应予以大剂量激素冲击治疗。大剂量激素是目前处理移植肺急性排斥反应应用最广泛的方案,对 90% 以上患者有效。一般用甲泼尼龙 500~1 000mg 静脉滴注,连续 2~3d,然后改为泼尼松口服,迅速减量,10d 左右减至维持量。过长时间、过大剂量激素治疗将导致严重并发症。一般建议大剂量激素治疗以 2~3d 为宜,通常不超过 5d。若排斥仍未见明显缓解,可改用 ALG/ATG 或 OKT3 或达昔单抗治疗,否则将导致移植脏器功能不可逆的损伤。ALG/ATG 与

OKT3 疗效相似,术后用 ALG 者,此时可沿用,但多选 OKT3。为防过敏应同时给予泼尼松和抗组胺药。激素或生物制剂治疗期间,环孢素剂量应减少 50%,以避免肾毒性。对于部分使用环孢素的患者,改用他克莫司可逆转已发生的急性排斥。

慢性排斥是移植后远期最主要的并发症,也是影响肺移植患者长期生存率的主要原因。慢性排斥多发生在手术后的 9~15 个月,前 3 个月发生者少见,其病死率约为 25%。肺移植术后的慢性排斥反应主要表现为闭塞性细支气管炎(bronchiolitis obliterans,BO),其病理特征为终末或呼吸性细支气管的慢性炎症和纤维增厚、管腔狭窄。BO 是病理诊断,需要通过纤维支气管镜穿刺活检或者胸腔镜肺活检获得适当的组织样本,在临床中难以常规实施。肺移植术后的慢性排斥更常用的临床诊断是闭塞性细支气管炎综合征(bronchiolitis obliterans syndrome,BOS),即肺移植术后不能用急性排斥、感染以及吻合口并发症来解释的肺功能下降。

肺移植术后慢性排斥的临床表现是无明显诱因的进行性呼吸困难,呼吸功能检查不如从前,ECT 见肺灌注及通气减退,最后致低氧血症。胸片见肺纹理减少,肺体积缩小,高分辨 CT 上多见有支气管扩张及继发支气管感染。BOS 的诊断首先需要确立肺移植术后的肺功能基线值,此基线值一般是术后每 3~6 周监测肺功能,取两次最佳值所得的平均值。肺功能检查前要避免使用支气管扩张剂。表 33-7 列举了 BOS 的不同分级情况。

表 33-7　BOS 的分级

BOS 级别	FEV_1 及 $FEV_{25\sim75}$ 所占基线比例 /%
BOS0	$FEV_1 > 90$,$FEV_{25\sim75} > 75$
BOS0-p	$81 < FEV_1 < 90$ 或 $FEV_{25\sim75} < 75$
BOS 1	$66 < FEV_1 < 80$
BOS 2	$51 < FEV_1 < 65$
BOS 3	$FEV_1 < 50$

目前对慢性排斥尚无特效的处理措施。针对危险因素进行早期干预是防治慢性排斥反应的重要方面,包括维持适度的免疫抑制、感染防治等。将环孢素改为他克莫司在一部分患者身上可以减缓 BOS 患者肺功能下降的速度。大剂量的激素冲击、使用 ATG 或者全淋巴照射及大环内酯类抗生素等免疫抑制治疗效果尚不确定。慢性排斥过程较慢,有时可维持数年。如 BOS 发展至终末期可以考虑进行再次肺移植。

4. **感染并发症**　从病原学上看,细菌感染最为常见,其次是真菌感染,病毒感染,原虫感染及其他感染。肺移植手术后细菌感染的高发期是术后 4 周 ~4 个月。在术后早期,移植肺的感染需要与移植肺功能障碍鉴别,以后则需要与急性排斥反应相鉴别。痰培养是检出感染细菌最常用的方法,而纤支镜下支气管肺泡灌洗(bronchoalveolar lavage,BAL)和纤支镜下经支气管肺活检对于判断感染以及鉴别病原体的价值更高。

在临床中,若无法找到排斥的证据,诊断移植肺的感染有以下原则:

(1)当患者出现咳嗽咳痰、呼吸困难或发热时,或者影像学诊断肺部出现浸润阴影时,通过刷检或者 BAL 获取的病原体是常见的肺部感染的病原体,则可认为患者是由该病原体引起的肺部感染。

(2)若反复培养均为表皮葡萄球菌且无其他致病病原体,可以认为表皮葡萄球菌是肺部感染的病原体而非污染菌。

(3)如果通过 BAL 培养获得的菌种与同时期该患者的血培养结果一致,则可认为该菌就是感染的病原体。

(4)如果培养获得的是口腔中常见的定植菌,如草绿色链球菌等,一般并无多大的诊断价值。

(5)如果患者并无临床症状,胸片也没有明显的感染征象,但是刷检或者 BAL 中培养取得铜绿假单胞菌或者嗜麦芽窄食单胞菌,则通常可为呼吸道的定植菌,但针对该类定植菌的药敏检测对今后临床抗感染用药有很重要的指导意义。

术后具体使用的抗生素可根据术前细菌培养的结果选择。手术当天,还需要取供体及受体气管内分泌物进行培养,再根据其培养结果调整选用敏感的抗生素。在临床中,不同中心根据自身情况有各自的抗生素经验用药方案。

术后移植肺真菌感染多为条件致病性真菌所致,以曲菌感染最为常见,其次是念珠菌。术后曲霉菌感染的高峰期是术后的 10d~2 个月。其临床上可无明显症状,或表现为持续发热,胸痛,咳嗽,喘鸣,咳棕色痰。胸片可表现为支气管肺炎伴多处片状浸润或弥散性浸润,大小和位置易变,有的尚可形成空洞,有的可造成吻合口裂开。曲霉菌感染的临床特异性差,需要结合实验室检查和病理检查方可确诊。肺移植术后预防曲霉菌感染可静脉输注伏立康唑,与此同时可应用两性霉素 B 雾化吸入,雾化吸入一般用药时间为 3 个月。

肺移植术后病毒感染以巨细胞病毒(CMV)感染最为常见,其他病毒亦可导致感染,包括单纯疱疹病毒(herpes simplex virus,HSV),EB 病毒(Epstein-Barr virus,EBV),乙型肝炎病毒(hepatitis B virus,HBV),呼吸道合胞病毒(respiratory syncytial virus,RSV)等。CMV 感染常见于术后 4~12 周,表现为发热、软弱无力、肌肉关节痛、骨髓抑制等症状。重者出现呼吸困难、缺氧及呼吸功能衰竭,易发展为急性呼吸窘迫综合征(ARDS)。CMV 肺炎的突出特点是临床症状与体征的不均一性。临床症状出现早,表现重,严重者有呼吸困难及缺氧表现,但肺部体征出现很晚,治疗后病变的消退也较缓慢。肺移植术后,不明原因发热超过 38.5℃,白细胞计数小于 $4 \times 10^9/L$ 或血小板计数小于 $150 \times 10^9/L$,应高度怀疑 CMV 感染,其公认的诊断标准是任何体液或组织标本中分离出 CMV 或检出病毒蛋白或核酸。治疗上可选用阿昔洛韦、更昔洛韦、缬更昔洛韦等,病情严重者可加用免疫球蛋白。

肺移植术后发生原虫感染很少见,主要是肺孢子菌。肺移植术后的肺孢子菌肺炎(pneumocystis carinii pneumonia,PCP)的高发期在手术后的 3~6 个月。其起病隐匿,进展迅速,多数患者以咳嗽为首发症状,呈干咳而痰少。胸部 X 线检查可见双侧肺弥漫性颗粒状阴影,自肺门向周围伸展,呈毛玻璃样,伴支气管充气像,以后变成致密索条状,间杂有不规则片块状影。可伴纵隔气肿及气胸。确诊 PCP 有利于病原学检测,标本可选用痰液、BAL 灌洗液、支气管刷检物以及肺组织活检物等。治疗 PCP 最常用的药物是甲氧苄啶 - 磺胺甲噁唑(TMP-SMZ,复方新诺明),服用期间应注意监测肝肾功能及血常规。

5. 支气管吻合口并发症　支气管的滋养血管是支气管动脉,在进行肺移植的时候,虽然实施了支气管吻合,但支气管动脉并不吻合,因此吻合口是存在缺血风险的,易于出现气道并发症。在肺移植早期,支气管吻合口裂开是肺移植手术失败的主要原因之一。此后,几方面的技术改进克服了此难题,包括:环孢素在移植领域的应用,取代了早期单纯依赖激素的免疫抑制方案;吻合口以带蒂大网膜包绕,改善血供;早期双肺移植采用整块移植方式,其吻合口在气管处,供体的支气管长而易于缺血,手术方式改为序贯式双肺移植后,吻合口在支气管处,供体的支气管长度缩短从而改善了血供。根据支气管镜下所见,支气管吻合口并发症大致分为狭窄、支气管塌陷、肉芽肿、裂开和吻合口感染几类。其中以吻合口裂开最为严重,但现在已经少见,目前支气管吻合口最常见的并发症是吻合口狭窄。

发生支气管吻合口狭窄时,患者的临床表现为不同程度的呼吸困难,活动后气促,胸闷,慢性咳嗽,体征上可有喘鸣音。肺功能下降,胸片可见有肺部感染,或远端肺萎陷、肺不张等。支气管镜检查可以明确诊断。

支气管吻合口狭窄的治疗手段有激光烧灼、球囊导管扩张、硬气管镜金属探条扩张、放置支架、腔内放射治疗,乃至手术等。不同手段适用于不同情况。对于吻合口肉芽肿增生导致的狭窄,多用激光烧灼。软骨部的局限狭窄可行扩张。扩张需要反复进行,如长期扩张无效或维持时间不长,要考虑放置支架。对于吻合口纤维素性和肉芽性狭窄常放置硅胶支架,而骨软化性狭窄则可考虑用记忆合金。腔内放射治疗可以抑制吻合口处的瘢痕增生,有报道效果良好。若这些方法效果均不好,可考虑再次手术切除狭窄段支气管。

6. **其他并发症**　与移植手术特点相关联的并发症还有组织新生性并发症,如移植术后淋巴增殖病及其他恶性肿瘤(皮肤癌,肺癌等),长期服用免疫抑制剂引发的神经系统并发症、消化系统并发症以及肾功能损害等。

四、术后效果

迄今为止,全世界已完成 12 万多例临床肺移植,技术成熟,疗效明确,很多患者在接受肺移植手术后长期生存,并拥有良好的生活质量。目前,肺移植在欧美国家已经相当成熟。近 10 年来,这些国家肺移植术后短期及长期生存率为率均得到明显改善。1 年生存率由过去的 70.9% 上升到 82.9%、5 年生存率从 46.9% 上升到 59.6%,而 90d 的平均死亡率为 10.0%。虽然不同国家及研究中心报道的数据略有差异,但总体上目前肺移植术后 30d、90d、1 年、5 年、10 年平均生存率分别达 97%、94.6%、87.2%、55.4% 和 36.7%。平均来讲,患者的中位生存期为 6.2 年。一般来说,双肺移植的效果优于单肺移植,前者 5 年生存率 57.3%,而后者 5 年生存率为 47.4%。

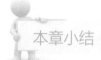

本章小结

1. 肺移植是治疗终末期肺疾病的有效方法,目前该技术已经发展成熟,限制其运用的主要瓶颈在于供体不足。

2. 适于肺移植的主要疾病有 4 类,分别是肺气肿、肺纤维化、感染性肺疾病以及肺动脉高压,不同疾病采用的手术方式有所差别。

3. 移植肺来自公民逝世后捐献的供体肺,需要进行详细评估后方可采用。

4. 肺移植的手术方式主要有单肺移植及双肺移植,序贯式双肺移植是双肺移植的主流方式,采用何种手术方式主要取决于受者的原发疾病及身体对手术的耐受力。

5. 肺移植后需要终身服用免疫抑制药物,免疫抑制与感染预防是肺移植术后的主要内科问题,排斥与感染是导致肺移植患者手术后死亡的主要原因。

思考题

1. 不同终末期肺疾病的肺移植指征。
2. 理想供体肺的标准。
3. 常用的供体肺保存液有哪些?
4. 肺移植手术后常用的免疫抑制药物及方案。
5. 肺移植手术后的常见并发症有哪些?

(何建行)

第三十四章
呼吸危重医学概论与器官功能支持技术

随着现代医疗的发展,开展重大手术治疗水平、疑难病的诊断能力和生命支持技术水平的提高,随之而来的是危重症患者的增加。与此临床需求相适应,危重症医学得到较快的发展。在综合性教学医院,针对危重症患者的诊疗工作已经占总体业务量的 5%~10%,危重症医学的重要性不言而喻。

第一节 全身炎症反应综合征与多器官功能障碍综合征的概念

全身炎症反应综合征(systemic inflammatory response syndrome, SIRS)于 20 世纪 90 年代由美国胸科医师学会/危重症医学会(ACCP/SCCM)最初提出,是指任何致病因素(感染或非感染因素)作用于机体,引起各种炎症介质过量释放和炎症细胞过度激活而产生的一种病理生理状态,并且相应具备以下两项或两项以上的体征:①体温 >38℃ 或 <36℃;②心率 >90 次/min;③呼吸频率 >20 次/min 或动脉血二氧化碳分压(PaCO_2)<32mmHg(1mmHg=0.133kPa);④外周血白细胞计数 >12×10^9/L 或 <4×10^9/L,或未成熟粒细胞 >10%。

SIRS 概念的提出,主要是基于对发病机制认识的深入。致病因素导致机体的损伤,是通过炎症反应所产生的炎症细胞因子风暴。致病因素不一定是感染,可以是创伤、手术、物理或化学因素等。因此,通过各种炎症标志物作为客观指标评估疾病严重程度、探索炎症调控的治疗方法,成为疾病和器官损伤诊疗研究的重要领域。

脓毒症(sepsis)的概念由 2016 年 2 月美国重症医学会(SCCM)和欧洲危重症医学会(ESICM)联合发布 Sepsis3.0 重新定义为:严重感染引起的宿主反应失调导致的致命性器官功能障碍,其核心评价指标由 SIRS 转变为器官功能障碍。

按脓毒症严重程度可分脓毒症、严重脓毒症(severe sepsis)和脓毒性休克(septic shock)。严重脓毒症,是指脓毒症伴有器官功能障碍、组织灌注不良或低血压。脓毒性休克,指确诊脓毒症并伴有持续性低血压,即使接受充分的容量复苏治疗,仍需升压药维持平均动脉压(MAP)≥ 65mmHg 且血乳酸水平 >2mmol/L(18mg/dl)。

多器官功能障碍综合征(multiple organ dysfunction syndrome, MODS)指机体遭受严重创伤、休克、感染及外科大手术等急性损害的短时间后,同时或序贯出现 2 个或 2 个以上的系统或器官功能障碍或衰竭,即急性损伤患者多个器官功能改变,不能维持内环境稳定的临床综合征。

第二节　全身炎症反应综合征与多器官功能障碍综合征的发病机制及病理生理

一、发病机制

SIRS 和 MODS 发病机制是复杂和多方面的,包括致病因子的直接作用、机体的炎症与免疫反应、肾上腺皮质功能、并发症和器官功能损害后的系列病理生理学变化以及个体易感性等众多的因素。许多因素确切的作用机制仍然不清楚,尚有待进一步深入探索。

从发病的模式的角度来说,可以分成 3 种模型:①直接损伤模型:严重的损伤直接导致机体器官功能损害为主,例如严重烧伤、重大创伤等;②二次损伤模型:致病因子导致的直接损害相对较轻或逐渐发展,机体的炎症反应和异常的免疫反应是主要的发病机制;③三重损伤模型:也称作持续损伤模型,是指在二次损伤模型的基础上,损伤因素持续存在或出现并发症(例如合并呼吸机相关性肺炎等)导致 SIRS 和 MODS 持续存在和进展。

从致病机制来说,包括:①炎症反应与抗炎反应的失衡;②氧化与抗氧化的失衡;③器官功能紊乱导致的异常增加的炎症反应;④其他多种因素。

(一) 炎症反应与抗炎反应的失衡

SIRS 与代偿性抗炎反应综合征(compensatory anti-inflammatory response syndrome,CARS)平衡失控理论最早在 1996 年由 Bone 等提出,认为致病因子作用于机体,首先在局部产生促炎介质和抗炎介质。如炎症加重则两种介质均可进入血液循环,导致 SIRS 与 CARS。当 SIRS 与 CARS 两者平衡(图 34-1),则机体能维持稳态;如 SIRS>CARS,即 SIRS 占优势时(图 34-2),导致 SIRS 相关的表现;如 CARS>SIRS,即 CARS 占优势时(图 34-3),可导致免疫功能抑制。SIRS 与 CARS 的平衡与相互作用,影响着机体对损伤的反应、修复和多器官功能障碍综合征的发生与发展。

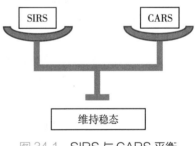

图 34-1　SIRS 与 CARS 平衡

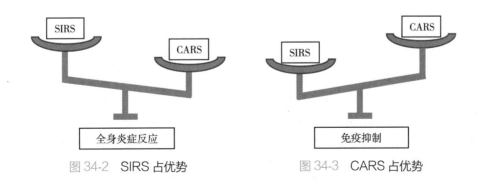

图 34-2　SIRS 占优势　　　　图 34-3　CARS 占优势

1. 异常炎症反应　致病因子导致的机体炎症反应,是 SIRS 和 MODS 的核心环节。致病因子可以是感染(如细菌、病毒等)和非感染(如创伤等)的病因,都可以活化炎症细胞。炎症反应是机体对致病因子的正常反应,也是损伤后修复的启动过程。较轻的炎症反应通常以局部损伤为主。然而,当活化的炎症细胞超出一定的程度,其释放的促炎因子又募集炎症细胞,进而引起自我放大的级联炎症反应和炎症因子风暴,产生和释放大量的炎症介质、氧自由基、溶酶体、黏附分子(adhesion molecule,AM)和激活凝血与纤溶过程等。这些异常增高的促炎介质进入血液循环,成为 SIRS 持续和增强的重要机制,也是随后出现 MODS 的基础。这种异常的炎症因子风暴,与疾病的严重程度和病死率相关。对炎症介质的监测有可能成为此类疾病的评估和监测的生物标志物。

参与 SIRS 发病的炎症细胞主要包括血液中的各种白细胞、血小板、组织中的单核 - 巨噬细胞和血管内皮细胞等。

(1)单核 - 巨噬细胞(monocyte-macrophages,MΦ):MΦ 活化后产生的促炎介质主要有 TNF、IFN、IL-1、IL-6、IL-8、PAF、TXA2、LTB4、溶酶体酶(弹性蛋白酶、胶原酶和组织蛋白酶)、活性氧(超氧阴离子自由基、羟自由基和过氧化氢)和组织因子等。

(2)中性粒细胞(polymorphonuclear leukocytes,PMN):活化的 PMN 产生促炎介质如溶酶体酶、活性氧、LTB4、LTC4、LTD4、TNF、PAF,表达黏附分子如 β2 整合素。

(3)内皮细胞:活化的内皮细胞主要表达 TNF、NO、PAF、组织因子和 E 选择素、P 选择素等。

(4)血小板:活化的血小板主要释放 PF3、PF4、ADP、TXA2 和 P 选择素。

2. 代偿性抗炎反应综合征(CARS)　在 SIRS 发展过程的同时,体内也产生许多内源性抗炎物质,如 IL-4、IL-10、IL-13 等。这些抗炎介质抑制巨噬细胞产生细胞因子,有利于调控炎症介质,使炎症介质不至于过度生成,是机体对炎症反应的自限过程,有助于炎症控制,维持机体稳态。然而,过量的抗炎介质产生可抑制免疫功能,并增加感染的易感性。主要的抗炎介质有:可溶性 TNF 受体、IL-1 受体拮抗剂、IL-4、IL-10、IL-13、PGE2、PGI2、脂氧素、NO 和膜联蛋白 -1 等。

(二)氧化与抗氧化的失衡

SIRS 发病过程中伴有过氧化物和自由基的过量产生。其相关机制主要包括 3 方面:①氧输送不足导致组织细胞直接的缺血或缺氧性损害;②缺血再灌注促发自由基大量释放;③白细胞与内皮细胞的相互作用导致一氧化氮(NO)等产生。过氧化物和自由基参与炎症反应过程,同时对线粒体等细胞内代谢有抑制作用,加重 SIRS、导致组织和器官损伤,最终发生 MODS。

(三)器官功能紊乱导致的异常增加的炎症反应

SIRS 和 MODS 发病过程中,伴有多个器官或系统功能异常和内环境的紊乱,造成继发的打击(损伤)。全身多个器官系统都会受到 SIRS 的影响,并参与 SIRS 的发病过程,其中肠道和肺部的炎症被认为尤其重要。

1. 肠道功能紊乱与炎症　MODS 的肠道动力学说是由 Meakins 和 Marshall 提出的。肠道是机体最大的细菌和毒素库,当肠道黏膜屏障功能受损时,肠道内的细菌和毒素可通过肠黏膜进入肠黏膜淋巴系统和毛细血管,最后进入肝脏和体循环,激活肝脏 Kupffer 细胞、淋巴系统的淋巴细胞及循环中的单核细胞,引起大量炎症介质的释放,最终导致 SIRS 和 MODS。因此,肠道是炎症细胞激活、炎症介质释放的重要部位之一,也是炎症反应进一步加重的机制之一。

2. 肺损伤与炎症　这是近年来对 MODS 发病机制认识的重大进展之一。主要包括 3 方面:①肺是炎症细胞激活和聚集的重要场所:肺泡面积达 50~100m²,巨大的毛细血管床内含有大量中性粒细胞。发生急性肺损伤时,大量中性粒细胞、肺泡巨噬细胞等炎症细胞在肺内聚集激活,释放大量炎症介质,介导组织损伤。②肺结构细胞可释放炎症介质:肺泡上皮细胞、毛细血管内皮细胞和间质细胞受到损伤时,也能参与炎症反应。肺泡 I 型和 II 型上皮细胞受到过度牵张时,释放大量的TNF-α、IL-8 等,炎症细胞因子导致或加重肺损伤。③肺部炎症介质的溢出:肺部炎症介质大量释放时,可以通过溢出效应进入血液循环,介导和参与 SIRS 和 MODS 的发生发展。

(四)其他多种因素

随着研究的深入,发现参与 SIRS 发病的相关因素和途径不断增加,包括免疫调控的异常、凝血功能紊乱、微循环异常、内环境紊乱、代谢异常、线粒体功能下降、肾上腺皮质功能相对不全和个体基因易感性等。

二、病理生理

SIRS 和 MODS 的病理生理学异常是多方面的,几乎涉及全身所有的系统和器官。这些器官功能的异常和内环境的紊乱,又反过来影响 SIRS 和 MODS 的发生与发展。因此,其病理生理学异常与发病机制是密不可分的。

(一) 免疫功能异常

在 SIRS 和 MODS 发病过程中,炎症介质和细胞因子复杂、多样和动态变化。其变化规律和相互作用目前尚未阐明。例如:研究发现,白细胞对脂多糖(LPS)的反应功能持续下降,B 细胞、树突状细胞和 CD4$^+$T 细胞凋亡增加等,导致免疫功能低下,容易继发感染。

(二) 内环境的紊乱和代谢功能障碍

炎症介质和细胞因子的异常增加、氧化应激增强、线粒体功能障碍、代谢异常、乳酸等代谢产物增加、酸中毒、体液和电解质的失衡等,均可导致内环境的紊乱。如果出现器官功能障碍,将会导致代谢产物的进一步堆积,加重内环境的恶化。

(三) 血管内皮损伤和微循环障碍

在 SIRS 和 MODS 发病过程中,众多的因素均可以导致血管内皮损伤和微循环障碍。例如白细胞释放的介质、细菌产生的毒素等;损伤后的血管内皮细胞释放细胞因子和促凝因子等,使血管内皮通透性增加,容易形成微血栓。这些因素均参与微循环障碍和继发器官功能损害的发病过程。

(四) 多器官功能障碍

多器官功能损害,甚至衰竭是 SIRS 发展到严重程度的标志之一。几乎全身的器官或系统都可以受累。常见的有循环系统(如休克等)、肾功能、肝功能、凝血功能、呼吸功能、肌肉功能和胃肠道功能等器官功能障碍,从而形成相应的病理生理学变化和临床表现。

第三节　全身炎症反应综合征与多器官功能障碍综合征主要的诊断方法

SIRS 和 MODS 的评估和诊断,主要依据临床表现和辅助检查综合评估。在确立诊断后,尚需评估其严重程度,以协助判断预后。

一、病史询问要点

SIRS 和 MODS 均是在诱发因素的基础上发生,询问病史时需要重视下列问题。

1. **诱发因素**　诱发因素多数是急性的病因,包括感染性和非感染性。常见的原发病包括:感染、重大手术、创伤、窒息、中毒、低氧血症、低灌注损伤等,其中以感染最为常见。感染的部位可来源于呼吸道、泌尿道、消化道、腹腔、中枢神经系统、血流、皮肤软组织等。并且 SIRS 的严重程度与诱发因素有一定的相关性。诱发因素得到有效控制,是防治 SIRS 的重要环节。

2. **疾病的发展和治疗过程**　SIRS 通常是在诱发因素的作用下,经过数小时或数天后出现,与

ARDS 发病的时间规律相似。SIRS 不等同于突发的疾病(如窒息、肺动脉栓塞症、急性冠脉综合征等),和慢性的疾病(如慢性阻塞性肺疾病、慢性肾功能不全等)。这些突发的或慢性的疾病,以局部器官功能损害为主,全身炎症相对较轻。

二、临床症状

SIRS 和 MODS 的临床表现是复杂和多样性的,包括诱发因素或基础疾病的表现、SIRS 的表现和器官功能损害的表现等。

1. 诱发因素的表现　不同的诱发因素有不同的表现,需要认真评估。如肺炎患者,常有发热、咳嗽、咳痰、呼吸困难等表现。

2. SIRS 相关的表现　包括体温变化(>38℃ 或 <36℃)、一般状态的变化(疲劳、乏力、食欲缺乏等)、循环的变化(心率 >90 次 /min、低血压等)、呼吸的变化(呼吸急促、频率 >20 次 /min,或过度通气等)、液体平衡的变化(脱水或水肿等)和神志的变化等。

3. 器官功能的变化　不同器官受累将会出现相应的变化,需要特别重视器官功能损害的早期表现。例如,尿量减少提示肾功能损害;呼吸加快或肺氧合功能下降提示 ARDS 等。

三、重要的体征

SIRS 本身没有特异性的体征。除诱发因素或基础病相应的体征外,出现器官功能损害时,将会出现相应的体征。

四、辅助检查

SIRS 和 MODS 相关的检查,包括炎症反应相关的检查、感染相关的检查、器官功能损害相关的检查等。

（一）实验室检查

1. 血液检查

（1）血常规:发生 SIRS 时,可有白细胞数、中性粒细胞数及比例增加,并可出现中毒颗粒、幼稚型细胞、贫血、血小板降低等。

（2）血糖:SIRS 对代谢,尤其是糖代谢有明显影响。既往无糖尿病的患者,SIRS 也可以通过神经 - 内分泌系统发生应激紊乱,和全身炎性介质过度释放的机制,导致机体能量代谢异常,出现高血糖等代谢紊乱。有糖尿病基础的患者重症感染时,常出现血糖的异常增高。血糖的异常升高可以引起机体多种细胞因子的增加,是导致危重症患者出现多脏器功能不全的不利因素之一。有临床研究结果显示,血糖波动或血糖的变异性可能影响疾病的预后。此外,SIRS 患者也有可能发生低血糖,尤其是在同时使用镇静药物的患者中不易识别。因此,危重症患者的救治过程中建议监测和控制血糖水平(控制目标:6.0~10.0mmol/L)。

（3）血液生化指标:监测肝功能(如转氨酶、胆红素等)、肾功能(血肌酐、尿素氮等)和电解质等指标,是评估 MODS 和水电解质平衡的重要依据。动脉血乳酸的动态检测,是评估无氧代谢和组织灌注情况的敏感指标,有助于预测 MODS 的发生、病情评估和预后判断。

（4）凝血功能:常用指标有凝血酶原时间(PT)、活化部分凝血活酶时间(APTT)、D- 二聚体、纤维蛋白原等指标,有助于监测凝血功能变化、早识别 DIC 的发生,也是严重肝功能损害的评估指标之一。

（5）血气分析:动脉血气分析(ABGs)是客观评价患者的肺通气与氧合功能、代谢、肾脏功能和酸碱平衡状况的重要指标,尤其是合并呼吸衰竭的危重症患者。血气分析对 ARDS 的诊断和严重程度的评估具有重要意义。

此外,也可以在右心房或肺动脉取血进行混合静脉血气分析(正常的混合静脉血 PO_2 为 35~45mmHg,SvO_2 为 65%~75%),可以用来反映整体的组织灌注和氧供应与利用的情况,并可用于指导脓毒症休克患者液体复苏的治疗。

2. 感染的病原学诊断　感染是常见的诱发因素或并发症(继发感染是 SIRS 的第三次打击),因此,评估感染的部位和病原体十分重要,需要对可能存在感染的部位和标本进行详细的病原学分析。

(1)痰液检查:呼吸系统是常见的感染部位,痰液检查是诊断肺部感染病原体的重要手段。

1)痰液的采集方法:可以是口吐痰、诱导痰,并对于呼吸道病毒或非典型病原体的检测,还可以采用咽漱液或咽拭子采集标本。建议在条件允许的情况下,尽可能采用气道分泌物吸引、支气管镜下深部痰液吸引、防污染毛刷或灌洗采集痰液。

2)检测的范畴:最常用的是细菌学检测。还可以根据临床需要检测真菌、结核分枝杆菌、非结核分枝杆菌、病毒和非典型病原体等。

3)检测的方法:首先需要对痰液标本进行质控。痰涂片在低倍镜视野下上皮细胞 <10 个,白细胞 >25 个,或上皮细胞 / 白细胞 <1:2.5 是评判为合格痰标本的标准。检测方法包括:①直接痰检:高质量的痰标本涂片染色或湿片直接光镜检查,可粗略评估细菌的数量、优势菌是革兰氏阴性杆菌还是阳性球菌,是否有真菌等,为临床治疗决策提供参考。部分病原体(如抗酸杆菌、放线菌、诺卡菌、耶氏肺孢子菌、寄生虫等)可以是确诊依据。②培养和药物敏感试验:是最常用的方法,其敏感性高于涂片,而且能够做菌种鉴定和药物敏感试验。细菌定量培养可作为感染病原体评估的参考(菌落计数超过下列标准提示是感染菌:常规痰培养 >10^7cfu/ml,下呼吸道吸引痰 >10^5cfu/ml,支气管肺泡灌洗液 ≥ 10^4cfu/ml,或毛刷标本 ≥ 10^3cfu/ml)。③分子生物学检查:目前以二代测序(next generation sequencing,NGS)为主流,可一次性对几十万到几百万条 DNA 分子进行序列测定,可包含呼吸道病毒、支原体、衣原体、细菌、真菌等,高效快速检测病原体。

(2)血培养:对持续发热的患者应该及时进行血培养,是血流感染的主要诊断依据。血培养的结果与局部器官标本培养的结果一致时,提示局部器官是感染灶。

(3)胸腔积液:有胸腔积液并考虑有感染可能者,应该及时进行胸液培养和相关检测,对感染病原体的判断具有重要的意义。

(4)其他特殊病原体的检测:免疫缺陷患者经常发生机会性感染,需要与病原学专家合作,检测少见的病原体。例如血 PCR 方法检测巨细胞病毒(CMV)和 EB 病毒,特殊染色涂片检测肺孢子菌等。

(5)病原体相关的抗原和抗体检测:近年来,随着技术的进步,通过免疫技术检测痰、血及尿中病原体相关的抗原和抗体,逐渐用于临床感染病原体的检测。目前抗原的测定主要用于非典型肺炎的诊断,包括军团菌、支原体、衣原体及病毒等。尿液肺炎军团菌和肺炎球菌的抗原的检测,已经成为临床常用的检测,其特异性为 90%。恢复期(感染 2~4 周后)血浆抗体检测,是新发呼吸道病毒感染的后期诊断的确诊方法。

3. 炎症介质和生物学标记物　SIRS 中存在众多炎症介质和细胞因子的变化,但其变化规律和临床意义尚未完全清楚。目前检测的生物学标记物的意义,主要是提示感染的病原体、协助评估严重程度与治疗反应。常用的检测指标如下:

(1)降钙素原(PCT):生理状态下,PCT 由甲状腺 C 细胞产生,经蛋白酶水解后,裂解成降钙素而具有激素活性。感染导致的脓毒症和 MODS 时,肝脏中的巨噬细胞、单核细胞,肺与肠道组织的淋巴细胞和神经内分泌细胞,均能合成及分泌 PCT。健康人血清 PCT 水平极低(<0.05ng/ml),但在发生严重细菌感染时,其血清水平会明显升高。以 PCT>0.5ng/ml 作为判断折点,有助于鉴别细菌与非细菌感染,或非感染性疾病导致的 SIRS。

(2)C 反应蛋白(CRP):是一种急性时相蛋白,属于非特异性的炎症指标。尽管其特异性不高,但容易获得,也有助于综合的判断。

（3）可溶性髓系细胞触发受体 -1（sTREM-1）：是新近发现的炎症指标，选择性表达于中性粒细胞、CD14⁺ 单核 - 巨噬细胞上，研究表明可用于细菌或真菌所致的肺部感染的识别。

（4）SIRS 早期患者血中细胞因子 TNF-α、IL-β、IL-6 的测定可用于提示早期 MODS。然而，对于危重症患者单一的指标对病情的诊断价值有限，已有学者提出联用如 CRP、PCT、sTREM-1、中性粒细胞计数等多个指标的分析模型，以协助临床判断。

（二）影像学检查

由于 SIRS 和 MODS 可以涉及多个器官，容易出现休克和 DIC 等并发症，所以需要进行系统的多器官功能监测。除了上述的实验室检测指标外，影像学评估也是重要的检查方法。

1. X 线　是肺部病变评估的重要和常用的检查手段。可以用于胸部、腹部或其他特殊病变部位的检查，也可用于判断气管插管及气管切开导管、深静脉导管、PICC 导管、胸腔引流管等导管的位置等。对于难以耐受搬动的危重症患者，可以在床边摄片检查。

2. CT 或 MRI　CT 或 MRI 扫描技术，极大地提高了影像学评估组织结构和病变的能力，其敏感性和准确性等方面，明显优于普通 X 线影像学检查。结合影像增强剂的应用，还可以评估血管的形态和血流量，间接评估炎症的程度等。然而，CT 和 MRI 的设备昂贵、体积较大不易搬动，对于无法搬动的危重症患者应用受限，急需便携式床旁 CT 和 MRI 设备。

3. 超声　超声检查无创、廉价、方便床旁检查等特点，使其成为危重症患者的重要影像学检查手段，常用于评估肝、肾等实质性器官的形态大小、液性病变（如脓腔、胸腔积液量、腹腔积液等）和心脏形态与功能等。随着超声技术的不断进步（目前常用 B 型超声，分辨率不断提高），有探索应用床旁超声用于肺水肿、肺复张的评估和推算肺动脉嵌顿压（PCWP）等。

（三）其他特殊的检查

由于 SIRS 和 MODS 病情的复杂性，多种诊疗技术都用于危重症患者的检测，包括多种的心血管导管技术用于血流动力学监测、心功能评价和指导液体平衡等；支气管镜检查协助气管管理、获取下呼吸道分泌物和肺活检等。随着现代医疗技术的不断进步，越来越多的先进诊疗技术，用于危重症患者的评估和救治，提高了危重症患者的救治能力和存活率。

五、诊断标准及严重程度评估

（一）SIRS 和脓毒症的诊断标准

SIRS 的诊断需具备以下两项或两项以上的体征：①体温 >38℃或 <36℃；②心率 >90 次 /min；③呼吸频率 >20 次 /min 或动脉血二氧化碳分压（$PaCO_2$）<32mmHg；④外周血白细胞计数 >12×10^9/L 或 <4×10^9/L，或未成熟粒细胞 >10%。

脓毒症（sepsis）是感染（包括确诊或疑似）引起的 SIRS（表 34-1）。严重脓毒症（severe sepsis）指出现一个或多个器官功能障碍的脓毒症（表 34-2）。脓毒性休克（septic shock）指脓毒症患者经充分液体复苏后，动脉收缩压仍 <90mmHg 或较患者基础血压下降 >40mmHg 持续 1h 以上，或者需要血管活性药维持收缩压≥ 90mmHg（或平均动脉压≥ 70mmHg）。

表 34-1　脓毒症的诊断标准

确诊或疑诊的感染合并下列情况：
一般指标
发热（>38.3℃）
低体温（核心温度 <36℃）
心率 >90 次 /min 或多于两个标准差以上的正常年龄值

续表

确诊或疑诊的感染合并下列情况：

呼吸急促

神志改变

显著的水肿或液体正平衡（>20ml/kg 超过 24h）

无糖尿病的高血糖（血糖 >140mg/dl 或 7.7mmol/L）

炎症指标

白细胞增多（白细胞计数 >12 × 10^9/L）

白细胞减少症（WBC 计数 <4 × 10^9/L）

白细胞计数大于 10% 幼稚细胞

血浆 C 反应蛋白超过高于正常的值两个标准差

血浆降钙素原高于正常值两个以上的标准差

血流动力学指标

低血压（成人 SBP<90mmHg，MAP<70mmHg，或 SBP 下降 >40mmHg 或低于同龄正常水平两个标准差

脏器功能衰竭指标

动脉低氧血症（PaO_2/FiO_2<300）

急性少尿［尽管有足够的液体复苏，尿量 <0.5ml/（kg·h），至少 2h］

肌酐升高 >0.5mg/dl 或 44.2μmol/L

凝血功能异常（INR>1.5 或 APTT>60s）

肠梗阻（肠鸣音缺乏）

血小板减少（血小板计数 <100 × 10^9/L）

高胆红素血症（血清总胆红素 >4mg/dl 或 70μmol/L）

组织灌注指标

高乳酸血症（>1mmol/L）

毛细血管再充盈量减少或花斑纹

WBC= 白细胞；SBP= 收缩压；MAP= 平均脉压；INR= 国际标准化比值；APTT= 活化部分凝血活酶时间。

注意：儿童人群脓毒症的诊断标准，是炎症的症状和体征与感染相关的高或低体温（肛温 >38.5℃或 <35℃）、心动过速（在低温的患者可能会缺失），并至少有以下一项器官功能障碍的表现：精神状态改变，低氧血症，血乳酸水平增加或洪脉。

表 34-2　严重脓毒症的诊断标准

严重脓毒症定义：脓毒症相关的组织灌注不足或器官功能障碍（均与感染相关）

感染引起的低血压

乳酸超过实验室正常上限

尽管有足够的液体复苏，尿量 <0.5ml/（kg·h），超过 2h

非感染性肺炎，急性肺损伤 PaO_2/FiO_2<250

有感染性肺炎，急性肺损伤 PaO_2/FiO_2<200

肌酐 >2.0mg/dl（176.8μmol/L）

胆红素 >2mg/dl（34.2μmol/L）

血小板计数 <100 × 10^9/L

凝血功能障碍［国际标准化比值（INR）>1.5］

（二）MODS 的诊断和病情严重程度评估

MODS 指大于一个器官出现功能障碍，并需要干预才能维持器官功能稳定。目前 MODS 诊断尚未达成一致标准，以下诊断标准可供参考：

1. 1997 年修正的 Fry-MODS 诊断标准见表 34-3。

表 34-3　多器官功能障碍综合征（MODS）诊断标准

系统或器官	诊断标准
循环系统	收缩压 <90mmHg，并持续 1h 以上，或需要药物支持才能使循环稳定
呼吸系统	急性起病，$PaO_2/FiO_2 \leqslant 26.7kPa$（200mmHg）（无论有否应用 PEEP），胸片示双侧肺浸润，肺毛细血管楔压（PCWP）≤ 18mmHg 或无左房压力升高的证据
肾脏	血肌酐 >177.3μmol/L，伴少尿或无尿，或需要血液净化治疗
肝脏	血胆红素 >35mmol/L，并伴转氨酶升高，大于正常值 2 倍以上，或已出现肝性脑病
胃肠	上消化道出血，24h 出血量超过 400ml，或胃肠蠕动消失不能耐受食物，或出现消化道坏死或穿孔
血液	血小板 $<50 \times 10^9/L$ 或降低 25%，或出现 DIC
代谢	不能为机体提供所需能量，糖耐量降低，需要用胰岛素；或出现骨骼肌萎缩、无力等现象
中枢神经系统	格拉斯哥昏迷指数评分（GCS 评分）<7 分（无镇静情况下）

2. Knaus 提出的多器官功能衰竭诊断标准见表 34-4。

表 34-4　Knaus 多器官功能衰竭诊断标准

系统或器官	诊断标准
循环系统（符合一项或以上）	心率 ≤ 54 次/min；平均动脉压 ≤ 49mmHg；室性心动过速和/或室颤；动脉血 pH ≤ 7.24，伴 $PaCO_2 \leqslant 6.5kPa$（49mmHg）
呼吸系统（符合一项或以上）	呼吸频率 ≤ 5 次/min 或 ≥ 49 次/min；$PaCO_2 \geqslant 6.7kPa$（50mmHg）；$AaDO_2 \geqslant$ 350mmHg；需呼吸机支持 ≥ 72h
肾脏（符合一项或以上）	尿量 ≤ 479ml/24h 或 ≤ 159ml/8h；血尿素氮 ≥ 36mmol/L；血肌酐 ≥ 310μmol/L
血液（符合一项或以上）	白细胞 $\leqslant 1 \times 10^9/L$；血小板 $\leqslant 20 \times 10^9/L$；血细胞比容 ≤ 20%
中枢神经系统	格拉斯哥昏迷指数评分（GCS 评分）≤ 6 分（无镇静情况下）

注：患者若在 24h 内符合一项以上，当日即可诊断。

关于 MODS 患者病情严重程度评估及预后判定，目前常用的评分系统主要有序贯器官功能衰竭评分（sequential organ failure assessment，SOFA）（表 34-5）、Brussels 评分等。其中 SOFA 评分应用最为广泛，其最初来源于 1994 年欧洲重症医学协会感染学组，根据感染相关的 MODS 患者制订的评分系统，即所谓的全身感染相关性器官功能衰竭评分（sepsis-related organ failure assessment）。随着临床应用的普及和患者数量的增加，发现对非感染 MODS 患者也具有较好的应用价值。SOFA 评分包括神经、循环、呼吸、肾脏、肝脏和血液 6 个器官系统，每个系统 1~4 分，总分 0~24 分，跟 APACHE Ⅱ 评分一样，计算时选取当日内最差情况评分，分值越高，病情越重。

表 34-5　序贯器官功能衰竭评分（sequential organ failure assessment，SOFA）

系统或器官	指标	得分
呼吸系统	<400（53.3）	1
PaO$_2$/FiO$_2$［mmHg（kPa）］	<300（40.0）	2
	<200（26.7）+ 机械通气	3
	<100（13.3）+ 机械通气	4
神经系统	13~14	1
GCS 评分（分）	10~12	2
	6~9	3
	<6	4
心血管系统	平均动脉压 <70mmHg	1
药物剂量［μg/（kg/min）］	多巴酚丁胺（任何剂量）或多巴胺 ≤ 5	2
	多巴胺 >5 或（去甲）肾上腺素 ≤ 0.1	3
	多巴胺 >15 或（去甲）肾上腺素 >0.1	4
肝脏	1.2~0.9（20~32）	1
胆红素［mg/dl（μmol/L）］	2.0~5.9（33~101）	2
	6.0~11.9（102~204）	3
	>12（>204）	4
凝血系统	<150	1
血小板（×10^9/L）	<100	2
	<50	3
	<20	4
肾脏	1.2~1.9（110~170）	1
肌酐［mg/dl（μmol/L）］	2.0~3.4（171~299）	2
或尿量（ml/d）	3.5~4.9（300~440）或 <500	3
	>5（>440）或 <200	4

（三）ARDS 的诊断和病情严重程度评估

随着对 ARDS 认识的逐渐加深，ARDS 的定义也不断被修改。2012 年发表的柏林定义（表 34-6）基于 4 个多中心、4 188 例 ARDS 患者的系统回顾，根据氧合情况（PaO$_2$/FiO$_2$）将 ARDS 分为轻度、重度和重度，发现 ARDS 病死率轻、中、重度分别为 27%、32%、45%。该分类方法可更好地预测机械通气时间和病死率，并为选择治疗 ARDS 的特殊方法，如应用神经肌肉阻滞剂、俯卧位通气、高频振荡通气（HFO）、体外二氧化碳移除（ECCO2R）及体外膜氧合（ECMO）等提供参考。

表 34-6　ARDS 的 2012 年柏林定义

指标	表现
时限	发病 1 周以内，有已知的呼吸系统受损的临床表现或新 / 加重的呼吸系统症状
胸部影响（胸片或 CT）	双肺透光度减弱，不能完全用肺内液体渗出、大叶、肺不张、结节病变解释的
肺水肿原因	呼吸衰竭不能完全用心衰或液体输入超负荷解释的；无危险因素下，采用客观检查（如：超声心动图）排除静水压升高所致肺水肿。
氧合状态	轻度：PEEP 或 CAPA ≥ 5cmH$_2$O，200<PaO$_2$/FiO$_2$ ≤ 300
	中度：PEEP ≥ 5cmH$_2$O，100<PaO$_2$/FiO$_2$ ≤ 200
	重度：PEEP ≥ 5cmH$_2$O，PaO$_2$/FiO$_2$ ≤ 100

注：如海拔高于 1 千米须矫正，PaO$_2$/FiO$_2$ ×（大气压 /760）。

第四节　常用器官功能支持技术

一、呼吸支持

呼吸支持技术是指当患者由于各种原因发生呼吸衰竭(急性或慢性),通过各种手段维持患者的通气和氧合功能的技术。这里主要包括连接装置(人工气道)的建立和具体的呼吸支持方式。

(一)人工气道的建立和管理

保证呼吸道通畅,维持正常通气是危重患者抢救时必须首先解决的任务,是保证机体气体交换和氧供应基础。

1. **人工气道的种类**　人工气道主要包括喉罩、气管插管和气切套管(图34-4~图34-6)。

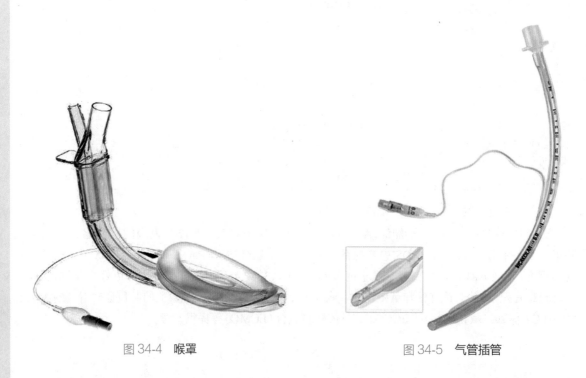

図34-4　喉罩　　　　　　　　　　図34-5　气管插管

2. **人工气道的置入方式**　人工气道的置入方式,包括喉罩放置术、经口气管插管术、经鼻气管插管术、气管切开术。

(1)喉罩放置术:喉罩是一种特殊型的人工气道,在其通气管的前端衔接一个特殊设计的充气罩,其大小恰好能盖住喉头,故有喉罩通气管之称(图34-7)。其放置操作简易,无喉镜插入和显露声门,不通过声门(避免了机械刺激损伤声门),减少了气管插管相关的并发症,如喉头水肿、声带损伤、肺不张、肺炎等。但喉罩只能用于镇静麻醉状态的患者,清醒时难以耐受。此外,其密闭性相对较差,正压通气时容易出现漏气,特别是吸气压力 >25cmH$_2$O 时。

喉罩置入的方法有:

1)盲探法:较常用,有两种方法:①常规法:头轻度后仰,操作者左手牵引下颌以展宽口腔间隙,右手持喉罩,罩口朝向下颌,沿舌正中线贴咽后壁向下置入,直至不能再推进为止;②逆转法:置入方

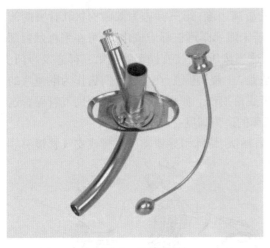

图 34-6　气切套管

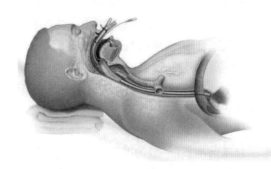

图 34-7　喉罩放置术

法与常规法基本相同,只是先将喉罩口朝向硬腭置入口腔至咽喉底部后,轻巧旋转 180°(喉罩口对向喉头)后,再继续往下推置喉罩,直至不能再推进为止。

2)喉罩置入的最佳位置与评估:最佳位置是指喉罩进入咽喉腔,罩的下端进入食管的入口并将其封闭,罩的上端紧贴会厌腹面的底部,罩内的通气口对住声门。将罩周围的套囊充气后,即可在喉头部形成闭圈,从而保证了通气效果。成人喉罩平均置入深度无统一规定,一般以插入时前端遇到明显阻力感为标准。小于 10 岁的患儿置入喉罩的平均深度 =10cm+0.3× 年龄(岁)。

鉴定喉罩位置评估,可以采用纤维镜观察和临床观察两种方法:①纤维光导喉镜进入喉罩内进行观察,评判标准是:1 级(仅看见会厌);2 级(可见会厌和声门);3 级(可见会厌,即部分罩口已被会厌覆盖);4 级(看不见声门,或会厌向下折叠)。2 级是最理想的位置。②喉罩连接正压通气,位置理想状态时,可以观察到胸廓呼吸运动正常,听诊两侧呼吸音是否对称和清晰;听诊颈前区是否有漏气杂音和呼吸机通气参数在正常范围。

(2)经口气管插管术:经口气管插管术应用喉镜明视声门下施行气管内插管(图 34-8)。

具体步骤如下:

1)术前准备:准备好直接喉镜、气管插管、吸痰管、气囊充气用注射器、简易人工呼吸气囊和呼吸机。并对上述器械的完好性进行检查。

2)体位准备:患者取平卧位,肩部垫高 10cm 左右,头后仰。

3)操作流程:术者站在患者的头端,根据临床需要给予镇静,必要时联合应用肌松剂。经口插入弯型喉镜,以喉镜前部用力将舌根上提,这样可使口、咽和喉部接近在一条直线上,从而显露声门。然后在直视

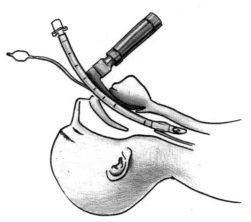

图 34-8　经口气管插管

下将气管导管送入通过声门,置管深度成人一般以套囊完全通过声门后,再往前推进 1~2cm 即可,平均总置入长度约为 22cm(从门齿算起)。置入气管导管后马上退出喉镜,塞入牙垫,给气囊注入适量的气体,然后导管连接简易呼吸气囊,或呼吸机进行机械通气。通过视诊和听诊证实气管导管确实进入了气管和位置合适,然后给予固定。确诊气管导管在气管内的方法如下:①听诊腋窝和剑突上的肺呼吸音,双侧对称一致;②观察胸廓起伏活动,双侧应均匀一致;③监测呼出气的 CO_2 浓度显示典型的吸气和呼气的曲线;④支气管镜检查或 X 线胸片确定导管尖端的位置(理想位置是管尖距离隆突 3~4cm)。

4)注意事项:使用弯型喉镜显露声门,必须掌握循序渐进、逐步深入的原则,以看清楚下列三个解

剖标志为准则：第一标志为悬雍垂；第二标志为会厌的游离边缘；第三标志为双侧杓状软骨突的间隙。看到第三标志后，上提喉镜，即可看到声门裂隙。若未能暴露第三标志或声门，可左手将颈背部上抬，使头部进一步后伸，或请助手在喉结部位向下作适当按压，往往有助于看到第三标志及声门。弯型喉镜片的着力点应该在喉镜片的前端，用力的方法是"上提"喉镜，切忌以上门齿作为喉镜片的着力点，用"撬"的力量去显露声门，否则极易造成门齿脱落损伤。如果使用导管芯辅助气管导管送入，在导管斜口进入声门1cm时，要及时抽出。此外，病床的适当高度有利于操作。

（3）经鼻气管插管术：经鼻气管插管的方法有经验盲插法、特殊引导钳辅助插管或支气管镜引导气管插管，以后者为最常用。因此以支气管镜引导经鼻气管插管为例阐述（图34-9）。

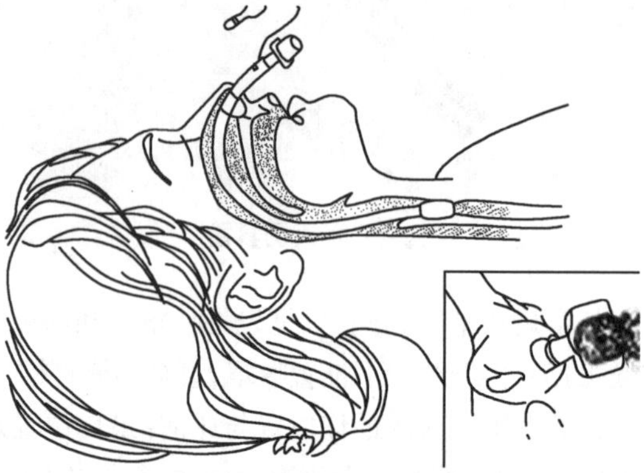

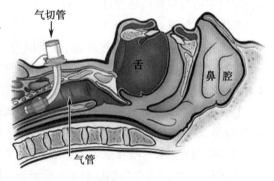

图34-9 经鼻气管插管

具体步骤如下：

1）术前准备：一般的准备与经口气管插管相似，同时需要准备好支气管镜、无菌液体石蜡。将无菌气管插管套于支气管镜外，气管插管以及支气管镜下端均以无菌液体石蜡润滑。选择比较通畅的一侧鼻腔，滴入或喷入利多卡因局部麻醉，然后给予麻黄碱收缩鼻黏膜。如果临床情况允许，反复进行3次，每次间隔1~2min，使鼻腔通畅，易于进行插管。

2）具体操作：患者取平卧位，按照常规操作方法将支气管镜插入气管。当支气管镜接近隆突上方时，将气管插管沿支气管镜插入气管。插管末端距离隆突3~4cm。退出支气管镜，其他操作参照经口气管插管。

3）注意事项：经鼻气管插管最常见的并发症是鼻窦炎和鼻黏膜损伤出血，避免在有出血倾向、鼻腔损伤鼻窦炎或畸形患者中选择应用。选择比较通畅的一侧鼻腔进行插管。充分的鼻腔局部麻醉和鼻黏膜收缩剂的应用，置入气管插管时避免暴力，轻度左右转动有助于顺利置入。此外，经鼻气管插管通常管径适中（常用7~7.5号管），需要细致的气道护理和经鼻气管插管专用的吸痰管，才能降低痰液堵塞的发生率。

（4）气管切开术：气管切开术（图34-10）耗时较长，通常先行气管插管机械通气的条件下进行，以减少手术中的低氧和并发症的发生。一般可在局麻下进行，特殊情况（如婴幼儿等）可以在全身麻醉下进行。

具体步骤如下：

1）术前准备：准备好气管切开包，选择好与患者匹配的气管套管（成人常用的气管套管是8~8.5号管）。

2）体位：体位与经口气管插管相似，目的是使颈部尽量伸展。

图34-10 气管切开

由于气管有一定的活动度，手术时须保持下颌骨颏隆突、喉结及胸骨颈静脉切迹三点位于一条直线，以使气管保持在正中矢状位上。

3）气管切开的操作：需要由有资质的外科或耳鼻喉科医师具体操作。

3. 建立人工气道的适应证

（1）因严重低氧血症和/或高CO_2血症，或其他原因需要机械通气的患者。

（2）不能自行清除上呼吸道分泌物、胃内反流物和出血，随时有误吸危险者。

（3）下呼吸道分泌物过多或出血需要反复吸引者。

（4）上呼吸道损伤、狭窄、阻塞、气道食管瘘等影响正常通气者。

（5）因诊断和治疗需要，需要反复进行气道内操作者。

（6）患者自主呼吸突然停止，需要紧急建立人工气道行机械通气者。

（7）外科手术和麻醉，如需要长时间麻醉的手术、低温麻醉及控制性低血压手术，部分口腔内手术预防血性分泌物阻塞气道，特殊体位的手术等。

（8）各种人工气道各有其优缺点，临床医师应根据患者病情，选择具体人工气道的种类。

4. 人工气道的管理 需要注意的是：①建立人工气道需注意人工气道的定位、固定；②保留人工气道的患者应注意避免非计划内拔管；③保留人工气道可能出现的近期或远期的各种并发症，如吸入性肺炎、声带损伤、气管损伤、心律失常，以及呼吸机相关性肺炎等，需注意防治；④人工气道的拔除需循序渐进。

（二）呼吸支持技术

1. 氧疗 氧疗是通过增加吸入氧浓度，从而提高肺泡内氧分压，提高动脉血氧分压和血氧饱和度，增加可利用氧的方法。合理的氧疗使体内可利用氧明显增加，并可减少呼吸做功，降低缺氧性肺动脉高压，减轻右心负荷。

（1）氧疗的适应证：临床上无明确的氧疗标准，一般认为动脉血氧分压（PaO_2）<60mmHg、动脉血氧饱和度（SaO_2）<90% 提示组织缺氧，需要进行氧疗。

1）不伴二氧化碳潴留的低氧血症：此类患者的主要问题为氧合功能障碍，而通气功能基本正常。可予较高浓度吸氧（≥ 35%），使 PaO_2 提高到 60mmHg 或 SaO_2 达到 90% 以上。

2）伴二氧化碳潴留的低氧血症：此类患者主要问题是通气功能障碍，常见于慢性阻塞性肺疾病患者。对于这类患者的氧疗原则是限制性吸氧，通常调节吸入氧浓度使在 PaO_2 在 60~65mmHg 或 SaO_2 在 90%~93% 之间即可。

（2）氧疗方法：常用的氧疗方法为双腔鼻管、鼻导管、鼻塞、面罩等（图 34-11、图 34-12）。对于伴有二氧化碳潴留的患者不适宜使用密闭面罩氧疗，因密闭面罩容易出现重复呼吸，增加死腔通气，不利于二氧化碳的排出。

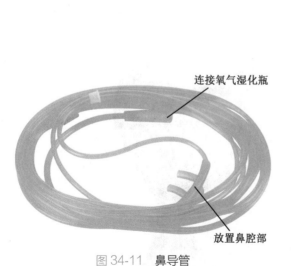

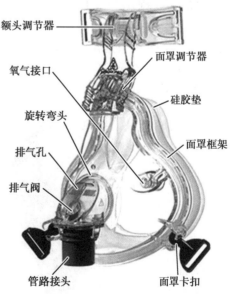

图 34-11 鼻导管   图 34-12 面罩

（3）氧疗的不良反应：合理使用氧疗不良反应少见。伴二氧化碳潴留的低氧血症患者，过高的吸入氧浓度有可能降低呼吸中枢驱动，而导致通气量进一步下降，出现昏迷（所谓 CO_2 麻醉）。长时间吸入过高浓度的氧气（>60% 以上）有可能出现氧中毒，导致早产儿视网膜病、吸收性肺不张等。

2. 无创辅助通气

(1)应用指征 目前无创辅助通气应用于多种疾病引起的呼吸衰竭,包括:慢性阻塞性肺疾病急性发作期、心源性肺水肿、手术后呼吸衰竭等。其主要的特点是无须气管插管或切开,可以用于呼吸衰竭的早期治疗。也可应用于辅助撤机、应急救治、辅助医疗操作、康复治疗等(表34-7)。

表34-7 无创通气治疗急性呼吸衰竭的应用指征(排除禁忌证前提下)

动脉血气	临床表现
pH<7.35	急性或慢性呼衰急性加重(最常用)
$PaCO_2$>45mmHg	中 - 重度气促
PaO_2/FiO_2<200mmHg	呼吸增快(阻塞性患者 >24 次 /min;限制性患者 >30 次 /min)
	低氧性呼吸衰竭(慎重选用)
	呼吸做功增加的体征(辅助呼吸肌肉动用,腹部反常呼吸等)

(2)禁忌证:对于有绝对禁忌证的患者,应该避免使用无创辅助通气,在有比较好监护条件和经验丰富的单位,在严密观察的前提下,可以应用于相对禁忌证的患者。

1)绝对禁忌证:①心跳呼吸停止;②自主呼吸微弱、昏迷;③误吸可能性高;④合并其他器官功能衰竭(血流动力学不稳定、消化道大出血或穿孔,严重脑部疾病等);⑤面部创伤、术后、畸形;⑥强烈反抗,不合作。

2)相对禁忌证:①气道分泌物多、排痰障碍;②严重感染;③极度紧张;④严重低氧血症(PaO_2<45mmHg),严重酸中毒(pH<7.20);⑤近期上腹部手术后(尤其是需要严格胃肠减压者);⑥严重肥胖;⑦上气道机械性阻塞。

(3)无创通气的方法:可用于临床的无创通气方法包括胸外负压通气、无创正压通气、腹部按压通气。目前临床上常用的是无创正压通气,已成为治疗早期和慢性呼吸衰竭的重要手段。

常用连接呼吸机和患者的方式包括接口器、鼻罩和口鼻面罩等。

1)接口器:连接简便,死腔小,但需要患者用力咬住,而且压力高时唇周和鼻孔会漏气。通常仅可用于清醒的患者,睡眠过程中不适宜应用。目前亦有按患者的唇齿形状做的个人专用接口器,可增加密封性和舒适性,现临床上少用。

2)鼻罩:如图 34-13,是容易接受的连接方式。目前常用的自封式硅胶鼻罩,连接简便舒适,耐受性好;通常死腔量为 60ml 左右;而且不影响经口的咳嗽、吐痰或讲话。然而,多数患者入睡后无法保持口腔的密闭而漏气,影响通气效果。

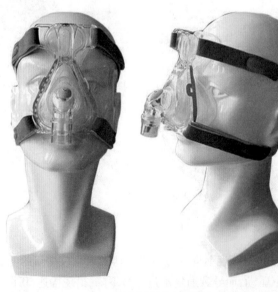

图 34-13 **鼻罩**

3）口鼻面罩：如图 34-14，避免了张口漏气的问题。应用方便舒适，密封性良好，辅助通气效果较好。但死腔较大（100ml 左右），而且干扰患者的讲话或咳痰，耐受性不如鼻罩好，亦有可能增加胃胀气和误吸的机会。对于神志清晰能较好配合的患者首选鼻罩，对于比较严重的呼吸衰竭者多数需要面罩通气。

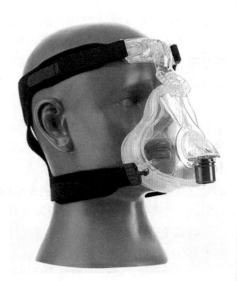

图 34-14　口鼻面罩

（4）通气模式：可用于有创正压通气的所有模式，几乎均可用于无创通气（表 34-8）。无创通气通常为辅助通气，所以宜选用辅助通气模式。在辅助通气过程中，同步触发的灵敏度对通气效果影响很大。要选用同步性能好的呼吸机和通气模式，流量（flow）触发优于压力触发。专门为无创通气设计的呼吸机，在同步触发、漏气补偿和压力上升时间等方面优于有创的呼吸机，而且其体积小、便携、使用方便，适用于医院或家庭。目前最常用的通气模式是压力支持 + PEEP。无创专用的单管道呼吸机的缺点，是管道内存在一定的重复呼吸。所以，用于严重 CO_2 潴留（$PaCO_2>70mmHg$）的患者时，宜加用非重复呼吸阀或采用双流向的面罩。

表 34-8　无创与有创正压通气的区别

项目	无创正压通气	有创正压通气
连接方法	罩或接口器	插管或切开
清除分泌物	困难	容易
死腔	增大	减小
密封紧固性	较差	好
阻塞性睡眠呼吸暂停（Obstructive Sleep Apnea OSA）	有	无
同步触发	较差	较好

（5）无创辅助通气的优点：①减少气管插管及其合并症；②减少病者的痛苦、不适；③无须用镇静剂；④正常吞咽、进食；⑤能讲话；⑥生理性咳嗽；⑦保留上气道加温、湿化和过滤功能；⑧可以使用不同的通气模式、间歇使用、容易脱机。

（6）无创辅助通气的不良反应：主要包括胃胀气、误吸、罩压迫、口咽干燥、鼻梁皮肤损伤、漏气、排痰障碍、恐惧等。

3. 有创辅助通气（机械通气）　呼吸机通过人工气道与患者连接，产生正压达到辅助患者呼吸的作用，可以起到改善通气，改善氧合功能和减少呼吸做功的作用。

（1）机械通气的通气模式

1）辅助 - 控制通气（assist-control ventilation，A/C）：辅助 - 控制通气通常是采用容量控制通气（volume-control ventilation，VCV），呼吸机按照预定呼吸频率、吸气流量、潮气量、呼吸时比给予通气（控制通气）。当存在患者触发呼吸机送气时，呼吸频率和呼气时间有一定的变化（同步控制通气），但每次吸气的流量、容量和吸气时间，不受患者的呼吸努力程度和疾病的变化影响。该模式主要适用于有严重的呼吸抑制、呼吸微弱、充分镇静和肌肉松弛状态的患者。优点是保证稳定的通气量，缺点是对有自主呼吸的患者易产生人机对抗。

2）间隙指令通气与同步间隙指令通气：间隙指令通气（intermittent mandatory ventilation，IMV）实际上是自主呼吸与控制呼吸的结合。在预设的控制通气的基础上，允许患者吸气触发呼吸机提供额外的吸气。现代呼吸机多数采用指令通气可与患者自主呼吸同步的方法（SIMV），以改善人机协调。

指令通气的参数设置与 CMV 相似,患者触发的额外呼吸,可以是压力支持通气(SIMV+PSV,常用)或持续气道内正压(CPAP)。通过调节 SIMV 的频率来调整控制通气与辅助通气的比例,从而调节患者的呼吸做功。当患者可以耐受低水平的 SIMV 次数(<4~8 次 /min)时,提示患者的自主呼吸能力恢复,可以考虑撤机。

3)压力支持通气(pressure support ventilation,PSV):PSV 是一种部分支持通气方式,在患者有一定程度的自主呼吸(通常是频率正常而潮气量低)的情况下使用。患者吸气时,呼吸机提供预定的吸气正压辅助,以帮助患者克服气道阻力和扩张肺脏,减少吸气肌用力,并增加潮气量。PSV 通气时患者吸气触发呼吸机送气,呼吸机所给予预设的恒定送气压力,而吸气流量、潮气量和吸气时间,由患者的吸气努力程度、PSV 水平和呼吸系统的阻抗共同决定。PSV 最大的优点是人机同步性好,患者感觉较舒适。主要的缺点是通气量保障性低,不适合用于呼吸微弱或不稳定的患者。

4)其他通气模式:现代机械通气的通气模式众多,也可以多种模式混合应用。常用的通气模式还有压力控制(pressure control ventilation,PCV),压力调节容积控制通气(pressure regulated volume control ventilation,PRVC)、容量支持通气(volume support ventilation,VSV)、高频振荡通气等。

(2)(有创)机械通气的适应证:有创通气是呼吸心搏骤停(心肺复苏治疗)、严重呼吸衰竭、窒息或自主呼吸微弱、严重低氧血症等临床情况救治的重要措施。具体的应用指征请参照人工气道建立的指征。

(3)机械通气的禁忌证:常见的禁忌证包括气胸、大咯血、肺大疱等。因为患者已不能维持自主呼吸,或自主呼吸无法满足身体所需,有创机械通气属于生命支持治疗,所以其禁忌证都是相对的,关键在于要及时地发现和有效地处置禁忌证。

(4)机械通气的并发症:在专业性的 ICU 中,机械通气的并发症不多见,但如果缺乏有资质的专业团队,呼吸机的并发症时有发生,甚至会导致患者死亡。建立专业团队,规范化培训和规范使用与监护流程,是减少机械通气并发症的关键。

1)与人工气道相关的并发症:人工气道本身的并发症包括有:①置入气管导管或套管过程中的气道损伤;②气管导管或套管置入过深,进入单侧主支气管导致单侧肺通气和对侧肺不张;③套管与气管成角导致的阻塞;④气囊破裂导致的漏气;⑤气囊压力过高导致的气管和 / 或食管损伤;⑥插管或套管移位导致的阻塞或漏气;⑦吸入性肺炎;⑧管道痰液堵塞;⑨气管插管或套管脱出或患者自行拔管等。

2)与呼吸机相关的并发症:呼吸机故障、呼吸机管道液体或分泌物积聚、管道漏气、通气参数设置不合理导致的通气不足,或过度通气导致的气压伤(气胸、纵隔气肿、肺间质积气、皮下气肿)等。

二、体外膜氧合

体外膜氧合(extracorporeal membrane oxygenation,ECMO)是体外生命支持(extracorporeal life support,ECLS)技术的一种,通过驱动泵将静脉血从体内引至体外,经膜式氧合器(简称膜肺)进行气体交换之后,再将氧合后的血液回输入体内。根据 ECMO 支持的方式不同,可以完全或部分替代心和 / 或肺功能,并使心肺得以充分休息,从而为原发病的诊治提供时间和条件。

(一)ECMO 模式

根据血液引出和回输的方式,ECMO 可分为三种模式:静脉 - 静脉 ECMO(VV-ECMO)、静脉 - 动脉 ECMO(VA-ECMO)和动脉 - 静脉 ECMO(AV-ECMO)。

1. **静脉 - 静脉 ECMO(VV-ECMO)** 血液从患者静脉引出体外,经过膜肺氧合后,动脉血回输到患者静脉系统中。成人通常使用股静脉 - 颈内静脉分别作为引血端和回血端,在儿童还可以使用双腔导管(仅在中心静脉放置一条双腔导管,就可以完成引血和回血)。VV-ECMO 仅提供气体交换功能(呼吸支持的作用),没有循环支持的作用。膜肺与患者自身肺脏为串联关系,整个体循环的血液驱动仍以心脏为动力。因此,VV-ECMO 常用于严重呼吸衰竭。VV-ECMO 通过纠正严重的低氧血症,解除严重缺氧对心肌的抑制作用,对改善心功能和稳定循环也有一定的辅助作用。VV-ECMO 相对容易建立,并发症较 VA-ECMO 相对较少,在危重症患者的救治中比较常用。

2. 静脉-动脉 ECMO(VA-ECMO) 血液从患者静脉引出体外,经过膜肺氧合后,将氧合后的血液加压回输到患者动脉系统中。常用的引血端在股静脉或颈内静脉,回血端在股动脉、颈动脉、腋动脉等。VA-ECMO 与传统的体外循环支持模式相似,其膜肺和泵形成一个与患者自身肺和心脏相并联的人工心肺系统,对患者的呼吸和循环均有支持作用。因此,VA-ECMO 通常用于心脏功能支持。在行 VA-ECMO 支持的患者中,如肺功能严重障碍,且 ECMO 回血端位于股动脉时,由于回流左心的血液氧含量较低,因而接受自身心脏泵血供应的上半身(冠状动脉、颅内血管及上肢血管供血区)器官存在缺氧的潜在危险,对于这种情况可以考虑把回血端置于主动脉近端(如颈动脉、腋动脉),可规避以上风险。

3. 动脉-静脉 ECMO(AV-ECMO) AV-ECMO 一般以动脉-静脉之间的压力差作为驱动动力,没有泵提供动力(所谓无泵 ECMO)。由于没有外力驱动,AV-ECMO 所提供的血流量通常较低(1L/min 左右),临床上主要用于二氧化碳清除。如 AECOPD、ARDS 患者在实施肺保护通气策略过程中,辅助减轻高碳酸血症等。

(二) ECMO 支持的适应证以及禁忌证

体外生命支持组织(extracorporeal life support organization,ELSO)提出了不同情况 ECMO 支持的指征以及禁忌证,并把其写进指南供参考。

1. 成人呼吸衰竭

(1)适应证

1)由于各种原因引起肺外呼吸功能严重障碍,以致在海平面、安静状态、呼吸空气的条件下,PaO_2 降低,伴有或不伴有 $PaCO_2$ 升高,从而引起机体一系列病理生理改变和临床表现的临床综合征,当预计死亡风险大于权衡考虑 ECMO 的应用。具体应用的参考指征如下:①考虑应用指征:预计死亡率 >50%,同时 FiO_2>90% 情况下 PaO_2/FiO_2<150 和/或 Murray 评分 2~3 分;②推荐应用指征:预计死亡率 >80% 参考指标,同时 FiO_2>90% 情况下 PaO_2/FiO_2<100 和/或 Murray 评分 3~4 分,经过 6h 积极治疗仍无改善。

2)高水平机械通气情况下(平台压 >30cmH_2O)仍存在严重的二氧化碳潴留。

3)等待肺移植患者,常规机械通气无法维持合适的氧供应,采用 ECMO 作为过渡支持。

4)其他无法维持足够的气体交换或循环的情况。例如,严重的交通性气胸、急性大面积肺栓塞、急性大气道梗阻等,在无法马上解除病因情况下,给予过渡支持。

(2)禁忌证:ECMO 的应用应该权衡患者的基础疾病、治疗的风险和潜在的获益。有下列情况列为相对禁忌证:①有应用肝素的绝对禁忌或相对禁忌,如严重凝血功能障碍,合并有近期颅内出血,对肝素过敏,具有肝素诱导的血小板减少症(heparin-induced thrombocytopenia,HIT)等。② ECMO 前高水平机械通气支持(FiO_2>90% 和/或平台压 >30cmH_2O)7d 以上提示病情危重,ECMO 的成功率低。③严重的免疫抑制(中性粒细胞绝对值 <0.4×10^9/L)。④不可逆或终末期疾病,或其他脏器严重功能障碍。例如,严重的中枢神经系统损伤或晚期肿瘤。

2. 成人循环衰竭

(1)适应证:①在血管内容量充足的情况下,仍然由于低心输出量而导致组织低灌注。②在经过补液、正性肌力药物和血管收缩药物治疗,以及恰当的主动脉内球囊反搏支持情况下,仍然持续性休克。③一些心脏疾病的支持治疗:急性心肌梗死、急性心肌炎、围产期心肌病、慢性心衰失代偿期。④等待心脏移植患者的过渡治疗。

(2)禁忌证:不可逆的心脏疾病,且为非心脏移植或行心室辅助的对象;慢性器官功能衰竭(肺气肿、肝硬化、肾衰竭);无有效组织灌注的心肺复苏时间过长。相对禁忌证:存在抗凝治疗的禁忌证,年龄过大,过度肥胖。

3. 急诊心肺复苏

(1)适应证:美国心脏病协会(AHA)心肺复苏指南推荐,在病因可能容易恢复的心搏骤停患者使用 ECMO 辅助心肺复苏。

(2)禁忌证:无效的心肺复苏超过 5~30min(自主循环未能恢复)。

三、循环支持

血流动力学不稳定或休克的病因,包括心源性、血容量性和感染性的病因。相关的内容请参照其他章节。心功能衰竭的治疗和循环支持,在心血管病相关的内容中阐述。本节重点阐述感染性休克的循环支持治疗。

严重感染或感染性休克是多器官功能障碍综合征(MODS)的常见病因,救治原则是在休克未纠正以前,着重纠正休克,同时治疗感染;在休克纠正后,则应着重治疗感染。感染性休克存在有效循环血量减少,是一种以血流分布异常导致的组织灌注不足为特征的综合征。纠正休克的重点是恢复循环灌注和对组织提供足够的氧,其最终目标是防止多器官功能障碍综合征的发生和发展。早期液体复苏以补充血容量,是纠正休克引起的组织低灌注和缺氧的关键。在充分容量复苏的前提下,需应用血管活性药物,以维持脏器的灌注压。综合的治疗措施包括及时有效控制感染、纠正酸碱平衡失调、改善微循环、控制血糖、器官功能保护与支持、合理选择应用糖皮质激素等。上诉各项治疗措施的有序配合应用称为"感染性休克的集束化治疗"。

(一)集束化治疗方案

2018 年国际严重脓毒症及感染性休克的治疗指南修订了集束化治疗方案(表 34-9)。

表 34-9   2018 年 SSC 指南 1h 集束化治疗方案

1. 检测血乳酸水平,如初始乳酸 >2mmol/L 时重复测量
2. 使用抗生素前留取血培养标本
3. 诊断明确后 1h 内使用广谱抗生素
4. 低血压或血乳酸 ≥ 4mmol/L 时,按 30ml/kg 予以晶体液复苏
5. 若初始液体复苏后血压仍未恢复,则应在第 1h 以内使用升压药使 MAP ≥ 65mmHg

(二)早期液体复苏

严重感染血流动力学改变的基础,是外周血管收缩舒张功能异常,从而导致血流分布异常,在感染发生的早期,由于血管的扩张和毛细血管通透性改变,出现循环系统的低容量状态,严重者出现感染性休克,即表现为经过初期补液试验后,仍持续低血压或血乳酸浓度 ≥ 4.0mmol/L。对于感染性休克的患者,早期液体复苏有助于改善感染性休克患者的预后,是维持循环稳定的最好的治疗方法。液体复苏的初期目标是保证足够的组织灌注。指南推荐一旦临床诊断感染性休克,应尽快积极进行液体复苏,6h 内达到复苏目标:①中心静脉压(CVP)8~12mmHg;②平均动脉压 ≥ 65mmHg;③尿量 ≥ 0.5ml/(kg·h);④ $ScvO_2$ 或 SvO_2 大于 65%~70%。若液体复苏后 CVP 达 8~12mmHg,而 $ScvO_2$ 或 SvO_2 仍未达到 70%,需输注浓缩红细胞使血细胞比容达到 30% 以上,或输注多巴酚丁胺以达到复苏目标。

前负荷的评估:中心静脉压(central venous pressure,CVP)和肺动脉楔压(pulmonary artery occlusion pressure,PAOP)通常被认为是判断右心和左心前负荷的重要指标,它们判断的基本依据是:CVP ≈ RAP ≈ RVP ≈ REDV,PAOP ≈ LAP ≈ LVP ≈ LEDV(RAP 右心房压,RVP 右心室压,REDV 右心室舒张末期容积,LAP 左房压,LVP 左室压,LEDV 左室舒张末期容积)。在循环稳定、胸腔内压力没有明显变化的情况下,可以从 CVP、PAOP 数值或变化趋势判断 REDV 或 LEDV 的水平。但对于严重肺部感染和机械通气的患者,内源性呼气末正压(auto-PEEP)的存在和机械通气过程中呼气末正压(PEEP)的使用,都会影响 CVP 和 PAOP,而且 PEEP 的改变与 CVP 和 PAOP 变化没有明确的线性关系,对于这些患者使用 CVP 和 PAOP 来反映前负荷水平应当非常谨慎。对于患者前负荷评估有困难的患者,可以考虑参考更多的容量指标,如经肺热稀释法衍生的全心舒张末期容积(global end diastolic volume,GEDV)、胸腔内血容积(intra-thoracic blood volume,ITBV)等。也可以对患者进行容量反应性的评估,如补液试验、被动抬腿试验,对接受机械通气、心律整齐、镇静肌松的患者,可以参考每搏输出量变异率(SVV)、脉搏压力变异率(PPV)等指标。

对脓毒症所致组织灌注不足和疑似血容量不足的患者,可采用早期液体冲击疗法,最少按 30ml/kg 给予晶状体液(此为传统的"普遍适用"的初始补液方案,目前推荐根据患者个体化需求制定个体化方案);根据动态及静态变量指标持续使用液体冲击疗法,直至患者血流动力学得到改善。然而,肺部感染时由于肺血管内皮细胞通透性增加,大量液体复苏时容易导致肺水肿,加重呼吸衰竭,影响预后。液体复苏时需要严密监测患者的反应(动态和静态指标)。当患者心脏充盈压(CVP 或肺动脉嵌压)增高,而血流动力学无改善时,应减慢补液速度。避免过度的补液导致液体过负荷,出现肺水肿,降低患者的存活率(所谓限制性液体复苏策略)。建议无法明确脓毒症液体管理策略方向时,首选重症超声进行液体反应性等血流动力学评估。

关于液体复苏的液体种类的选择,推荐晶体液作为严重脓毒症和感染性休克的首选复苏液体,不建议使用羟乙基淀粉,可考虑白蛋白。同时可考虑使用限氯晶体液复苏,以减少 0.9% 生理盐水中观察到的氯化物负荷。

(三) 血管活性药物

感染性休克在早期液体复苏的原则是在合适的液体复苏的基础上,仍不能维持循环或者不能达到复苏目标(MAP ≥ 65mmHg),可以考虑使用血管活性药物和/或正性肌力药物,以提高组织器官的灌注压。常用的药物有:去甲肾上腺素、多巴胺、肾上腺素、多巴酚丁胺和血管加压素等。同时在条件允许下,尽快置入动脉导管测量直接动脉压。

推荐去甲肾上腺素作为首选缩血管药物,多巴胺仅用于对快速心律失常风险低或心动过缓的患者,不推荐低剂量多巴胺作为肾脏保护药。去甲肾上腺素具有兴奋 α 和 β 受体的双重效应。多巴胺可作用于多巴胺、α 和 β 受体。多巴胺通过提高每搏输出量和心率,可提高患者 MAP 并提高心输出量,而去甲肾上腺素使血管收缩而升高平均动脉压,与多巴胺相比,其对心率和每搏输出量的影响较小,在逆转脓毒症休克患者的低血压治疗中,去甲肾上腺素可能比多巴胺更有效、安全。

肾上腺素具有强烈的 α 和 β 受体的双重兴奋效应,其较强的 β 受体兴奋效应可以增加心脏做功,但增加氧输送能力的同时,也显著增加氧消耗。当需要使用较大量的血管活性药物,来维持适当的血压时,应选用肾上腺素替代去甲肾上腺或两者联合应用。

多巴酚丁胺具有强烈的 $β_1$、$β_2$ 受体和中度的 α 受体兴奋作用,其 $β_1$ 受体的正性肌力作用,可以使心脏指数增加。多巴酚丁胺既可以增加氧输送能力,同时也增加(特别是心肌的)氧消耗。在以下两种情况可以使用多巴酚丁胺或将其与血管加压药合用:①心室充盈压升高且心输出量较低,及存在心肌功能障碍;②尽管达到足够的血管内容量和足够的平均动脉压,但仍持续出现组织灌注不足。

血管加压素通过强力收缩扩张的血管,提高外周血管阻力而改善血流的分布。血管加压素(0.03U/min)可与去甲肾上腺素合用,以提高平均动脉压至目标水平,减少去甲肾上腺素的用量,但不适宜作为首选的血管加压药。目前有研究发现应用血管加压素可能可以降低后期肾脏替代治疗的发生率。

去氧肾上腺素主要兴奋 α 受体,是人工合成拟肾上腺素药,升压作用比去甲肾上腺素弱而持久,不推荐作为常规的用药,仅用于下列情况的替代或联合治疗:①应用去甲肾上腺素引起的严重心律失常;②持续的高心输出量和低血压;③当强心药或血管升压药与血管加压素联合应用,未能达到目标的 MAP 时,联合应用去氧肾上腺素进行抢救治疗。

（四）其余治疗措施

1. 纠正酸碱平衡失调　酸中毒可降低心肌收缩力和周围血管对儿茶酚胺的敏感性,从而降低液体复苏及血管活性药物的效果,因此感染性休克时,应注意纠正酸中毒。纠正酸中毒的基础治疗是改善组织灌注,可适时适量给予碱性药物。不提倡早期使用碱性药物是因为根据血红蛋白氧合解离曲线的规律,酸性环境有利于氧与血红蛋白解离,增加组织水平的氧供应。酸碱平衡的处理原则是"宁酸勿碱"和注意碱性药物使用后,导致的呼吸中枢驱动下调,在高碳酸呼吸衰竭的患者中,有可能加重二氧化碳潴留。

2. 糖皮质激素的使用　糖皮质激素用于治疗严重感染及感染性休克一直存在争议,不宜常规使用。感染性休克患者可能存在,相对的肾上腺素皮质功能不全,使机体对血管活性药物的敏感性下降。因此,在血管活性药物治疗不敏感的感染性休克患者(经过积极液体复苏和血管活性药物治疗超过 60min,仍有低血压)可考虑静脉使用氢化可的松。建议用量是氢化可的松 200~300mg/d,持续输注不超过 3~5d。当患者不再需要升压药物时停用。

3. 营养支持治疗　脓毒症/感染性休克复苏后血流动力学稳定者尽早开始营养支持(48h 内),首选肠内营养(enteral nutrition, EN),小剂量血管活性药物不是使用早期肠内营养的禁忌证。对于存在营养风险的严重脓毒症患者,早期营养支持应避免过度喂养,以 83.68~104.60kJ/kg(20~25kcal/kg)为目标。如接受肠内营养 3~5d 仍达不到 50% 目标量,建议添加肠外营养(parenteral nutrition, PN)。

（五）机械辅助支持

当严重感染或感染性休克患者出现心肌抑制,心脏收缩功能下降,合并心源性休克的同时,应考虑使用机械辅助支持,如主动脉内球囊反搏甚至体外膜肺支持。主动脉内球囊反搏,可以通过心脏舒张期主动脉内置入的球囊充气,提高舒张期主动脉内压力、增加平均动脉压而使心脏等重要脏器的灌注得到一定程度的改善。而体外膜氧合(VA-ECMO 模式)相当于给患者并联了一套"人工心脏和肺",对患者呼吸和循环提供支持,改善患者组织灌注和供氧。

四、肾脏替代治疗

肾脏替代治疗(renal replacement therapy, RRT)是利用血液净化技术清除溶质,以替代受损肾功能的治疗方法。通过清除代谢产物、维持水电解质与酸碱平衡,稳定内环境,对其他器官脏器功能也起到间接的保护作用(图 34-15)。1977年 Kramer 医生首先将持续动静脉血液滤过应用于临床,随着技术不断发展,近年来连续肾脏替代治疗(continuous renal replacement therapy, CRRT)已经得到广泛应用,成为危重症患者救治的重要治疗手段之一。

（一）RRT 的原理及模式

基本模式有三类,即血液透析(hemodialysis, HD)、血液滤过(hemofiltration, HF)和血液透析滤过(hemodiafiltration, HDF)。HD 主要通过弥散机制清除物质,小分子物质清除效率较高;HDF 可通过弥散和对流两种机制清除溶质。新研发的滤过膜还有吸附清除的功能。因此,HDF 对中分子物质(包括内毒素、药物、毒物、炎症介质等)的清除效率优于透析。

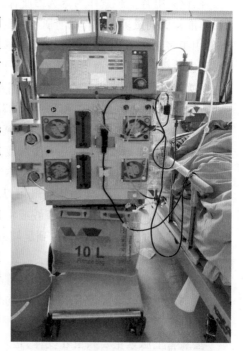

图 34-15　连续肾脏替代治疗示意图

常用的治疗模式包括:

1. 持续静(动)- 静脉血液滤过［continuous venous(arterio)-venous hemofiltration, CV(A)VH］。

2. 持续静(动)- 静脉血液透析［continuous venous(arterio)-venous hemodialysis, CV(A)VHD］。

3. 持续静(动)-静脉血液透析滤过[continuous venous(arterio)-venous hemodiafiltration,CV(A)VHDF]。

4. 持续静-静脉高通量透析(continuous veno-venous high-flux dialysis,CVVHFD)。

5. 缓慢持续超滤(slow continuous ultra filtration,SCUF)。

6. 血浆置换(plasma exchange,PEX)。

7. 血浆吸附灌流(plasma absorption and perfusion,PAP)。

（二）CRRT 的特点

1. **对血流动力学的影响** 与普通间断透析相比,CRRT 治疗时对血流动力学影响相对较小,容易维持稳定的平均动脉压和有效肾灌注。

2. **对水、电解质、酸碱平衡及氮质血症的控制** CRRT 可以有效而平稳地保持重症患者水、电解质、酸碱的平衡及氮质水平。

3. **对颅内压的影响** 严重神经创伤、神经外科手术及急性肝功能衰竭的患者,在脑水肿伴发急性肾衰竭时,普通血液透析使尿毒症患者血液中尿素氮等小分子物质被很快清除,血浆渗透压降低,血管外组织、细胞内的尿素氮等尚未清除,渗透压高于血浆,水分从血浆向组织、细胞内转移,容易发生失衡综合征,加重脑水肿的程度;而 CRRT 有利于维持颅内压的稳定和脑血流灌注。

（三）肾脏替代治疗的主要操作流程

1. **血管通路的建立** 静脉通路一般选择中心静脉置管而不是动静脉瘘。置管部位可选择股静脉、锁骨下静脉或颈内静脉。股静脉置管的优点是穿刺方便、技术要求低,压迫止血效果好,血肿发生率低,且其导管相关感染的发生率与颈内静脉置管相似,因此 ICU 患者中首选股静脉置管。颈内静脉导管对患者活动限制少,容易压迫止血,是血透中心患者静脉置管的首选;其缺点是导管相关感染发生率相对较高。锁骨下静脉导管的优点,是导管相关感染的风险较低,但缺点是易受锁骨压迫而导致管腔狭窄,因此血栓形成风险较其他部位的导管高;而且一旦出血,其压迫止血法效果差、出血并发症较多,因此 CRRT 应尽可能避免锁骨下静脉置管。

2. **置换液配制及原则** ①无致热原。②电解质浓度应保持在生理水平。③置换液碱基可采用碳酸氢盐、乳酸盐、醋酸盐或柠檬酸盐,后三者需要通过肝脏代谢生成碳酸氢盐,在肝功能不全或乳酸性酸中毒应用受限。重症医学领域,碳酸氢盐作为置换液碱基最广泛。④置换液或透析液的渗透压,要保持在生理范围内,一般不采用低渗或高渗配方。

3. **滤器的选择** 合成膜具有高通量、筛漏系数高、生物相容性良好的优点,是目前重症患者 CRRT 治疗中应用最多的膜材料。

4. **置换液输注方式有两种** 前稀释(置换液和动脉端血液混合后再进入滤器)和后稀释(置换液和经滤器净化过的血液混合后回流到体内)(图 34-16、图 34-17)。一般认为前稀释方式滤器寿命较长,而净化血液的效率较低。

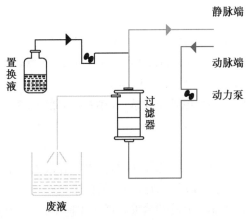

图 34-16 CRRT 后稀释示意图

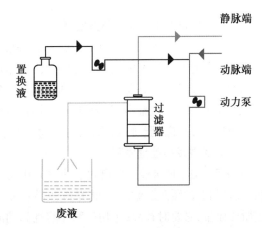

图 34-17 CRRT 前稀释示意图

5. 抗凝　无出血风险的重症患者行 CRRT 时,可采用全身抗凝;对高出血风险的患者,如存在活动性出血、血小板 $<60 \times 10^9/L$、INR>2、APTT>60s 或 24h 内曾发生出血者在接受 CRRT 治疗时,应首先考虑局部抗凝。如无相关技术和条件时可采取无抗凝剂方法(表 34-10)。

表 34-10　抗凝药物与方法比较

抗凝方法	优点	不足	功效	监测指标
肝素	抗凝效果好,价格低	出血、血小板减少症	良好	APTT/ACT
低分子肝素	易操作	出血	良好	抗 Xa 活性
局部肝素化 + 鱼精蛋白中和	减少出血	滤器寿命较低	一般	APTT/ACT
柠檬酸	出血危险性小,滤器寿命较长	代谢失调,需特殊透析液	良好	APTT/ACT,钙离子

（四）肾脏替代治疗时药物的调整

由于大多数药物的分子量为 500~1 500kDa,CRRT 治疗对其有一定的清除能力,因此在进行 CRRT 治疗时,要适当调整药物的用量。抗生素是重症患者治疗中最常用的药物。接受 CRRT 治疗的重症患者,其药代动力学非常复杂,多种因素影响清除率,而根据这些参数推荐一个统一的抗生素治疗剂量也非常困难。CRRT 时药物调整的原则是:表观分布容积(V_d)和蛋白结合率低,肾脏清除率高的特别是亲水性的药物,更易被 CRRT 清除。高通量血滤会增加药物清除,而低蛋白血症和 / 或脓毒症,可能造成给药剂量不足。

（五）肾脏替代治疗在危重症患者中的应用

ICU 采用 CRRT 的目的主要有两大类,一是重症患者并发肾功能损害;二是无严重肾功能损害或非肾脏疾病,主要用于稳定内环境、器官功能不全支持、免疫调节等。

1. 急性肾衰竭治疗指征包括　①非梗阻性少尿(UO<200ml/12h)、无尿(UO<50ml/12h);②重度代谢性酸中毒(pH<7.1);③氮质血症(BUN>30mmol/L);④药物应用过量且可被透析清除;⑤高钾血症(K^+>6.5mmol/L)或血钾迅速升高;⑥怀疑与尿毒症有关的心内膜炎、脑病、神经系统病变或肌病;⑦严重的钠离子紊乱(血 Na^+>160mmol/L 或 <115mmol/L);⑧临床上对利尿剂无反应的水肿(尤其是肺水肿);⑨无法控制的高热(直肠温 >39.5℃);⑩病理性凝血障碍需要大量血制品。符合上述标准中任何 1 项,即考虑 CRRT 治疗,而符合 2 项时推荐尽快进行 CRRT 治疗。多数文献认为早期行 CRRT 治疗可能是有益的。

2. 在非肾衰竭中的应用　CRRT 在非肾衰竭患者中的应用的目的包括清除中毒药物、维持内环境的稳定等。是否能够清除过多的炎症介质,改善 SIRS 是目前研究探索的热点问题。由于目前尚未有应用的指征或规范,故不在本节中详述。

（六）肾脏替代治疗的并发症及处理

1. CRRT 可有下述 4 大类并发症

(1)抗凝相关并发症:如出血(胃肠道、穿刺点、尿道)和肝素诱导的血小板减少症(HIT)。

(2)血管导管相关并发症:如全身感染、栓塞、动静脉漏、心律失常、气胸、疼痛、管路脱开、血管撕裂等。

(3)体外管路相关并发症:如膜反应:缓激肽释放、恶心、过敏反应;气体栓塞。

(4)治疗相关并发症:如低温、贫血、低血容量、低血压;酸碱、电解质异常:低磷血症、低钾血症、酸中毒、碱中毒;代谢:脂质;药物相关:药物动力学改变等。

2. 常见并发症处理原则

(1)低血压:是血液透析模式下的常见并发症,血液滤过时少见。低血压的发生与有效循环血量低,及膜相关的缓激肽激活、补体系统激活有关;另外过敏反应也是导致低血压的因素之一。评估有效循环血量,必要时补液;采用生物相容性高的滤器或透析器。血透开始采取低血流速率,也是预防低血压的方法之一。

（2）导管相关感染：管道连接、取样、置换液和血滤器更换，是外源性污染的主要原因，必须严格无菌操作。密切监测、及时发现、良好穿刺技术及拔除导管后的有效压迫是降低和防止该并发症的关键。

（3）血小板减少：RRT 可引起血小板降低。血流速度越快，血小板黏附越少，因此对血小板降低的患者采用高血流量，可以降低血小板的黏附。补充血小板也是主要方法之一。对于肝素相关性血小板减少症（HIT）患者，停止肝素和低分子肝素，选用其他抗凝剂如阿加曲班或柠檬酸抗凝。

第五节　危重患者的急救和治疗原则

一、危重患者病情严重程度评估

危重患者疾病严重程度评分，是根据患者的一些主要症状、体征和生理参数等加权或赋值，量化地客观反映危重患者疾病的严重程度。急性生理学与慢性健康状况评分系统 Ⅱ（acute physiology and chronic health evaluation Ⅱ，APACHE Ⅱ）、简明急性生理学评分系统 Ⅱ（simplified acute physiology score Ⅱ，SAPS Ⅱ）和序贯器官衰竭评分（sequential organ failure assessment，SOFA）系统，是目前广泛应用的评分系统，常用于重症医学科住院患者的病情严重程度、预后和医疗质量评估。

（一）APACHE Ⅱ评分系统

APACHE Ⅱ评分系统由急性生理学评分（APS）、年龄和患病前的慢性健康状况（CPS）三部分组成，总分 0~71 分。其中 APS 包括 12 项参数：体温、平均动脉压、心率、呼吸频率、氧合情况、动脉血 pH、血钠、血钾、血肌酐、血细胞比容、白细胞和格拉斯哥昏迷（GCS）评分，均为入 ICU 后第一个 24h 内最差的分值，每项分值 0~4 分，总分值 0~60 分。年龄分值 0~6 分，CPS 为 2~5 分。APACHE Ⅱ评分系统还包含了计算每位患者死亡危险性的公式，可求出群体患者的预计病死率。APACHE Ⅱ分值越高，病情越重，预后越差，对危重患者的病情及预后的评估有重要的应用价值。

（二）SAPS Ⅱ评分系统

SAPS Ⅱ评分系统来源于 APACHE 评分，由 17 项变量（生理学变量 12 项、年龄、住院类型及 3 种慢性疾病——获得性免疫缺陷综合征（AIDS）、转移癌和血液系统肿瘤）构成，每项变量分值不等，最低 0 分，最高 26 分，总分 0~163 分。生理学变量取患者入住 ICU 后第一个 24h 内的最差值，缺项视为正常。SAPS Ⅱ总分越高，表示病情越重，预后越差。

（三）SOFA 评分系统（见表 34-5）

SOFA 评分系统亦采用 24h 内相关指标最差值进行计算获得评分，包含 6 个系统或脏器的功能评估标准：呼吸系统（氧合指数）、肾脏（血清肌酐浓度）、肝功能（血清胆红素浓度）、血液系统（血小板计数）、神经系统（GCS 评分）和心血管系统（平均动脉压以及血管活性药物的应用）。SOFA 评分是对多器官功能障碍严重程度的描述，对于危重患者的器官功能、该病的发生及严重程度具有评估能力。

二、常见危重患者重症医学科诊疗原则

（一）休克

1. 休克的定义　休克是指各种原因导致组织器官灌注不足、细胞代谢紊乱和器官功能障碍的临床综合征。

2. 休克的分类　根据休克的血流动力学特点休克可分为：

(1)低血容量性休克:其基本机制为循环血容量的丢失,如失血性休克。

(2)心源性休克:其基本机制为心脏泵功能减弱或衰竭,如急性大面积心肌梗死所致休克。

(3)分布性休克:其基本机制为血管收缩舒张调节功能异常,血容量重新分布导致相对性循环血容量不足,组织低灌注,以感染性休克最常见。

(4)梗阻性休克:梗阻性休克(obstructive shock)其基本机制为血流受到机械性阻塞,心输出量减少,组织低灌注,如肺血栓栓塞症、心包缩窄或填塞所致休克。

3. 休克的诊断与评估　休克患者的早期复苏非常重要,所以应及时发现休克。凡遇到严重损伤、大出血、重度感染、心脏病史等患者,应考虑到有并发休克的可能,应密切观察病情变化;对于有出汗、心率加快、脉压小、急性精神状态改变、少尿等症状者,应疑有休克。应该注意的是,休克代偿期血压可正常。

4. 休克的治疗原则　治疗休克的重点是恢复组织灌注和对组织提供足够的氧,以防止或尽量减少终末器官的损伤。其治疗原则包括:①持续生命体征监测(心电、呼吸、血压、血氧饱和度监测);②吸氧,保持呼吸道通畅,必要时进行机械通气;③尽快建立静脉通路;④积极处理原发病因;⑤调整容量状态;⑥使用血管活性药物和/或强心药物,维持血压,保障灌注;⑦观察尿量、血乳酸等灌注指标并保障组织灌注水平。

(二)急性呼吸衰竭

1. 急性呼吸衰竭的定义　呼吸衰竭是各种原因导致肺的通气和/或换气功能障碍,出现缺氧和/或二氧化碳潴留,引起生理功能和代谢紊乱,临床出现相应的综合征。急性呼吸衰竭是指基础疾病在数分钟至数天内发生,发展到导致呼吸衰竭的程度,机体代偿不足,动脉血气 pH 值下降明显。其动脉血气的诊断标准是:在海平面、静息状态、呼吸空气条件下,动脉血氧分压(PaO_2)<60mmHg,伴或不伴二氧化碳分压($PaCO_2$)>50mmHg,并排除心内解剖分流和原发于心输出量降低等因素。当吸氧浓度不是 21% 时,可用氧合指数(PaO_2/FiO_2)作为诊断指标,$PaO_2/FiO_2 \leqslant 400mmHg$ 呼吸功能不全,$PaO_2/FiO_2 \leqslant 300mmHg$ 呼吸衰竭。

2. 急性呼吸衰竭的分类

(1)根据动脉血气异常分类:根据动脉血气异常的特点分为 I 型呼吸衰竭(PaO_2<60mmHg,$PaCO_2$降低或正常)和 II 型呼吸衰竭(PaO_2<60mmHg,同时伴有 $PaCO_2$>50mmHg)。I 型呼吸衰竭常见于导致肺气体交换功能障碍的疾病,如严重肺部感染性疾病、弥散性间质性肺疾病、急性肺栓塞等。II 型呼吸衰竭常见于导致肺泡通气不足的疾病,如 COPD、重症哮喘急性发作、神经肌肉病变等。

(2)按照发病机制分类:依据发病过程中肺通气量是否降低,而分为通气功能障碍性呼吸衰竭(呼吸泵衰竭)和换气功能障碍性呼吸衰竭(肺衰竭)。呼吸泵衰竭见于神经系统、神经肌肉组织、胸廓和气道疾病,肺通气量下降,多数表现为 II 型呼吸衰竭。肺衰竭常见于肺组织和肺血管病变,肺通气量正常或增加,多数表现为 I 型呼吸衰竭。

3. 急性呼吸衰竭的诊断和评估　对于有可以导致呼吸衰竭的基础疾病患者,当出现呼吸困难和/或低氧血症,及 CO_2 潴留相应的临床表现时,应该及时进行动脉血气分析检查,可以明确诊断。除了本身的诊断和评估外,还需要对基础疾病进行评估。根据临床表现和基础疾病的特点,选择应用肺功能、胸部影像学、实验室检验和纤维支气管镜等检查。

4. 急性呼吸衰竭的治疗原则　①氧疗;②保持气道通畅;③积极寻找和评估病因,给予针对病因的治疗;④持续监测生命体征;⑤有指征者及时给予机械通气治疗(无创或有创机械通气);⑥防治并发症、器官功能保护。

(三)急性左心衰竭

1. 急性左心衰竭的定义　急性左心衰竭指急性发作或加重的左心功能异常,所致的心肌收缩力明显降低、心脏负荷加重,造成急性心输出量骤降、肺循环压力突然升高、周围循环阻力增加,引起肺循环充血而出现急性肺淤血、肺水肿并可伴组织器官灌注不足和心源性休克的临床综合征。

2. 急性左心衰竭分级　急性左心衰竭病情严重程度分级有不同的方法。Killip 法适用于基础病因为急性心肌梗死的患者(表 34-11);Forrester 法多用于心脏监护室、重症监护室及有血流动力学监测条件的场合(表 34-12);临床程度分级则适用于一般的门诊和住院患者。

表 34-11 急性左心衰竭严重程度分级(Killip 法)

项目 / 分级	I 级	II 级	III 级	IV 级
症状与体征	无心衰	有心衰,两肺中下部有湿啰音,占肺野下 1/2,可闻及奔马律,X 线胸片有肺淤血	严重心衰,有肺水肿,细湿啰音遍布两肺(超过肺野下 1/2)	心源性休克、低血压(收缩压 ≤ 90mmHg)、发绀、出汗、少尿

表 34-12 急性左心衰竭严重程度分级(Forrester 法)

项目 / 分级	I 级	II 级	III 级	IV 级
PCWP(mmHg)	≤ 18	>18	<18	>18
CI [ml/(s·m²)]	>36.7	>36.7	≤ 36.7	≤ 36.7
组织灌注状态	无肺淤血,无组织灌注不良	有肺淤血	无肺淤血,有组织灌注不良	有肺淤血,有组织灌注不良
皮肤	干、暖	湿、暖	干、冷	湿、冷
肺部啰音	无	有	无或有	有

3. 急性左心衰竭的诊断与评估 结合患者基础心脏病史、心衰临床表现、心电图改变、胸部 X 线检查改变、血气分析异常、超声心动图对可疑的急性左心衰竭患者作出初步诊断;并结合其他疾病以及 BNP 或 pro-BNP 水平明确诊断以及评估心衰分级、严重程度和确定病因。

4. 急性左心衰竭的治疗原则 急性左心衰竭的治疗原则包括:①评估心脏功能及容量状态;②查找导致心脏功能衰竭的原因;③积极去除诱发因素;④缓解各种严重症状(低氧血症、呼吸道痉挛、胸痛、焦躁等);⑤稳定血流动力学状态:积极调整容量状态,维持理想前、后负荷,必要时可考虑正性肌力药物、CRRT 治疗;⑥保护重要脏器;⑦有指征时进行有创机械通气治疗。

(四) 急性肾衰竭(acute renal failure,ARF)

1. 急性肾衰竭的定义 急性肾衰竭是由多种病因引起的肾小球滤过率在短期(数小时至数周)内急剧地进行性下降而出现的临床综合征。主要表现为肾小球滤过率下降引起的氮质血症;肾小管功能障碍导致的水、电解质紊乱及酸碱平衡失调,尿量减少是 ARF 的标志。

近年来,国际肾脏病和急救医学界趋向将急性肾衰竭改称为急性肾损伤(acute kidney injury,AKI)。2012 年改善全球肾脏疾病预后组织(Kideny Disease:Improving Global Outcomes KDIGO)AKI 指南定义 AKI 符合以下任一情况:① Scr 48h 内升高 ≥ 0.3mg/dl(26.5μmol/L);② Scr 在 7d 内升高 ≥ 基线值 1.5 倍;③尿量 <0.5ml/(kg·h),持续 6h。并对 AKI 严重程度进行了分期(表 34-13)。

表 34-13 2012 年 KDIGO 的 AKI 严重程度分期

分期	Scr	尿量
1	血肌酐值增至基础值的 1.5~1.9 倍或增加 ≥ 0.3mg/dl (26.5μmol/L)	<0.5ml/(kg·h)(6~12h)
2	血肌酐值增至基础值的 2.0~2.9 倍	<0.5ml/(kg·h)(>12h)
3	血肌酐值增至基础值的 3 倍或 ≥ 4mg/dl(353.6μmol/L)或开始 CRRT 或年龄 <18 岁,eGFR 降低至 <35ml/(min·1.73m²)	<0.3ml/(kg·h)(≥ 24h)或无尿(≥ 12h)

2. 急性肾衰竭的分类 一般根据解剖部位和发病环节将其分为肾前性、肾性、肾后性三大类。

(1)肾前性:氮质血症是急性肾衰竭最常见类型,由肾脏血流灌注不足所致。

(2)肾性因素:根据损伤部位分为肾小管、间质、血管和肾小球损伤,以缺血或肾毒性物质导致的急性肾小管坏死(ATN)为最常见病因。

(3)肾后性因素:特征为急性尿路梗阻,梗阻可发生在从肾盂至尿道的任一水平。

3. 急性肾衰竭的早期诊断评估　结合患者既往病史、体格检查及 B 超、血、尿检查结果初步作出急性肾衰竭诊断,同时评价尿路情况以排除尿路梗阻并评估患者容量状态和心脏功能状态。如考虑肾小球、肾血管疾病,应做相应的血液学或超声等检查。根据急性肾衰竭病因,确定初步治疗方案。

4. 急性肾衰竭的治疗原则　急性肾衰竭治疗原则是快速识别和纠正可逆因素,防止肾脏进一步受损,维持水、电解质平衡。包括:①评估肾功能。②评估导致肾衰竭的原因并给予相应的治疗。③根据急性肾衰竭病因,确定初步治疗方案。④尽可能避免进一步损害肾功能的因素,包括药物。⑤出现以下情况时可考虑进行肾脏替代治疗:a.高血容量性心功能不全,急性肺水肿;b.严重酸碱及电解质紊乱(严重代谢性酸中毒、高钾血症、高钠血症、低钠血症等);c.尿毒症性脑病、心包炎;d.药物中毒,尤其是多种药物的复合中毒。

(五) 急性肝衰竭(acute hepatic failure,AHF)

1. 急性肝衰竭的定义　急性肝衰竭是指多种损肝因素在 2 周内直接或间接作用于原无肝病或虽有肝病但已长期无症状的肝脏所引起的严重肝脏损害,导致其合成、解毒、排泄和生物转化等功能,发生严重障碍或失代偿,出现以凝血机制障碍和黄疸、肝性脑病、腹水等为主要表现的一组临床综合征。

2. 急性肝衰竭的分类　根据病理组织学特征和病情发展速度,急性肝衰竭可分为三类(表 34-14):

表 34-14　急性肝衰竭的分类

分类	特点
急性肝衰竭	急性起病,无基础肝病史,2 周以内出现以 Ⅱ 度以上肝性脑病为特征的肝衰竭临床表现
亚急性肝衰竭	起病较急,无基础肝病史,2~26 周出现肝功能衰竭的临床表现
慢加急性(亚急性)肝衰竭	在慢性肝病基础上,出现急性(通常在 4 周内)肝功能失代偿的临床表现

3. 急性肝衰竭的诊断评估　急性肝衰竭:急性起病,2 周内出现 Ⅱ 度及以上肝性脑病(按Ⅳ度分类法划分(表 34-15))并有以下表现者:①极度乏力,有明显厌食、腹胀、恶心、呕吐等严重消化道症状;②短期内黄疸进行性加深;③出血倾向明显,血浆凝血酶原活动度(PTA)≤ 40%(或 INR ≥ 1.5),且排除其他原因;④肝脏进行性缩小。

表 34-15　肝性脑病Ⅳ度分类法(按意识障碍程度)

分度	症状
Ⅰ度	行为改变伴轻度意识障碍
Ⅱ度	行为异常为主,定向力障碍,嗜睡,可能有扑翼样震颤
Ⅲ度	明显精神错乱,言语不连贯,大部分时间处于昏迷状态,但能唤醒
Ⅳ度	昏迷,对疼痛刺激无反应,去皮层或去大脑状态

4. 急性肝衰竭的治疗原则　急性肝衰竭的治疗原则包括:①评估肝功能;②查找肝功能衰竭原因并给予相应的处理;③尽可能避免可导致肝损伤的因素,包括药物;④注意维持合适的凝血功能;⑤注意并发症的防治;⑥必要时进行人工肝等支持治疗。

(六) 弥散性血管内凝血(disseminated intravascular coagulation,DIC)

1. DIC 的定义　DIC 是在许多疾病基础上,致病因素损伤微血管体系,导致凝血活化,全身微血管血栓形成、凝血因子大量消耗并继发纤溶亢进,引起以出血及微循环衰竭为特征的临床综合征。

2. 分类及分期

(1)根据血管内凝血发病快慢和病程长短,可分为 3 型:①急性型:突发性起病,一般持续数小时或数天;病情凶险,可呈暴发型;出血倾向严重,常伴有休克。②亚急性型:急性起病,在数天或数周内发病;进展较缓慢。③慢性型：起病缓慢，病程可达数月或数年；高凝期明显，出血不重，可仅有瘀点或瘀斑。

（2）根据血液凝固性、出血和纤溶的情况，DIC 可分 3 期：①高凝血期：仅在抽血时凝固性增高，多见慢性型，也可见于亚急性型，急性型不明显。②消耗性低凝血期：由于血浆凝血因子和血小板大量被消耗，血液凝固性降低，出血症状明显。③继发性纤溶期：由于血管内凝血，纤溶系统被激活，造成继发性纤维蛋白溶解，出血症状更明显。

3. 诊断 DIC 必须存在基础疾病，结合临床表现和实验室检查，才能作出正确诊断。由于 DIC 是一个复杂和动态的病理变化过程，不能仅依靠单一的实验室检测指标及一次检查结果得出结论，需强调综合分析和动态监测。一般诊断标准包括：

（1）临床表现

1）存在易引起 DIC 的基础疾病。

2）有下列两项以上临床表现：①多发性出血倾向；②不易用原发病解释的微循环衰竭或休克；③多发性微血管栓塞的症状、体征；④抗凝治疗有效。

（2）实验检查指标：同时有下列 3 项以上异常：① PLT<100×10^9/L 或进行性下降；②血浆纤维蛋白原含量 <1.5g/L 或进行性下降，或 >4.0g/L；③血浆 FDP>20mg/L，或 D- 二聚体水平升高或阳性，或 3P 试验阳性；④ PT 缩短或延长 3s 以上，或 APTT 缩短或延长 10s 以上。

4. 治疗 目前的观点认为，终止 DIC 病理过程最关键的治疗措施，是治疗原发病。但多数情况下，相应的治疗尤其是纠正凝血功能紊乱是缓解疾病的重要措施。DIC 的治疗原则为：①监测血小板、纤维蛋白原、PT、APTT 水平；②积极去除引起 DIC 的病因，改善微循环；③适量输注血小板、新鲜冰冻血浆、冷沉淀、纤维蛋白原、凝血酶原复合物纠正凝血功能；④权衡出血与凝血因子消耗的风险，考虑低剂量的肝素抗凝治疗；⑤注意监测有无新发消化道出血、脑出血等，及时给予针对性治疗。

三、危重患者的监测

危重患者的监测包括呼吸功能、循环功能、肾脏功能、凝血功能、消化功能、中枢神经系统功能等监测，其中呼吸功能、循环功能监测最常用。

（一）呼吸功能监测

1. 临床观察 包括呼吸频率、呼吸节律和幅度的变化、胸腹式呼吸运动的情况，唇甲有否发绀、神志和意识状况，以及胸部体格检查和胸片情况等。

2. 通气功能监测 常用指标有潮气量（VT）、呼吸频率（f）、每分钟通气量（VE）、肺泡通气量（VA）、最大通气量（MMV）、用力肺活量（FVC）、动脉血二氧化碳分压（$PaCO_2$）、呼气末二氧化碳分压（$PetCO_2$）。

3. 肺换气功能监测 常用指标有动脉血氧分压（PaO_2）、动脉血氧饱和度（SaO_2）、外周脉搏氧饱和度（SpO_2）、氧合指数（PaO_2/FiO_2，或称 OI）、肺泡 - 动脉血氧分压差（$A-aDO_2$）、死腔率（VD/VT）、分流率（Qs/Qt）。

4. 机械通气的监测 常用指标有平台压（Pplat）、气道峰压（PIP）、平均气道压（Pmean）、呼气末正压（PEEP）、内源性 PEEP（PEEPi）、呼吸系统顺应性、肺顺应性、胸壁顺应性、气道阻力（Raw）、最大吸气压（PImax）、最大跨膈压（Pdimax）。

（二）循环功能监测

包括临床指标、心电监测、无创及有创的血流动力学监测。

1. 临床指标 包括皮肤黏膜颜色、毛细血管充盈时间、脉搏强度、颈静脉充盈、每小时尿量、意识状态、动脉血 pH、乳酸等。

2. 心电监测 包括心电监护及心电图，监测患者的心率和心律，目的在于及时发现和处理危及生命的心律失常、急性心肌缺血、心肌梗死等。

3. 血流动力学监测 常用指标包括：①体循环的监测参数：心率、血压、中心静脉压（CVP）与心输出量（CO）和体循环阻力（SVR）等。②肺循环监测参数：肺动脉压（PAP）、肺动脉楔压（PAWP）和肺循环阻力（PVR）等。③氧动力学与代谢监测参数：氧输送（DO_2）、氧消耗（VO_2）、血乳酸、混合静脉血氧饱和度（SvO_2）或中心静脉血氧饱和度（$ScvO_2$）。

有创血流动力学监测需要放置血管导管，包括动脉导管、中心静脉导管、右心导管。临床上要密切观察相关的并发症，包括出血、感染、血栓栓塞、空气栓塞、心律失常、气胸、血胸等。

诊治流程见图 34-18。

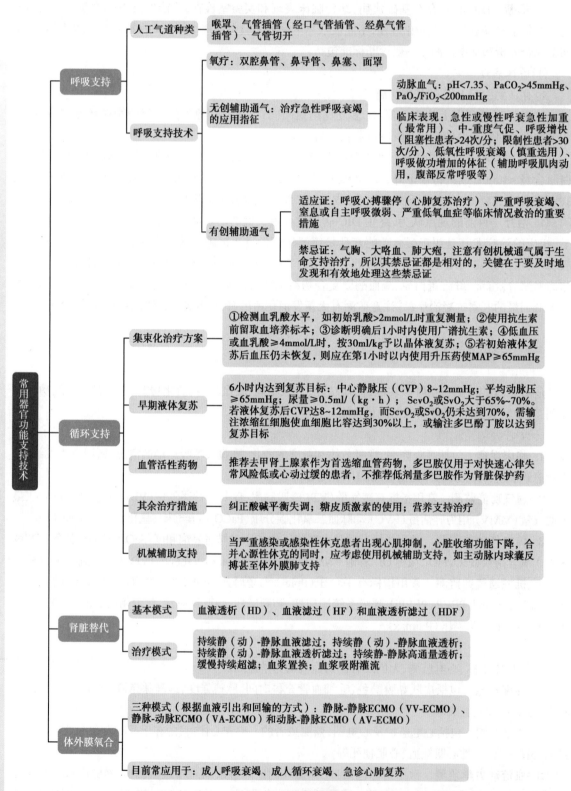

图 34-18   诊治流程图

诊 治 精 要

1. 常用器官支持技术：呼吸支持、循环支持、肾脏替代、体外膜合。

2. 无创辅助通气治疗急性呼吸衰竭的应用指征：动脉血气：pH<7.35、$PaCO_2$>45mmHg、PaO_2/FiO_2<200mmHg；临床表现：急性或慢性呼衰急性加重（最常用）、中 - 重度气促、呼吸增快（阻塞性患者>24 次 /min；限制性患者 >30 次 /min）、低氧性呼吸衰竭（慎重选用）、呼吸做功增加的体征（辅助呼吸肌肉动用，腹部反常呼吸等）。

3. 循环支持血管活性药推荐去甲肾上腺素作为首选缩血管药物，多巴胺仅用于快速心律失常风险低或心动过缓的患者，不推荐低剂量多巴胺作为肾脏保护药。

4. 肾脏替代基本模式包括血液透析（HD）、血液滤过（HF）和血液透析滤过（HDF）。

5. 体外膜氧合（ECMO）目前常应用于：成人呼吸衰竭、成人循环衰竭、急诊心肺复苏。

6. 危重患者病情严重程度评估目前广泛应用的评分系统有 APACHE Ⅱ 评分、SAPS Ⅱ 评分、MODS 评分和 SOFA 评分。

7. 常见危重患者重症医学科诊疗原则是早期发现、病因治疗。

8. 危重患者的监测包括呼吸功能、循环功能、肾脏功能、凝血功能、消化功能、中枢神经系统功能等监测，其中呼吸功能、循环功能监测最常用。

思考题

1. SIRS、MODS 的概念。

2. 常用器官功能支持技术。

3. 危重患者的急救和治疗原则。

4. 休克的分类与特点。

5. 急性呼吸衰竭的分类与特点。

6. DIC 的诊断标准。

（赖国祥　周　玮）

推 荐 阅 读

［1］蔡柏蔷，李龙芸. 协和呼吸病学. 2 版. 北京：中国协和医科大学出版社，2011.

［2］钟南山，刘又宁. 呼吸病学. 2 版. 北京：人民卫生出版社，2012.

［3］李为民，刘伦旭. 呼吸系统疾病基础与临床. 北京：人民卫生出版社，2017.

［4］林果为，王吉耀，葛均波. 实用内科学. 15 版. 北京：人民卫生出版社，2017.

［5］詹庆元. West 呼吸生理学精要. 10 版. 北京：北京大学医学出版社，2017.

［6］曹雪涛. 医学免疫学. 7 版. 北京：人民卫生出版社，2018.

［7］万学红，卢雪峰. 诊断学. 9 版. 北京：人民卫生出版社，2018.

［8］徐克，龚启勇，韩萍. 医学影像诊断学. 8 版. 北京：人民卫生出版社，2018.

［9］葛均波，徐永健，王辰. 内科学. 9 版. 北京：人民卫生出版社，2018.

［10］ANTHONY MESCHER. Junqueira's Basic Histology: Test and Atlas. 14th ed. NewYork: McGraw-Hill Education, 2016.

［11］SUSAN STANDRING. Gray's Anatomy. 41st ed. Amsterdam: Elsevier, 2016.

［12］V. COURTNEY BROADDUS. Murray & Nadel's Textbook of Respiratory Medicine. 6th ed. Philadelphia: Elsevier Saunder, 2016.

中英文名词对照索引

D

H